国家卫生健康委员会"十三五"规划教材

教育部生物医学工程专业教学指导委员会"十三五"规划教材

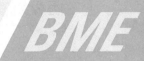

全国高等学校教材

供生物医学工程等专业用

生物医学工程
临床医学概论

主　编　李宗芳

副主编　吉训明　范竹萍　邹建中

人民卫生出版社

·北　京·

版权所有，侵权必究！

图书在版编目（CIP）数据

生物医学工程：临床医学概论 / 李宗芳主编 . —
北京：人民卫生出版社，2022.1
全国高等学校生物医学工程专业首轮"十三五"规划
教材
ISBN 978-7-117-31964-5

Ⅰ . ①生… Ⅱ . ①李… Ⅲ . ①生物医学工程 – 高等学
校 – 教材②临床医学 – 高等学校 – 教材 Ⅳ . ①R318
②R4

中国版本图书馆 CIP 数据核字（2021）第 171439 号

| 人卫智网 | www.ipmph.com | 医学教育、学术、考试、健康，购书智慧智能综合服务平台 |
| 人卫官网 | www.pmph.com | 人卫官方资讯发布平台 |

生物医学工程　临床医学概论

Shengwu Yixue Gongcheng　Linchuang Yixue Gailun

主　　编：李宗芳
出版发行：人民卫生出版社（中继线 010-59780011）
地　　址：北京市朝阳区潘家园南里 19 号
邮　　编：100021
E - mail：pmph @ pmph.com
购书热线：010-59787592　010-59787584　010-65264830
印　　刷：人卫印务（北京）有限公司
经　　销：新华书店
开　　本：850×1168　1/16　　印张：31
字　　数：917 千字
版　　次：2022 年 1 月第 1 版
印　　次：2022 年 2 月第 1 次印刷
标准书号：ISBN 978-7-117-31964-5
定　　价：99.00 元
打击盗版举报电话：010-59787491　E-mail：WQ @ pmph.com
质量问题联系电话：010-59787234　E-mail：zhiliang @ pmph.com

编者 （以姓氏笔画为序）

王　飞（东南大学附属中大医院）

王文强（厦门医学院附属仙岳医院）

王亚利（西安交通大学第二附属医院）

田　磊（空军军医大学第三附属医院）

吉训明（首都医科大学宣武医院）

孙　发（贵州医科大学附属医院）

李玉梅（吉林大学第一医院）

李臣鸿（中南民族大学生物医学工程学院）

李会琳（长治医学院附属和济医院）

李宗芳（西安交通大学第二附属医院）

李绍波（大理大学第一附属医院）

邹建中（重庆医科大学生物医学工程学院）

张　华（新疆医科大学第一附属医院）

张　颐（中国医科大学附属第一医院）

范竹萍（上海交通大学医学院附属仁济医院）

周　嘉（广西医科大学第一附属医院）

郑维扬（南方医科大学南方医院）

钟一鸣（赣南医学院第一附属医院）

徐玉生（郑州大学第一附属医院）

梅武轩（湖北科技学院医学部）

潘　敦（福建医科大学附属第一医院）

学术秘书　秦博文（西安交通大学第二附属医院）

出版说明

生物医学工程（biomedical engineering，BME）是运用工程学的原理和方法解决生物医学问题，提高人类健康水平的综合性学科。它在生物学和医学领域融合数学、物理、化学、信息和计算机科学，运用工程学的原理和方法获取和产生新知识，促进生命科学和医疗卫生事业的发展，从分子、细胞、组织、器官、生命系统各层面丰富生命科学的知识宝库，推动生命科学的研究进程，深化人类对生命现象的认识，为疾病的预防、诊断、治疗和康复，创造新设备，研发新材料，提供新方法，实现提高人类健康水平、延长人类寿命的伟大使命。

1952年，美国无线电工程学会（IRE）成立了由电子学工程师组成的医学电子学专业组（Professional Group on Medical Electronics，PGME）。这是BME领域标志性事件，这一年被认为是BME新纪元年。1963年IRE和美国电气工程师学会（AIEE）合并组建了美国电气电子工程师学会（IEEE）。同时PGME和AIEE的生物学与医学电子技术委员会合并成立了IEEE医学和生物学工程学会（IEEE Engineering in Medicine and Biology Society，IEEE EMBS）。1968年2月1日，包括IEEE EMBS在内的近20个学会成立了生物医学工程学会（Biomedical Engineering Society，BMES）。这标志着BME作为一个新型学科在发达国家建立起来。

1974年南京军区总医院正式成立医学电子学研究室，后更名为医学工程科。这是我国第一个以BME为内涵的研究单位。1976年，以美籍华人冯元桢教授在武汉、北京开设生物力学讲习班为标志，我国的BME学科建设开始起步。1977年协和医科大学、浙江大学设置了我国第一批BME专业，1978年BME专业学科组成立，西安交通大学、清华大学、上海交通大学相继设置BME专业，1980年中国生物医学工程学会（CSBME）和中国电子学会生物医学电子学分会（CIEBMEB）成立。1998年，全国设置BME专业的高校17所。2018年，全国设置BME专业的高校约160所。

BME类专业是工程领域涵盖面最宽的专业，涉及的领域十分广泛。多学科融合是

BME 类专业的特质。关键领域包括：生物医学电子学，生物医学仪器，医学成像，生物医学信息学，生物医学材料，生物力学，仿生学，细胞、组织和基因工程，临床工程，矫形工程，康复工程，神经工程，制药工程，系统生理学，生物医学纳米技术，监督和管理，培训和教育。

BME 在国家发展和经济建设中具有重要战略地位，是医疗卫生事业发展的重要基础和推动力量，其涉及的医学仪器、医学材料等是世界上发展迅速的支柱性产业。高端医学仪器和先进医学材料成为国家科技水平和核心竞争力的重要标志，是国家经济建设中优先发展的重要领域，需要大量专业人才。

我国 BME 类专业设置四十余年，涉及高校一百多所，却没有一部规划教材，大大落后于当前科学教育发展需要。为此，教育部高等学校生物医学工程类教学指导委员会(下称"教指委")与人民卫生出版社(下称"人卫社")经过深入调研，精心设计，启动"十三五"BME 类规划教材建设项目。

规划教材调研于 2015 年 11 月启动，向全国一百余所高校发出调研函，历时一个月，结果显示开设 BME 类课程三十余门，其中(因被调研学校没有回函)缺材料类相关课程。若计及材料类课程，我国 BME 类专业开设的课程总数约 40 门。2015 年 12 月教指委和人卫社联合召开了首次"十三五"BME 类规划教材(下简称"规划教材")论证会。提出了生物医学与生物医学仪器、生物医学光子学、生物力学与康复工程、生物医学材料四个专业方向第一轮规划教材的拟定目录。确定了主编、副主编及编者的申报与遴选条件。2016 年 12 月教指委和人卫社联合召开了第二次规划教材会议。会上对规划教材的编著人员的审查和教材内容的审定进行了研究和落实。2017 年 7 月召开了第三次规划教材会议，成立了规划教材评审委员会(见后表)，进一步确定编写的规划教材目录(见后表)和进度安排。与会代表一致认为启动和完成"十三五"规划教材是我国 BME 类专业建设意义重大的工作。教材评审委员会对教材编写提出明确要求：

（1）教材编写要符合教指委研制的本专业教学质量国家标准。

（2）教材要体现 BME 类专业多学科融合的特质。

（3）教材读者对象要明确，教材深浅适度。

（4）内容紧扣主题，阐明原理，列举典型应用实例。

本套教材包括三类共 18 种，分别是导论类 3 种，专业课程类 13 种，实验类 2 种。详见后附整套教材目录。

本套教材主要用于 BME 类本科，以及在本科阶段未受 BME 专业系统教育的研究生教学使用，也可作为相关专业人员培训教材使用。

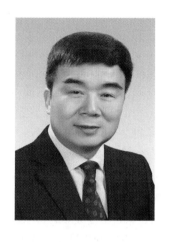

李宗芳

教授,博士研究生导师。现任西安交通大学第二附属医院院长、肿瘤病院院长,中国西部科技创新港精准医疗研究院院长,生物诊断治疗国家地方联合工程研究中心主任,陕西省肝脾疾病临床医学研究中心主任。兼任国际肝胆胰协会会员,中华医学会外科学分会第十七届委员会委员及脾脏与门静脉高压症学组副组长,教育部临床医学专业实践教学指导分委员会委员,《中华实验外科杂志》《国际外科学杂志》等副总编辑;国家自然科学基金及科技部、教育部、陕西省科技评审专家,"新世纪百千万人才工程"国家级人选,国家卫生健康委员会有突出贡献中青年专家,教育部"长江学者和创新团队发展计划"创新团队带头人;享受国务院政府特殊津贴专家,"中国医师奖"获得者。西安交通大学首批"领导学者",西安交通大学医学部"名医""名师"。

从事临床工作35余年,在恶性肿瘤生物诊疗、原发性肝癌综合治疗与基础研究方面成绩卓越。主持国家自然科学基金重大研究计划集成项目、国家发改委等国家级项目、省部等科研项目共计20余项;获得国家职务发明专利14项。获国家科学技术进步奖二等奖、陕西省科学技术进步奖一等奖等科技成果奖6项,陕西省高等教育教学成果一等奖1项。发表论文400余篇,其中SCI收录200余篇。主编(译)、参编(译)国家级规划教材、专著等30部。

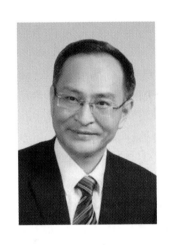

吉训明

　　神经外科主任医师、教授、博士研究生导师，首都医科大学副校长，北京脑重大疾病研究院院长，首都医科大学宣武医院卒中中心主任。教育部长江学者、国家杰出青年；教育部科学技术委员会生物与医学学部委员、国家卫生健康委脑卒中防治委员会学术部主任。

　　从事医疗教学工作至今 11 年，承担包括国家重点研发计划、军民融合重大项目、973 项目、863 项目、国家自然科学基金等国家和省部级项目 20 余项。在脑卒中预防、急诊溶栓救治、神经康复方面进行了系统创新性研究工作。已在 Nature、Circulation、Nature Communication、Brain、Neurology、Stroke、Neurosurgery 等国际期刊发表 SCI 论文 300 余篇，获国内外发明专利 20 余项；以第一完成人身份获得省部级科技进步奖 4 项。

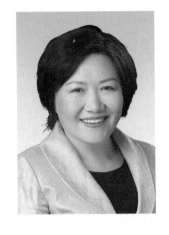

范竹萍

　　主任医师，副教授，硕士研究生导师。现任上海交通大学医学院附属仁济医院循证医学教研室主任。承担医学诊断学和消化内科教学任务，担任上海 - 渥太华联合医学院循证医学部分的主讲老师。

　　担任中华医学会健康管理学分会常委、中华医学会临床流行病学和循证医学分会委员，中国医师学会内镜医师分会内镜健康管理与体检专委会副主任委员，上海市医学会临床流行病学和循证医学专科分会副主任委员、上海医师协会感染医师分会委员。担任《国际消化病杂志》《肝脏》、J Digestive Disease、《世界临床药物》和《中华健康管理学杂志》编委。作为主要完成人之一获上海市科学技术进步奖二等奖、三等奖，教育部科学技术进步奖二等奖。

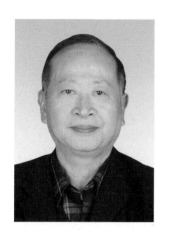

邹建中

二级教授,博士研究生导师;重庆医科大学生物医学工程学院、超声医学工程国家重点实验室教师;重庆医科大学教学督导专家、生物医学工程学院教学督导组组长。国家自然科学基金、教育部学位中心及多个省市科技厅项目评审专家。国际微无创医学会(International Society of Minimally Invasive and Virtual Surgery,ISMIVS)荣誉委员;中国超声医学工程学会常务理事、超声治疗及生物效应专业委员会名誉主委;重庆超声医学工程学会副会长;《临床超声医学杂志》副主编,多个学术期刊编委。

从事教学工作至今45年。主要从事超声影像医学、超声治疗学、生物医学工程相关工作。在运动系统疾病超声成像、超声组织定征、超声治疗的影像学监控、超声生物靶向增效、课程融合教学等方面成就卓著,曾获得多个省部级成果奖。以主编、副主编出版专著5部,以第一作者、通信作者发表SCI/CSCD学术论文近200篇。

前　言

　　为了适应我国生物医学工程专业的发展和学科建设需求,规范生物医学工程专业的教学模式,培养适应新时期生物医学工程专业人才,首轮全国高等学校生物医学工程专业规划教材应运而生。生物医学工程主要的目标是运用工程学的原理和方法解决临床实际问题。生物医学工程专业学生只有掌握基本的临床专业知识,掌握疾病发生、发展规律、治疗及预防原则,才能更好地了解临床需求并在临床转化中有所创新和发展。为此,我们编写了供生物医学工程等专业本科生使用的《生物医学工程　临床医学概论》。本教材立足于生物医学工程等专业学生的学习需求,精简了临床专业理论知识的阐述,紧扣生物医学工程专业的培养目标,强调实用性,以便学生在有限的学时内熟悉掌握临床医学知识体系。

　　参与编写的专家来自全国 20 所院校,对生物医学工程专业临床医学概论的教学有丰富的经验。编写过程中编委注意“三基”“五性”和“三特定”教材编写原则,反复讨论修改成稿。

　　《生物医学工程　临床医学概论》共 19 章,内容涵盖了诊断学、外科学、内科学、神经病学、精神病学、儿科学、妇科学、骨科学、口腔科学、耳鼻咽喉头颈外科学、眼科学、皮肤病学等临床学科。重点介绍了临床各科常见疾病的基本概念、临床表现、辅助检查、诊断以及治疗,并有针对性地对一些临床常用医疗设备相关知识进行了介绍。在各章节末结合临床实践和专业知识提出思考题,希望能开拓学生的知识面,加深学生对临床需求的了解,启发学生的思维。同时,本教材还依据主干教材内容编写了教学课件等数字内容,以便教师授课及学生自学。

　　在本书编写过程中,得到了各位编者所在单位的大力支持,在此表示衷心的感谢!感谢被引用的各种参考文献作者提供的宝贵素材,感谢各位编者在编写过程中的辛勤付出,由于涵盖的学科多,篇幅有限,以及编者的水平和经验有限,初次编写纰误疏漏在所难免,还请使用本书的老师和同学提出宝贵意见,使之得以日臻完善,并致谢意。

李宗芳

2021 年 12 月

目 录

第一章　诊断学基础

诊断学（diagnostics）是运用医学基础理论、基本知识和基本技能对疾病进行诊断的一门学科，是从基础医学过渡到临床医学各学科的桥梁，是学习掌握临床医学各学科的重要基础。

第一节　常见症状

症状（symptom）是指患者主观感受到不适或痛苦的异常感觉和某些客观病态改变。症状是问诊的主要内容，是诊断、鉴别诊断的线索和依据，是反映病情的重要指标之一。本章仅介绍临床上较为常见的一些症状。

一、发热

发热（fever）是指机体在致热原作用下或各种原因引起体温调节中枢的功能障碍时，体温升高超出正常范围。正常人体温一般为 36~37℃，可因测量方法不同而略有差异。正常体温受机体内、外因素的影响可稍有波动，但一般波动范围不超过 1℃。

【病因与分类】

发热的病因很多，临床上可分为感染性与非感染性两大类，而以前者多见。

1. **感染性发热**　各种病原体如病毒、细菌、支原体、立克次体、螺旋体、真菌、寄生虫等引起的感染，不论是急性、亚急性或慢性，局部性或全身性，均可出现发热。

2. **非感染性发热**　起因为无菌性坏死物质的吸收、抗原-抗体反应、内分泌与代谢疾病、皮肤散热减少、体温调节中枢功能失常、自主神经功能紊乱等。

【临床表现】

1. **发热的分度**　37.3~38℃，称为低热；38.1~39℃，中等度热；39.1~41℃，高热；41℃以上，超高热。

2. **发热的分期**　体温上升期、高热期、体温下降期。

3. **发热的热型**　临床上常见的热型有：稽留热、弛张热、间歇热、波状热、回归热、不规则热。不同的发热性疾病各具有相应的热型，根据热型的不同有助于发热病因的诊断和鉴别诊断。

二、水肿

水肿（edema）是指人体组织间隙有过多的液体积聚使组织肿胀，可分为全身性与局部性。当液体在体内组织间隙呈弥漫性分布时呈全身性水肿；液体积聚在局部组织间隙时呈局部水肿；发生于体腔内称积液，如胸腔积液、腹腔积液、心包积液。

【病因与临床表现】

1. **全身性水肿**

（1）心源性水肿：主要是右心衰竭的表现，其特点是首先出现于身体下垂部位。能起床活动者，最早出现于踝内侧,行走活动后明显,休息后减轻或消失;经常卧床者以腰骶部为明显。

(2) 肾源性水肿:可见于各型肾炎和肾病,其特点是疾病早期晨间起床时有眼睑与颜面水肿,以后发展为全身水肿。常有尿常规改变和高血压、肾功能损害的表现。

(3) 肝源性水肿:失代偿期肝硬化主要表现为腹水,也可首先出现踝部水肿,逐渐向上蔓延,而头、面部及上肢常无水肿。肝硬化在临床上主要有肝功能减退和门静脉高压两方面表现。

(4) 营养不良性水肿:水肿发生前常有消瘦、体重减轻等表现。水肿常从足部开始逐渐蔓延至全身。

(5) 其他原因的全身性水肿:黏液性水肿、经前期紧张综合征、药物性水肿、特发性水肿,还有如妊娠中毒症、硬皮病、血清病、间脑综合征、血管神经性水肿及老年性水肿等。

2. **局部性水肿**　常由于局部静脉、淋巴回流受阻或毛细血管通透性增加所致。如肢体血栓形成致血栓性静脉炎、丝虫病致象皮肿、局部炎症、创伤或过敏等。

三、咳嗽与咳痰

咳嗽(cough)、咳痰(expectoration)是临床最常见的症状之一。咳嗽是一种反射性防御动作,通过咳嗽可以清除呼吸道分泌物及气道内异物。不利的一面可导致呼吸道内感染扩散,剧烈的咳嗽可引起呼吸道出血,甚至诱发自发性气胸等。痰是气管、支气管的内分泌物或肺泡内的渗出液,借助咳嗽将其排出称为咳痰。

【病因】

1. **呼吸道疾病**　鼻咽部至小支气管整个呼吸道黏膜受到刺激时,均可引起咳嗽。而呼吸道感染是引起咳嗽、咳痰最常见的原因。

2. **胸膜疾病**　如各种原因所致的胸膜炎、胸膜间皮瘤、自发性气胸或胸腔穿刺等。

3. **心血管疾病**　如二尖瓣狭窄或其他原因所致左心衰竭引起肺淤血或肺水肿,右心或体循环静脉栓子脱落造成肺栓塞等。

4. **中枢神经因素**　如皮肤受冷刺激或三叉神经分布的鼻黏膜及舌咽神经支配的咽峡部黏膜受刺激时,可反射性引起咳嗽。脑炎、脑膜炎时也可出现咳嗽。

【临床表现】

1. **咳嗽的性质**　无痰或痰量极少,常见于急性或慢性咽喉炎、喉癌、急性支气管炎初期、支气管异物、胸膜疾病等。咳嗽伴有咳痰,常见于慢性支气管炎、支气管扩张症、肺炎、肺脓肿和空洞型肺结核等。

2. **咳嗽的时间与规律**　突发性咳嗽常由于吸入刺激性气体或异物、淋巴结或肿瘤压迫气管或支气管分叉处所引起。发作性咳嗽可见于百日咳、支气管内膜结核以及以咳嗽为主要症状的支气管哮喘等。长期慢性咳嗽,多见于慢性支气管炎、支气管扩张症、肺脓肿和肺结核。

3. **咳嗽的音色**　声音嘶哑多为声带的炎症或肿瘤压迫喉返神经所致;咳嗽声音低微或无力,见于严重肺气肿、声带麻痹及极度衰弱者。

4. **痰的性质和痰量**　黏液性痰多见于急性支气管炎、支气管哮喘及大叶性肺炎的初期,也可见于慢性支气管炎、肺结核等。脓性痰见于化脓性细菌性下呼吸道感染。血性痰是由于呼吸道黏膜受侵害、损害毛细血管或血液渗入肺泡所致。

四、呼吸困难

呼吸困难(dyspnea)是指患者主观感到空气不足、呼吸费力,客观上表现为呼吸运动用力,严重时可出现张口呼吸、鼻翼扇动、端坐呼吸,甚至发绀、呼吸辅助肌参与呼吸运动,并且可有呼吸频率、深度、节律的改变。

【病因】

引起呼吸困难的原因很多,主要为呼吸系统和循环系统疾病。

1. **呼吸系统疾病**　常见于呼吸道阻塞、肺部疾病、胸壁胸廓胸膜疾病、神经肌肉疾病及运动障碍等。

2. **循环系统疾病**　常见于各种原因所致的左心和/或右心衰竭、心脏压塞、肺栓塞和原发性肺动脉高压等。

3. **中毒**　各种中毒所致,如糖尿病酮症酸中毒、有机磷农药中毒、氰化物中毒等。

4. **神经精神性疾病**　如脑出血、脑外伤、脑肿瘤等颅脑疾病引起呼吸中枢功能障碍和精神因素所致的呼吸困难。

5. **血液病**　常见于重度贫血、高铁血红蛋白血症、硫化血红蛋白血症等。

【临床表现】

可分为五种类型。

1. **肺源性呼吸困难**　分吸气性呼吸困难、呼气性呼吸困难和混合性呼吸困难三种类型。吸气性呼吸困难主要特点表现为吸气显著费力;呼气性呼吸困难主要特点表现为呼气费力、呼气缓慢、呼气时间明显延长;混合性呼吸困难主要特点表现为吸气期及呼气期均感呼吸费力、呼吸频率增快、深度变浅。

2. **心源性呼吸困难**　主要是由于左心和/或右心衰竭引起,以前者更为严重。

急性左心衰竭时,常可出现夜间阵发性呼吸困难,表现为夜间睡眠中突感胸闷气急,被迫坐起,惊恐不安。轻者数分钟至数十分钟后症状逐渐减轻、消失;重者可见端坐呼吸、面色发绀、大汗、有哮鸣音,咳浆液性粉红色泡沫痰,两肺底有较多湿性啰音,心率加快,可有奔马律。此种呼吸困难称"心源性哮喘"。

右心衰竭严重时也可引起呼吸困难,但程度较左心衰竭轻。

3. **中毒性呼吸困难**　主要表现为:①有引起代谢性酸中毒的基础病因;②出现深长而规则的呼吸,可伴有鼾音,称为酸中毒深大呼吸。

4. **神经精神性呼吸困难**　神经性呼吸困难主要表现是呼吸变为慢而深,并常伴有呼吸节律的改变;精神性呼吸困难主要表现为呼吸频率快而浅,伴有叹息样呼吸或出现手足搐搦。

5. **血源性呼吸困难**　表现为呼吸浅,心率快。大出血或休克时,因缺氧和血压下降,刺激呼吸中枢,也可使呼吸加快。

五、疼痛

疼痛(ache)是指由各种损伤性刺激(如化学、机械、温度、生物等因素)作用于疼痛感受器,由感觉神经传入中枢而引起痛苦感受。

(一) 头痛

头痛(headache)是指额、顶、颞及枕部的疼痛。头痛是一种常见症状,大多数无特异性且预后良好,如感冒头痛、发热头痛、屈光不正头痛等。但对于颅脑外伤后头痛进行性加重伴喷射状呕吐等要密切注意;反复发作或持续的头痛,可能是某些器质性疾病的信号,应及时明确诊断和治疗。

【病因】

颅脑的感染、创伤、肿瘤或颅外病变或全身性疾病等,影响到颅脑血管、脑膜、肌肉、神经时,均可引起头痛。

【临床表现】

头痛的表现,根据病因不同而有其不同的特点。

1. **发病情况**　急性起病并有发热者常为感染性疾病所致。急剧的头痛,持续不减,并有不同程度的意识障碍而无发热者,提示颅内血管性疾病。慢性进行性头痛并有颅内压增高的症状应注意颅内占位性病变。

2. **头痛部位**　偏头痛及丛集性头痛多在一侧。高血压引起的头痛多在额部或整个头部。全身性或颅内感染性疾病的头痛,多为全头痛。

3. **头痛的程度与性质**　一般分轻、中、重三种,但与病情的轻重并无平行关系。

(二) 胸痛

胸痛(chest pain)指颈以下、腹部以上区域的疼痛,主要由胸部疾病所致,少数由其他疾病引起。

【病因】

胸痛的疾病主要是胸壁、胸膜、肺、心血管、食管、纵隔的病变引起。

【临床表现】

1. **发病年龄**　青壮年胸痛多考虑结核性胸膜炎、自发性气胸、心肌炎、心肌病、风湿性心脏病,40岁以上则须注意心绞痛、心肌梗死和支气管肺癌。

2. **胸痛部位**　大部分疾病引起的胸痛常出现在一定的部位。如胸壁疾病所致的胸痛常固定在病变部位,且局部有压痛;心绞痛及心肌梗死的疼痛多在胸骨后方和心前区或剑突下,可向左肩和左臂内侧放射;胸膜炎引起的疼痛多在胸侧部。

3. **胸痛性质**　胸痛的程度可呈剧烈、轻微和隐痛,胸痛的性质多种多样。如心绞痛呈绞榨样痛并有重压窒息感;心肌梗死则疼痛更为剧烈并有恐惧、濒死感。

4. **疼痛持续时间及影响因素**　心绞痛发作时间短暂(持续 1~5min),而心肌梗死疼痛持续时间很长(数小时或更长)且不易缓解。心绞痛可在劳力或精神紧张时诱发,休息或含服硝酸甘油或硝酸异山梨酯后于 1~2min 内缓解,而对心肌梗死所致疼痛则服上述药物无效。

(三) 腹痛

腹痛(abdominal pain)是临床极常见的症状,多数由腹部脏器疾病所引起。腹痛的性质和程度,受病变情况和刺激程度的影响,同时也受神经和心理因素的影响。临床上一般可将腹痛按起病缓急、病程长短分为急性与慢性腹痛。

【病因】

1. **急性腹痛**　主要有腹腔器官急性炎症、空腔脏器阻塞或扩张、脏器扭转或破裂、腹膜炎症、腹腔内血管阻塞、腹壁疾病、胸腔疾病所致的腹部牵涉性痛、全身性疾病所致的腹痛等。

2. **慢性腹痛**　主要有腹腔脏器的慢性炎症,空腔脏器的张力变化,胃、十二指肠溃疡,腹腔脏器的扭转或梗阻,脏器包膜的牵张,中毒与代谢障碍,肿瘤压迫及浸润,胃肠神经功能紊乱等。

【临床表现】

1. **腹痛部位**　多为病变所在部位,如胃、十二指肠疾病,急性胰腺炎,疼痛多在中上腹部;胆囊炎、胆石症、肝脓肿等疼痛多在右上腹部;急性阑尾炎疼痛在右下腹麦克伯尼(McBurney)点;小肠疾病疼痛多在脐部或脐周;结肠疾病疼痛多在下腹或左下腹部。弥漫性或部位不定的疼痛见于急性弥漫性腹膜炎、机械性肠梗阻、急性出血坏死性肠炎等。

2. **诱发因素**　胆囊炎或胆石症发作前常有进食油腻食物史;急性胰腺炎发作前则常有酗酒、暴饮暴食史;腹部受暴力作用引起的剧痛并有休克者,可能是肝、脾破裂所致。

3. **腹痛性质和程度**　突发的中上腹剧烈刀割样痛、烧灼样痛,见于胃、十二指肠溃疡穿孔;中上腹持续性剧痛或阵发性加剧应考虑急性胃炎、急性胰腺炎;胆石症或泌尿系结石常为阵发性绞痛;阵发性剑突下钻顶样疼痛是胆道蛔虫症的典型表现;持续性、广泛性剧烈腹痛伴腹壁肌紧张或板样强直,提示为急性弥漫性腹膜炎。

4. **发作时间**　餐后痛可能由于胆胰疾病、胃部肿瘤或消化不良所致;饥饿痛发作呈周期性、节律性者见于十二指肠溃疡。

六、腹泻与便秘

腹泻（diarrhea）和便秘（constipation）是临床常见症状，大多单独出现，如果腹泻和便秘交替出现，提示胃肠功能紊乱。

（一）腹泻

腹泻指排便次数增多，粪质稀薄，或带有黏液、脓血或未消化的食物。如解液状便，每日3次以上，或每日粪便总量大于200g，其中粪便含水量大于80%，则可认为是腹泻。腹泻可分为急性与慢性两种，超过两个月者属慢性腹泻。

【病因】

1. 急性腹泻　①肠道疾病，包括由病毒、细菌、霉菌、原虫、蠕虫等感染所引起的肠炎及急性出血性坏死性肠炎、溃疡性结肠炎急性发作等；②各种生物和化学药物急性中毒；③全身性感染，如败血症、伤寒或副伤寒、钩端螺旋体病等；④其他，如变态反应性肠炎、过敏性紫癜、服用某些药物如利血平及新斯的明等。

2. 慢性腹泻　①各种消化系统疾病，包括胃部疾病；肠道感染；肠道非感染性病变，如溃疡性结肠炎、吸收不良综合征等；肠道恶性肿瘤；胰腺疾病，如慢性胰腺炎、胰腺癌、胰腺广泛切除等；肝胆疾病，如肝硬化、胆汁淤积性黄疸、慢性胆囊炎与胆石症。②全身性疾病，包括内分泌及代谢障碍疾病。③一些药物副作用，如利血平、甲状腺素、洋地黄类药物等；④神经功能紊乱，如肠易激综合征。

【临床表现】

了解临床表现，对明确病因和确定诊断有重要的意义。

1. 起病及病程　急性腹泻起病骤然，病程较短，多为感染或食物中毒所致。慢性腹泻起病缓慢，病程较长，多见于慢性感染、非特异性炎症或神经功能紊乱等。

2. 腹泻次数及粪便性质　急性感染性腹泻，每日排便次数可多达10次以上，如为细菌感染，常有黏液血便或脓血便。慢性腹泻，每日排便次数增多，可为稀便，亦可带黏液、脓血。阿米巴痢疾的粪便呈暗红色或果酱样。粪便中带黏液而无病理成分者常见于肠易激综合征。

3. 腹泻与腹痛关系　急性腹泻常有腹痛，尤以感染性腹泻较为明显。小肠疾病的腹泻疼痛常在脐周，便后腹痛缓解不明显，而结肠疾病则疼痛多在下腹，且便后疼痛常可缓解。分泌性腹泻往往无明显腹痛。

（二）便秘

便秘是指大便次数减少，一般每周少于3次，伴排便困难、粪便干结。

【病因】

1. 功能性便秘　常见于进食量少、工作紧张、精神因素、结肠运动功能紊乱及滥用泻药等。

2. 器质性便秘　常见于直肠与肛门病变、局部病变导致排便无力、结肠完全或不完全梗阻、腹腔或盆腔内肿瘤压迫、全身性疾病及药物副作用等。

【临床表现】

急性便秘者多有腹痛、腹胀甚至恶心、呕吐，多见于各种原因的肠梗阻；慢性便秘多无特殊表现，部分患者诉口苦、食欲减退、腹胀、下腹不适或有头晕、头痛、疲乏等神经紊乱症状；长期便秘者可因痔加重及肛裂而有大便带血。慢性习惯性便秘多发生于中老年，尤其是经产妇女。

七、黄疸

黄疸（jaundice）是指血清中胆红素浓度增高，致使皮肤、黏膜及巩膜黄染的症状和体征。

【病因和临床表现】

1. 溶血性黄疸

（1）病因：凡能引起溶血的疾病都可产生溶血性黄疸。

(2) 临床表现:患者多为轻度黄疸,呈浅柠檬色,不伴皮肤瘙痒,其他症状主要为原发病的表现。急性溶血时可发热、寒战、腰痛、头痛和呕吐,并有不同程度的贫血貌和血红蛋白尿(尿呈酱油色或浓茶色),严重者可发生急性肾衰竭。慢性溶血多为先天性,除贫血外尚有脾大。

2. 肝细胞性黄疸

(1) 病因:各种使肝细胞严重损害的疾病均可导致黄疸发生,如病毒性肝炎、肝硬化、中毒性肝炎、钩端螺旋体病和败血症等。

(2) 临床表现:多为轻、中度黄疸,皮肤、黏膜和巩膜呈浅黄色至深黄色,可有皮肤瘙痒,其他为肝脏原发病的表现,如疲乏及食欲减退,严重者可有出血倾向、腹水、昏迷等。

3. 胆汁淤积性黄疸

(1) 病因:根据胆汁淤积发生的解剖部位不同,可分为肝内性和肝外性。肝内性又可分为肝内阻塞性胆汁淤积和肝内胆汁淤积。肝外性胆汁淤积可由胆总管结石、狭窄、炎性水肿、肿瘤及蛔虫等阻塞所引起。

(2) 临床表现:患者多呈中、重度黄疸,皮肤、黏膜和巩膜呈暗黄色,完全阻塞时颜色更深,甚至呈黄绿色,伴皮肤瘙痒及心动过缓,尿色深,粪便色泽浅淡或呈白陶土色。

4. 先天性非溶血性黄疸
此型黄疸是肝细胞对胆红素的摄取、结合及排泄有先天性缺陷所致的黄疸。

八、呕血

呕血(hematemesis)是上消化道疾病(指十二指肠悬韧带以上的消化器官,包括食管、胃、十二指肠、肝、胆、胰疾病)或全身性疾病所致的急性上消化道出血,血液经口腔呕出。

【病因】

1. 消化系统疾病
①食管疾病,如食管静脉曲张破裂、反流性食管炎、食管癌、食管异物、食管贲门黏膜撕裂等;②胃及十二指肠疾病,最常见为消化性溃疡,其次为急性糜烂出血性胃炎、胃癌等;③肝、胆道疾病,如肝硬化门静脉高压可引起食管和胃底静脉曲张破裂出血等;④胰腺疾病,如急慢性胰腺炎合并脓肿或囊肿、胰腺癌破裂出血。

2. 消化系统邻近器官疾病
如胸主动脉瘤破裂进入食管,腹主动脉瘤破裂进入十二指肠等。

3. 全身性疾病
如血液疾病、感染性疾病、结缔组织病、尿毒症、肺源性心脏病、呼吸功能衰竭等。

总之,呕血最常见原因为消化性溃疡、食管或胃底静脉曲张破裂和急性胃黏膜病变。

【临床表现】

1. 呕血与黑便
呕血前常有上腹不适和恶心,随后呕吐血性胃内容物。出血量多、在胃内停留时间短、出血位于食管则血色鲜红或暗红色,常混有凝血块;当出血量较少或在胃内停留时间长,呕吐物可呈咖啡渣样棕褐色。呕血的同时因部分血液经肠道排出体外,可形成黑便。

2. 失血性周围循环衰竭
出血量占循环血容量的 10%~20% 时,可有头晕、无力等症状,多无血压、脉搏等变化;出血量达循环血容量的 20% 以上时,则有冷汗、四肢厥冷、心慌、脉搏增快等急性失血症状。若出血量在 30% 血容量以上,则有急性周围循环衰竭的表现,显示脉搏频数微弱、血压下降、呼吸急促及休克等。

3. 血液学改变
血红蛋白及血细胞比容逐渐降低。

4. 其他
大量呕血可出现氮质血症、发热等表现。

九、血尿

血尿(hematuria)包括镜下血尿和肉眼血尿,前者是指尿色正常,须经显微镜检查方能确定。后者是指尿呈洗肉水色或血色,肉眼即可见的血尿。

【病因】

血尿是泌尿系统疾病最常见的症状之一,98% 的血尿是由泌尿系统疾病引起,2% 的血尿由全身性疾病或泌尿系统邻近器官病变所致。

1. **泌尿系统疾病**　肾小球疾病、间质性肾炎、尿路感染、泌尿系统结石、结核、肿瘤等。

2. **全身性疾病**　感染性疾病、血液病、免疫和自身免疫性疾病、心血管疾病等。

3. **尿路邻近器官疾病**　急慢性前列腺炎、精囊炎、急性盆腔炎或肿瘤、宫颈癌、直肠和结肠癌等。

4. **化学物品或药品对尿路的损害**　如磺胺类药物、吲哚美辛、甘露醇、汞、铅、镉、环磷酰胺、肝素等。

5. **功能性血尿**　平时运动量小的健康人,突然加大运动量也可出现运动性血尿。

【临床表现】

1. **尿颜色的改变**　血尿的主要表现是尿颜色的改变,除镜下血尿颜色正常外,肉眼血尿根据出血量多少而呈不同颜色。尿呈淡红色像洗肉水样,提示每升尿含血量超过 1ml。出血严重时尿可呈血液状。肾脏出血时,尿与血混合均匀,尿呈暗红色;膀胱或前列腺出血尿色鲜红,有时有血凝块。

2. **分段尿异常**　将全程尿分段观察颜色,如尿三杯试验,用三个清洁玻璃杯分别留起始段,中段和终末段尿观察,如起始段血尿提示病变在尿道;终末段血尿提示出血部位在膀胱颈部,三角区或后尿道的前列腺和精囊腺;三段尿均呈红色即全程血尿,提示血尿来自肾脏或输尿管。

3. **镜下血尿**　尿颜色正常,但显微镜检查可确定血尿,并可判断是肾性或肾后性血尿。镜下红细胞大小不一形态多样为肾小球性血尿,见于肾小球肾炎。

4. **症状性血尿**　血尿的同时患者伴有全身或局部症状。而以泌尿系统症状为主。如伴有肾区钝痛或绞痛提示病变在肾脏。膀胱和尿道病变则常有尿频、尿急和排尿困难。

5. **无症状性血尿**　部分患者血尿既无泌尿道症状也无全身症状,见于某些疾病的早期,如肾结核,肾癌或膀胱癌早期。

十、意识障碍

意识障碍(disturbance of consciousness)是指人对周围环境及自身状态的识别和觉察能力出现障碍,多由于高级神经中枢功能活动受损所引起,可表现为嗜睡、意识模糊和昏睡,严重的意识障碍为昏迷。

【病因】

1. **重症急性感染**　败血症、肺炎、中毒型菌痢、伤寒、斑疹伤寒和颅脑感染等。

2. **颅脑非感染性疾病**　脑血管疾病、脑占位性疾病、颅脑损伤和癫痫。

3. **内分泌与代谢障碍**　尿毒症、肝性脑病、肺性脑病、甲状腺危象、甲状腺功能减退、糖尿病性昏迷、低血糖、妊娠中毒症等。

4. **心血管疾病**　重度休克、心律失常引起 Adams-Stokes 综合征等。

5. **水、电解质平衡紊乱**　稀释性低钠血症、低氯性碱中毒、高氯性酸中毒等。

6. **外源性中毒**　安眠药、有机磷杀虫药、氰化物、一氧化碳、酒精和吗啡等中毒、毒蛇咬伤等。

7. **物理性及缺氧性损害**　高温中暑、日射病、触电、高山病等。

【临床表现】

意识障碍可有下列不同程度的表现。

1. **嗜睡**　是最轻的意识障碍,是一种病理性倦睡,持续的睡眠状态,可被唤醒,并能正确回答和做出各种反应,但当刺激去除后很快又再入睡。

2. **意识模糊**　是意识水平轻度下降,较嗜睡更深的一种意识障碍。患者能保持简单的精神活动,但对时间、地点、人物的定向能力发生障碍。

3. **昏睡**　是接近于人事不省的意识状态,不易唤醒。虽在强烈刺激下可被唤醒,但很快又再入睡。醒时答话含糊或答非所问。

4. **谵妄**　是一种以兴奋性增高为主的高级神经中枢急性活动失调状态,临床上表现为意识模糊、定向力丧失、感觉错乱(幻觉、错觉)、躁动不安、言语杂乱。

5. **昏迷**　是严重的意识障碍,表现为意识持续的中断或完全丧失。按其程度可分为三个阶段。①轻度昏迷:意识大部分丧失,无自主运动,对声、光刺激无反应,对疼痛刺激尚可出现痛苦的表情或肢体退缩等防御反应。角膜反射、瞳孔对光反射、眼球运动、吞咽反射等可存在。②中度昏迷:对周围事物及各种刺激均无反应,对于剧烈刺激可出现防御反射。角膜反射减弱,瞳孔对光反射迟钝,眼球无转动。③深度昏迷:全身肌肉松弛,对各种刺激全无反应。深、浅反射均消失。

第二节　病 史 采 集

病史采集(history taking)即问诊,是通过医师与患者进行提问与回答,收集患者相关资料的过程。

一、病史采集的内容

【一般项目】

包括:姓名、性别、年龄、籍贯、出生地、民族、婚姻、通信地址、电话号码、工作单位、职业、入院日期、记录日期、病史陈述者及可靠程度等。若病史陈述者不是本人,则应注明与患者的关系。

【主诉】

主诉为患者感受最主要的痛苦或最明显的症状或 / 和体征,也就是本次就诊最主要的原因及其持续时间。确切的主诉可初步反映病情轻重与缓急,并提供对某系统疾病的诊断线索。主诉应用一、二句话加以概括,并同时注明主诉自发生到就诊的时间,如"咽痛、高热 2 天","多饮、多食、多尿、消瘦 1 年","心悸、气短 2 年"等。

【现病史】

病史中的主体部分,它记述患者患病后的全过程,即发生、发展、演变和诊治经过。

1. **起病情况与患病的时间**　每种疾病的起病或发作都有各自的特点,有的疾病起病急骤,如脑栓塞、心绞痛、动脉瘤破裂和急性胃肠穿孔等;有的疾病则起病缓慢,如肺结核、肿瘤、风湿性心脏病等。疾病的起病常与某些因素有关,如脑血栓形成常发生于睡眠时;脑出血、高血压危象常发生于激动或紧张状态时。患病时间是指从起病到就诊或入院的时间。时间长短可按数年、数月、数日计算,发病急骤者可按小时、分钟为计时单位。

2. **主要症状的特点**　包括主要症状出现的部位、性质、持续时间和程度,缓解或加剧的因素,了解这些特点对判断疾病所在的系统或器官以及病变的部位、范围和性质很有帮助。

3. **病因与诱因**　尽可能了解与本次发病有关的病因,如外伤、中毒、感染等;诱因如气候变化、环境改变、情绪等,有助于明确诊断与拟定治疗措施。

4. **病情的发展与演变**　包括患病过程中主要症状的变化或新症状的出现。如肺结核合并肺气肿的患者,在衰弱、乏力、轻度呼吸困难的基础上,突然感到剧烈的胸痛和严重的呼吸困难,应考虑自发性气胸的可能。

5. **伴随病状**　在主要症状的基础上又同时出现一系列的其他症状。这些伴随症状常常是鉴别诊断的依据,或提示出现了并发症。如腹泻伴呕吐,则可能为饮食不洁或误食毒物引起的急性胃肠炎;腹泻伴里急后重,结合季节和进餐情况更容易考虑到痢疾。

6. **诊治经过**　患者于本次就诊前已经接受过其他医疗单位诊治时,则应询问已经接受过什么诊断措施及其结果;若已进行治疗则应问明使用过的药物名称、剂量、时间和疗效,为本次诊治疾病提供参考。

7. **病程中的一般情况**　患病后的精神、体力状态,食欲及食量的改变,睡眠与大小便的情况等,对全面评估患者病情的轻重和预后以及采取什么辅助治疗措施十分有用,有时对鉴别诊断也能够提供重要的参考资料。

【既往史】

包括患者既往的健康状况和过去曾经患过的疾病(包括各种传染病)、外伤手术、预防注射、过敏,特别是与目前所患疾病有密切关系的情况。此外,对居住或生活地区的主要传染病和地方病史,外伤、手术史,预防接种史,以及对药物、食物和其他接触物的过敏史等,也应记录于既往史中。

【系统回顾】

由很长的一系列直接提问组成,用以作为最后一遍搜集病史资料,避免问诊过程中患者或医生所忽略或遗漏的内容。可在每个系统询问2~4个症状,如有阳性结果,再全面深入地询问该系统的症状;如为阴性,可以过渡到下一个系统。包括:呼吸系统、循环系统、消化系统、泌尿系统、造血系统、神经精神系统、肌肉骨骼系统。

【个人史】

1. **社会经历** 出生地、居住地区和居留时间(尤其是疫源地和地方病流行区)、受教育程度、经济生活和业余爱好等。

2. **职业及工作条件** 包括工种、劳动环境、对工业毒物的接触情况及时间。

3. **习惯与嗜好** 起居与卫生习惯、饮食的规律与质量、烟酒嗜好时间与摄入量,以及其他异嗜物和麻醉药品、毒品等。

4. **冶游史** 有无不洁性交,是否患过性病。

【婚姻史】

未婚或已婚,结婚年龄,配偶健康状况、性生活情况、夫妻关系等。

【月经史和生育史】

月经初潮的年龄,月经周期和经期天数,经血的量和颜色,经期症状,有无痛经与白带,末次月经日期,闭经日期,绝经年龄。

妊娠与生育次数,人工或自然流产的次数,有无死产、手术产、围产期感染及计划生育状况等。对男性患者也应询问是否患过影响生育的疾病。

【家族史】

询问双亲与兄弟、姐妹及子女的健康与疾病情况,特别应询问是否有与患者同样的疾病,有无与遗传有关的疾病。对已死亡的直系亲属要问明死因与年龄。

二、病史采集的方法与注意事项

问诊的方法技巧与获取病史资料的数量和质量有密切的关系,涉及一般交流技能、收集资料、医患关系、医学知识、仪表礼节,以及提供咨询和教育患者等多个方面。

1. 问诊开始,医生应主动创造一种宽松和谐的环境以解除患者的不安心情。注意保护患者隐私,最好不要当着陌生人开始问诊。一般从礼节性的交谈开始,使用恰当的言语或体语表示愿意为解除患者的病痛和满足他的要求尽自己所能,这样有助于建立良好的医患关系,很快缩短医患之间的距离,改善互不了解的生疏局面。

2. 尽可能让患者充分地陈述和强调他认为重要的情况和感受,只有在患者的陈述离病情太远时,才需要提问等灵活地把话题转回,切不可生硬地打断患者的叙述。

3. 追溯首发症状开始的确切时间,直至目前的演变过程。如有几个症状同时出现,必须确定其先后顺序。

4. 在问诊的两个项目之间使用过渡语言,即向患者说明将要讨论的新话题及其理由,使患者不会困惑你为什么要改变话题以及为什么要询问这些情况。

5. 根据具体情况采用不同类型的提问。从一般性提问开始,让患者像讲故事一样叙述他的病情,如:"你今天来,有哪里不舒服?"。直接提问,用于收集一些特定的有关细节。如"扁桃体切除时你多少岁?"获得的信息更有针对性。另一种直接选择提问,要求患者回答"是"或"不是",或者对提供的选择作出回答,如"你曾有过严重的头痛吗?""你的疼痛是锐痛还是钝痛?"。

应避免诱导性提问或暗示性提问,如:"你的胸痛放射至左手,对吗?""用这种药物后病情好多了吧?"。

6. 与患者交谈,必须用常人易懂的词语,不能用难懂的医学术语,以免引起误解。

7. 为了收集到尽可能准确的病史,有时医师要引证核实患者提供的信息。如患者用了诊断术语,医生应通过询问当时的症状和检查等以核实资料是否可靠。经常需要核实的资料有疾病的诊断、呕血量、体重变化情况、大便和小便量,重要药物如糖皮质激素、抗结核药物和精神药物的使用,饮酒史、吸烟史,以及过敏史等。

8. 仪表、礼节和友善的举止,有助于发展与患者的和谐关系,使患者感到温暖亲切,获得患者的信任。适当的时候应微笑或赞许地点头示意。交谈时采取前倾姿势以表示正注意倾听。其他友好的举止还包括语音、语调、面部表情和不偏不倚的口语。

9. 恰当地运用一些评价、赞扬与鼓励语言。可促使患者与医生的合作,使患者受到鼓舞而积极提供信息,如:"可以理解","那你一定很不容易"。对有精神障碍的患者,不可随便用赞扬或鼓励的语言。

10. 询问患者的经济情况,关心患者有无来自家庭和工作单位经济和精神上的支持。有时应鼓励患者设法寻找经济和精神上的支持和帮助。

11. 医师应明白患者的期望,了解患者就诊的确切目的和要求。有时患者被询问病情时一直处于被动的局面,实际上他可能还有其他目的,如咨询某些医学问题、需要长期用药需要与医生建立长期关系等。在某些情况下,咨询和教育患者是治疗成功的关键,甚至本身就是治疗的目标。

12. 检查患者的理解程度。对重要情况,可要求患者重复所讲的内容,或提出一种假设的情况,看患者能否作出适当的反应。如患者没有完全理解或理解有误,应予及时纠正。

13. 如患者问到一些问题,医生不清楚或不懂时,不能随便应付、不懂装懂,甚至乱解释,也不要简单回答三个字"不知道"。如知道部分答案或相关信息,医生可以说明,并提供自己知道的情况供患者参考。对不懂的问题,可以回答自己以后去查书、请教他人后再回答,或请患者向某人咨询,或建议去何处能解决这一问题。

14. 问诊结束时,应谢谢患者的合作,说明下一步对患者的要求、接下来做什么、下次就诊时间或随访计划等。

第三节 体 格 检 查

体格检查(physical examination,PE)是指医师运用自己的感官和借助于传统或简便的检查工具,如体温表、血压计、叩诊锤、听诊器、检眼镜等,来客观地了解和评估患者身体状况的一系列最基本的检查方法,检查出的异常改变称为体征(sign)。体格检查的基本方法有:视诊、触诊、叩诊、听诊和嗅诊。

一、基本方法

【视诊】

视诊是医生用眼睛观察患者全身或局部表现的诊断方法,可用于全身一般状态和许多体征的检查,如年龄、发育、营养、意识状态、面容、表情、体位、姿势、步态等。局部视诊可了解患者身体各部分的改变,如皮肤、黏膜、眼、耳、鼻、口、舌、头颈、胸廓、腹形、肌肉、骨骼、关节外形等。

【触诊】

触诊是医师通过手接触被检查部位时的感觉来进行判断的一种方法。如检查体温、湿度、震颤、波动、压痛、摩擦感以及包块的位置、大小、轮廓、表面性质、硬度、移动度等。由于手指指腹对触觉较为敏感,掌指关节部掌面皮肤对振动较为敏感,手背皮肤对温度较为敏感,因此触诊时多用这些部位。

【叩诊】

叩诊是用手指叩击身体表面某一部位,使之振动而产生音响,根据振动和声响的特点来判断被检查部位的脏器状态有无异常的一种方法。叩诊分为直接叩诊法和间接叩诊法两种。

叩诊时被叩击部位产生的反响称为叩诊音。叩诊音的不同取决于被叩击部组织或器官的致密度、弹性、含气量及与体表的间距,叩诊音根据音响的频率(高音者调高,低音者调低)、振幅(大者音响强,小者音响弱)和是否乐音(音律和谐)的不同,在临床上分为清音、浊音、鼓音、实音、过清音五种。

【听诊】

听诊是医师根据患者身体各部分发出的声音判断正常与否的一种诊断方法。听诊器通常由耳件、体件和软管三部分组成(图 1-1)。

【嗅诊】

嗅诊是通过嗅觉来判断发自患者的异常气味与疾病之间关系的一种方法。来自患者皮肤、黏膜、呼吸道、胃肠道、呕吐物、排泄物、分泌物、脓液和血液等的气味,有时可迅速提供具有重要意义的诊断线索。

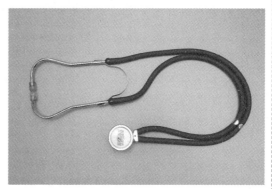

图 1-1　听诊器

二、一般检查

内容包括:性别、年龄、体温、呼吸、脉搏、血压、发育与营养、意识状态、面容表情、体位姿势、步态,还有皮肤和淋巴结。

【全身状态】

包括性别、年龄、生命体征、发育与体型、营养状态、意识状态、语调与语态、面容与表情、体位、姿势、步态等。

生命体征是评价生命活动存在与否及其质量的指标,包括体温、脉搏、呼吸和血压,为全身体格检查时必须检查的内容。测量之后应及时而准确地记录于病历和体温记录单上。

测量体温的方法通常有口测法、肛测法和腋测法。后者常用,将体温计头端置于患者腋窝深处,嘱患者用上臂将体温计夹紧,10min 后读数。正常值 36~37℃。

血压是指动脉血压或体循环血压。常用间接测量法,即袖带加压法,以血压计测量。在安静、清醒和未使用降压药的条件下采用标准测量方法,至少 3 次非同日血压值达到或超过收缩压 140mmHg 和 / 或舒张压 90mmHg,即可认为有高血压。

【皮肤】

皮肤本身的疾病很多,许多其他疾病在病程中可伴随着多种皮肤病变和反应。注意皮肤的颜色、湿度、弹性、皮疹、脱屑、水肿、皮下结节、瘢痕以及毛发。

【淋巴结】

淋巴结分布于全身,一般体格检查仅能检查表浅淋巴结。视诊要注意局部征象,有无皮肤隆起、颜色有无变化、有无皮疹、瘢痕、瘘管等。发现淋巴结肿大时,应注意其部位、大小、数目、硬度、压痛、活动度、有无粘连,局部皮肤有无红肿、瘢痕、瘘管等。淋巴结肿大按其分布可分为局限性和全身性淋巴结肿大。前者包括:非特异性淋巴结炎、淋巴结结核、恶性肿瘤淋巴结转移等。后者可见于急、慢性淋巴结炎,淋巴瘤,各型急、慢性白血病等。

三、头部

1. **眼**　眼的检查包括四个部分:①眼的功能检查,包括视力、视野和色觉。视力分为远视力和近视力。视野是当眼球向正前方固视不动时所见的空间范围。色觉的异常可分为色弱和色盲两种。色弱是对某种颜色的识别能力减低;色盲是对某种颜色的识别能力丧失。②外眼检查包括眼睑、泪囊、结膜和眼球。③眼前节检查,包括角膜、巩膜、虹膜和瞳孔。④眼底检查。

2. **耳**　耳是听觉和平衡器官,分外耳、中耳和内耳三个部分。外耳包括耳郭和外耳道。中耳则主要观察鼓膜是否穿孔。体格检查时可用粗略的方法了解被检查者的听力。粗测发现被检查者有听力减退,则应进行精确的听力测试方法和其他相应的专科检查。

3. **鼻**　检查鼻的外形;有无鼻翼扇动;有无鼻中隔偏移;有无鼻出血;以及鼻腔黏膜和鼻腔分泌物等。鼻窦共四对:上颌窦、额窦、筛窦和蝶窦。它们都有窦口与鼻腔相通,当引流不畅时容易发生炎症。

4. **口**　口的检查包括口唇、口腔内器官和组织以及口腔气味等。正常口腔黏膜光洁呈粉红色,当毛细血管充盈不足或血红蛋白含量降低,口唇呈苍白,见于贫血、虚脱、主动脉瓣关闭不全等。检查有无龋齿、残根、缺齿和义齿等。咽部分为三个部分:鼻咽、口咽和喉咽。后者下端通食管,其检查需用间接或直接喉镜才能进行。

四、颈部

检查颈部外形、姿势与运动、皮肤与包块、颈部血管等。在坐位或半坐位时,如颈静脉明显充盈、怒张或搏动,提示静脉压升高,见于右心衰竭、缩窄性心包炎、心包积液、上腔静脉阻塞综合征,以及胸腔、腹腔压力增加等情况。

甲状腺位于甲状软骨下方和两侧,检查包括视诊、触诊和听诊。正常人甲状腺外观不突出,女性在青春发育期可略增大。甲状腺肿大可分三度:不能看出肿大但能触及者为Ⅰ度;能看到肿大又能触及,但在胸锁乳突肌以内者为Ⅱ度;超过胸锁乳突肌外缘者为Ⅲ度。引起甲状腺肿大的常见疾病有:甲状腺功能亢进、单纯性甲状腺肿、甲状腺癌、慢性淋巴性甲状腺炎和甲状旁腺腺瘤等。

正常人气管位于颈前正中部。根据气管的偏移方向可以判断病变的性质,如大量胸腔积液、积气、纵隔肿瘤以及单侧甲状腺肿大可将气管推向健侧,而肺不张、肺硬化、胸膜粘连可将气管拉向患侧。

五、胸部及肺检查

胸部是指颈部以下和腹部以上的区域。胸廓由12个胸椎和12对肋骨、锁骨及胸骨组成。胸部检查的内容很多,包括胸廓外形、胸壁、乳房、胸壁血管、纵隔、支气管、肺、胸膜、心脏和淋巴结等。

【胸壁与乳房】

检查胸壁时,除应注意营养状态、皮肤、淋巴结和骨骼肌发育的情况外,还应着重检查静脉、肋间隙,以及有无皮下气肿、胸壁压痛等。

乳房的检查应依据正确的程序,除检查乳房外,还应包括引流乳房部位的淋巴结。一般先作视诊,后触诊,注意其硬度和弹性,有无压痛和包块。

【肺和胸膜】

1. **视诊**　正常成人静息状态下,呼吸为16~18次/min,超过20次/min称为呼吸过速,见于发热、疼痛、贫血、甲状腺功能亢进及心力衰竭等。一般体温升高1℃,呼吸大约增加4次/min。呼吸频率低于12次/min称为呼吸过缓,见于麻醉剂或镇静剂过量和颅内压增高等。

2. **触诊**　包括胸廓扩张度,有无语音震颤和胸膜摩擦感。

3. **叩诊**　被检查者取坐位或仰卧位,放松肌肉,两臂垂放,呼吸均匀。叩诊由锁骨上窝开始,然后沿锁骨中线、腋前线自第1肋间隙从上至下逐一肋间隙进行叩诊,然后检查侧胸壁和背部。

4. 听诊 听诊的顺序一般由肺尖开始,自上而下分别检查前胸部、侧胸部和背部,自上至下逐一肋间进行,而且要在上下、左右对称的部位进行对比。注意区别正常呼吸音、异常呼吸音、呼吸音以外的附加音。当胸膜面由于炎症、纤维素渗出而变得粗糙时,则随着呼吸便可出现胸膜摩擦音,最常听到的部位是前下侧胸壁。

【心脏检查】

1. 视诊 首先观察有无心前区隆起、扁平胸、鸡胸、漏斗胸、脊柱畸形等。正常成人心尖冲动位于第五肋间,左锁骨中线内侧 0.5~1.0cm,搏动范围以直径计算为 2.0~2.5cm。心尖冲动移位,可以是生理性因素或病理性因素。

2. 触诊 触诊结合听诊可以确定第一、第二心音或收缩期、舒张期。心包摩擦感是收缩期和舒张期双相的粗糙摩擦感,以收缩期、前倾体位或呼气末更为明显,它是由于急性心包炎时心包膜纤维素渗出表面粗糙所致。

3. 叩诊 用于确定心界大小及其形状。心浊音界包括相对及绝对浊音界两部分,心脏左右缘被肺遮盖的部分,叩诊呈相对浊音,而不被肺遮盖的部分则叩诊呈绝对浊音。通常心脏相对浊音界反映心脏的实际大小。

4. 听诊 心脏听诊是心脏物理诊断中最重要的方法。

(1) 心脏瓣膜听诊区:有 5 个听诊区:二尖瓣区、肺动脉瓣区、主动脉瓣区、主动脉瓣第二听诊区、三尖瓣区(图 1-2)。

(2) 听诊内容:包括心率、心律、心音、杂音和心包摩擦音。正常成人在安静、清醒的情况下心率范围为 60~100 次 /min,成人心率超过 100 次 /min,婴幼儿心率超过 150 次 /min 称为心动过速。心率低于 60 次 /min 称为心动过缓。

心律指心脏跳动的节律。正常人心律基本规则,部分青年人可出现随呼吸改变的心律,吸气时心率增快,呼气时减慢,称窦性心律不齐,一般无临床意义。

心音按其在心动周期中出现的先后次序,可依次命名为第一心音、第二心音、第三心音和第四心音。通常情况下,只能听到第一和第二心音。

心脏杂音是指在心音与额外心音之

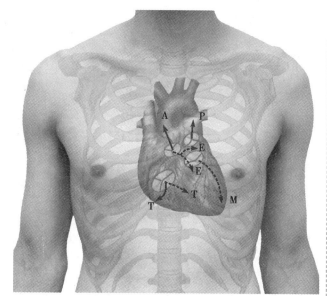

M:二尖瓣区;A:主动脉瓣区;E:主动脉第二听诊区(Erb 区);P:肺动脉瓣区;T:三尖瓣区。

图 1-2 心脏瓣膜解剖部位及瓣膜听诊区

外,在心脏收缩或舒张过程中的异常声音,杂音性质的判断对于心脏病的诊断具有重要的参考价值。

杂音的听取对心血管病的诊断与鉴别诊断有重要价值,但是,有杂音不一定有心脏病,有心脏病也可无杂音。根据产生杂音的部位有无器质性病变可区分为器质性杂音与功能性杂音。

六、腹部

【视诊】

视诊的主要内容有腹部外形、呼吸运动、腹壁皮肤、腹壁静脉、胃肠型和蠕动波以及疝等。

【触诊】

触诊是腹部检查的主要方法。医生站立于被检查者右侧,一般自左下腹开始逆时针方向检查。原则是先触诊健康部位,逐渐移向病变区域。检查内容有:

1. 腹壁紧张度 腹壁紧张度增加,见于急性胃肠穿孔或脏器破裂所致急性弥漫性腹膜炎。腹膜受刺激而引起腹肌痉挛、腹壁常有明显紧张,甚至强直硬如木板,称板状腹。

2. 压痛及反跳痛 压痛多来自腹壁或腹腔内的病变,如脏器的炎症、淤血、肿瘤、破裂、扭转以及腹膜的刺激(炎症、出血等)等均可引起压痛。一些位置较固定的压痛点常反映特定的疾病,如位于右锁骨中线与肋缘交界处的胆囊点压痛标志胆囊的病变,位于脐与右髂前上棘连线中、外 1/3 交界处的麦克伯尼(McBurney)点压痛标志阑尾的病变等。

当医师用手触诊腹部出现压痛后,用并拢的 2~3 个手指压于原处稍停片刻,然后迅速将手抬起,如此时患者感觉腹痛骤然加重,并常伴有痛苦表情或呻吟,称为反跳痛。反跳痛是腹膜壁层已受炎症累及的征象,提示局部或弥漫性腹膜炎;腹膜炎患者常有腹肌紧张,压痛与反跳痛,称腹膜刺激征。

3. 脏器触诊 腹腔内重要脏器较多,如肝、脾、肾、胆囊、胰腺、膀胱及胃肠等,在其发生病变时,常可触到脏器增大或局限性肿块,对诊断有重要意义。

(1)肝脏触诊:主要用于了解肝脏下缘的位置和肝脏的质地、表面、边缘及搏动等。有单手触诊法和双手触诊法(图 1-3,图 1-4)。如触及肝脏,应详细体会并描述下列内容:大小、质地、边缘和表面状态,有无压痛、搏动、肝区摩擦感等。

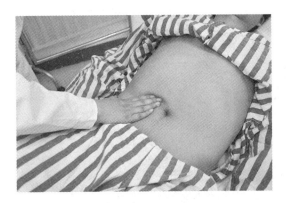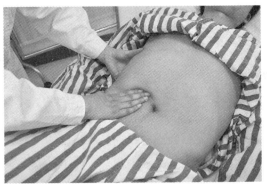

图 1-3　肝脏单手触诊法　　　　　图 1-4　肝脏双手触诊法

(2)脾触诊:正常情况下脾不能触及。内脏下垂或左侧胸腔积液、积气时膈下降,可使脾向下移位。除此以外,能触到脾则提示脾大。

(3)胆囊触诊:正常时胆囊隐存于肝之后,不能触及。胆囊肿大时方超过肝缘及肋缘,此时可在右肋下、腹直肌外缘处触到。如肿大胆囊呈囊性感,并有明显压痛,常见于急性胆囊炎。

(4)肾触诊:正常人肾脏一般不易触及,有时可触到右肾下极。身材瘦长者,肾下垂、游走肾或肾脏代偿性增大时,肾脏较易触到。肾脏肿大见于肾盂积水或积脓、肾肿瘤、多囊肾等。

4. 腹部肿块 除以上脏器外,腹部还可能触及一些肿块。首先应将正常脏器与病理性肿块区别开来。正常腹部可能触到的结构,有腹直肌肌腹及腱划、腰椎椎体及骶骨岬、乙状结肠粪块等。如在腹部触到异常肿块多有病理意义,应注意其部位、大小、形态、质地、压痛、搏动、移动度。此外,还应注意所触及的肿块与腹壁和皮肤的关系,以区别腹腔内外的病变。

【叩诊】

腹部叩诊的主要作用在于叩知某些脏器的大小和叩痛,胃肠道充气情况,腹腔内有无积气、积液和肿块等。肝区叩击痛对于诊断肝炎、肝脓肿或肝癌有一定的意义;胆囊区叩击痛为胆囊炎的重要体征。

移动性浊音指因体位不同而出现腹部浊音区变动的现象,是发现有无腹腔积液的重要检查方法。当腹腔内游离腹水在 1 000ml 以上时,即可查出移动性浊音。

【听诊】

听诊内容主要有:肠鸣音、血管杂音、摩擦音和搔弹音等。肠蠕动增强时,肠鸣音达每分钟10次以上,但音调不特别高亢,称肠鸣音活跃,见于急性胃肠炎、服泻药后或胃肠道大出血时;如次数多且肠鸣音响亮、高亢,甚至呈叮当声或金属音,称肠鸣音亢进,见于机械性肠梗阻。如肠梗阻持续存在,肠壁肌肉劳损,肠壁蠕动减弱时,肠鸣音亦减弱,或数分钟才听到一次,称为肠鸣音减弱,见于老年性便秘、腹膜炎、电解质紊乱(低血钾)及胃肠动力低下等。

七、生殖器、肛门、直肠检查

【男性生殖器检查】

男性生殖器包括阴茎、阴囊、前列腺和精囊等。阴囊内有睾丸、附睾及精索等。检查时应让患者充分暴露下身,双下肢取外展位,先检查外生殖器阴茎及阴囊,后检查内生殖器前列腺及精囊。

【女性生殖器检查】

女性生殖器包括内外两部分,患者应排空膀胱,暴露下身,仰卧于检查台上,两腿外展、屈膝,医师戴无菌手套进行检查。男医师检查女性生殖器,应该有女医师或家属在场。外生殖器包括阴阜、大阴唇、小阴唇、阴蒂和阴道前庭。未婚女性一般不做阴道检查。

【肛门与直肠检查】

直肠全长约12~15cm,下连肛管。检查肛门与直肠时,常用的体位有:肘膝位、左侧卧位、仰卧位或截石位、蹲位,以视诊、触诊为主,辅以内镜检查。肛门和直肠触诊通常称为肛诊或直肠指诊。

八、脊柱与四肢检查

【脊柱检查】

脊柱是支撑体重,维持躯体各种姿势的重要支柱,并作为躯体活动的枢纽。由7个颈椎、12个胸椎、5个腰椎、5个骶椎、4个尾椎组成。脊柱的病变主要表现为疼痛、姿势或形态异常以及活动度受限等。脊柱检查时患者可处站立位和坐位,按视、触、叩的顺序进行。观察脊柱有无侧弯,有无压痛外和叩击痛,后者见于脊柱结核、脊椎骨折及椎间盘突出等。

【四肢与关节检查】

四肢及其关节的检查通常运用视诊与触诊。四肢检查除大体形态和长度外,以关节检查为主。上肢检查其长度、外形、运动,有无压痛点;肩关节和肘关节的形态、运动等。腕关节与手的外形,有无局部肿胀与隆起、畸形、运动障碍等。下肢主要检查髋、膝和踝关节。检查患者有无异常步态、肿胀、肿块、窦道瘢痕、压痛和活动度。膝关节检查有无膝外翻、膝内翻、肿胀、肌萎缩,有无压痛、肿块和活动度受限。踝关节与足检查有无水肿、畸形、压痛点和活动受限。

九、神经系统检查

系统全面的神经系统检查,能获取对疾病的定位与定性诊断信息。首先检查意识状态。完成神经系统检查常需具备的一定检查工具有:叩诊锤、棉签、大头针、音叉、双规仪、试管、电筒、检眼镜以及嗅觉、味觉、失语测试用具等。

【脑神经检查】

脑神经共12对,检查脑神经对颅脑病变的定位诊断极为重要。检查时应按序进行,以免遗漏,同时注意双侧对比,包括嗅神经、视神经、动眼神经、滑车神经、展神经、三叉神经、面神经、听神经、舌咽神经、迷走神经、副神经和舌下神经。

【运动功能检查】

运动包括随意和不随意运动。

1. **肌力** 肌肉运动时的最大收缩力。肌力的记录采用0~5级的六级分级法。

2. 肌张力　静息状态下的肌肉紧张度,其实质是一种牵张反射。肌张力增高或肌张力降低都是病理性改变。

3. 不自主运动　患者意识清楚的情况下,随意肌不自主收缩所产生的一些无目的的异常动作,多为锥体外系损害的表现。

4. 共济失调　机体任一动作的完成均依赖于某组肌群出调一致的运动,称共济运动。通过指鼻试验、跟 - 膝 - 胫试验、轮替动作、闭目难立征等可以检查出是否有共济失调。

【感觉功能检查】

浅感觉检查包括痛觉、触觉、温度觉;深感觉检查包括运动觉、位置觉、振动觉;复合感觉检查包括皮肤定位觉、两点辨别觉、实体觉、体表图形觉。

【神经反射检查】

神经反射是由反射弧的形成而完成,分为浅反射和深反射。浅反射包括角膜反射、腹壁反射、提睾反射、跖反射、肛门反射。深反射又称腱反射,包括肱二头肌反射、肱三头肌反射、桡骨骨膜反射、膝反射、踝反射等。病理反射指锥体束病损时,大脑失去了对脑干和脊髓的抑制作用而出现的异常反射,包括 Babinski 征、Oppenheim 征、Gordon 征。脑膜刺激征为脑膜受激惹的体征,见于脑膜炎、蛛网膜下腔出血和颅压增高等。

小　结

症状是患者患病后对机体生理功能异常的自身体验和感觉。这些异常的感觉对早期发现疾病、诊断疾病具有重要意义。临床上常见的症状包括:发热、水肿、咳嗽咳痰、呼吸困难、腹痛、腹泻与便秘、黄疸、呕血、血尿、意识障碍等。

病史采集是医生诊治患者的第一步,问诊的内容包括:一般项目、主诉、现病史、既往史、系统回顾、个人史、婚姻史、月经史和生育史、家族史等。现病史是病史中的主体部分,它记述患者患病后的全过程,即发生、发展、演变和诊治经过,包括:起病情况与患病的时间、主要症状的特点、病因与诱因、病情的发展与演变、伴随病状、诊治经过以及病程中的一般情况。

体格检查是临床医师必备的基本功,包括一般及头颈部检查、胸部及肺部检查、腹部检查、生殖器、肛门、直肠检查、脊柱与四肢检查和神经系统检查,重点是心脏、肺部及腹部检查。基本方法有:视诊、触诊、叩诊、听诊和嗅诊。

思考题

1. 发热如何分度?肝细胞性黄疸的临床表现特点是什么?
2. 举例说明何为主诉。
3. 简述体温、血压的检查方法及正常值。
4. 心脏听诊包括哪些内容?
5. 何为压痛及反跳痛?

(梅武轩)

第二章 外科学基本知识

外科学是主要研究外科疾病的一门学科,是在整个医学发展的历史中形成,是医学科学的重要组成部分,并且不断更新变化。外科疾病是指通过手术或手法整复处理才能获得最好治疗效果的一类疾病。外科学不仅要求掌握此类疾病的诊断、预防及治疗,同时还要研究疾病的发生和发展规律。

第一节 无 菌 术

微生物普遍存在于人体和周围环境中。在外科手术及各种医疗处置的过程中,如不采取有效的措施,病原微生物即可通过直接接触、飞沫或空气传播进入伤口,引起感染。无菌术(aseptic technique)是针对感染来源所采取的预防措施,它包括灭菌法(asepsis)、消毒法(antisepsis)、无菌操作规则和管理制度等。

一、手术器械、物品的灭菌、消毒法

(一) 高压蒸气灭菌法

高压蒸气灭菌法是目前应用最广泛而有效的灭菌法,原理是利用高温使微生物的蛋白质及酶发生凝固或变性死亡。当高压蒸气达到一定的温度和时间,即能杀灭包括具有顽强抵抗力的细菌芽孢在内的一切微生物。

高压蒸气法适用于大多数医用物品,包括手术器械、消毒衣巾及布类敷料等灭菌。目前不少医院采用预真空式蒸气灭菌器,其特点是先抽吸灭菌器内的空气使其呈真空状态,然后由中心供气系统将蒸气直接输入灭菌室,这样可以保证灭菌室内的蒸气分布均匀,整个灭菌过程所需时间可缩短,对物品的损害也更轻微。

(二) 化学气体灭菌法

这类方法适用于不耐高温、湿热的医疗材料的灭菌,如电子仪器、光学仪器、内镜及其专用器械、心导管、导尿管及其他橡胶制品等物品。目前主要采用环氧乙烷气体法、过氧化氢等离子体低温法和低温甲醛蒸气法等。使用方法如下:

1. **环氧乙烷气体法** 气体有效浓度为 450~1 200mg/L,灭菌室内温度为 37~63℃,需持续 1~6h 能达到灭菌要求。环氧乙烷法处理后残留气体不能采用自然挥发,应设置专用的排气系统排放。

2. **过氧化氢等离子体低温法** 该方法的原理是在灭菌设备内激发产生辉光放电,以过氧化氢为介质形成低温等离子体,发挥灭菌作用。过氧化氢作用浓度为 >6mg/L,温度为 45~65℃,作用时间为 28~75min。

3. **低温甲醛蒸气法** 甲醛气体毒性较大,应使用甲醛灭菌器进行灭菌,配合专用的排气系统排放残留的甲醛气体。甲醛灭菌器十分昂贵,国内较少使用。

(三) 煮沸法

此法适用于金属器械、玻璃制品及橡胶类物品。在水中煮沸至 100℃ 并持续 15~20min，一般细菌即可被杀灭，但带芽孢的细菌至少需煮沸 1h 才能被杀灭。该方法简单易行，效果肯定，被部分基层医疗单位或急救场合采用。为节省时间和保证灭菌质量，高原地区可采用压力锅作煮沸灭菌。压力锅内的蒸气压力可达到 127.5kPa，锅内最高温度为 124℃ 左右，10min 即可达到灭菌效果。

(四) 药液浸泡法

锐利手术器械、内镜等还可以采用化学药液浸泡达到消毒目的。目前临床上大多采用 2% 中性戊二醛作为浸泡液，30min 达到消毒效果，灭菌时间为 10h。用于消毒的其他品种浸泡液包括 10% 甲醛、70% 酒精、1∶1 000 苯扎溴铵和 1∶1 000 氯己定等。

(五) 干热灭菌法

适用于耐热、不耐湿，蒸气或气体不能穿透物品的灭菌。如玻璃、粉剂、油剂等物品的灭菌。干热温度达到 160℃，最短灭菌时间为 2h，170℃ 为 1h，180℃ 为 30min。

(六) 电离辐射法

属于工业化灭菌法，主要应用于无菌医疗耗材(如一次性注射器、丝线)和某些药品。

二、手术人员和患者手术区域的准备

(一) 手术人员的术前准备

1. 一般准备　手术人员进手术室后，先要换穿手术室准备的清洁鞋和衣裤，戴好帽子和口罩。帽子要盖住全部头发，口罩要盖住鼻孔。剪短指甲，并去除甲缘下的积垢。手或臂部皮肤有破损或有化脓性感染时，不能参加手术。

2. 外科洗手法　在皮肤皱纹内和皮肤深层如毛囊、皮脂腺等处都藏有细菌。手臂消毒法仅能清除皮肤表面的细菌，并不能消灭藏在皮肤深处的细菌。在手术过程中，这些深藏的细菌可逐渐移到皮肤表面。所以在手臂消毒后，还要戴上消毒橡胶手套和穿无菌手术衣，以防止这些细菌污染手术伤口。

如果无菌性手术完毕，手套未破，在需连续施行另一手术时，可不用重新刷手，仅需用消毒液再涂擦手和前臂，穿上无菌手术衣和戴手套即可。若前一次手术为污染手术，则接连施行手术前应重新洗手。

3. 穿无菌手术衣，戴无菌手套。

(二) 患者手术区的准备

目的是消灭拟作切口处及其周围皮肤上的细菌。如皮肤上有较多油脂或胶布粘贴的残迹，可先用汽油或松节油拭去。然后用 2.5%~3% 碘酊涂擦皮肤，待其干燥后，以 70% 酒精涂擦两遍，将碘酊擦净。

注意事项：①涂擦上述药液时，应由手术区中心部向四周涂擦。如为感染伤口，或为肛门区手术，则应自手术区外周涂向感染伤口或会阴、肛门处。已经接触污染部位的药液纱布，不应再返擦清洁处。②手术区皮肤消毒范围要包括手术切口周围 15cm 的区域。如手术有延长切口的可能，则应事先相应扩大皮肤消毒范围。

手术区消毒后，铺无菌布单。其目的是除显露手术切口所必需的最小皮肤区以外，其他部位均需予以遮盖，以避免和尽量减少手术中的污染。

第二节　水、电解质代谢紊乱和酸碱平衡失调

水和电解质是组成体液的两大主要成分，体液广泛分布于细胞内外，细胞外液中最主要的阳离子是 Na^+，主要的阴离子是 Cl^-、HCO_3^- 和蛋白质。细胞内液中的主要阳离子是 K^+ 和 Mg^{2+}，主要阴离子是 HPO_4^{2-} 和蛋白质。正常情况下，体液的容量、电解质含量与渗透压、酸碱度相对稳定在一个正常的范围，

是维持机体正常代谢、内环境稳定和各器官功能正常进行的基本保证。疾病、禁食、创伤、手术等均可能导致体内水、电解质和酸碱平衡的失调,但各种失调又会使得病情加重或更加复杂,甚至危及患者生命。因此提早预防、及时识别并纠正水电解质和酸碱失衡是治疗成功的基础,是患者生命的保障。

一、水、钠代谢紊乱

水、钠代谢紊乱最多涉及的是容量失调,一般包括两种情况:脱水和水中毒。脱水(dehydration)是指人体由于饮水不足或消耗、丢失大量水而无法及时补充,导致体液减少而引起新陈代谢障碍的一组临床综合征。在细胞外液中,水和钠关系非常密切,一旦发生代谢紊乱,缺水和失钠常同时存在。不同原因引起的水和钠代谢紊乱,在缺水和失钠的程度上会有所不同,即可按比例丧失,也可缺水少于缺钠,或多于缺钠。水中毒(water intoxication)是指水潴留使体液量明显增多,而体钠总量正常或增多。水钠代谢紊乱分为以下几种类型:

(一) 等渗性脱水

等渗性脱水(isotonic dehydration)是指水和电解质成比例丢失,血浆渗透压和血清 Na^+ 浓度正常,主要表现为细胞外液减少。临床症状有恶心厌食、乏力、少尿等,但不口渴。体征包括:舌干燥,眼窝凹陷,皮肤干燥、松弛等。若在短期内体液丧失量达到体重 5%,即丧失 25% 细胞外液,患者则会出现脉搏细速、肢端湿冷、血压不稳定或下降等血容量不足之症状。当体液继续丧失达体重 6%~7% 时(相当于丧失细胞外液的 30%~35%),则有更严重休克表现。原发病治疗十分重要,若能消除病因则脱水将很容易纠正。等渗性脱水治疗可静脉输注平衡盐溶液或等渗盐水,使血容量得到尽快补充。

(二) 低渗性脱水

低渗性脱水(hypotonic dehydration)是指电解质的丢失多于水的丢失,表现为血浆渗透压 <280mOsm/L,血清 Na^+ 浓度 <135mmol/L,主要表现为细胞外液量减少。低渗性脱水临床表现随缺钠程度而不同,一般均无口渴感,常见症状有恶心、呕吐、头晕、视觉模糊、软弱无力、起立时容易晕倒等。当循环血量明显下降时,肾滤过量相应减少,以致体内代谢产物潴留,可出现神志淡漠、肌痉挛性疼痛、腱反射减弱、呼吸困难和昏迷等。治疗首先应积极处理致病原因。针对低渗性脱水时细胞外液缺钠多于缺水的血容量不足情况,应静脉输注含盐溶液或高渗盐水,以纠正细胞外液低渗状态和补充血容量。临床上治疗原则是根据血钠降低速度、程度及症状进行,出现急性症状特别是有严重神经症状时必须处理。

(三) 高渗性脱水

高渗性脱水(hypertonic dehydration)是指水的丢失多于电解质的丢失,细胞外液呈高渗状态,血浆渗透压 >310mOsm/L,血清 Na^+>150mmol/L,表现为细胞外液量和细胞内液量都减少,又称低容量性高钠血症。缺水程度不同,症状亦不同。可将高渗性脱水分为三度:轻度缺水者除口渴外,无其他症状,缺水量为体重 2%~4%。中度缺水者有极度口渴、乏力、尿少、唇舌干燥、皮肤失去弹性、眼窝下陷烦躁不安、肌张力增高、腱反射亢进等,缺水量为体重 4%~6%。重度缺水者除上述症状外,出现躁狂、幻觉、错乱、谵妄、抽搐、昏迷甚至死亡。缺水严重者有心动过速、体温上升、血压下降等症状。治疗原则是积极治疗原发病,控制钠摄入,纠正细胞外液容量异常,若有液体持续丢失应予以持续性补充。

(四) 水中毒

水中毒又称稀释性低钠血症,指机体的摄入水总量超过了排出水量,以致水分在机体内潴留,引起血浆渗透压下降和循环血量增多。血清 Na^+ 浓度常 <130mmol/L,血浆渗透压 <280mOsm/L,但体钠总量正常或增多,故又称为高容量性低钠血症。急性水中毒发病急骤,水过多所致脑细胞肿胀可造成颅内压增高,引起一系列神经精神症状,若发生脑疝则出现相应的神经定位体征。慢性水中毒症状往往被原发疾病的症状所掩盖,可有软弱无力、恶心、呕吐、嗜睡等。急、慢性水中毒均可出现体重明显增加,皮肤苍白而湿润的临床表现。

二、钾代谢紊乱

钾是机体体液中最重要电解质之一。正常人体内约98%钾存储于细胞内,细胞外液中的含钾量仅占总量的2%。正常的血钾浓度为3.5~5.5mmol/L。钾具有参与维持细胞正常代谢、调节细胞内外渗透压及酸碱平衡、维持神经肌肉组织的兴奋性,以及维持心肌正常功能等。钾的代谢异常有低血钾和高血钾,以前者常见。

(一) 低钾血症

血清钾浓度低于3.5mmol/L表示有低钾血症(hypokalemia)。通常情况下血钾浓度能反映体内总钾含量,但有些情况下两者并不一定一致。最早的临床表现是肌无力,首先表现为四肢软弱无力,其后可延及躯干和呼吸肌,还可有软瘫、腱反射减退或消失等表现。患者胃肠道症状主要为厌食、恶心、呕吐和腹胀、肠蠕动消失等肠麻痹表现。心脏受累主要表现为窦性心动过速、传导阻滞和节律异常。低钾血症典型心电图改变为早期出现ST段压低、T波降低增宽或倒置,随后出现Q-T间期延长和U波,严重者出现P波幅度增高、QRS波增宽、室上性或室性心动过速和房颤。低钾血症的预防应得到重视,治疗上首先要积极治疗原发病,并通过口服或静脉输液补充钾离子。补钾的多少主要依据血清钾浓度,同时参考患者的临床表现等(图2-1)。

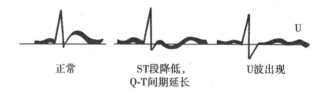

| 正常 | ST段降低,
Q-T间期延长 | U波出现 |

图2-1 低钾血症的心电图改变

(二) 高钾血症

血清钾浓度高于5.5mmol/L表示有高钾血症(hyperkalemia)。高钾血症的临床表现无特异性。可有神志模糊、肌肉轻度震颤,手足感觉异常,肢体软弱无力。严重高钾血症者有微循环障碍的临床表现。心脏受累主要表现为窦性心动过缓、房室传导阻滞或快速性心律失常,最危险的是心室颤动或心搏骤停。高钾血症常有心电图异常变化,早期改变为T波高而尖,Q-T间期缩短,QRS波增宽伴幅度下降,P波波幅下降并逐渐消失。高钾血症一经诊断,应予积极治疗,首先立即停用一切含钾药物或溶液;其次为降低血清钾浓度,可以采用输注碳酸氢钠溶液、高糖+胰岛素或葡萄糖酸钙,也可使用阳离子交换树脂,若上述方法无效,可使用透析疗法(图2-2)。

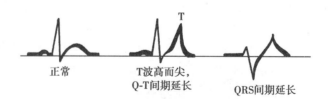

| 正常 | T波高而尖,
Q-T间期延长 | QRS间期延长 |

图2-2 高钾血症的心电图改变

三、酸碱平衡失调

通常情况下,体液保持着一定的H^+浓度即酸碱度,是机体组织、细胞进行正常生命活动的重要保证。在物质代谢过程中,机体虽不断摄入及产生酸性和碱性物质,但能依赖体内各种缓冲系统以及肺和肾的调节,使机体的酸碱度始终维持在正常范围之内。许多因素可以引起酸碱负荷过度或调节机

笔记

制障碍,导致平衡状态被破坏,称为酸碱平衡失调。

(一) 代谢性酸中毒

代谢性酸中毒(metabolic acidosis)是指细胞外液 H^+ 增加和 / 或 HCO_3^- 丢失引起的 pH 下降,以血浆原发性 HCO_3^- 减少为特征,是临床上最常见的酸碱平衡失调类型。代谢性酸中毒的病因主要为:碱性物质丢失过多、酸性物质过多及肾功能不全。轻度代谢性酸中毒可无明显症状。重症患者可有疲乏、眩晕、嗜睡,感觉迟钝或烦躁。最明显的表现是呼吸加快加深,典型者称为 Kussmaul 呼吸。代谢性酸中毒可降低心肌收缩力和周围血管对儿茶酚胺的敏感性,患者容易发生心律不齐、急性肾功能不全和休克,一旦产生则很难纠治。代谢性酸中毒治疗最重要是针对原发病的治疗,如乳酸性酸中毒应首先纠正循环障碍、改善组织灌注控制感染;糖尿病酮症酸中毒应及时输液、应用胰岛素、纠正电解质紊乱。低血容量性休克所致的轻度代谢性酸中毒,经补液、输血以纠正休克之后也随之可被纠正,不宜过早使用碱剂,否则反而可能造成代谢性碱中毒。对血浆 HCO_3^- 低于 10mmo/L 的重症酸中毒患者,应立即输液和用碱剂进行治疗。此外,酸中毒纠正时容易导致低钾血症和低钙血症,出现相应的临床表现,应及时注意防治。

(二) 代谢性碱中毒

代谢性碱中毒(metabolic alkalosis)是指细胞外液碱增多和 / 或 H^+ 丢失引起 pH 升高,以血浆 HCO_3^- 原发性增多为特征。轻度代谢性碱中毒一般无明显症状,其临床表现往往被原发病所掩盖。神经肌肉系统的影响表现为烦躁不安、精神错乱或谵妄等中枢神经兴奋的表现,面部及肢体肌肉抽动、腱反射亢进及手足抽搐。碱中毒抑制呼吸中枢可导致呼吸变浅变慢,换气量减少。碱中毒可引起各种心律失常、心脏传导阻滞、血压下降甚至心搏骤停。首先应积极治疗原发疾病。另外,代谢性碱中毒时常伴有低钾血症,可同时补给氯化钾。

(三) 呼吸性酸中毒

呼吸性酸中毒(respiratory acidosis)是指 CO_2 排出障碍或吸入过多引起的 pH 下降,以血浆 H_2CO_3 浓度原发性升高为特征。急性严重的呼吸性酸中毒常表现为呼吸急促、呼吸困难以及明显的神经系统症状,起初患者可有头痛、视野模糊、烦躁不安、进一步发展可出现震颤、神志不清甚至谵妄、昏迷等。脑缺氧可致脑水肿、脑疝,甚至呼吸骤停。pH 下降以及高 CO_2 血症可引起外周血管扩张,导致心律失常、血压下降等症。慢性呼吸性酸中毒患者大多数是因为慢性阻塞性肺部疾病等引起,因此临床上常以这些疾病相关表现为主,包括咳嗽、气促、呼吸困难、发绀等缺氧症状。急性呼吸性酸中毒时应迅速去除引起通气障碍的原因,改善通气功能。慢性呼吸性酸中毒患者应积极治疗原发病,针对性地采取控制感染、扩张小支气管、促进排痰等措施,以改善换气功能和减轻酸中毒程度。

(四) 呼吸性碱中毒

呼吸性碱中毒(respiratory alkalosis)是指肺泡通气过度引起的 $PaCO_2$ 降低、pH 升高,以血浆 H_2CO_3 浓度原发性减少为特征。多数患者有呼吸急促、心率加快表现。碱中毒可促进神经肌肉兴奋性增高,表现为手、足和口周麻木和针刺感、肌震颤、手足搐搦等症状。此外,呼吸性碱中毒患者可有眩晕、神志淡漠、意识障碍等神经系统功能障碍表现,这除碱中毒对脑功能损伤外,还与低碳酸血症引起脑血管收缩所致的脑血流量减少有关。危重患者发生急性呼吸性碱中毒常提示预后不良,或将发生急性呼吸窘迫综合征。首先应防治原发病和去除引起通气过度的原因。对精神性通气过度患者可酌情使用镇静剂。对因呼吸机使用不当所造成的通气过度,应调整呼吸频率及潮气量。危重患者或中枢神经系统病变所致的呼吸急促,可用药物阻断其自主呼吸,由呼吸机进行适当的辅助呼吸。有手足抽搐的患者可静脉注射葡萄糖酸钙进行治疗。

(五) 混合性酸碱平衡失调

临床上有些患者不是单一的原发性酸碱失衡,而是存在两种以上混合性酸碱失衡。常见的双重性酸碱失衡类型有:①呼吸性酸中毒合并代谢性酸中毒;②呼吸性酸中毒合并代谢性碱中毒;③呼吸性碱中毒合并代谢性酸中毒;④呼吸性碱中毒合并代谢性碱中毒;⑤高阴离子间隙的代谢性酸中毒合并代谢性碱中毒。常见的三重性酸碱失衡类型有：①呼吸性酸中毒合并高阴离子间隙的代谢性酸中毒 + 代谢性碱中毒；②呼吸性碱中毒合并高阴离子间隙的代谢性酸中毒 + 代谢性碱中毒。这些混合性酸碱平衡失调往往是多种复杂的原因所致，必须在充分了解、分析原发病情基础上，结合实验室检查进行综合分析才能作出正确的判断，制定相应的治疗措施。

第三节　休　　克

休克（shock）是机体有效循环血容量减少、组织灌注不足，细胞代谢紊乱和功能受损的病理生理过程，由多种病因引起。组织灌注不足导致组织氧的传递、转运和利用障碍，从而发生代谢障碍，引起细胞能量物质的缺乏及细胞代谢产物的堆积。组织细胞氧供给不足和需求增加是休克的本质，产生炎症介质是休克的特征，因此恢复对其供氧、促进其有效的利用，重新建立氧的供需平衡和维护正常的细胞功能是治疗休克的关键环节。通常将休克分为低血容量性（包括失血性及创伤性）、感染性、心源性、神经源性和过敏性休克五类。低血容量性和感染性休克在外科最常见。

【临床表现】

按照休克的发病过程可分为休克代偿期和失代偿期，也称休克早期和休克期。

1. **休克代偿期**　精神紧张、兴奋或烦躁不安、皮肤苍白、四肢厥冷、心率加快、脉压小、呼吸加快、尿量减少等。此时如处理及时、得当，休克可较快得到纠正。否则，病情继续发展，进入休克失代偿期。

2. **休克失代偿期**　神情淡漠、反应迟钝，甚至可出现意识模糊或昏迷；出冷汗、口唇肢端发绀；脉搏细速、血压进行性下降。严重时，全身皮肤、黏膜明显发绀，四肢厥冷，脉搏微弱、血压测不出，尿少甚至无尿。若皮肤、黏膜出现瘀斑或消化道出血，提示病情已发展至弥散性血管内凝血（disseminated intravascular coagulation，DIC）阶段。若出现进行性呼吸困难、脉速、烦躁、发绀，一般吸氧不能改善的呼吸状态，应考虑并发急性呼吸窘迫综合征。

【诊断】

关键是早期发现并准确分期：①凡遇到严重损伤、大量出血、重度感染以及过敏患者和有心脏病史者，应想到并发休克的可能；②临床观察中，对于有出汗、兴奋、心率加快、脉压小或尿少等症状者，应疑有休克；③若患者出现神志淡漠、反应迟钝、皮肤苍白、呼吸浅快、收缩压降至 90mmHg 以下及尿少或无尿者，则标志患者已进入休克失代偿期。

【休克的监测】

对休克的监测极为重要，既有助于了解病情程度，利于确立治疗方案，同时也能反映治疗的效果。

1. **一般监测**

（1）精神状态：是脑组织血液灌流和全身循环状况的反映。

（2）皮肤温度、色泽：是体表灌流情况的标志。

（3）血压：通常认为收缩压 <90mmHg、脉压 <20mmHg 是休克存在的表现。血压回升、脉压增大则是休克好转的征象。

（4）脉率：脉率增快多出现在血压下降之前。

（5）尿量：尿量减少是反映肾血液灌注情况的重要指标。

2. **特殊监测**

（1）中心静脉压（CVP）：中心静脉压降低代表了循环血量不足。

（2）动脉血气分析：休克时因肺换气不足，体内二氧化碳聚积致 $PaCO_2$ 明显升高。

（3）动脉血乳酸盐测定：监测乳酸盐水平有助于估计休克及复苏的变化趋势。

（4）DIC 的检测：对疑有 DIC 的患者，应测定其血小板的数量和质量、凝血因子的消耗程度及反映纤溶活性的多项指标。

（5）应用 Swan-Ganz 漂浮导管可测得心排血量（CO），并计算心脏指数（CI），以反映心排血量及外周血管阻力,同时也可测肺动脉压(PAP)和肺毛细血管楔压(PCWP),可反映肺静脉、左心房和左心室的功能状态。

【治疗】

应当针对引起休克的原因和休克不同发展阶段的重要生理紊乱采取下列相应的治疗,其中重点是恢复灌注和对组织提供足够的氧,目的是防止多器官功能不全综合征(multiple organ dysfunction syndrome,MODS)发生。

1. **紧急治疗**　包括积极处理引起休克的原发伤病,采取头和躯干抬高 20°~30°、下肢抬高 15°~20° 体位,以增加回心血量。及早建立静脉通路,并用药维持血压,早期予以鼻管或面罩吸氧,注意保温。

2. **补充血容量**　是纠正休克引起的组织低灌注和缺氧的关键。

3. **积极处理原发病**　应在尽快恢复有效循环血量后,及时处理原发病变。

4. **纠正酸碱平衡失调**　患者在休克状态下,常存在不同程度的代谢性酸中毒,酸性内环境对心肌、血管平滑肌和肾功能均有抑制作用。可以改善组织灌注,并给予碱性药物。

5. **血管活性药物的应用**　合理应用血管收缩剂和血管扩张剂能提高血压,改善心脏、脑、肾和肠道等内脏器官血流灌注。

6. **治疗 DIC**　DIC 是休克终末期的表现,一旦发生,可用肝素抗凝治疗。

7. **皮质类固醇和其他药物的应用**　皮质类固醇可用于感染性休克和其他较严重的休克。其他类药物包括钙通道阻断剂、吗啡类拮抗剂、氧自由基清除剂、调节体内前列腺素(PGS)等也有治疗休克的作用。

第四节　麻　　醉

给予麻醉药物后使患者从清醒状态进入到意识消失或虽意识存在但对疼痛无感知的状态称为麻醉诱导。适时地使用麻醉药物,使患者处于无知晓,或虽意识存在但对手术、诊断和治疗操作无感知的状态称为麻醉维持。患者从麻醉状态恢复到意识存在,机体各部位痛觉恢复正常,各种反射恢复正常的状态称为麻醉苏醒。

根据麻醉药物给药途径的不同以及麻醉药物作用部位的差异将临床麻醉分为两大类:全身麻醉(general anesthesia)和局部麻醉(local anesthesia)。

一、麻醉前准备

麻醉前准备包括患者准备、麻醉选择、药品和麻醉期间的监测与管理。

(一)患者准备

1. **病情评估**　麻醉前必须访视患者,了解患者的健康状况、焦虑程度;必须熟悉患者的病史,了解既往的麻醉史和手术史;进行必要的体格检查。重点了解心、肺、肝、肾和中枢神经系统等重要脏器的功能,水、电解质与酸碱平衡的状态。

2. **患者身体和精神方面的准备**　麻醉前患者的准备要特别注意胃排空,避免呕吐、误吸造成呼吸道梗阻或吸入性肺炎。并注意消除患者的忧虑及恐惧。

3. **非外科疾病的治疗**　患者日常活动情况、营养状态、贫血等对麻醉和手术的耐受能力会有一定的影响,术前应予以改善。如术前患者存在脱水、电解质紊乱和酸碱平衡失调,须积极予以纠正。对合并高血压、糖尿病、冠心病或慢性阻塞性肺部疾病者,术前访视时,必须对这些疾病的严重程度作出正确的评估,并通过积极、有效的治疗,使受累器官的功能达到最佳状态,以增强患者对麻醉和手术的耐受力。

（二）麻醉选择

必须根据病情、手术种类以及麻醉科医师的水平和可供使用的麻醉药物、麻醉及监测设备来决定麻醉的方式。外科医师和麻醉科医师的及时、充分交流十分重要。麻醉成功与否不单纯是麻醉选择和技术操作问题，更重要的是要知道实施麻醉后可能引起患者呼吸、循环系统和神经系统功能的变化以及手术主要操作带来的生理影响。麻醉期间妥善用药，及时发现并正确地处理各种异常变化，使得患者麻醉诱导平稳，麻醉期间既要创造满意的手术条件，又需维持患者各项生理指标正常，使患者从麻醉状态迅速、顺利的恢复。

（三）麻醉前用药

1. 目的 ①消除患者不良情绪，增强麻醉药的效果，减少副作用；对不良刺激可产生遗忘作用。②提高患者的痛阈，缓解或解除原发疾病或麻醉前有创操作引起的疼痛。③消除因手术或麻醉引起的不良反射，特别是迷走神经反射，抑制交感神经兴奋以维持血流动力学的稳定。

2. 药物选择 麻醉前用药应根据麻醉方法和病情来选择用药的种类、用量、给药途径和时间。一般来说，全麻患者以镇静药为主，有剧痛者加用麻醉性镇痛药。腰麻患者以镇静药为主，硬膜外麻醉者可酌情给予镇痛药。冠心病及高血压患者的镇静药剂量可适当增加；而心脏瓣膜病、心功能差及病情严重者，镇静及镇痛药的剂量应减量。麻醉前用药一般在麻醉前 30~60min 给药。常用药物包括：安定镇静药、催眠药、镇痛药、抗胆碱药等。

二、麻醉机基本结构

麻醉机（anesthetic machine）是进行临床麻醉及急救必不可少的设备，可以供给患者氧气、空气、麻醉气体和进行人工呼吸。麻醉机的类型虽多，但基本组成部分大同小异。主要包括：气源、蒸发器、麻醉呼吸回路、呼吸器四大部分（图 2-3）。

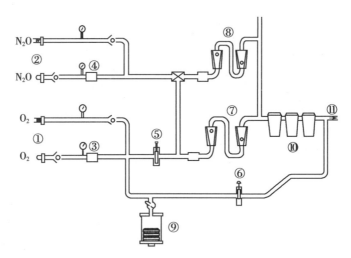

①氧气源；②氧化亚氮气源；③氧气减压阀；④减压阀；⑤氧气总开关；⑥快速充氧阀；⑦氧气流量表；⑧流量表；⑨呼吸器；⑩蒸发器；⑪新鲜气体出口。

图 2-3 麻醉机的主要结构示意

三、麻醉期间的监测与管理

麻醉期间应密切观察和监测患者的各种生理功能的变化，主动采取措施预防严重生理变化的发生，一旦发生应力求及早发现和及时纠正，以避免发生严重并发症。

（一）呼吸监测和管理

麻醉期间最容易和最先受到影响的是呼吸功能。全身麻醉、麻醉阻滞平面、麻醉辅助用药、手术体位及并存的呼吸疾病等都是麻醉期间影响呼吸功能的重要因素。因此,麻醉期间保持呼吸功能正常是一项十分重要的任务。呼吸功能正常是指能维持动脉血氧分压(PO_2)、二氧化碳分压($PaCO_2$)和血液 pH 在正常范围内。麻醉期间必须持续监测血氧饱和度(SpO_2),全麻控制呼吸的患者还应监测潮气量、呼吸频率、气道压以及呼气末二氧化碳浓度(CO_2),必要时检查动脉血气分析,以保证患者的呼吸功能正常。

(二) 循环监测和管理

应常规监测心率、血压和心电图,并记录手术重要步骤、出血量、输血量、尿量及用药等。建立必要的循环监测措施有助于临床判断。根据病情和手术要求及时调节麻醉深度,对于维持循环稳定是非常重要的,必要时可应用血管活性药物来支持循环功能。

(三) 控制性降压

在某种情况下,麻醉期间需要利用药物和 / 或麻醉技术使动脉血压降低并控制在一定水平,称为控制性降压。用于降低血管张力、便于施行手术、减少术野渗血、控制血压过度升高、防止发生心血管并发症。一般认为,术前血压正常者,应控制收缩压不低于 80mmHg,或平均动脉压在 50~65mmHg 之间。

(四) 体温的监测和管理

通常监测鼻咽温,某些情况下(例如体外循环)还应监测中心体温(食管或直肠温度)。常用的术中保温措施包括温毯、暖风机和输液加温等。

(五) 其他

麻醉期间还应密切观察患者的全身情况。非全麻患者应注意神志和表情的变化,严重低血压和缺氧可使患者的表情淡漠、神志突然丧失。发生局麻药毒性反应时,患者可出现精神兴奋症状,严重者可发生惊厥。

四、全身麻醉

麻醉药经呼吸道吸入或经静脉、肌内注射进入体内,抑制中枢神经系统,使患者意识消失,能够消除手术过程中长时间一个姿势所带来的不适感觉;可以免除疼痛反射,提供肌肉松弛,稳定生理反射,抑制应激反应,又能维持正常生理反射。麻醉剂的作用是完全可逆的,排出或在体内代谢后,不对中枢神经系统有残留作用或留下后遗症。

(一) 吸入麻醉

麻醉药经呼吸道吸入进到体内,产生全身麻醉作用,称为吸入麻醉。吸入麻醉优点是麻醉作用全面,麻醉深度易于监控,对心肌有保护作用。缺点是环境污染,具有肝毒性,抑制缺氧性肺血管收缩,易发生恶心呕吐,可诱发恶性高热。常用吸入麻醉药包括:氧化亚氮(笑气)、氟烷、恩氟烷、异氟烷、七氟烷和地氟烷。

(二) 静脉麻醉

将麻醉药直接注入静脉后,作用于中枢神经系统,产生全身麻醉,称为静脉麻醉。

静脉麻醉药经静脉直接注入血液循环,患者无明显不适便很快意识消失,继而应用面罩给患者吸入纯氧,并静脉注射肌松弛药,进行气管内插管,行人工通气。

静脉麻醉的优点是麻醉诱导的速度快、诱导比较平稳,患者感觉舒适。静脉麻醉药对呼吸道没有刺激作用,对环境没有污染,使用时不需要特殊的设备。但静脉麻醉药作用的终止仅依赖于其药代动力学特性,麻醉科医师对其主动干预的能力有限。对静脉麻醉药的反应,个体差异大,与吸入麻醉相比其可控性较差。

常用静脉麻醉药包括:硫喷妥钠、丙泊酚(异丙酚)、苯二氮䓬类、氯胺酮、依托咪酯。

(三) 肌松弛药在麻醉中的应用

肌松弛药(muscle relaxants),简称肌松药,作用于运动神经末梢与骨骼肌运动终板,干扰神经肌肉之间正常冲动的传递,使骨骼肌暂时失去张力而松弛,有利于外科手术的操作,扩大了手术的范围,提高了麻醉的质量和安全性。

(四) 气管内插管

全身麻醉时为了保证患者在不同体位下呼吸道通畅,有效地管理患者呼吸,保证手术中患者的通气和换气功能正常,常需将特制的气管内导管,通过口腔或鼻腔置入患者气管内。气管内插管后可以减少呼吸道无效腔,有利于肺泡通气,便于吸入麻醉药的应用,可以防止异物进入呼吸道,也便于及时清除气管和支气管内的分泌物。因此,气管内插管也是抢救患者时不可缺少的措施。

(五) 并发症及其处理

1. 呼吸系统并发症

(1) 呕吐与误吸:全身麻醉时因患者的意识消失,吞咽及咳嗽反射减弱或丧失,贲门松弛,胃内容物较多时,极易发生呕吐或胃内容物反流,一旦有反流物达到咽喉部,即可发生误吸,造成窒息或吸入性肺炎。择期手术的患者,术前必须严格禁饮食,胃排空。

(2) 呼吸道梗阻:以声门为界,呼吸道梗阻分为上呼吸道梗阻和下呼吸道梗阻。①上呼吸道梗阻:最常见的原因是舌后坠及咽喉部积存分泌物。上呼吸道梗阻时常表现吸气困难为主的症状,诊断并不困难。轻者给予糖皮质激素可以缓解,严重者应立即气管内插管或紧急气管切开。②下呼吸道梗阻:常因气管、支气管内有分泌物,特别是支气管痉挛引起,多发生在有哮喘史和患有慢性梗阻性肺部疾病(COPD)的患者。

(3) 急性肺不张:呈现弥漫性肺泡萎陷或肺段、肺叶甚至一侧肺完全萎陷,失去通气功能。呼吸道阻塞是肺不张最常见的原因。

(4) 通气不足:主要表现为二氧化碳潴留,主要是药物引起的呼吸抑制,同时通气量不足造成的,应增加潮气量或呼吸频率。

2. 循环系统并发症

(1) 低血压:收缩压低于80mmHg或下降超过基础值的30%为低血压,最常见的原因是麻醉过深、术中失血过多且血容量补充不当,或手术刺激迷走神经所致。

(2) 高血压:舒张压高于100mmHg或收缩压高于基础值的30%为高血压,手术中血压过高,会增加失血量,增加心肌氧耗量,使脑血管意外的危险性增加,应加以处理。原发性高血压、甲亢、嗜铬细胞瘤、原发性醛固酮增多症等患者,麻醉期间如果麻醉过浅,极易引发高血压。通气不足,二氧化碳潴留,是围手术期引起血压增高的常见原因。

(3) 心律失常:麻醉深浅不当、手术刺激、低血压、高血压、二氧化碳潴留及缺氧均可引起心律紊乱。原有心功能不全,特别是心律失常的患者,麻醉中更易发生心律紊乱,血清电解质和体液酸碱失衡,特别是低钾血症,也容易诱发心律失常。

(4) 心搏骤停与心室纤颤:这是麻醉手术中最严重的意外事件。两者都使心脏失去其排血功能,全身血液循环陷入停顿状态,各个器官失去血液供应。心搏骤停和心室纤颤须及时诊断,积极按心肺复苏处理,才能使患者免于死亡。

3. 中枢神经系统并发症

(1) 高热、抽搐和惊厥:体温过度升高常见于小儿麻醉,如高热不立即处理,可以引起抽搐甚至惊厥。

(2) 苏醒延迟或不醒:全身麻醉后超过2h意识仍不恢复,可认为麻醉苏醒延迟。麻醉苏醒延迟可能是麻醉药物过量,也可能是循环或呼吸功能恶化以及严重水、电解质紊乱或糖代谢异常所致。应针对不同原因进行处理。

五、局部麻醉

局部麻醉(local anesthesia)简称局麻,广义上亦称区域麻醉,是指患者神志清醒,身体某一区域感觉神经传导功能暂时被可逆性阻断,运动神经可能被部分阻断或保持完好。局麻适用于较表浅小手术或术中应用以阻断不良神经反射等,临床常用的局麻有表面麻醉、局部浸润麻醉、区域阻滞和神经传导阻滞四类。

(一) 表面麻醉

将渗透性能力强的局麻药与局部黏膜接触所产生的无痛状态,称为表面麻醉。表面麻醉多用于眼、鼻腔、口腔、咽喉、气管及支气管、尿道及肛管等处的浅表手术和检查。

(二) 局部浸润麻醉

沿手术切口线分层注入局麻药,阻滞组织中的神经末梢,称为局部浸润麻醉。注射局麻药液时应加压使其在组织内形成张力性浸润,达到与神经末梢广泛接触,以增强麻醉效果。如手术需达深层部位,看到肌膜后,在肌膜下、肌层内、腹膜逐层浸润。

(三) 区域阻滞

围绕手术区,在其四周及底部注射局麻药,以阻滞进入手术区的神经干和神经末梢,称区域阻滞麻醉。它主要适用于小囊肿、小肿块切除术及组织活检和腹股沟疝修补术等门诊手术。它的优点在于避免直接穿刺病理组织或肿瘤组织,避免局部浸润麻醉时,麻药使小肿块不易扪及或局部解剖结构难以辨认而增加手术难度。

(四) 神经及神经丛阻滞

将局麻药注射至神经干、丛、节的周围,暂时阻滞神经的传导功能,使之支配区域达到手术无痛的方法,称神经阻滞或神经丛阻滞,又称传导阻滞或传导麻醉。由于神经干或丛是混合性的,不但阻滞感觉神经,而且不同程度地阻滞了运动神经、交感、副交感神经纤维。故若阻滞成功,麻醉效果优于区域阻滞。临床上常用的有颈丛、臂丛、腰丛及坐骨神经、肋间神经和腰交感神经节阻滞等。

六、椎管内麻醉

将局麻药注入椎管的蛛网膜下腔或硬膜外腔,脊神经根受到阻滞或暂时麻痹使该脊神经所支配的相应区域产生麻醉作用,统称为椎管内麻醉(intrathecal anesthesia)。局麻药注入蛛网膜下腔产生的阻滞作用,称为蛛网膜下腔阻滞,又称脊麻或腰麻。局麻药注入硬脊膜外腔所产生的阻滞作用则称为硬膜外阻滞。将脊麻和硬膜外两种技术同时应用以增强麻醉效果,称脊麻-硬膜外联合阻滞(combined spinal-epidural anesthesia,CSE)。

(一) 椎管内麻醉的生理

1. 药物的作用部位　蛛网膜下腔阻滞时,局麻药选择性地透过软膜直接作用于裸露的脊神经前根和后根,部分直接作用于脊髓表面。硬膜外腔阻滞主要经椎旁阻滞、蛛网膜下腔阻滞等多种途径发生作用于脊神经和脊髓表面。

2. 神经阻滞顺序　虽然局麻药对脊神经前、后根均产生阻滞作用,但由于各种神经纤维粗细不等和传导神经冲动的功能不同,用相同浓度的局麻药对不同神经纤维阻滞作用的速度及效能不同。不同神经纤维阻滞先后顺序为:交感神经—冷觉—温觉(消失)—温度识别觉—钝痛觉—锐痛觉—触觉消失—运动神经(肌松)—压力(减弱)—本体感觉消失。消退顺序则与阻滞顺序相反。

(二) 蛛网膜下腔阻滞麻醉

麻醉按阻滞平面分为高平面(T4以上)、中平面(T4~T10)和低平面(T10以下)阻滞。

(三) 硬膜外腔阻滞麻醉

硬膜外麻醉有连续法和单次法两种。连续硬膜外法是通过硬膜外穿刺将一塑料导管置入硬膜外腔,借此导管注药,根据病情、手术要求范围、手术时间长短连续分次注药,可随时掌握用药量,使麻醉按手术需求延长,是目前临床普遍应用的麻醉方法之一。单次硬膜外麻醉是将所需局麻药一次性注入硬膜外腔产生阻滞麻醉作用。此法一次用药量偏大,阻滞范围可控性差,常引起血压剧烈变化,易出现全脊椎麻醉意外等并发症,故极少应用。

（四）骶管阻滞麻醉

骶管阻滞是经骶裂孔将局麻药注入骶段硬膜外腔即骶管腔以阻滞骶脊神经,是硬膜外腔阻滞麻醉的一种方法。它适用于直肠、肛门及会阴部手术,也可用于小儿腹部手术。

（五）蛛网膜下腔与硬膜外腔联合阻滞麻醉

蛛网膜下腔与腰段硬膜外腔联合（combined spinal-epidural,CSE）阻滞麻醉,简称为脊麻 - 硬膜外联合麻醉或 CSE 阻滞。近年来在临床上已广泛应用于下腹部及下肢手术。CSE 阻滞显示出脊麻起效迅速,镇痛及运动神经阻滞完善的优点,同时也发挥硬膜外麻醉可经导管连续间断给药以满足长时间手术的需要,并弥补了两者的各自不足。

第五节　输　　血

输血（blood transfusion）及输注血制品可治疗许多急、慢性疾病,在外科领域的应用更是广泛。自 1900 年 Landsteiner 发现了 ABO 血型后,输血技术有了重大突破。随着 Rh 等血型的发现,血型测定的高质量抗血清的产生以及采血储血方法的改进,使得输血成为一种安全有效的治疗手段。但输血也可能带来一些不良反应甚至严重并发症,因此,如何减少术中出血,尽可能地减少输血,节约用血,是当今医学发展的要求。

（一）适应证

1. 大量失血　主要是补充血容量,用于治疗因手术、严重创伤、烧伤或其他各种原因所致的低血容量休克。补充的血量、血制品种类应根据失血的多少、速度及患者的临床表现确定,一般应使患者的红细胞压积保持在 30% 以上。

2. 纠正贫血　贫血的治疗应首先消除病因。慢性贫血患者可通过血浆容量扩大、心输出量增加、红细胞 2,3-DPG 含量升高使氧离曲线右移及组织氧利用率提高等途径以满足机体的正常氧需求,故即使血红蛋白（hemoglobin,Hb）低至 70~80g/L,患者仍能较好耐受贫血。因此,慢性贫血患者应按照临床表现来决定是否需要输血及输血量。但对于需择期手术的慢性贫血患者,由于贫血时心率加快,搏出量增加等可加重心肌负荷,加之慢性贫血患者原有的慢性疾病,会增加麻醉和手术的危险性,故一般应将 Hb 维持在 100g/L 水平。

3. 凝血异常　输入新鲜全血或新鲜冰冻血浆以预防和治疗因凝血障碍所致的出血。最好应根据引起凝血异常的原因补充相关的血液成分,如血友病者输抗血友病球蛋白,纤维蛋白原缺乏者输纤维蛋白原或冷沉淀制剂,血小板减少症或血小板功能障碍者可输血小板。

4. 补充血浆蛋白及提高机体抵抗力　输血可提供各种血浆蛋白包括抗体、补体等,可以提高血浆蛋白水平,增强患者的抗感染和修复能力。

（二）注意事项

输血前必须仔细核对患者和供血者姓名、血型和交叉配合单,并检查血袋有否渗漏,血液颜色有无异常。除生理盐水外,一般不向血液内加入其他药物和溶液,以免产生药物配伍禁忌。输血时应严密观察患者,询问有无不适症状,检查体温、脉搏、血压及尿液颜色等,发现问题及时处理。输血完毕后仍需要观察病情,及早发现延迟型输血反应。血袋应保留 2h,以便必要时化验检查。

（三）大量输血

严重创伤、心血管大手术或脏器移植手术等有时会引起大量出血而需要大量输血（massive transfusion）,所谓大量输血指的是一次输血量大于 2 500ml,或 24h 内输血量达到或超过 5 000ml。

（四）自体输血

自体输血（autologous blood transfusion）是收集患者自身血液进行回输,主要优点是既可节约库血,又可减少输血反应和疾病传播,且不需检测血型和交叉配合试验,如按规则使用,通常很少发生严重并发症。目前外科自体输血常用的有三种方法:回收式自体输血,预存式自体输血,稀释式自体输血。

此外,输血可发生各种不良反应和并发症,严重者甚至危及生命。但是,只要严格掌握输血指征,遵守输血操作规程,大多数的输血并发症是可以预防的。

第六节 烧伤和冻伤

一、烧伤

烧伤(burns)泛指由热力、电流、化学物质、激光、放射线等所致的组织损害。热烧伤(thermal injury)是指热液(水、汤、油等)、蒸气、高温气体、火焰、炽热金属液体或固体(钢水、钢锭等)所引起的组织损害。通常所称的或狭义的烧伤,一般指热力所造成的烧伤(临床上也有将热液、蒸气所致的烧伤称之为烫伤),其他因子所致的烧伤则冠以病因称之,如电烧伤、化学烧伤等。

(一)烧伤的分期

根据烧伤病理生理特点,一般将烧伤临床发展过程分为四期,各期之间相互交错,烧伤越重,其关系越密切。

1. 体液渗出期 除损伤的一般反应外,无论烧伤深浅或面积大小,伤后迅速发生的变化为体液渗出。当烧伤面积较大(一般指Ⅱ、Ⅲ度烧伤面积成人在15%,小儿在5%以上者),尤其是抢救不及时或不当,人体不足以代偿迅速发生的体液丧失时,则循环血量明显下降,导致血流动力与流变学改变,进而发生休克。因此对于较大面积烧伤,此期又称为休克期。

2. 急性感染期 继休克后或休克的同时,感染是对烧伤患者的另一严重威胁。严重烧伤易发生全身性感染的原因主要是皮肤、黏膜屏障功能受损,为细菌入侵打开了门户,机体免疫功能受抑制,抵抗力降低,易感性增加。早期缺血缺氧损害是机体易发生全身性感染的重要因素。防治感染是此期的关键。

3. 创面修复期 创面修复过程在伤后不久即开始。创面修复所需时间与烧伤深度等多种因素有关,此期的关键是加强营养,扶持机体修复功能和抵抗力,积极消灭创面和防治感染。

4. 康复期 深度创面愈合后,可形成瘢痕,严重者影响外观和功能,需要锻炼、工疗、体疗和整形以期恢复,某些器官功能损害及心理异常也需要一恢复过程。

(二)伤情判断

正确处理烧伤,需判断面积和深度,观察创面变化和全身情况。

1. 烧伤面积和深度估计

(1)面积的估计:是指皮肤烧伤区域占全身体表面积的百分数。有多种估计方法。国内常用中国九分法和手掌法。中国九分法:将全身体表面积划分为若干9%的等份。手掌法:无论成人或小孩,将五指并拢,其一掌面积为体表面积的1%。

(2)深度的估计:目前惯用三度四分法。①Ⅰ度烧伤:为表皮角质层、透明层、颗粒层的损伤。局部红肿,故又称红斑性烧伤。有疼痛和烧灼感,皮温稍增高3~5d后局部由红转淡褐色,表皮皱缩脱落愈合。可有短时间色素沉着,不留瘢痕。②Ⅱ度烧伤:局部出现水疱,故又称水疱性烧伤。根据伤及皮肤的深浅分为:浅Ⅱ度烧伤:伤及真皮浅层,部分生发层健在。局部红肿,有大小不一水疱,内含黄色或淡红色血浆样液体或蛋白凝固的胶冻物。不留瘢痕,皮肤功能良好;深Ⅱ度烧伤:伤及真皮乳头层以下,但仍残留部分网状层。局部肿胀,间或有较小水疱。愈合后可有瘢痕和瘢痕收缩引起的局部功能障碍,上皮多脆弱,缺乏韧性和弹性,摩擦后易出现水疱而破损,成为发生残余创面的原因之一。③Ⅲ度烧伤:全层皮肤烧伤,可深达肌肉甚至骨骼、内脏器官等。皮肤坏死、脱水后形成焦痂,故又称为焦痂型烧伤。创面蜡白或焦黄,甚至碳化。硬如皮革,干燥,无渗液,发凉,针刺和拔毛无痛觉。可见粗大栓塞的树枝状血管网(真皮下血管丛栓塞),以四肢内侧皮肤薄处较为典型。但有时需待1~2d焦痂干燥后方显示,特别是烫伤。由于皮肤及其附件全部被毁,3~4周后焦痂脱落,创面修复有赖于手术植皮或上皮自周围健康皮肤生长。愈合后多形成瘢痕,正常皮肤功能丧失,且常造成畸形。

2. 烧伤严重程度　我国常用下列分度法:

轻度烧伤:Ⅱ度烧伤面积 10% 以下。

中度烧伤:Ⅱ度烧伤面积 11%~30%,或有Ⅲ度烧伤但面积不足 10%。

重度烧伤:烧伤面积在 31%~50%;或Ⅲ度烧伤面积在 11%~20%;或Ⅱ度、Ⅲ度烧伤面积虽不到上述百分比,但已发生休克、合并较重的吸入性损伤和复合伤等。

特重烧伤:烧伤总面积 50% 以上;或Ⅲ度烧伤 20% 以上。

(三) 烧伤创面的处理

1. 浅度创面的处理　Ⅰ度烧伤创面主要是止痛和保护勿再损伤;浅Ⅱ度烧伤创面除止痛外,主要是防止感染,促其早日愈合。

2. 深度创面的处理　尽可能采取暴露疗法,如需包扎,一般不宜超过 3~5d。对 10% 以下的小面积深度烧伤,全身情况稳定者,应争取早期一次手术去痂(切、削痂),用自体皮全覆盖。中小面积烧伤无休克者,可在伤后立即切痂,如有休克或深度不易判明时,则应在休克基本被纠正后进行。烧伤面积 30% 以上者,一般应于伤后 48h 后,待血流动力学方面和全身情况趋于稳定时再行切痂。

3. 植皮术　多数深度烧伤创面均需采用游离皮片移植,才能愈合。某些特殊原因或特殊部位的烧伤如局限性深度电烧伤或热压伤等,需采用皮瓣修复。

(四) 电烧伤

电流通过人体所引起的烧伤称为电烧伤(electrical burns)。其严重程度取决于电流强度和性质(交流或直流、频率)、电压、接触部位的电阻、接触时间长短和电流在体内径路等因素。

(五) 化学烧伤

酸、碱、磷等化学物质引起的烧伤。因化学物质种类较多,处理方法不尽相同。

二、冻伤

冻伤是低温寒冷侵袭所引起的损伤,有两类:一类为非冻结性冻伤,由冰点以上至 10℃ 以下的低温加以潮湿条件所造成,如冻疮、战壕足、水浸足、水浸手、防空壕足等。另一类为冻结性冻伤,由冰点以下的低温(一般在 −5℃ 以下)所造成,分局部冻伤(又称冻伤)和全身冻伤(又称冻僵)。全身性冻伤,一般情况下极少发生。

【临床表现】

在冻融以前,伤处皮肤苍白、温度低、麻木刺痛,不易区分其深度。复温后不同深度的创面表现有所不同。依损害程度一般分为三度:

1. Ⅰ度(红斑性冻伤)　损伤在表皮层。受冻皮肤表现为充血、红肿,自觉热、痒或灼痛。症状多在数日后消失。愈合后除表皮脱落外,不留瘢痕。

2. Ⅱ度(水疱性冻伤)　损伤达真皮层。除上述症状外,红肿更显著,伴有水疱,水疱内为血清样液,有时为血性。局部疼痛较剧,但感觉迟钝,对针刺、冷、热感觉消失。水疱内液体在 1~2d 后吸收,形成痂皮。如无感染,2~3 周后脱痂痊愈,一般少有瘢痕。除有时对寒冷较敏感外,无其他后遗症。如继发感染,常形成溃疡,经久不愈。

3. Ⅲ度(焦痂性冻伤)　损伤达皮肤全层,严重者可深至皮下组织、肌肉、骨骼,甚至使整个肢体坏死。开始复温后,可以表现为Ⅱ度冻伤,但水疱为血性,随后皮肤逐渐变褐、变黑,以至明显坏死;有的一开始皮肤即变白,逐渐坏死;干性坏死更多见,但如有广泛血栓形成、水肿和感染时,也可为湿性坏死。

4. Ⅳ度(坏疽性冻伤)　损伤深及肌肉、骨骼甚至肢体坏死,表面呈死灰色,无水疱;坏死组织与健康组织的分界在 20 日左右明显,常为干性坏死,也可并发感染而形成湿性坏疽。局部表现类似Ⅲ度冻伤,治愈后常有功能障碍或致残。

全身冻伤开始时有疲乏、无力、打呵欠、寒战、苍白、发绀等表现,继而出现肢体僵硬、幻觉或意识模糊甚至昏迷、呼吸抑制、心律失常、心跳呼吸骤停。患者如能获得及时救治,其心跳呼吸虽可恢复,但常有心室纤颤、低血压、休克等表现;呼吸道分泌物多或发生肺水肿;尿量少或发生急性肾衰竭;其他器官也可发生功能障碍。

【治疗】

1. 急救和复温 迅速使患者脱离低温环境和冰冻物体。衣服、鞋袜等冻结不易解脱者,不可勉强,可立即用温水(40℃左右)使冰冻融化后脱下或剪开。迅速复温是急救的关键,但勿用明火烘烤。及时的复温,能减轻局部冻伤和有利于全身冻伤复苏。对心跳呼吸骤停者要施行心脏按压和人工呼吸。

2. 局部冻伤的治疗 Ⅰ度冻伤创面保持清洁干燥,数日后可自愈。Ⅱ度冻伤经过复温、消毒后,创面干燥者可加软干纱布包扎;有较大的水疱者,可将疱内液体抽吸后用干纱布包扎,或涂冻伤膏后暴露;创面已感染者局部使用抗生素,采用包扎或半暴露疗法。Ⅲ度冻伤多用暴露疗法,保持创面清洁干燥,待坏死组织边界清楚时予以切除。若出现感染,则应充分引流;坏死组织脱落或切除后的创面应及早植皮,对并发湿性坏疽者常需截肢。

3. 全身冻伤的治疗 复温后首先要抗休克和维护呼吸功能。防治休克主要是补液、选用血管活性药、除颤等。为防治脑水肿和肾功能不全,可使用利尿剂。保持呼吸道通畅、给氧和呼吸兴奋剂、防治肺部感染等。其他处理如纠正酸碱失衡和电解质紊乱、维持营养等。全身冻伤常合并局部冻伤,应加强创面处理。

【预防】

在寒冷条件下的工作人员和部队,均需注意防寒、防湿。衣着防风保暖,避免体表过多暴露在低温环境,外露部位适当涂抹油脂。保持衣着、鞋袜等干燥,沾湿者及时更换。适当活动,避免久站或蹲地不动。进入低温环境前,可进适量高热量饮食。但不宜饮酒,因为饮酒后常不注意防寒,而且可能增加散热。对可能遭遇酷寒的人员,应事先进行耐寒训练。

第七节 创 伤

狭义的创伤(trauma)是指机械性致伤因素作用于人体所造成的组织结构完整性的破坏或功能障碍;广义上,物理、化学、心理等因素对人体造成的伤害也可称为创伤。创伤的评估和诊断通常包括现场急救中的初次评估和院内救治中的二次评估,必要时进行多次评估,以明确损伤的部位、性质、程度、全身性变化及并发症,特别是原发损伤部位邻近或远处内脏器官是否损伤及其程度,密切关注患者病情体征的变化,以防漏诊。

一、颅脑损伤

颅脑损伤是一种常见疾病,仅次于四肢伤。平时主要因交通事故、坠落、跌倒等所致,战时则多因火器伤造成。多年来,尽管在颅脑损伤的临床诊治及相关基础研究方面取得了许多进展,但其死亡率和致残率依然高居身体各部位损伤之首。

外界暴力造成颅脑损伤一般有两种方式:一种是暴力直接作用于头部引起的损伤,称为直接损伤;另一种是暴力作用于身体其他部位,然后传导至头部所造成的损伤,称为间接损伤。

(一) 头皮损伤

皮下血肿局限,无波动,周边比中心区硬。无需特殊处理,可自行吸收。帽状腱膜下血肿较大,严重者可延及全头,触之较软,有波动感。血肿较小的可加压包扎;较大的需穿刺抽吸后加压包扎。

头皮裂伤多由锐器损伤,伤口较平直,创缘整齐,多数裂伤仅限于头皮。处理原则是尽早清创缝合。

头皮撕脱伤往往将帽状腱膜下间隙全层撕脱,有时还带有骨膜,失血较多。处理应根据情况可行原位缝合、转移皮瓣或者植皮等。

(二) 颅骨骨折

颅盖骨折可分为线形骨折和凹陷骨折。线形骨折多为颅缝分离,触诊很难发现,需 X 线片或 CT 诊断,多数骨折无需处理。凹陷骨折多为颅骨全层凹陷,可使局部脑组织受压或者产生挫裂伤,需根据病情决定是否手术。

颅底骨折多由颅盖骨折延伸而来,多为线形骨折。临床表现有:耳鼻出血或脑脊液漏;脑神经损伤;皮下或黏膜下瘀斑。骨折本身一般无特殊处理,若产生脑脊液漏、脑损伤和血管损伤等需按情况分别处理。

(三) 脑损伤

脑震荡特点为伤后即可发生短暂的意识障碍和逆行性遗忘。多有头疼、头晕、疲乏无力、失眠、耳鸣等症状。无需特殊治疗。

脑挫裂伤是外力造成的脑器质性的损伤。临床表现因损伤的部位、范围和程度而不同。可有意识障碍、头痛、恶心、呕吐、失语和瘫痪等症状。CT 诊断价值较高。给予呼吸道管理、营养、降温、脑保护、脱水,必要时手术治疗。

脑弥漫性轴索损伤是头部遭受旋转外力作用,脑神经轴肿胀断裂。可发生长时间的意识障碍,严重者数小时死亡。死亡率和致残率较高,预后较差。

(四) 颅内血肿

硬脑膜外血肿出血来源于脑膜中动脉,临床表现为伤后清醒,以后昏迷,或昏迷→清醒→昏迷,伴有颅内高血压、瞳孔改变和神经系统体征。CT 可以确诊。原则上一经确诊需立即手术。

硬脑膜下血肿出血来源于脑皮质血管,临床表现为持续昏迷或昏迷进行性加重,可有中间清醒期,伴有颅内高血压、瞳孔改变和神经系统体征。CT 可有确诊。一旦确诊需立刻手术。

脑内血肿与伴有脑挫裂伤的复合性脑膜下血肿症状相似。CT 可确诊。确诊后需立刻手术,预后较差。

二、胸部损伤

胸部的骨性胸廓支撑保护胸内脏器维持呼吸和循环功能。创伤时骨性胸廓的损伤范围与程度往往与暴力的大小和方向有关。钝性暴力作用下,胸骨或肋骨骨折可破坏骨性胸廓的完整性,并使胸腔内的心、肺发生碰撞、挤压、旋转和扭曲,造成组织广泛挫伤。继发于挫伤的心或肺组织水肿可能导致器官功能不全或衰竭。

根据损伤暴力性质不同,胸部创伤(chest trauma or thoracic trauma)可分为钝性伤和穿透伤;根据损伤是否造成胸膜腔与外界相通,可分为开放性胸部损伤和闭合性胸部损伤。

(一) 肋骨骨折

暴力直接作用于肋骨,可使肋骨向内弯曲折断,前后挤压暴力使肋骨体段向外弯曲折断。第 1~3 肋骨粗短,且有锁骨、肩胛骨保护,不易发生骨折。一旦骨折说明致伤暴力巨大,常合并锁骨、肩胛骨骨折和颈部、腋部血管神经损伤。第 4~7 肋骨长而薄,最易折断。第 8~10 肋前端肋软骨形成肋弓与胸骨相连,第 11~12 肋的前端游离,弹性较大而不易骨折;若发生骨折,应警惕腹内脏器和膈肌损伤。治疗处理原则是镇痛、清理呼吸道分泌物、固定胸廓和防治并发症。

(二) 胸骨骨折

胸骨骨折通常由暴力直接作用所致,最常见的是交通事故中驾驶员胸部撞击方向盘,使用方向盘气囊可明显减少发生胸骨骨折的概率。大多数胸骨骨折为横断骨折,好发于胸骨柄与体部交界处或胸骨体。胸骨旁多根肋软骨骨折,可能发生胸骨浮动,导致连枷胸。胸骨骨折容易合并钝性心脏损伤、气管、支气管和胸内大血管及其分支损伤。

治疗单纯胸骨骨折的治疗主要为卧床休息、局部固定、镇痛和防治并发症。断端移位的胸骨骨折应在全身情况稳定的基础上,尽早复位治疗。

(三)肺挫伤

大多数发生于钝性伤患者,常伴有骨性胸廓严重损伤,如连枷胸;也可能由爆炸产生的高压气浪或水波浪冲击胸壁、撞击肺组织所致,称为肺爆震伤。肺挫伤会引起肺细胞和血管损伤,出血进入肺实质,更重要的是挫伤后炎症反应促使炎性细胞沉积和炎性介质释放,肺毛细血管通透性增加。并使血管内液体渗出到血管外间隙,聚集到肺泡和肺间质,引起通气血流失衡和低氧血症。

肺挫伤本身并无特殊治疗,可预防性应用抗生素。肺挫伤最主要的危险是发展成为急性肺损伤,甚至急性呼吸窘迫综合征。急性呼吸窘迫综合征死亡率高达 40%~50%。近年来提倡采用保护性机械通气的策略治疗本综合征,可使患者的死亡率降至 25%。

(四)心脏损伤

心脏损伤可分为钝性心脏损伤与穿透性心脏损伤。钝性损伤多由胸前区撞击、减速、挤压、高处坠落、冲击等暴力所致,心脏在等容收缩期遭受钝性暴力的后果最为严重。穿透伤多由锐器、刃器或火器所致。

(五)膈肌损伤

根据致伤暴力不同,膈肌损伤可分为穿透性或钝性膈肌伤。穿透性膈肌伤多由火器或刃器致伤,伤道的深度与方向直接与受累的胸腹脏器有关,多伴有失血性休克。钝性损伤的致伤暴力大,损伤机制复杂,常伴有多部位损伤,部分患者伤后漏诊膈肌损伤。数年后发生膈痛才明确诊断。

(六)创伤性窒息

创伤性窒息是钝性暴力作用于胸部所致的上半身皮肤、黏膜的末梢毛细血管淤血及出血性损害。当胸部与上腹部受到暴力挤压时,患者声门紧闭,胸内压骤然剧增,右心房血液经无静脉瓣的上腔静脉系统逆流,造成末梢静脉及毛细血管过度充盈扩张并破裂出血。

(七)紧急处理

包括入院前急救处理和入院后的急诊处理两部分。

1. 院前急救处理 包括基本生命支持与严重胸部损伤的紧急处理。其原则为:维持呼吸通畅、给氧,控制外出血、补充血容量、镇痛、固定长骨骨折、保护脊柱(尤其是颈椎),并迅速转运;威胁生命的严重胸外伤,需在现场施行特殊急救处理。张力性气胸需放置具有单向活瓣作用的胸腔穿刺针或闭式胸腔引流。开放性气胸需迅速包扎和封闭胸部吸吮伤口,安置上述穿刺针或引流管。对大面积胸壁软化的连枷胸有呼吸困难者,予以人工辅助呼吸。

2. 院内急诊处理 正确及时地认识最直接威胁患者生命的紧急情况与损伤部位至关重要。有下列情况时应行急诊开胸探查手术:①胸膜腔内进行性出血;②心脏大血管损伤;③严重肺裂伤或气管、支气管损伤;④食管破裂;⑤胸腹联合伤;⑥胸壁大块缺损;⑦胸内存留较大的异物。

三、腹部损伤

腹部损伤在平时和战时都较多见,其发病率在平时约占各种损伤的 0.4%~1.8%。腹部损伤可分为开放性和闭合性两类。开放性损伤有腹膜破损者为穿透伤(多伴内脏损伤),无腹膜破损者为非穿透伤(偶伴内脏损伤)。闭合性损伤可能仅局限于腹壁,也可同时兼有内脏损伤。

【病因】

开放性损伤常由刀刺、枪弹、弹片所引起,闭合性损伤常系坠落、碰撞、冲击、挤压、拳打脚踢等钝性暴力所致。常见受损内脏在开放性损伤中依次是肝、小肠、胃、结肠、大血管等,在闭合性损伤中依次是脾、肾、小肠、肝、肠系膜等。胰、十二指肠、膈、直肠等由于解剖位置较深,损伤发生率较低。

【临床表现】

由于伤情的不同,腹部损伤后的临床表现可有很大差异,从无明显症状、体征到出现重度休克甚至处于濒死状态。

1. 肝、脾、胰、肾等实质器官或大血管损伤　主要临床表现为腹腔内(或腹膜后)出血,严重者可发生休克。腹痛一般并不严重,呈持续性,腹膜刺激征也并不明显。但肝破裂伴有较大肝内胆管断裂时,因有胆汁沾染腹膜可出现明显的腹痛和腹膜刺激征。胰腺损伤若伴有胰管断裂,胰液溢入腹腔可对腹膜产生强烈刺激。体征最明显处一般就是损伤所在。肩部放射痛提示肝或脾的损伤。肝、脾包膜下破裂或系膜、网膜内出血可表现为腹部包块。移动性浊音虽然是内脏出血的有力证据,却是晚期体征,对早期诊断帮助不大。肾损伤时可出现血尿。

2. 胃肠道、胆道、膀胱等空腔脏器破裂　主要临床表现是局限性或弥漫性腹膜炎。除胃肠道症状(恶心、呕吐、便血、呕血等)及稍后出现的全身性感染的表现外,最为突出的是有腹膜刺激征,其程度因空腔器官内容物不同而异。通常胃液、胆汁、胰液对腹膜刺激最强,肠液次之,血液最轻,伤者有时可有气腹征,随后可因肠麻痹而出现腹胀,严重时可发生感染性休克。腹膜后十二指肠破裂的患者有时可出现睾丸疼痛、阴囊血肿和阴茎异常勃起等。空腔脏器破裂处也可有某种程度的出血,但出血量一般不大,除非邻近大血管有合并损伤。

如果两类脏器同时破裂,则出血和腹膜炎表现可以同时存在。

【诊断】

了解受伤过程和体检是诊断腹部损伤的主要内容,但有时因伤情紧急,了解受伤史和体检常需和一些必要的治疗措施(如止血、输液、抗休克、维护呼吸道通畅等)同时进行。

开放性损伤的诊断要慎重考虑是否为穿透伤,诊断应注意:①穿透伤的入口或出口;②腹壁切线伤不能排除内脏损伤的可能;③穿透伤的入、出口与伤道不一定呈直线;④伤口大小与伤情严重程度不一定成正比。

腹部闭合性损伤的诊断应包括以下各点:①有无内脏损伤多数伤者借临床表现可确定内脏是否受损;②什么脏器受到损伤;③是否有多发性损伤。

以上检查和分析未能明确诊断时,可采取以下措施:①进行其他辅助检查,如诊断性腹腔穿刺术和腹腔灌洗术、X线检查、B超、CT等其他检查;②对于一时不能明确有无腹部内脏损伤的病例,进行严密观察;③必要时行剖腹探查。

【处理】

腹壁的闭合性损伤和非贯通伤的处理原则与其他软组织损伤处理方法大致相同。穿透性开放损伤和闭合性腹内损伤多需手术。

腹部以外另有伴发损伤时,应全面权衡轻重缓急,首先处理对生命威胁最大的损伤。对最危急的病例,首先行心肺复苏,解除气道梗阻,控制明显的外出血,处理开放性气胸或张力性气胸等。

原则上是先处理出血性损伤,后处理穿破性损伤,对穿破性损伤,应先处理污染重的损伤,后处理污染轻的损伤。

第八节　外科感染

感染是病原体入侵机体引起的局部或者全身炎症反应,在外科领域中十分常见。外科感染(surgical infection)通常指需要外科处理的感染,包括与创伤、烧伤、手术相关的感染。

外科感染常分为非特异性和特异性感染。非特异性感染又称化脓性感染或一般性感染,常见如疖、痈、丹毒、急性乳腺炎、急性阑尾炎等。常见致病菌包括金黄色葡萄球菌、大肠埃希菌、铜绿假单胞菌、链球菌等。特异性感染如结核、破伤风、气性坏疽、念珠菌病等,因致病菌不同,可有独特的表现。

根据病程长短外科感染可分为急性、亚急性与慢性感染。病程在3周之内为急性感染,超过2个月为慢性感染,介于两者之间为亚急性感染。感染亦可按照发生条件分类,如条件性(机会性)感染、二重感染(菌群交替)、医院内感染等。

外科感染的发生与病原体的数量与毒力有关,局部或全身免疫力的下降亦是引发感染的条件。近年来肠道细菌移位与外科感染的关联引起了广泛关注,严重者可导致脓毒症甚至脓毒性休克(感染性休克)。

外科感染处理的关键在于控制感染源和合理应用抗菌药物。去除感染灶、通畅引流是外科治疗的基本原则,抗菌药物不能取代引流等外科处理。

一、浅部组织细菌性感染

(一) 疖与痈

疖(furuncle)和痈(carbuncle)都是毛囊及其周围组织急性细菌性化脓性炎症,大多为金黄色葡萄球菌感染,偶可因表皮葡萄球菌或其他病菌致病。

疖只累及单个毛囊和周围组织,与局部皮肤不洁、擦伤、毛囊与皮脂腺分泌物排泄不畅或机体抗力降低有关。因金黄葡萄球菌多能产生血浆凝固酶,可使感染部位的纤维蛋白原转变为纤维蛋白,从而限制了细菌的扩散,炎症多为局限性且有脓栓形成。

痈是多个相邻毛囊及其周围组织同时发生的急性化脓性炎症,或由多个相邻疖融合而成。炎症常从毛囊底部开始并向阻力较小的皮下组织蔓延,再沿深筋膜浅层向外周扩散,进入毛囊群而形成多个脓头。痈的炎症范围比疖大,病变累及深层皮下结缔组织,表面皮肤血运障碍甚至坏死;自行破溃常较慢,全身反应较重,甚至发展为脓毒症。

(二) 急性蜂窝织炎

急性蜂窝织炎(scute cellulitis)是发生在皮下、筋膜下、肌间隙或深部蜂窝组织的急性、弥漫性、化脓性感染。致病菌主要是溶血性链球菌,其次为金黄色葡萄球菌,以及大肠埃希菌或其他型链球菌。由于溶血性链球菌感染后可释放溶血素、链激酶和透明质酸酶等,炎症不易局限,与正常组织分界不清、扩散迅速,在短期内可引起广泛的皮下组织炎症、渗出、水肿,导致全身炎症反应综合征(SIRS)和内毒素血症,但血培养常为阴性。若是金黄色葡萄球菌引起者,则因细菌产生的凝固酶作用而病变较为局限。

(三) 丹毒

丹毒(erysipelas)是乙型溶血性链球菌侵袭感染皮肤淋巴管网所致的急性非化脓性炎症。好发于下肢与面部,大多常先有病变远端皮肤或黏膜的某种病损,如足趾皮肤损伤、足癣、口腔溃疡、鼻窦炎等。发病后淋巴管网分布区域的皮肤出现炎症反应,病变蔓延较快,常累及引流区淋巴结,局部很少有组织坏死或化脓,但全身炎症反应明显,易治愈但常有复发。

(四) 浅部急性淋巴管炎和淋巴结炎

浅部急性淋巴管炎和淋巴结炎是指病菌如乙型溶血性链球菌、金黄色葡萄球菌等,从皮肤、黏膜破损处或其他感染病灶侵入淋巴系统(lymphatics),导致淋巴管与淋巴结的急性炎症,一般属非化脓性感染。皮下淋巴管分深、浅两层,急性淋巴管炎(acute lymphatics)在浅层可在皮下结缔组织层内沿淋巴管蔓延,表现为丹毒(网状淋巴管炎)与浅层管状淋巴管炎,而深层淋巴管炎病变深在隐匿、体表无变化。浅部的急性淋巴结炎(acute lymphadenitis)好发部位多在颌下、颈部、腋窝、肘内侧、腹股沟或腘窝,感染源于口咽炎症、足癣、皮损,各种皮肤、皮下化脓性感染和引流区域的淋巴管炎。

二、脓毒症

脓毒症(sepsis)常继发于严重的外科感染,是机体对感染的反应失调而导致危及生命的器官功能障碍。脓毒症合并严重的循环障碍和细胞代谢紊乱时,称为脓毒症休克(septic shock),死亡风险较单纯脓毒症显著升高。临床上的菌血症(bacteremia)仅指血培养阳性者,其概念与脓毒症不同。

【病因】

导致脓毒症的原因包括致病菌数量多、毒力强和机体免疫力低下。它常继发于严重创伤后的感染和各种化脓性感染,如大面积烧伤创面感染、开放性骨折合并感染、急性弥漫性腹膜炎、急性梗阻性化脓性胆管炎等。患有糖尿病、尿毒症、长期或大量应用皮质激素或抗癌药的患者,机体免疫力低下,如发生化脓性感染,较易引发脓毒症。另外,需要特别注意的是一些潜在的感染途径,如静脉导管感染、肠源性感染。

脓毒症的常见致病菌包括:革兰氏阴性菌,如大肠埃希菌、铜绿假单胞菌、变形杆菌、克雷伯菌、肠杆菌等;革兰氏阳性菌,如金黄色葡萄球菌、表皮葡萄球菌、肠球菌、化脓性链球菌等;厌氧菌,如脆弱拟杆菌、梭状杆菌、厌氧葡萄球菌、厌氧链球菌等;真菌,如白念珠菌、曲霉菌、毛霉菌、新型隐球菌等。现在革兰氏阴性菌引起的脓毒症发病率已明显高于革兰氏阳性菌,且由于抗生素的不断筛选,出现了一些此前较少见的机会菌,如鲍曼不动杆菌、嗜麦芽窄食单胞菌等。除此之外,条件性感染的真菌也需要特别注意。

【临床表现】

脓毒症常见表现包括:①发热,可伴寒战;②心率加快、脉搏细速,呼吸急促或困难;③神志改变如淡漠烦躁、谵妄、昏迷;④肝脾可肿大,可出现皮疹。

【诊断】

通常使用脓毒症相关的序贯器官衰竭评分(SOFA)诊断脓毒症。

【治疗】

包括早期复苏、抗微生物治疗、感染源控制及其他辅助治疗。

【抗菌药物合理应用的基本原则】

1. **尽早确认致病菌**　对明确或怀疑外科感染者,应尽早查明致病菌并进行药敏试验,有针对性地选用抗菌药物。

2. **选择最佳的抗菌药物**　各种抗菌药物均有特定的抗菌谱与适应证,不同的致病菌对药物的敏感性也不同,要根据临床诊断、细菌学检查、药物的效应及药代动力学特点(吸收、分布、代谢和排泄过程),选择疗效高、毒性小、应用方便、价廉易得的药物。

3. **制订合理的用药方案**　制订用药方案时应考虑以下因素:

(1) 给药途径:感染局限或较轻、可接受口服给药者,应选用口服吸收完全的抗菌药物。重症感染者,应给予静脉给药,以确保药效。

(2) 给药剂量:按各种抗菌药物的治疗剂量范围给药。

(3) 疗程:多数外科感染经有效抗生素治疗 5~7d 即可控制。脓毒症抗生素的治疗疗程一般维持7~10d。抗菌药物一般在患者体温正常、白细胞计数正常、病情好转、局部病灶控制后停药。

(4) 联合用药:联合用药的指征有①病因未明的严重感染包括免疫缺陷者的严重感染;②单一抗菌药物不能控制的混合感染或严重感染,如腹膜炎、盆腔炎、感染性心内膜炎、脓毒症等;③需长时间用药,病原菌易产生耐药性的感染,如结核病、尿路感染等;④减少个别药物剂量降低毒性反应,如两性霉素 B 与氟胞嘧啶联用治疗深部真菌病。

小　结

本章简要介绍了无菌术、体液平衡失调、休克等外科学基础理论知识,对其认真学习、深入理解,不仅有助于促使临床医生尤其是外科医生做到原则性与灵活性的有机结合,临床思路的开拓创新,诊疗水平的不断提高,也会对生物医学工程专业学生对相关诊疗设备的进一步完善、新设备的研发启迪新思路,在临床实践中多与外科医师的沟通,会更加促进符合临床需求的生物工程产品的问世。

思考题

1. 试述灭菌与消毒的异同点。
2. 临床麻醉学有哪些组成部分?
3. 叙述运动损伤的预防原则。
4. 叙述烧伤创面的处理。
5. 叙述腹部损伤的诊断。

(徐玉生)

医学的发展与医疗设备的应用密不可分。众所周知,中医历史悠久,发展远早于现代西医,但西医从发展规模和发展速度方面均走在了中医前面,根本原因在于西医充分利用了科技革命的成果——医学仪器设备。当前医学仪器设备种类繁多,涉及医学领域的方方面面。按仪器的应用目的可分为检测、诊断类仪器和治疗类仪器。检测、诊断类仪器:①经典医学影像检测类,如 X 线成像、磁共振成像、超声成像及放射性核素成像等;②生物医学光子影像类,如光学相干层析成像、光声成像、荧光成像、器官组织高光谱成像检查等;③电生理或生物电检测类,如脑电图仪、心电图仪等;④医学检验类,如全自动生化分析仪等;⑤内镜类,包括纤维内镜(如消化道内镜、胆道内镜、纤维喉镜等)和体腔硬镜(如胸腔镜、腹腔镜、神经内镜以及关节镜、宫腔镜、膀胱镜、肾镜等)。治疗类仪器:①电外科类,包括各种手术用电外科工作站或能量平台(高频电刀、超声刀能量系统、高压电脉冲、射频、微波等);②聚焦超声治疗类,如聚焦超声消融术等;③激光外科类,包括激光消融、光动力治疗以及激光刀等;④放射治疗(放疗)类;⑤医学辅助类,如手术(导航)机器人等。伴随生物医学工程领域的快速发展,新型医疗设备不断走入临床,助力现代医学向前进步。

第一节　影　像　学

　　医学影像学(medical imaging)是通过医用成像技术诊断疾病和在成像技术的协助下应用穿刺、导管等介入器材对疾病进行诊断及治疗的医学学科,其包括影像诊断学和介入放射学。常用的影像学技术包括 X 线成像技术、X 线计算机断层成像(X ray computed tomography,CT)、核医学(nuclear medicine)成像技术、超声波成像技术(ultrasound imaging)以及磁共振成像(magnetic resonance imaging,MRI)等。

　　1. 影像诊断学技术　是利用不同的物理原理构建的图像重建技术,涉及声、光、电、磁等方面。由于成像原理不同,针对同一种组织或病变,所显示的图像不尽相同。因此,正常器官、结构和病变经不同仪器设备生成出的图像是不一样的。每一种影像检查技术都存在着优势与不足,有时需要相互补充获得多维度信息以协助诊断。例如,MRI 对软组织的成像效果较好;CT 对骨质成像敏感性更高;超声对体内不同密度流体、心脏、血管、胎儿等分辨率高;核素扫描技术对全身骨骼和放射性元素汇聚区对比度强。

　　医学影像技术可分为解剖影像和功能影像。解剖影像主要观察感兴趣区组织或病变形态结构等形态学变化特点,借此判断正常、异常及病变的性质。功能影像除了观察形态结构特征外,还可以评估被检查器官或结构的功能状态。功能影像往往需要结合解剖成像,如超声影像技术可评估心脏功能;增强 CT、MRI 也可反映功能变化;PET-CT 可反映组织对葡萄糖的代谢功能;核医学核素扫描成像本身就是一种功能成像技术。

　　图像融合技术(image registration,IR)是指将不同的图像进行配准,用以显示图像源所包含的生物信息的方式。多模态图像相互融合具有互补性。为了综合使用多种成像模式以提供更全面的信息，常常需要将有效信息进行整合。首先，将不同种类的多幅图像在空间域中达到几何位置的完全对应，即所谓的图像配准，然后将配准后的图像进行融合显示。图像配准和融合的方法包括多分辨率方法、非刚体配准、相似性测度的选择等。图像融合技术可用于诊断、示踪导航等领域。

2. 介入放射学技术　是在医学影像设备的引导下，在影像诊断学和临床诊断学的基础上，利用导管、导丝等材料对各种疾病进行诊断或治疗的一系列技术。自 20 世纪 40 年代介入放射技术出现后，在数十年内有迅猛发展，由最初采用穿刺或切开股动脉方法进行心血管造影，到现在利用具有实时显像功能的血管造影设备、通过采用不同介入治疗新材料进行可视化介入治疗，技术应用领域在不断扩大。

医学影像学诊疗技术的临床价值主要体现在：①结合其他检查分析疾病范围、性质、类型及分期，尤其是在肿瘤、结石、囊肿、脓肿、血肿等占位性病变或结构异常方面具有优势；②用于治疗中和治疗后的评价，如用于对高强度聚焦超声（HIFU）、射频、微波等治疗技术的导航、定位、实时监控、实时疗效评价、实时剂量的反馈和治疗疗效评估；③对于不适合或者不愿意接受手术治疗的患者，介入治疗可作为一项疗效确切的替代选择；④介入治疗在某些疾病中疗效等同或优于其他治疗方式，已成为某些疾病的首选治疗等。

在选择应用影像医学技术时，应做到：①正确地选择影像检查方法；②对正常器官、结构和病变图像特点的认识和了解；③熟悉仪器的正确操作和功能的选择。

一、放射学检查

X 线是种波长很短的电磁波，由 X 线管产生并发出，具有穿透性、荧光效应、感光效应、电离效应、生物效应等特性。X 线的穿透性，与波长、组织的密度、厚度有关，波长越短，穿透力越强；组织密度越低，厚度越薄，越易穿透。基于 X 线的医学仪器通常利用了如下几种效应：①荧光效应，X 线能激发荧光物质发光显影被称作 X 线的荧光效应，如 X 线透视检查；②感光效应，又称摄影效应，X 线作用于感光胶片，显示不同组织结构和病变的影像，X 线感光后的胶片称 X 线照片或 X 线片；③电离效应，X 线照射任何物质都将产生电离作用，使组成物质的分子分解成为正负离子，电离效应是放射剂量学的基础；④生物效应，X 线对细胞的生物效应主要是损害作用，微量或少量的 X 线不会引起明显的生物效应，大量或过量的 X 线将导致严重的不可恢复的组织损伤。由于人体组织存在密度和厚度差异，故当 X 线透过组织结构时，就会在 X 线胶片或荧光屏上显示其影像。人体组织结构的密度可分为：①高密度组织：这类组织吸收 X 线多，透过的 X 线少，在 X 线胶片上呈白影，如骨骼等；②中密度组织：中度吸收 X 线，在 X 线胶片上显示灰色，如软骨、肌肉、实质器官、软组织、体液等；③低密度组织：吸收 X 线少，在 X 线胶片上呈黑色，如脂肪组织、肺、鼻窦、气体等。X 线检查包括荧光透视、X 线摄影、造影检查、X 线计算机体层成像等。

MRI 成像，其成像原理与 X 线成像完全不同，但通常将两类设备置于同一科室或放射科，所以本节将 MRI 成像归入放射学检查内描述。

【放射透视】

透视也可称荧光透视，是 X 线荧光效应的最早应用，且一直延续至今的技术，简洁而快速，现通常用于一般的体格检查，如观察肺、心脏及大血管的搏动等。不足之处是不能提供断层等更多的诊断信息。

【X 线摄影】

X 线摄影又称 X 线片或 X 线摄片，在透视的基础上发展起来的，透视是实时观测，而 X 线摄影是将透视过程中的瞬时影像通过数字化技术打印在感光胶片上，方便患者携带或自行保存，用于会诊或门诊随访等。常见如胸片、各部位骨骼平片等。

【双能X线摄影】

该技术依据X线双能量生物效应:低能量(30~50keV)X线在骨骼中的衰减比在软组织中程度大,但高能量时(大于70keV),X射线的骨骼衰减与软组织衰减是相当的。利用这一点,双能X线吸收仪使用两个不同量级的X线,记录某一受检部位(腰椎或髋骨)两种不同X线粒子能量的衰减曲线的电子信号,通过标准化评分,常被用来评价骨质疏松程度。因双能X线吸收仪电离辐射量低、操作便捷、检测重复性强,已成为目前临床普遍进行骨质疏松诊断的重要方法。

【造影检查】

当受检部位组织结构的密度与疑似病变的密度相似导致图像难以区别正常与异常,为帮助医生鉴别诊断,通常需要给予某种密度的物质,这种物质称为造影剂或对比剂。钡剂和碘剂属高密度造影剂,气体为低密度造影剂。临床常用的高密度造影检查有关节腔造影、消化道钡剂造影、胃肠双重对比造影,将原本在X光下不显影的消化道通过造影剂显像后,可观察食管、胃肠的蠕动是否正常,黏膜是否连续(存在占位性病变),以及腔道是否存在病理性缩窄或扩张;水溶性碘对比剂用于全身各部位、各脏器的X线造影、CT增强扫描和CT血管成像等,血流越丰富的组织或器官对比越强,如肝、肾、脑血管网,以及肿瘤组织;低密度造影剂如氙气造影"亮肺"检查,通过磁共振可捕获肺部气体与气体或气体与血液交换的信息,早期发现、全面评价肺部功能。应用造影剂时需严格掌握剂量、给药途径、适应证、禁忌证及毒副作用。

【X线计算机体层成像】

计算机体层成像简称CT。它是对获取的透过被检查部位的横断面X线衰减信号,经过计算机处理或重建形成的图像。CT图像的密度分辨力明显高于X线片。广泛用于各部位的检查。CT扫描分为平扫和增强扫描,平扫无需造影剂;增强扫描,应用对X线高吸收率的水溶性有机碘注射入血液,可判断受检部位的血供状况,有助于病变良恶性的判断及非手术治疗的疗效评价。

1. CT的基本成像原理 CT成像的技术原理不同于传统X线成像。CT是X线束围绕检查部位旋转扫描,探测器接收穿透人体后的X线,将X线转化为可见光,经光电转换为电信号,通过数字转换器、计算机等一系列处理,显示出图像(图3-1)。人体不同组织成分的CT值或X线吸收系数的差别是CT成像基础。

2. 分类 CT有非螺旋CT(普通CT或常规CT)、螺旋CT、多层螺旋CT、电子束CT、双源CT(DSCT)、能量CT以

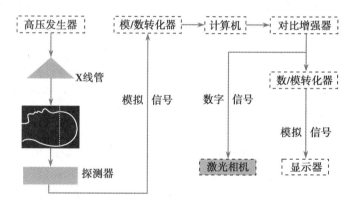

图3-1 CT成像原理示意图

及PET-CT之分。值得注意的是,多层螺旋CT(MSCT):采用多排探测器,X线管和多排探测器围绕检查部位进行连续高速同步旋转和扫描,可对某个器官或部位的扫描数据进行采集,即所谓容积扫描(volume scan),扫描层薄、时间短、时间和空间分辨力高,有助于微小病变的显示,可获得扫描区域的容积数据进行回顾性重建。电子束CT(electronic beam computed tomography,EBCT):由电子枪发射电子束轰击靶环发出X线。优势在于用电子束取代了非螺旋CT的X线球管的机械旋转,扫描速度远高于MSCT,成像时间明显缩短。主要用于心脏及大血管病变的检测。双源CT:应用两套X线球管和两套探测器采集图像信息,能提高被检查部位组织结构和病变的时间与空间分辨力,两套装置可根据检查的需要同时工作或部分工作,且用于心脏的检查不受心率的影响。PET-CT又称为正电子发射计算机断层显像(positron emission tomography PET),利用正电子发射体的核素标记一些体内化合物或代谢底物如葡萄糖等,扫描其在脏器或组织内的代谢活性及受体的功能与分布,被称之为"活体生化显

像"。几种类型 CT 的技术特点见表 3-1。

表 3-1　几种类型 CT 的技术特点对比

类别	非螺旋CT	单层螺旋CT	多层螺旋CT（MSCT）	电子束CT（EBCT）	双源CT（DSCT）	能量CT	PET-CT
成像原理	X 线球管曝光	X 线球管沿 Z 轴的滑环技术	光电信号转换为电信号	电子束经磁场偏转撞击钨靶	两套 X 线发生和探测系统	瞬间切换电压曝光	扫描正电子核素示踪剂
成像特点	逐层扫描	同步扫描	旋转扫描	序列扫描	同步扫描	虚拟扫描	旋转扫描
临床应用	头颅	头颅、肝脏、甲状腺	心血管系统	心血管系统	心脏	钙、碘、尿酸的识别，韧带、肌腱	全身各系统
优点	成像较清晰	成像清晰	扫描速度较快，图像质量高	扫描速度快，实现了电影 CT	用于心脏检查不受心率影响	适合用于碘钙分离、肺灌注，碘含量测定	早期精确定位及判断良恶性
缺点	检查时间长，患者呼吸导致伪影较多	检查时间长，噪音较大，伪影较多	造价昂贵，检查费用高	造价昂贵，检查费用高	造价昂贵，检查费用高	检查费用高	造价昂贵，检查费用高

3. 成像特点　CT 图像是具有一定组织厚度的横断面成像,组织的密度差是成像的基础,CT 的密度分辨比常规 X 线高约 20 倍。可对组织密度进行量化分析。CT 值(CT value)表达组织密度,单位为 Hu(Hounsfield unit)。水的 CT 值定为 0Hu,骨皮质的 CT 值定为 +1 000Hu,空气的 CT 值定为 –1 000Hu。CT 图像分析:CT 图像以灰度表示,反映器官、组织结构对 X 线的吸收程度。低密度区或低吸收区灰度值较大,反映为黑影,如肺;高吸收区或高密度区灰度值低,呈现白影,如骨骼。

4. 临床应用　CT 在临床上应用广泛,全身大多数部位都可用 CT 进行检查。

(1) 颅脑 CT 诊断内容包括:①颅脑先天性畸形;②颅内肿瘤,包括神经胶质瘤、脑膜瘤等;③脑血管病,如脑梗死、脑出血、脑血管畸形等;④颅脑外伤:CT 可明确诊断颅骨骨折及其继发颅内血肿的位置;⑤颅内感染及炎性病变:包括脑膜炎、脑脓肿及由病原体引发的感染;⑥脑积水及脑萎缩;⑦脑白质病。

(2) 五官及颈部疾病的 CT 诊断内容包括:①眼部疾病:眼部外伤、异物、感染、肿瘤等;②耳部疾病:耳部先天畸形、外伤、肿瘤、炎症等;③鼻与鼻窦疾病:鼻窦炎症、积液及肿瘤等,评价鼻窦肿瘤对周围组织的侵犯程度临床首选 CT,鉴别力强,临床意义重大;④颌面部及咽喉部疾病:相应部位的炎症、肿瘤等;⑤甲状腺及甲状旁腺的肿瘤等。

(3) 胸部 CT 诊断内容包括:胸部 CT 通常将一次检查所获取的胸部组织器官 CT 值通过计算机算法重建成不同密度倾向性的灰阶图,即肺窗、纵隔窗以及骨窗,对肺内和纵隔组织的病变分别鉴别,如肺癌、肺炎、慢性支气管炎、肺结核等,骨窗可观察胸部骨骼病变。总体而言,胸部 CT 能够对纵隔病变(肿瘤病变、炎症病变、血管病变等)、肺内病变(肿瘤、结核、炎症、先天性异常等)、胸膜病变(肿瘤、积液等)、气管病变(囊肿、肿瘤、支气管扩张等)进行诊断。

(4) 腹部 CT 诊断内容包括:①肝脏疾病:肝脏肿瘤(图 3-2)、肝纤维化、脂肪变性等弥漫性病变、肝脏外伤等;②胆道疾病:CT 作为胆道系统超声检查外的补充检查,可进一步分辨胆系结石、胆系炎症、胆系肿瘤、先天性异常等;③胰腺疾病:胰腺肿瘤(图 3-3)、胰腺炎、胰腺外伤等;④脾脏疾病:脾外伤、脾脏肿块、脾梗死等;⑤肾脏疾病:先天性畸形、肾脏良恶性肿瘤、肾脏外伤、肾感染性疾病、肾结石等;⑥肾上腺疾病:肾上腺肿瘤,以及协助诊断代谢性疾病如原发性醛固酮增多症、库欣综合征等;⑦消化管道疾病:食管癌、胃肠肿瘤、肠梗阻等;⑧腹膜腔及腹膜后间隙疾病:腹腔积液、腹腔脓肿、腹

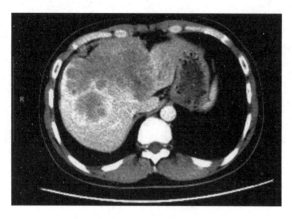

图 3-2 肝癌的 CT 图像

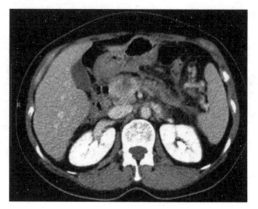

图 3-3 胰腺癌的 CT 图像

膜后良恶性肿瘤等。

(5) 盆腔 CT 诊断内容包括:输尿管及膀胱结石、膀胱肿瘤、前列腺增生、子宫肌瘤、子宫颈癌、卵巢癌等。对子宫及卵巢的 CT 检查也是妇科超声的补充检查手段。

(6) 脊柱和脊髓 CT 诊断内容包括:椎间盘突出、脊柱肿瘤、脊柱外伤及椎管内病变等。CT 对椎管内占位病变的检查辨别力较 MRI 稍差。

(7) 四肢骨关节及软组织 CT 诊断内容包括:骨折、骨髓炎、骨恶性肿瘤、关节病变、软组织的良恶性肿瘤等。

【磁共振成像技术】

1. 磁共振成像(magnetic resonance imaging,MRI)原理 人体组织存在多种磁性原子核,而由于生物体组织富含水和碳氢化合物,因此氢作为机体内最丰富的磁性原子核,成为磁共振成像的基础要素。

氢原子核内仅有一个质子,又称氢质子,氢质子带正电荷,做无序或无规律的自旋运动,磁矩相互抵消,不体现磁性。当对生物体施加某种特定频率的强大外加脉冲磁场时,氢质子受到外加强磁场激励,质子开始有序自旋,质子的自旋轴按磁力线方向整齐排列,体内的质子将发生显著的磁性改变,这一过程称为磁化,磁化现象伴随体外强脉冲磁场同步进行,即发生磁共振现象。在体外脉冲磁场停止的瞬间,已激化的高能级氢质子逐渐恢复原始无序状态的低能级过程,会将所吸收的脉冲磁场能量以电磁波的形式释放出来,即所谓磁共振信号。不同组织氢质子含量不同,产生磁共振信号就有了差异,进行差异信号的接收、计算、成像,可协助医生判断人体组织结构的正常与异常(图3-4)。

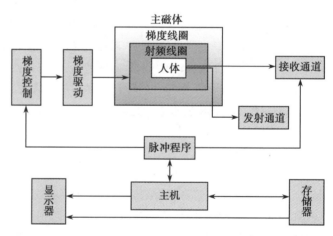

图 3-4 MRI 成像原理示意图

原子核从激化的状态回复到激发前的能级状态,这一过程称为弛豫,它所需的时间为弛豫时间,分为 T1 与 T2。T1 为纵向弛豫时间,T2 为横向弛豫时间。

2. 临床应用 在临床应用方面,MRI 为多序列、多参数成像,适用的范围广,适用检查的部位和疾病与 CT 相似,如颅内肿瘤、肺癌、甲状腺肿瘤、乳腺癌、肝癌(图3-5)、胰腺癌(图3-6)等。MRI 也可使用造影剂增强信号,MRI 对软组织及其病变显像的分辨力比 CT 高数倍,在针对软组织检查或对有

笔记

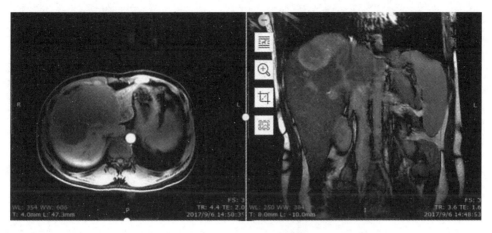

图 3-5 肝癌 MRI 图像

骨质遮挡部位的检查时,如对颅底及后颅窝病变或前列腺、子宫等生殖系统疾病的诊断时,因相邻骨质可能形成较多伪影,MRI 检查较 CT 检查更为合适。但在诊断钙化明显的疾病或骨质疾病,如颅内寄生虫病变、结石及骨折等,应选择以 X 光差异性吸收原理为基础的 CT 检查。另外,MRI 在功能影像和无创测温方面优于 CT。

3. 优点 对人体没有电离辐射损伤;不需要重建就可获得多方位的图像;多序列成像,为明确病变性质提供更多维度的信息。

4. MRI 的不足 对骨骼的显像不如 X 线检查;体内残留顺磁性金属物者原则上禁止 MRI 检查;检查所需时间较长。

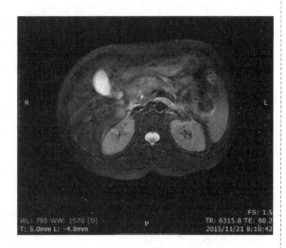

图 3-6 胰腺癌的 MRI 图像

二、超声检查

超声波(ultrasonic wave)是一种频率 >20 000Hz 的机械波,简称超声(ultrasound)。超声成像(ultrasonography USG/US)是利用超声波作用于人体组织后产生的差异性回波信号,将其接收、放大和处理,并通过图像显示出来的技术。超声影像能显示正常器官或结构的大小、形态、轮廓、位置、内部结构、血供状态、心脏功能、胎儿正常与否等。在疾病的诊断方面,主要用于:①良、恶性肿瘤;②结石;③囊肿、脓肿、血肿、积液;④心血管疾病;⑤妊娠;⑥介入超声;⑦腔内超声;⑧物理治疗肿瘤时的导航定位等。超声检查优势在于:①安全无辐射;②便宜便捷;③可实时观察器官动态变化及血流情况等。但超声检查也存在一定局限性,如图像质量较 CT、MRI 差,某些疾病及部位显示较差。

【仪器类型和功能特点】

1. A 型超声(amplitude-mode ultrasound) 属于一维超声,主要依赖波形的振幅高低判断疾病,误差大。现今临床应用已较少,仅眼部超声和脑超声检查仪器有此功能。

2. M 型超声(M-mode echocardiography) 主要用于心脏超声检查。

3. B 型超声(brightness-mode ultrasound) 又称二维超声,是各种超声成像系统的基本功能。

4. D 型超声 亦称多普勒超声,分为频谱多普勒超声和彩色多普勒超声。频谱多普勒超声又分为连续波多普勒和脉冲波多普勒,主要用于测量血流动力学指标或参数;两者的不同点在于,测量血管内血流时,连续波多普勒具有优势,但若定点测量备检区的血流动力学指标则需用脉冲波多普勒。

5. **三维超声成像**(three-dimensional imaging,3-D imaging) 三维超声成像既有逐层显示的截面部分,又可现实表面三维立体结构。能显示正常组织结构和病变的空间位置、内部结构特点。

6. **超声弹性成像**(ultrasonic elastography) 弹性成像能反映组织器官的硬度,通过对弥漫性疾病所致实质性器官内的局部硬度改变,评估该器官的受损程度;通过测量实体肿瘤的硬度变化,可评估肿瘤的良、恶性;通过比较良、恶性实体肿瘤非手术治疗前后的硬度变化,评估其治疗效果。

7. **超声造影**(ultrasonic contrast) 又称声学造影(acoustic contrast)。目前,已用于临床的造影剂的主要成分为微气泡。主要通过增强肿瘤血流灌注影像来评估肿瘤性质,也可用于血管病变的检测等。

8. **术中超声**(intraoperative ultrasonography,IOUS) 术中超声技术有几大优点:①能够快速确定病变的空间位置和毗邻关系;②明确病变的边界;③明确病变的血供状态及血管的来源;④紧贴器官扫描,减少术前体表扫描可能造成的遗漏,有助于医生快速发现隐匿病变或复核术前检查,确认手术医生无遗漏。

【超声图像特点】

1. **回声类型** ①无反射型,感兴趣区无回声,常见于血液、尿液、胆汁、羊水等;②少反射型,感兴趣区呈低回声,常见于急性期血栓、皮下脂肪等;③中等反射型,又称为等回声型,常见于肝脏、脾脏、心肌等;④多反射型,呈现高回声,常见于乳腺、血管壁等;⑤全反射型,呈现强回声,常见于骨骼、结石及含气体的组织结构,如肺、胃肠道等。

2. **图像观察内容** ①脏器位置;②病灶位置;③大小、形态;④边界;⑤内部结构;⑥回声强度及均匀度;⑦血供状态;⑧毗邻关系;⑨功能检测。

【临床应用】

1. **心脏** 心脏超声检查的适应证包括:

(1) 后天获得性心脏病:①心脏瓣膜病,如瓣膜狭窄、脱垂或关闭不全等;②冠状动脉粥样硬化性心脏病;③主动脉夹层;④心肌疾病,如扩张型心肌病、肥厚型心肌病等;⑤心包疾病,如心包积液、心包填塞等;⑥心脏肿瘤,如心脏原发性良恶性肿瘤等。

(2) 先天性心脏病:①房间隔缺损;②室间隔缺损;③动脉导管未闭;④心内膜垫缺损;⑤肺动脉口狭窄;⑥主动脉狭窄;⑦法洛(Fallot)四联症等。

2. **消化系统** 超声检查的适应证包括:

(1) 肝脏疾病:①肝脏局灶性病变,如肝囊肿、肝脓肿、肝血管瘤、肝癌(图 3-7)、肝包虫病等;②肝弥漫性病变,如脂肪肝、肝硬化、各种肝寄生虫病等。

(2) 胆道系统疾病:①胆囊疾病,如先天性胆囊异常、胆囊结石(图 3-8)、胆囊息肉样病变、胆囊炎等;②胆管疾病,如先天性胆管疾病、胆管结石、肝外胆管癌等。

(3) 胰腺疾病:①急性胰腺炎;②慢性胰腺炎;③胰腺癌;④胰腺囊肿、胰腺假性囊肿和胰腺囊性肿瘤等。

(4) 脾脏疾病:①先天性脾脏异常,如副脾;②脾大;③脾破裂;④脾脓肿;⑤脾梗死;⑥脾肿瘤等。

(5) 胃肠疾病:①胃溃疡;②胃癌;③胃黏膜下肿瘤;④急性阑尾炎等。

3. **泌尿生殖系统** 泌尿生殖系统疾病的适应证包括:

(1) 肾疾病:①肾积水;②肾脏囊性病变(图 3-9);③肾实质性占位性病变,如肾癌(图 3-10)、肾母细胞瘤等;④肾结石;⑤肾感染性病变,如肾结核、肾脓肿等;⑥肾功能不全;⑦移植肾。

(2) 输尿管疾病:①输尿管先天发育异常;②输尿管结石;③输尿管肿瘤。

(3) 膀胱疾病:①膀胱炎;②膀胱结石;③膀胱肿瘤;④膀胱异物及血凝块等。

(4) 前列腺疾病:①前列腺增生;②前列腺癌;③前列腺炎。

4. **妇产科系统** 妇产科疾病的适应证包括:

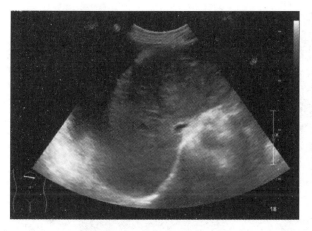

图 3-7　肝癌

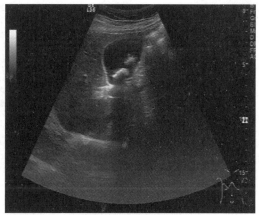

图 3-8　胆囊结石

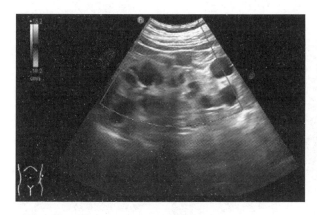

图 3-9　**多囊肾**

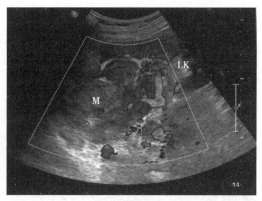

图 3-10　肾癌

（1）子宫疾病：①子宫肌瘤（图 3-11）；②子宫腺肌病；③子宫颈癌；④子宫内膜病变；⑤子宫发育异常。

（2）卵巢疾病：①卵巢瘤样病变，如卵巢囊肿、黄体血肿、多囊卵巢综合征等；②卵巢良性肿瘤，如卵巢囊腺瘤、成熟畸胎瘤等；③卵巢恶性肿瘤，如卵巢囊腺癌、未成熟畸胎瘤等。

（3）其他盆腔常见疾病，如盆腔炎性疾病等。

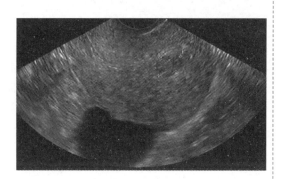

图 3-11　**子宫肌瘤**

（4）计划生育相关疾病：①宫内节育器及其并发症；②流产后组织残留。

（5）异常妊娠：①流产；②异位妊娠；③胎儿畸形等。

（6）妊娠状态监测：①前置胎盘；②胎盘早剥；③胎盘植入；④胎儿发育状态等。

（7）妊娠滋养细胞疾病：①葡萄胎（图 3-12）；②侵蚀性葡萄胎及绒毛膜癌。

5. **其他器官**　其他器官超声检查的适应证包括：

（1）甲状腺疾病：①甲状腺肿瘤（图 3-13）；②甲状腺炎症性疾病；③甲状腺增生性疾病等。

（2）乳腺疾病：①乳腺肿瘤（图 3-14）；②乳腺纤维囊性变（fibrocystic breast changes，FBC）；③乳腺纤维腺瘤等。

（3）阴囊疾病：①睾丸、附睾炎；②睾丸扭转；③睾丸肿瘤；④隐睾；⑤精索静脉曲张等。

（4）浅表淋巴结疾病：①淋巴结炎；②淋巴结结核；③淋巴结反应性增生；④恶性淋巴瘤；⑤淋巴

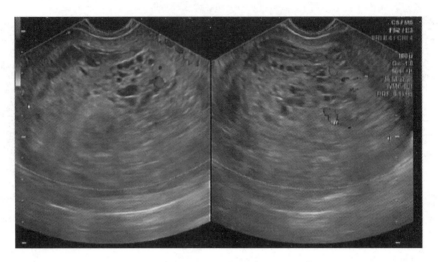

图 3-12　葡萄胎

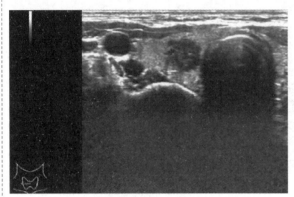

图 3-13　甲状腺癌

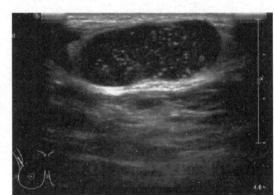

图 3-14　乳腺癌

结转移癌等。

6. 周围血管　周围血管疾病的适应证包括:

(1) 颈部血管病变:①颈动脉硬化病变;②颈动脉夹层动脉瘤等。

(2) 四肢动静脉病变:①动脉硬化闭塞症;②急性动脉栓塞;③真、假性动脉瘤;④远端肢体静脉曲张;⑤四肢静脉血栓等。

三、核医学检查

核医学(nuclear medicine)分为诊断核医学(diagnostic nuclear medicine)和治疗核医学(therapeutic nuclear medicine)。通常用以医学检测的核医学影像技术,是通过成像设备对放射性核素释放的射线进行灵敏与实时的检测,对人体正常与异常变化进行动态与静态、全身与断层成像的影像技术。称为放射性核素显像(radionuclide imaging,RI)。RI 是利用放射性核素及其标记物被摄取的多少成像的,因此,RI 又是典型的功能成像技术,RI 可用于人体大部分脏器的检查。

【放射性核素的成像原理】

将放射性核素或其标记化合物引入体内,该类物质可浓聚于特定的脏器或病灶,并发射出 γ 射线,从体外探测、记录这种放射剂量的差异,最终以图像的方式显示出脏器或组织内病变的形态、大小、位置及功能状况等。RI 是建立在组织细胞对显像剂(放射性核素或其标记化合物)特异性结合基础上的,它涉及放射性显像剂、显像技术、影像分析技术多个方面(图 3-15)。

RI 可显示某一系统、组织结构或病变的形态、功能、代谢的变化等,以实现诊断和疗效评价的目

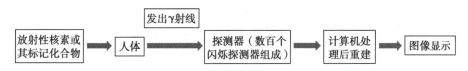

图 3-15　核医学成像原理示意图

的。换言之,RI 是一种高度生物靶向诊断检测技术。核素成像具有可定量、灵敏度高等特点,但核素成像在诊疗过程使用对比剂可能会造成潜在副反应、肾毒性等问题。

【仪器类型和功能特点】

核医学成像仪器包括黑白扫描机、彩色扫描机、γ 照相机、SPECT、SPECT/CT、PET/CT 等。

1. γ 照相机　能对组织中放射性核素的分布进行成像。γ 照相机实现了一次性快速动态成像,把脏器显像与功能测定结合起来。它的不足之处在于,对微小或深部病变难以显示,不能精确计算放射性核素的分布。

2. 单光子发射型计算机断层仪(single photon emission computed tomography,SPECT)是在 γ 照相机的基础上增加了探头旋转装置图像重建软件,将采集的放射性核素分布的二维图像信息,经计算机三维重建,获得脏器的水平切面、冠状切面、矢状切面的体层图像。

3. 正电子发射型断层仪(positron emission tomography,PET)　也可归于增强 CT 技术领域,PET 显像是将发射正电子的核素引入体内,正电子经湮灭辐射转换为方向相反而能量相同的两个 γ 光子发射至体外,经过接收、处理、计算机重建而成像,通常需与 CT 图像融合显示。PET/CT 可以显示病变部位的代谢特征,更容易发现病灶。

【临床应用】

1. 肿瘤检查及治疗　①诊断肿瘤并鉴别肿瘤良恶性;②对肿瘤进行分期、分型、术前评估、治疗疗效及预后评价,监测肿瘤复发等;③对肿瘤进行放射治疗。

2. 内分泌系统　通过对甲状腺、甲状旁腺、肾上腺等的形态显像及功能测定来对其进行相关疾病的诊断、肿瘤的良恶性鉴别诊断、术前定位、术后评估等。还可以判断甲状腺的位置与大小异常、甲状旁腺异位、甲状旁腺功能有无亢进、嗜铬细胞瘤定位及侵犯程度等。另外,可利用放射性核素 [131]I 对甲亢、分化型甲状腺癌等进行治疗。

3. 心肌显像　心肌显像是通过不同功能的显像剂被心肌细胞摄取来反映心肌细胞不同功能的显像。其包括:①心肌血流灌注显像(myocardial perfusion imaging):可用于对冠状动脉狭窄的病理、生理、细胞代谢进行评估,从而达到对冠心病进行早期诊断,实现对心肌缺血的部位、程度及范围进行评价的目的;②心肌代谢显像(myocardial metabolic imaging):通过对心肌能量代谢底物的显像来判断心肌细胞的存活量,是评价心肌活力最可靠的方式;③心脏神经受体显像(cardiac neuroreceptor imaging):通过注射放射性标记物至体内后,特异性与心肌细胞受体结合,并被摄取,可显示心肌中神经受体的分布及亲和力,反映心肌细胞的神经功能;④心肌梗死显像(myocardial infarction imaging):能使发生急性梗死的心肌显影,而正常心肌及陈旧性梗死的心肌不显影;⑤心肌乏氧显像:能使乏氧及缺血的心肌显影,而正常心肌或坏死心肌不显影。

4. 骨骼显像　核医学检查可将全身骨骼显像,主要应用于:诊断骨感染性疾病、缺血性骨坏死、骨创伤及骨骼肿瘤(原发或转移),鉴别恶性骨肿瘤的跳跃征,了解恶性肿瘤是否发生骨转移,并可对骨骼疼痛及代谢性骨病进行探查。

【核素成像与其他成像技术的特点】

每一种医学成像技术各有其优势和不足,正确选择和应用使患者受益。目前临床常用的影像技术特点见表 3-2。

表 3-2　几种影像学检查技术的比较

类别	X线成像技术	核医学成像技术	X线断层摄影（CT）	超声成像技术	MRI成像技术
原理	X 射线	放射性核素	X 射线	超声波	磁共振
成像速度	快	慢	较慢	快	慢
禁忌证	孕妇、对 X 线敏感或不宜接触 X 射线者	妊娠妇女及哺乳期妇女禁止进行核医学成像检查	妊娠妇女及青少年生殖器（敏感）部位检查；造影剂过敏；肝肾功损害	无	禁止体内留有较大体积的顺磁性金属物品者
分辨率	较好	较好	好	较好	好
检查时间	短	较长	较长	短	长
成本	低	较高	高	低	高
辐射	有	有	有	无	无
特点	用于初步筛查及体检	对全身骨骼成像效果好	对颅脑、骨骼等成像效果好	液性病变、心脏、血管、胎儿效果好	对软组织成像效果好
临床应用	胸片、各部位骨骼平片等，用途广泛	肿瘤的显像；内分泌检查；心肌显像；骨骼显像	全身大多数部位都可用 CT 进行检查，如中枢神经系统	几乎除含气体和被骨骼遮挡的器官以外，都可用超声进行检查	适用范围广泛，与 CT 检查相似

第二节　生物医学光子影像学

　　生物医学光子学是生命科学和医学成像等学科前沿领域的重要组成部分，在生物物理、生物化学、分子生物学和细胞生物学等领域已成为一种重要的研究手段。总体而言，生物医学光子学依然处于发展初期，相关技术和相应的仪器设备仍在不断发展，在临床前或小范围实验性临床应用中取得了良好效果。作为新兴的交叉学科，生物医学光子学具有其独特的优势和面临的挑战。

　　生物光学成像（optical imaging）是生物医学光子学的主要表现手段，是指利用光学的探测手段来获得生物学信息的方法，按探测方式可分为光学相干层析成像、光声成像、荧光成像、生物发光成像等。

一、光学相干层析成像检查

　　光学相干层析成像（optical coherence tomography，OCT）是一种利用光的穿透性，非侵入、非接触微米级分辨率的成像技术，利用光学相干原理来获得组织内部的层析结构。通常生物组织在发生病变时包括血流速度、含氧压、组织结构变化、双折射性质等功能参数可能发生了变化，OCT 通过探测这些变化进行功能成像对疾病早期诊断非常有利。近年来多普勒 OCT、偏振光敏感 OCT、光谱型 OCT 和双光线 OCT 等成像技术快速发展，在眼科、皮肤科等领域展现出了对组织结构或功能成像的优势。

【光学相干层析成像技术原理】

　　OCT 技术是从光学相干域反射仪（或光学低相干反射仪）发展而来的，主要利用弱相干光干涉仪的基本原理，检测生物组织不同深度层面对入射弱相干光的背向反射或几次散射信号，通过扫描，可得到组织结构图像。

　　1. 时域光学相干层析成像术（time domain optical coherence tomography，TDOCT）　由于纵向采用时间、空间逐点扫描的机制，成像速度受限，一般认为 TDOCT 属于 OCT 的第一代技术

（图 3-16）。TDOCT 一般以迈克尔逊干涉仪为主体，利用单点探测器记录宽带光源低相干干涉的时域信号。通过参考臂的扫描，实现样品内部纵向信息（深度方向）的逐点获取，扫描速度一般被限制在 2~4kHz，极大地限制了 TDOCT 的成像速度。但是，由于其灵敏度不随深度增加而衰减，TDOCT 可用于眼前节、冠状动脉等需要较大量程的应用场景。

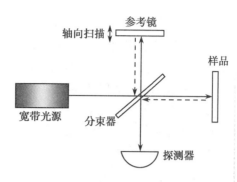

图 3-16 TDOCT 技术原理示意图

2. 傅里叶域光学相干层析成像术（Fourier domain optical coherence tomography，FDOCT） 根据干涉光谱信号的获取方式的不同，FDOCT 大致有两种实现方法：光谱域 OCT 和扫频 OCT。

（1）光谱域光学相干层析成像术（spectral domain optical coherence tomography，SDOCT）：SDOCT 以迈克尔逊干涉仪为主体，记录低相干干涉光谱信号，通过傅里叶变换，实现样品内部纵向信息（深度方向）的并行获取（图 3-17）。轴向线扫描速度取决于相机的曝光频率，一般可以达到数十千至数百千赫兹，是临床眼科应用的主流技术。

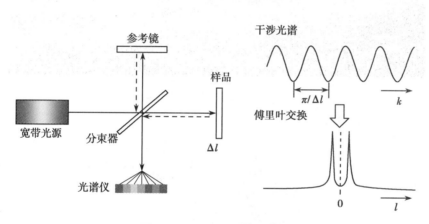

图 3-17 SDOCT 系统示意图

（2）扫频光学相干层析成像技术（swept source optical coherence tomography，SSOCT）：SSOCT 与 SDOCD 原理类似（图 3-18），其成像速度主要取决于光源的扫频频率，最高可以实现数百万赫兹的纵向线扫描速度。

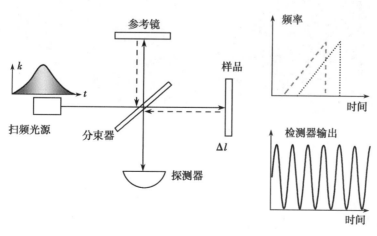

图 3-18 SSOCT 系统示意图

【仪器特点】

目前临床应用的 OCT 设备多用以进行眼部检测,称为光学相干断层扫描仪,可对眼透光组织作断层成像,具有分辨率高、成像快、重复性好、自动储存资料的特点。

主要结构包括能量输出单元(光源)、光路能量传输单元、相干及光谱仪接收处理信号部分和后期图像分析处理四部分。光谱仪是 OCT 设备的最关键组成部分,通过光谱域 OCT 和扫频 OCT 获取纵向的空间结构信息,并可通过计算机成像分析,生成二维(图 3-19)或三维(图 3-20)结构。目前部分较为先进的设备的成像深度可达约 11mm。

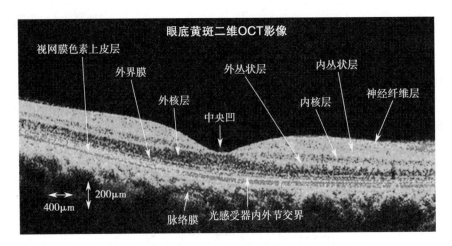

图 3-19 黄斑二维结构影像

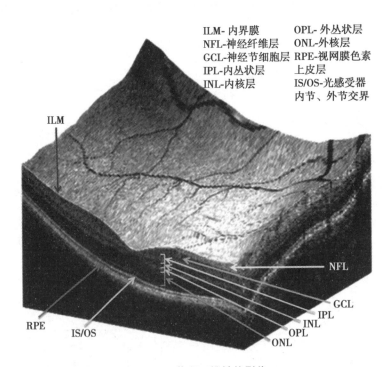

图 3-20 黄斑三维结构影像

【临床应用】

OCT 技术迅速发展,临床应用已十分广泛。

1. **眼科** 主要用于眼后节检查,适用于眼所有透明间质的检查,特别适用于眼底后部玻璃体界面疾病、视网膜及黄斑部疾病、色素上皮等疾病的检查,也适于用于视神经纤维厚度的检查。因此,也常用于如黄斑先天性病变、各种原发或继发的黄斑区疾病及一些视神经疾病的早期诊断及治疗后随诊。

2. 皮肤科 皮肤作为一种高散射物质,能够利用 OCT 对其进行断层成像。高分辨率的 OCT 能检测到人体健康皮肤的表皮层、真皮层、附属器和血管。OCT 可以用于损伤修复监测,可用作随时间变化的基质损伤和修复的系列测量,并与组织病理学检查结果对比。

OCT 具有非侵入、高分辨等优点。对于一些特殊皮肤疾病,如鲜红斑痣(PWS)具有病变组织浅(通常 <1mm)、血管增生明显等特点,如 OCT 血管造影术(OCTA),可分类显示 PWS 不同深度的血管病理状态。

3. 心血管内科 OCT 作为非侵入性检测技术用于活体血液成像,在生物医学研究和临床诊断中具有很大的价值。光学多普勒层析成像(optical doppler tomography,ODT)是将激光多普勒流量计与 OCT 相结合,也称作彩色多普勒相干层析成像(color doppler optical coherence tomography,CDOCT),可达到人体血流的高分辨率成像和实时监测。此外,利用 TDOCT 技术来扫描冠状动脉,可检测脆弱的富脂斑块。

4. 腔内 OCT 类似超声内镜的功能,可用于层析食管等消化道黏膜结构,有利于发现隐匿性黏膜内(下)病理改变。

二、光声成像

光声成像(photoacoustic imaging,PAI)技术是近年来发展起来的一种基于光声效应的新型生物医学成像方法,对组织结构的呈现精细度极高。

【光声成像技术原理】

PAI 的基本原理是当脉冲激光照射到生物组织,光吸收域产生声信号,这种声信号携带了组织的光吸收特征信息,称为"光声信号",通过探测光声信号能重建出组织中的光吸收分布图像(图 3-21)。

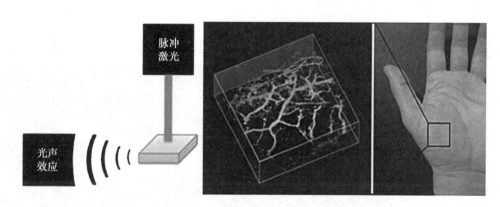

图 3-21 光声效应与光声成像示意图

PAI 实现了对高特异性光谱组织的选择激发,不仅可反映组织结构特征,还能够实现功能成像,图像分辨率可达到亚微米、微米量级,可实现高分辨率的分子成像,PAI 从原理上避开了光散射的影响,通过转化较深组织被激发出的光声信号为可视影像而突破传统纯光学高分辨率成像(激光共聚焦显微成像、双光子激发显微成像、光学弱相干层析成像等)深度极限(0~1mm),实现约 50mm 的深层组织结构无损成像,开创了一种有别于传统医学影像技术的新成像方法与技术手段。

【仪器特点】

一般 PAI 具有三部分模块:①光学参量振荡器(OPO)可调谐激光器,提供吸收阈可调频的脉冲激光;②多模声信号分析模块,可对光声信号及普通超声信号分别进行分析;③成像模块,将组织内传出的差异性声信号重建为光声影像。

【临床应用】

目前临床上 PAI 已用于鲜红斑痣（PWS）病灶结构成像，分析血管增生状态，对血管特异性高，用于观察病灶下方深部血管状态（图 3-22）。可与皮肤 OCT 成像进行比较（表 3-3）。

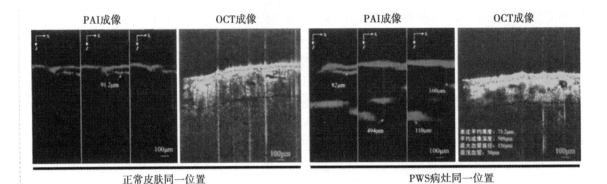

图 3-22　光声成像与 OCT 成像在鲜红斑痣中的比较

表 3-3　皮肤科光声成像与 OCT 成像特点对比

分类	优点	缺点
光声成像	成像深度较深 血管特异性高	轴向分辨率较低 无法区分表皮层
光学相干层析成像	浅表分辨率高 可区分表皮层	成像深度浅 血管特异性低

乳腺恶性肿瘤血供丰富，PAI 检查特异性较强（图 3-23）。

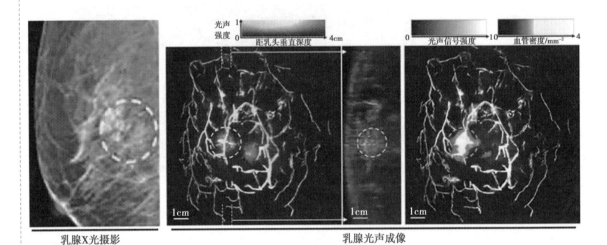

图 3-23　乳腺恶性肿瘤的 X 光摄影与光声成像

三、荧光成像

实验室中常见的荧光成像技术较为成熟的应用为激光扫描共聚焦荧光显微镜，是一种高分辨的显微成像技术。

临床荧光成像导航技术，通过对靶向聚集在目标组织中的荧光染料进行显像，便于术者观察裸视难以察觉的组织边界，指导术者判断手术范围。

【荧光成像技术原理】

荧光是自然界常见的一种发光现象。荧光是光子与分子的相互作用产生的,大多数分子在常态下,受到能量(光能、电能、化学能等)激发后,激发态的电子处于高能不稳定状态,可通过辐射电磁波(光子)的形式释放能量快速降落在最低振动能级。具有这种性质的出射光称为荧光,荧光的波长可以发生可见光波段,也可发生在红外或紫外波段(图3-24)。临床常见的荧光导航示踪剂是吲哚菁绿(indocyanine green, ICG)。ICG可被760nm的近红外光激发,产生820~830nm的红外线荧光。

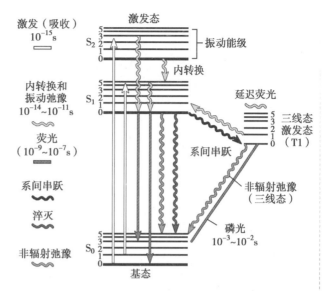

图 3-24 荧光成像原理

【仪器特点】

荧光成像手术导航仪核心部件为荧光成像系统,包括荧光信号激发系统(激发光源、光路传输组件)、荧光信号收集组件、信号检测以及放大系统,主要包含光电倍增管(PMT)和视觉相机,分为电荷耦合元件(CCD)或互补金属氧化物半导体(CMOS)。这些元器件可以敏锐捕捉微弱的红外线荧光信号并增益放大,最后转化为绿色可见光,融入可见光影像中,方便手术医师准确定位。

【临床应用】

1. 用于腹腔镜手术荧光导航 ①通过血管内ICG对肝脏进行肝段或肝叶灌注,指引术者实施解剖学精准肝切除术;②对瘤体周围的组织间隙注射ICG,通过局部淋巴回流标记淋巴结,使淋巴结清扫更加准确、彻底(图3-25);③胃肠吻合术后,实时观察肠管的血运,很大程度上可避免术后吻合口瘘的发生。

2. 用于乳腺癌前哨淋巴结活检术(图3-26) ICG荧光导航可实时观察淋巴结引流方向,精准定位皮肤切口的位置,减少组织损伤。但ICG荧光组织

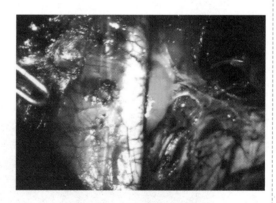

图 3-25 腹腔镜下肿瘤及区域淋巴引流的荧光标记

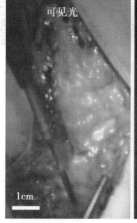
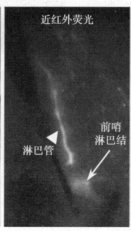
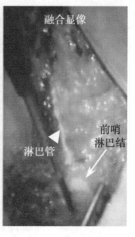

图 3-26 乳腺前哨淋巴结荧光显影活检术

穿透能力有限,通常小于1cm,淋巴管或淋巴结较深或脂肪组织丰富时,淋巴引流通路的显影不理想。

四、生物发光成像

高光谱成像(hyperspectral imaging,HSI)作为一种新型的、非接触式的光学诊断技术,为临床医学提供了一种有效的辅助诊断手段。

【高光谱成像技术原理】

由于生物组织不同病理状态的化学组成和物理特征差异导致特征光谱峰不同,可以通过分析这些差异光谱信号实现组织状态信息的定性或定量检测,并根据高光谱图像空间分布信息,实现组织不同病态的可视化。

【仪器特点】

HSI光谱仪设备主要分为摆扫式、推扫式和凝视式:

1. 摆扫式成像光谱仪　采用线阵探测器同时获取瞬时视场像素的所有光谱维信息,由扫描镜的左右摆动扫描与平台的沿轨道运动共同完成二维空间成像,其总视场范围广、光谱数据采集稳定性高,但每个像素的凝视时间相对较短,空间分辨率及信噪比较低。

2. 推扫式成像光谱仪　采用面阵探测器获取待测物空间一个成像行中每个空间像素的所有光谱维信息,通过平台沿轨道推扫实现列方向的空间成像。能获得更高的系统灵敏度和数据信噪比但无法获得较大的总视场角。

3. 凝视型式成像光谱仪　利用面阵探测器依次记录二维空间各个波段的图像数据。该系统自身没有运动部件,采用逐个波段依次获取数据的方式,不适宜测量快速变化的目标,无法满足精细光谱探测的要求。

【临床应用】

该类设备在临床中的应用并未普遍推广,目前多为临床试验研究,但已显示出良好的临床应用效果:HSI能够提供病变区域在分子、细胞和组织水平上的图像信息,能对乳腺癌、胃癌、皮肤癌等恶性病理改变进行鉴别诊断,也可用于确定癌组织边界,指导切除范围(图3-27)。

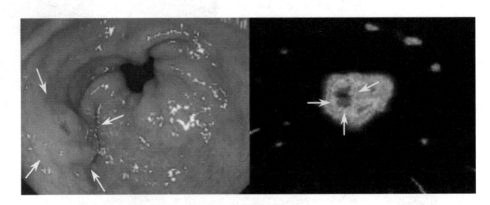

图3-27　胃腺癌770nm波长的光谱反射率以20色渐变成像精准鉴别癌界

此外,传统的临床评分方法无法准确预测糖尿病病足患者组织损伤或评价愈合情况,HSI能够非侵入性地测量氧合血红蛋白和脱氧血红蛋白浓度,以创建解剖氧合图,并定量分析组织氧合力,预测溃疡形成或愈合。

五、其他生物光学成像技术及应用

生物医学光子学近年来发展迅速,不断有新的技术原理被转化应用于临床,如皮肤科已用于临床的太赫兹成像、激光多普勒成像、激光散斑成像等。便携式血管显像仪利用血液中血红蛋白对近红外光的吸收强于其他组织的原理,将血管光谱信号用高对比度可见光实时投影在皮肤原位置,可显示血管的粗细、走向、分布和轮廓,可辅助医护人员进行静脉穿刺(图 3-28)。

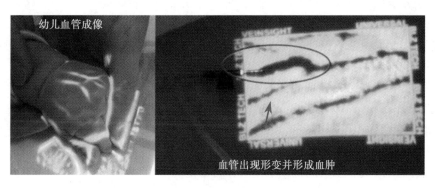

图 3-28　便携式血管显像仪辅助静脉穿刺

第三节　电　生　理

电生理学(electrophysiology)是 21 世纪生物技术的主要组成部分。电生理技术是指以多种形式的能量如电、声等刺激生物体,测量、记录和分析生物体发生的电特性和生物电(电现象)。电生理学就是以生物电(bioelectricity)为研究对象,研究生物电的发生机制、条件以及机体在内外环境中相应状态改变时对生物电的影响,以及研究生物电与机体功能之间的内在联系。分子电生理学(molecular electrophysiology)是电生理技术和分子生物学技术相结合的一门新兴学科。主要研究离子通道大分子的结构与电活动的关系。

在临床上,应用较多的电生理检测技术有心电图、脑电图、肌电图等。

一、心电图

心电图(electrocardiogram, ECG)是临床诊断心脏相关疾病的主要方法,也是医学上生物电测量仪器的典型代表。生物电现象存在于生物机体生理活动的全过程中。一个活细胞,细胞膜外侧带正电,细胞膜内侧带负电,细胞未受刺激时的电势为静息电位,细胞受到刺激时产生的电势为动作电位,且沿细胞膜传播出去。如果用一种装置记录下心肌电位变化的信息,并进行分析,即所谓心电描记器,又称心电图。心肌的电位变化有一定的顺序性,实际上,ECG 是从体表记录心脏每一心动周期心肌不同部位产生的动作电位在不同矢量方向随时间变化的曲线图形。

【ECG 的机制及特点】

心肌细胞在静息状态不产生电位变化,当细胞膜的一端受到刺激,细胞内外正、负离子的分布发生逆转,受刺激部位的细胞膜出现去极化,细胞膜外正电荷消失,而尚未除极的细胞膜外仍带正电荷而形成电位差,引起局部电流。复极最先从去极化处开始,并与未复极处再次形成电位差,产生电流向远处静息态细胞膜传播。心肌去极化与复极时的电位差反映在不同矢量方向上,时刻均在变化,这是在心电图各导联方向上波形向上或向下的主要原因。由于不同部位心肌的厚度不同,在除极过程中,电位差的强度时刻在变化,反映为心电图上各波形的幅度。由体表所采集到的心脏电位强度与该方向心肌细胞数量成正比,感应电极的安装方位与某一时刻心肌除极的实际方向间夹角越小,电位波幅越大,反之,波幅约小甚至反向增大。既有强度,又有方向性的电位幅度称为心电向量。

【ECG 仪器类型和功能特点】

1. **按机器功能分类**　心电图机按照机器的功能可分为图形描记普通式心电图机(模拟式心电图机)和图形描记与分析诊断功能心电图机(数字式智能化心电图机)。

2. 按一次可记录的信号导数来分 心电图分为单导及多导式(如三导、六导、十二导),也称作单道、三道、六道、十二道 ECG 机。单导心电图机的心电信号放大通道只有一路,各导联的心电波形要逐个描记,即它不能反映同一时刻各导心电的变化。多导心电图机的放大通道有多路,如十二导心电图机就有六路放大器,可反映某一时刻十二个导联的心电信号同时变化情况。

3. 霍尔特(Holter)监护仪 主要进行"动态"监测,对连续数据进行采集并上传到其他系统进行分析,常用存储卡从监护仪转移数据。多数患者只需要监测 1~2d,当需要患者参与某些药理研究时,则使用特殊的长期监护仪,患者可能需要使用一年甚至更久。

【临床应用】

1. 心电图各波段的组成和命名 心脏的特殊传导系统由窦房结、结间束、房间束、房室结、希氏束、束支、浦肯野纤维组成,构成了每一次心动周期心电有序传播的高速公路。每一心动周期的心电活动始于窦房结,按心脏的特殊传导系统依次传播。在心电图上,每导联方向依次呈现反映心房去极化及心房收缩两种现象的 P 波,反映房室结、希氏束、束支电活动的 P-R(Q) 段,P-R(Q)间期包含 P 波,表示心房开始除极至心室开始除极前,QRS 波群代表心室除极的全过程,心室的复极过程分成 ST 段和 T 波,Q-T 间期反映心室开始除极至心室复极完毕全过程。在此期间心室各部分依心电传播顺序依次发生收缩动作(图 3-29)。记录心电图的电路连接方法称为心电图导联,可分为肢体导联和胸导联。

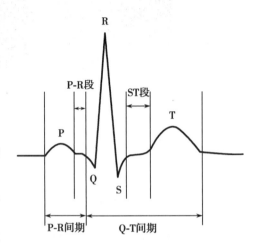

图 3-29 心电图各段间期示意图

2. 常见心电图特点 ①正常心电图(图 3-30);②心肌缺血时,ST-T 异常改变(图 3-31);③心肌梗死时,常出现 Q-T 间期延长、ST 段抬高、T 波及 Q 波异常等,在临床上,心电图是确诊心肌梗死的主要依据(图 3-32);④心律失常,包括期前收缩(图 3-33、图 3-34)、窦性心动过速、窦性心动过缓、病态窦房结综合征、阵发性室上性心动过速、室性心动过速、心房扑动、心房颤动(图 3-35)、心室扑动、心室颤动、心脏传导阻滞、预激综合征等,均可观察到心电图中心电曲线的周期性节律发生异常改变;⑤通过解读心电曲线特点可评价起搏器功能,对心脏病患者预后及日常生活能力进行评价等。

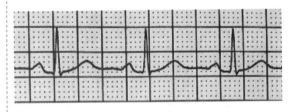

图 3-30 正常 ECG

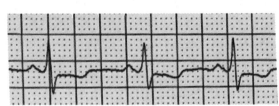

图 3-31 心肌缺血 ECG

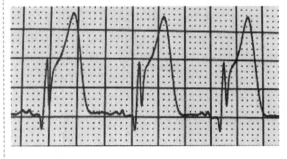

图 3-32 急性心肌梗死 ECG

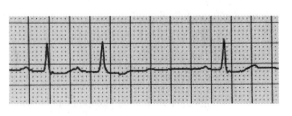

图 3-33 房性期前收缩 ECG

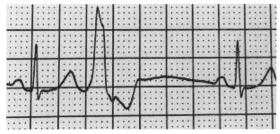

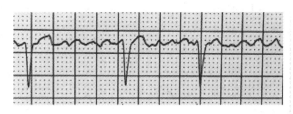

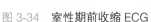

图 3-34　室性期前收缩 ECG　　　　　　　　　　　　　　图 3-35　心房颤动

3. 动态心电图（ambulatory electrocardiography，AECG）　AECG 是一种穿戴式心电监测仪器，能 24h 动态监测患者的心电变化，又称为 Holter 监测，其能提供更多且更完整的心电变化信息，弥补常规心电图检查时间短，造成遗漏的信息。

二、脑电图

脑电图（electroencephalogram，EEG），属于电生理检查技术，用于检测大脑细胞群的电活动，依据电活动产生的电位差的变化规律和特点，判断属于正常或异常。

【EEG 的机制及特点】

脑电图机由电极盒、脑电信号采集器和计算机系统组成。采集大脑细胞群的自发性、节律性电活动的电位差，将其放大到上 100 万倍，显示以电位为纵轴，时间为横轴的电位 - 时间关系曲线，即所谓的脑电图。脑电图的基本特征有周期、频率、振幅、波形和位相，临床上就是通过分析波形的数量、分布等情况来诊断疾病。根据频率和波形分类：①根据脑电波的频率周期分为 α 波、β 波、θ 波、δ 波等。α 波和 β 波称为快波频段，θ 波和 δ 波称为慢波频段。②根据脑电图的波形节律可以分为：a. 正弦波；b. 单时相和双时相波；c. 三相波；d. 棘波；e. 尖波；f. 复合波等。

目前临床常见的脑电图机具有诱发脑电的刺激功能，如视觉刺激、听觉刺激、体感刺激，刺激后脑电图变化是某些疾病诊断的重要依据。

【ECG 仪器类型和功能特点】

1. 视频脑电图仪　视频脑电和脑电波同步记录，长达 24h 以上的脑电波同步监护，可观察患者的面部表情及全身动作，为捕捉癫痫发作提供依据，准确识别伪差，方便医生诊断，在高速回放脑电波时可及时全面地再现患者整个过程中正常、异常表现和相应的脑电波变化。作用特点是：全面了解患者信息、更准确地识别伪差、方便直接观察患者。

2. 数字化脑电图仪　可实现脑电图检测放大、计算机分析、打印等全功能一体化。对脑电波实时监视、功率频谱分析、动态地形图、压缩谱阵图、电位分析、参数提取等。新型仪器支持 16、24 以及 32 导联通道的脑电图信号采集、多种导联组合，可选配多用途通道，可实现中央顶导联、蝶骨电极、心电、肌电等功能。特点：①扩展性强；高精度、高可靠性 USB 接口脑电放大器；②多功能专用台车；③系统性能稳定、硬件配置高；④功能强大、完善的分析软件及功能；⑤较方便的 EEG 回放功能；人性化的病例管理功能。

3. 动态脑电图仪　此类仪器是由患者携带的一种微型盒式磁带记录装置，可在患者处于正常环境下，从事日常活动的过程中，长时间实时地记录患者的全部脑电活动。并将脑电信号通过差分前置放大器记录在磁带上，实现 16 导联脑电波形的同步采集，采用大容量的 SD 卡或 TF 卡存储，连续记录时间可达 24h，并可回放存储的脑电波，通过回放，重现原来录制的脑电图图像。可用于癫痫疾病的鉴别与诊断等。

【临床应用】

脑电检查的适应证包括：癫痫及癫痫手术治疗的术前定位、睡眠障碍、脑外伤及大脑手术后监测、危重患者监测等。禁用于颅脑外伤及手术切口尚未愈合时。

1. **癫痫**　在脑电图的临床应用中,对癫痫的诊断最具特色。当癫痫发作时,脑电图呈现散在性慢波、棘波或不规则棘波,可以帮助诊断癫痫发作类型和癫痫综合征等,还可评估抗癫痫药的治疗效果或指导用药。

2. **精神性疾病**　在精神性疾病方面,可用于精神分裂症、躁狂抑郁症等的诊断与鉴别诊断。

3. **其他**　脑电图检查对各种类型的意识障碍、颅内占位性病变、颅脑外伤、全身性代谢性疾病,如代谢紊乱、内分泌紊乱及中毒等所致的中枢神经系统变化的评估也具有一定价值。

由于大脑电活动的变化是动态的,随生理或病理的变化而改变。针对中枢疾病而言,只有当大脑电活动出现异常时,脑电图检查才可能会呈现阳性结果。因此,一次脑电图检查无异常可能是假阴性,应定期复查或尽量在症状发作时检查。

三、肌电图

肌电图(electromyography,EMG)是用肌电图仪记录神经和肌肉的生物电活动,对其波形进行测量分析,以了解神经、肌肉的功能状态,有助于对下运动神经元或肌肉疾病进行诊断。

【EMG 的机制及特点】

当肌肉细胞处于静息状态时,不会产生动作电位;当肌肉细胞兴奋时,细胞膜离子泵两端产生电位差,传播动作电位,采集这些生物电信号,通过放大处理,形成肌电图。肌电图实际上是反映神经 - 肌肉系统生物电信号变化的波形图。

【EMG 仪器类型和功能特点】

肌电图机是通过刺激肌肉的方法检测并记录肌肉动作电位的电子仪器,由数据采集系统、计算机系统、肌电诱发装置组成。现代的肌电图仪包括放大器、示波器、扬声器、刺激器、记录器、平均器几个部分。平均器是现代肌电图机不可缺少的部分,其主要功能是从背景噪声电位中提取所需的电信号。

【临床应用】

肌电图检查的内容包括:诱发电位、静息电位、运动电位、被动牵动时的肌电变化、不同程度随意收缩时肌电变化等。

常用方法包括:①针极肌电图(普通肌电图):主要检测肌肉在静止、轻收缩、重收缩状态下的电位变化,以判断疾病是神经源性或肌源性损害;②神经传导速度检测,用于了解神经传导状态;③其他检测,可了解神经、肌肉及脊髓反射弧的功能等。

肌电图检查临床上应用广泛,适应证包括:①脊髓和周围神经病变,如运动神经元病、脊髓空洞症或脊髓栓系综合征等;②神经肌肉接头疾病,如重症肌无力等;③肌源性疾病,如肌营养不良、代谢性肌病等;④锥体外系疾病,如肌张力障碍(肌张力过高或过低)和运动障碍(震颤、舞蹈样动作、扭转痉挛等),包括帕金森并及各类帕金森综合征、风湿性舞蹈症、慢性进行性舞蹈病、抽动秽语综合征、迟发型运动障碍、投掷样舞动、阵发性手足徐动症等。其临床意义包括:①明确病变的部位、类型及程度;②有助于病变早期的诊断;③有助于发现临床上难以识别的病变;④对中枢和周围神经病变的鉴别。

第四节　实验室检查

一、临床体液检查

不需要特殊仪器也可进行检查,取样方便,可在基层医疗机构实施,不造成明显创伤。临床常见有尿常规和粪常规,现已普遍在自动分析仪器中进行标本检测。

【尿液检测】

尿液一般检测包括尿量、尿 pH、尿比密、尿蛋白、尿糖、尿酮体、尿胆红素、尿胆原,以及尿有形成分包括红细胞、白细胞等的检查。这些检查虽然简单,但包含了很多信息,对于协助泌尿系统疾病的诊断和疗效观察、协助其他系统疾病的诊断和安全用药的监测均具有重要作用。

【粪便检测】

粪便检测的项目包括粪便量、颜色与性状的大体检查和显微镜检查及化学检查、细菌学检查。粪便不同的颜色对于提示疾病很有帮助,如鲜血便见于直肠息肉、直肠癌、肛裂和痔疮等,柏油样便见于上消化道出血。显微镜下可观察到红、白细胞、食物残渣、寄生虫和虫卵,可测大便隐血和粪便细菌培养,对于判断有无消化道出血和消化道感染性疾病的病原体具有重要价值。

【检查使用仪器】

尿液自动化分析仪是尿液检测的自动化仪器,具有操作简便、快速、灵敏度高和重复性好等特点,目前常用的有干化学尿分析仪和尿沉渣分析仪。粪便隐血检测有化学法和免疫法,所用仪器亦不相同。

二、血液检查

血液是由细胞成分和非细胞成分组成,细胞成分包括红细胞、白细胞和血小板;非细胞成分称为血浆。造血系统及其他各个组织器官发生病变时,可直接或间接地引起血液成分发生变化。

【血液检查】

临床上常常通过检验血液,根据血液成分的变化特别是血液中细胞成分的数量或质量变化,判断或确定血液系统疾病和其他组织器官疾病。包括血常规检查(红细胞检测、白细胞检测、血小板检测、红细胞沉降量检测等)、血型鉴定与交叉配血检查(目前常采用手工法)、血生化检查(血糖及其代谢产物的检测、血清脂质和脂蛋白检测、肝肾功能检测、血清电解质检测、血清铁及其代谢产物测定、心肌酶和心肌蛋白测定)、凝血功能检查等。

【检查使用仪器类型和功能特点】

1. **血细胞分析仪**　是现代临床血液一般检验的常用检测仪器,可进行全血细胞的计数及其相关项目的检测。20 世纪 50 年代初开始应用于临床,随着电子技术、激光技术、计算机等高科技在血细胞分析仪上的应用,现代血细胞分析仪已具有检测参数增多、速度增快、精度增高、自动化及智能化程度增高等特点,成为医学检验领域的重要仪器之一。检测原理:利用电阻抗原理(库尔特原理)和光学原理,不同血细胞(如白细胞、红细胞、血小板以及不同类型的白细胞)体积大小不同,产生的电阻和脉冲波大小也不同,这样就可以将细胞进行分类计数。单个血细胞随着流体动力聚集形成的鞘流液在通过激光(由氦、氖等惰性物质经激发产生的单色光)照射的检测区时产生脉冲,脉冲的大小与被照细胞的大小成正比,脉冲的数量代表了被照细胞的数量。检验项目主要包括血液细胞的三大系列:红细胞系列参数、白细胞系列参数和血小板系列参数。新研制的分析仪还具有检测网织红细胞有关项目的功能。

2. **生化分析仪**　主要有第一代分光光度计、第二代半自动化和第三代全自动化生化分析仪。①分光光度计,利用紫外光、可见光、红外光和激光灯测定物质的吸收光谱,吸收光谱对物质进行定性定量分析和物质结构分析的方法,称为分光光度法或分光光度技术,使用的仪器称为分光光度计。②半自动分析仪指在分析过程中的部分操作(如加样、保温、吸入比色、结果记录等步骤)需要人工完成,而另一部分操作则可由仪器自动完成。这类仪器的特点是体积小,结构简单,灵活性高,既可分开单独使用,又可与其他仪器配合使用,价格便宜。③全自动生化分析仪指从加样至出结果的全过程完全由仪器自动完成。操作者只需把样品放在分析仪的特定位置上,选用程序开动仪器即可等取检验报告。

全自动生化分析仪按其反应装置的结构可分为流动式和分立式两大类:①流动式自动生化分析仪是指测定项目相同的各待测样品与试剂混合后的化学反应在同一管道流动的过程中完成。这是第一代自动生化分析仪。过去说的多少通道的生化分析仪指的就是这一类。存在较严重的交叉污染,结果不太准确,现已淘汰。②分立式自动生化分析仪与流动式的主要差别是每个待测样品与试剂混合间的化学反应都是分别在各自的反应皿中完成的,不易出现交叉污染,结果可靠。

因为自动生化分析仪是模仿手工操作的过程,所以无论哪一类的自动生化分析仪,其结构组成均与手工操作的一些器械设备相似,一般可有以下几部分组成:①样品器,放置待测样本、标准品、质控液、空白液和对照液等;②取样装置,包括稀释器、取样探针和输送样品和试剂的管道等;③反应池或反应管道,一般起比色皿(管)的作用;④保温器,为化学反应提供恒定的温度;⑤检测器,如比色计、分光光度计、荧光分光光度计、火焰光度计、电化学测定仪等;⑥微处理器,是分析仪的电脑部分,又称为程序控制器,控制仪器所有的动作和功能,使用者可通过键盘与仪器"对话",同时电脑还能接收从各部件反馈来的信号,并作出相应的反应,对异常情况发出一定的指示信号,分析软件和分析结果一般贮存在磁盘中,可供查询;⑦功能监测器,显示屏就是其中一部分,可查看反应状态、人机"对话"的情况、当前仪器工作状态、分析结果等。

3. 凝血分析仪　凝血仪是临床上测量人体血液中与凝血相关的生化物质成分含量,定量分析结果,并提供可靠数字依据的常规检测医疗设备。基本检测指标为:凝血酶原时间(PT)、活化部分凝血活酶时间(APTT)、纤维蛋白原(FIB)、凝血酶时间(TT)、内源凝血因子、外源凝血因子、高分子量肝素、低分子量肝素、蛋白C、蛋白S等。不同类型的凝血仪采用的原理也不同,目前主要采用的检测方法有:凝固法、底物显色法、免疫法等:①凝固法(生物物理法),包括电流法、光学法(比浊法)和磁珠法,是通过检测血浆在凝血激活剂作用下的一系列物理量(光、电、机械运动等)的变化,再由计算机分析所得数据并将之换算成最终结果,所以也可将其称作生物物理法。②底物显色法(生物化学法),是通过测定产色底物的吸光度变化来推测所测物质的含量和活性的,该方法又可称为生物化学法。其原理是通过人工合成与天然凝血因子有相似的一段氨基酸排列顺序、并含有特定作用位点的小肽,并将可水解产色的化学基因与作用位点的氨基酸相连。测定时由于凝血因子具有蛋白水解酶的活性,它不仅能作用于天然蛋白质肽链,也能作用于人工合成的肽链底物,从而释放出产色基因,使溶液呈色。产生颜色的深浅与凝血因子活性成比例关系,故可进行精确的定量。目前人工合成的多肽底物有几十种,而最常用的是对硝基苯胺(PNA),呈黄色,可用405mm波长进行测定。③免疫学方法,该类方法以纯化的被检物质为抗原,制备相应的抗体,然后用抗原抗体反应对被检物进行定性和定量测定,包括免疫扩散法、火箭电泳法、双向免疫电泳、酶联免疫吸附试验(ELISA法)、免疫比浊法等。

凝血仪可根据自动化程度的高低,分为半自动和全自动仪器:①半自动,半自动凝血仪需手工加样,检测速度较慢,原理较单一,检测项目少,仪器配备的软件功能也很有限;②全自动,特点是检测速度快,测定项目多,检测原理较复杂和仪器设计的智能化。使用全自动凝血仪时只要将分离出的血浆样品放置在指定的位置,仪器便可完成加样、预温、检测和报告打印等全过程,多数全自动凝血仪可任意选择不同的项目组合进行检测,样品的检测具有随机性,仪器的数据处理和存储功能也较强。

【临床应用及意义】

血液一般检查包括血液细胞成分的常规检查,简称为血液常规检测以及血生化分析。通过检测血液中不同细胞数量变化及形态分布,可判断疾病。临床生物化学检测是实验诊断学的重要组成部分,主要内容包括以物质分类为主探讨疾病的生物化学变化,如肝脏疾病及其并发症时糖代谢、血浆脂质和脂蛋白代谢、蛋白质代谢、电解质代谢等的异常。这些异常除了可作为诊断疾病的依据,也可成为观察疾病进展、预后和指导治疗的指标。

随着科学技术的发展,临床生物化学检测项目不断拓展,检测手段和方法不断改进,检测项目不断完善。

三、免疫学检查

由于免疫学具有很高的特异性和敏感性,故在感染性疾病、免疫系统疾病、变态反应性疾病、肿瘤等疾病的诊断、鉴别诊断和判断预后及移植后免疫监测和治疗等领域广泛应用。

【免疫学检查】

免疫反应分为体液免疫和细胞免疫,体液免疫检测免疫球蛋白和补体,细胞免疫检测 T 细胞、B 细胞亚群的数量和活性。化学发光免疫分析是目前常用和较为成熟的肿瘤标志物检测技术,其利用化学发光物质作为标记物,根据发光信号的强度来判断待测物质的量。

【检测使用仪器】

免疫分析经历了放射免疫检验、荧光免疫检验、酶标免疫检验等不同时期,化学发光免疫检验是免疫分析发展的一个新阶段,它环保、快速、准确的特点已得到人们的普遍认识。因此,现代化实验室对血液样品中的被分析物主要通过全自动化学发光免疫分析仪进行检测。

全自动化学发光免疫分析仪主要由试剂区、样品区、反应测试管加样区、反应废液区构成,是一种通过检测患者血清从而对人体进行免疫分析的医学检验仪器。工作时,首先将定量的患者血清和辣根过氧化物(HRP)加入到固相包被有抗体的白色不透明微孔板中,血清中的待测分子与 HRP 酶的结合物和固相载体上的抗体特异性结合,随后分离洗涤未反应的游离成分。然后,加入发光底液,利用化学反应释放的自由能激发中间体,从基态回到激发态,能量以光子的形式释放,此时,将微孔板置入分析仪内,通过仪器内部的三维传动系统,依次由光子计数器读出各孔的光子数。样品中的待测分子浓度自动根据标准品建立的数学模型进行定量分析。最后,可直接获得最终数据以辅助临床诊断。

【临床应用及意义】

1. 免疫反应相关检查 临床免疫学检测与评价多种免疫相关疾病密切关联,常见的免疫反应相关检查,见表 3-4。

表 3-4 免疫反应相关检查临床意义

指标	参考值	临床意义
免疫球蛋白 G	IgG:7.0~16.6g/L	各种慢性感染和自身免疫性疾病
免疫球蛋白 A	成人血清 IgA:0.7~3.5g/L	自身免疫性疾病、肾病和免疫缺陷病
免疫球蛋白 M	成人血清 IgM:0.5~2.6g/L	自身免疫性疾病、慢性肝病和肾病
免疫球蛋白 E	成人血清 IgM:0.1~0.9g/L	过敏性疾病、自身免疫性疾病、恶性肿瘤
M 蛋白	阴性	阳性提示单克隆免疫球蛋白增殖病
总补体溶血活性检测(CH50)	50~100kU/L	免疫复合物疾病,自身免疫性疾病等
补体 C3	成人 C3:0.8~1.5g/L	自身免疫性疾病、慢性肝病和肾病
T 细胞分化抗原测定	流式细胞仪 CD3+:61%~85%	自身免疫性疾病、变态反应性
	CD3+CD4+(Th):28%~58%	疾病,艾滋病、恶性肿瘤等
	CD3+CD8+(Ts):19%~48%	
	CD4+CD8+(Th/Ts):(0.9~2.1)/1	

2. 肿瘤标志物(tumor marker) 是由肿瘤细胞合成、释放或机体对肿瘤细胞反应而产生或升高的一类物质。通过化学、免疫学以及基因组学等方法测定肿瘤标志物,对肿瘤的诊断、疗效和复发的监测、预后的判断具有辅助作用,临床应用较广。常见的肿瘤标志物检测意义及正常值见表 3-5。

表 3-5 常见肿瘤标志物检测临床意义

指标	参考值	临床意义
甲胎蛋白(AFP)	<25μg/L	原发性肝细胞癌、活动性肝炎、肝硬化、妊娠等
癌胚抗原(CEA)	<5μg/L	胰腺癌、结直肠癌、胃癌、肺癌、乳腺癌等
前列腺特异抗原(PSA)	t-PSA<4.0μg/L	前列腺癌、前列腺其他手术和膀胱镜后
糖链抗原 199(CA199)	<3.7 万 U/L	胰腺癌、肝胆和胃肠疾病
癌抗原 125(CA125)	<3.5 万 U/L	卵巢癌、宫颈癌、乳腺癌、胰腺癌、胆道癌等
神经元特异性烯醇化酶(NSE)	<15μg/L	小细胞肺癌、神经母细胞瘤等

四、临床微生物检查

临床病原学检查的目的是确定感染的发生原因和性质,尽早明确诊断,尽早选择有针对性的药物,采取有效的预防措施,防止感染的进一步扩散。

可采集的标本包括血液、尿液、粪便、呼吸道分泌物、脑脊液、眼和耳分泌物、生殖道分泌物、创伤、组织和脓肿标本及血清。

【检测使用仪器】

1. **全自动平板接种仪**　是一种用于划线接种成品培养基的自动化设备,该设备取代了繁琐而重复的分析前样本处理步骤,解放了微生物检验人员,可加快微生物实验室的工作流程,并使之标准化。

2. **微生物鉴定药敏分析仪**　全自动微生物鉴定和药敏分析类仪器结合自动化、微机化和先进的微生物检验方法,可同时做细菌鉴定和药敏试验,能够对临床大多数细菌进行快速鉴定和药敏实验。仪器主要由菌液接种和封口装置、恒温孵箱、电脑系统和测试卡等组成。仪器内的微机程序自动计算浊度变化的斜率,并与阳性测试卡上的反应孔斜率比较,再分析计算出最低抑菌浓度值(MIC),有时还会对不同种类的抗生素和不同种属的微生物及生长的等级采用不同的特殊运算法则,较为精确地判断微生物是否生长。大多数药敏实验结果在 6h 内可自动化完成。一般在最后一次判读结果后自动生成含有 MIC 值和药物敏感性结果的报告。

3. **全自动血液细菌培养仪**　是一种微生物快速培养鉴定设备,可以对败血症、菌血症等患者血液里的病原微生物进行快速灵敏的检测,同时也可检测体内正常无菌部位(胸腔、腹腔、关节腔、心包腔、脑脊髓腔等)体液内的病原微生物,为临床迅速有效地进行抗感染治疗提供诊断依据。该仪器采用均质荧光增强检测技术,培养瓶底部的荧光传感器受细菌产生的代谢物质激发产生荧光,荧光强度随着细菌数量的增加而不断增强,最后可根据荧光变化趋势判断有无微生物生长。仪器包含数十个瓶位,核心部分由转盘、驱动电机、控制电路、光电检测系统、温控系统等组成,转盘瓶位须使用专用配套培养瓶,配合高灵敏度荧光检测器,在恒温环境中恒速旋转和振荡,有利于可疑病原微生物的生长,可提高检测速度,荧光检测器周期性对培养瓶进行动态检测,90% 以上的阳性瓶在 24h 内即可被检出。

4. **微生物指纹图谱分析系统**　该系统是应用细菌基因组重复序列聚合酶链式反应(Rep-PCR)指纹图谱技术对细菌和真菌样本分离物提供高标准化、高重复性的 DNA 指纹图谱鉴定的自动化应用平台。它可以快速准确地将细菌鉴定到株的水平,进行菌株的基因分型,操作简便,从 DNA 提取到获得细菌指纹图谱全过程仅需数小时,检测细菌是否同宗同源,给细菌做"亲子"鉴定,可鉴定包括不动杆菌、分枝杆菌、酵母菌等等真菌在内的 50 余类微生物,如院内感染常见的鲍曼不动杆菌等。

5. **全自动革兰氏染片仪**　是一类适合各种标本涂片的自动化革兰氏染色系统,可以快速提供标准化的实验结果,一般体积小巧,优点是使用染料少,相应废液产生更少,可协助实验室检验员完成繁琐的染色工作。

6. **对临床中获取标本中的微生物进行鉴定**　除上述仪器外,也可光学显微镜直接进行涂片、染色检查,或直接涂片检查,也可应用荧光显微镜、免疫电镜检查。应用血清检测病原体特异性抗原和病原体核酸检查,也可对上述标本进行病原体的分离、培养和鉴定,以及进行病原体耐药性检查。

【临床应用及意义】

主要是为了检验备检组织中是否存在病原微生物,并为医生提供检出的病原微生物的药敏测试结果,指导临床个体化精准用药。

五、临床分子生物学检查

20 世纪 40 年代相继发现遗传物质是 DNA 和 DNA 的结构,以及"中心法则"和"遗传密码"后,分子生物学技术应运而生。决定生命健康的内在因素是基因,基因是指编码有功能的蛋白质多肽链或合成 RNA 所必需的全部核苷酸序列,是核酸分子的功能单位,具有物质性和信息性双重属性,核酸包括核糖核酸(RNA)和脱氧核糖核酸(DNA)。

【临床分子生物学关键技术】

1. **核酸杂交技术**　核酸杂交技术有 Southern 印迹杂交,用于单基因遗传病基因诊断和基因点突变检测;Northern 印迹杂交用于 RNA 病毒检测和基因表达检测。还有斑点杂交(dot plot)和原位杂交技术(in situ hybridization)。

2. **聚合酶链式反应(polymerase chain reaction,PCR)**　利用 DNA 在体外 95℃高温时变性会变成单链,低温(经常是 60℃左右)时引物与单链按碱基互补配对的原则结合,再调温度至 DNA 聚合酶最适反应温度(72℃左右),DNA 聚合酶将沿着磷酸至五碳糖的方向合成互补链,以此进行对目标 DNA 的快速扩增。

3. **DNA 芯片或基因芯片(gene chip)**　是 DNA 杂交探针技术与半导体工业技术结合的生物芯片,具有高度并行性、多样性、微型化和自动化特点,可用于药物筛选、新药开发、DNA 测序、寻找新基因和疾病诊断。

4. **蛋白质芯片又称蛋白质微阵列**　是用于蛋白质功能研究及相互作用分析的生物芯片,用于发现新的疾病标志物、研究疾病分子机制和筛选药物靶点。

【检测使用仪器】

1. **全自动荧光定量 PCR 检测仪**　PCR 反应时,每扩增一条 DNA 链,就有一个荧光分子产生。荧光定量 PCR 仪能够监测出荧光到达预先设定阈值的循环数(Ct 值),Ct 值与病毒核酸浓度有关,病毒核酸浓度越高,Ct 值越小。荧光定量 PCR 仪可对荧光进行不同波长的定量分析,确定 PCR 所得样本的 Ct 值,用以判断原始样本中是否含有目标病毒。

2. **高通量基因测序仪**　具有高准确性,高通量,高灵敏度,和低运行成本等突出优势,可以同时完成传统基因组学研究(测序和注释)以及功能基因组学(基因表达及调控,基因功能,蛋白、核酸相互作用)研究。测序时将基因组 DNA 的随机片段附着到光学透明的玻璃表面,这些 DNA 片段经过延伸和桥式扩增后,在玻璃表面形成了数以亿计的团簇,每个团簇是具有数千份相同模板的单分子簇,利用带荧光基团的四种特殊脱氧核糖核苷酸,通过可逆性终止的边合成边测序(SBS)技术可对待测的模板 DNA 进行测序。

【分子生物学技术在临床医学中的应用】

分子生物学技术在遗传性疾病、感染性疾病和肿瘤的基因诊断中发挥重要作用,并可指导针对性治疗。

第五节　内镜和腔镜

临床中内镜一般指纤维内镜,多为内科医师操作,通过人体天然腔道进入到治疗部位,如胃镜,肠镜等;而(硬质)腔镜多为外科医师操作,通过人工切口进入体腔进行手术操作,如胸腔镜、腹腔镜等。这些纤维内镜和硬质腔镜技术统称内镜技术。

【起源与发展】

内镜起源于 1795 年的德国,德国人最早使用硬质管通过人体的自然腔道观察人体内部。第一个真正意义上的内镜是法国人于 1853 年所创造。20 世纪,内镜的发展越来越快,最早的纤维内镜是日本在 1963 年发明的,纤维内镜问世的第二年,纤维内镜活检装置研制成功,使纤维内镜可用来获取小块病理组织。放大内镜问世于 1967 年,可以观察人体内细微的病变。1981 年,内镜超声波技术研究成功,大大增加了疾病诊断的准确性。电子显像管和液晶显像技术的发展使内镜的分辨率极大提高。近年随着内镜附属操作装置的不断改进,内镜从检查诊断工具变为集检查、诊断、手术与治疗于一体的工具。

【组成与特点】

内镜一般由照明光源、光学镜头、图像传感器、计算机等构成。图像传感器可将观察到的信息呈递给计算机输出影像,使医生能够方便直观地观察病灶。附属装置可以协助医生活检、切除病灶,达到检查与治疗的目的。

内镜和腔镜可经人体天然腔道或小切口进入人体内,较传统的开放手术创伤小;成像清晰,定位准确,可直接观察病灶并对病灶进行照相、活检;还可直接进行手术治疗。

【临床常用内镜和腔镜】

1. 纤维软镜

(1) 鼻内镜:鼻内镜直径一般只有 2.7~4.0mm,管身软,易弯曲,可以很方便地通过狭窄的鼻腔和鼻道内的结构,自上而下观察鼻腔、鼻咽部、鼻窦内部的情况,通过配套的手术器械对鼻腔内病灶进行诊疗,可在彻底治疗的基础上尽可能保留鼻腔的结构和功能,治疗精准,安全,微创。适用于鼻炎、鼻息肉、鼻内肿瘤、鼻出血、鼻内异物、垂体瘤等疾病。

(2) 耳内镜:耳内镜与鼻内镜相似,可通过外耳道进入耳内,对病灶进行检查与治疗。适用于中耳炎、耳聋耳鸣、耳内肿瘤等疾病,还可以通过显微镜辅助对神经血管进行修复。

(3) 喉内镜:纤维喉镜是现在临床使用最广泛的喉内镜。纤维喉镜不仅可以检查口咽、喉咽、喉部,还可检查鼻咽,所以又被称为纤维鼻咽喉镜。纤维喉镜内有管腔,医生可经管腔给药,也可经过管腔对病灶进行活检或手术。适用于辅助喉内异物取出,检测喉内及声带病变。纤维喉镜可经鼻腔插入,所以对无法张口、舌体过高、会厌遮盖等难以经口检查的患者尤为适用。

(4) 支气管镜:纤维支气管镜可经鼻腔、口腔、气管切口进入呼吸道,对肺叶、肺段、亚段支气管进行检查,纤维支气管镜配有活检取样工具,可对病灶进行活检采样。肺部肿瘤的患者可经纤维支气管镜注射药物进行治疗,同时纤维支气管镜可经胸壁切口进入胸腔,可替代硬质胸腔镜诊断自发性气胸等疾病。

(5) 食管镜:纤维食管镜的结构与纤维支气管镜基本相似,镜体直径仅 9mm,经口腔插入食管后向前推进可观察病灶,配备活检取样工具可对病灶进行活检采样。纤维食管镜适用于食管哽噎感、原因不明的吞咽困难、呕吐、呕血、反酸以及食管梗阻等疾病的诊断。

(6) 胃镜:目前临床使用的胃镜一般为一条直径约 1cm 的内有导光纤维的易弯曲软管,前端装有普通内视镜或放大镜,检查时将胃镜从受检者的口腔伸入食管,依次进入胃和十二指肠,胃镜前段内视镜可将消化道内的情况投射到屏幕上。胃镜适用于胃炎、消化性溃疡、消化不良、胃肿瘤等。胃镜不仅可以对疾病作出诊断,还可进行治疗,如胃镜下胃息肉切除。胃镜探查可在患者清醒状态或麻醉(无痛)下操作。除此之外,临床上还有一种胶囊内镜,胶囊内镜全称为遥控(或磁控)胶囊内镜系统,患者只需吞入 1 个类似胶囊形态的内镜,无痛无创、方便简单、阳性检出率高。

(7) 胆道镜:可直观地观察胆道内部情况,如胆管黏膜形态、胆管分支以及胆管内结石,具有诊断和治疗功能。对胆道梗阻、胆石症、肝内外胆管结石、胆囊炎等具有良好的疗效。

(8) 肠镜:小肠镜通过胃、十二指肠后可继续深入空肠,结肠镜可通过肛门进入直肠,直到回肠末端,可将肠腔内情况传输到显示屏上,使医生可观察到结直肠内基本情况以及肠黏膜微小的变化,是现代临床常用的诊疗方式。肠镜适用于多种肠道疾病的诊断,如原因不明的下消化道出血、溃疡性结肠炎、低位肠梗阻、肠息肉、结直肠肿瘤等疾病。检查时可按需要进行活检取样或同期切除病灶。

2. 硬质内镜

(1) 胸腔镜:一个完整的胸腔镜手术通常只需要在胸壁上穿 1~3 个孔道,然后将胸腔镜插入胸腔,将胸腔内的情况投射到大屏幕上,可使病灶和手术区域更加清楚直观地暴露出来。胸腔镜还可将手术视野聚焦于微小病灶,使胸腔细微结构更易分辨。胸腔镜适用于胸部多部位的疾病诊治,如肺部、胸膜、纵隔、食管等,可进行治疗性手术或获取组织标本进行病理学检查。胸腔镜手术对胸廓的完整性破坏较小,呼吸功能受影响小。

(2) 腹腔镜:适用于肝、胆、胰、脾、胃肠、泌尿及女性生殖系统等疾病经腹腔诊治。多采用2~4孔操作法。手术过程一般为腹壁打孔、气腹机维持腹腔气腹压力、手术器械通过孔道内戳卡进入腹腔,进行病灶切除、取出及缝合。与传统手术相比,切口小,对腹腔内脏器干扰小,避免了腹腔刺激和感染,术后肠道功能恢复较快,大大减小手术创伤和术后肠粘连的发生率。腹腔镜也有一定局限性,如对手术医生的技术要求较高等。随着腹腔镜技术的不断发展,3D腹腔镜还原了裸眼的立体视觉,弥补了传统腹腔镜深度感缺失的弊端,最大限度地避免了血管、神经损伤,减少出血及其他手术并发症的发生概率。

(3) 神经内镜:即脑室镜,一般在神经外科用于脑室腔疾病的诊断和手术。它可以通过在颅骨穿孔进入脑室,适用于脑积水、脑出血、脑室内肿瘤等疾病的诊疗,和开颅手术相比,更符合微创化和精准治疗的发展方向。

(4) 关节镜:通过关节镜几乎可以观察关节内的状况,有助于关节疾病的诊断,并可通过特殊器械,对关节疾病进行治疗,且创伤极小。

(5) 宫腔镜:适用于异常子宫出血、月经量增多、子宫内膜病变、不孕症、子宫内异物、黏膜下肌瘤、宫腔粘连、子宫畸形等疾病的诊疗,包括常见的黏膜下肌瘤切除术、子宫内膜息肉切除术、宫腔粘连松解术、子宫内膜去除术、剖宫产术后瘢痕憩室修复术、节育器及子宫内异物取出术等。手术创伤小,术后恢复快,但应用宫腔镜的局限性在于视野较局限,操作者需有丰富的临床经验,若宫腔内出血严重,止血较困难。

(6) 膀胱镜:尿道、膀胱以及输尿管、肾镜这类泌尿系统内镜,不仅可观察尿道、膀胱内情况,还可由输尿管进入肾盂,或经皮入肾,了解输尿管、肾盂和肾的情况。泌尿系硬镜适用于膀胱炎、膀胱颈挛缩、梗阻性尿路疾病、尿石症、前列腺肥大、肾功能不全以及膀胱、输尿管、肾脏肿瘤等疾病的诊断。配备有电外科器械、剪开器、活组织检查钳等附件,利于诊断或治疗。

第六节　物理治疗

物理治疗是指利用声、光、电、磁、X线、γ射线携带的能量发生生物效应(机械-热、光-热、电-热、电离辐射生物效应等)的原理或通过机械设计与制造工艺(血液透析仪、手术机器人等)的进步,对疾病进行治疗,丰富现代医学治疗方式。利用这些物理因子治疗疾病的仪器本质上利用的是物理治疗技术。医用机械制造业快速发展,借助大型医疗装备进行手术也受到学界高度重视,如机器人手术,顺应了21世纪精准、微创医学理念。物理治疗肿瘤技术主要用于恶性肿瘤的微创治疗,不用大切口,出血轻微,对机体内部环境影响小,它包括高强度聚焦超声在内的物理能量消融技术和放射性X刀、γ刀技术相关的一系列不同治疗设备。每种技术利用不同的物理因子,其作用机制与作用方法也不一样,适用于根据具体情况选择最佳方案治疗不同的肿瘤。

一、电外科治疗设备

现代化手术室,完成一台手术,不可避免会使用到各类电外科工作站,也称能量平台,是一类能量输出管理系统,利用配套的操作器材,最终以生物热效应作用于组织进行切割、止血操作。其中,高频电流可用来切割组织、对组织电凝止血,也可对组织热消融,即射频技术,高压脉冲电流、微波也属于应用电-热原理消融肿瘤的治疗技术。

【高频电流】

1. **工作机制**　高频电产生的高频高压电流通过高阻抗的生物体组织时,会在电流输出的电极附近组织中产生大量热效应,导致组织受热气化或变性凝固。外科手术中高频电基本采用以下两种模式发挥作用:①单极模式,电流从正极通过人体躯干流向负极板,高密度的高频电流汇聚在电极尖端与组织的接触点上,电流高频振荡,接触点或相邻组织的温度上升,直至发生细胞中蛋白质变性,产生凝血效果;②双极模式,两电极均安置在操作器械尖端,电流经过两电极间的局部组织高频振荡,产生热能,发生凝固、切除甚至气化。两种模式均可配备电刀、电凝钩、电凝棒、电凝钳等器械。经过特别研制开发的高频电外科能量管理系统还有专门针对大血管进行切割、闭合的如 LigaSure 血管结扎闭合系统、百克钳等。

2. **适应证** 高频电设备适合于各种外科场景,是现代外科不可或缺的大型能量设备。需要特别指出的是,双极电凝是通过双极镊子的两个尖端向机体组织提供高频电能,使双极镊子两端之间的血管脱水而凝固,达到止血的目的。双极模式电极距离近,可用于对小血管(直径 <4mm)、输卵管的封闭,故双极模式多在脑外科、显微外科、五官科、妇产科以及手外科等较为精细的手术中使用。

3. **治疗效果** 高频电流热效应迅速,切割和止血效果确切,是用途最普遍的外科能量设备。

4. **存在的不足** 使用不当会产生电热灼伤,并可能会对其他电子设备产生干扰,安装心脏起搏器者使用单极电刀前必须进行保护。

【超声刀能量系统】

1. **工作机制** 刀头与组织接触后,通过能量平台转换装置,将电能转化为机械能输出,刀头夹闭组织并在极微小的范围内以每秒超过两万次频率震荡,机械能再转化为热能,使所接触的组织蛋白氢键断裂,组织被凝固同时受夹闭剪切力被切开。超声刀分为快挡和慢挡,快挡主要用于组织切割、慢挡主要用于止血。超声刀在腹腔镜外科手术中的应用具有明显的优点。可以说是目前腹腔镜手术重要的手术器械。

此外,以超声刀原理特制的超声吸引装置(cavitron ultrasonic surgical aspirator,CUSA),由振动切割单元、灌注单元和吸引单元组成,利用超声波震荡把组织粉碎、乳化,再经负压吸除而达到切除病变组织的目的。振动切割单元的中空钛管纵向高频振动,如接触肝组织时,薄壁组织被捣碎,肝组织被分离,细胞碎片经灌注的生理盐水冲洗后再经中空钛管吸除,同时,纤维组织丰富的血管、胆管不易被振碎而得以保留。

2. **适应证** 在腹腔镜手术中使用效果佳,也在开腹手术中使用,常用于进行腹腔粘连的松解、游离器官或病变组织、分离网膜或系膜、切割血管以及对出血部位进行止血等。CUSA 主要用于肝脏外科,有时也用于胸外科、神经外科、消化道、泌尿外科、骨科、妇产科以及整形外科手术等。

3. **治疗效果** 一般超声刀对于 3~5mm 以内的血管,切割止血效果确切,刀头分为工作端(机械振动端)和非工作端,使非工作侧刀头靠近大血管或重要脏器隔离工作端,开启超声刀后,可安全地在重要的大血管或脏器旁进行分离切割,并且少烟少焦痂,使腹腔镜手术视野更清晰、流畅。

4. **超声刀与电刀比较** 超声刀工作时无电流通过人体,使手术更安全,减少了并发症。研究发现超声刀对周围组织的热损伤小于电刀,平均出血量少。

【高压电脉冲】

1. **工作机制** 也称高压不可逆电穿孔技术,是指脉冲式释放超短脉宽(纳秒或更短)高压电流,可在电极附近细胞的细胞膜上形成纳米尺度的永久性穿孔,破坏细胞内平衡,使细胞快速凋亡,因此也被称为"纳米刀"。凋亡的优点之一就是它能够利用免疫来促进细胞死亡,人体将把细胞凋亡识别为正常的细胞死亡过程,然后通过细胞吞噬作用将凋亡组织清除掉,促进正常组织的再生与修复。因此,治疗区域可恢复正常功能。

2. **适应证** 纳米刀具有其他消融技术所不具有的优点,包括对组织的消融具有选择性,只破坏"细胞团",不伤及血管壁、神经、气管和支气管、胆管、肠管、输尿管。消融区界限清楚,消融不产生热量,也不依赖热量。治疗的癌肿包括胰腺、肝、肺、肾、前列腺以及其他实质器官以及软组织的肿瘤,特别适用于邻近大血管、肝门区、胆囊、胆管、输尿管的肿瘤。纳米刀既可在开腹手术中应用,也可在 CT 或超声引导下,将电极探针直接经皮插入肿瘤内,经皮消融。

3. **治疗效果** 纳米刀消融区边界清晰,相比射频或微波消融在消融区边缘处出现半消融带,可能会存在没有完全灭活的肿瘤细胞而言,纳米刀的组织消融划界厚度仅为 1~2 细胞单元,治疗区和非治疗区泾渭分明。纳米刀治疗约 3cm 大小肿瘤只需数分钟,麻醉时间相应缩短,有利于术后康复。消融过程可在超声、CT 或 MR 上清清楚楚显示出来,从而保证消融达到最大效果。

4. 存在的不足　目前的技术阶段,纳米刀对于较大肿瘤,如瘤体直径大于 4cm 时,消融不能彻底,仍需借助其他治疗方式。

【射频消融】

1. 射频消融(radiofrequency ablation,RFA)工作机制　射频消融属于微创治疗肿瘤技术。一般在影像导航下,将电极针插入肿瘤组织,开启射频发生器,产生射频电流,电极针周围的组织在高频振荡的电流作用下发生热效应,核心温度最高可达 100℃以上,以高热破坏肿瘤,属于热消融。

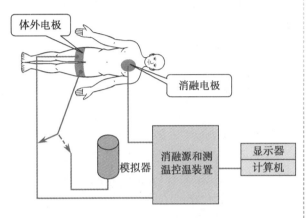

图 3-36　射频消融原理图

射频治疗技术除用于消融肿瘤以外,也常用于非肿瘤性疾病的消融治疗,如心脏射频消融治疗,将电极或电极导管置于心腔特定部位,释放射频电流,治疗心律失常(图 3-36)。也可在能量平台供能下用来辅助手术中的消融切除,如 Habib-4X 系统,以双排电极针刺入组织,可产生一条宽度确切的热凝固带,再在两排电极针之间实施切割,切缘不会出血。

2. 适应证　射频消融治疗技术一般适合直径在 3cm 以内的肿瘤。适应证包括乳腺癌、乳腺纤维瘤、纵隔肿瘤、原发性肝癌、转移性肝癌、胰腺癌、肾癌、甲状腺癌、前列腺癌、子宫肌瘤等。射频消融切割技术一般用于对肝脏的切除。

3. 治疗效果　射频消融的疗效肯定,治疗时间短,创伤小。

4. 存在的不足　个别患者可出现针道出血、术后疼痛、肝功能异常、腹水等。治疗效果受肿瘤大小局限。

【微波消融】

1. 微波消融(microwave ablation,MWA)工作机制　微波的波长范围可从亚毫米到分米,是一种高频电磁波,易被水特异性吸收。可在影像导航下,将微波天线(刀头)或治疗针插入肿瘤组织,高能微波从针头发出,被水分子吸收产生 2~3cm 范围的高温区,属于热消融。

2. 适应证　与射频消融治疗肿瘤的适应证相似。

3. 治疗效果　肿瘤直径≤3cm 时,一次性消融效果较好。对于直径 >3cm 的肿瘤或多个肿瘤,可考虑多点或多次消融。

4. MWA 与 RFA 比较　MWA 消融相同体积的肿瘤所需时间更短,且 MWA 与 RFA 不同的是,不产生高频电流,对安装有心脏起搏器的患者无影响。MWA 的技术局限性与 RFA 相似。

二、超声治疗

超声治疗技术按照声强度可分为高强度、中强度和低强度聚焦超声,但等级划分尚无统一标准。超声波是一种机械波,具备声波的所有物理特性,如传播方式、穿透性、方向性和可聚焦性。超声治疗仪便是根据超声波的这些物理特性研发的。通常情况下,高强度聚焦超声(high intensity focused ultrasound,HIFU),即"海扶刀",主要用于治疗肿瘤,低强度聚焦超声主要用于非肿瘤性疾病的治疗。

【高强度聚焦超声治疗肿瘤】

1. 治疗原理及特点　HIFU 是将体外发射的低能量超声波聚焦在病灶处,形成高能量焦点,破坏病变组织(图 3-37)。当超声波超高频的机械振动作用于病变组织或靶组织后,可发生声 - 热效应,产生一系列生物学效应,如热效应、机械效应、空化效应、声化学效应等,通过这些效应来实现治疗的。

目前,在治疗肿瘤方面,主要是利用了声-热效应。不同组织的超声吸收系数存在差异,其声热转换或产热能力不同,在两种不同声阻抗组织的界面上温度升高会特别显著,如皮下组织与肌肉组织的交界,肌肉组织与骨组织的交界。由于 HIFU 的焦点声强或能量很高,辐照 1min 左右,靶组织温度可升至 60℃以上,致使靶组织发生不可逆的凝固性坏死,因此,必须在影像技术的引导下进行治疗,用于引导 HIFU 治疗的影像导航技术可以是超声成像或 MRI 成像。

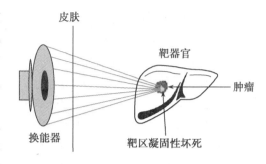

图 3-37　HIFU 消融肿瘤示意图

2. 适应证　实体器官、实体组织或实体结构中边界清晰的实体肿瘤,如乳腺癌、乳腺纤维瘤、肝癌、肝血管瘤、胰腺癌、肾癌、腹盆腔较大的实体肿瘤(多为复发或手术难以切除的肿瘤)、腹膜后肿瘤、子宫肌瘤、恶性骨肿瘤、肢体及躯干软组织恶性肿瘤等。

3. 禁忌证　禁用于空腔器官和含有空气的器官内肿瘤,如消化道肿瘤、肺肿瘤等。

4. 治疗方案　HIFU 治疗是一种类似手术切除肿瘤的局部治疗措施。因此,HIFU 治疗恶性肿瘤时必须采取综合治疗方案,包括全身治疗和局部治疗。

(1) 全身辅助治疗:全身治疗主要是化疗。根据化疗与 HIFU 治疗的关系分为新辅助化疗和辅助化疗。新辅助化疗在 HIFU 治疗前应用,辅助化疗在 HIFU 治疗后应用。

1) 新辅助化疗:目的是使肿瘤缩小,为 HIFU 一次性完整局部热切除肿瘤创造条件;控制亚临床转移病灶,对化疗敏感的肿瘤应尽早的应用全身化疗,以便清除或抑制全身的亚临床转移灶;促进肿瘤周围组织的水肿消退,肿瘤坏死物吸收,边界变得清楚;增加保留器官和保肢的机会;使肿瘤血供减少,以提高 HIFU 治疗效率和缩短治疗时间,减少副作用。新辅助化疗适用于乳腺癌、骨肉瘤、软组织肉瘤等对化疗敏感的肿瘤。

2) 辅助化疗:HIFU 治疗后继续化疗,以控制全身和局部的亚临床病灶,改善预后。

(2) 局部辅助治疗:HIFU 治疗前的局部辅助治疗(新辅助局部治疗):包括放射治疗、局部介入治疗等。

1) 新辅助放疗:使肿瘤体积缩小、降低肿瘤分期,以提高 HIFU 治疗的一次性消融率,如尤文氏肉瘤、恶性骨巨细胞瘤等。但需防止放疗造成的皮肤损害,会影响 HIFU 疗效。

2) 介入治疗:如经血管介入治疗、影像技术引导下的经皮穿刺介入治疗等,目的是减少肿瘤血供、缩小病灶体积。经血管介入治疗适用于动脉期血供丰富的肿瘤。

3) 辅助 HIFU 治疗:HIFU 治疗后仍需根据具体情况,采用相应的局部辅助治疗手段,如放化疗、介入治疗等。

5. HIFU 治疗肿瘤原则　HIFU 治疗肿瘤参照外科手术治疗原则。针对恶性肿瘤,采取一次性、全覆盖、超范围原位灭活原则,使肿瘤失去生物学活性,丧失生长和转移的能力,从功能上将肿瘤灭活。

6. 局限性　HIFU 治疗技术在临床应用中需要经验丰富的术者完成,如果操作不当或不规范,会出现并发症或副作用,常见的如皮肤灼伤,发生率为 3% 左右,损伤程度较轻。严重的并发症较少见,如肠穿孔等,主要因未按规范操作所致。

【聚焦超声治疗非肿瘤性疾病】

治疗非肿瘤性疾病的超声治疗仪器的能量或声强远低于 HIFU,声功率通常在 10W/cm² 左右,但换能器的频率高于 HIFU。使用的仪器有妇科超声治疗仪、鼻炎超声治疗仪、阿氏超声治疗仪等。

1. 聚焦超声治疗慢性宫颈炎　慢性宫颈炎传统治疗方法主要是针对宫颈异位的上皮和感染性宫颈组织进行消融治疗,使周围正常的鳞状上皮向宫颈管口生长,达到覆盖创面的目的。

(1) 治疗原理及特点:聚焦超声治疗技术与传统方法不同的是,超声聚焦于病变深面或所谓病变根部,由里向外治疗。利用低能量超声波产生的温热效应、机械效应和空化效应等,损伤病变组织、改善局部组织的微循环、增强局部组织抗病能力、破坏病原体等,以达到治疗的目的。聚焦超声治疗时不会对病变表面造成创面,可避免出现出血、结痂等。

(2) 禁忌证:生殖器官急性炎症期、月经期、妊娠期及哺乳期的患者等。

(3) 治疗方案:采取新辅助抗炎治疗 + 聚焦超声治疗 + 抗炎辅助治疗的方案。

(4) 治疗后处理:保持会阴清洁,2 个月内禁盆浴、性接触、阴道冲洗和阴道给药等。

(5) 治疗效果:疗效肯定,治疗次数少,副反应少,复发率低。偶有持续大量的阴道排液、脱痂后阴道流血、宫颈狭窄等副作用。

2. 超声治疗外阴上皮内非瘤样病变　对外阴上皮内非瘤样病变的治疗目的主要是缓解症状,逆转病理改变,阻止其进一步发展。临床治疗多用清洁外阴皮肤、局部止痒、激素、激光、波姆光、冷冻消融、中医甚至外科手术切除的方案,但仍旧难以达到完全治愈的目的。

(1) 聚焦超声治疗机制:慢性宫颈炎相似,经超声辐照后,真皮内病变组织包括病变的微血管和神经末梢发生变性,组织中氧分压急性降低,形成低氧坏镜,可刺激成纤维细胞生长因子、血管内皮生长因子及神经生长因子的产生和释放,刺激细胞增殖和促进蛋白质合成及局部真皮内微小血管的修复和再生,促进胶原纤维和神经末梢的增生与修复,从而改善了组织内的微环境和末梢神经的营养功能状况,从而达到治疗目的。

(2) 超声治疗效果:由于超声波具有良好的穿透性和可聚焦性,能将能量透过表层组织,直接聚焦于特定深度的靶区组织进行治疗。超声治疗的剂量易于掌握,安全性高,治疗后一般仅局部组织有一过性充血水肿,表层细胞保持完整。超声一般治疗一次即能达到治疗目的,复发率低。

3. 聚焦超声治疗变应性鼻炎　变应性鼻炎又称为过敏性鼻炎,是发生在鼻黏膜的炎症,与 IgE 介导的机体免疫应答等因素有关。当接触到变应原后,即刻发生突发性喷嚏、鼻痒、大量清水样鼻分泌物及鼻塞等症状。严重影响到患者的生活、睡眠和工作。传统治疗方法是避免接触变应原和药物治疗(包括抗组胺药、糖皮质激素)等。传统治疗方法通常只能暂时缓解症状。

(1) 治疗机制:聚焦声的焦点作用于鼻黏膜上皮层、基底膜层和含有大量免疫细胞、腺体、神经和丰富血管网的鼻黏膜下层,使靶组织形成散在的点状凝固性坏死,直接破坏局部已浸润的免疫细胞(如嗜酸性粒细胞、淋巴细胞和肥大细胞),减少这些细胞所释放的细胞因子和炎症介质的作用等,从而起到治疗作用。

(2) 适应证:①中重度变应性鼻炎患者;②对传统药物、免疫治疗有效或无效的变应性鼻炎患者;③不愿接受传统药物、免疫治疗的变应性鼻炎患者。

(3) 禁忌证:①萎缩性鼻炎;②干燥性鼻炎;③三个月内接受过鼻腔其他物理治疗的变应性鼻炎患者。

(4) 疗效评价:大多数患者治疗后症状得到缓解或减轻,效果明显。

4. 超声治疗慢性软组织损伤　慢性软组织损伤患者群广泛,影响患者的生活与工作。慢性软组织损伤是指肌肉、肌腱、筋膜、腱鞘、韧带等组织结构的积累性损伤、不同程度的纤维断裂、无菌性炎症所导致的一系列临床综合症状。主要的临床表现为疼痛、局部压痛、肿胀和局部活动受限。慢性软组织损伤的治疗主要针对软组织粘连变性、疼痛和肌肉痉挛展开。传统治疗方法包括内服药物、局部封闭治疗、针灸治疗、小针刀或浮针疗法、推拿按摩以及理疗等。目的是改善局部血供、促进新陈代谢、镇痛、消炎。

(1) 治疗机制:聚焦超声慢性软组织损伤治疗仪,又称阿是超声波治疗仪。聚焦超声治疗慢性软组织损伤的机制为:①病变部位或病变区经超声辐照后,能使靶区组织 pH 升高,降低局部前列腺素 E2 的含量,起到抑制炎症反应,减轻疼痛的作用;②止痛,超声辐照能迅速提高内源性镇痛物质 β- 内啡肽的含量,降低肌肉和结缔组织张力,缓解局部肌肉痉挛,从而达到减轻疼痛的目的。

(2) 治疗效果:聚焦超声治疗慢性软组织损伤技术成熟完备,在临床应用多年,多数患者经治疗后症状可得到显著缓解或改善,疗效肯定,无明显副作用。

三、激光治疗

主要指利用激光的生物效应进行治疗或手术操作。1960 年激光被人类在实验室发明,随即激光便被用于医学领域。以激光发射源的不同,可将激光类型分为三类:气体激光(CO_2 激光和氦氖激光为主)、固体激光(掺稀土元素 YAG 激光、脉冲染料激光、光纤激光等)、半导体激光。这几类激光由于发生原理不同,激光特点往往不同,可用于不同的医学场景。

【激光消融及光动力治疗】

1. **工作机制**　利用激光的生物效应进行原位应用,即发挥激光对核心区域以及邻近区域的热效应进行的激光生物学行为,包括光 - 热效应和光敏化(光化学)反应。

(1) 局部组织吸收激光能量后,组织产生高热,进行激光热消融(percutaneous laser ablation,PLA)或进行血管腔内热凝闭治疗(endovenous laser treatment,EVLT)。利用高功率激光光纤头部的高能量,使光纤在病变组织中连续发射激光,在组织内形成一个类球形凝固坏死带,达到灭活细胞的目的。将光纤插入血管内癌栓中,从头至为尾连续发射激光,在癌栓内爆破、气化形成一条隧道,在隧道的周围即整个血管腔内同时形成一个圆柱形凝固坏死带,坏死组织吸收后,阻塞的大血管可再通。类似地,用此原理可进行 EVLT 治疗。

(2) 光敏化过程是光动力治疗(photo-dynamic therapy,PDT)的理论基础,首先使用肿瘤靶向性的光敏剂富集于肿瘤组织,使用波长处于光敏剂吸收峰附近的激光进行局部照射,光敏剂被激活,激发态的光敏剂又把能量传递给周围的氧,生成活性很强的单态氧,单态氧和相邻的生物大分子发生氧化反应,产生细胞毒作用而导致细胞受损乃至死亡。光动力效应能够有效灭活肿瘤细胞有两个前提,即特定病变组织能较多地摄取和存留光敏剂以及病灶处于激光光纤的照射范围,易受到光照射,光动力效应就能发生。

2. **仪器与临床应用**

(1) 激光热消融:固体激光最重要的优点在于激光细束、准直,光质量好,常作局限范围内的外科精细操作,超声引导下经皮穿刺可进入各种腺体组织(肝脏、胰腺、前列腺、甲状腺、乳腺)进行 PLA;半导体激光发展滞后但发展极为迅速,近 20 年制造工艺提升使功率大幅增长,使用半导体激光进行肝脏 PLA 逐渐增多,经皮半导体对原发性肝癌门脉癌栓进行 PLA 治疗效果显著,近几年采用半导体激光进行前列腺 PLA 逐渐增多,经对比分析,半导体激光与固体激光术中无明显差异,但术后引流时间短,因此被学者推荐。PLA 作为肿瘤的微创治疗技术,具有准确、快速、安全的特点,特别适用于邻近重要血管、胆道、胆囊、胃肠等部位的肝内肿瘤,突破了 RFA 与 WFA 的临床应用禁区。此外,相关设备还可用来进行肺癌、软组织以及腹膜后转移性淋巴结的 PLA 治疗。

近年来,血管外科已常规采用 980nm 等波段的近红外半导体激光,使用光纤将高能量激光导入静脉,利用光热效应的进行血管腔内热凝闭,治疗静脉曲张,再通率低、副作用小,实质上也是利用了激光的热消融原理致血管发生凝固性坏死。

(2) 光动力治疗:将激光作为光动力效应的激发光源,具凝聚性和单色性,可产生高能量的单一波长的光波,输出功率可被精确调控,能直接通过纤维光缆,引导到中空器官和深入到体内深部进行治疗,半导体激光比气体激光(不可光纤导入)或固体激光的"电 - 光"转换效率高,稳定性好,同功效下体积大为减小,是较实用的光源。PDA 的激光照射只需激活光敏剂发挥生化反应即可,能量无需太集中,不会造成照射区的温度显著升高,更不会造成组织的热损伤,PDA 治疗是一种激光刺激下的光化学反应诱导的生物化学作用过程,专用于光动力治疗的光纤系统包括带弥散端光纤(适用于食管癌、气管癌等管状空腔脏器的肿瘤治疗)、带球状发射端光纤(适用于膀胱癌的治疗)、带微透镜光纤(适用于体表癌的表面照射)等几种。

目前已有数千例应用光动力学疗法治疗的报告,包括食管癌、肺癌、脑瘤、头颈部肿瘤、眼肿瘤、咽癌、胸壁肿瘤、乳腺癌、胸膜间皮瘤、腹腔肉瘤、膀胱癌、妇科肿瘤、直肠癌、卡波西肉瘤、皮肤癌、口腔癌、喉癌、宫颈癌、阴道癌、外阴癌、阴茎癌、肝癌、胆管癌等恶性肿瘤的非手术治疗,此外还有老年性眼底黄斑病变、皮肤鲜红斑痣等非肿瘤性的良性病变采用 PDA 也取得了良好效果,特别是鲜红斑痣采用 PDA 已逐渐成为主要治疗方案。

3. 应用效果　PLA 具有方向性好、单位面积能量集中的特点。这些优点使激光消融病灶的范围小而固定,因而更加安全,适用于肝内邻近血管、胆管的肿瘤以及门脉癌栓等疑难位置的处理。近年来一些研究证实 PLA 术后并发症发生率低,患者出现消融后综合征远低于射频消融治疗。对于原发性肝癌瘤体直径 <2.1cm 者,PLA 疗效更为显著。

PDA 已广泛用于治疗传统疗法无效或副作用大的癌肿。对某些肿瘤的控制率,PDA 疗效不亚于传统放、化疗。PDA 具有以下优点:①对肿瘤细胞具有相对选择性和组织特异性;②毒性低,安全,不会引起免疫抑制和骨髓抑制;③冷光化学反应,不影响其他同期治疗,患者可同时进行放、化疗;④无耐药性;⑤治疗时间短,最快 48~72h 可起效。

【激光刀治疗】

1. 工作机制　利用激光的光热作用转变为机械力的激光生物学行为进行组织切割,将组织可视作浑浊光介质,激光以点状(极小面积)到达组织,可发生穿透、吸收、折射、反射及漫反射,中心区域急剧升温,细胞液和组织液微爆腾,向四周产生机械压力形成气化微孔,进而组织碳化脱屑(烟尘化),产生间隙或空腔,而毗邻组织受热程度略低,发生热凝固变性。在输出能量值相同的情况下,脉宽(释放此能力的耗时)越短,核心区域"光热效应"越剧烈(热能向机械能转化强烈),但对周围组织热传递越弱(热凝固变性不易发生)。脉宽短至皮秒甚至飞秒,已几乎不在光照核心区域外产生热量,亦称作"冷"激光,如利用超短脉宽激光进行屈光手术。依此原理,光源移动,使激光与组织的作用靶点产生相对位移,即可产生切削效果。

2. 仪器与临床应用

(1) 体外应用:皮肤科激光祛疤、祛痣手术,普外科激光外痔切除术等。

(2) 人体内应用:使用超短脉宽的等离子激光的经皮冠状动脉激光成形术(percutaneous transluminal coronary laser angioplasty,PTCLA)已不仅用于心脏介入,在临床外周动脉的血管成形术中也发挥了重要作用。适用于相对较平直、直径较粗的血管内弥漫性斑块、钙化斑块,特别对不能被球囊横跨的病变,激光可从一端开始层层旋切直至贯通。泌尿外科激光碎石(切石)多用固体激光,同时也常被用作前列腺切除和膀胱肿瘤切除,膀胱上皮组织血运少,激光止血迅速,出血亦少,术野清晰,较多医院已作为常规应用;妇科多见气体激光,止血效果好,但术中有大量烟尘困扰的瑕疵;随着半导体激光的快速发展,普外科和神经外科已开始采用这类激光进行组织切除,使用激光切除则明显减少出血发生。临床使用近红外半导体激光器(810nm、980nm)对脑肿瘤进行接触式切除,可迅速气化神经组织,止血效果好,并且对切缘周围的神经血管组织牵拉小,提高了复杂部位的减瘤程度。光纤激光已被用于肺肿瘤手术治疗,可进行非解剖性肺切除。肝脏血供丰富,对止血要求高,已有一些半导体激光进行肝切除术的报道。其他诸如肾脏部分切除、消化科早癌黏膜下切除、耳鼻喉软组织切除、口腔外科软组织切除等均已开展固体或半导体激光刀的应用。

3. 应用效果　各学科使用激光刀的研究报告显示,激光刀进行组织切割最大的优势在于止血效果好,切割效率较高,但有时术中有大量烟尘困扰的弊端。

四、放射治疗相关设备

放射治疗(radiotherapy)是利用放射源或各种医疗设备产生的电离辐射进行杀灭肿瘤细胞的治疗方法,近年来肿瘤放射治疗水平有了很大提高,这与放射治疗设备的快速发展是分不开的。目前放射治疗常用设备主要包括:放射治疗设备,辅助设备和局域网络数据库。治疗设备包括各种类型的远距离、近距离治疗机;辅助设备包括模拟定位设备、体位固定装置、治疗计划系统、物理验证系统等;局域网络数据库包括局域网络系统和数据库。

【治疗设备及原理】

目前放射治疗设备种类繁多,所有放射治疗设备都必须有产生放射线的放射源,主要有四类:①发射 α、β、γ 射线和中子射线的放射性同位素;②产生不同能级 X 射线治疗机;③产生高能电子束和高能 X 射线的各类医用加速器;④产生质子束、中子束、负 π 介子束,以及其他重粒子束的各类重粒子加速器。下面做简单介绍:

1. **X 线治疗机** 临床治疗用的 X 线机根据能级高低分为:临界 X 线(6~10kV)、接触 X 线(10~60kV)、浅层 X 线(60~160kV)、深部 X 线(180~400kV)、高压 X 线(400kV~1MV)。

X 线治疗机是最古老的外照射治疗机,与 ^{60}Co 治疗机、加速器相比,X 线治疗机由于其绝缘限制、只能产生 kV 级 X 线、能量低、易散射、深部剂量分布差、表面吸收剂量大等因素,目前临床上仅用于某些特殊部位的治疗或作为电子束治疗的代用装置,但由于它的造价低廉,结构相对简单,适当调整电压和滤过板,在表浅肿瘤和皮肤病的治疗领域仍占一席之地。由于直线加速器的电子线治疗表浅病灶更具优势,导致目前 X 射线治疗机在国内的放疗中心已很少见到,是早期的体外放疗设备之一。

2. **远距离 ^{60}Co 治疗机** 钴 60(^{60}Co)是一种人工生产的放射性核素。远距离 ^{60}Co 治疗机是以 ^{60}Co 做放射源,利用其产生的 γ 射线杀伤肿瘤细胞,进行治疗恶性实体肿瘤的装备。^{60}Co 治疗机由下列部分组成:密封的放射源,源容器及防护机头,可调控遮线器装置,定向限束的限光筒,支持机头的机械系统及其附属的设备和一个操纵台。优点是:①射线穿透力强,可治疗相当深的肿瘤;②皮下 4~5mm 处能量的吸收最大,表皮剂量相对较小;③骨和软组织有同等的吸收剂量,即当射线穿过时,骨和软组织对射线吸收基本相同;④旁向散射小,可保护周边的正常组织;⑤经济、可靠,结构简单、维修方便。缺点是:①能量单一;②钴的深度剂量偏低,为了提高深部的剂量,必须提高外照射剂量,可能造成全身辐射量增加;③半衰期短(约 5.26 年),更换放射源较频繁;④^{60}Co 属放射线核素,不断有射线释放,防护复杂,工作人员易受伤害;⑤^{60}Co 存在半影问题,使辐照野之外的正常组织受一定的辐射影响。

^{60}Co 治疗机因为造价低,维修方便,在某些偏远地域仍在使用,但目前基本已被医用加速器取代。

3. **医用加速器** 加速器是带电粒子在高真空场中受到磁力控制,由电场加速而获得高能量的特种电磁、高真空装置,是人工产生各种高能粒子束的设备。医用电子加速器是目前国内外放射治疗的主流设备和发展方向,产生的射线种类多、能量高、强度大,并具有可控制性,具有很多的优越性。加速器的种类很多,用于放射治疗的加速器主要有电子感应加速器、电子直线加速器和电子回旋加速器。按加速粒子的种类或粒子加速运动轨道形状区分,加速器可分为多种类型,各有不同的结构特点。

医用加速器的分类:①按加速粒子的种类可分为:加速电子、加速离子及加速任意带电粒子三类;②按加速器粒子的轨道可分为:直线形、圆形、螺旋线形三类;③按加速器的电磁场的特点可分为:静电场加速的高压加速器、高涡旋电场感应加速器(含电子感应加速器)、高频电场加速的回旋加速器(包括回旋加速器、微波加速器、稳相加速器、电子同步相加速器、同步稳相加速器等)及微波电场加速的直线加速器(电子直线加速器和质子直线加速器)。

在肿瘤治疗中,使用最多的是电子感应加速器、电子直线加速器和电子回旋加速器三种。电子感应加速器的优点是技术上比较简单,制造成本较低,电子束能量可达到需求高度,可调范围大,且输出量足够。但其最大的缺点是高能 X 线的输出量小,辐照野也小。且机器体积庞大而笨重,给临床使用和安装造成一定困难,目前已退出临床使用。电子直线加速器克服了以上缺点,产生的电子束和高能 X 线均有足够的输出量,照射野较大(可达到 40cm × 40cm)。缺点是结构复杂,成本高昂,维护要求高。

电子回旋加速器既有电子感应加速器的经济性,又具有电子直线加速器的高输出特点,输出量一般比直线加速器高出几倍,能级也较高(可高达 25MeV),并可在很大范围内调节。其结构简单、体积小、重量轻、成本低,是医用加速器的发展方向。MM50 是电子回旋加速器用于肿瘤放射治疗的代表,

MM50 最高能量可达 50MeV,具有更多能量挡位(30 多挡),装备的电动多叶光栅能够满足调强适形的需要。MM50 能够实现 X 射线和电子线的电磁扫描调强,具有同一辐照野内两种射线混合照射、能量和强度调节的功能,在肿瘤处形成类似 Brag 的高剂量区,俗称亚质子刀。

在各类医用加速器中,医用电子直线加速器因其体积小、重量轻、维护简便,成为现代放射治疗最主要和使用最多的装置。实际上,在全世界各种医用加速器中,绝大多数是医用电子直线加速器;医用电子直线加速器已不仅成为医用加速器而且已成为整个放射治疗装置的代表,并已成为每一个设有肿瘤放射治疗中心的主要设备。

4. 质子放疗系统 质子应用于肿瘤放射治疗始于 1946 年,至今已经过了半个多世纪的发展。质子放疗系统包括质子加速器、束流输送系统和束流配送系统(即辐射系统)、机械系统、控制系统、辅助系统以及与其配套的软件系统。质子进入人体后,由于电离作用其能量逐渐损失。质子的射程取决于其初始能量。单能质子射程内分散很小,在质子径迹终点处,能量骤然释放,形成一个尖锐的剂量峰,质子的这种剂量分布形式最早由 Bragg 和 Kleeman 于 1904 年观察到,故取名为 Bragg 型剂量分布,是质子束剂量分布的主要特点。可以通过调节质子能量使 Bragg 峰置于肿瘤处,亦可通过调节质子能量使 Bragg 峰扩展到肿瘤的厚度。

由于质子的质量远大于电子,它在物质内散射角远小于电子,所以在照射野周围形成的半影很小,有利于保护周围正常组织。质子的剂量分布远优于 X 光子。质子治疗通常分为三类:质子放射手术、眼部质子治疗和较大照射野的质子治疗。

质子重离子治疗,是使用质子或重离子射线对肿瘤进行放射治疗的一种治疗手段,也是当今世界公认的最为尖端的肿瘤放射治疗技术。人们借助对电磁场的控制及调整,可以对质子和重离子这类带电粒子进行操控,达到肿瘤治疗的"定向爆破"。质子重离子治疗备受重视的主要原因是其毒副作用低、肿瘤靶向控制率高。尤其是对于一些常规 X 光子放疗不适用的肿瘤。质子对于肿瘤细胞的杀灭效应是 X 光子的 1.1~1.2 倍,而重离子则是 X 光子的 2~3 倍。与 $^{60}Co\gamma$ 射线、高能 X 射线、电子射线和中子射线相比,质子在放射物理剂量分布方面有明显的优点,然而由于质子放疗设备及技术较复杂,规模庞大,造价昂贵,导致普及缓慢。

5. 近距离放疗 近距离放疗是指将封装好的放射源经人体腔道放在肿瘤体附近或表面,或是将细针管插植于肿瘤体内导入射线源实施照射的放疗技术。这种方法由于治疗距离近,贴近肿瘤组织,降低了肿瘤周围正常组织的放射损伤,又称内照射。1892 年 12 月,居里夫妇发现了镭,1904 年用于治疗皮肤恶性肿瘤,开创了近距离放疗。由于放射防护比较困难,使得近距离放疗发展缓慢。1980年以来,随着近距离治疗的后装技术(after loading)不断发展和完善,使得内照治疗逐渐受到重视。后装技术是指先把不带放射源的施源器放入治疗部位,再以手工或机械的方法,在有屏蔽的条件下,将贮源器内的放射源送到施源器中实施照射的治疗技术。

现代近距离后装机的特点是:①有计算机控制的遥控步进微型源,按参考点预定剂量,计算各驻留点驻留时间,经优化处理后,得出理想的剂量分布;②完全自动的照射方案,自动进源和准确定位,假源核定治疗位置,容易、安全迅速换源,源的衰减可自动校正。这种后装机技术,降低了医务人员的受照剂量,提高了摆放精度,减轻了患者痛苦。近距离遥控后装机由放射源、贮源器、管道、驱动机构、施治器、控制台、治疗床等组成。其放射源参数包括放射性核素的名称、活度、形状、活性区尺寸、外形尺寸等,贮源器分为供运输或暂时存放放射源的运输贮源器和在治疗室内使用的工作贮源器。常用的产生 γ 射线的放射源有钴 -60(^{60}Co)、碘 -125(^{125}I)、铱 -192(^{192}Ir)、铯 -137(^{137}Cs)等;用作中子辐射的放射源有锎 -252(^{252}Cf);作为敷贴治疗用的可发射 β 射线的放射源有锶 -89(^{89}Sr)。后装机由治疗计划系统、控制系统和后装主机三部分组成。治疗计划系统通过数字化仪将患者的影像进行正交、半正交和交角的影像重建,通过运算可显示出优化治疗、三维储存显示剂量分布以及解剖结构,系统可自动修正源衰变,根据源位、病灶大小和形态,计算出等剂量分布曲线。治疗计划系统是治疗机的核心,放疗质量的优劣直接关系到治疗的效果和患者的健康与安全。后装主机的作用是根据计算机计算出的治疗计划,在控制系统的监控下实施放射源输送和放射治疗。

随着计算机硬件技术及其计算机可视化技术的进一步发展与完善,后装治疗计划系统未来的发展趋势将是以影像导航为基础,以临床实际需要为目标,以计算机自动化操作为工具,针对个体病案,具有最佳治疗方案的计划系统。

【放射治疗辅助设备】

放射治疗需要在精确的靶区和精确的剂量控制下实施,而治疗前的靶区确定,就需要通过各种影像手段来实现。这种通过影像方法确定准确靶区,并以两维或三维方式体现出来,确定多角度体表投影,依次制订合理计划、模拟治疗的方式和方法均可称为模拟定位。从过去的通过 X 线诊断机或 X 线片定位到目前的模拟定位机、CT 模拟定位机,以及 MRI,PET 图像融合技术的应用,使当前定位技术有了飞跃式发展,定位精度越来越高,使精确放疗技术得以实现。目前普遍采用的定位设备是模拟定位机和 CT 模拟定位机,而 PET/CT 的应用因其可实现功能成像,对放疗靶区定位的意义又注入了新的内涵。

1. 定位设备

(1) X 线模拟定位机:X 线模拟定位机应用于放射治疗临床开始于 20 世纪 60 年代末期。目前认为放射治疗前必须经过模拟机定位,以制订放射治疗计划,或最后放射治疗方案形成前进行验证和模拟,此项程序已成为各放射治疗单位必备的质量控制和验证手段,模拟定位机已成为放射治疗的基本设备,与 CT 模拟机相比,应称为 X 射线模拟机,因其出现较早,使用普遍,也被称为放射治疗模拟机(radiotherapy simulator),简称模拟机。

(2) CT 模拟定位机:CT 扫描多个层面上的图像可正确地三维重建人体的解剖结构,而 CT 模拟机可通过对肿瘤和正常组织的正确重建及运用射线透过不同组织密度衰减因子的计算,提高放疗剂量计算和治疗计划设计的精确性,做出最佳的照射方案并加以实施,目前成为立体定向放射治疗、适形放射治疗乃至调强放射治疗必不可少的设备。CT 模拟机的发展非常迅速,依据 CT 模拟机的定位原理,可分为三种实现方式:第一种方式是放射治疗自主型,它是在常规 X 射线模拟机上加装 CT 功能替代 CT 扫描机,称之为模拟机 CT,在外观上它与常规 X 射线模拟机没有显著区别。由于图像质量差、扫描层数少而限制了三维重建功能的应用,另外,每次定位时对患者的照射量也比较高;第二种同样属于放射治疗自主型,不同之处在于它是放射治疗科专用 CT 扫描机,是标准的 CT 模拟系统;第三种是利用医院现有的 CT 扫描机,再适当增加一些辅助装备和多功能三维治疗计划系统,并以联网形式组成统一系统,这种方式使医院资源可以得到更充分的利用,适用于大多数医院。因此,在三维适形放射治疗中,CT 模拟机比模拟机 CT 更适合临床需求。

(3) 磁共振模拟机(MRI simulator):虽然 CT 对具有不同的电子密度或 X 线吸收特征的组织结构具有较好的分辨率(如分辨空气骨质、水以及软组织),但是如果没有明显的脂肪或空气界面,则对包括肿瘤在内的具有相似电子密度的不同软组织结构分辨力较差。与 CT 相比,MRI 最大的优点就是对具有相似电子密度的软组织有较强的显示能力且能区分其特征。在这种情况下,MRI 能够更好地提供了靶区的轮廓,不但包括肿瘤的范围,而且还包括邻近的重要软组织器官。通过更准确的定位肿瘤靶区、避免危及邻近的组织器官,提高局部控制率等,能够使适形放疗计划提高治疗效果。随着成像技术的不断进步,目前 MRI 技术的成像质量有了极大的改善。MRI 已经成为一些组织结构成像的重要依据:如脑和脊髓、软组织部位如盆腔、四肢,使得这些部位的结构能够较好地反映出来。与 CT 模拟类似,MRI 模拟主要由 MRI 模拟定位机、具有 DRR 功能的虚拟模拟工作站以及一套患者对准或标记系统组成。但目前在很多医院,单独应用 MRI 并没有真正取代 CT 模拟定位机。主要原因是 MRI 成像过程耗时,存在伪影、且图像不能很好地显示骨质结构,缺少图像电子密度方面的信息等问题,此外包括在检查过程中仍存在一些强迫性的限制,如对患者进入 MRI 检查室的要求繁琐、与 CT 相比花费较高等。还有,虽然 MRI 图像具有更强大的能力来显示不同的软组织层次,在放射治疗计划制订中其同样存在如何使图像序列标准化以及描述和比较不同的图像序列等困难。目前,MRI 在放射治疗中的应用主要还主要集中在将 MRI 图像信息与 CT 图像信息融合,协助提供准确的诊断信息以及确定肿瘤和重要器官的边界。医学图像融合是现代医学图像处理研究的一个热点,它可以充分发挥不同设备(如 CT、MRI、PET、SPET、DSA)的优点,在同一幅图像上表达出多维度信息,如解剖结构信息、功能信息和生理信息等,可弥补单一图像信息不完整、不精准的缺陷,提高诊断和定位的准确性。

(4) PET-CT 模拟机(PET-CT simulator):CT 模拟定位系统是通过 CT 图像确定肿瘤靶区,但在应用时仍有很多局限性,如肿瘤和邻近正常组织在影像学上不易区分时,如肺癌合并肺不张、放射后纤维化、肿瘤复发等。正电子发射计算机断层扫描显像(positron emission tomography,PET)可进行功能显像,用放射性核素标记物测定激素受体、肿瘤乏氧、肿瘤细胞增殖率、肿瘤血管生成和肿瘤细胞凋亡等病理生理学指标。PET 显像是显示分子代谢信息的影像,目前应用最多的是葡萄糖代谢显像,可以显示葡萄糖高代谢的肿瘤组织,易于区分葡萄糖低代谢的放疗后纤维化及坏死组织。但是,PET 对解剖结构显示不佳。结合 CT 技术,PET-CT 不仅得到高清晰的组织解剖图像,而且可以了解肿瘤代谢状态情况,使肿瘤靶区的确定更精准、可靠。

2. 治疗计划系统　放射治疗计划系统(treatment plan system,TPS)是通过对放射源和患者建模,来模拟计划实施的放射治疗。系统采用一个或多个算法对患者体内吸收剂量分布进行计算,制订放射治疗计划。治疗计划系统是放射治疗质量控制与质量保证必不可少的手段,而治疗计划设计是放射治疗过程的重要环节。TPS 首先对放射源建模,在安装阶段根据模型要求建立相应的束流及参数数据库。在治疗计划设定时,首先通过介质或网络向治疗计划系统传输图像系统,获得关于肿瘤靶区及重要器官与组织的信息,并进行重建,完成建模。医生与物理技师结合治疗机(医用加速器、钴机等)的参数,制订治疗计划。某些先进的治疗计划系统可提供智能优化功能,通过一种或多种评价方法对已设计的计划进行分析。经过反复修正和不断完善,最终获得可用于治疗的可能性方案。

3. 固定装置　①激光定位仪,CT 图像本身只提供了空间结构关系,定位所需的相对原点及坐标系则需要另外建立。目前临床放疗中心在 CT 模拟中大多采用常规射野激光定位装置,用来标记、确定和验证射野等中心。在 CT 扫描前首先确定激光指示器在水平和垂直方向的准确性和稳定性,在拟定的治疗部位以金属标记物确定激光中心。由此,即可获得原始等中心及坐标系。在此基础上获得的三维影像资料可方便地获得病灶中心及射野中心在原始坐标系中的位置并建立最终的坐标系,然后将其在体表用激光标记出来。这样获得的靶区中心较为可靠。最新的激光定位仪已发展成具备光野模拟功能的激光射野模拟器。②体位固定装置,放射治疗中,患者治疗体位的选择是治疗计划设计中极其重要的环节。放疗体位要求患者有正确的治疗体位,而且要求在治疗过程中体位固定装置的重复使用性好,且能保持体位不变。使用固定设备可减少随机摆位误差,减少正常组织的受量,同时保证靶区得到充分的照射。常用的有:头颈部支持系统;乳腺托架;热塑面网(罩)和体罩;真空成形固定袋(真空袋)等。

【放射治疗局域网络及数据库】

近年来放射治疗呈现出崭新的发展趋势,主要特征表现为精确定位、精确计划和精确照射。计算机科学为代表的数字化技术是推动现代放射治疗发展的关键技术,数字化网络是其中的核心技术之一。数字化网络技术在现代放射治疗中的具体应用,是在放射治疗部门建立服务于放射治疗信息网络化管理的医学影像归档与通信系统,实现诊疗设备间信息共享,提高放射治疗自动化和智能化水平。在放射治疗科,网络系统的主要目的首先是对患者进行放射治疗的记录和验证,这是治疗全过程的关键步骤;其次是传输图像,其中包括用于设计治疗计划的图像和治疗时对患者定位验证的图像;再者用于描述患者信息的文本传输。放射治疗过程的记录和验证包括实时数据获取并传输到专门的数据服务器,数据采集通常采用串行通讯的方式,一端连接到放射肿瘤科网络,另一端连接到加速器上。与患者相关的治疗信息不断被获取,并陆续保存到专门的数据库服务器中。

【放射治疗的临床应用】

1. 根治性治疗　是指以根治肿瘤为目的的方案。一般对较早的肿瘤、还没有发现远处转移的肿瘤、一般情况好、无严重合并症以及有可能根治的肿瘤进行治疗。临床常应用于鼻咽癌、肺癌、食管癌、宫颈癌、喉癌、前列腺癌、上颌窦癌等。

2. **姑息放疗** 目的使肿瘤生长暂时受到抑制,或者是肿瘤缩小,缓解梗阻、压迫、大出血等症状。如骨转移瘤的止痛治疗、上腔静脉综合征,以及宫颈癌的止血治疗等。

3. **预防性放疗** 针对亚临床灶或高复发转移区域的预防照射,降低局部复发及转移的治疗。常用于中枢性白血病的全中枢放疗、小细胞肺癌的脑部预防性放疗,鼻咽癌、宫颈癌、肺癌等淋巴引流区的预防性放疗。

4. **辅助放疗** 针对术后、化疗后残留病灶、瘤床、淋巴引流区进行照射,目的是降低复发转移概率,提高生存率。常用于部分喉癌、下咽癌、肺癌、食管癌、宫颈癌等术后具有一定复发或转移高危因素的肿瘤进行辅助放疗。

第七节 医用机器人

医用机器人是机器人领域的一个重要分支。一般来说,将用于医疗领域的机器人或者自动化辅助设备都称为医用机器人。目前,医用机器人已在泌尿外科、妇科、心胸外科、普通外科、眼科等得到了广泛应用。

【医用机器人分类】

常用的医用机器人大致可分为 4 类:手术(导航)机器人、康复机器人、辅助机器人、服务机器人。本节主要介绍医用手术机器人。

1. **手术机器人** 主流的手术机器人分 3 大类。①达·芬奇机器人:达·芬奇机器人可通过微创的方法进入常规方式难以进入的部位实施复杂的手术,提高手术的精细化程度和手术效果。②放射机器人:可精确地指向需要放射的部位,精准控制剂量,减少对射野外组织和器官的损伤。③辅助手术系统:通过导航设备使手术更精准,手术效果更好。

2. **康复机器人** 借助机器人帮助患者进行科学高效的康复训练,使之达到更好的康复效果。

3. **辅助机器人** 在院外帮助医院远程监控出院患者的身体状况,如肝移植术后,对患者进行远程居家随访、会诊,目前已有应用报道。此类机器人对老年痴呆症和认知障碍疾病也有一定的治疗效果。

4. **服务机器人** 帮助医院运输药物及其他物品等,如全自动化智能药房。

【手术机器人的发展史】

达·芬奇手术机器人是目前应用最广,知名度最高的手术机器人。于 1999 年首次被推出,2000 年首次利用达·芬奇机器人完成前列腺手术,随后,达·芬奇机器人逐渐应用于临床各学科。目前,达·芬奇手术机器人系统全球已安装数千台,我国已有一百余台,年手术量达数万例。

【医用机器人的优点】

医用机器人可提高外科手术的准确性、可靠性和精准性,避免医生在手术过程中出现手部颤抖等不利于手术的动作。可将术区放大数倍,使术者通过机器人"钻"入组织间隙近距离以 3D 视觉观察术野,常用于一些精细和复杂的手术,如眼科、心脏外科、神经外科的手术,以及常规难以操作的部位,如前列腺、盆底等部位的手术,同时医用机器人可以最小的侵袭和最小的生理干扰达到最佳外科治疗的目的,具有手术创伤小,术后恢复快等优点。

【医用机器人的应用状况】

1. **眼科** 是医用机器人最早应用的科室,于 1997 年由美国研制成功。目前,最新开发的一种无线微型机器人系统,可用于玻璃体视网膜的微创手术。2017 年 5 月全球首个"眼科人工智能(AI)诊疗"系统在我国广州推出,"AI眼科医生"可根据患者上传的眼科检查数据在几分钟内做出诊断并制定出治疗方案,准确率超过 90%。目前白内障、视网膜脱落、视网膜异物、玻璃体脱离、角膜移植等均

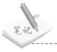

可通过眼科机器人实现。

2. **神经外科**　最早是 1999 年研制成功的无框架定位机器人系统。目前一种新型机器人探针，可通过颅骨进入大脑，进行精确定位。国内 2015 年出现一种可用于脑出血、脑肿瘤、脑血栓、癫痫等疾病治疗的机器人。

3. **胃肠外科**　达·芬奇机器人在胃肠外科应用广泛，适用于胃肠外科各种手术，如胆囊切除术、胃底折叠术、结肠切除术、胃癌根治术等。

4. **心胸外科**　国外有多种辅助心脏手术的机器人系统，如 Heartlander 机器人系统、RAVEN 机器人系统、达·芬奇机器人系统等。达·芬奇机器人几乎涵盖所有心胸外科手术，如冠状动脉旁路移植术、三尖瓣成型和置换术、房间隔缺损修补术、黏液瘤切除术等。国产微创外科手术机器人"妙手 A（MicroHand A）"已达到国际领先水平。

5. **泌尿外科**　国外多种机器人系统应用于泌尿外科的手术，如 Zues 机器人系统和达·芬奇机器人系统。前列腺癌根治术及肾部分切除术是达·芬奇机器人开展最多的术式，其他如膀胱切除、输尿管肿瘤等均可通过达·芬奇机器人完成。在国内，有报道一种半自动化机械手，可辅助前列腺癌的手术治疗。

6. **妇科**　目前妇科主要使用达·芬奇机器人手术系统。现广泛应用于妇科各种良恶性疾病，如子宫肌瘤、卵巢囊肿、子宫内膜癌、宫颈癌、卵巢癌等。开展术式包括卵巢囊肿剥除术、子宫肌瘤摘除术、全子宫切除术、宫颈癌根治术、子宫内膜癌根治术等，特别在盆腔淋巴结清扫术中能够发挥巨大作用。

小　结

本章对临床常用的影像诊断、电生理检测、实验室诊断、内镜诊疗、物理治疗及机器人辅助技术，从技术原理、仪器设备的基本结构、功能，以及临床应用现状等方面展开讨论。内容围绕临床应用的角度，对每种技术概念、临床应用的优势与不足进行描述。通过本章节的学习，学生可初步了解和掌握几类依据不同原理研制的医用诊疗设备在临床应用的相关知识，对研究生命科学的生物医学工程专业的学生而言，定会有所受益和启发。

 思考题

1. CT、MRI、超声、核素成像技术之间，各有何优势与不足？
2. 射频与微波技术消融肿瘤的优势与不足有哪些？
3. 常用的放射治疗设备有哪些？目前精确的放疗设备是什么？有哪些优势？
4. 什么是近距离治疗？后装治疗的优势是什么？
5. 实验室检查与影像学检查各有何优势与特点？

（邹建中　范竹萍　王亚利　张颐）

呼吸系统疾病 　第四章

呼吸系统由呼吸道和肺组成。呼吸道以环状软骨下缘为界分为上呼吸道和下呼吸道。呼吸系统直接和外界环境相通,成人的肺泡表面积大约100m²,静息状态下,每日约有10 000L的气体进出呼吸道。肺有两组血管供应,肺循环的动静脉为气体交换的功能血管,体循环的支气管动静脉为气道和脏层胸膜的营养血管。肺与全身各器官的血液及淋巴循环相通,所以皮肤软组织疖痈的菌栓、深静脉形成的血栓、癌肿的癌栓,都可以到达肺脏,分别引起继发性肺脓肿、肺血栓栓塞症和转移性肺癌等。肺部病变亦可向全身播散,如肺癌、肺结核可播散至骨、脑、肝等器官。呼吸系统疾病很多,在本章选取几个常见的疾病进行叙述。

第一节　急性上呼吸道感染

急性上呼吸道感染(acute upper respiratory tract infection)简称上感。广义的上感不是一个疾病诊断,而是一组疾病,是指鼻、咽、喉部急性感染性炎症。包括普通感冒、病毒性咽炎、喉炎、疱疹性咽峡炎、咽结膜热、细菌性咽-扁桃体炎。狭义的上感又称普通感冒,是最常见的急性呼吸道感染性疾病,多呈自限性,有一定的传染性。

【流行病学】

上感是人类最常见的传染病之一,于冬春季节多发,全年皆可发病,多发生在气候骤变时,甚至可引起小规模流行。感染途径主要由空气传播,也可经污染的手和用具接触传播。病原体大多为自然界中广泛存在的多种类型的病毒,亦可为健康人群自身携带的病毒,且人体感染后产生的免疫力较弱、短暂,病毒间也无交叉免疫,故可反复发病。

【病因和发病机制】

多由病毒感染(占70%~80%)引起,少数由细菌直接感染所致,病毒感染后常继发细菌感染。常见的病毒有鼻病毒(30%~40%)、冠状病毒(10%~15%)、腺病毒(10%~15%)、呼吸道合胞病毒、副流感病毒、流感病毒、埃可病毒、柯萨奇病毒等,还有30%~40%的未知病毒;常见的细菌有溶血性链球菌、流感嗜血杆菌、肺炎球菌、葡萄球菌,以及支原体、衣原体等。接触病原体后是否发病取决于机体状况和传播途径。感染多发生于受凉、过度疲劳、机体抵抗力下降时,老幼体弱、防御功能差者更易感染。

【病理和病理生理】

可以出现呼吸道上皮细胞的损伤,大多时候没有明显的组织学改变。其病理生理过程大致为:首先病毒进入人体或者原本藏匿于人体内的病毒被激活,然后病毒进入呼吸道与呼吸道上皮细胞特异性结合而进入细胞,之后病毒在呼吸道的上皮细胞及局部淋巴组织中复制,引起细胞病变及炎症反应,释放各种炎症介质如激肽、白三烯、IL-1、IL-6、IL-8、肿瘤坏死因子等,引起炎症反应,从而产生感冒的各种症状。如果继发细菌感染,可以有中性粒细胞浸润,产生脓性分泌物等。

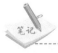
笔记

【临床表现】

急性上呼吸道感染根据感染的部位分为急性咽炎、喉炎、咽结膜炎、咽峡炎、咽扁桃体炎以及普通感冒。因病原体及病原体累及的部位不同,其临床表现也有所不同。普通感冒主要表现为鼻黏膜的卡他症状如喷嚏、鼻塞、流清水样鼻涕;全身症状如发热、畏寒、头痛、关节痛、全身乏力等;还可有咳嗽、咽干、咽痒或灼热感,甚至鼻后滴漏感等其他表现。

【辅助检查】

大多是病毒感染,故外周血白细胞总数不高或偏低,淋巴细胞比例相对增加,重症患者可有白细胞总数及淋巴细胞数目下降。如果是细菌感染则有白细胞增加,中性粒细胞比例增加,或者相对不成熟的杆状核中性粒细胞等幼稚中性粒白细胞所占比例增加。

【并发症】

上呼吸道感染若不及时治疗,炎症可波及其他器官发生相应症状,全身症状亦会加重。常见的并发症可有鼻窦炎、中耳炎、眼结膜炎、颈淋巴结炎及咽后(或侧)壁脓肿。上呼吸道感染也容易向下发展,引起气管、支气管炎及肺炎。以咽炎为表现者,部分患者可以继发溶血性链球菌感染引起急性肾小球肾炎、风湿热等变态反应性疾病。还有少数患者出现病毒性心肌炎。

【诊断与鉴别诊断】

根据症状体征结合血象和 X 线检查结果不难诊断,但需与早期表现为上感症状的疾病相鉴别。

1. 流行性感冒 为流感病毒所致。有明显流行病史。全身中毒症状重,如发热、头痛、咽痛、全身肌肉酸痛和眼结膜炎症状等,上呼吸道卡他症状较轻。病原检查有助于鉴别。

2. 急性气管 - 支气管炎 表现为咳嗽、咳痰、血白细胞计数可升高,鼻部症状较轻,X 线胸片可见肺纹理增强。

3. 过敏性鼻炎 某些学龄前和年长儿童有"感冒"症状如鼻塞、流涕、打喷嚏、鼻痒等持续超过 2 周或反复发作,而全身症状较轻,则应考虑过敏性鼻炎的可能。鼻分泌物涂片嗜酸性粒细胞增多有助于诊断。

4. 其他变异病毒感染性疾病 如 SARS、禽流感病毒及中东呼吸综合征(变异冠状病毒)等,常以上呼吸道感染症状为表现,可造成广泛流行,引起严重肺部感染,呼吸衰竭而死亡,需与一般急性上呼吸道感染相鉴别。

【治疗】

因目前尚无特效抗病毒药物,普通感冒一般以对症治疗为主,注意休息、多饮水,1 周左右可自愈。对于症状较重的可以有针对性地选择药物对症治疗。

1. 对症治疗 以缓解感冒症状为主,同时注意休息,病情较重或年老体弱者应卧床休息、适当补充水分、保持室内空气流通,避免继发性细菌感染。

(1) 解热镇痛药:如有发热、头痛、肌肉酸痛等症状,可选用解热镇痛药,如复方阿司匹林、对乙酰氨基酚、吲哚美辛等。

(2) 血管收缩剂:鼻塞、鼻黏膜充血水肿时,可使用盐酸伪麻黄碱,严重的也可用 1% 伪麻黄碱滴鼻。

(3) 抗过敏药 / 抗组胺药:对于鼻黏膜敏感性增高,频繁打喷嚏、流鼻涕、流泪的,可选用马来酸氯苯那敏或苯海拉明等抗组胺药。

(4) 镇咳剂:对于咳嗽症状较明显者,可选用镇咳药,但老人慎用。

(5) 祛痰药:祛痰药可以提高咳嗽对气道分泌物的清除率。

2. 病因治疗

(1) 抗病毒药物治疗:目前尚无特效抗病毒药物,通常也不需要抗病毒治疗,尤其发病已经超过两天的。

(2) 抗菌药物治疗:单纯病毒感染无需使用抗菌药物,有白细胞计数升高、咽部脓苔、咳黄痰等细菌感染证据时,可选用敏感的抗菌药物。

3. 对于普通感冒警惕隐藏的重复给药 功能不同、类别不同、商品名不同的药物可能含有相同的成分。服用两种以上的感冒药,一定要注意其成分含量,以免重复用药、超量用药,增加药物不良反应。

4. 妊娠及哺乳期妇女感冒用药注意事项 绝大多数感冒药孕妇都应慎用,特别是妊娠期前3个月应当禁用含阿司匹林、苯海拉明、金刚烷胺的感冒药,这些成分可致畸胎,禁用含双氯芬酸钠、布洛芬、可待因的药物,其对胎儿有毒性。哺乳期妇女尽量不要使用苯海拉明、马来酸氯苯那敏、金刚烷胺等,因为这些药物能够通过乳汁影响幼儿。

5. 儿童感冒用药注意事项 目前非处方感冒药物在2岁以下幼儿中应用的安全性尚未被确认,因此不能用于幼儿的普通感冒。婴幼儿不要使用复方阿司匹林,其兴奋作用易导致神经抑制机制尚未健全的婴幼儿在高热时发生惊厥。儿童发热应慎用阿司匹林等水杨酸类药物,因为其能够诱发瑞氏(Reye)综合征致肝肾衰竭、脑损伤,甚至死亡。

6. 其他注意事项 从事驾驶、高空作业或操作精密仪器等行业工作者不宜服用含有马来酸氯苯那敏、苯海拉明的感冒药物。

严重高血压或心脏病患者禁用含有伪麻黄碱成分的感冒药物。含有伪麻黄碱成分的感冒药物慎用于甲状腺功能亢进、糖尿病、缺血性心脏病以及前列腺肥大的患者。

慢性阻塞性肺疾病和重症肺炎患者应慎用含有可待因和右美沙芬的感冒药物。

【预防】

室内开窗通风,保持空气清新;少去人群密集的场所,患者更要注意避免与他人接触;勤洗手;加强体育锻炼,提高机体抗病能力;冬春季节气候多变,注意保暖。

第二节　慢性支气管炎和慢性阻塞性肺疾病

慢性支气管炎(chronic bronchitis)简称慢支,是指排除了咳嗽、咳痰的其他疾病后,每年以咳嗽、咳痰为主要症状持续3个月且连续2年或以上的气管和支气管的慢性非特异性炎症性疾病。

慢性阻塞性肺疾病(chronic obstructive pulmonary diseases,COPD)即慢阻肺,以不完全可逆的持续性气流受限为特点的肺部疾病。进一步发展可导致肺心病和呼吸衰竭。所谓气流受限,简言之就是在深吸气后开始呼气的第一秒用力呼气容积与用力肺活量之比较正常人明显降低。慢阻肺与慢性支气管炎和肺气肿密切相关。

【病因和发病机制】

慢性支气管炎和慢性阻塞性肺疾病的病因尚不完全清楚,可能是多种环境因素和人体自身因素的长期相互作用的结果。因而只能提出也许与本病发生有关的几个因素作为参考。

1. 吸烟 据统计吸烟者慢性支气管炎的患病率较不吸烟者高2~8倍,烟龄越长、烟量越大,患病率越高。吸烟是本病发生的重要因素。香烟中的焦油、尼古丁和氰氢酸等化学物质,可损伤气道上皮细胞,使纤毛运动减退和巨噬细胞吞噬功能降低,导致气道净化功能下降;并能刺激黏膜下感受器使副交感神经功能亢进,引起支气管平滑肌收缩,导致气道阻力增加以及腺体分泌增多;使氧自由基增多,诱导中性粒细胞释放蛋白酶,水解肺弹力纤维,诱发肺气肿等。

2. 空气污染和职业粉尘 有害气体如二氧化硫、二氧化氮、氯气及臭氧等对气道黏膜上皮均有刺激和细胞毒性作用。当空气中的烟尘或二氧化硫超过1 000μg/m³时,慢性支气管炎急性发作显著增多。接触职业粉尘如二氧化硅、煤尘、蔗尘、棉屑等亦可刺激、损伤支气管黏膜,使肺清除功能遭受损害,为细菌感染创造条件。

3. 感染因素 感染是慢性支气管炎发生、发展的重要因素之一。气道反复感染可引起气管支气管黏膜损伤和慢性炎症。

4. 机体自身因素 免疫功能紊乱、气道高反应性和年龄的增大都是慢性支气管炎发生的重要因素。

【病理及病理生理】

慢阻肺的病理变化主要表现为气道炎症和肺气肿的病理变化。

1. 呼吸道上皮的损伤与修复 在各种致病因子的作用下,由于炎性渗出和黏液分泌增多,使黏膜上皮的纤毛因负荷过重而发生粘连、倒伏,甚至脱失。上皮细胞变性、坏死,若病变严重或持续过久,可发生鳞状上皮化生。

2. 呼吸道腺体的病变 为支气管炎的形态学特征。表现为:①黏膜上皮层内杯状细胞增多;②黏液腺泡增生、肥大;③浆液腺泡黏液化。致使黏液的分泌增多。

3. 其他组织的损害 炎症反复发作可破坏平滑肌、弹力纤维和软骨。肺泡壁变薄,肺泡破裂,形成大小不等的肺大疱。支气管炎反复发作,病变逐渐加重,使受累细支气管增多,炎症可向肺泡及支气管壁周围扩展,引起支气管肺炎、肺气肿、支气管扩张症甚至肺源性心脏病。

【临床表现】

慢支和慢阻肺的症状有很多相似之处,但程度明显不同。

1. 症状

(1)慢性咳嗽:常表现为晨间咳嗽明显,夜间有阵咳或排痰。当气道严重阻塞,通常仅有呼吸困难而不表现出咳嗽。

(2)咳痰:一般为白色黏液或浆液性泡沫痰,偶可带血丝,清晨排痰较多。急性发作期痰量增多,可有脓性痰。

(3)气短或呼吸困难:慢性阻塞性肺疾病的主要症状,早期在剧烈活动时出现,后期逐渐加重,以致在日常生活甚至休息时也感到气短。但由于个体差异,部分人可耐受。

(4)喘息和胸闷:部分患者特别是重度患者或急性加重时出现。

(5)其他:疲乏、消瘦、焦虑等常在慢性阻塞性肺疾病病情严重时出现,但并非慢性阻塞性肺疾病的典型表现。

2. 体征

慢阻肺早期多无异常体征,急性发作期双肺可闻及干、湿性啰音,合并肺气肿时,查体可发现下述征象。

(1)视诊:胸廓前后径增大,肋间隙增宽,剑突下胸骨下角增宽,称为桶状胸,部分患者呼吸变浅,频率增快,严重者可有缩唇呼吸等。

(2)触诊:双侧语颤减弱。

(3)叩诊:肺部过清音,心浊音界缩小,肺下界和肝浊音界下降。

(4)听诊双肺呼吸音减弱,呼气延长,部分患者可闻及湿性啰音和/或干性啰音。

【辅助检查】

1. 肺功能检查 肺功能检查是判断气流受限的主要客观指标。第一秒用力呼气容积与用力肺活量比值(FEV_1/FVC)是评价气流受限的一项敏感指标。第一秒用力呼气容积占预计值百分比,是评估 COPD 严重程度的良好指标,且稳定易于操作。吸入支气管扩张剂后 $FEV_1/FVC<70\%$ 者,可确定为不能完全可逆的气流受限。肺总量(TLC)、功能残气量(FRC)和残气量(RV)增高,肺活量(VC)降低,深吸气量(IC)降低,IC/TLC 下降,一氧化碳弥散量(DLCO)及 DLCO 与肺泡通气量(VA)比值(DL-CO/VA)下降。

2. 胸部 X 线 COPD 早期胸片可无变化,以后可出现肺纹理增粗,紊乱等非特异性改变,也可出现肺气肿改变。X 线胸片改变对 COPD 诊断意义不大,主要作为确定肺部并发症及与其他肺疾病鉴别之用。

3. 胸部 CT CT 检查不作为 COPD 的常规检查。高分辨率 CT,对有疑问病例的鉴别诊断有一定意义。

4. 血气分析　确定发生低氧血症、高碳酸血症及酸碱平衡紊乱,有助于提示当前病情的严重程度。

5. 其他　慢性阻塞性肺疾病的急性加重常因微生物感染诱发,当合并细菌感染时,血白细胞计数增高,中性粒细胞核左移;痰细菌培养可能检出病原菌;常见病原菌为肺炎链球菌、流感嗜血杆菌、卡他莫拉菌等,病程较长,而且出现肺结构损伤者,易合并铜绿假单胞菌感染,长期吸入糖皮质激素者易合并真菌感染。

【诊断】

具有以下特点的患者应该考虑 COPD 诊断:慢性咳嗽、咳痰、进行性加重的呼吸困难及有 COPD 危险因素的接触史(即使无呼吸困难症状)。确诊需要肺功能检查,使用支气管扩张剂后 FEV_1/$FVC<70\%$ 可以确认存在不可逆的气流受阻。根据 FEV_1 占预计值的百分比可将 COPD 的肺功能分为 4 级。

Ⅰ级(轻度)$FEV_1 \geq 80\%$ 预计值;

Ⅱ级(中度)$50\% \leq FEV_1 <80\%$ 预计值;

Ⅲ级(重度)$30\% \leq FEV_1 <50\%$ 预计值;

Ⅳ级(极重度)$FEV_1 <30\%$ 预计值。

【并发症】

慢阻肺应注意自发性气胸、慢性呼吸衰竭及肺源性心脏病的发生。具体参见相应章节。

【治疗】

1. 稳定期治疗　可采用非药物治疗:戒烟,运动或肺康复训练,接种流感疫苗与肺炎疫苗等。

2. 康复治疗　如呼吸生理治疗、肌肉训练、营养支持、高压负离子氧疗等对 COPD 患者肺功能的康复有利。

3. 心理调适　良好的心情将有利于患者积极面对疾病、增加治疗的顺从性,并有利于建立良好的人际关系,这将更有利于疾病的恢复。

4. 长期家庭氧疗　对慢阻肺并发慢性呼吸衰竭者可提高生活质量和生存率,对血流动力学、运动能力和精神状态均会产生有益的影响。

5. 药物治疗　现有药物治疗可以减少或消除患者的症状、提高活动耐力、减少急性发作次数和严重程度以改善健康状态。吸入治疗为首选,教育患者正确使用各种吸入器,向患者解释治疗的目的和效果,有助于患者坚持治疗。

(1) 支气管扩张剂:临床常用的支气管扩张剂有三类,β_2 受体激动剂、胆碱能受体阻断剂和茶碱类药物。

(2) 吸入糖皮质激素:频繁急性加重的患者,嗜酸性粒细胞≥300μl,有哮喘病史的患者,可吸入糖皮质激素联合支气管扩张剂吸入治疗,一般不推荐单独吸入激素治疗。

(3) 祛痰和镇咳祛痰剂:痰液黏稠不易咳出的患者,可使用氨溴索、N-乙酰半胱氨酸、羧甲司坦等,后两种药可降低部分患者急性加重的风险。镇咳药可能不利于痰液引流,应慎用。

6. 急性加重期治疗

(1) 低流量吸氧:目标是维持血氧饱和度达 $88\% \sim 92\%$。

(2) 支气管扩张剂:吸入短效的支气管扩张剂,如异丙托溴铵、沙丁胺醇。

(3) 全身糖皮质激素:2014 年 GOLD 指南更新版推荐甲泼尼松龙,连续用药 5d。

(4) 抗感染药物:当患者呼吸困难加重,痰量增多,咳脓痰,应根据患者的可能感染病原菌选择合适的抗生素治疗。

【预防】

1. 戒烟吸烟　是导致 COPD 的主要危险因素,在疾病的任何阶段戒烟都有助于防止慢阻肺的发

笔记

生和发展。

2. **减少室内外空气污染** 避免在通风不良的空间燃烧生物燃料。控制环境污染,减少职业性粉尘和化学物质吸入。

3. **防治呼吸道感染** 积极预防和治疗上呼吸道感染,避免到人群密集的地方;保持居室空气新鲜。

4. **加强锻炼** 加强体育锻炼,增强体质,提高机体免疫力,可帮助改善机体一般状况。

5. **呼吸功能锻炼** COPD患者治疗中一个重要的目标是保持良好的肺功能,只有保持良好的肺功能才能使患者有较好的活动能力和良好的生活质量。患者可通过做呼吸瑜伽、呼吸操、深慢腹式阻力呼吸功能锻炼(可借助肺康复设备)等进行肺功能锻炼。

第三节 肺 炎

肺炎(pneumonia)是指终末气道、肺泡和肺间质的炎症,可由病原微生物、理化因素、免疫损伤、过敏及药物所致。引起肺炎的病原微生物很多,如细菌、病毒、支原体、衣原体等,理化因素有放射线、吸入性异物等。细菌性肺炎是最常见的肺炎,其中由肺炎球菌引起的肺炎最为多见。细菌性肺炎曾经对儿童和老年人是极大的健康威胁,抗生素的出现一度明显降低了肺炎的病死率。但是,由于抗生素的过度和不当使用,目前肺炎的病死率有所回升。

【分类】

1. **解剖形态学分类** 肺炎分大叶性(肺泡性)肺炎、小叶性(支气管)肺炎、间质肺炎。

2. **按病原体分类**

(1)细菌性肺炎:常见细菌有肺炎链球菌、葡萄球菌、嗜血流感杆菌等;

(2)病毒性肺炎:常见病毒如呼吸道合胞病毒、流感病毒、副流感病毒、腺病毒等;

(3)真菌性肺炎:如念珠菌、隐球菌、曲霉菌、肺孢子菌等;

(4)非典型病原体所致肺炎:如支原体肺炎、衣原体肺炎以及军团菌肺炎等;

(5)其他肺炎:如寄生虫、立克次体等引起的肺炎;

(6)理化因素所致肺炎:如胃酸吸入引起的肺炎,放射损伤引起的肺炎等。

3. **按病程分类** 分为急性肺炎、迁延性肺炎及慢性肺炎。

4. **根据感染途径分类** 包括社区获得性肺炎和医院内肺炎等。社区获得性肺炎是指在院外感染引起的肺炎。医院内肺炎是指患者入院时不存在,也不处于感染潜伏期,而是于入院48h后在医院内发生的肺炎,最常见的病原菌是革兰氏阴性菌。

【临床表现】

多数起病急骤,常有受凉淋雨、劳累、病毒感染等诱因,约1/3患者患病前有上呼吸道感染。病程1~2周。主要临床症状体征如下:

1. **寒战与高热** 典型病例以突然寒战起病,继之高热,体温可高达39~40℃,呈稽留热型,常伴有头痛、全身肌肉酸痛,食量减少。抗生素使用后热型可不典型,年老体弱者可仅有低热或不发热。

2. **咳嗽与咳痰** 初期为刺激性干咳,继而咳出白色黏液痰或带血丝痰,经1~2d后,可咳出黏液血性痰或铁锈色痰,也可呈脓性痰,进入消散期痰量增多,痰黄而稀薄。

3. **胸痛** 可有患侧胸痛,常呈针刺样,随咳嗽或深呼吸而加剧,可放射至肩或腹部。如为下叶肺炎可刺激膈胸膜引起剧烈腹痛,易被误诊为急腹症。

4. **呼吸困难** 由于肺实变通气不足、胸痛以及毒血症而引起呼吸困难、呼吸快而浅。病情严重时影响气体交换,使动脉血氧饱和度下降而出现发绀。

5. **其他症状** 少数有恶心、呕吐、腹胀或腹泻等胃肠道症状。严重感染者可出现神志模糊、烦躁、嗜睡、昏迷等。

6. 体征 因肺炎类型不同有所差异。肺炎球菌肺炎患者多呈急性面容,双颊绯红,皮肤干燥,口角和鼻周可出现单纯性疱疹。革兰氏阴性杆菌肺炎病变范围大者,可有肺实变体征,双肺下野及背部可闻及湿性啰音。肺炎支原体肺炎患者体征多不明显,可有咽部中度充血,肺部干、湿啰音,耳镜可见鼓膜充血,甚至出血,呈炎症性改变。病毒性肺炎胸部体征亦不突出,有时偶尔可在下肺闻及湿啰音。

【诊断和鉴别诊断】

1. 肺炎诊断的确定 首先与呼吸道感染区别开来。呼吸道感染是没有肺部实质病变的。其次与其他有相似症状的疾病鉴别。主要是与肺结核、肺癌、肺血栓栓塞症、非感染性肺部浸润等鉴别。X 线胸片、胸部 CT 在其诊断和鉴别诊断中起重要的作用。如图 4-1 X 光片、CT 片显示右中叶肺炎。

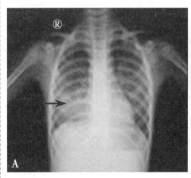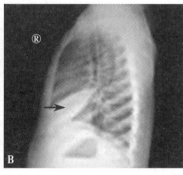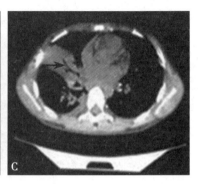

图 4-1 右中叶肺炎

A. 胸部正位片显示右肺中下野实变影;B. 侧位片实变影成三角形;C. 胸部 CT 提示实变影中可见的支气管充气征。

2. 病原微生物的确定 目前有如下几种样本获取的途径和方法。

(1) 痰培养:痰培养应在抗生素使用前留取标本;

(2) 经支气管镜或者人工气道吸引获取;

(3) 支气管肺泡灌洗;

(4) 防污染毛刷采样;

(5) 经皮细针活检和开胸肺活检;

(6) 血和 / 或胸腔积液培养;

(7) 尿抗原试验;

(8) 血清学检查。

根据培养的结果确定致病菌。即便如此,目前仍然有 40%~50% 的肺炎无法确定病原体。所以临床上常根据临床表现、体征及 X 线的表现来大致推断病原体。

【治疗】

1. 注意休息,必要时吸氧、积极排痰。

2. **抗感染** 是肺炎治疗的最主要环节。细菌性肺炎的治疗包括针对病原体治疗和经验性治疗。前者根据痰等样本培养和药物敏感试验结果,选择敏感的抗菌药物;后者主要根据本地区肺炎病原体流行病学资料,选择可能覆盖病原体的抗菌药物。此外,还需根据患者的年龄、基础疾病、疾病严重程度、是否有误吸等因素,选择抗菌药物和给药途径。疑为肺炎即马上给予首剂抗菌药物。病情稳定后可将静脉途径改为口服治疗。肺炎抗菌药物疗程至少 5d,多数患者要 7~10d 甚至更长疗程,体温正常 48~72h,无任何一项肺炎临床不稳定征象可停用抗菌药物。

经抗菌治疗 72h 症状无改善,应该考虑如下原因:①药物未能覆盖致病菌,或细菌耐药;②特殊病原体感染如结核分枝杆菌、真菌、病毒等;③出现并发症或存在影响疗效的宿主因素如免疫抑制;④非感染性疾病误诊为肺炎;⑤药物热。

此外,青壮年、老年人以及有无基础疾病的肺炎患者,各有其病情特点以及在用药上的差异。重症肺炎更要注意尽早开始治疗,选用广谱强力抗生素,并且足量、联合用药。

第四节　肺　结　核

肺结核(pulmonary tuberculosis,PTB)是由结核分枝杆菌引起的肺部感染疾病,具有传染性。很多器官都可以发生结核菌感染,但以肺部结核感染最为常见。排菌者是重要的传染源,主要通过呼吸道传播。人体感染结核菌后不一定发病,当抵抗力降低或细胞介导的变态反应增高时,才可能引起临床发病。

【病因】

结核分枝杆菌是肺结核的主要致病菌。因为其抗酸染色呈红色后不被脱色,故又称为抗酸杆菌。结核分枝杆菌的倍增时间是 14~20h,对干燥、冷、酸、碱等抵抗力强,在干燥的环境中可存活数月甚至数年,但对紫外线敏感,太阳光直射痰中结核分枝杆菌 2~7h 可被杀死。

【临床表现】

1. **症状**　通常有较密切的结核病接触史,由于是呼吸道传染,有时难以追溯到接触史。呼吸道症状咳嗽、咳痰或者痰中带血 2 周以上是肺结核的常见可疑症状。呼吸道症状依病情不同而不同,严重的还可以有咯血、胸痛、不同程度胸闷或呼吸困难;全身症状主要表现为低热,尤其以午后潮热为其特点,盗汗、乏力、食欲缺乏、体重减轻,女性还可以有月经失调等。

2. **体征**　肺部体征依病变范围和性质不同而有差异。早期小范围的结核可以没有阳性体征,病变范围较广者可以有肺部实变音如叩诊呈浊音,语颤增强,支气管呼吸音和湿啰音。晚期结核形成纤维化,局部收缩使胸廓塌陷和纵隔移位。如有结核性胸膜炎则有相应的胸膜炎的表现。

【辅助检查】

1. **影像学检查**　胸部 X 线检查仍然是肺结核诊断的常规首选方法。其影像学特点是病变多在上叶尖后段、下叶背段和后基底段,呈多态性即浸润、增殖、干酪、纤维钙化病变可同时存在。CT 实际上已成为常规手段,可判断肺结核的部位、范围、病变性质、病变进展、治疗反应和判定疗效。

2. **痰结核菌**　痰涂片和集菌方法,抗酸染色检出阳性有诊断意义。也可行结核菌培养、动物接种,但时间长。结核菌聚合酶联反应(PCR)阳性有辅助诊断价值。

3. **支气管镜检查**　支气管镜可达病灶部位的直观诊断和活检。对于肺内结核,可采集分泌物和支气管肺泡灌洗液做病原菌检查,也可以经支气管镜行肺活检。

4. **结核菌素试验**　要注意接种了结核分枝杆菌疫苗,旧结核菌素(OT)皆可以阳性。只有强阳性者有助诊断。目前使用的结核菌素是其纯蛋白衍化物即 PPD 或 PPD-RT23。故又称 PPD 试验。

5. **γ- 干扰素释放试验(IGRAs)**　通过特异性抗原 ESAT-6 和 GFP-10 来检测血中 γ- 干扰素的水平或者采用酶联免疫斑点试验测量计数分泌 γ- 干扰素的特异性的 T 淋巴细胞。可以区分是自然感染还是接种卡介苗。所以特异性高于 PPD 试验。其原理就是结核感染者体内存在特异的效应 T 淋巴细胞,效应 T 淋巴细胞再次受到结核抗原刺激时会分泌 γ- 干扰素。

【肺结核诊断、分型】

根据接触史、临床表现、实验室检查尤其影像学检查即可做出诊断。诊断时注意肺结核的分型以便治疗和隔离。肺结核分型如下:

(1) 原发型肺结核(Ⅰ型):原发型肺结核为原发结核感染(即初次感染)所引起的病症,包括原发综合征及胸内淋巴结结核。初染结核时,由于早期特异性免疫力尚未形成,结核分枝杆菌沿引流淋巴管侵入肺门淋巴结,甚至有早期菌血症,形成播散病灶在其他脏器潜伏下来,成为日后肺外结核病的来源。

(2) 血行播散型肺结核(Ⅱ型):包括急性粟粒性肺结核和慢性或亚急性血行播散型肺结核两型。

（3）继发型肺结核（Ⅲ型）：继发性肺结核又称成人型肺结核，为已感染过结核病的儿童，在原发病变已静止或痊愈一个时期后，又发生了活动性肺结核，其发病有两种可能：一为陈旧的原发灶内结核分枝杆菌又重趋活动，引起病灶复燃，称内源性复发；二为原发感染已治愈后再次由外界结核分枝杆菌感染而发病，称外源性重染。本型中包括浸润型肺结核和慢性纤维空洞型肺结核。

（4）结核性胸膜炎（Ⅳ型）：参见胸腔积液一节。

（5）其他肺外结核按部位和脏器命名，如：骨关节结核、肾结核、肠结核。

（6）菌阴性肺结核：为三次痰涂片及一次培养均阴性的肺结核。

【肺结核鉴别诊断】

1. 原发综合征应与淋巴瘤、胸内结节病、中心型肺癌和转移癌鉴别。

2. 急性血行播散型肺结核，应与伤寒、脑膜炎、败血症、肺尘埃沉着病、肺泡细胞癌、含铁血黄素沉着症相鉴别。

3. 浸润型肺结核要与各类肺炎、肺脓肿、肺真菌病、肺癌、肺转移癌、肺囊肿和其他肺良性病变鉴别。

【肺结核治疗】

1. **药物治疗**　药物治疗的原则是早期、联用、适量、规律和全程使用敏感药物，整个治疗过程分强化和巩固两个阶段。①早期治疗；②联用：联合 2 种以上药物，以增强与确保疗效；③适量及个体化用量；④规律：必须严格按照治疗方案，有规律地坚持治疗，不可随意更改方案或无故停药，亦不可随意间断用药；⑤全程：必须按照方案所定的疗程坚持全疗程，短程通常为 6~9 个月。通常初治患者严格按照此原则规范治疗，疗效可达 98%，复发率低于 2%。

具体药物治疗方案因病情、病菌（有些可能是耐药菌甚至是多药耐药菌）和个体状态而定。常用的抗结核药有异烟肼、利福平、吡嗪酰胺、链霉素、乙胺丁醇等。

2. **对症治疗和糖皮质激素的使用**　针对咯血使用止血药。糖皮质激素适于结核毒性症状严重者，并且要在确保抗结核治疗有效的情况下使用。

3. **手术治疗**　外科手术已较少应用于肺结核治疗。但手术前后也要应用抗结核药。

第五节　支气管哮喘

支气管哮喘（bronchial asthma）简称哮喘，是一种以慢性气道炎症和气道高反应性为特征的异质性疾病，主要特征表现为气道慢性炎症、气道高反应性、气道重构以及可逆性气流受限。参与的细胞有嗜酸性粒细胞、肥大细胞、T 淋巴细胞、中性粒细胞、平滑肌细胞以及气道上皮细胞等。导致反复发作的喘息、气促、胸闷和 / 或咳嗽等症状，多在夜间和 / 或清晨发作、加剧，多数患者可自行缓解或经治疗缓解。哮喘是最常见的慢性病之一，各国患病率差异很大，我国是 0.5%~5%，总体是发达国家高于发展中国家，城市高于农村，儿童较成人多，老年患者有增加的趋势。

【病因】

1. **遗传因素**　哮喘与多基因遗传有关，具有家族聚集性，亲缘关系越近，患病率越高。患者病情越严重，其亲属患病率也越高。通过全基因组关联研究已经筛选出了多个哮喘易感基因位点，但是否发病受环境的因素影响很大。

2. **环境因素**

（1）变应原因素：分为室内变应原（尘螨、宠物、蟑螂、真菌）、室外变应原（花粉、草粉）、职业性变应原（油漆、活性染料）、药物（阿司匹林、普萘洛尔、一些非皮质激素类抗炎药）、食物（鱼、虾、蛋类、牛奶）等。

（2）非变应原因素：如大气污染、吸烟、运动、肥胖等。

【发病机制】

哮喘的发病机制未完全明了,目前认为有以下几方面的机制(图 4-2)。

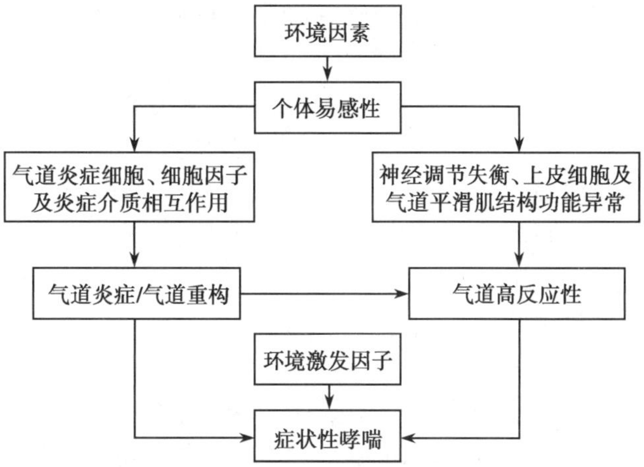

1. **变态反应** 变应原初次进入具有易感性的人体,刺激 T 淋巴细胞,继而激活 B 淋巴细胞合成特异性 IgE,IgE 与肥大细胞、嗜碱粒细胞表面的受体结合。当变应原再次进入机体时,与 IgE 交联,使这些细胞释放多种活性介质,引起平滑肌收缩,黏液分泌增加,血管通透性增加,炎症细胞浸润,产生哮喘的症状。

2. **气道炎症** 气道慢性炎症是哮喘的本质。

```
环境因素
    │
个体易感性
    │
┌───────────┴───────────┐
气道炎症细胞、细胞因子        神经调节失衡、上皮细胞及
及炎症介质相互作用           气道平滑肌结构功能异常
    │                         │
气道炎症/气道重构    ────→    气道高反应性
              环境激发因子
                   │
              症状性哮喘
```

图 4-2 哮喘发病机制示意图

3. **气道高反应性** 表现为气道对各种刺激因子出现过强或过早的收缩反应,是哮喘发展的另一个重要因素。气道炎症是导致气道高反应性的重要机制之一。

4. **气道重构** 反复的气道炎症和气道上皮的损伤修复导致气道结构改变即重构。重构的结果是对激素的敏感性降低,出现不可逆的气流受阻和持续的气道高反应性。

气道炎症、变态反应、气道高反应以及重构是个相互作用过程,整个过程可称之为气道的免疫 - 炎症机制。

5. **神经机制** 支气管受复杂的自主神经支配。哮喘与 β 肾上腺素受体低下和迷走神经张力亢进有关,并可能有 α 肾上腺素神经的反应性增加。

【临床表现】

1. **症状** 典型症状是发作性伴有哮鸣音的呼气性呼吸困难或发作性咳嗽、胸闷。严重者被迫采取坐位或端坐呼吸,干咳或咳大量白色泡沫痰,甚至出现发绀等,有时咳嗽可为唯一的症状(咳嗽变异性哮喘)。有的青少年患者则以运动时出现胸闷、咳嗽及呼吸困难为唯一的临床表现(运动性哮喘)。哮喘症状可在数分钟内发作,经数小时至数天,用支气管舒张剂缓解或自行缓解。某些患者在缓解数小时后可再次发作。夜间及凌晨发作和加重常是哮喘的特征之一。

2. **体征** 发作时双肺可有广泛的哮鸣音,呼气延长。但严重的哮喘发作时,哮鸣音可能不明显甚至消失,这是病情危重的表现。哮喘不发作时可以没有任何异常体征。

【辅助检查】

1. **痰嗜酸性粒细胞计数** 多数哮喘患者诱导痰液中可见嗜酸性粒细胞计数增高,且与哮喘症状相关。诱导痰嗜酸性粒细胞计数可作为评价哮喘气道炎症指标之一,也是评估糖皮质激素治疗反应性的敏感指标。

2. **肺功能检查** 缓解期肺通气功能多数在正常范围。在哮喘发作时,由于呼气流速受限,表现为第 1 秒用力呼气量(FEV1),1 秒率(FEV1/FVC%)、最大呼气中期流速(MMER)、呼出 50% 与 75% 肺活量时的最大呼气流量(MEF50% 与 MEF75%)以及呼气峰值流量(PEFR)均减少。可有用力肺活量减少、残气量增加、功能残气量和肺总量增加,残气量占肺总量百分比增高。经过治疗后可逐渐恢复。支气管激发试验阳性,或支气管舒张试验阳性,或呼气峰流量(PEF)平均日变异率 >10% 或周变异率 >20%,提示存在可变气流受限。

3. **血气分析** 哮喘严重发作时可有缺氧,PaO_2 和 SaO_2 降低,由于过度通气可使 $PaCO_2$ 下降,pH 上升,表现呼吸性碱中毒。如重症哮喘,气道阻塞严重,可有缺氧及 CO_2 潴留,$PaCO_2$ 上升,表现呼吸性酸中毒。如缺氧明显,可合并代谢性酸中毒。

4. 胸部X线/CT检查　早期在哮喘发作时可见两肺透亮度增加,呈过度充气状态;在缓解期多无明显异常。如并发呼吸道感染,可见肺纹理增加及炎症性浸润阴影。胸部CT在部分患者可见支气管壁增厚、黏液阻塞。

5. 特异性变应原的检测　哮喘患者大多有过敏体质,对众多的变应原敏感。测定变应原有助于对患者的病因诊断和脱离致敏因素的接触。

【诊断】

符合典型症状和体征,除外其他疾病引起的喘息、气急、胸闷和咳嗽,同时具备可变气流受限的客观检查中的任何一条,可以诊断为哮喘。

【鉴别诊断】

注意与以下疾病鉴别:

1. 左心衰竭引起的喘息样呼吸困难　多见于老年人。原因有:高血压、冠心病、二尖瓣狭窄等,以夜间阵发性呼吸困难多见,严重者可出现粉红色泡沫痰。

2. 慢性阻塞性肺疾病　多见于中老年人,有慢性咳嗽史,喘息常年存在,合并感染时急性加重。

3. 变态反应性肺浸润　这是一组肺嗜酸细胞浸润的疾病,都可能有哮喘症状,但基于这些疾病的其他特征可以鉴别尤其是肺组织活检有助于鉴别。

4. 上气道阻塞　中央型支气管肺癌、气管支气管结核、复发性多软骨炎等气道疾病或异物气管吸入都可以有喘息。但可以结合有无哮喘发作史,咳痰带血否,呈吸气性呼吸困难,或哮鸣音为局限性,平喘药物治疗无效可以初步诊断。进一步做胸部X线检查、CT、痰细胞学及纤维支气管镜检查就不难鉴别。

【并发症】

严重者可以并发气胸、纵隔气肿、肺不张;长期反复发作或感染可致慢性并发症,如慢阻肺、支气管扩张和肺心病等。

【治疗】

目前哮喘不能根治,但坚持长期规范化治疗可使哮喘症状得到良好控制,减少复发甚至不再发作。

1. 脱离变应原

2. 药物治疗　哮喘药物治疗分控制性和缓解性药物。前者指需要长期使用,用于治疗气道炎症即抗炎药,后者是需要时使用,用于缓解哮喘症状,即平喘药。

(1) 控制哮喘发作:吸入型糖皮质激素、色甘酸钠、酮替芬、白三烯调节剂等。

(2) 缓解哮喘发作:短效 β_2- 受体激动剂、短效茶碱类、短效吸入型抗胆碱药等。

3. 哮喘患者的教育与管理　哮喘患者的教育与管理是提高疗效、减少复发、提高患者生活质量的重要措施。

第六节　慢性肺源性心脏病

肺源性心脏病(cor pulmonale)简称肺心病,主要是由于支气管 - 肺组织或肺动脉血管病变所致肺动脉高压引起右心室结构和功能改变的心脏病。根据起病缓急和病程长短,可分为急性和慢性两类。临床上以慢性多见。慢性肺心病是一常见病,多继发于慢性支气管炎、慢性阻塞性肺疾病。我国慢性肺心病的患病率大概4.4%。农村患病率高于城市,随年龄的增加而增加,吸烟比不吸烟的高,没有明显的性别差异。

【病因】

1. 支气管、肺疾病　以慢支并发阻塞性肺气肿最为多见,其次为支气管哮喘、支气管扩张、重症肺结核、尘肺、慢性弥漫性肺间质纤维化、结节病、过敏性肺泡炎、嗜酸性肉芽肿等。

2. **胸廓运动障碍性疾病** 严重胸廓或脊椎畸形以及神经肌肉疾病均可引起胸廓活动受限、肺受压、支气管扭曲或变形,导致肺功能受损。气道引流不畅,肺部反复感染,并发肺气肿或纤维化。

3. **肺血管疾病** 累及肺动脉的过敏性肉芽肿病,广泛或反复发生的多发性肺小动脉栓塞及肺小动脉炎,以及原因不明的原发性肺动脉高压症,可发展成肺心病。

4. **其他** 如睡眠呼吸暂停和低通气综合征也可发展为肺心病者。

【发病机制】

肺心病的机制就在于各种病因导致肺动脉高压,继而致右心负荷加重、心脏功能受损直至心衰。

1. 肺动脉高压的形成

(1)肺血管器质性改变:长期反复的支气管周围炎症、间质炎症、阻塞性肺气肿导致小动脉狭窄、肺泡毛细血管网毁损、肺循环压力增加;原发性肺动脉高压、肺微小血管的血栓形成等也会导致肺动脉高压。

(2)肺血管功能性改变:主要为缺氧性肺血管收缩。炎症介质也可引起肺血管收缩;缺氧和高碳酸血症还可以通过血管活性物质等机制引起肺动脉收缩。

(3)肺血管重构:慢性缺氧使肺小动脉平滑肌细胞肥大,纤维增生,血管壁增厚,管腔狭窄。

(4)血容量增多和血液黏稠度增加:慢性缺氧产生继发性红细胞增多,使肺血管阻力随之增高。

2. **右心功能改变和心力衰竭** 肺循环阻力增加,右心后负荷增加,为克服肺动脉压升高的阻力而逐渐发生代偿性右心室肥大。当肺循环阻力长期持续增高,超出右心室代偿能力时就会逐渐发生右心功能不全最终导致右心衰竭。

【临床表现】

慢性肺源性心脏病发展缓慢,其临床表现是原有疾病的症状和逐渐出现的肺和心功能改变的症状。按心肺功能分为代偿期与失代偿期。

1. 肺、心功能代偿期(包括缓解期)

(1)症状:此期主要是原发疾病慢性阻塞性肺疾病的表现。慢性咳嗽、咳痰、气急,活动后心悸、呼吸困难、乏力和劳动耐力下降。

(2)体征:肺部体检可有明显肺气肿征,听诊呼吸音减弱,偶有干、湿性啰音,心脏听诊可有肺动脉高压的表现如肺动脉瓣区第二心音亢进,还可以有右心肥厚或扩大的表现如三尖瓣区出现收缩期杂音或剑突下见心脏搏动。部分病例因肺气肿使胸膜腔内压升高,腔静脉回流阻碍,出现颈静脉怒张。可出现下肢轻微水肿,下午明显,次日晨消失。

2. **肺、心功能失代偿期(包括急性加重期)** 主要是呼吸衰竭和或右心衰竭的表现。呼吸困难加重,夜间尤甚。因缺氧,可以出现肺性脑病以及颅内压增高的表现如视网膜血管扩张、视盘水肿。CO_2排出不畅出现高碳酸血症表现,如皮肤潮红、多汗等周围血管扩张的表现。右心衰时有明显的气促、发绀、颈静脉怒张、下肢水肿以及内脏器官淤血的表现,甚至是腹水。少数严重的可致全心衰竭。

【辅助检查】

1. **X线及CT检查** ①胸、肺基础疾病和可能存在的急性肺部感染的特征;②肺动脉高压征和右心扩大征,也是确诊的依据。肺动脉高压征的表现为右下肺动脉干横径≥15mm,其横径与气管横径之比值≥1.07,肺动脉段明显突出或其高度≥3mm。

2. **心电图检查** 主要表现有右心室肥大的改变,如电轴右偏,重度顺钟向转位,$R_{v1}+S_{v5}≥1.05mV$及肺型P波。右心肥厚可有右束支传导阻滞及低电压图形。在V_1、V_2,甚至延至V_3,可出现酷似陈旧性心肌梗死图形的QS波。

3. **超声心动图检查** 通过测定右心室流出道内径,右心室内径,右心室壁的厚度,肺动脉内径或肺动脉干及右心房等指标,更直观地观察到心脏、肺动脉以及血流的变化,以诊断肺心病。

4. **血气分析** 慢性肺心病肺功能失代偿期可出现低氧血症或合并高碳酸血症。当$PaO_2<8.0kPa$、$PaCO_2>6.6kPa$,表示有呼吸衰竭。

5. 血液检查　由于慢性缺氧红细胞及血红蛋白可升高。全血黏度及血浆黏度可增加,合并感染时,白细胞总数增高。

6. 其他　痰细菌学检查对急性加重期肺心病可以指导抗生素的选用。肺功能检查对早期或缓解期患者也具有一定意义。

【诊断】

患者有慢性支气管炎、肺气肿、其他肺胸疾病或肺血管病变,引起肺动脉高压、右心室增大或右心功能不全表现,如颈静脉怒张、肝大压痛、肝颈反流征阳性、下肢水肿等,并有前述的心电图、X 线表现,参考超声心动图、肺功能或其他检查,可以作出诊断。

【鉴别诊断】

注意与其他心脏病鉴别诊断。

1. 冠状动脉粥样硬化性心脏病　冠心病有典型的心绞痛、心肌梗死的病史或心电图表现,若有左心衰竭的发作史、高血压病、高脂血症、糖尿病史更有助鉴别。体检、X 线及心电图检查呈左心室肥厚为主的征象。

2. 风湿性心脏病　风湿性心脏病三尖瓣疾病应与肺心病的相对三尖瓣关闭不全相鉴别。前者往往有风湿性关节炎和肌炎的病史,其他瓣膜如二尖瓣、主动脉瓣常有病变,X 线、心电图、超声心动图有特殊表现。

3. 原发性心肌病　本病多为全心增大,无慢性呼吸道疾病史,无肺动脉高压的 X 线表现等。

【并发症】

1. 肺性脑病　是由于呼吸衰竭所致缺氧、二氧化碳潴留而引起精神障碍、神经系统症状的一种综合征。是肺心病死亡的首要原因,应积极防治。

2. 酸碱失衡及电解质紊乱　慢性肺心病出现呼吸衰竭时,由于缺氧和二氧化碳潴留,当机体发挥最大限度代偿能力仍不能保持体内平衡时,可发生各种不同类型的酸碱失衡及电解质紊乱,使呼吸衰竭、心力衰竭、心律失常的病情更加恶化。

3. 心律失常　多表现为房性期前收缩及阵发性室上性心动过速,其中以紊乱性房性心动过速最具特征性。也可有心房扑动及心房颤动。少数病例由于急性严重心肌缺氧,可出现心室颤动甚至心搏骤停。

4. 消化道出血　因缺氧、消化道淤血和应激性肾上腺糖皮质激素分泌增多而发生消化道应激性溃疡出血。

5. 弥散性血管内凝血(DIC)　因感染、严重缺氧以及酸碱、水电解质平衡紊乱、血液黏稠度增高等多种原因引发 DIC。

6. 休克　合并休克并不多见,一旦发生则预后不良。

7. 深静脉血栓形成　低剂量普通肝素或低分子量肝素可用于预防。

【治疗】

1. 肺、心功能代偿期治疗　可以采用包括中西医结合的综合措施,增强患者的免疫功能,消除诱发因素,减少或避免急性加重期的发生。长期家庭低流量氧疗是目前较公认改善肺、心功能,提高生活质量的方法。

2. 肺、心功能失代偿期治疗

(1) 控制感染:根据痰菌培养及药物敏感试验选择抗生素。原则上选用窄谱抗生素为主,选用广谱抗生素时必须注意可能的继发真菌感染。

(2) 控制呼吸衰竭给予扩张支气管、祛痰等治疗,通畅呼吸道,改善同通气功能。合理氧疗纠正缺氧,必要时给予无创正压通气或气管插管有创正压通气治疗。

(3) 控制心力衰竭:肺心病患者一般在感染控制、呼吸功能改善后心力衰竭便能得到改善。但对治疗后无效的较重患者可适当选用利尿、强心或血管扩张药。

（4）控制心律失常：一般心律失常经过治疗肺心病的抗感染、纠正缺氧后可自行消失。如果持续存在可根据心律失常的类型选用药物。

（5）防治并发症：针对上述的肺性脑病、酸碱紊乱等并发症开展相应的治疗。

【预后】

肺心病常反复发作，肺功能的损害逐渐加重，多数预后不良，病死率 10%~15%。但经积极治疗可以改善患者生活质量。

【预防】

1. 积极采取各种措施提倡戒烟。

2. 积极防治原发病的诱发因素，如呼吸道感染、各种变应原，有害气体的吸入等。

3. 加强锻炼和营养，增强自身免疫功能。

第七节　肺　　癌

原发性支气管肺癌（primary bronchogenic carcinoma）简称肺癌（lung cancer），是最常见的肺部原发性恶性肿瘤。半个世纪以来世界各国肺癌的发病率和死亡率逐渐上升，尤其在发达国家。肺癌在全球的癌症发病人数和死亡人数都居首位。在我国男性肺癌为各癌种死因的第一位，女性的也只仅次于乳腺癌。本病多在 40 岁以上发病，发病年龄高峰在 55~65 岁。男女患病率为 2.1：1。种族、家属史与吸烟对肺癌的发病均有影响。

【病因】

病因和发病机制迄今尚未明确。一般认为肺癌的发病与下列因素有关：

1. **吸烟**　公认吸烟是肺癌的重要危险因素，是肺癌死亡率进行性增加的首要原因。吸烟者发生肺癌的危险性比不吸烟者高 9~10 倍。被动吸烟也容易引起肺癌。

2. **职业致癌因子**　已被确认的致人类肺癌的职业因素包括石棉、无机砷化合物、二氯甲醚、铬及某些化合物、镍冶炼、氡及氡子体、芥子体、氯乙烯、煤烟、焦油和石油中的多环芳烃、烟草的加热产物等。以上这些因素可以使肺癌发生的危险性增加 3~30 倍。

3. **空气污染**　包括室内小环境和室外大环境污染。如室内被动吸烟、燃料燃烧和烹饪过程中可能产生的油烟雾等致癌物。在严重污染的城市中，每日吸入的空气中 PM2.5 含有的苯并芘的量超过了 20 支纸烟的量。

4. **电离辐射**　大剂量电离辐射可引起肺癌，辐射的不同射线产生的效应也不同。尤其 X 线诊断的电离辐射应引起重视。

5. **饮食与营养**　动物实验证明维生素 A 及其衍生物 β 胡萝卜素能够抑制化学致癌物诱发肿瘤。维生素 A 能作为抗氧化剂直接抑制甲旦蒽、苯并芘、亚硝酸胺的致癌作用和抑制某些致癌物和 DNA 的结合，拮抗促癌物的作用。

6. **遗传和基因突变**　普遍认为肺癌是外因通过内因发病的疾病。如前述的外因因素诱发细胞的恶性转化和不可逆的基因改变，导致细胞生长失控。目前已经发现了多个与肺癌相关的癌基因和抑癌基因。

7. **其他诱发因素**　肺结核是肺癌的一个诱发因素，有结核病者肺癌的危险性是正常人的 10 倍。此外，病毒的感染、真菌毒素（黄曲霉）对肺癌的发生也起一定的作用。

【病理和分类】

1. **按解剖学分类**

（1）中央型肺癌：发生在段及以上至支气管的肺癌称为中央型，约占 3/4，以鳞状上皮细胞癌和小细胞未分化癌较多见。

（2）周围型肺癌：发生在段支气管以下的肺癌称为周围型，约占 1/4，以腺癌较为多见。

2. 按组织学分类

目前国内外对癌组织学分类不统一,但多数按细胞分化程度和形态特征分为以下类型:

(1) 鳞状上皮细胞癌(简称鳞癌):是最常见的类型,约占原发性肺癌的 40%~50%,以中央型肺癌多见,多见于老年男性,与吸烟关系非常密切。鳞癌生长缓慢,手术切除的机会相对多,5 年生存率相对高,但对放射治疗、化学药物治疗不如小细胞未分化癌敏感。

(2) 小细胞未分化癌(简称小细胞癌):是肺癌中恶性程度最高的一种,约占原发性肺癌的 1/5。患者年龄较轻,多在 40~50 岁左右,多有吸烟史。癌细胞生长快,侵袭力强,远处转移早,手术时发现60%~100% 血管受侵犯,容易转移至其他脏器。本型对放疗和化疗比较敏感。小细胞肺癌包括燕麦细胞型、中间型和复合燕麦细胞型。

(3) 大细胞未分化癌(大细胞癌):占肺癌的比例相对少。可分巨细胞型和透明细胞型。大细胞癌转移较小细胞未分化癌晚,手术切除机会较大。

(4) 腺癌:女性多见,与吸烟关系不大,多发生在肺边缘小支气管的黏液腺,因此,在周围型肺癌中以腺癌最常见。腺癌约占原发性肺癌的 25%。腺癌富含血管,故局部浸润和血行转移较鳞癌早。腺癌包括腺泡状腺癌、乳头状腺癌、支气管肺泡癌(或称肺泡细胞癌)、伴黏液产生的实性腺癌和腺癌混合亚型。

【临床表现】

肺癌的临床表现与其部位、大小、类型、发展的阶段、有无并发症或转移有密切关系。有 5%~15% 的患者发现肺癌时并无症状。主要症状包括以下几方面。

1. 由原发肿瘤引起的症状

(1) 咳嗽:为常见的早期症状,多为刺激性干咳或少量黏液痰。黏液型腺癌可有大量黏液痰。肿瘤引起远端支气管狭窄,咳嗽加重,多为持续性,且呈高调金属音或刺激性呛咳,是一种特征性的阻塞性咳嗽。

(2) 痰血或咯血:多为痰中带血或间断血痰,如侵蚀大血管,可引起大咯血。咯血多见于中央型肺癌。

(3) 喘鸣:肿瘤引起支气管部分阻塞,可引起局限性喘鸣音,发生率约有 2%。

(4) 发热:一般肿瘤可因坏死引起发热,也可由肿瘤引起的继发性肺炎所致,抗生素药物治疗疗效通常不佳。

(5) 体重下降:消瘦为肿瘤的常见症状之一。

2. 肿瘤局部扩展引起的症状

(1) 胸痛:约有 30% 的肿瘤直接侵犯胸膜、肋骨和胸壁,可引起不同程度的胸痛。肿瘤压迫肋间神经,胸痛可累及其分布区。

(2) 呼吸困难:肿瘤压迫大气道,可出现吸气性呼吸困难。

(3) 吞咽困难:癌肿侵犯或压迫食管可引起吞咽困难,尚可引起气管 - 食管瘘,导致肺部感染。

(4) 声音嘶哑:癌肿直接压迫或转移至纵隔淋巴结压迫喉返神经(多见左侧),可引起声音嘶哑。

(5) 上腔静脉阻塞综合征:癌肿侵犯纵隔,压迫上腔静脉时,上腔静脉回流受阻,使头面部、颈部和上肢水肿以及胸前部淤血和静脉曲张,可引起头痛或头昏或眩晕。

(6) Horner 综合征:位于肺尖部的肺癌称上沟癌(Pancoast 癌),可压迫颈部交感神经,引起病侧眼睑下垂、瞳孔缩小、眼球内陷,同侧额部与胸壁无汗或少汗,也常有肿瘤压迫臂丛神经造成以腋下为主、向上肢内侧放射的火灼样疼痛,在夜间尤甚。

3. 由癌肿远处转移引起的症状

(1) 肺癌转移至胸、中枢神经系统时,可发生头痛、呕吐、眩晕、复视、共济失调、脑神经麻痹、一侧肢体无力甚至半身不遂等神经系统症状。严重时可出现颅内高压的症状。

(2) 转移至骨骼,特别是肋骨、脊椎骨、骨盆时,则有局部疼痛和压痛。

（3）转移至肝时，可有厌食，肝区疼痛，肝大、黄疸和腹水等。

（4）肺癌转移至淋巴结，可以毫无症状，患者自己发现而来就诊。锁骨上淋巴结常是肺癌转移的部位。淋巴结大小不一定反映病程的早晚，多无痛感，皮下转移时可触及皮下结节。

4. 癌肿非转移性的肺外表现　包括内分泌、神经肌肉、结缔组织、血液系统和血管的异常改变，又称副癌综合征。有下列几种表现：

（1）原发性肥大性骨关节病（hypertrophic primary osteoarthropathy）是肺癌肺外综合征，也见于胸膜局限性间皮瘤和肺转移瘤（胸腺、子宫、前列腺的转移）。

（2）分泌促性腺激素引起男性乳房发育，常伴有肥大骨关节病。

（3）分泌促肾上腺皮质激素样物，可引起 Cushing 综合征，表现为肌力减弱、水肿、高血压、尿糖增高等。

（4）分泌抗利尿激素引起稀释性低钠血症，表现为食欲不佳、恶心、呕吐、乏力、嗜睡、定向障碍等水中毒症状，称抗利尿激素分泌不当综合征（syndrome of inappropriate antidiuretic hormone secretion，SIADH）。

（5）神经肌肉综合征：包括小脑皮质变性、脊髓小脑变性、周围神经病变、重症肌无力和肌病等。发生原因不明确。这些症状与肿瘤的部位和有无转移无关。

（6）高血钙症：肺癌可因转移而致骨骼破坏，或由异位甲状旁腺样激素引起。

此外，在燕麦细胞癌和腺癌中还可见到因 5- 羟色胺分泌过多所造成的类癌综合征，表现为哮鸣样支气管痉挛、阵发性心动过速、水样腹泻、皮肤潮红等。还可有黑色棘皮症及皮肤炎、掌跖皮肤过度角化症、硬皮症以及栓塞性心内膜炎、血小板减少性紫癜、毛细血管病性渗血性贫血等肺外表现。

【影像学及其他检查】

1. 胸部 X 线检查　可通过透视，正、侧位胸部 X 线摄片，发现块影或可疑块影。进一步选用电子计算机体层扫描（CT）、磁共振（MRI）、支气管或血管造影等检查，以明确肿块的形态、部位、毗邻关系以及有无转移等。肺癌类型的不同，在 X 线检查表现有其独特的特点，因此可据此特点初步确定肺癌类型。

2. 电子计算机体层扫描（CT）和正电子发射计算机断层显像（PET）　CT 的优点在于能发现普通 X 线检查不能显示的解剖结构，特别对易被毗邻器官和结构掩盖的地方，如心脏后、脊柱旁沟和肺尖、近膈面下及肋骨头等部位。CT 对病灶大于 3mm 的多能发现，对转移癌的发现率比普通断层高。如果 CT 结合 PET 可使病灶更一目了然（图 4-3）。

3. 磁共振（magnetic resonance imaging，MRI）　MRI 在肺癌的诊断中的价值在于 MRI 可明确肿瘤与大血管之间的关系方面明显优于 CT，但在发现小病灶（<5mm）方面远不如薄层 CT。所以应根据实际情况决定是否做 MRI 检查。MRI 只适用于如下几种情况：已确诊肺癌，为手术切除可能性提供评估依据；疑为肺癌而胸片及 CT 均为阴性者；了解肺癌放疗后肿瘤复发与肺纤维化的情况。

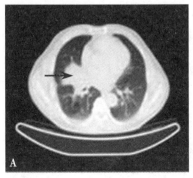 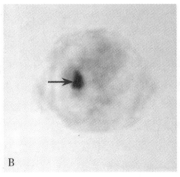 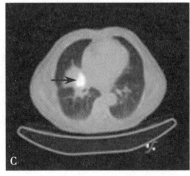

图 4-3　中央型肺癌

A. CT 显示肺癌；B. PET 表现一个代谢活跃灶；C. 为图 A 和 B 重叠后的影像，使中央型肺癌看得更清楚。

4. 痰脱落细胞检查 该检查的影响因素很多如标本质量、细胞学医生水平等。但 3 次以上的系列性的标本，可以使中央型肺癌的诊断率达到 80%，周围型达到 50%。

5. 支气管镜检查 支气管镜检查对肿瘤确诊和组织学类型具有重要的意义。对位于近端气道内的肿瘤经支气管镜刷检结合钳夹活检阳性率为 90% 以上。而超声支气管镜是一种在支气管镜前端安装超声探头的设备，即超声引导的经支气管针吸活检术（endobronchial ultrasound guided transbronchial needle aspiration，EBUS-TBNA），可清楚地显示气道外纵隔内血管、淋巴结以及占位性病变的关系。对肺癌的淋巴结转移分期，不明原因的肺门和 / 或纵隔淋巴结肿大，纵隔肿瘤等具有重要的价值。较纵隔镜有许多优点。

6. 开胸手术探查 经上述检查仍无法确诊的患者可考虑开胸肺活检，应根据患者年龄、肺功能、手术并发症等仔细权衡利弊后决定。

7. 其他检查 肿瘤标志物的检查对肺癌的诊断有一定的参考价值。

【诊断】

一般依靠详细的病史询问、体格检查和有关的辅助检查，进行综合判断，可以确诊约 80%~90% 的患者。有下列情况者应作为可疑肺癌对象进行排癌检查：无明显诱因的刺激性咳嗽持续 2~3 周，治疗无效；或原有慢性呼吸道疾病，但是咳嗽性质改变者；持续或反复在短期内痰中带血而无其他原因可解释者；反复发作的同一部位的肺炎，特别是段性肺炎；原因不明的肺脓肿，无中毒症状，无大量脓痰，无异物吸入史，抗炎治疗效果不显著者；原因不明的四肢关节疼痛及杵状指（趾）；X 线上的局限性肺气肿或段、叶性肺不张；孤立性圆形病灶和单侧性肺门阴影增大者；原有肺结核、病灶已稳定，而形态或性质发生改变者；无中毒症状的胸腔积液，尤其是血性和进行性增加者。

【鉴别诊断】

肺癌常与某些肺部疾病共存，或其影像学形态表现与某些疾病相类似，必须及时进行鉴别，以利早期诊断。

1. 肺结核 肺结核球、肺门淋巴结结核、急性粟粒性肺结核容易和肺癌混淆，但根据临床、实验室等资料进行综合判断可以鉴别。

2. 肺炎应与癌性阻塞性肺炎相鉴别。根据病史和纤维支气管镜检查、细胞学检查等有助于鉴别。

3. 肺脓肿应与癌性空洞继发感染相鉴别。病史、X 线胸片表现和纤维支气管镜检查、细胞学检查等有助于鉴别。

4. 结核性渗出性胸膜炎应与癌性胸腔积液相鉴别。

【临床分期】

为了正确观察疗效和比较治疗结果，国际上制定了统一的肺癌分期法。目前通用 TNM 分期法现已发布第八版如表 4-1，这里的 TNM 分别代表原发肿瘤的发生范围、区域淋巴结转移情况和远处转移情况。

【治疗】

肺癌的治疗应当根据患者的机体情况，病理学类型，侵及范围，采取多学科综合治疗方案，强调个体化治疗。有计划、合理地应用手术、化疗、生物靶向和放射治疗等手段，以期达到根治或最大程度控制肿瘤，提高治愈率，改善患者生活延长生存期。总体来讲治疗选择是非小细胞肺癌的 I~IIIa 期以手术为主的综合治疗，IIIb 期以放疗为主的综合治疗，IV 以化疗为主的综合治疗，小细胞肺癌以化疗为主，辅以手术和放疗。

1. 手术治疗 有主张扩大手术适应证、缩小手术范围。一般鳞癌比腺癌和大细胞肺癌术后效果好，肿瘤直径小于 3.5cm 者，术后 5 年生存率为 50% 左右，淋巴结包膜完整的比穿破者效果好。小细胞肺癌的 90% 以上在就诊时已有胸内或远处转移，甚至可有潜在性血道、淋巴道微转移灶，因此一般不推荐手术治疗，如必要可先化疗、后手术。

2. 化学药物治疗（简称化疗） 小细胞肺癌对于化疗敏感，有较多的化疗药物能提高小细胞肺癌

笔记

表 4-1 国际抗癌联盟（UICC）的 TNM 分期（第八版）

分期	亚类	TNM
隐性癌（Occult Ca）		$T_XN_0M_0$
0 期	原位癌	$T_{is}N_0M_0$
I 期	I A1	$T_{1a}N_0M_0$
	I A2	$T_{1b}N_0M_0$
	I A3	$T_{1c}N_0M_0$
	I B	$T_{2a}N_0M_0$
II 期	II A	$T_{2b}N_0M_0$
	II B	$T_{1-2}N_1M_0$，$T_3N_0M_0$
III 期	III A	$T_{1-2}N_2M_0$，$T_3N_1M_0$，$T_4N_{0-1}M_0$
	III B	$T_{1-2}N_3M_0$，$T_3N_2M_0$，$T_4N_2M_0$
	III C	$T_{3-4}N_3M_0$
IV 期	IV A	任何 T 任何 N，M1a-b
	IV B	任何 T 任何 N，M1c

的缓解率，因此，化疗成为治疗小细胞肺癌的主要方法。常用的化疗药有依托泊苷、替尼泊苷、卡铂及异环磷酰胺、洛莫司汀、顺铂、长春地辛、培美曲塞以及紫杉醇等。目前小细胞肺癌化疗的缓解率大概是 50%~90%。

非小细胞肺癌对化疗的反应较差，目前还无任何单一的化疗药物可使非小细胞肺癌的缓解率达到 20% 者。因此，化疗主要用于失去手术及放射性治疗的缓解化疗，或手术后的辅助化疗或播散性非小细胞肺癌的联合化疗。

3. **放射治疗（简称放疗）** 癌细胞受照射后，射线可直接作用于 DNA 分子，引起断裂，射线引起的电离物质又可使癌细胞发生变性，被吞噬细胞吞噬，最后被纤维母细胞所代替。放疗对小细胞肺癌效果较好，其次为鳞癌和腺癌。为了克服肺癌肿块随呼吸运动致过多的正常肺组织被照射，一些同步跟踪肿瘤技术如射波刀（cyberknife）技术已获临床应用，使照射更精准，从而可减少放疗的并发症如白细胞减少、放射性肺炎、放射性肺纤维化和放射性食管炎。

4. **其他局部治疗方法** 如经支气管动脉和 / 或肋间动脉灌注加栓塞治疗、经纤维支气管镜用电刀切割瘤体、激光烧灼及血卟啉衍生物（HPD）静脉注射后，用 Nd∶YAG 激光局部照射产生光动力反应，使瘤体组织变性坏死。此外，经支气管镜引导腔内置入放射粒子作近距离照射也取得较好的效果。

5. **生物缓解调解剂（BRM）** BRM 为小细胞肺癌提供了一种新的治疗手段，如小剂量干扰素、转移因子、左旋咪唑、集落刺激因子在肺癌的治疗中都能增加机体对化疗、放疗的耐受性，提高疗效。

6. **靶向 / 分子靶向治疗** 是通过药物抑制肿瘤发生、发展过程中特异的细胞信号传导和其他生物学途径的一种治疗手段。其目的是通过对肿瘤的精确抑制来尽量降低患者在整个治疗过程中的副作用。目前肺癌治疗的靶点主要有表皮生长因子（EGFR）、血管内皮生长因子（VEGF）、间变淋巴瘤激酶（ALK）以及免疫检验点抑制药抗体等。

7. **中医药治疗** 中医学有许多单方、配方在肺癌的治疗中可以与西药治疗协同作用，减少患者对放疗、化疗的反应，对提高机体抗病能力具有辅助作用。

【预防】

避免吸入含有致癌物质的空气和粉尘等，加强职业接触中的劳动保护，可减少肺癌发病危险。从目前来看不吸烟和戒烟可能是预防肺癌最有效的措施。

【预后】

肺癌的预后取决于发现早晚。隐性肺癌早期治疗可获痊愈。一般认为鳞癌预后较好，腺癌次之，小细胞未分化癌较差。总体讲其预后还是差,86% 的患者确诊后在 5 年内死亡,只有 15% 的患者在确诊病变局限,5 年生成率可达 50%。近年来采用综合治疗后小细胞未分化癌的预后有很大改善。

第八节 胸腔积液和自发性气胸

肺的表面实质上是由双层膜包裹着,这个双层膜一层紧贴着肺,另一层紧贴着胸壁、纵隔的肺侧面和横膈的上面,这两层膜是连续的,两层膜之间有个腔隙,这个腔隙就是胸膜腔。这个腔隙中平时有少量液体,但没有气体,如果出现过多液体即为胸腔积液,出现气体就是气胸。

一、胸腔积液

任何原因导致胸膜腔内出现过多的液体称胸腔积液(pleural effusions)。正常人胸膜腔内有 3~15ml 液体,在呼吸运动时起润滑作用。壁层胸膜由体循环的肋间动脉供血,而脏层胸膜的血供尚有争议,但多认为由体循环的支气管动脉和肺循环供血。由于体循环压力高,胸腔积液从壁层和脏层的体循环血管产生,进入胸膜腔,然后通过静脉以及壁层胸膜的淋巴管微孔回吸收。滤过与吸收处于动态平衡。若由于全身或局部病变破坏了此种动态平衡,致使胸膜腔内液体形成过快或吸收过缓就会产生胸腔积液。

【病因及发病机制】

肺、胸膜和肺外疾病都可以引起胸腔积液。

1. **胸膜毛细血管内静水压增高** 临床上常见于充血性心力衰竭、缩窄性心包炎、血容量增加、上腔静脉受阻等。积液表现为漏出液性质。

2. **胸膜通透性增加** 临床可见于肺结核、肺炎、肺梗死和结缔组织病所致胸膜炎症,恶性肿瘤转移、间皮瘤等胸膜肿瘤,以及膈下脓肿、肝脓肿、急性胰腺炎等膈下炎症。其胸腔积液表现为渗出液性质。

3. **胸膜毛细血管内胶体渗透压降低** 常见于低蛋白血症、肝硬化、肾病综合征、急性肾小球肾炎、黏液性水肿等。这种患者多还有身体其他部位积液或水肿。积液性质为漏出液。

4. **壁层胸膜淋巴引流障碍** 常见于癌性淋巴管阻塞、发育性淋巴管引流异常等。积液性质为渗出液。

5. **损伤** 常见于主动脉瘤破裂、食管破裂、胸导管破裂等,是产生血胸、脓胸和乳糜胸的主要机制。

6. **医源性** 多种药物、放射治疗、内镜检查、多种胸肺的治疗术等。

【临床表现】

结核性胸膜炎多见于青年人,常有发热。

1. **症状** 胸腔积液少于 300ml 时可无明显症状,少量炎性积液可有刺激性干咳,患侧胸痛,吸气时加重,当原有的胸痛减轻甚至消失时可能是积液增多所致。胸腔积液大于 500ml 时,可因压迫性肺不张出现呼吸困难、心悸等。

2. **体征** 与积液的多少有关。少量积液,可无明显体征,但可能触及胸膜摩擦感和闻及摩擦音,患侧胸廓呼吸动度可见减弱。中至大量积液时,呼吸浅快,患侧呼吸运动受限,心尖冲动部位及气管向健侧移位,语音震颤和语音共振减弱或消失,积液区叩诊为浊音或实音,积液区上方有时可听到支气管呼吸音。

【辅助检查】

诊断性胸膜腔穿刺和胸腔积液检查对明确诊断至关重要,尤其疑为渗出液时,必须穿刺。但如果有漏出液的病因存在,应避免穿刺。

1. **外观及细胞学检查** 胸腔积液分漏出液和渗出液。漏出液透明清亮,静置不凝固,比重小于 1.018;渗出液多为草黄色,稍混浊,已有凝固块比重大于 1.018。

胸腔积液的细胞学检查可帮助推断胸腔积液的性质和疾病类型。漏出液:细胞数 $<100 \times 10^6$/L;渗出液:WBC$>500 \times 10^6$/L;脓胸:WBC$>10\ 000 \times 10^6$/L;血性胸腔积液:RBC$>5 \times 10^9$/L。中性粒增多提示急性炎症;淋巴细胞为主为结核或肿瘤;嗜酸粒细胞增多时提示寄生虫感染或结缔组织病。如果找到肿瘤细胞、狼疮细胞无疑对相应的诊断是个直接依据。

2. 病原体 胸腔积液涂片查找细菌及培养,有助于病原诊断。

3. 生化检查

(1) pH 和葡萄糖:正常胸腔积液 pH 接近 7.6。pH$<$7.00 者仅见于脓胸以及食管破裂所致胸腔积液,结核性胸腔积液 pH 常 $<$7.30。正常胸腔积液葡萄糖含量与血液相似,而结核性、恶性、类风湿关节炎性及化脓性胸腔积液中葡萄糖含量可 $<$3.3mmol/L。

(2) 蛋白质:渗出液的蛋白含量高,蛋白含量 $>$30g/L。漏出液蛋白含量较低($<$30g/L),以白蛋白为主,黏蛋白试验(Rivalta 试验)阴性。

(3) 类脂:乳糜胸时其胸腔积液中中性脂肪、甘油三酯含量较高($>$1.24mmol/L),呈乳状混浊,苏丹Ⅲ染成红色、但胆固醇含量不高,可见于胸导管破裂时。

(4) 酶:胸腔积液乳酸脱氢酶(LDH)含量增高,大于 200U/L,且胸腔积液 LDH/ 血清 LDH 比值大于 0.6,且胸腔积液 / 血清 LDH 比值 $>$0.6 提示为渗出液,胸腔积液 LDH 活性可反映胸膜炎症的程度,其值越高,表明炎症越明显。结核性胸膜炎时,胸腔积液中腺苷脱氨酶 ADA 可高于 100U/L(一般不超过 45U/L),ADA 用于诊断结核性胸膜炎的敏感度较高。

4. 胸腔积液中肿瘤标志物

(1) 癌胚抗原(CEA):恶性胸腔积液中 CEA 水平升高较血清出现得更早且更显著。若胸腔积液 CEA 升高或胸腔积液 / 血清 CEA$>$1,常提示为恶性胸腔积液。

(2) 糖类 / 糖链抗原:CA125、CA15-3、CA19-9 及 CYFRA21-1(细胞角蛋白片段)关于糖类抗原结果差异较大,应结合临床。

5. 免疫学检查 一些细胞因子如干扰素、白细胞介素 -2、IL-1、IL-6、IL-8、肿瘤坏死因子、表皮生长因子(EGF)等在胸腔积液中皆有相应的改变,尤其与血对比发生改变有助于诊断。结核性的胸腔积液中这些因子的含量通常高于非结核性的。而血管内皮生长因子(VEGF)在渗出液中高于漏出液,恶性胸腔积液中 VEGF 水平高于良性胸腔积液。

6. 胸膜活检 经皮胸膜活检对鉴别有无肿瘤及判定胸膜肉芽肿性病变有一定帮助。

7. X 线、CT 及超声检查 少量的积液,X 线下可见肋膈角变钝,积液增加可见弧形积液影。超声也可鉴别胸腔积液、胸膜增厚、液气胸等,对包囊性积液可提供较准确的定位诊断,有助于胸腔穿刺抽液。CT 片更直观可见(图 4-4)。

8. 胸腔镜或开胸活检 对上述检查不能确诊者,必要时可经胸腔镜或剖胸直视下活检。由于胸膜转移性肿瘤 87% 在脏层,47% 在壁层,故此项检查有积极的意义。

9. 支气管镜 对有咯血或疑有气道阻塞者可行此项检查。

【诊断】

根据临床表现及相关辅助检查可确诊。

【治疗】

已经诊断明确后应针对不同的原发病进行治疗。漏出液常在病因消除后可吸收。这里主要对结核性胸膜炎胸腔积液的治疗进行阐述。其他如脓胸,恶性胸腔积液见相应章节。结核性胸膜炎的治疗:

1. 一般治疗 休息、加强营养、对症治疗。

2. 抽液治疗 由于结核性胸膜炎胸腔积液蛋白质含量高,容易引起胸膜粘连,原则上应尽快抽尽胸腔内积液和肋间插细管引流。可解除肺、心脏及血管受压情况,改善呼吸功能。大量胸腔积液者每周抽液 2~3 次,直至胸腔积液完全消失。首次抽液不超过 700ml,以后每次不超过 1 000ml。一般情况下,抽胸腔积液后,不主张向胸膜内注射抗结核药物,但为了防止胸膜粘连可以注入链激酶。

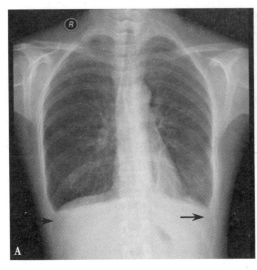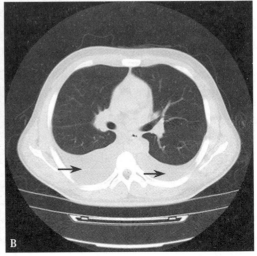

图 4-4 胸腔积液

A. X 光片双侧肋膈角变钝；B. CT 片显示明显的胸腔积液。

3. 抗结核治疗 病原治疗是根本。具体用药类似肺结核的用药。

4. 糖皮质激素的使用 虽然其可减少机体的变态反应及炎症反应，改善毒性症状，加速胸腔积液吸收，减少胸膜粘连或胸膜增厚等后遗症，但也有一定的不良反应或导致结核播散，故应慎重掌握适应证。对于胸腔积液多，毒性症状重的可考虑在抗结核治疗的同时，加用糖皮质激素。停用激素时要遵循逐渐停用的原则。

二、自发性气胸

胸膜腔是不含空气的密闭的腔隙，任何原因导致空气进入胸膜腔即形成气胸（pneumothorax）。正常时胸膜腔内为负压，当气胸形成时压力升高，甚至负压变成正压，使肺脏压缩，静脉回心血流受阻，产生不同程度的肺、心功能障碍。气胸可分为自发性、外伤性和医源性三类。自发性气胸（spontaneous pneumothorax）又分为原发性气胸和继发性气胸；外伤性气胸是胸壁的直接或间接损伤引起的；医源性气胸是医疗诊断和治疗操作所致。这里主要讲自发性气胸。

【病因和发病机制】

胸膜腔是一个负压腔，肺的弹性回缩力使之产生负压，换言之负压也有利于肺的扩张。当某种诱因引起肺泡内压急剧升高时，病损的脏层胸膜发生破裂，胸膜腔通过肺泡与大气相通，气体便进入胸膜腔而形成自发性气胸。自发性气胸大都是继发性的。外伤性气胸多由于外伤引起的支气管或肺组织挫裂伤，胸膜腔通过肺泡、支气管与大气相通或胸壁受损致胸膜腔直接和大气相通，气体进入胸膜腔也就形成了外伤性气胸。由于有外伤多为血气胸或甚至发展为脓气胸。气胸时失去了胸膜腔负压对肺的牵引力，甚至因正压对肺产生压力，肺压缩、肺容积减小、通气量降低致通气血流比率减少，出现静脉分流，导致低氧血症。大量气胸时，胸膜腔压力也会压迫心脏和血管影响心搏出量，血压降低乃至休克。张力性气胸时可致纵隔移位、循环障碍甚至死亡。

1. 原发性气胸 又称特发性气胸。它是指肺部常规 X 线检查未能发现明显病变的健康者所发生的气胸，好发于青年人，特别是男性瘦长者。

2. 继发性气胸 其产生机制是在其他肺部疾病的基础上，形成肺大疱或直接损伤胸膜所致。常为阻塞性肺气肿或炎症后纤维病灶（如硅沉着病、慢性肺结核、弥漫性肺间质纤维化、囊性肺纤维化等）的基础上，细支气管炎症狭窄、扭曲，产生活瓣机制而形成肺大疱。此外，月经性气胸和妊娠合并气胸也属于继发性气胸。其原因不清，前者可能和子宫内膜异位有关，后者可能和激素有关。

【临床类型】

根据脏层胸膜破口的情况及其发生后对胸腔内压力的影响,将自发性气胸分为以下三种类型:

1. **闭合性(单纯性)气胸** 在呼气肺回缩时,或因有浆液渗出物使脏层胸膜破口自行封闭,不再有空气进入胸膜腔。胸膜内测压显示压力有所增高,抽气后,压力下降而不复升,说明破口已闭合。通过抽气或等待胸膜腔内残余气体的自行吸收,胸膜腔内负压可以恢复,肺亦随之逐渐复张。

2. **张力性(高压性)气胸** 胸膜破口形成活瓣性阻塞,吸气时开启,空气进入胸膜腔;呼气时关闭,胸膜腔内气体不能再经破口返回呼吸道而排出体外。其结果是胸膜腔内气体愈积愈多,形成高压可超过 $20cmH_2O$,使肺脏受压,呼吸困难,纵隔推向健侧,循环也受到障碍,需要紧急排气以缓解症状并安装持续胸膜腔排气装置。

3. **交通性(开放性)气胸** 因两层胸膜间有粘连和牵拉,使破口持续开启,吸气和呼气时,空气自由进出胸膜腔,胸膜腔内压力接近 0,抽气后压力也并不降低。

【临床表现】

1. **症状**

(1) 呼吸困难:气胸发作时均有呼吸困难,其严重程度与发病过程以及肺被压缩的程度和原有的肺功能状态有关。正常年轻人的肺被压缩达 80%,亦可能仅在活动时稍感胸闷,但老年和有慢性阻塞性肺气肿者,肺被轻度压缩就有明显的呼吸困难。急性发作的气胸,症状可能更明显;而慢性发作的气胸,由于健侧肺脏可以代偿性膨胀,临床症状可能会较轻。

(2) 胸痛:气胸发生时常突然出现短时的尖锐性刺痛和刀割痛,系肺大疱突然破裂和胸膜受牵张所致。

(3) 刺激性咳嗽:自发性气胸时偶有刺激性咳嗽。系气体进入胸膜腔刺激胸膜所致。

(4) 其他症状:气胸合并血气胸时,如出血量多,可出现心血管表现。

2. **体征** 取决于积气量的多少和是否伴有胸腔积液。少量气胸体征不明显。大量气胸时,气管向健侧移位,患侧胸部隆起,呼吸运动与触觉语颤减弱,叩诊呈过清音或鼓音,心或肝浊音界缩小或消失,听诊呼吸音减弱或消失。

【辅助检查】

1. **动脉血气检查** 可以出现低氧血症的血气变化。大多数自发性气胸常有原发肺部疾病,故常在轻度肺压缩时即发生低氧血症。

2. **胸腔气体分析** 运用胸腔气体 PaO_2、$PaCO_2$ 及 $PaO_2/PaCO_2$ 比值 3 项指标,对判断气胸类型有一定意义。

3. **影像学检查**

(1) X 线检查是诊断气胸最可靠的方法,可显示肺萎缩程度、有无胸膜粘连、纵隔移位及胸腔积液等。气胸侧透明度增强,无肺纹理,肺萎缩于肺门部,和气胸交界处有清楚的细条状肺边缘,纵隔可向健侧移位,尤其是张力性气胸更显著;少量气胸则占据肺尖部位,使肺尖组织压向肺门;如有液气胸则见液平面。

(2) CT 检查对胸腔内少量气体的诊断较为敏感。对反复发作的气胸、慢性气胸者观察肺边缘是否有造成气胸的病变,如肺大疱、胸膜带状粘连,肺被牵拉、裂口不易闭合等(图 4-5)。

4. **其他方法** 必要时可以行胸膜腔造影及胸腔镜检查。可以了解胸膜表面的情况,易于明确气胸的病因。

【诊断和鉴别诊断】

根据临床表现结合 X 线和 CT 片中有明显的气胸线可以确定诊断。如果病情不允许搬动作 X 线检查,应当即立断在患侧胸腔体征最明显处行试验性穿刺,如抽出气体,诊断成立。要注意与肺大疱、支气管断裂以及急性肺栓塞鉴别。

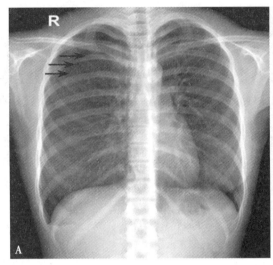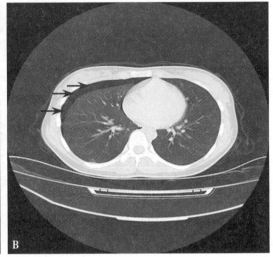

图 4-5 气胸

A.X光片显示右上胸有明显气胸线;B.CT片显示右胸存气体右肺压缩。

【治疗】

治疗目的是促进肺复张,消去病因,减少复发。在确定治疗方案时,应考虑症状、体征、X线变化(肺压缩的程度、有无纵隔移位)、胸膜腔内压力、有无胸腔积液、气胸发生的速度及原有肺功能状态,首次发病抑或复发等因素。基本治疗原则如下:

1. **一般治疗** 气胸患者应绝对卧床休息,充分吸氧,酌情给予镇静、镇痛等药物。

2. **排气疗法** 适用于呼吸困难明显、肺压缩程度较重的患者,尤其是张力型气胸需要紧急排气者。

(1)胸膜腔穿刺抽气法:适用于小量气胸和呼吸困难不严重的闭合性气胸患者。

(2)胸腔闭式引流术:适用于不稳定性气胸以及张力性和交通性气胸患者。

3. **胸膜粘连术** 由于自发性气胸复发率高,为了预防复发,用单纯理化剂、免疫赋活剂、纤维蛋白补充剂、医用黏合剂及生物刺激剂等引入胸膜腔,使脏层和壁层两层胸膜粘连从而消灭胸膜腔间隙,使空气无处积存,即所谓“胸膜固定术”。

4. **肺大疱破口闭合术** 在诊断为肺气肿大疱破裂而无其他的肺实质性病变时,可在不开胸的情况下经内镜使用激光或黏合剂使裂口闭合。

5. **外科手术治疗** 对内科治疗无效的,尤其长期气胸、血气胸、双侧气胸、张力性气胸引流失败者适于手术治疗。外科手术可以消除肺的破口,又可以从根本上处理原发病灶,如肺大疱、支气管胸膜瘘、结核穿孔等,或通过手术确保胸膜固定。因此是治疗顽固性气胸的有效方法,也是预防复发的最有效措施。

6. **支气管镜下封堵治疗** 在常规胸腔闭式引流基础上,采用支气管镜下气囊探查及选择性支气管封堵术,封堵住通往破损肺的支气管达到治疗的目的。

第九节 急性呼吸窘迫综合征

急性呼吸窘迫综合征(acute respiratory distress syndrome, ARDS)是指严重感染、创伤、休克等肺内外致病因素导致的急性弥漫性肺损伤进而发展为急性呼吸衰竭。属于急性肺损伤(acute lung injury,ALI)的后期也就是严重阶段。肺水肿、肺透明膜形成和肺不张为其主要病理变化,进行性呼吸窘迫和难治性低氧血症为其重要的临床特征。该病起病急骤,发展迅猛,预后极差,死亡率高达 50% 以上。

【病因】

引起 ARDS 的原发病多达 100 余种,涉及临床各科。其病因包括肺内原因和肺外原因两大类。肺内原因包括:肺炎、误吸、肺挫伤、淹溺和有毒物质吸入;肺外因素包括:全身严重感染、严重多发伤(多发骨折、连枷胸、严重脑外伤和烧伤)、休克、高危手术(心脏手术、大动脉手术等)、大量输血、药物中毒、胰腺炎和心肺转流术后等。此外,按照致病原不同,ARDS 的病因也可以分为生物致病原和非生物致病原两大类:生物致病原主要包括多种病原体,如细菌、病毒、真菌、非典型病原体和部分损伤相关分子模式(DAMPs)、恶性肿瘤等;非生物致病原主要包括酸性物质、药物、有毒气体吸入、机械通气相关损伤等。

【发病机制】

急性呼吸窘迫综合征发病机制尚不清楚。尽管多种致病因素可以导致肺的直接损伤,但是 ARDS 的本质是多种炎症细胞及其释放的介质和细胞因子引发全身炎症反应,过度的全身炎症反应或抗炎反应引起肺泡—毛细血管损伤,通透性增加和微血栓形成,肺泡上皮损伤,表面活性物质减少甚至消失,导致肺水肿,肺泡内透明膜形成和肺不张。从而引起肺的氧合功能障碍,导致顽固性低氧血症。这里的全身性炎症反应也叫系统性炎症反应(SIRS),是机体失控的自我持续放大和破坏的炎症瀑布反应。ARDS 是 SIRS 的肺部表现。SIRS 可导致全身多器官的功能衰竭。炎症细胞在 ARDS 的发病中起重要作用。

【临床表现】

1. 症状　在原发病基础上,出现突发性、进行性呼吸窘迫,呼吸频率增快、气促、发绀、常伴有烦躁、焦虑表情、出汗等。其呼吸窘迫不能用常规的氧疗法改善,也不能用其他原发心肺疾病解释。早期由于过度通气,二氧化碳分压可以降低,如病情继续恶化,肺水肿和肺不张加重,导致严重缺氧,病情危重者可出现意识障碍,甚至死亡等。

2. 体征　呼吸急促,鼻翼扇动,三凹征;听诊双肺早期可无啰音,偶闻及哮鸣音,后期可闻及细湿啰音,卧位时背部明显。叩诊可及浊音;合并肺不张叩诊可及实音,合并气胸则出现皮下气肿、叩诊鼓音等。

【辅助检查】

1. 影像学检查　先选用胸部正侧位片,如为阴性,可行 CT 检查,尤其在发病 12~24h 的。发病 24~96h 为渗出期,X 线和 CT 均可检出征象。X 线出现征象按时间可分为 4 个阶段:先是双肺纹影增多、模糊,心脏正常;随后双肺弥漫分布淡薄、边沿不清的腺泡结节及融合小片、大片状斑片影;继之是双肺叶段实变;最后上述阴影消散,代之以间质纤维化。

2. 血气分析　典型的改变是氧分压、二氧化碳分压降低,pH 升高,但后期由于出现代谢性酸中毒,pH 可以低于正常,甚至二氧化碳分压高于正常。氧分压低于 60mmHg,并且渐进下降,氧合指数(PaO_2/FiO_2)下降,小于 300mmHg,这里的 FiO_2 为吸入氧浓度。心导管检查肺毛细血管嵌顿压(PCWP)≤18mmHg。

3. 其他检查　机械通气 - 呼吸力学监测(呼吸驱动监测、气道阻力与肺顺应性监测、气道压力监测、呼吸功能监测)、脉搏指数连续心输出量(PICOO)监测、中心静脉压与肺动脉压力监测、氧代谢动力监测、纤维支气管镜检查与治疗、呼气末二氧化碳监测、肺泡灌洗液及肺组织病理检查;

【诊断】

目前,国际多采用 2012 年"柏林定义"对 ARDS 作出诊断及严重程度分层。ARDS 的柏林定义有以下几个方面:

1. 起病时间　已知临床病因后 1 周之内出现急性或进展性呼吸困难。

2. 胸部影像　即胸片或 CT 扫描,可见双侧阴影且不能完全用胸腔积液、肺叶 / 肺萎陷、结节影解释。

3. 肺水肿　不能通过心衰或水负荷增多来解释的呼吸衰竭,如果没有危险因素,就需要客观评估排除静水压水肿。

4. 缺氧程度　①轻度：200mmHg<PaO_2/FiO_2≤300mmHg，PEEP 或 CPAP≥5cmH₂O；②中度：100mmHg<PaO_2/FiO_2≤200mmHg，PEEP≥5cmH₂O；③重度：PaO_2/FiO_2≤100mmHg，PEEP≥5cmH₂O，说明：如果所在地区纬度高于 1 000m，应引入校正因子计算：PaO_2/FiO_2(气压/760)。

此外，急性呼吸窘迫综合征患者诊疗过程中，常出现呼吸机相关性肺炎、呼吸机相关肺损伤、深静脉血栓形成、机械通气困难脱机、肺间质纤维化等症。

【鉴别诊断】

急性呼吸窘迫综合征的病因繁多，发病机制复杂，故其鉴别诊断也比较困难。通常需要与之鉴别的疾病包括：重症肺炎、心功能不全、肺动脉栓塞、补液过量、特发性肺纤维化急性加重等；由于这些疾病都存在呼吸窘迫与低氧血症等症状，故其鉴别诊断尚需依靠病史、体格检查、实验室检查以及影像学检查。

【治疗】

急性呼吸窘迫综合征的治疗与急性呼吸衰竭的治疗类似。主要包括原发病治疗、氧疗、机械通气和水电解质酸碱平衡。而机械通气是急性呼吸窘迫综合征患者的主要治疗手段。按照机械通气方式的不同，可以分为无创通气与有创通气，无创通气依赖面罩进行通气，有创通气则依赖气管插管或气管切开导管进行通气。

目前，针对急性呼吸窘迫综合征患者的机械通气策略主要包括：肺保护通气策略如小潮气量通气(LTVV)、压力限制性通气、允许性高碳酸血症(PHC)、反比通气、呼吸末正压通气(PEEP)；肺泡开放策略如肺复张(RM)、最佳 PEEP 应用以及机械通气模式的选择等；此外机械通气辅助治疗如气道内用药、俯卧位通气、体外膜肺氧合技术等也可因情况而定。

由于急性呼吸窘迫综合征的肺损伤是不均匀的，具有正常通气功能的肺泡明显减少，在使用机械通气时容易导致呼吸机所致的肺损伤。呼吸机所致肺损伤有肺气压伤、肺容积伤、肺萎陷伤和肺生物伤。它们最终都会使急性呼吸窘迫综合征加重。故呼吸机的正确使用是个非常重要的问题。

急性呼吸窘迫综合征的非机械通气治疗手段虽多，但至今尚未确定其可靠疗效。肺水清除与液体管理、肺泡表面活性物质补充疗法、β 受体激动剂应用、他汀类药物应用、糖皮质激素应用、抗凝剂应用、抗氧化剂与酶抑制剂的应用、血液净化治疗、营养干预等都可以因情况选用，但其效果不肯定。故探索其有效治疗方法仍是一项艰巨任务。

第十节　呼 吸 衰 竭

呼吸衰竭(respiratory failure)是各种原因引起的肺通气和／或换气功能严重障碍，以致静息状态下亦不能进行有效的气体交换，导致缺氧伴(或不伴)二氧化碳潴留，从而引起一系列病理生理改变和代谢紊乱的临床综合征。其临床表现缺乏特异性，明确诊断主要依赖于动脉血气分析：在海平面大气压下，于静息条件下呼吸空气，动脉血氧分压(PaO_2)小于 8kPa(60mmHg)，或伴有二氧化碳分压($PaCO_2$)大于 6.65kPa(50mmHg)，即可诊断为呼吸衰竭(简称呼吸衰竭)。

【病因】

能引起肺的通气和换气障碍的因素都会导致呼吸衰竭。临床上常见的病因有如下几方面。

1. 呼吸道病变　引起气道阻塞的各种因素如支气管炎症痉挛、上呼吸道肿瘤、异物、炎症、纤维化瘢痕等，引起通气不足，或通气／血流比例失调，发生缺氧和二氧化碳潴留。

2. 肺组织病变　累及肺泡和肺间质的病变致使呼吸膜面积减少、膜增厚、肺的顺应性降低导致通气／血流比例失调，引起缺氧和／或二氧化碳潴留。如肺炎、重度肺结核、肺气肿、弥散性肺纤维化、肺水肿、成人呼吸窘迫综合征(ARDS)、硅沉着病等。

3. 肺血管疾病　肺血管栓塞、肺血管炎症等引起通气／血流比例失调，或者静脉血未经肺的氧合直接流入肺静脉导致缺氧,呼吸衰竭。

4. 胸廓病变 如胸廓外伤、畸形、手术创伤、气胸和胸腔积液等,影响胸廓活动和肺脏扩张,导致通气减少、吸入气体分布不匀影响换气功能。

5. 神经肌肉疾病 脑血管病变、脑外伤、脑炎、药物中毒等直接或间接抑制呼吸中枢;脊髓灰质炎以及多发性神经炎所致的神经肌肉接头阻滞影响呼吸肌功能;脊髓高位损伤以及重症肌无力等致呼吸动力不足或丧失引起通气不足。

【分类】

临床上呼吸衰竭有几种分类方法:

1. 按动脉血气分类

(1)Ⅰ型呼吸衰竭:也叫低氧性呼吸衰竭,表现为缺 O_2 无 CO_2 潴留。见于换气功能障碍(通气/血流比例失调、弥散功能损害和肺动-静脉样分流),如严重肺部感染、间质性肺疾病、急性肺栓塞等。

(2)Ⅱ型呼吸衰竭:也叫高碳酸血症型呼吸衰竭,缺 O_2 伴 CO_2 潴留。系肺泡通气不足所致的缺 O_2 和 CO_2 潴留,单纯通气不足,缺 O_2 和 CO_2 的潴留的程度是平行的,若伴换气功能损害,则缺 O_2 更为严重。最常见于慢性阻塞性肺疾病(COPD)。表 4-2 比较了两种呼吸衰竭的特点。

表 4-2 Ⅰ型和Ⅱ型呼吸衰竭特点比较

分类	Ⅰ型呼吸衰竭	Ⅱ型呼吸衰竭
别称	低氧血症型	高碳酸血症型
血气	$PaO_2 < 60mmHg$	$PaO_2 < 60mmHg$、 $PaCO_2 \geq 50mmHg$
机制	肺换气功能障碍	肺通气功能障碍
常见疾病	严重肺部感染、炎症 急性呼吸窘迫综合征 急性肺栓塞	COPD 最常见

2. 按病变部位分类 可分为中枢性和周围性呼吸衰竭。

3. 按病程分类 可分为急性和慢性。

(1)急性呼吸衰竭:由于呼吸衰竭病因的突发,引起通气和/或换气功能严重损害,短时间内发生呼吸衰竭。如脑血管意外、药物中毒抑制呼吸中枢、呼吸肌麻痹、肺梗死、ARDS 等,因机体不能很快代偿,如不及时抢救,会危及生命。

(2)慢性呼吸衰竭:由于一些慢性呼吸系统疾病引起通气和/或换气功能慢慢的损害,经过较长时间发生的呼吸衰竭。最常见于慢性阻塞性肺疾病。其他疾病如重度肺结核、间质性肺疾病等皆可致呼吸功能逐渐损害。慢性呼吸衰竭可分为代偿性慢性呼吸衰竭和失代偿性慢性呼吸衰竭。后者有严重缺 O_2、CO_2 潴留和酸中毒的临床表现,本章将予重点阐述。

4. 按呼吸衰竭的机制分类

(1)通气性呼吸衰竭:由于呼吸驱动力不足(呼吸运动中枢受损)或呼吸运动受限(周围神经麻痹,呼吸肌疲劳,胸廓畸形)导致通气困难而引起呼吸衰竭,也称为泵衰竭。表现为Ⅱ型呼吸衰竭。

(2)换气性呼吸衰竭:由于气道阻塞、肺组织病变和肺血管病变所致换气功能障碍而导致的呼吸衰竭,也称为肺衰竭。表现为Ⅰ型呼吸衰竭。而慢阻肺等严重的气道阻塞性疾病所致的通气障碍表现为Ⅱ型呼吸衰竭。

【发病机制】

1. 缺 O_2 和 CO_2 潴留的发生机制

(1)通气不足:在静息呼吸空气时,总肺泡通气量约为 4L/min,才能维持正常的肺泡氧和二氧化碳分压。当肺泡通气量减少时,肺泡氧分压下降,二氧化碳分压上升,当少于4L/min时,这种改变更明显,最终导致缺O_2和CO_2潴留(图 4-6)。

（2）通气/血流比例失调:正常人每分钟肺泡通气量(VA)4L,肺毛细血管血流量(Q)5L,其比值为 0.8。通气/血流比例保持协调,是有效的气体交换的保证。如该比值 >0.8,则形成生理死腔增加,即为无效通气;比值 <0.8,则会出现肺动脉的血未经充分氧合即进入肺静脉,也就是所谓的肺动静脉样分流也称功能分流。通常通气/血流比例失调产生缺O_2,而无CO_2潴留,这是氧解离特性和二氧化碳的解离特性决定的,只有严重的失调时才会有CO_2潴留(图 4-7)。

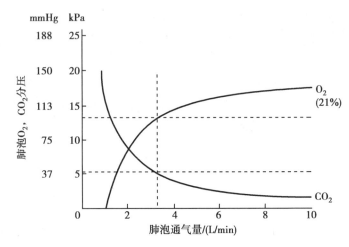

图 4-6　肺泡通气量对肺泡氧分压和二氧化碳分压影响的关系图

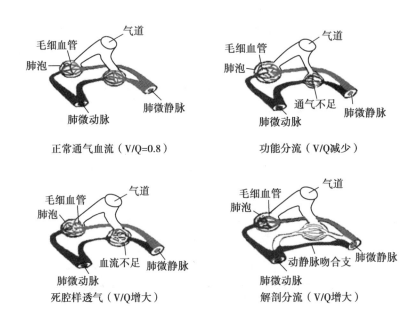

图 4-7　通气/血流比例对气体交换的影响

（3）肺动-静脉样:解剖分流由于肺部病变如肺泡萎陷、肺不张、肺水肿和肺实变以及动静脉瘘均可引起肺动脉样分流增加,这时肺动脉的血没有接触肺泡气进行气体交换的机会,直接进入了肺静脉。因此,提高吸氧浓度并不能提高动脉血氧分压。当分流量超过 30% 以上,吸氧对氧分压的影响很小。

（4）弥散障碍:其原因主要是肺泡膜的弥散面积减少、厚度增加和通透性下降。弥散障碍氧弥散能力仅为二氧化碳的 1/20,故在弥散障碍时,常常是单纯缺氧。

（5）氧耗量增加:氧耗量增加是缺O_2的原因之一。通常见于发热、寒战、呼吸困难和抽搐。寒战时耗氧量可达 500ml/min,严重哮喘,随着呼吸功的增加,氧耗量可为正常的十几倍。正常人可借助增加通气量以防止缺氧。

2. 缺O_2、CO_2潴留对机体的影响　缺氧和二氧化碳潴留对全身都有影响甚至是组织结构发生改变。严重的导致全身各脏器的衰竭。

（1）对中枢神经的影响：脑组织耗氧量约占全身耗量的 1/5~1/4，而且对缺氧非常敏感，断氧 10~20s 即可导致抽搐、昏迷。在正常体温下中枢神经各部最大缺血耐受期分别为：大脑皮质 3~4min（动脉交界边缘区、海马、视皮质耐受期最短）；基底节和中脑 5~10min；小脑 10~15min（浦肯野细胞、齿状核耐受期最短）；脑桥、延髓（橄榄核）20~30min；脊髓 45min。氧浓度低、缺氧时间长会导致不可逆的脑细胞损伤。

CO_2 潴留使脑脊液氢离子浓度增加，影响脑细胞代谢，降低脑细胞兴奋性，皮质活动受抑制；但轻度的 CO_2 的增加，对皮质下层刺激加强，间接的引起皮质兴奋；当 CO_2 继续升高时，皮质和皮质下层皆受抑制，使中枢神经处于麻醉状态。缺 O_2 和 CO_2 潴留会导致的许多神经精神症状，临床上将这种症候群称之为肺性脑病。总之缺 O_2 会导致脑水肿，继而导致颅内压增高，挤压脑组织，压迫血管，进而加重脑组织缺 O_2，形成恶性循环。

（2）对心血管系统的影响：缺 O_2 可刺激心脏，使心率加快和每搏输出量增加，血压上升。肺小动脉痉挛，血管重构、肺动脉高压、右心衰。对心肌缺 O_2 十分敏感，轻度缺 O_2 即在心电图上显示出现，急性严重缺 O_2 可直接抑制心血管中枢导致心室颤动或心搏骤停。CO_2 潴留可使心率加快，每搏输出量增加，使脑、冠状血管舒张，皮下浅表毛细血管和静脉扩张，而使脾、肾和肌肉的血管收缩，对心脏起到一定的代偿作用。长期慢性缺氧会出现肺心病的表现。

（3）对呼吸的影响：缺 O_2 对呼吸的影响远较 CO_2 潴留的影响为小。缺 O_2 对呼吸中枢的作用主要是抑制，但是缺氧通过颈动脉窦和主动脉体化学感受器可反射性的刺激呼吸中枢使呼吸加快。但如缺 O_2 发生缓慢，这种反射则迟钝。

CO_2 是强有力的呼吸中枢兴奋剂，急性 CO_2 潴留出现深大快速的呼吸；但当吸入超过 12% CO_2 浓度时，通气量不再增加，呼吸中枢则处于抑制和麻痹状态，这时主要靠低氧血症刺激外周化学感受器来维持呼吸运动。这也是临床上处理这样的患者不可吸入高浓度氧的原因。慢性高碳酸血症会造成中枢化学感受器的适应，通气量不会增加，反而有所下降。

（4）对肝、肾和造血系统的影响：缺 O_2 可直接或间接损害肝和肾，但随着呼吸功能好转，缺 O_2 纠正，肝肾功能可以恢复。缺氧时红细胞生成素增加促使红细胞增生，有利于增加血液携氧量，但也增加血液黏稠度，加重肺循环和右心负担。

轻度 CO_2 潴留会扩张肾血管，增加肾血流量，但 CO_2 潴留加重，血 pH 明显下降时，则肾血管痉挛，血流减少，HCO_3^- 和 Na^+ 再吸收增加，尿量减少。

（5）对酸碱平衡和电解质的影响：pH 取决于碳酸氢根离子与碳酸的比值，前者靠肾脏调节，需 1~3d，后者靠肺调节，仅仅需要数小时。故急性呼吸衰竭 CO_2 潴留使 pH 迅速下降，出现呼吸性酸中毒，同时由于缺 O_2 可抑制细胞能量代谢的中间过程，如三羧酸循环、氧化磷酸化和有关酶的活动。这不但降低产生能量效率，使钠泵功能障碍，造成细胞内酸中毒和高钾血症。还因产生乳酸和无机磷引起代谢性酸中毒。这就是所谓的呼吸性酸中毒合并代谢性酸中毒。

而慢性呼吸衰竭因 CO_2 潴留发展缓慢，肾有时间减少 HCO_3^- 排出，不致使 pH 明显降低。但因血中主要阴离子 HCO_3^- 和 Cl^- 之和为一常数，当 HCO_3^- 增加，则 Cl^- 相应降低，产生低氯血症。也就出现呼吸性酸中毒合并代谢性碱中毒。当 CO_2 潴留进一步的加重时，肾已无法通过减少 HCO_3^- 来代偿，这使 pH 下降，出现失代偿性呼吸性酸中毒合并代谢性碱中毒。

【诊断】

本病诊断主要依据临床表现和血气分析来判断。

1. 病史及症状　急性呼吸衰竭有如溺水、电击、外伤、药物中毒、严重感染、休克等病史和症状。而慢性呼吸衰竭常是继发于慢性呼吸系统疾病，如慢性阻塞性肺疾病等，故有原发疾病的症状和体征。此外主要为缺氧和二氧化碳潴留的表现，如呼吸困难、急促、神经精神症状等，严重的有肺性脑病和肺源性心脏病的表现。

2. 体征　可有发绀、意识障碍、球结膜充血、水肿、扑翼样震颤、视神经盘水肿等。

3. 辅助检查

(1) 血气分析：静息状态呼吸空气时动脉血氧分压（PaO_2）<8.0kPa（60mmHg）、动脉血二氧化碳分压（$PaCO_2$）>6.7kPa（50mmHg）为Ⅱ型呼吸衰竭，单纯动脉血氧分压降低则为Ⅰ型呼吸衰竭。当二氧化碳分压增高时，pH正常，说明机体处于代偿性呼吸性酸中毒，pH<7.35，则为失代偿呼吸性酸中毒。

(2) 其他检查：胸部影像学检查、肺功能以及纤维支气管镜检查，根据原发病的不同而有相应的发现。

【治疗】

治疗原则是呼吸支持，也就是保持呼吸道通畅，改善通气和缺氧。针对呼吸衰竭的病因和诱因治疗。加强一般支持治疗，防止重要脏器的损伤。

1. 保持呼吸道通畅和增加有效通气量　如果有昏迷，则要使患者处于仰卧位，头后仰，打开口腔。清除气道内分泌物和异物，必要时建立人工气道。有支气管痉挛，可以给予支气管扩张剂。为了增加有效通气量，在气道通畅的情况下，可以给予呼吸兴奋剂。

2. 氧疗　根据实际情况确定吸氧浓度和吸氧装置乃至机械通气。氧浓度确定的原则是在保证PaO_2快速提高到60mmHg或血氧饱和度达到90%以上的前提下，尽量降低吸氧浓度。

3. 治疗酸碱失衡、心律失常、心力衰竭多器官的损伤等并发症　尤其注意在纠正呼吸性酸中毒的同时要纠正潜在的代谢性碱中毒。

【预防】

加强呼吸系统原有疾病的治疗和预防。对慢性阻塞性肺疾病（COPD）和限制性肺疾病及时开展呼吸康复治疗。开展积极的呼吸和运动训练，发掘呼吸功能潜力，消除疾病遗留的功能障碍和心理影响。指导患者积极锻炼，提高其对运动和活动的耐力，提高机体免疫力。让患者了解有关肺疾病的病理生理，阻止或延缓肺疾病的进一步发展。

小　结

急性上呼吸道感染主要叙述了感冒发病机制、常用感冒药的成分及其所针对的症状；慢性支气管炎和慢性阻塞性肺疾病叙述了慢阻肺的发生机制和过程；支气管哮喘虽然机制不明，但简述了5个公认的机制；慢性肺源性心脏病简述了肺部的疾病如何导致肺动脉高压，继而致右心负荷加重直至心衰；肺炎是肺部常见的病原菌引起的肺部炎症疾病；肺结核是一种呼吸系统传染性疾病，有其独特临床和影像学的表现；肺癌一节重点叙述了其病理分类和临床分期以及各类型肺癌对不同治疗的反应差异；胸腔积液和气胸开篇强调区分胸膜腔和人们通常说的胸腔，帮助理解胸腔积液和气胸；急性呼吸窘迫综合征表现为进行性呼吸困难，常规的氧疗法不能改善，也不能用其他原发心肺疾病解释，特殊的通气方法和综合治疗是其关键；呼吸衰竭则是种功能障碍状态，不是一种具体的疾病，讲述了其分类和机制，尤其Ⅰ、Ⅱ呼吸衰竭的区别、缺氧和二氧化碳潴留的机制及影响并在其预防中引入了呼吸康复的新观念。

思考题

1. 肺泡表面活性物质是如何保持肺泡的容积大小的，其减少或缺乏会造成什么？
2. 胸腔和胸膜腔是不是同一个概念？胸膜腔的作用何在？
3. 肺部疾病如何导致心脏病？
4. 呼吸康复的重要性越来越被认识，作为生物医学工程专业的人员如何从呼吸系统的结构功能特点和疾病病因发病机制来设计一些呼吸康复和治疗设备，请给出一个实例。

（李臣鸿）

第五章	循环系统疾病

人体循环系统分为心脏和血管两大部分,亦称为心血管系统。心脏是血液循环的动力器官,其内部由左、右心房和左、右心室组成。左、右心室分别把血液泵入主动脉和肺动脉,开始进行体循环和肺循环。体循环组成:左心室→动脉各级分支→毛细血管网→静脉各级分支→右心房,肺循环组成:右心室→肺动脉→肺部毛细血管→肺静脉→左心房;两条血液循环路线在心脏处汇合后循环流动(图5-1)。

心脏自身的血液供应来自冠状动脉血管,分为左冠状动脉和右冠状动脉,冠心病是冠状动脉病变的最常见疾病。

据《中国心血管病报告 2018》显示,心血管病死亡占城乡居民总死亡原因的首位,农村为 45.01%,城市为

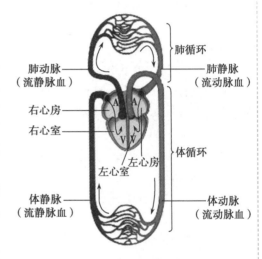

图 5-1　血液循环

42.61%。我国心血管病危险因素流行趋势明显,导致了心血管病的发病人数增加。

总体上看,我国心血管病患病率及死亡率仍处于上升阶段。目前推算心血管病现患人数 2.9 亿,其中脑卒中 1 300 万,冠心病 1 100 万,心力衰竭 450 万,肺源性心脏病 500 万,风湿性心脏病 250 万,先天性心脏病 200 万,高血压 2.7 亿。心血管病死亡率居首位,高于肿瘤和其他疾病,占居民疾病死亡构成的 40% 以上。

第 一 节　心 力 衰 竭

心力衰竭(heart failure,HF)是各种心脏结构或功能性疾病导致心脏泵血功能受损,心排血量不能满足机体组织代谢需要,出现肺循环和 / 或体循环淤血,器官、组织血液灌注不足的一组临床综合征,主要表现是呼吸困难、体力活动受限和体液潴留。

一、慢性心力衰竭

【流行病学】

根据中国心力衰竭注册登记研究,目前心力衰竭患者平均年龄为(66 ± 15)岁,呈上升趋势,54.5% 为男性,纽约心脏协会心功能Ⅲ~Ⅳ级占 84.7%。近年来,心力衰竭的主要合并症构成发生明显变化,瓣膜病所占比例逐年下降,高血压、冠心病及慢性肾脏病成为主要合并症。感染仍是心力衰竭发作的首要原因,其次为劳累、应激反应以及心肌缺血。

【心力衰竭严重程度判断】

1. **美国纽约心脏病学会（New York Heart Association，NYHA）**　心功能分级，依据心衰的严重程度，心功能可分为四个级别。医务人员主要以患者主诉的活动量耐受程度来判断，有较大的主观性。

（1）Ⅰ级：心脏病患者日常活动量不受限制，一般活动不引起乏力、呼吸困难等心衰症状。

（2）Ⅱ级：心脏病患者体力活动轻度受限，休息时无自觉症状，一般活动下可出现心衰症状。

（3）Ⅲ级：心脏病患者体力活动明显受限，低于平时一般活动即引起心衰症状。

（4）Ⅳ级　心脏病患者不能从事任何体力活动，休息状态下也存在心衰症状，活动后加重。

2. **6min 步行试验**　通过测定患者在 6min 时间内的平直步行距离，评定慢性心力衰竭患者的运动耐量，以判断患者的心力衰竭严重程度，是一项安全方便、简单易行、客观可靠的方法。判断标准：6min 平直尽快行走距离超过 450m 为轻度心力衰竭，150~450m 为中度心力衰竭，少于 150m 为重度心力衰竭。

【病因】

1. 心力衰竭主要由相关基础心脏疾病引起心肌损害，导致心功能由代偿向失代偿转化。这些基础心脏疾病是导致心力衰竭的基本病因。常见基本病因有：引起原发性心肌损害的冠心病、心肌炎、心肌病等；引起心脏负荷过重的高血压、瓣膜病、先天性心脏病等。

2. 一些增加心脏负荷的因素会诱发、甚至加重慢性心力衰竭患者的临床症状，常见的诱因有：呼吸道感染、严重心律失常、过度体力消耗、基础心脏病加重等。

【临床表现】

临床上分为左心衰竭、右心衰竭、全心衰竭。左心衰竭临床较为常见，左心衰竭后常继发右心衰竭，引起全心衰竭。

（一）左心衰竭

主要临床表现为肺循环淤血和心排血量降低。

1. **症状**

（1）伴随肺淤血的严重程度出现不同程度的呼吸困难：①早期出现劳力性呼吸困难；②端坐呼吸，患者不能平卧；③夜间阵发性呼吸困难：患者入睡后突然因憋气而惊醒，被迫取坐位。

（2）肺泡和支气管黏膜淤血引起咳嗽、咳痰、咯血。

（3）心排血量降低导致的症状：①乏力、疲倦、运动耐量降低、头晕、心慌等；②少尿及肾功能损害症状。

2. **体征**

（1）肺部听诊有湿啰音。

（2）一般有心脏扩大、心脏杂音及基础心脏病的固有体征。

（二）右心衰竭

主要表现为体循环淤血。

1. **症状**

（1）胃肠道及肝淤血引起的腹胀、食欲缺乏、恶心、呕吐等消化道症状。

（2）劳力性呼吸困难。

2. **体征**

（1）水肿：表现为始于身体低垂部位的对称性凹陷性水肿；也可表现为胸腔积液。

（2）颈静脉搏动增强、充盈、怒张。

（3）腹部触及淤血肿大的肝脏并伴有压痛。

（4）右心扩大，三尖瓣杂音及基础心脏病的固有体征。

【辅助检查】

1. **实验室相关检查**

（1）脑钠肽（brain natriuretic peptide，BNP）、脑钠肽前体N-末端肽（N-terminal proBNP，NT-proBNP）是诊断、评价心衰严重程度的重要指标。

（2）心肌标志物肌钙蛋白、心肌酶：明确是否存在急性冠脉综合征。

（3）其他常规检查：如血常规、尿常规、肝肾功能、血糖、血脂、电解质、甲状腺功能等。

2. **心电图**　包括静息心电图、运动心电图及24h动态心电图，判断是否有心肌缺血、心肌梗死及心律失常等。

3. **影像学检查**

（1）X线检查：可以反映肺淤血、胸腔积液、心影大小等，是确诊左心衰竭肺水肿的重要依据。

（2）超声心动图：是诊断心力衰竭的主要仪器检查。评价心脏腔室大小及瓣膜结构和功能，并能快速评估心脏的收缩、舒张功能。

（3）放射性核素检查：评价心脏腔室大小及左室射血分数（left ventricular ejection fraction，LVEF），心肌灌注显像评价缺血或存活心肌。

（4）心脏磁共振（cardiac magnetic resonance，CMR）：对心室容积、心功能、室壁运动、心肌厚度、心脏肿瘤、心脏瓣膜、复杂先天性畸形及心包等疾病的诊断具有精确度高、可重复性的优势，作为心室容积、肿瘤、室壁运动评价的金标准。

（5）冠状动脉造影（coronary angiography，CAG）：能明确冠状动脉的病变部位及严重程度，是冠心病诊断的金标准，确定治疗策略。

4. **有创血流动力学检查**　对危重症心衰患者，通过右心漂浮导管和脉搏指示剂连续心排血量监测，测定心脏各部位的压力及血液含氧量，计算心脏指数及肺小动脉嵌压，能直接反映左心功能及心脏负荷。

5. **心-肺运动试验**　多用于慢性稳定性心衰患者心功能评估及心脏移植可行性判断。

【诊断】

心衰的诊断包括病因学诊断、心功能诊断、预后评估三方面。其诊断依据主要是完整的病史采集，判断原有心脏疾病及肺循环、体循环淤血的典型症状、体征，结合客观的辅助检查评价心功能。

【治疗】

1. **目的**　缓解临床症状，改善生活质量及预后。

2. **原则、方法**　积极治疗基础病因，消除诱因；合理调整生活、体力活动方式；规范使用减轻心脏负荷，改善神经、体液因子过度激活的药物。

3. **治疗心力衰竭药物进展**　目前一些临床新研发药物在心衰的治疗上取得很好的疗效，常用药物有：沙库巴曲缬沙坦钠、人重组脑钠肽、左西孟旦、伊伐雷定等。

4. **心力衰竭的器械治疗**

（1）心脏再同步化治疗（cardiac resynchronization therapy，CRT）：CRT可以改善部分心衰患者的心脏再同步，增加心输出量，提高患者的运动耐量，减少患者住院率、降低死亡率，是慢性心力衰竭心脏不同步患者的主要治疗方法。

（2）左室辅助装置（left ventricular assist device，LVAD）：由于LVAD的小型化、实用性，在欧美发达国家，LVAD常用于药物治疗效果不佳、等待心脏移植患者过度治疗和危急重心脏事件患者的重要辅助治疗。

（3）血液超滤治疗：血液超滤能减轻心脏前负荷，是治疗钠水潴留的重要依据，是心力衰竭一线治疗的新选择。

5. **心脏移植**　为顽固性终末期心衰患者最后的治疗方法。

二、急性心力衰竭

急性心力衰竭（acute heart failure, AHF）是因严重的心脏疾病导致心力衰竭急性发作和／或加重的临床综合征。临床中常见的急性心力衰竭主要是急性左心衰竭。

【病因和发病机制】

引起急性左心衰竭的病因大多是危急重症心脏疾病，包括急性冠脉综合征、高血压急症、慢性心衰突发急性加重、严重的急性心脏瓣膜功能受损、急性重症心肌炎、严重快速心律失常等。这些疾病短时间内导致心功能急剧下降，出现肺水肿、组织器官灌注不足、心源性休克等临床综合征。

【临床表现】

1. **症状**　突发严重的呼吸困难，被迫端坐体位、烦躁不安，皮肤发绀，全身大汗淋漓，伴随频繁咳嗽，严重者咳粉红色泡沫样痰，极重者很快意识模糊，出现休克状态。

2. **体征**　听诊双肺布满湿啰音及哮鸣音，心率快，心音低，心脏舒张期奔马律。

【辅助检查】

因病情危急，可行心电图、胸部 X 线片、超声等检查，紧急检查可行电解质、血气、脑钠肽等。

【诊断】

主要依靠典型的临床表现及既往心脏病史。

【治疗】

急性心力衰竭是心血管疾病的危急重症疾病，严重威胁患者的生命尽快采取有效措施缓解症状。对于使用药物效果不佳的患者，应尽快使用主动脉内气囊反搏术（intra-aortic balloon pump, IABP）、无创呼吸机辅助通气或气管插管和人工通气、血液净化治疗、体外膜肺氧合技术（extracorporeal membrane oxygenation, ECMO），能明显提高抢救的成功率。

第二节　原发性高血压

原发性高血压（primary hypertension）是我国最常见的心血管病之一，它是以体循环动脉压升高为主要临床表现的心血管综合征，可损伤心、脑、肾等重要器官，并最终导致结构改变和功能衰竭。临床通常说的高血压绝大多数指原发性高血压，继发性高血压仅占少部分。

据 2010 年第六次全国人口普查数据测算高血压人数为 2.7 亿，2012《国民营养与慢性病状况报告》调查示，我国成人高血压患病率为 25.2%，我国高血压流行的一般规律有患病率随年龄增长而升高；更年期前女性患病率略低于男性；饱和脂肪酸和钠盐摄入与血压水平和高血压患病率呈正相关。此外，我国高血压流行还具有两个比较显著的特点：在地域分布上从南到北，高血压患病率递增；高血压患病率在不同民族间存在一些差异。

【病因】

原发性高血压病因复杂多样，目前主要认为与遗传和环境因素有关。

1. **遗传因素**　高血压具有家族遗传性，近年来关于高血压与基因研究的报道逐渐增多，证实与基因片段存在关联。

2. **环境因素**　目前主要认为与高钠低钾饮食、饮酒、精神紧张、肥胖、吸烟、缺乏运动、高血脂、高血糖、高同型半胱氨酸、药物等因素有关，除此之外还与睡眠呼吸暂停低通气综合征（sleep apnea hypopnea syndrome, SAHA）有关，SAHA 也称"鼾症"。

【发病机制】

原发性高血压的发病机制尚未明确，目前认为与交感神经活动亢进、肾素 - 血管紧张素系统、肾潴钠增加、血管重构、内皮细胞功能受损、胰岛素抵抗等机制互相作用有关。

【病理生理】

对于高血压患者而言,长期持续的高血压或血压急剧升高,可对全身的靶器官造成损害,主要损害血管、心脏、脑、肾、视网膜等靶器官,使其发生病理生理性改变,最终造成靶器官结构改变和功能衰竭。

1. **血管病理性改变** 主要以全身细小动脉硬化为基础,引起血管管腔狭窄和弹性下降。

2. **心脏病变** 主要以左心室病理性改变为主,心脏早期因动脉压升高,所需克服的后负荷也随之增加,心肌细胞做功增加,心肌细胞逐渐发生肥大性改变,早期心肌代偿性肥厚以向心性肥大为主;然而心脏长期克服后负荷最终会出现失代偿性改变,而晚期主要是以离心性肥大为主。

3. **持续性血压升高** 使脑动脉血管发生缺血和变形,形成脑动脉瘤,易破裂导致脑出血;长期高血压可使脑血管发生狭窄性改变,而脑血管狭窄引起的闭塞性改变使其供应部位的脑组织缺血坏死,即脑梗死。

4. **长期持续的高血压** 使肾小球内囊压力升高、肾小球纤维化、肾小球萎缩、肾动脉硬化,导致肾实质缺血和肾单位不断减少,形成固缩肾。

5. **高血压致视网膜病变** 初期以视网膜小动脉痉挛病理性改变为主,随着疾病进展逐渐演变为硬化。

【临床表现】

1. **症状** 根据高血压的病程长短及病情进展的缓急,可分为缓进型和急进型高血压,前者属于良性高血压,见于大部分高血压,而后者则属于恶性高血压,比较少见。

(1)缓进型高血压病:起病隐匿,病情进展缓慢,大部分患者初期可无特异性表现,多在测量血压或进展为并发症时,就医所诊断。高血压症状与受累器官有关,出现脑损害可有头晕、头痛、恶心、呕吐、昏迷等症状;累及心脏损害可出现胸闷、气短、心悸、心绞痛等表现;肾脏损害可有多尿、夜尿等症状。视网膜病变可出现视物模糊或失明。

(2)急进型高血压:起病急骤,血压突然急剧明显升高(一般超过 180/120mmHg),同时伴有进行性心、脑、肾等重要靶器官功能不全的表现。临床表现较缓进型高血压相似,但症状更明显,病程进展迅速,病情严重。常见症状有剧烈头痛、头晕、头胀、恶心、呕吐、昏迷、心悸、胸闷、心绞痛、血尿、多尿、视物模糊、眼底出血等表现,当病情继续进展,肾功能进一步损害可出现急性肾损害。

2. **体征** 高血压体征一般较少。重点检查周围血管搏动、血管杂音、心脏杂音等项目。颈部、背部两侧肋脊角、上腹部脐两侧、腰部肋脊肋处血管杂音较常见。心脏听诊可闻及主动脉瓣区第二心音亢进、收缩期杂音或收缩早期喀喇音。

【辅助检查】

1. **实验室检查** 肾损害时可出现血肌酐、血尿素氮的升高,尿常规可见蛋白和红细胞。此外,实验室检查还有助于发现高血压的危险因素,如血胆固醇、血甘油三酯、血低密度脂蛋白、血糖、血尿酸、血同型半胱氨酸升高等。

2. **心电图** 高血压可致心脏结构发生改变,在心电图上可见 P 波增宽增高、左室高电压、心肌劳损等改变。

3. **超声心动图** 心脏彩超能较准确地评估各心腔大小变化及瓣膜的结构和功能,在超声心动图上可出现左心室肥厚(图 5-2)、左房增大、主动脉内径扩张、主动脉瓣膜易发生增厚钙化、瓣环扩张反流、收缩或舒张功能异常等改变。

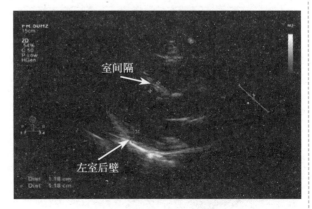

图 5-2 **高血压性心脏病**
左室后壁与室间隔对称性肥厚改变。

4. 颈动脉超声 高血压与动脉粥样硬化密切相关,颈动脉粥样硬化在一定程度上可代表全身动脉粥样硬化的情况,而颈动脉超声可以反映颈动脉内膜中层厚度、斑块、血流等情况。

5. 动态血压监测 动态血压监测仪可以自动定时测量血压,可连续监测 24h 或更长时间。动态血压监测可以掌握动态血压特征及昼夜节律变化规律,并指导降压药的选择。同时动态血压监测能较客观真实地反映血压情况,有助于多种临床高血压诊断,如诊断白大衣高血压、隐匿性高血压、夜间高血压等。

6. 眼底检查 高血压可致视网膜病变,行眼底检查可以对视网膜病变严重程度进行评估和分级(图5-3)。

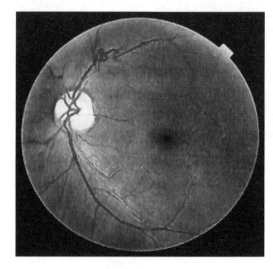

图 5-3 慢性高血压视网膜病变

7. 胸部 X 线 进展到高血压性心脏病时,胸部

X 线可见心脏向左下扩大,主动脉升部、弓部、降部扩张伴迂曲延长。高血压性心脏病演变到心力衰竭时,可伴有肺淤血、肺水肿。

【诊断】

1. 诊断标准 高血压主要是根据测量的血压值进行诊断,测量血压的仪器有水银血压计、电子血压计、动态血压监测仪。符合以下诊断标准之一,即可诊断为高血压。

(1)诊室血压:一般要在未服用降压药及平静状态下,需非同日测量三次血压值收缩压均≥140mmHg 和 / 或舒张压均≥90mmHg,可诊断为高血压。若患者既往有高血压史,现正服用降压药,即使血压 <140/90mmHg,仍诊断为高血压。

(2)家庭血压:家庭自测血压收缩压≥135mmHg 和 / 或舒张压≥85mmHg。

(3)动态血压平均值:24h 动态血压收缩压平均值≥130mmHg 和 / 或舒张压平均值≥80mmHg;动态血压白天收缩压平均值≥135mmHg 和 / 或舒张压平均值≥85mmHg;夜间收缩压平均值≥120mmHg 和 / 或舒张压平均值≥70mmHg。

2. 高血压严重程度分级及危险分层标准 确诊高血压后,除了需要鉴别原发性和继发性,还需对高血压进行严重程度分级和心血管危险分层,对高血压的风险性进行评估,这对高血压的指导治疗和判断预后尤为重要。

(1)高血压定义、分级标准(表 5-1)

表 5-1 高血压定义、分级标准

分类	收缩压/mmHg		舒张压/mmHg
正常血压	<120	和	<80
正常高值血压	120~139	和 / 或	80~90
高血压	≥140	和 / 或	≥90
1 级高血压(轻度)	140~159	和 / 或	90~99
2 级高血压(中度)	160~179	和 / 或	100~109
3 级高血压(重度)	≥180	和 / 或	≥110
单纯收缩期高血压	≥140	和	<90

注:当收缩压和舒张压分属于不同分级时,以较高的级别作为标准。以上标准适用于任何年龄的成年男性和女性。

（2）高血压的血管危险分层标准（表5-2）

表5-2 高血压的血管危险分层标准

其他危险因素和病史	高血压		
	1级	2级	3级
无	低危	中危	高危
1~2个其他危险因素	中危	中危	很高危
≥3个其他危险因素或靶器官损害	高危	高危	很高危
临床并发症或合并糖尿病	很高危	很高危	很高危

（3）影响高血压预后的危险因素（表5-3）

表5-3 影响高血压预后的危险因素

心血管危险因素	靶器官损害	伴随临床疾病
1. 高血压（1~3级） 2. 年龄>55岁（男性），>65岁（女性） 3. 吸烟 4. 血脂升高 5. 早发心血管病家族史（一级亲属发病年龄男<55岁，女<65岁） 6. 腹型肥胖（腰围男≥90cm，女性≥85cm）或肥胖（BMI≥28kg/m²） 7. 血同型半胱氨酸升高 8. 糖耐量受损和/或空腹血糖受损	1. 左心室肥厚 2. 颈动脉超声动脉内膜增厚或动脉粥样硬化斑块 3. 颈股动脉PWV≥12m/s 4. ABI<0.9 5. eGFR<60ml/(min·1.73m²)或血肌酐轻度升高 6. 尿微量白蛋白或白蛋白/肌酐升高	1. 脑血管病 　脑出血、缺血性脑卒中、短暂性脑缺血发作 2. 心脏病 　心肌梗死、心绞痛、冠状动脉血运重建、慢性心力衰竭 3. 肾脏病 　糖尿病肾病、肾功能受损肌酐≥133μmol/L（男性）或肌酐≥124μmol/L（女性） 　尿蛋白≥300mg/24h 4. 周围血管病 5. 视网膜病变 　出血或渗出，视盘水肿 6. 糖尿病

【治疗】

1. **治疗目的与原则** 原发性高血压是我国常见的慢性疾病之一，目前尚无根治方法。治疗的根本目的是降低高血压患者心、脑血管病的发生率和死亡率。

高血压治疗原则主要有三个方面，即血压达标、平稳和综合管理。治疗首要任务是降压达标，血压控制在目标范围内是根本，然后是平稳降压，高血压属于慢性疾病，患者长期坚持生活方式干预和药物治疗，对减少高血压并发症的发生有益，因此保持血压长期平稳至关重要。最后是综合管理，高血压可并发多种疾病，治疗时除了选择降压药外，还应考虑伴随合并症的情况，根据情况选择相应的干预措施，因此，应对高血压患者进行综合干预管理。

2. **高血压的药物治疗**

（1）降压目标：高血压的降压目标主张血压值<140/90mmHg。当高血压合并有糖尿病、慢性肾脏病、心力衰竭、冠心病，降压目标值<130/80mmHg。年龄≥80岁且未合并糖尿病或慢性肾脏疾病的高龄患者，血压控制目标值<150/90mHg。

（2）药物治疗时机：高血压一旦确诊，建议所有患者在生活方式干预的同时，立即启动药物治疗。仅血压<160/100mmHg且未合并冠心病、心力衰竭、脑卒中、外周动脉粥样硬化病、肾脏疾病或糖尿病的高血压患者，临床医师可结合病情和患者意愿暂不予以药物干预，如在3个月内通过生活方式干

预,血压仍未达标,可以启动药物治疗。

(3) 降压药物应用的基本原则:①小剂量:初始剂量采用较小有效治疗量,减少药物的副作用,按需要逐渐加量。②优先选择长效制剂:推荐使用每日服用1次可持续稳定控制24h血压的长效降压药。长效降压药是由美国食品药品管理局首先提出,是指通过谷峰比值的评估可了解降压药物对血压控制的长效性,谷峰比值越高,降压作用越长,谷峰比值>50%的降压药称为长效降压药。长效降压药具有降低血压波动幅度、缩减降压空白时间、有效控制夜间和晨峰血压、患者服药方便、依从性良好等优点,从而更有效地预防心脑血管并发症。③联合用药:单种降压药治疗效果不满意时,可采用两种或两种以上不同作用机制或环节的降压药物联合控制血压。④个体化:不同患者病情严重程度不一,对药物反应性、耐受性等方面存在差异性,有些药物价格较高,需结合患者经济状况及个人意愿,选择合适的降压药。

(4) 常用降压药物的种类及特点:目前临床上使用较多的降压药有五大类,即利尿剂、血管紧张素转换酶抑制剂(angiotensin converting enzyme inhibitor,ACEI)和血管紧张素Ⅱ受体拮抗剂(angiotensin Ⅱ receptor antagonist,ARB)、β受体阻滞剂、钙通道阻滞剂(calcium channel blocker,CCB)。各类降压药的特点如下:①利尿剂:适用于轻中度高血压、合并心衰、老年单纯性收缩期高血压患者。②血管紧张素转换酶抑制剂(ACEI)常用的ACEI制剂有贝那普利、卡托普利、依那普利、培哚普利等。30%左右患者有干咳、严重副反应者引起血管性水肿等。妊娠高血压者是绝对禁忌证;低血压、高血钾症、血肌酐升高(>265μmol/l)、双侧肾动脉狭窄者慎用。③血管紧张素Ⅱ受体拮抗剂(ARB)ARB常见的制剂有氯沙坦、缬沙坦、厄贝沙坦。ARB与ACEI比较,干咳及血管性水肿的不良反应更少见。ARB适应证和禁忌证同ACEI药物,多数情况下不推荐ACEI与ARB联合应用。④β受体阻滞剂:β受体阻滞剂主要包括有选择性β1受体阻滞剂、非选择性β受体(β1与β2)阻滞剂和兼有α受体拮抗剂三类。常见制剂有普萘洛尔、美托洛尔、比索洛尔、卡维地洛。⑤钙通道阻滞剂(CCB):钙通道阻滞剂包括二氢吡啶类和非二氢吡啶类,二氢吡啶类有硝苯地平、氨氯地平,非二氢吡啶类有地尔硫草、维拉帕米。CCB无绝对禁忌证,适用于各种类型的高血压患者。

(5) 降压治疗方案:降压治疗方案要根据血压水平、是否存在合并症,选择合适的药物来制订方案。高血压患者血压<160/100mmHg且无合并症,可选择单药控制血压,如未达标,可选择联合治疗方案。2级高血压患者或有合并症,可根据患者情况,选择合适的联合降压方案(图5-4)。

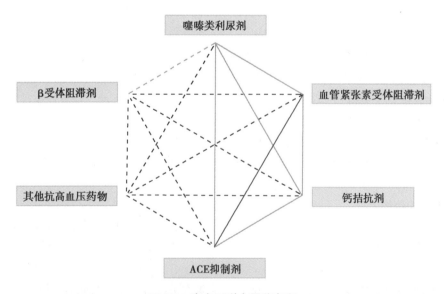

图 5-4 高血压联合用药方案

绿色直线:有益推荐联合;绿色虚线:有益,但有条件限制;黑色虚线:可能有益但缺乏证据;红色实线:不推荐联合用药。

目前主张推荐 5 种联合用药方案为首选组合:噻嗪类利尿剂 +ARB,噻嗪类利尿剂 +CCB;噻嗪类利尿剂 +ACEI;CCB+ACEI,CCB+ARB。不推荐 ACEI 与 ARB 联合使用(图 5-4)。

3. 高血压的非药物治疗　目前临床上高血压药物治疗虽然对绝大部分高血压治疗效果确切,但是对于部分难治性高血压患者的疗效欠佳,针对这种情况,强调在高血压药物治疗同时,治疗性生活方式干预十分重要;然而临床中仍有部分高血压经药物治疗难以获得满意疗效,这部分高血压称为难治性高血压。

难治性高血压(resistant hypertension,RH)是指在改善生活方式的基础上,应用了合理可耐受的足量≥3 种降压药物(包括利尿剂)治疗 >1 个月血压仍未达标,或服≥4 种降压药物才能有效控制的高血压。

近年来,随着介入技术的开展及临床研究,有创介入治疗正逐渐研究开展于难治性高血压的治疗,这类技术以肾动脉交感神经射频消融术(renal sympathetic denervation,RSD)、颈动脉窦刺激器(baroreflex activation therapy,BAT)为代表,目前取得了一定的疗效,可能有潜在巨大的临床应用前景,但还处于研究阶段,有许多问题尚不明了,仍需进一步研究,期待能在未来能有新发现和突破。

(1) 治疗性生活方式干预:生活方式的干预可以降低血压,适用于所有高血压患者。具体内容包括:①减轻体重,体重应控制在 BMI<24kg/m^2,腰围控制在男 <90cm,女 <85cm;②减少钠盐摄入:每人每日食盐量逐步降低至 6g;③补充钾盐:多食用新鲜蔬菜和水果;④减少脂肪摄入;⑤戒烟限酒;⑥规律运动:推荐行中等强度运动,每次 30min,每周 5~7 次;⑦减轻精神压力,保持心情愉悦。

(2) 肾动脉交感神经射频消融术(RSD):目前认为交感神经激活是高血压的重要发病原因,两者之间联系密切,肾交感神经系统是其中之一。RSD 通过微创技术来选择性消融大部分肾交感神经纤维,它使用射频能量选择性地阻断肾脏交感神经,从而达到降低血压的目的。RSD 适用于难治性高血压的患者,但是要充分排除继发性高血压、假性难治性高血压(血压测量因素、患者服药依从性差、服用升压药等)的可能。在安全性方面,RSD 因其微创操作,对肾交感神经具有高度选择性,不累及邻近器官的神经组织,具有手术不良反应小、恢复速度快等优点。尽管如此,RSD 目前还是存在一些缺陷,如至今为止尚未找到准确评估肾交感神经兴奋性的方法,因此难以判断患者难治性高血压与肾交感神经兴奋相关,也无法确定 RSD 技术上是否成功。

(3) 颈动脉窦刺激器(BAT):颈动脉窦可通过压力感受器对人体血压进行升压与降压的调节,BAT 就是运用减压反射的机制来降低血压,BAT 是由埋藏于锁骨下方皮下组织内的小型脉冲发生器、两根电极导线和体外程控装置组成,通过介入手术使电极导线顶端环绕在两侧颈动脉窦部。工作状态时,BAT 发放电脉冲,传导至颈动脉窦部并刺激压力感受器,进而通过减压反射而治疗难治性高血压。

高血压是常见的慢性疾病,我国患者群数量庞大,起病隐匿,存在"三高""三低"的问题,可并发心脑血管疾病,增加死亡风险,使高血压的防治与管理面临巨大的挑战。因此,高血压的诊疗要做到早发现、早诊断、早治疗,治疗过程中要遵循规范化的治疗原则,向患者普及高血压知识,了解高血压风险与治疗的受益,提高对高血压的重视,做到高血压的自我监测,同时也要采取合理的生活方式干预和降压药物治疗,尽可能将血压值控制在目标范围内,从而减少高血压的并发症并降低死亡风险,改善患者的生活质量和预后。

第三节　心律失常

【心脏特殊传导系统】

正常人心脏每时每刻在不停地跳动,并随人体运动强度的大小,心跳(心率)会发生快慢的变化,以满足机体在不同状态下的生理需要。心脏能不停地跳动主要依赖心脏自身的特殊传导系统(图 5-5),它的组成包括窦房结、结间束、房室结、希氏束、左右束支和浦肯野纤维网;窦房结是心脏正常窦性心律的起搏点,其内部含有一种 P 细胞,也叫起搏细胞,具有自动、规律地产生发放冲动的能力(自律性),

心脏其他部位有些细胞也有自律性,因窦房结自律性最高,正常情况下,心脏节律完全由窦房结发放冲动控制。冲动在窦房结形成后,由结间束传至房室结及左心房,冲动随后至房室结内缓慢传导,达希氏束后传导加快,经左右束支和浦肯野纤维网快速传导至左、右心室,使左右心室激动,完成一次心动周期跳动。交感神经兴奋使心跳加快、加强,迷走神经兴奋作用使心跳减慢、减弱。

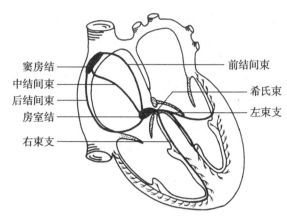

图 5-5　心脏传导系统示意图

【心律失常的分类】

心律失常(cardiac arrhythmia)是指心脏冲动的起源、冲动的传导发生异常,或者说心脏的"自律性异常"或"传导障碍"所引起的心动过速、心动过缓或心律不齐。

临床通常根据心律失常的发作频率分为"快速心律失常"和"缓慢心律失常"。快速心律失常和缓慢心律失常还可以根据冲动形成异常、冲动传导异常,进一步明确冲动形成、传导异常的部位和特点。如:窦性心律失常、异位心律失常,生理性传导异常、病理性传导异常、房室间传导异常等。

【心律失常发生机制】

1. 冲动形成异常　心脏有自律性的心肌细胞,在自主神经兴奋性改变或内在病理情况下,可导致这些心肌细胞不恰当的冲动发放;另外,原来无自律性的心肌细胞,在病理状态下出现异常自律性,可导致自律性异常增高形成各种快速心律失常。

部分房室、传导组织在动作电位后的异常后除极可引起持续的反复激动形成快速心律失常。

2. 冲动传导异常　冲动传导异常发生快速心律失常最常见的机制是折返(图 5-6)。一个冲动要完成折返途径必须具备四个基本条件:①心脏内部具备 2 个以上传导性、不应期不相同的部位,并连接组成闭合环;②闭合环的其中一条通道发生单向阻滞;③另一条通道传导缓慢,能使发生阻滞的通道有充分时间恢复兴奋性;④原先阻滞的通道冲动经过再次激动,完成一次冲动的折返激动。冲动在折返环内反复循环的折返激动,产生持续快速心律失常。

【临床表现】

心律失常是临床上常见疾病,多发于各种心血管疾病,很多疾病和药物都可引起或诱发心律失常,但也可见有心脏结构无异常者,它可发生于任何年龄,不同类型的心律失常有不同的临床表现

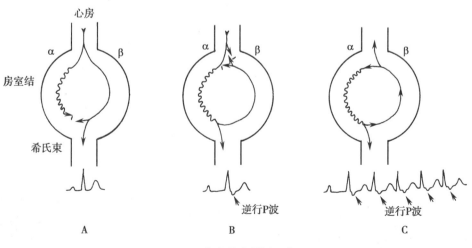

图 5-6　房室节内折返示意图

特点。

临床常见的心律失常类型包括快速性心律失常和缓慢性心律失常。

快速性心律失常：窦性心动过速、房性心动过速、快速心房扑动、心房颤动、房室结折返性心动过速、房室折返性心动过速、快速室性心律失常（室速、室扑、室颤）。

缓慢性心律失常：窦性心动过缓、窦性停搏、窦房传导阻滞、病态窦房结综合征、逸搏心律（交界性、室性）、房室传导阻滞等。期前收缩（期前收缩）：房性期前收缩、交界性期前收缩、室性期前收缩。

临床典型症状的严重程度大多与心律失常的心室率快、慢、是否影响血流动力学有关。典型表现有心悸、自觉停跳感、胸闷、乏力；严重者有发作性心、脑等器官供血不足的症状，如胸痛、心力衰竭、头晕、黑矇、甚至晕厥、抽搐、意识丧失，可致猝死。有些患者可以没有任何症状。

【诊断】

1. **病史**　主要内容有患者发作时不适症状的感受及相关影响因素，包括：①心律失常发作时间、持续时间、是否有规律性；②每次发作是否有诱因：运动、精神刺激等；③发作时是否有缓解方法：改变体位、深呼吸、药物治疗等；④发作的起止方式、是否频繁。

2. **体格检查**

（1）触诊大动脉搏动频率、节律。

（2）听诊心率快、慢、节律是否整齐，心音强弱，是否有"大炮音"及心音分裂等。

3. **辅助检查**

（1）心电图：描记标准 12 导联电图是心律失常最重要的无创检查技术，它不仅能体现心率、节律，还能发现是否有传导异常。

动态心电图（holter ECG monitoring）可以 24h 长时间地记录，能发现普通心电图无法发现的心律失常，并能对引起异常心电变化的相关因素进行分析，明确临床诊断，决定治疗方式和方法。

对于 24h 仍无法捕捉记录到的心律失常，临床可以使用事件记录器（event recorder）或植入式循环心电记录仪（implantable loop recorder，ILRs）更长时间记录心电变化。

（2）食管电生理检查：通过食管心脏起搏导管电极，记录体表心电图，开展经食管心脏电生理检查，主要由刺激仪、食管电极、多道记录仪等组成。应用食管心房刺激技术可以评价窦房结、房室结的功能，能诊断和终止某些折返性室上性心动过速。

（3）心腔内电生理检查：心电生理检查是阐明心律失常发生机制的基本方法，心腔内电生理检查是一种有创的检查技术，它将标测电极放置于心脏的相应部位，经多道记录仪能同步记录各部位的心电活动，结合应用程序刺激心房、心室等部位，可以测定或评价心脏各部位的电生理功能，发现某些心律失常的折返机制，评价并指导心律失常的治疗方法。

（4）三维心脏电生理标测及导航系统：三维心脏电生理标测及导航系统可以利用三维解剖定位，通过磁场定位所获取的信息建立三维的心脏模型，并将导管在心腔各部位记录到的心电信号整合在模型的解剖部位上，把心电图与空间结构结合起来，对复杂的心律失常消融治疗更加直观，不仅能提高手术的成功率，还能减少术中的 X 线曝光时间。

【治疗】

1. **心脏结构正常，无相关的不适症状**　可以定期观察，无需治疗。

2. **针对病因和去除诱发因素**

3. **药物治疗**　通过抗心律失常药物能减少心律失常发作的次数或频率，转复心律失常并维持窦性心律，预防恶性心律失常的发生及猝死。慢性房颤等心律失常长期发作易引起心脏血栓，在抗心律失常的同时需使用抗凝药物。

4. **器械治疗**

（1）体外心脏电复律：心脏电复律是对影响血流动力学的恶性心律失常及心脏复苏的主要治疗

手段。

(2) 植入型心律转复除颤器(implantable cardioverter defibrillator, ICD):对于一些慢性高危器质性心脏病患者,通过植入心律转复除颤器能自动识别恶性心律失常的出现,并及时体内放电转复心律,可以预防或降低心脏猝死的发生。

(3) 人工心脏起搏器治疗:起搏治疗是通过人工心脏起搏器或程序刺激器发放人造的脉冲电流刺激心脏,以带动心搏的治疗方法。主要用于治疗缓慢心律失常,也用于治疗快速心律失常和诊断,且已成为临床心脏电生理检查中不可缺少的手段(图5-7)。包括安置临时性人工心脏起搏器和永久性人工心脏起搏器。①临时性人工心脏起搏治疗:主要应用在以下情况:危重患者抢救时紧急情况使用;对暂时无法安装永久起搏器的患者过渡性治疗;高危患者行有创检查、手术时的保护性治疗。②永久性人工心脏起搏治疗:根据起搏生理效应分为生理性起搏和非生理性起搏。根据起搏心腔分为单腔、双腔、多腔(三腔或四腔)。

(4) 导管射频消融术:导管消融技术的临床应用使大部分折返性心动过速得以根治,随着医学工程技术的研发,各种消融方法和工具在临床先后得到应用。①导管电灼消融术:国外于1982年用以治疗室上性心动过速,但随后发现其对局部电灼损伤大,消融风险高,很快于1986年被高频能量导管消融取代。②射频导管消融术(radio frequency catheter ablation, RFCA):我国于20世纪90年代初期开展该项技术,经过二十多年的发展,该技术在国内大多数三级医院得以普及,目前治疗病例数已超过欧美发达国家。据2016年中国心血管病报告,自2010年导管消融手术持续迅猛增长,年增长率13.5%~17.5%,2015年射频消融手术量11.1万例(图5-8)。③冷冻导管消融:与射频、电流等利用热能量的消融方法相比,冷冻消融治疗因其组织损伤较小、靶点定位精确等,在心律失常领域的治疗优势越来越突出,其有效性和安全性已被广泛证实。④三维心脏电生理导航系统引导下射频消融:对复杂的心律失常消融治疗更加直观,不仅能提高手术的成功率,还能减少术中的X线曝光时间(图5-9)。

5. **外科治疗** 在体外循环自视下,切除、隔离参与心律失常的组织,常用的手术方式:①室壁瘤切除+心内膜环状切除术;②室壁瘤切除+局部心内膜切除术;③室壁瘤切除+广泛纤维化心内膜切除;④心脏跳动下,对心律失常发生区域心内膜单纯冷冻治疗。

心律失常的诊断依赖于完整、正确的心电图识别,临床心电生理的检查能明确心律失常的发生机制;随着医学工程技术的研发,临床心内电生理技术的进展,各种新的技术在临床广泛应用,不论是缓慢心律失常的起搏诊疗,还是快速心律失常的消融治疗,其技术都不断完善,疗效不断提高。

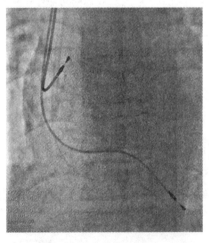 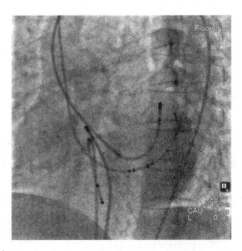

图5-7 永久性双腔起搏器治疗　　　　图5-8 射频导管消融术治疗

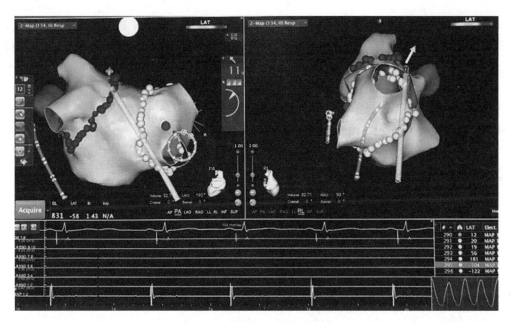

图 5-9　三维心脏电生理标测导航系统

第四节　冠　心　病

根据《中国卫生和计划生育统计年鉴(2017)》,2016 年中国城市和农村居民冠心病死亡率继续保持 2012 年以来的上升趋势,农村地区冠心病死亡率上升趋势明显,男性冠心病死亡率高于女性。

一、动脉粥样硬化

临床上俗称的"动脉硬化"大多指动脉粥样硬化(atherosclerosis,AS)。动脉粥样硬化过程是在各种危险因素引起人体动脉内膜受损的基础上,形成动脉粥样斑块、纤维斑块,导致动脉管壁增厚、管腔缩小,增厚的管腔变硬、弹性下降,多重损伤、斑块破裂。因动脉内膜增生的脂质斑块呈黄色粥样,故称为动脉粥样硬化。病变可发生于人体全身的大、中、小动脉;动脉粥样硬化除可引起血管管腔狭窄外,还可继发管壁斑块破裂及局部血栓形成,造成病变血管供血组织的缺血、坏死。

【病因】

动脉粥样硬化的病因比较复杂,临床研究表明,导致本病的因素有多方面,目前较肯定的主要原因有以下方面。

1. **年龄、性别**　中、老年人群是本病的主要发病群体,随着年龄的增加,动脉硬化实际上也是人体老化的生理过程;近年来,随着现代生活方式(生活节奏加快、饮食等)的变化,本病的发生有年轻化趋势。因雌激素有抗动脉粥样硬化作用,女性在绝经前发病率较低。

2. **高血压**　高血压是动脉粥样硬化的主要危险因素,高血压患者血压的严重程度与本病密切相关,与正常人相比,动脉粥样硬化的发生率明显增加。

3. **血脂异常**　血脂异常是动脉粥样硬化最重要的危险因素,2012 年中国居民营养与健康状况监测结果,血清总胆固醇(total cholesterol,TC)升高(TC≥6.22mmol/L)。在动脉粥样硬化发生的机制中,低密度脂蛋白胆固醇的异常及其由血液经血管内皮进入管壁内膜是发生动脉粥样硬化的主要过程及重要危险因素。

4. **吸烟**　吸烟是动脉粥样硬化的重要危险因素,无论是主动吸烟还是被动吸烟,本病的发病率和死亡率均明显增加。

5. **糖尿病及肥胖**　糖尿病患者与正常人相比,发生本病的风险高出数倍。肥胖患者常合并高血压、血脂异常及血糖异常,这些都是临床代谢综合征的成员,尤其是腹型肥胖更易发生动脉粥样硬化。

6. **遗传因素** 动脉粥样硬化有一定的家族倾向,有早发冠心病家族史的人,其发生本病的概率明显增加。

【病理生理】

正常动脉血管壁由内膜、中膜、外膜组成。发生动脉粥样硬化时,随着病变的严重程度,其管壁镜下结构先后出现脂质点、脂质条纹、粥样斑块、纤维粥样斑块和复合病变等变化(图5-10)。

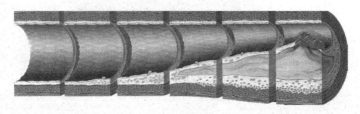

图5-10 动脉粥样硬化斑块的形成与演变

血管内皮损伤,巨噬细胞摄取脂质成为泡沫细胞,泡沫细胞的脂质累积形成脂质条纹最终形成动脉粥样斑块,随着脂质的不断沉积和结缔组织的大量增生,斑块表面可形成纤维帽即纤维斑块,斑块脂质池内聚集的大量脂质可最终损伤、破裂。

临床中通过血管造影、血管内超声技术(intravenous ultrasound,IVUS)、光学相干层析成像(optical coherence tomography,OCT)能发现并辨别动脉硬化的病理变化,通过观察斑块的纤维帽和脂质池,识别斑块的稳定性,从而了解斑块对患者的危险程度,决定对斑块干预的策略。

长期的动脉粥样硬化对受累血管的影响:早期动脉血管弹性减弱、脆性增加,随后血管管腔阻塞变窄甚至闭塞,也有造成局部斑块破裂、出血、血栓形成。血管狭窄、闭塞会引起相应供血区域器官、组织缺血、坏死,产生器官、组织的功能紊乱。

【临床表现】

主要是受累血管供应的器官、组织发生功能紊乱的症状。

1. **大动脉及四肢动脉粥样硬化** 早期可无特异表现,重者出现收缩压增高,脉压差增大。超声、X线影像可发现主动脉增宽、管壁钙化等表现。严重者,形成主动脉瘤样扩张,引起胸闷、胸痛及对邻近器官的压迫症状,造成吞咽及呼吸困难、声音嘶哑等,有部分患者引起严重的内膜撕裂,发生动脉夹层,危及生命。

体检有些可发现腹部搏动性包块,听诊相应部位有血管杂音。行X线、增强CT、磁共振、二维超声等能发现动脉病变部位。

2. 冠状动脉粥样硬化可致冠心病,出现相关症状。

3. 颅脑动脉粥样硬化引起脑供血不足,脑梗死,脑出血等严重症状。

4. 肾动脉粥样硬化导致严重狭窄患者可引起继发性高血压,肾缺血,长期引起肾功能障碍、肾衰竭。

5. 肠系膜动脉粥样硬化严重者引起肠梗阻,甚至休克。

6. 四肢动脉粥样硬化引起肢体皮温低、麻木、疼痛,下肢间歇性跛行,足背动脉搏动消失,严重者动脉完全闭塞引起组织坏死。

【辅助检查】

1. **实验室检查** 血糖、血脂等检查明确危险因素;尿分析、肾功能等检查。

2. **心电图**

3. **脑电图、脑电阻图**

4. **影像学检查** CT、MRI、CTA、MRA、血管造影、多普勒超声检查、血管内超声显像等。

【诊断】

早期因临床表现不明显,不易发现。随着病情发展,相应器官出现缺血表现时,结合患者危险因素及有关检查,诊断并不困难。

【治疗】

1. 避免或积极控制相关危险因素　是预防动脉粥样硬化的主要措施。日常生活做到合理饮食、戒烟限酒、适度运动、保持乐观开朗的性格。

2. 药物治疗　主要针对已发生的代谢综合征(高血压、高血脂、糖尿病等)进行药物治疗;对急性、早期堵塞的血管行药物溶栓、抗凝、抗血小板等改善缺血症状。

3. 介入或外科手术　对严重狭窄或慢性堵塞的动脉可行经皮腔内血管成形术、旋切术、旋磨术和支架植入术;无法行介入治疗者可行血管重建或旁路搭桥术。

二、稳定型心绞痛

2013 年欧洲心脏病学会公布了最新的稳定性冠状动脉疾病管理指南,指南明确稳定性冠状动脉疾病的定义范围,包括稳定型心绞痛、急性冠脉综合征、稳定后无症状或症状稳定者、冠脉痉挛导致的静息发作心绞痛。

【病理】

心脏自身的血液供应来自冠状动脉,冠状动脉起源于主动脉窦,左冠状动脉开口于左冠窦,起始段为左主干,随后分出前降支和回旋支;右冠状动脉开口于右冠窦。在冠状动脉发生动脉粥样硬化导致冠脉管腔狭窄,且管腔内径阻塞狭窄超过 50% 以上,可诊断为冠状动脉粥样硬化性心脏病。

临床上稳定型心绞痛也称劳力性心绞痛,指在冠状动脉狭窄基础上,由于体力活动增加导致心肌负荷加重,引起心肌急剧的、短暂的缺血、缺氧的临床综合征。

【临床表现】

稳定型心绞痛发作有典型的表现特征:

1. 疼痛位于胸骨的中、下段或胸前区。

2. 疼痛性质为闷痛或压榨、紧迫感。

3. 疼痛可放射至左肩、背部和左上肢。

4. 表现为阵发性,每次发作持续 3~5min。

5. 疼痛常在加重心脏负担的因素(劳力、情绪激动、饱餐、寒冷等)时诱发。

6. 停止劳力、含服硝酸酯类等药物,症状可缓解。

7. 平时未发作心绞痛可无异常体征。心绞痛发作时有冒汗、表情恐惧、血压升高、心率加快、期前收缩、心律不齐及心脏奔马律,心脏杂音等。

【辅助检查】

1. 实验室检查　血常规、甲状腺功能、血脂、血糖、同型半胱氨酸、尿酸等检查以便了解与冠心病发病相关的危险因素;肌钙蛋白、肌红蛋白及肌酸激酶及同工酶等心肌标志物,可以了解心肌缺血损伤程度或性质。

2. 心电图　大多静息心电图可无异常,有些存在陈旧性心肌坏死 Q 波或 ST 段、T 波的改变;心肌缺血发作时心电图变化对诊断有很大意义,对照静息心电图可以发现心肌缺血的部位及严重程度;心电图运动负荷实验能明确静息状态下无缺血症状,而在平常运动时出现可疑冠心病症状的患者;动态连续 24h 记录(Holter 检查)可以发现 24h 不同运动状态下,心电活动及心肌缺血情况,用以诊断多次静息心电图检查无异常或短时间无法发现记录到的心电变化。

3. 放射性心肌核素显像检查　包括放射性心肌核素显像负荷试验、放射性核素心腔造影及正电子发射断层心肌显像(positron emission computed tomography,PECT)等,可以了解、评估心肌的缺血部位、严重程度,室壁运动、心脏功能及心肌的代谢和心肌活力等情况。

4. 多层螺旋 CT 冠状动脉成像(CTA)　通过对冠状动脉的二维、三维成像可以了解冠脉的钙化、管径狭窄程度;64 排以下的多层 CT 在患者心室率快时,对冠脉的影像质量有影响;冠脉钙化严重者会影响管腔狭窄的判断,在临床上冠脉CTA有较高的阴性预测价值。

5. **心脏超声心动图** 可以测定是否有心肌缺血使心脏腔室扩大,发现心肌缺血、坏死区域的心脏室壁运动情况及心脏功能变化。通过运动或药物负荷超声心动图可以评价心肌灌注和心肌存活情况。

6. **冠状动脉造影** 冠状动脉造影是诊断冠心病的"金指标",是冠心病最主要的有创检查方法;通过选择性左、右冠脉显像,可以明确冠脉起源、病变部位及严重程度(图5-11)。

7. **冠脉内血管镜、冠脉内超声显像(IVUS)、冠脉内光学相干断层显像(OCT)、冠脉内血管镜技术** 可以进一步明确冠脉病变的组织结构变化,目前临床在IVUS、OCT应用较多,其中OCT的轴向和横向分辨率分别为10μm和20μm,其分辨率是IVUS的10

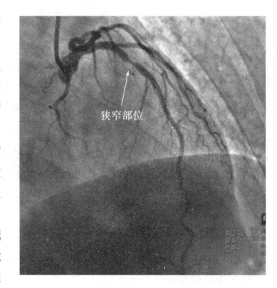

狭窄部位

图5-11 冠状动脉左前降支近端狭窄病变

倍。与IVUS相比,OCT可提供有关冠状动脉管壁更加细微和清晰的信息。

8. **冠脉血流储备分数测定(fractional flow reserve,FFR)** 在冠脉介入治疗中,通过对冠脉病变部位的血流储备分数测定,明确病变的狭窄程度及血流量,是重要的冠脉功能学检测,用以指导介入或药物治疗。

【诊断】

诊断主要依靠典型的心绞痛临床症状,是否存在冠心病危险因素,结合常规的辅助检查,大多能明确诊断。临床上通过冠脉CTA或冠脉造影可以进一步明确冠脉的病变部位、严重程度,帮助诊断及进一步治疗策略。

【鉴别诊断】

临床中有很多疾病与冠心病有相似的症状,像肋间神经痛和肋软骨炎、心脏神经症、消化系统疾病的胃部疾病、反流性食管炎等,应注意鉴别。要高度警惕稳定性心绞痛与急性冠脉综合征的演变。

【治疗及预后】

1. **发作期的治疗** 立即终止活动、最好平卧休息;含服硝酸酯类药物缓解疼痛。

2. **缓解期治疗**

(1) 消除诱发因素,调整日常饮食、生活及工作。

(2) 使用能减轻、改善心肌缺血,预防急性冠脉综合征、改善预后的药物。临床常用药物有β受体拮抗剂、硝酸酯类药物、钙通道阻滞剂、阿司匹林、氯吡格雷、他汀类及ACEI或ARB等。

3. **非药物治疗**

(1) 经皮冠状动脉介入治疗(percutaneous coronary intervention,PCI):对药物治疗无法缓解的冠状动脉严重狭窄病变,需要对病变行经皮冠状动脉介入治疗,临床常用技术有经皮冠状动脉腔内血管成形术(percutaneous transluminal coronary angioplasty,PTCA)、冠状动脉支架植入术(coronary stent implantation,CAI)、旋磨、旋切术等。

(2) 冠状动脉旁路移植术(coronary artery bypass grafting,CABG):对一些高危、复杂冠状动脉病变,临床无法行PCI治疗的患者可选择行CABG。

三、不稳定型心绞痛和非ST段抬高型心肌梗死

临床上把急性冠脉综合征分为非ST段抬高型急性冠脉综合征和ST段抬高型急性冠脉综

笔记

合征,前者包括不稳定型心绞痛(unstable angina,UA)和非 ST 段抬高型心肌梗死(non-ST segment elevation myocardial infarction,NSTEMI),后者指 ST 段抬高型心肌梗死(ST segment elevation myocardial infarction,STEMI)。

UA/NSTEMI 统称为非 ST 段抬高型急性冠脉综合征,其典型体征是心肌缺血发生时,心电图大多表现为 ST 段压低、T 波改变。根据 UA 在临床上的表现特点,一般分为静息型心绞痛、初发型心绞痛、恶化型心绞痛三种类型。

【病理生理】

不稳定型心绞痛(UA)和非 ST 段抬高型心肌梗死(NSTEMI)患者的"罪犯"血管动脉粥样硬化不稳定斑块发生破裂、出血,并发血栓形成、痉挛,造成血管管腔阻塞,引起阻塞远端血流中断的一组临床症状;持续长时间的心肌缺血会造成心肌坏死。

【病因及机制】

不稳定动脉粥样硬化斑块表面溃疡形成、破裂,大量血小板聚集,继发血栓形成,导致血管管腔严重狭窄或阻塞,引起急性供血供氧急剧减少,持续的严重心肌缺血造成心肌坏死。症状的发生与斑块的部位、大小、数量,冠脉痉挛,血液高凝状态易凝血液,侧支循环,心肌损伤程度(易损心肌)等有关。

【临床表现】

表现为比稳定型心绞痛疼痛程度更重,持续时间更长,往往超过 15min,发作更频繁;症状可在休息时出现,可以无诱发因素或很轻的体力活动即可诱发;常合并出汗、恶心、呕吐,呼吸困难等。休息及含服硝酸甘油无法缓解。

体检大多无特异性体征,有些可闻及一过性二尖瓣收缩期杂音。

【辅助检查】

1. 心肌标志物检查　心肌标志物肌钙蛋白 I、T(cTnT/cTnI)和心肌激酶同工酶(CK-MB)的升高是鉴别诊断 UA/NSTEMI 的依据,心肌标志物升高诊断 NSTEMI。

2. 心电图　发作心电图是就诊时诊断的首要检查手段,要求在患者首次医疗接触后的 15min 内完成第一份心电图。

3. 心电监护　通过连续心电监护可以发现无症状或心绞痛发作时的心电变化,尤其是反映心肌缺血的 ST-T 改变。

4. 冠脉造影和冠脉内超声、冠脉内光学相关断层显像　根据 UA/NSTEMI 的危险分层,不同的患者应尽快完成冠脉造影,必要时行冠脉内超声、冠脉内光学相关断层显像检查,帮助明确诊断,指导进一步治疗及对预后的评价。

5. X 线、心脏超声　也是必要的常规检查。

【诊断及鉴别诊断】

典型的心绞痛病史,特征性的动态心电图演变,结合心肌标志物的变化,可以作出初步诊断。诊断可疑者,可行进一步的检查,包括负荷心电图、核素心肌灌注显像、冠脉 CTA 及冠脉造影等检查。

症状不典型者,应与消化系统疾病、肺栓塞、主动脉夹层等鉴别。

【风险评估】

NSTEMI 的风险评估可使用确定的风险评分体系进行病情和预后评估

1. 缺血风险　GRACE 评分对入院和出院患者提供了较为准确的风险评估。具体评分办法:根据各项危险因素进行评分,最后将各积分相加,低危 <108 分,高危 109~140 分,极高危 >140 分。

2. 出血风险　对于接受冠状动脉造影的急性冠脉综合征(acute coronary syndrome,ACS)患者,CRUSADE 评分的应用价值较高。

【治疗】

1. 治疗原则　NSTEMI 是心脏疾病的危重急症,应及早诊断,并从首次医疗接触,以最快、最好的方法开通心脏冠脉阻塞的血管("罪犯"血管),恢复缺血心肌供血,包括抗缺血治疗和抗栓治疗。

2. 治疗方法

（1）一般治疗包括卧床休息，适当镇静、消除焦虑等；监测血流动力学，积极治疗对心肌耗氧增加的合并症。

（2）药物治疗：①使用抗心肌缺血药物，常用有：硝酸酯类药物、β受体拮抗剂、钙通道阻滞剂。②抗血小板治疗 NSTEMI 患者"罪犯"血管血栓为富含血小板的红色血栓，抗血小板治疗为主要措施。常用药物有阿司匹林，ADP 受体拮抗剂，血小板糖蛋白Ⅱb/Ⅲa（GPⅡb/Ⅲa）受体拮抗剂。③抗凝治疗：常用药物有普通肝素、低分子肝素、比伐卢定、磺达肝癸钠等。④他汀强化调脂治疗，LDL-C 达目标值（<70mg/dl）。⑤无禁忌证或血压能耐受者，应尽早使用 ACEI 或 ARB。

（3）冠状动脉血运重建术：①经皮冠状动脉介入治疗：介入治疗已成为目前治疗的重要措施。结合危险评估，对极高危缺血患者，建议紧急行冠脉造影（<2h）及血运重建；高危缺血者，早期介入策略（<24h）；中危缺血者，72h 内介入治疗；对无症状低危者，可先行无创检查，寻找缺血证据，再决定是否行介入策略。②冠状动脉旁路搭桥术。

（4）预后及二级预防：患者不论采取那种治疗，长期、规范、个体化的二级预防非常重要，直接影响疾病的预后。

二级预防措施（ABCDE）：A——抗血小板、抗心绞痛治疗及 ACEI 的使用；B——β受体拮抗剂、控制血压；C——调脂、戒烟；D——控制饮食、糖尿病治疗；E——健康教育和运动。

四、急性 ST 段抬高型心肌梗死

据《中国心血管病报告 2018》发布，2002—2016 年急性心肌梗死（AMI）死亡率总体仍呈上升态势，从 2005 年开始，AMI 死亡率呈现快速上升趋势，农村地区 AMI 死亡率不仅于 2007、2009、2011 年超过城市地区，而且从 2012 年开始农村地区 AMI 死亡率明显升高，2013 年和 2016 年大幅超过城市平均水平。2016 年 AMI 死亡率城市为 58.69/10 万，农村为 74.72/10 万（2018 年资料）。

【病因及诱因】

急性 ST 段抬高型心肌梗死（STEMI）大多是因动脉粥样硬化的"罪犯"血管存在不稳定斑块，不稳定斑块在某些因素作用下出现纤维帽的破裂、糜烂，进而继发血栓形成，导致血管管腔闭塞；持续的完全闭塞致心肌供血中断，产生心肌坏死。

在临床上，不稳定斑块破裂出血、血栓形成，大多与一些诱因有关：

1. 机体的应激反应性、交感神经活动突然增加，导致心肌收缩加快、加强，血管张力增高，血管升高；尤其在晨起由休息转为活动状态下易发生。

2. 剧烈运动、突发血压升高、情绪激动或用力大便等加重心脏负担的因素。

3. 大量进食富含脂肪类食物，引起血液黏稠度增加。

4. 突发引起血容量降低的其他疾病，导致狭窄的冠脉灌注进一步减少，如休克、大出血、脱水、外科手术及恶性心律失常等。

【病理】

1. 冠状动脉病变 左主干、前降支、左回旋支、右冠状动脉及其分支均可发生不同节段的闭塞，导致相应供血区域的心肌坏死，供血区域越广，坏死面积越多，临床症状越重。

2. 心肌组织病变 冠状动脉持续闭塞 30min 以上，其供血的心肌细胞开始发生坏死，随着闭塞时间的延长，坏死心肌发生充血、水肿、炎症细胞浸润，随后有坏死心肌纤维组织溶解、肉芽组织形成等一系列病理过程。心电图相继表现为损伤型 ST 段抬高及缺血性 T 波演变、梗死型 Q 波，这 3 项改变对于临床有极其重要的意义。

有些病例发生继发性的室间隔穿孔、乳头肌断裂、游离壁破裂及室壁瘤形成。

【病理生理】

由于闭塞冠脉血管的不同，可以产生不同部位、不同程度、不同范围的心肌梗死，临床上相应出现不同程度的心脏功能障碍、血流动力学变化,血压下降、心排血量下降;严重者发生心源性休克、急性肺水肿的心脏泵衰竭。

【临床表现】

临床表现的严重程度与闭塞的"罪犯"血管及其供血的面积大小,"罪犯"血管远端是否有侧支循环形成密切相关。

大多发病前几天可有胸前不适症状,且症状有逐渐加重的过程;典型表现为首次出现心绞痛、原有疼痛加重、平常能缓解的方法无法起效;心电图出现缺血加重的动态性演变。

1. 症状

(1)疼痛是最先出现、最典型的表现,常发生在下半夜或凌晨;患者胸痛比平常更加严重,伴有烦躁、出汗,憋气及濒死感。少数患者无胸痛,以低血压休克或急性心力衰竭为首发症状。有些患者可出现不典型部位疼痛,如上腹痛、牙痛、下颌痛、颈肩痛等,易相应误诊为消化系统、骨关节等疾病。

(2)由于心肌坏死组织吸收,有部分患者发热,以中等发热,大多在一周内,并有血白细胞总数增高、红细胞沉降率增快等。

(3)常合并有腹胀、恶心、呕吐等消化系统症状。

(4)心律失常前壁心肌梗死多发生快速心律失常,甚至发生室速、室颤等恶性心律失常,导致患者乏力、头晕,严重者晕厥、猝死。右冠状动脉发生阻塞心梗多发生缓慢性心律失常,以房室传导阻滞多见。

(5)低血压、休克剧烈疼痛,继发的严重心律失常、低容量及心力衰竭均可引起血压低及休克。

(6)心力衰竭大面积心肌梗死,尤其是广泛前壁心肌梗死易引起急性左心衰;右室心肌梗死可出现严重低血压及右心衰竭。

2. 体征　心肌梗死面积较大者,大多有低血压;叩诊心界扩大,听诊心率增快或减慢,心律不齐,心尖部第一心音减弱,第三、第四心音奔马律;如发生二尖瓣乳头肌功能不全或室间隔穿孔,心尖区可闻及新出现的、粗糙的收缩期杂音;部分有心包摩擦音。

【辅助检查】

1. 实验室检查　血常规,心肌标志物检查,尤其是超敏肌钙蛋白的检查,并观察心肌标志物的动态演变。

2. 特征性的动态心电图演变　心肌梗死超急性期的 T 波高尖,早期损伤型 ST 段抬高及缺血性 T 波演变、梗死型 Q 波。必须为急性心肌梗死患者描记标准 18 导联心电图,并动态观察心电图的演变;结合 18 导联心电图特征性的改变,可以明确心肌梗死的定位和范围。

3. 放射性心肌核素显像检查　可以行正电子发射断层心肌显像(PECT),了解、评估心肌的缺血部位、严重程度,室壁运动、心脏功能及心肌的代谢和心肌活力等情况。

4. 心脏超声心动图　可以测定是否有心肌缺血影响心脏腔室扩大,了解心肌缺血、坏死区域的心脏室壁运动情况及心脏功能变化;发现心包积液、室间隔穿孔等并发症,明确是否有室壁瘤、乳头肌功能失调(图 5-12)。

5. 急诊冠状动脉造影

【诊断及鉴别诊断】

诊断主要依据典型的临床表现,特征性动态心电图演变及心肌标志物水平升高。临床应注意与主动脉夹层、急性肺动脉栓塞、急腹症和心包炎等疾病明确鉴别,诊断有疑问时,可行心脏彩超、主动脉 CTA,二维超声,冠脉造影等进

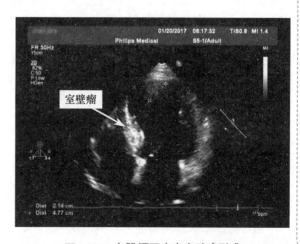

图 5-12　心肌梗死患者室壁瘤形成

一步明确诊断。

【并发症】

严重的心肌梗死常合并多种并发症,常见并发症有乳头肌功能失调或断裂,栓塞,室壁瘤、室间隔穿孔或游离壁破裂等,并发症的出现严重影响疾病的预后,增加患者的死亡率。

【治疗】

STEMI 的治疗强调及早发现、及早治疗,"时间就是心肌",按现代胸痛中心的理念,从首次医疗接触开始,以最快、最好的方法开通心脏冠脉阻塞的血管("罪犯"血管),恢复缺血心肌供血,避免或减少坏死心肌,包括抗缺血治疗,抗栓治疗。

1. 院前急救及转运　入院前的处理及通过院前急救体系安全、及时转运至有能力救治的医院,是 STEMI 救治的重要环节。

2. 院内紧急处理

(1) 入住冠心病监护病房,对心电、血压、呼吸及血流动力学监测。

(2) 当血氧饱和度低于 90% 时,可行吸氧治疗。

(3) 解除疼痛、镇静可以使用吗啡镇痛、镇静,对没有低血压者可使用硝酸酯类药物静脉治疗,无禁忌证的患者可以使用 β 受体拮抗剂减少心肌耗氧,预防心律失常。

(4) 抗血小板治疗:常规阿司匹林,血小板二磷酸腺苷(adenosine diphosphate,ADP)受体拮抗剂如氯吡格雷、普拉格雷、替格瑞洛、坎格雷洛等双联,甚至加用血小板糖蛋白Ⅱb/Ⅲa(GPⅡb/Ⅲa)受体拮抗剂如替罗非班、依替巴肽等三联抗血小板治疗。

(5) 抗凝治疗:常用药物有普通肝素、低分子量肝素、比伐芦定、磺达肝癸钠等。

3. 再灌注心肌治疗　及时、有效的再灌注治疗是挽救缺血心肌的最主要方法,临床主要方法有药物溶栓、经皮冠状动脉介入治疗(PCI)及紧急冠脉旁路搭桥术。

(1) 溶栓治疗:溶栓药物包括特异性与非特异性的纤溶酶原激活剂,特异性药物多集中于血栓发生部位,对全身纤溶影响较小,出血风险较低。特异性溶栓药物主要指阿替普酶(rt-PA)。

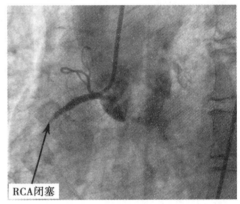

RCA闭塞

图 5-13　造影示:右冠脉闭塞

(2) 经皮冠脉介入治疗(PIC):直接 PCI,①发病 12h内(包括正后壁心梗)或伴有新出现左束支传导阻滞的患者;②伴心源性休克或心衰时,即使发病超过 12h 者;③发病 12~24h 内具有临床和 / 或心电图进行性缺血证据;④除心源性休克或梗死相关动脉 PCI 后仍有持续性缺血外,应仅对梗死相关动脉进行 PCI;⑤发病超过 24h、无心肌缺血、血液动力学和心电稳定的患者不宜行直接PCI。

另一些患者需行补救性 PCI 或溶栓再通患者的PCI。

下面是一例急性下壁心梗患者右冠脉(right coronary artery,RCA)近段闭塞,经急诊 PCI,RCA 前向血流恢复(图5-13、图 5-14)。

(3) 紧急冠脉旁路搭桥术溶栓无效或介入治疗失败,可以行紧急冠脉旁路搭桥术。

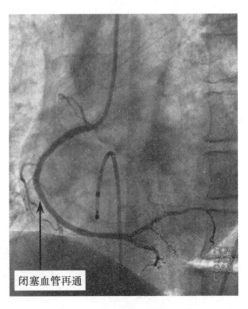

闭塞血管再通

图 5-14　PCI 治疗后闭塞血管再通

笔记

4. **改善心肌重构、调脂治疗** 有 ACEI、他汀类药物。

5. **抗心律失常**

（1）使用药物治疗快速性心律失常，有血流动力学异常者行电复律治疗。

（2）使用药物治疗缓慢性心律失常，严重者行临时起搏治疗。

6. **抗心力衰竭、抗休克治疗**

（1）维持液体及电解质平衡。

（2）使用血管活性药物维持血压、改善心功能。

（3）器械治疗主动脉内气囊反搏术（IABP）、无创呼吸机辅助通气或气管插管和人工通气、血液净化治疗、体外膜肺氧合技术（ECMO），能明显提高抢救的成功率。

【预防及预后】

STEMI 患者应长期二级预防，恢复期患者的规范康复治疗对抬高患者的生活质量，改善生存率有积极的作用。

第五节　心脏瓣膜疾病

心脏瓣膜疾病（valvular heart disease）是指各种原因引起心脏瓣膜出现结构和/或功能的异常，导致心脏血液动力学改变的一种心血管疾病。我国瓣膜性心脏病以风湿性心脏病最为常见，其次是黏液样变性及老年退行性心脏瓣膜病，随着人口老龄化的增加，老年退行性心脏瓣膜病的发病率逐渐提高。不同病因易累及的瓣膜不同，风湿性心脏病患者以二尖瓣最常受累，其次是主动脉瓣，老年退行性瓣膜病最易累及主动脉瓣，也可累及其他多个瓣膜。临床上常见的心脏瓣膜疾病主要包括二尖瓣狭窄、二尖瓣反流、主动脉瓣狭窄和主动脉瓣反流。

一、二尖瓣狭窄

【流行病学】

二尖瓣狭窄（mitral stenosis）最常见的病因是风湿热，其他病因包括：老年性二尖瓣环或环下钙化、先天性畸形和结缔组织病。风湿性心脏病患者 2/3 为女性，二尖瓣狭窄发病一般在 40~50 岁，单纯二尖瓣狭窄占风湿性心脏病患者的 25%，合并有二尖瓣关闭不全占 40%，常同时累及主动脉瓣。

【病理生理】

风湿性二尖瓣狭窄病理变化为瓣膜交界处、瓣叶游离缘和基底部炎性水肿和赘生物形成，不同部位的粘连、融合，使二尖瓣变形和狭窄，开放受限，瓣口常成鱼口状，血流受阻。

正常人的二尖瓣瓣口面积约 $4\~6cm^2$，瓣口面积减小至 $1.5\~2.0cm^2$ 时为轻度狭窄；$1.0\~1.5cm^2$ 为中度狭窄；$<1cm^2$ 为重度狭窄。二尖瓣狭窄时，左心室充盈受阻，跨瓣压差显著增加，因此测量跨瓣压差可判断二尖瓣狭窄程度；当狭窄严重时，左房压升高才能使血流通过狭窄的瓣口流入左心室，维持正常的心排出量。

左房压升高导致肺静脉压、肺毛细血管压力升高和肺动脉压的升高，肺顺应性下降，患者在体力活动时，心率加快，血流加速，可出现呼吸困难、咳嗽、发绀等临床表现。

长期肺动脉高压，可引起肺小动脉反应性收缩、痉挛，最终导致肺小动脉硬化，加重肺动脉高压，出现右心室肥厚扩张，引起右心衰竭。此时肺动脉压力有所降低，肺循环血量减少，肺淤血症状减轻。

【临床表现】

1. **症状** 一般在二尖瓣中度狭窄（瓣口面积 $<1.5cm^2$）时开始出现临床症状。

（1）呼吸困难：为最常见、最早期的症状。

（2）咳嗽：常见，多在夜间睡觉或劳动后出现，为干咳无痰或泡沫痰，并发感染时咳黏液样痰或脓痰。

（3）咯血：可为二尖瓣狭窄首发症状，可为大咯血、痰中带血或咳粉红色泡沫痰。

（4）其他症状：可伴有声音嘶哑、吞咽困难、食欲减退、腹胀等症状。

2. 体征

（1）二尖瓣狭窄的心脏体征：①视诊心尖冲动正常或不明显；②听诊心尖区第一心音亢进或减弱；③心尖听诊区可闻及低调的舒张中晚期隆隆样杂音，传导较局限。

（2）肺动脉高压和右心室扩大的体征：肺动脉高压引起相对性肺动脉瓣关闭不全，P_2 亢进与分裂，在胸骨左缘第二肋间可闻及舒张早期吹风样杂音，称 Graham Steell 杂音。右心室扩大时，可因相对性三尖瓣关闭不全，在三尖瓣区闻及全收缩期吹风样杂音。

（3）其他体征：严重二尖瓣狭窄常有"二尖瓣面容"，表现为双颧绀红。

【辅助检查】

1. X 线检查 左心房增大时，后前位可见左心缘变直，右心缘后方有双心房影。肺静脉压增高时，间质组织液体渗漏，可见 Kerley B 线。其他的 X 线征象有：右心室增大、主动脉弓缩小、肺动脉主干突出、肺淤血等。

2. 心电图 轻度二尖瓣狭窄患者心电图正常，重度二尖瓣狭窄可有"二尖瓣型 P 波"，提示左心房增大，电轴右偏和右心室肥厚表现，病程晚期常常合并房颤。

3. 超声心电图 是确诊二尖瓣狭窄最敏感可靠的方法。M 型超声心电图二尖瓣"城墙样"改变，EF 斜率降低，A 峰消失（图 5-15）。后叶向前移动，瓣叶回声增强。二维超声可显示瓣叶开放受限，呈鱼嘴样改变，二尖瓣厚度、瓣叶是否有钙化、粘连。连续多普勒可测量二尖瓣血流速度，以计算跨瓣压差和瓣口面积，彩色多普勒血流显像可观察二尖瓣狭窄的射流。超声心动图还可观察和测量房室大小、室壁动度和运动、肺动脉压、心室功能、其他瓣膜异常和先天性畸形等。经食管超声可观察左心耳和左心房是否有附壁血栓。

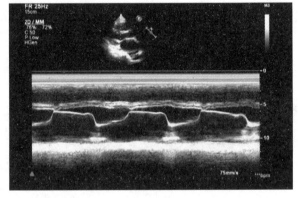

图 5-15 二尖瓣狭窄 M 型超声心动图

4. 有创心导管检查 心导管检查可同步测定肺毛细血管压和左心室压以确定跨瓣压差和计算瓣口面积。

【诊断】

依据病史、典型的劳力性呼吸困难，特征性心尖区"隆隆"样舒张期杂音；结合 X 线或心电图示左心房增大，一般可以诊断二尖瓣狭窄，超声心动图可确诊。心尖区舒张样隆隆样杂音应与其他疾病相鉴别。

【治疗】

1. 一般治疗 风湿病患者在风湿活动期应予抗风湿治疗，积极预防风湿热复发，轻度二尖瓣狭窄无症状者，无需特殊治疗，应避免剧烈运动及过度体力劳动，定期复查。窦性心律患者出现呼吸困难，应减少体力活动，限制钠盐摄入，避免和控制诱发急性肺水肿的因素。

2. 药物治疗 出现心功能不全、房颤等表现时，可使用利尿剂、硝酸酯类、洋地黄、华法林等药物减轻心脏负荷、改善心功能，控制房颤室率，抗凝预防或治疗血栓。

3. 经皮介入和外科手术等非药物治疗 是治疗本病最有效的方法，可通过介入和手术治疗解除二尖瓣狭窄，降低跨瓣压力阶差，缓解症状。常用的介入和手术方法有：

（1）经皮球囊二尖瓣成形术（percutaneous mitral balloon valvuloplasty，PMBV）：即经皮通过介入导管将球囊输送至二尖瓣区，然后球囊扩张狭窄的二尖瓣，扩大二尖瓣瓣口面积，从而缓解患者病情，适用于单纯二尖瓣狭窄患者。它具有良好的即时、短期和中长期治疗效果,已成为二尖瓣狭窄的主要治疗措施之一。

(2) 二尖瓣分离术:目前临床上较少用,有闭式和直视式两种,闭式二尖瓣分离术为开胸后将扩张器由左心室心尖部插入二尖瓣口分离瓣膜交界处的粘连。直视式二尖瓣分离术为在体外循环下,直视分离瓣膜交界处粘连,较闭式解除瓣口狭窄的程度大。

(3) 人工瓣膜置换术:适用瓣膜严重钙化或合并明显二尖瓣关闭不全患者,手术应在有症状而无严重肺动脉高压时考虑;肺动脉高压增加手术风险。手术风险高于分离术,但术后存活者,心功能恢复较好。

二、二尖瓣反流

收缩期二尖瓣的关闭依赖二尖瓣瓣叶、瓣环、腱索、乳头肌及左心室结构和功能的完整性,其中任何一个或多个部分出现结构异常或功能失调均可致二尖瓣反流。

【流行病学】

二尖瓣反流(mitral regurgitation)的主要病因为风湿热,近年来,所占比例呈下降趋势,非风湿性单纯性二尖瓣反流的病因,以腱索断裂最常见,其次是感染性心内膜炎、二尖瓣黏液变性、缺血性心脏病等。

瓣叶穿孔(如发生在感染性心内膜炎)、乳头肌断裂(如发生在急性心肌梗死)、创伤损伤二尖瓣结构或人工瓣膜损坏等可发生急性二尖瓣反流。

【病理生理】

二尖瓣反流的主要病理生理改变是二尖瓣关闭不全,从左房进入左室的血液,在左室收缩时部分反流回左房,导致左心房负荷和左心室舒张期负荷增加,并左心室搏出量减少,而引起一系列血流动力学的变化。

1. **急性状态** 急性二尖瓣反流时,收缩期左心室射出的部分血流经关闭不全的二尖瓣口反流至左心房,左心房容量负荷急剧增加,使左心房压和肺毛细血管楔压骤升,导致肺淤血,甚至急性肺水肿,此时左心室来不及代偿,左心室总的每搏输出量通过收缩增加不足以代偿向左心房的反流,其短时间内的扩张能力有限,前向血流及心排血量明显减少。

2. **慢性状态** 慢性二尖瓣反流导致心室发生代偿,左心房除接受肺静脉回流的血液外,还接受了左心室反流的血液,使左心房负荷增加,左心房压力增高,内径扩大。同时左心室舒张期容量负荷增加,通过 Frank-Starling 机制使左心室每搏量增加,在心功能代偿范围内,射血分数可以维持在正常范围内,此时可无临床症状。

二尖瓣反流持续存在或二尖瓣反流严重时,严重的过度容量负荷导致左心房压和左心室舒张压明显上升,内径扩大,继而出现肺淤血、左心衰竭。最终出现肺动脉高压,全心衰竭。

【临床表现】

1. 症状

(1) 急性轻度二尖瓣反流:仅有轻微劳力性呼吸困难,严重者心排血量不足,很快发生急性左心衰竭,甚至发生急性肺水肿、心源性休克。

(2) 慢性轻度二尖瓣反流:可无临床症状,严重反流或反流持续存在的情况下,早期出现疲乏无力,晚期出现劳力性呼吸困难,心力衰竭。

2. 体征

(1) 急性二尖瓣反流:触诊心尖呈抬举样搏动,呈高动力型,肺动脉瓣区第二心音分裂。

(2) 慢性二尖瓣反流:听诊心尖区全收缩期吹风样杂音,为二尖瓣反流主要体征。重度二尖瓣反流,第一心音减弱,舒张期大量血流通过二尖瓣口,导致相对性二尖瓣狭窄,心尖区可闻及短促舒张期隆隆样杂音。二尖瓣脱垂可有收缩中晚期喀喇音,腱索断裂时杂音可似鸥鸣音。

【辅助检查】

1. X线检查 急性二尖瓣反流心影正常或左心房轻度增大伴肺淤血、肺水肿征象。慢性重度反流常见左心房、左心室增大。

2. 心电图 急性二尖瓣反流者心电图多数正常,或有窦性心动过速。慢性重度者主要为左心房、左心室增大、肥厚,呈非特异性ST、T改变等,伴有左房增大者多伴有房颤。

3. 超声心电图 脉冲式多普勒超声和彩色多普勒超声血流显像可于收缩期在左心房内探及高速射流(图5-16),从而确诊二尖瓣反流。敏感性可达100%。M型超声用于测量左心室超容量负荷的改变,二维超声心动图可观察二尖瓣形态、结构变化。

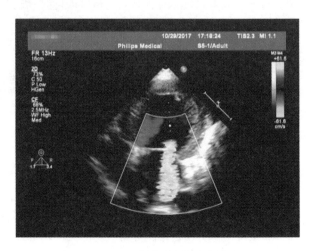

图5-16 二尖瓣反流超声心动图

4. 放射性核素心室造影 静脉注入放射性药物后,在极短的时间内连续摄影得到放射性核素在心脏各房室的动态分布图像的方法。可测定左心室收缩、舒张末容量,静息、运动时射血分数,以判断左心室收缩功能,评估反流程度。当左心室与右心室每搏输出量之比>2.5,提示严重反流。

5. 左心室造影 经动脉注射造影剂,行左心室造影,观察收缩造影剂反流入左心房的量,为半定量反流程度的重要依据,为一种有创检查。

【诊断】

如出现突发呼吸困难,心尖区出现收缩期杂音,X线心影不大而肺淤血明显,同时有明确病因者,需考虑急性二尖瓣反流。慢性二尖瓣反流主要依据:心尖区有典型的收缩期吹风样杂音伴左心房室增大。超声心动图检查可确诊急性及慢性二尖瓣反流。

【治疗】

1. 急性二尖瓣反流 治疗目的是降低肺静脉压,增加心排血量和纠正病因。内科治疗尽可能在床旁Swan-Ganz导管血流动力学检测指导下进行,用药物扩张小动、静脉、降低心脏前后负荷,减少反流,增加心排出量。外科治疗可采取紧急、择期或选择性人工瓣膜置换术或修补术。

2. 慢性二尖瓣反流

(1) 内科治疗:无症状者无需治疗,定期随访,有风湿热者抗风湿治疗并预防复发,预防感染性心内膜炎,二尖瓣反流合并房颤者应长期抗凝治疗,出现心力衰竭者应限制钠盐摄入、纠正心力衰竭治疗。

(2) 经皮介入治疗:经皮介入二尖瓣修复术:通过穿刺导管将成形工具送到病变部位,进行两瓣缘夹闭,或通过冠状静脉窦安置人工半成形环对瓣环进行环缩。

(3) 外科治疗:手术治疗是二尖瓣反流的根本措施,应在左心室功能发生不可逆损害之前进行。常用的手术包括二尖瓣修补术和二尖瓣置换术,二尖瓣修补术适用于瓣膜损坏较轻患者,术后射血分数改善良好,占所有适合手术的70%。二尖瓣置换术适用于瓣膜损坏严重者。

三、主动脉瓣狭窄

主动脉瓣狭窄是由左心室出口至主动脉起始间发生的狭窄,致左心室压力负荷加重,引起一系列血流动力学改动的瓣膜性心脏病。

【流行病学】

主动脉瓣狭窄(aortic stenosis)的主要病因有先天性病变、退行性变和风心病。单纯性主动脉瓣狭窄多为先天性或退行性变,极少数为炎症性,且男性多见。

严重的先天性主动脉瓣狭窄是导致婴儿死亡的重要原因,在儿童时期需手术矫正治疗。目前,老年退行性主动脉瓣狭窄已成为成人最常见的主动脉瓣狭窄的原因。风湿性主动脉瓣狭窄常伴有反流和二尖瓣病变。

【病理生理】

正常成人主动脉瓣瓣口面积为 $3\sim4cm^2$,当瓣口面积减小至 $1.5cm^2$ 时为轻度狭窄;$<1.5cm^2$ 为中度狭窄;$<1.0cm^2$ 为重度狭窄。当重度主动脉瓣狭窄时,收缩期左心室阻力增加,致使左心室代偿性向心性肥厚,引起左心室舒张末压进行性升高,致左心房代偿性肥厚,长期左心负荷增加,将导致肺静脉高压、肺动脉高压,终致左心衰竭。主动脉瓣狭窄还可导致主动脉根部舒张压降低,左心室肥厚,舒张期冠脉灌注减少,导致心肌缺血缺氧,心绞痛发作。

【临床表现】

1. 症状 因左心室代偿能力强,无症状期长,直至瓣口面积 $<1cm^2$ 时才出现临床症状,心绞痛、晕厥和呼吸困难是典型主动脉狭窄常见的三联征。

2. 体征 主动脉瓣区可闻收缩期喷射性粗糙而响亮的杂音,≥3/6级,向颈部传导。第一心音正常,主动脉瓣区第二心音可减弱或消失,脉搏细弱。

【辅助检查】

1. X线检查 左心房、心室心影可增大,升主动脉根部常见狭窄后扩张,可见主动脉瓣钙化,晚期有肺淤血征象。

2. 心电图 轻者心电图正常,中 - 重度者有左心室肥厚伴 ST-T 继发性改变和左心房增大,可有房室传导阻滞、室内阻滞、心房颤动等心律失常。

3. 超声心动图 为明确诊断和判断狭窄程度的重要方法,二维超声可见主动脉瓣瓣叶增厚、回声增强钙化、瓣叶开放幅度减小,开放速度减慢,左心室、左心房肥厚增大,主动脉根部狭窄后扩张等。彩色多普勒超声心动图可测定主动脉瓣口血流速度,估测主动脉跨瓣压力阶差,从而评估狭窄严重程度,指导临床治疗。

4. 心导管检查 心导管检查可在超声心动图不能确定狭窄程度,并考虑人工瓣膜置换时使用,它是通过左心双腔导管同步测定左心室和主动脉压,或用单腔导管从左心室缓慢外撤至主动脉连续记录压力曲线,计算左心室 - 主动脉收缩期峰值压差。

【诊断】

根据临床症状,典型主动脉瓣区射流样收缩期杂音,结合超声心动图可确诊,应与其他疾病出现的主动脉瓣区收缩期杂音鉴别。

【治疗】

1. 内科治疗 主要是对症治疗,轻度狭窄者预防控制风湿热,预防感染性心内膜炎,避免过度劳累及剧烈运动,定期随访,复查超声心动图。重者需手术治疗,避免使用对小动脉有扩张作用的血管扩张剂。

2. 手术治疗

(1)人工瓣膜置换术:为治疗成人主动脉瓣狭窄的主要方法,适应证为有症状的重度主动脉瓣狭窄和无症状的重度主动脉狭窄且手术风险为低危或中危者。手术死亡率小,远期预后优于二尖瓣疾病和主动脉瓣反流的换瓣患者。

(2)直视下主动脉瓣分离术:主要适用于先天性非钙化性主动脉瓣严重狭窄患者,一般为儿童和青少年,可以无症状。

(3)经导管主动脉瓣球囊成行术:经股动脉逆行将球囊导管推送致主动脉瓣,用生理盐水和造影剂各半的混合液充盈球囊,分离瓣膜交界处的粘连融合而扩大瓣口,减轻狭窄和症状。它的临床应用范围局限,它的主要治疗对象为高龄、有心力衰竭等手术高危患者,用于改善左心室功能和症状。

(4)经导管主动脉瓣置换术(transcatheter aortic valve replacement,TAVR):TAVR 是通过介入导管,

将人工心脏瓣膜输送至主动脉瓣区打开,完成人工瓣膜置换,恢复瓣膜功能。大型临床试验均证实了TAVR技术的安全性及有效性。目前主要适用于外科手术禁忌和高危主动脉狭窄人群,有症状的重度主动脉瓣狭窄且主动脉置换手术风险较大患者应根据具体情况可行TAVR(ⅠA类推荐)。随着技术的不断改进,TAVR适应证有望趋向年轻化和低危化方向发展。

四、主动脉瓣反流

【流行病学】

主动脉瓣反流(aortic regurgitation)是主动脉瓣本身病变、主动脉根部疾病所致,可分为急性和慢性。引起急性主动脉反流的主要原因包括:感染性心内膜炎、外伤、主动脉夹层和人工瓣膜破裂。慢性主动脉瓣反流病因为风湿性心脏病、先天性畸形、感染性心内膜炎、主动脉黏液变性的等主动脉疾病和马方综合征、梅毒性主动脉炎等主动脉根部扩张疾病。

【病理生理】

1. **急性主动脉瓣反流** 左室舒张期血流从主动脉反流至左心室,左心室容量负荷骤增,左心室的急性代偿性扩张,但代偿能力有限,导致左心房压增高和肺淤血,甚至肺水肿,大量反流时,导致左室心排血量不足。

2. **慢性主动脉瓣反流** 左心室因容量负荷增加而代偿性左心室肥厚扩张,舒张末压可维持正常,增强心肌收缩,可以维持较长时间正常的心排量。当左心室最终失代偿时期,左心室舒张末容积和压力显著增加,心肌收缩力减弱,终致左心衰竭。左心室肥厚增加了心肌耗氧,同时主动脉内血液反流,冠状动脉灌流减少,引起心肌缺血、缺氧,加速心功能恶化。

【临床表现】

1. **症状**

(1)急性主动脉瓣反流:轻者可无任何症状,重者出现急性左心衰竭和低血压。

(2)慢性主动脉瓣反流:可在最初较长时间无症状,随着病情加重,出现与每搏输出量增多有关的心悸、心前区不适、头颈部强烈动脉搏动感等。最终出现左心室衰竭。

2. **体征**

(1)急性主动脉瓣反流:心动过速常见,可见舒张压稍低,脉压差稍增大,触诊心尖冲动正常,可闻及第一心音减弱或消失,第三心音及主动脉瓣区柔和、短促的舒张期杂音。

(2)慢性主动脉瓣反流:面色苍白,颈动脉搏动明显增强,脉压差增大,可出现周围血管征。第一心音减弱,典型的心脏杂音为主动脉瓣区舒张早期出现递减型,高调叹气样杂音。反流明显者,可在心尖部闻及舒张期柔和低调的隆隆样杂音(Austin-Flint杂音)。

【辅助检查】

1. **X线检查** 急性主动脉瓣反流者心影正常,常伴肺淤血、肺水肿征象。慢性反流者常见左心房、左心室增大,升主动脉扩张,成"主动脉型"心脏。

2. **心电图** 急性主动脉瓣反流者心电图常伴有窦性心动过速和非特异性ST-T改变。慢性主动脉瓣反流主要为左心室肥厚的电轴左偏,心肌损害的室内传导阻滞及ST-T改变等。

3. **超声心动图** 多普勒超声显示主动脉瓣下方探及全舒张期高速射流,为诊断主动脉瓣反流高度敏感及准确的方法。M型超声显示舒张期二尖瓣前叶快速高频的振动,二维超声可显示主动脉瓣关闭时不能合拢。

4. **放射性核素心室造影** 为静脉注入放射性药物后,在极短的时间内连续摄影得到放射性核素在心脏各房室的动态分布图像的方法。可测定左心室收缩、舒张末容量,静息、运动时射血分数,以判断左心室收缩功能,评估反流程度。

5. **主动脉造影** 是一种有创检查,当无创技术不能确定反流程度,需考虑外科治疗时,可行选择性升主动脉造影,判断反流速度及反流量,半定量反流程度,仍不能被其他检查取代。

6. **磁共振显像**　磁共振显像可显示心室肌、瓣膜和各种大血管,能准确诊断主动脉疾病,如夹层、马方综合征,可目测主动脉瓣反流射流,并能半定量反流程度、定量反流量和反流分数。

【诊断】

根据典型临床症状、主动脉瓣反流的舒张早期出现递减型,高调叹气样等特征性杂音,周围血管征,可诊断主动脉瓣反流,超声心动图可明确诊断,慢性者合并主动脉瓣狭窄或二尖瓣疾病,支持风湿性心脏病诊断。

【治疗】

1. **急性主动脉瓣反流**　内科治疗一般仅为术前准备的过渡措施,目的在于降低肺静脉压,增加心排出量,稳定血流动力学,应尽量在 Swan-Ganz 导管床旁血流动力学检测下进行。外科治疗为根本措施,行人工瓣膜置换术或瓣膜修补术。

2. **慢性主动脉瓣反流**

(1) 内科治疗:无症状者无需内科治疗,定期随访,行超声心动图检查。预防感染性心内膜炎,预防风湿活动,限制重体力劳动,可使用血管扩张剂或利尿剂延迟或减少主动脉瓣手术的需要。

(2) 手术治疗:人工瓣膜置换术为严重主动脉瓣反流的主要治疗方法,无症状和左心室功能正常的严重反流无需手术,需密切随访,手术应在不可逆的左心室功能不全发生之前进行。部分如创伤、感染性心内膜炎所致瓣叶穿孔病例可行瓣膜修补术。主动脉根部扩大者,如马方综合征,需行主动脉根部带瓣人工血管移植术。

第六节　心 肌 疾 病

心肌疾病是排除心脏瓣膜病、先天性心脏病、肺源性心脏病、高血压性心脏病和冠状动脉粥样硬化性心脏病等疾病以外的以心肌发生病变为主要体现的一组疾病,最终可导致心脏性死亡或渐进性的心功能不全、心力衰竭。根据心肌疾病的病因,可将其分为以下几类:

1. **特发性心肌病**　为与其他系统疾病明显相关或发病原因明确的心肌病,包括有:高血压性心肌病、代谢性心肌病、全身疾病(如风湿性疾病、白血病等)引起的心肌病、瓣膜性心肌病、炎症性心肌病、过敏和中毒反应引起的心肌病、缺血性心肌病等。

2. **原发性心肌病**　可能与遗传因素相关,但具体发病原因仍不能明确的一类心肌病,主要包括有:扩张型心肌病、肥厚型心肌病、限制型心肌病、致心律失常性右室心肌病和未定型心肌病等。

3. **心肌炎**　为心肌本身发生炎症的病变,与心肌疾病密切相关,主要病因可分为感染性和非感染性,最常见的原因则为病毒感染。

目前临床上心肌疾病最常见且重要的类型为扩张型心肌病、肥厚型心肌病、急性病毒性心肌炎,因此本节内容将主要介绍这三种类型的心肌疾病。

一、急性病毒性心肌炎

【流行病学】

急性病毒性心肌炎为人体感染病毒后,心肌发生局限性或者弥漫性的损害,为感染性重症心肌病。急性病毒性心肌炎发病迅速,病情进展较快,目前暂无特异性的治疗方法,多数患者经早期诊断和治疗后可完全恢复正常,但仍有少部分患者在急性发作期由于心源性休克、严重的心律失常、急性心力衰竭、全身器官衰竭而死亡,少部分患者随着病程的发展演变成为扩张型心肌病。

【病因及发病机制】

病毒感染为其主要病因,可能引起急性病毒性心肌炎的病毒也有很多种。易导致上呼吸道和肠道感染的病毒最为多见。例如柯萨奇病毒 A 组和 B 组、脊髓灰质炎病毒、艾可病毒等,其中柯萨奇病毒 B 组则为最主要、最常见的病原体,由该种病毒引起的病毒性心肌炎约占总数的 30%~50%。

【病理】

心脏大小可呈不大或轻至中度增大,质地较软且松弛,切面可为灰白色或黄色,有微小出血灶。显微镜下观察可见炎性细胞浸润、心肌细胞的溶解、心肌间质的水肿等。有一部分病例病变范围常累及心内膜或者心包。

【临床表现】

1. 症状 急性重症病毒性心肌炎病死率高,主要表现为严重的心律失常、充血性心力衰竭、心包炎、猝死等,少数患者为慢性迁延,并最终演变为扩张型心肌病,终末期则表现为难治性慢性心力衰竭。而大多数患者在起病前的1~3周的时候曾有过肠道或者上呼吸道感染症状,例如恶心、呕吐、全身乏力、肌肉酸痛、发热等前驱表现。临床上大部分的急性病毒性心肌炎的首见症状大多数为心律失常。

2. 体征

(1) 轻者心脏可无增大,重者可出现有轻至中度增大。

(2) 听诊时心音变化:可听到第三、第四心音或者奔马律,有一些患者可以在其心尖部听诊区闻及心脏收缩期吹风样的杂音;多数患者都会出现有心律失常,其中以房室传导阻滞、房性期前收缩、室性期前收缩最为常见,可出现与体温不相称的快心率。

(3) 重症患者可能会出现四肢湿冷、血压降低等心源性休克表现。

(4) 如患者出现心力衰竭,则会出现水肿、肝大、肺部可以听到湿啰音、颈静脉可见明显充盈扩张。

【辅助检查】

1. 病毒学检查 血清、外周血检查特异性不高,对于此病仅有一定提示作用,但不能作为诊断依据,而活检中心肌、心内膜、心包组织的病毒学检查则具有确诊意义。

2. 实验室检查 急性发病时可出现有非特异性炎症指标如C反应蛋白的升高,红细胞的沉降率可加快,血常规中白细胞计数可升高。如果患者出现有心肌坏死,可出现心肌损伤的指标如肌钙蛋白(T或者I)、心肌肌酸激酶同工酶(CK-MB)升高。

3. X线检查 轻者心影可正常,病情较重者可增大,如若伴有心包积液时心影可呈烧瓶样改变。

4. 心电图 该病心电图改变缺乏特异性,急性病毒性心肌炎可以出现各种类型的心律失常,最常见的为房室传导阻滞和室性心律失常等。一般的心电图可呈S-T改变,如ST段的轻度压低、T波低平或者倒置。如患者同时患有急性心包炎,则可有广泛导联ST段的抬高(aVR导联除外),少部分患者可有病理性Q波。

5. 心内膜心肌活检 心内膜心肌活检为该病的确诊检查,并对该病的病情及预后有一定的判断,由于该检查为有创性检查,一般只适用于重症、治疗效果差、原因难以查明的患者。

6. 超声心动图 轻症患者该检查可无异常,重症患者可出现有心肌收缩功能异常,左心室射血分数可降低,心脏增大(常以左心室增大为主),区域性室壁运动减弱,少数合并心包炎患者可有心包积液影像。

7. 心脏磁共振 对于该病具有一定的诊断价值,特征表现为钆延迟增强扫描提示心肌片状强化。

【诊断】

病毒性心肌炎的诊断主要依据临床诊断。可根据患者的前驱感染病史、对应的临床表现及体征、心电图、心肌酶学检查或结合超声心动图、CMR显示的心肌损伤的证据确诊此病症。

【治疗】

急性病毒性心肌炎尚无特异性治疗,由于该病发病较急,病程进展快,应通过动态辅助检查(如心电监测、心肌标志物、心电图、动脉血气等)对患者病情进行动态评估,目前的主要治疗策略为:患者应立即卧床休息,避免劳累,增强饮食营养,根据检查结果及时予以抗病毒治疗药物,同时应注意营养心肌,改善代谢。对于急重症患者,应尽早考虑安装心脏起搏器、体外人工膜肺(ECMO)或主动脉内球囊反搏术(IABP)、机械通气等。另外应密切观察患者各项体征,当出现各种并发疾病时,及时对症治疗。

【预后】

急性病毒性心肌炎如果诊断较为及时,通过积极的综合治疗,大多数患者经过治疗后可以痊愈,仍有部分患者治愈后虽已无心肌炎证据,但仍存在心律失常(如室性期前收缩)并发症,少部分急性期患者可由于严重心律失常、心源性休克、急性心力衰竭而死亡。若病程迁延3个月还未完全恢复的患者即成为慢性病程,部分可演变成扩张型心肌病。

二、扩张型心肌病

【流行病学】

扩张型心肌病(dilated cardiomyopathy,DCM)为一类多因素所致的复合型心肌病,定义为不存在导致机体严重性收缩功能障碍的异常负荷因素或者冠状动脉疾病因素引发的左心室扩张合并左心室收缩功能障碍性疾病,且大多数病因不详。最常见的心肌疾病之一,发病人群以中年男性多见,患病率约为女性的3倍,在我国的发病率约为13~84/10万。该病易发生心律失常、心力衰竭,猝死率很高,预后很差,有调查显示,DCM明确诊断后5年的自然生存率约为54%,10年约为36%,给社会和家庭带来了严重的负担。

【病因及发病机制】

大多数的DCM的原因仍不清楚,在各种致病因素下导致心肌细胞的凋亡、坏死、纤维化,由于心肌损伤和细胞骨架溶解,心室腔也扩大,心壁内张力增大以致耗氧量增多、心肌收缩功能减弱,进而导致心室扩张,最终发生心室重构,形成DCM。与家族遗传具有一定的相关性,其他的可能性原因包括有感染(病毒性心肌炎与DCM关系密切)、自身免疫、细胞免疫、内分泌紊乱、中毒等。

1. **感染与免疫反应** DCM一般为散发疾病,近年来研究表明,持续性的自身免疫反应和病毒感染易引发DCM,尤其是病毒性心肌炎。其他如真菌、寄生虫、立克次体、部分细菌等也能导致心肌炎并演变成DCM。

2. **炎症** 由于各种血管炎及结缔组织病直接或者间接损伤心肌导致扩张型心肌病,其他引起炎症的因素还有过敏反应等。

3. **遗传** 约半数的DCM患者经检测可有家庭遗传背景、基因突变,目前已发现。

4. **致病基因** 多种致病基因通过编码多种蛋白导致心肌损伤,最终导致DCM。

5. **内分泌紊乱、中毒** 我国DCM较为常见的原因为嗜酒,甲状腺疾病以及嗜铬细胞瘤。很多心肌毒性药物、化学制品、化疗药物都可以引起DCM。

【病理】

DCM组织学主要表现为非特异性心肌细胞的肥大、变性,且伴有不同程度的纤维化病变,周围存在少量的淋巴细胞,一侧或双侧心腔增大,可见心室扩张、心室壁变薄、心肌松弛,常有附壁血栓形成。

【临床表现】

1. **症状** DCM起病慢且隐匿,发病早期可无症状,临床大多以心衰为首发症状。主要的临床表现为活动耐力下降、活动时感呼吸困难,随着病情的进展,夜间睡眠时可出现有呼吸困难,且不能平卧、呈端坐位呼吸的左心功能不全症状,病情继续加重继而出现有下肢水肿、腹胀、食欲减退等右心功能不全症状。部分患者还可伴有心律失常,头晕、黑矇、晕厥等症状,终末期患者可发生栓塞,甚至猝死。

2. **体征** DCM的体征主要为心脏扩大后所致的心脏浊音界扩大,听诊时心音常减弱,部分患者可在心尖部闻及收缩期杂音,心率较快时可呈奔马律,常可以听见第三、四心音。其余体征主要以左心、右心心力衰竭为主,主要表现为肺部听诊可闻及湿啰音、液体潴留、颈静脉怒张、肝大等体征。

【辅助检查】

1. **血液和血清学检查** N 型末端脑钠肽指标升高,心室的体积和压力增高可导致血浆内该指标的升高,为目前较好的评价心力衰竭的实验室检验指标,也有助于鉴别呼吸困难的原因。部分 DCM 患者肌钙蛋白(I)也可轻度增高,但不具有特异性。其他项目如肝、肾功能、电解质、血常规等检查可帮助对于患者病情的评价和预后的判断,但对于诊断 DCM 并无特异性。

2. **冠状动脉造影和冠状动脉 CT 检查** 该检查能明确冠状动脉有无明显狭窄,可以排除冠状动脉粥样硬化性心脏病造成的缺血性心肌病。如不具备冠状动脉造影条件,可通过静脉输注造影剂进行冠状动脉 CT 检查,但冠状动脉造影检查更为准确。

3. **心肌核素显像** 也可用于除外冠状动脉疾病所致的缺血性心肌病。

4. **心电图** 不具备诊断特异性,可存在有多种心律失常表现,QRS 波增宽可提示预后不佳,也可表现为束支传导阻滞、R 波递增不良、T 波倒置、ST 段压低等,病情严重患者若出现有病理性 Q 波时,还需要排除心肌梗死病变。

5. **胸部 X 线检查** 可提示心影增大,心影横径 / 胸廓横径 >50%,也可出现肺动脉高压、肺淤血、肺水肿、胸腔积液的征象。

6. **心脏磁共振** 对于心肌病的诊断具有很高的价值,可以很好地鉴别心肌致密化不全、心肌炎、致心律失常性右室心肌病、浸润性心肌病等疾病,也有利于 DCM 预后的评价。

7. **超声心动图** 为 DCM 诊断和评估最常用也最重要的检查。可以清楚地观察到心脏结构及心功能的评价,早期可表现为一侧或双侧心室的扩大(图 5-17),且主要为左心室,其他特征如心肌收缩功能减退、室壁运动减弱、左心室射血分数显著下降。心脏瓣膜本身可无病变,但由于心腔增大,可导致相对性的瓣膜关闭不全,可提示为瓣膜反流。

8. **心肌活检** 适用于突发临床症状较重,如严重的心力衰竭、治疗效果差、伴有严重的心律失常、原因不明的情况,有利于除外病毒性心肌炎、巨噬细胞心肌炎等其他重症心肌炎,对于诊断 DCM 有一定的帮助,但由于该检查为有创检查,临床应用于 DCM 并不多。

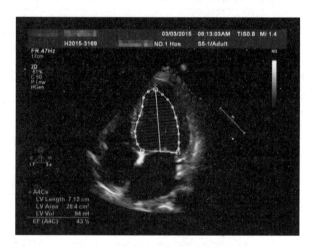

图 5-17 扩张型心肌病超声心动图表现

【诊断】

DCM 的诊断并没有特征性的指标,目前认为心肌磁共振在评估心室容积和功能、室壁厚度等方面是最重要的依据(在敏感性、清晰度方面比超声心动图更具优势),如临床表现有慢性心力衰竭特征,心脏超声、心脏磁共振等发现心腔增大、心肌收缩功能减退,并且能通过其他检查、病史、查体排外冠状动脉粥样硬化性心脏病、心脏瓣膜病、先天性心脏病、高血压性心脏病的情况下应首先考虑为 DCM。

【治疗】

治疗宗旨为:积极治疗原发病,减少原发病所致的心肌损害,积极控制心力衰竭、心律失常,预防栓塞、猝死,提高患者的生存率和生活质量。

1. **病因治疗** 积极寻找病因并给予相应治疗,如控制感染,治疗相应的自身免疫性疾病、内分泌疾病、纠正电解质紊乱、严格限酒、戒酒等。

2. **心力衰竭药物治疗** 早期阶段出现有心脏扩大,但无明显症状时,应积极进行药物干预治疗,主要目的为减缓心室重构以及心肌的损伤,尽量延缓病情的进展。如果病情发展到出现有心力衰竭临床症状时,则需按慢性心力衰竭的治疗指南进一步治疗:

（1）血管紧张素转化酶抑制剂、β受体拮抗剂：所有左心室射血分数≤40%的患者如果没有禁忌证都应该使用药物血管紧张素转换酶抑制剂（ACEI）和β受体拮抗剂，用药方法为必须从小剂量开始逐步增加直到目标剂量，具体治疗用量仍需视个体而定，目前已有研究明确表明这两种药物对改善患者的预后具有明确的疗效。对于服用ACEI产生的副作用（如咳嗽）不能耐受的患者可以使用血管紧张素Ⅱ受体阻滞剂。

（2）盐皮质激素受体拮抗剂：使用ACEI、β受体拮抗剂后，仍有症状，且左心室射血分数≤35%的患者，在肾功能可以耐受的情况下可以加用盐皮质激素受体拮抗剂，如螺内酯等，使用该类药物后应密切监测电解质水平变化。

（3）伊伐雷定：可以减慢正常的窦性心律，但对心房颤动是心室率的控制没有作用，对于不能耐受β受体拮抗剂，且心率≥70次/min的患者，推荐使用伊伐雷定。

（4）利尿剂：如果患者存在体循环充血症状和体征，利尿剂可以有效改善水肿、气短、胸闷等症状，临床应用时应根据患者的临床状态（如尿量、体重变化等）进行剂量调整。

（5）洋地黄类药物：为强心药物，可以有效改善症状，也能控制伴有心房颤动患者的心室率。主要适用于使用ACEI、β受体拮抗剂、盐皮质激素受体拮抗剂后仍有症状，且左心室射血分数≤35%的患者。

（6）血管紧张素受体-脑啡肽酶抑制剂（angiotensin receptor-enkephalin inhibitor，ARNI）：ARNI为治疗DCM的一种新型药物，目前建议作为ACEI/ARB类的替代药物治疗，经研究显示，ARNI不仅可以增加DCM患者的存活时间，还可以明显改善患者的生存质量。

3. 心力衰竭非药物治疗

（1）心脏再同步化治疗（cardiac resynchronization therapy，CRT）：CRT治疗目前已成为一种治疗DCM的有效手段，主要适用于经药物治疗后仍有症状，且心脏功能仍然很差的DCM所致慢性心力衰竭患者，具体的指标包括有：预计有质量的寿命≥1年、窦性节律时心率≥70次/min、心电图QRS波时限≥130ms、左心室射血分数≤35%的患者。

（2）左心辅助泵：DCM终末期心力衰竭患者药物治疗效果欠佳时，通过左心辅助装置可改善患者的心输出量，从而改变其血液循环状态，维持全身组织器官的正常血供，减轻心脏的前后负荷，可以减少心肌耗氧量、增加冠脉血流、增强心肌的收缩力、促进冠脉的侧支循环，可作为心脏移植的过渡或者替代治疗。目前国内应用较多的左心辅助装置包括：离心泵、IABP、De Bakey泵、THORATEC泵、Berlin heart等。

4. 血栓的预防治疗 DCM的患者常见的并发症之一为血栓栓塞，扩大的心腔内很容易形成贴壁的血栓，因此对于合并有心房颤动、已经产生附壁血栓、曾有血栓栓塞病史的患者应该长期使用抗凝药物，如华法林，该药物的剂量的调节需密切监控国际化标准比值（national standardization ratio，INR），使INR保持在2.0~2.5之间。

5. 心律失常和猝死的预防 DCM的患者易出现心律失常和猝死，其防治主要是控制相关可逆性因素（如心力衰竭、电解质紊乱、洋地黄毒副作用等），可使用治疗心律失常药物控制并预防易诱发猝死的室性心律失常。少部分患者会出现有危及生命的严重心律失常，若患者药物控制不佳，且左心室射血分数≤35%、预后尚可，可以考虑手术植入心脏电复律除颤器（implantable cardioverter and defibrillator，ICD），该治疗目前已被证实可降低DCM患者心源性猝死的发生率和总死亡率。

6. 心脏移植 该治疗为DCM患者终末期比较有效的外科治疗，但由于该疗法在我国存在诸多问题，如供体资源不足、术后排斥反应、费用等，心脏移植疗法在我国进展较慢。

7. 其他治疗新进展 目前已有其他新型的治疗方法，如细胞移植（干细胞疗法）、基因疗法、免疫治疗等，这些治疗方式目前在动物实验研究中效果较好，但缺少大规模的临床试验，仍有待进一步的大量研究证实。

三、肥厚型心肌病

【流行病学】

肥厚型心肌病（hypertrophic cardiomyopathy，HCM）是指心脏不存在负荷压力异常的情况时出现的左室壁厚度增加，是一种遗传性心肌病。依据左心室流出道是否梗阻，HCM 可分为梗阻性和非梗阻性 HCM。成年人 HCM 的患病率为 0.02%~0.23%，经研究发现男性患 HCM 的概率较高一些，儿童的患病率还不明确，平均年发病率约 0.3~0.5/10 万。本病预后差异很大，是导致青少年运动猝死的重要原因之一。

【病因】

HCM 为遗传性心肌病，约半数以上的患者是由于编码心肌相关蛋白的常染色体突变显性遗传所致的。少部分患者是由其他遗传性疾病所致，如遗传综合征、遗传性代谢和神经肌肉疾病、染色体遗传等。

【病理改变】

HCM 患者的解剖特点主要为心室非对称性肥厚，最常见的为室间隔肥厚，但也有部分患者不典型，可以是左心室靠近心尖部的位置发生肥厚。其他病理改变如心肌结构紊乱、心肌内小血管的病变、间质纤维化等。

【临床表现】

1. **症状** HCM 患者临床表现多样，非梗阻性 HCM 患者大多无不适症状；梗阻性 HCM 患者，轻者可无症状，或有轻微的心悸、胸闷，常见的症状为活动后呼吸困难，部分患者可有劳累后胸痛的症状，但夜间睡眠时呼吸困难较为少见。重者可有心力衰竭、心律失常，其中心房颤动为最常见的心律失常类型，部分患者也会出现恶性的心律失常，易导致活动后晕厥的发生，为运动员和青少年猝死的主要原因之一。

2. **体征** HCM 患者体格检查可发现心脏浊音界轻度增大，也可正常，如果为左室流出道有梗阻类型的 HCM，在心尖部常可以听到收缩期的杂音，也可在胸骨左缘第 3-4 肋间听到比较粗糙、喷射样的收缩期杂音。通过相关药物增强心肌收缩力或者改变体位等措施可使杂音变强，减弱心肌收缩力则会使杂音变弱。

【实验室和其他检查】

1. **心电图** HCM 患者的心电图一般变化较多，最主要的表现为左心室 QRS 波高电压、异常 q 波的形成、倒置 T 波，部分患者可出现有深而不宽的病理性 Q 波形成。患者同时出现有其他类型的心律失常，如房颤、房室传导阻滞等。

2. **胸部 X 线检查** 胸部 X 线可提示左心室增大或者心影大小正常。

3. **超声心动图** 该检查为临床诊断 HCM 的重要方法，超声典型特征为心室肌非对称性肥厚，而心室腔无明显增大。室间隔厚度达 15mm 以上，与左心室后壁的厚度比值≥1.3，也有部分患者为局限性心尖部心肌肥厚，以心尖部的前侧壁最为明显（图 5-18）。如果有左室流出道梗阻时则可见室间隔流出道的部分会向左心室内突出，并且由于左室流出道梗阻，会导致血流压力增大，二尖瓣前叶会在收缩期前移，最终引起二尖瓣的收缩期的血液反流。

4. **心脏磁共振** 可提示心室壁或者室间隔局限性或广泛增厚，梗阻性 HCM 可有左心室流出道梗阻、二尖瓣关闭不全。如怀疑心尖

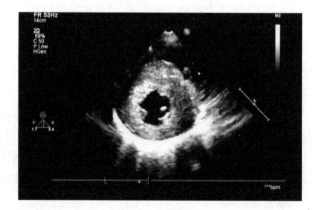

图 5-18 肥厚型心肌病超声心动图表现

部肥厚或室壁瘤形成、超声心电图探查窗不足的患者可考虑此检查。

5. 心内膜心肌活检 该检查并非常规临床诊疗流程,如果怀疑心肌浸润或其他贮积性疾病时,联合其他一些特殊检查(如其他简单部位的活检)可有助于诊断。

6. 冠状动脉造影 此检查对于除外冠状动脉粥样硬化性心脏病具有重要价值,如有左心室流出道狭窄的患者,同时也可测定左室流出道压力阶差(left ventricular outflow tract pressure gradient, LVOTG),心室腔和流出道之间则会形成一个压力差,并根据压力阶差高低决定治疗的方法;心室造影可提示左心室变形。

7. 实验室检查 如血常规、肝肾功能、心肌标志物、N 型末端脑钠肽等检查可以对患者病情风险及预后有一定的判断。

8. 分子遗传学检测 如果 HCM 的患者不能简单由非遗传因素解释,在条件允许合适的情况下可以推荐进行相关分子遗传学检测。

9. 基因检测技术的发展 目前基因检测技术发展迅速,也在 HCM 中广泛应用,通过该技术不但可以检测出罕见的非肌节蛋白突变和肌节蛋白突变,还可以发现遗传学中的组蛋白修饰因子、DNA 甲基化水平的改变。通过此检查对于 HCM 的诊断、治疗、预后的评估十分有益。

【诊断】

可以依据详细病史及体格检查,成人患者在不存在心脏压力负荷的情况下,通过任何影像学检查(超声心动图、CT、心脏磁共振)发现一个或多个左室心肌节段的室壁厚度≥15mm 或与后壁厚度之比≥1.3,儿童患者则为左室壁厚大于平均预测值的 2 个标准差,可诊断为 HCM。

【治疗】

HCM 患者治疗的主要目的为控制症状和预防并发症,减轻流出道梗阻、防治血栓栓塞、预防猝死、改善心室顺应性等个体化治疗。

1. 一般治疗 HCM 患者如有左室流出道梗阻的患者应避免大量饮酒和脱水,且建议减重,但应避免剧烈体力活动。

2. 药物治疗 为基础治疗,β 受体阻滞剂和非二氢吡啶类钙通道阻滞剂主要适用于左室流出道梗阻的患者,如出现有心力衰竭、心律失常时应对症处理。

(1)减轻左室流出道梗阻:无扩血管作用的 β 受体阻滞剂为一线用药,可改善心室松弛,当 β 受体阻滞剂疗效不佳时,应考虑加用药物丙吡胺(磷酸丙吡胺),如患者患有心房纤颤或有发生心房纤颤风险时应慎用。非二氢吡啶类钙通道阻滞剂对于减轻左室流出道梗阻也有一定的效果,此类药物也有减弱心肌收缩力、改善心室舒张功能的作用,考虑到两种药物的副作用,一般不建议合用。

(2)针对心力衰竭的治疗:HCM 的患者晚期由于左心室扩大、收缩功能下降,逐渐形成慢性心力衰竭,治疗原则与其他病因所致的心力衰竭一样,药物也主要包括有 ACEI、β 受体阻滞剂、利尿剂等。

(3)心律失常和预防血栓:患者若出现房性心律失常时应按常规处理,控制节律,若出现心房颤动时也应按照指南治疗,但如果存在左室流出道梗阻的患者应避免使用洋地黄类药物和 IC 类抗心律失常药物。HCM 的患者即便恢复窦性心律,仍建议终身服用抗凝药物预防血栓。

3. 非药物治疗

(1)外科手术治疗:绝大部分的 HCM 患者,通过室间隔心肌切除术,可以降低心室收缩期前向运动所致的二尖瓣反流以及左室流出道压力,最终改善患者的症状和运动耐量。

(2)经皮间隔心肌化学消融术(percutaneous transluminal septal myocardial ablation,PTSMA):主要是通过选择性的将无水乙醇注入间隔支的动脉中(或者冠状动脉左前降支的其他分支),导致室间隔发生局部的坏死、形成瘢痕,减轻梗阻。此方法的疗效与外科手术切除室间隔心肌类似。

(3)侵入性治疗:此疗法也可以减轻左室流出道梗阻,主要为置入起搏器,主要适用于左室流出道梗阻压力差≥50mmHg、病情较重、经药物治疗后仍反复发生晕厥、心功能差的患者。

（4）心脏移植：经最佳药物治疗无效，左室射血分数 < 50%，仍存在顽固性恶性心律失常，心功能很差的患者可考虑心脏移植，但由于手术风险及预后，此方法在临床很少见。

（5）心脏性猝死的评估以及植入心律转复除颤器（ICD）：HCM 患者易发生猝死风险，因此需通过 48h 动态心电图、心脏磁共振、症状限制性运动试验、临床病史和家族史对其进行心脏性猝死的风险评估。如果患者易发生持续性室性心动过速，并导致血压明显异常、心搏骤停，ICD 可以有效预防猝死的发生，应对患者进行风险预测评估（主要考虑患者年龄、总体健康状况、社会经济因素和治疗的心理影响等）后，衡量患者的获益与并发症，再考虑是否植入 ICD。

小　结

　　循环系统疾病是目前成人死亡和致残的首要原因，在大部分发达国家及发展中国家，心血管疾病死亡率居各病种之首，高于肿瘤、呼吸疾病、消化疾病及其他疾病，这与人们生活水平提高、人口老年化和城镇化密切相关。心血管病危险因素呈流行趋势，心血管病患者数将明显增多，防治心血管疾病将成为艰巨而长远的任务。

　　心血管疾病由诸多危险因素引起，常见的心血管危险因素有高血压、吸烟、血脂异常、糖尿病、肥胖、体力活动不足、不合理膳食和代谢综合征。心血管疾病是种慢性病，常迁延不愈并逐渐加重，不仅降低了患者生活质量，而且给患者带来严重的精神压力和经济负担，改变人们的生活习惯，提高人们对心血管疾病的认识，将有利于心血管疾病的预防和治疗，在心血管疾病急性加重、恶化时，将导致血流动力学紊乱，严重者会危及患者生命。心血管疾病的终末期表现为慢性心力衰竭，构成心血管领域的一大挑战，患者心功能逐渐下降，终致死亡。

　　治疗心血管疾病的基础是药物治疗，也是最为重要和首选的方法，如高血压病，长期规律服用降压药物将明显降低高血压并发症，心血管事件减少，获益巨大。随着医疗的发展，越来越多的治疗手段应用心血管疾病，如介入治疗、射频消融术、外科治疗，这些技术发展迅速，极大地改善了冠心病、心律失常及先天性心脏病患者预后及生活质量，还有些在研究阶段的新技术如基因治疗和干细胞治疗等，将可能用于治疗心血管疾病患者。

　　心血管病大多为慢性疾病，患者带病长期生存，临床研究表明，通过运动、控制心血管疾病危险因素、心理治疗、健康教育等全面干预的心脏康复治疗能提高患者的生活质量及生存率，因此，心脏康复在心血管疾病的治疗将占据重要的地位。

思考题

1. 面对一个心衰患者，通过哪些方面来评价其心衰的严重程度，可以行哪些影像学检查？
2. 临床上诊断原发性高血压的标准是什么？
3. 心肌梗死的典型临床表现有哪些？有什么常用的急救方法？
4. 哪些特殊检查可以明确心脏瓣膜病的诊断？

（钟一鸣）

第六章　消化系统疾病

消化系统疾病包括食管、胃、肠、肝、胆、胰等脏器的器质性和功能性疾病,是临床的常见疾病。据统计,胃肠道和肝脏引起的疾病占所有疾病的 1/10,消化系统肿瘤如食管癌、胃癌、结直肠癌、肝癌、胰腺癌等占所有恶性肿瘤发病率和死亡率的一半以上。随着现代生活方式及饮食习惯的改变,良性疾病如胃食管反流病、急/慢性胰腺炎、炎症性肠病、功能性胃肠病、脂肪性肝病等有逐渐增加趋势。消化系统疾病的诊断依赖于全面的病史采集和体格检查,辅以实验室检查和影像学检查。其中,内镜检查是消化系统疾病诊断的一项极为重要的检查手段,应用内镜可以直接观察消化道内腔的病变,包括溃疡、出血、炎症、肿瘤等。消化系统疾病的治疗可分为一般治疗、药物治疗、手术或介入治疗三大方面。

第一节　胃　炎

胃炎(gastritis)是指胃黏膜对胃内各种刺激因素的炎症反应,分为胃的急性和慢性炎症。近年来有两个重要发现更新了胃炎的内容,一是幽门螺杆菌(*Helicobacter pylori*,Hp)为慢性胃炎的主要病因,二是有些胃炎的胃黏膜炎症细胞浸润轻微,仅有上皮损伤和上皮细胞再生过程的称为胃病(gastropathy),而非胃炎。由于胃镜的广泛应用和能直接取活检做组织学检查,使胃炎的检出率和诊断可靠性大为提高。

一、急性胃炎

急性胃炎是由各种病因引起的急性胃黏膜炎症,主要表现为胃黏膜充血、水肿、渗出、糜烂和出血等一过性的急性胃黏膜改变。其中以胃黏膜糜烂和出血为主要表现者称为急性糜烂出血性胃炎;由特殊原因引起者,根据病因可分为腐蚀性胃炎、化脓性胃炎、应激性胃炎和药物性胃炎等。

【病因及发病机制】

急性胃炎的病因分为外源性和内源性损伤因子两大类。急性胃炎在病因去除后,一般可在短期内恢复。如病因长期存在,则可能转为慢性胃炎。

1. **外源性损伤因子**　包括药物、乙醇和刺激性饮料、生物因子、机械性和物理性损伤和腐蚀性化学物质等。

(1) 药物:最常见的是非甾体抗炎药(NSAIDs),如阿司匹林、吲哚美辛、布洛芬、吡罗昔康及含这些成分的相关药物。

(2) 乙醇和刺激性饮料:一次大量饮酒或一定量的高浓度酒精可引起急性胃黏膜损伤、胃糜烂,甚至上消化道出血。乙醇具有的亲脂性和溶脂性能,可导致胃黏膜糜烂及黏膜出血,炎症细胞浸润多不明显。

(3) 生物因子:细菌及其毒素造成食物中毒,常见致病菌有沙门菌、嗜盐菌和葡萄球菌。夏季因温度高,适宜此类细菌繁殖发病。

(4) **机械性和物理性损伤**:留置胃管、胃内异物、胃柿石和食管裂孔疝易对胃黏膜造成机械性损伤。上腹部肿瘤放射治疗可引起胃黏膜上皮细胞更新抑制和黏膜下小血管损伤,对胃黏膜造成物理性损伤,损伤强度与照射时间有关。

(5) **腐蚀性化学物质**:吞服强酸(硝酸、硫酸、盐酸)或强碱、煤酚皂溶液(甲酚)、氯化汞、砷、磷等强烈腐蚀剂,可使蛋白质和角质溶解或凝固,造成严重组织坏死,此种胃炎又称腐蚀性胃炎。

2. **内源性损伤因子** 严重创伤、烧伤、大手术、颅脑病变、肝肾或呼吸功能衰竭、休克等,可造成胃黏膜缺血、缺氧和胃黏膜屏障破坏。同时部分患者胃酸分泌过多,胆汁、胰液反流入胃也可造成损伤,称为应激性胃炎,严重时可造成应激性溃疡。因脑血管意外、头部外伤和脑手术等引起的溃疡称为 Cushing 溃疡(库欣溃疡),广泛灼热伤引起的溃疡称为 Curling 溃疡(柯林溃疡)。应激性胃炎有时也可因精神刺激,如家属丧亡、天灾和事故等引起。

【临床表现】

常见症状为上腹痛、饱胀、恶心、呕吐和食欲缺乏等,重者可有呕血、发热、脱水、酸中毒,甚至休克。药物所致者多数无症状或仅在胃镜检查时发现,少数有症状者主要表现为轻微上腹不适或隐痛;应激因素引起者,多以突然黑粪或呕血为首发症状。

【辅助检查】

1. **实验室检查** ①血常规:全身性或化脓性疾病时,可有白细胞升高,中性粒细胞升高。胃黏膜损伤明显时,可有消化道出血,导致贫血。②粪常规:合并消化道出血时,可有大便隐血阳性。③生化检查:以腹痛为主要症状的急性胃炎,应与急性胰腺炎、胆囊炎和急性阑尾炎等急腹症鉴别,检测血淀粉酶、肝脏生化指标等有助于鉴别。

2. **影像学检查** X 线钡餐检查对于急性胃炎无诊断价值,内镜检查可见胃黏膜充血水肿,黏液分泌增多,常有黏膜点状或片状出血、血痂、糜烂和浅溃疡,呈多发性。对仅有上消化道出血而无临床症状者,主要依靠急诊内镜诊断。

【诊断】

根据病因和症状做出诊断,并经内镜检查确诊。但吞服腐蚀剂者忌内镜检查,以防出现食管或胃穿孔。对于腐蚀性或机械性损伤,仔细询问病史非常重要。有长期服用非甾体抗炎药、重度饮酒或酗酒者,应考虑急性胃炎可能,可通过胃镜明确诊断。

【治疗】

1. **一般治疗** 首先去除病因,禁食,补液,维持水和电解质平衡,以后可流质或半流质饮食。

2. **药物治疗** 针对呕吐和腹痛患者,可给予甲氧氯普胺止吐和阿托品解痉治疗;抑酸剂如 H_2 受体拮抗剂(雷尼替丁、法莫替丁等)、质子泵抑制剂(奥美拉唑、雷贝拉唑、兰索拉唑、埃索美拉唑、潘妥拉唑等)抑制胃酸分泌,为胃黏膜修复创造良好环境,对控制糜烂和出血有效;还可使用抗酸剂,如硫糖铝、氢氧化铝等;细菌感染者使用抗生素治疗;急性胃炎并发大量出血者,在应用药物治疗基础上,插胃管冰水冲洗或冰水中加入去甲肾上腺素或凝血酶,具有局部止血作用。

3. **内镜治疗** 内镜检查有明显黏膜活动性出血者,可在内镜下采取止血措施,如药物灌注、局部注射止血药物或使用夹子机械止血。

二、慢性胃炎

慢性胃炎(chronic gastritis)是胃黏膜受到多种因素长期损伤后引起的慢性炎症。其患病率一般随年龄增长而增加,特别是中年以上更为常见。Hp 感染是最常见的病因。目前,胃镜及活检组织病理学检查是诊断和鉴别诊断慢性胃炎的主要手段。

【病因及发病机制】

1. **Hp 感染** 是慢性胃炎的主要病因。Hp 感染几乎都会引起胃黏膜活动性炎性反应,长期感染后部分患者可发生胃黏膜萎缩和肠化;宿主、环境和 Hp 因素的协同作用决定了 Hp 感染后相关性胃炎的类型和发展。

2. 十二指肠-胃反流　与各种原因引起的胃肠道动力异常、肝胆道疾病及远端消化道梗阻有关。长期反流可导致胃黏膜慢性炎症。

3. 物理和化学因素　长期饮浓茶、烈酒、咖啡、过热/过冷/过于粗糙的食物,可导致胃黏膜的反复损伤;长期大量服用 NSAIDs,可破坏黏膜屏障;烟草中的尼古丁不仅影响胃黏膜的血液循环,还可导致幽门括约肌功能紊乱,造成胆汁反流。

4. 免疫因素　胃体腺壁细胞除分泌盐酸外,还分泌一种黏蛋白,称为内因子。它能与食物中的维生素 B_{12}(外因子)结合形成复合物,使之不被酶消化;到达回肠后,维生素 B_{12} 得以吸收。当体内出现针对壁细胞或内因子的自身抗体时,自身免疫性的炎症反应导致壁细胞总数减少、泌酸腺萎缩、胃酸分泌降低;内因子减少可导致维生素 B_{12} 吸收不良,出现巨幼细胞贫血,称之为恶性贫血。

5. 其他　心力衰竭、肝硬化合并门静脉高压、营养不良都可引起慢性胃炎。糖尿病、甲状腺病、慢性肾上腺皮质功能减退和干燥综合征同时伴有萎缩性胃炎者亦较多见。

【分类】

慢性胃炎有多种分类法,以往分为浅表性、萎缩性和肥厚性。1990 年提出的悉尼分类系统,分为急性胃炎、慢性胃炎和特殊类型胃炎 3 种。悉尼系统将慢性胃炎分为非萎缩性胃炎(浅表性胃炎)和萎缩性胃炎两大类,后者再分为自身免疫性胃炎和多灶性萎缩性胃炎。

【临床表现】

慢性胃炎缺乏特异性症状,可有中上腹痛或不适、食欲缺乏、嗳气、反酸、恶心等消化不良症状。症状的轻重与胃镜和病理组织学所见不成比例。体征大都不明显,有时上腹轻压痛。有胃糜烂者可有上消化道出血,长期少量出血可引起缺铁性贫血;胃体胃炎严重时可有舌炎和贫血;NSAIDs 等药物引起者症状多不明显,或仅有轻微上腹不适或隐痛。

【辅助检查】

1. 幽门螺杆菌检测　方法见本章消化性溃疡一节。

2. 内镜检查　根据内镜下表现可将慢性胃炎分为慢性非萎缩性胃炎(即旧称的慢性浅表性胃炎)及慢性萎缩性胃炎两大基本类型。如同时存在平坦或隆起糜烂、出血、黏膜皱襞粗大或胆汁反流等征象,则可依次诊断为慢性非萎缩性胃炎或慢性萎缩性胃炎伴糜烂、胆汁反流等。慢性非萎缩性胃炎内镜下可见黏膜红斑,黏膜出血点或斑块,黏膜粗糙伴或不伴水肿,及充血渗出等基本表现。而其中糜烂性胃炎有 2 种类型,即平坦型和隆起型。

3. 病理学检查　慢性炎性细胞浸润为主时称为慢性胃炎。当胃黏膜在慢性炎性细胞浸润,同时见到急性炎性细胞浸润时,称为慢性活动性胃炎或慢性胃炎伴活动。

【诊断】

鉴于多数慢性胃炎患者缺乏特异性症状及体征,慢性胃炎的确诊主要依赖内镜检查和胃黏膜活检,尤其是后者的诊断价值更大。慢性胃炎的诊断应力求明确病因,建议常规检测 Hp。

【治疗】

大多数胃黏膜均有轻度非萎缩性胃炎(浅表性胃炎),如 Hp 阴性且无糜烂及无症状,可不予药物治疗。如慢性胃炎波及黏膜全层或呈活动性,出现癌前情况如肠上皮化生、假幽门腺化生、萎缩及异型增生,可予短期或长期间歇治疗。

1. 对因治疗

(1) Hp 相关胃炎:根除 Hp 治疗,内容见消化性溃疡。

(2) 十二指肠-胃反流:可用保护胃黏膜、改善胃肠动力等药物。

(3) 胃黏膜营养因子缺乏:补充复合维生素,恶性贫血者需终生注射维生素 B_{12}。

2. 对症治疗　可用药物适度抑制或中和胃酸、促动力剂或酶制剂缓解动力不足或消化酶不足引起的腹胀等症状、黏膜保护剂有助于缓解腹痛与反酸等症状。

3. **癌前情况处理** 在根除 Hp 的前提下,适量补充复合维生素和含硒药物及某些中药等。对药物不能逆转的局灶高级别上皮内瘤变(含重度异型增生和原位癌),可在胃镜下行黏膜下剥离术,并应视病情定期随访。

4. **其他** Hp 主要在家庭内传播,避免导致母婴传播的不良喂食习惯,并提倡分餐制减少 Hp 感染的机会;同时避免刺激性食物及大量饮酒、吸烟;保持良好心理状态及充足睡眠;精神心理因素与消化不良症状发生相关,睡眠障碍或有明显精神因素者,常规治疗无效和疗效差者,可考虑进行精神心理治疗。

第二节 消化性溃疡

消化性溃疡(pepticulcer,PU)是指胃肠黏膜发生的炎性缺损,通常与胃液的胃酸和消化作用有关,病变穿透黏膜肌层或达更深层次。消化性溃疡可发生于食管、胃、十二指肠,也可发生于食管 - 胃吻合口、胃 - 空肠吻合口或附近,或含有胃黏膜的 Meckel 憩室等。

【流行病学】

消化性溃疡是全球性常见病和多发病,全世界约有 10% 的人一生患过此病。但在不同地区、不同国家,其患病率存在很大差异,20 世纪 70 年代以来,消化性溃疡的发病率有下降趋势。十二指肠溃疡(duodenal ulcer,DU)多于胃溃疡(gastric ulcer,GU),两者之比约为 3∶1。不论是 GU 还是 DU,均好发于男性。DU 好发于青壮年,GU 好发于中老年。

【病因及发病机制】

消化性溃疡病因和发病机制是多因素的,损伤与防御修复不足是发病机制的两方面。

1. **Hp** 大量研究充分证明,幽门螺杆菌感染是消化性溃疡的主要病因。幽门螺杆菌在胃型上皮(胃和有胃化生的十二指肠)定植,诱发局部炎症和免疫反应,损害局部黏膜。

2. **非甾体抗炎药** NSAIDs 主要通过以下机制损害胃黏膜:①破坏胃黏膜屏障,NSAIDs 多系弱酸脂溶性药物,能直接穿过胃黏膜屏障导致 H⁺ 反弥散造成黏膜损伤;②抑制前列腺素合成,削弱黏膜保护机制。

3. **胃酸和胃蛋白酶** 经典的消化性溃疡是由胃酸 / 胃蛋白酶自身消化所致的理论仍未改变。DU 患者胃酸分泌增加,与以下因素有关:①壁细胞总数增加;②壁细胞对刺激物敏感性增强;③胃酸分泌的正常反馈抑制机制发生缺陷;④迷走神经张力升高。

4. **遗传因素** 部分消化性溃疡患者有明显的家族性,存在遗传易感性。

5. **其他** 大量饮酒、长期吸烟、应激是消化性溃疡的常见诱因。在一些其他疾病如肝硬化、慢性肺病、冠心病和肾功能不全等,可合并消化性溃疡。少见的感染性疾病,单纯疱疹病毒、结核、巨细胞病毒等感染累及胃或十二指肠可产生溃疡。

【临床表现】

1. **症状** 典型症状为上腹痛,性质可有钝痛、灼痛、胀痛、剧痛、饥饿样不适。特点:①慢性过程,可达数年或 10 余年;②反复或周期性发作,发作期可为数周或数个月,发作有季节性,典型者多在季节变化时发生,如秋冬和冬春之交发病;③部分患者有与进餐相关的节律性上腹痛,餐后痛多见于GU,饥饿痛或夜间痛、进餐缓解多见于 DU;④腹痛可被抑酸或抗酸剂缓解。

部分病例仅表现上腹胀、上腹部不适、厌食、嗳气、反酸等消化不良症状。还有一类无症状性溃疡,这些患者无腹痛或消化不良症状,而以消化道出血、穿孔等并发症为首发症状,可见于任何年龄,以长期服用 NSAIDs 患者及老年人多见。

2. **体征** 缺乏特异性体征。在溃疡活动期,多数患者有局部压痛,十二指肠溃疡者压痛点常在右上腹,反复溃疡失血者可伴有贫血。部分胃溃疡患者较瘦弱,呈慢性病容。

3. **特殊类型的消化性溃疡**

(1) 胃及十二指肠复合溃疡:是指两个或两个以上脏器同时发生消化性溃疡,主要为胃和十二指肠同时发生溃疡。复合性溃疡占整个消化性溃疡的 5%,其幽门梗阻率高于单个胃溃疡或十二指肠溃疡,且幽门螺杆菌检出率高于单纯胃溃疡者。

(2) 幽门管溃疡:幽门管位于胃远端,与十二指肠交界。幽门管溃疡缺乏典型消化性溃疡疼痛的节律和周期性,餐后上腹痛多见,程度较剧烈,制酸药可使其缓解。易发生幽门梗阻,一旦发生出血,不易止住,与其解剖位置有关。诊断主要依靠胃镜检查,X 检查容易漏诊。内科治疗效果不如普通消化性溃疡。

(3) 十二指肠球后溃疡:位于十二指肠球部以下,黏膜皱襞呈环形。凡发生在环型皱襞移行部或其以后部位的消化性溃疡称球后溃疡,一般占十二指肠溃疡的 10%。夜间痛和放射至背部的疼痛比普通十二指肠溃疡更明显,剧烈且持久。溃疡可向小网膜和胰腺穿透,症状类似急性胰腺炎。容易发生大出血、狭窄和肠梗阻。诊断主要靠胃镜,X 检查容易漏诊。内科治疗效果不如普通消化性溃疡。

(4) 老年消化性溃疡:指发生在 65 岁以上的消化性溃疡,症状不典型或无症状,虽然疼痛不明显,但食欲缺乏、恶心、呕吐、体重减轻和贫血等症状较明显。体征多不明显,以巨大溃疡多见,多位于高位胃体,需与胃癌相鉴别。并发症发生率高,且较严重。溃疡愈合缓慢,用药时间相对较长。

(5) 儿童期消化性溃疡:发生率低于成人。可分为婴儿型、继发型、慢性型和并发于内分泌腺瘤的溃疡。

4. **消化性溃疡并发症**

(1) 出血:出血是消化性溃疡最常见的并发症,发生率 20%~25%。消化性溃疡出血也是上消化道出血的最常见原因。十二指肠溃疡并发出血多于胃溃疡,且易反复发作,尚有 10%~15% 的患者以大出血为消化性溃疡的首发症状。临床上轻度出血表现为黑便,出血量较大时可有暗红色大便,甚至呕血。

(2) 穿孔:穿孔是消化性溃疡的第二个并发症,发生率 5%~10%,男性比女性多,十二指肠溃疡穿孔比胃穿孔多见。临床上表现为患者突然剧烈腹痛,起始于右上腹或中上腹,迅速弥漫至全腹。体征表现为腹壁肌紧张增加甚至呈板状腹,压痛及反跳痛,肠鸣音减低或消失,肝浊音界缩小或消失。

(3) 幽门梗阻:也是消化性溃疡的并发症之一,发生率 5%~10%,大多因十二指肠溃疡所致,也可见于幽门前及幽门管溃疡。临床表现为恶心、呕吐、上腹饱胀不适,伴反酸、嗳气及食欲缺乏等。体征可有胃型和胃蠕动波,上腹部振水音。

(4) 癌变:胃溃疡的癌变率 2%~3%,十二指肠溃疡一般不会癌变。下列情况应警惕胃溃疡癌变的可能性:①中年以上胃溃疡患者,严格内科治疗 4~6 周无效;②无并发症而疼痛节律消失、食欲缺乏、体重下降;③粪便潜血试验持续阳性,而且出现贫血;④X 线或胃镜检查不除外溃疡恶性变者。

【病理】

不同病因的消化性溃疡,好发病部位存在差异。典型的 GU 多见于胃角附近及胃窦小弯侧,活动期 PU 一般为单个,也可多个,呈圆形或卵圆形。多数活动性溃疡直径 <10mm,边缘较规整,周围黏膜常有充血水肿,表面覆以渗出物形成的白苔或黄苔,底部由肉芽组织构成。溃疡深者可累及胃、十二指肠壁肌层或浆膜层,累及血管时可引起大出血,侵及浆膜层时易引起穿孔;溃疡愈合后产生瘢痕。DU 的形态与 GU 相似,多发生在球部,以紧邻幽门的前壁或后壁多见,DU 可因反复发生溃疡而变形,瘢痕收缩而形成狭窄或假性憩室等。

【辅助检查】

1. **实验室检查**

(1) 血常规、粪便隐血:有助于了解溃疡有无活动性出血。

(2) Hp 检测:有消化性溃疡病史者,无论溃疡处于活动还是瘢痕期,均应考虑 Hp 检测。Hp 检测诊断方法包括:①侵入性检查(通过胃镜取活组织),包括细菌培养、组织学检查、快速尿素酶试验;

②非侵入性检查,包括^{13}C或^{14}C尿素呼气试验,粪便抗原检测、血清幽门螺杆菌抗体检测。

2. 影像学检查

(1) 胃镜检查:是最直接可靠的检查方法,其优越性是:可以直接肉眼观察胃十二指肠黏膜及其病变;可在直视下取活组织做病理检查,鉴别溃疡的良恶性;可以发现钡餐难于发现的小而浅的溃疡;可直接进行溃疡并发症的治疗,如溃疡出血时的止血治疗。消化性溃疡内镜下分为三期:溃疡活动期(A期)、溃疡愈合期(H期)、瘢痕期(S期)。近年来,消化内镜诊断学有了很大进展,出现了超声内镜、放大内镜、色素内镜和窄谱内镜等多种内镜精查技术,提高了内镜的诊断率和推进了内镜下的治疗技术发展。

(2) X线钡餐检查:须在空腹时进行。大都采用钡剂和空气双重对比造影,能借钡剂充填溃疡的凹陷部分而呈龛影,是溃疡的直接征象。十二指肠球部畸形、激惹现象和局部压痛为溃疡的间接征象。在上消化道出血活动期禁止进行X线钡餐检查。且钡餐检查不能获得病理学证据,对于钡餐检查有怀疑的患者,仍建议胃镜检查以确诊。

【诊断及鉴别诊断】

慢性病程,周期性发作,节律性上腹痛,NSAIDs服药史等是疑诊消化性溃疡的重要病史。胃镜检查可以确诊。不能接受胃镜检查者,上消化道钡剂发现龛影,可以诊断溃疡,但难以区分其良恶性。消化性溃疡需要与胃癌、促胃液素瘤及其他引起慢性上腹痛的疾病相鉴别。

【治疗】

消化性溃疡的治疗目的是:去除病因,控制症状,促进溃疡愈合、预防复发和避免并发症。降低胃内酸度的药物对缓解症状和促进溃疡愈合起关键作用,而根除幽门螺杆菌可以防止溃疡病的复发。治疗药物及措施包括以下几类:

1. 抑酸药 目前临床使用较多的是H_2受体拮抗剂(西咪替丁、雷尼替丁、法莫替丁、尼扎替丁、罗沙替丁等)和质子泵抑制剂(奥美拉唑、兰索拉唑、潘妥拉唑、雷贝拉唑、埃索美拉唑等)两大类。质子泵抑制剂(PPI)是目前使用的胃酸分泌最强大的抑制剂。这类药物可以抑制壁细胞上的质子泵,即H^+-K^+-ATP酶。此酶位于壁细胞的分泌面,介导H^+最后进入胃腔,从而抑制胃酸的分泌。

2. 黏膜保护剂 包括硫糖铝、胶体铋、前列腺素、醋氨己酸锌、替普瑞酮、麦滋林-S、吉法酯和膜固斯达等,主要影响胃黏膜分泌、碳酸氢盐分泌和黏膜血流三方面,达到保护胃黏膜目的。

3. Hp感染的治疗 幽门螺杆菌感染与胃十二指肠溃疡病有密切联系已有共识,控制Hp感染后溃疡愈合率得到改善,根除该菌后十二指肠溃疡复发率显著下降。因此在消化性溃疡的治疗中,尤其强调根除Hp的重要性。国际上已对Hp相关性溃疡的处理达成共识,即不论溃疡是初发或复发,不论活动或静止,不论有无合并症史,均应该抗Hp治疗。

根除Hp治疗方案最初多采用一种PPI加上克拉霉素、阿莫西林(或四环素)、甲硝唑(或替硝唑)、呋喃唑酮等抗生素中的两种,组成三联疗法。由于甲硝唑和克拉霉素耐药菌的存在,阿莫西林、四环素等的耐药报道也越来越多。四联疗法包括PPI和铋剂与两种适当抗菌药物(如,阿莫西林、克拉霉素、甲硝唑、呋喃唑酮)可作为目前根除Hp的首选治疗,此四联疗法2周后可使Hp的根除率达到80%~90%。

对溃疡较大、有近期出血等并发症者,或症状未缓解者,抗Hp治疗结束后应继续抗酸治疗2~4周。抗Hp感染治疗完成后4个月~3个月应进行检测,了解是否达到根除Hp。一般选用^{13}C或^{14}C尿素呼气试验进行复查,复查前2周需停止使用抑酸和前1个月需停用抗菌药物,防止检测中出现假阴性。对于多次无法根除者,可进行药敏试验,确定敏感的药物。

4. 生活方式调整 注意休息,减轻精神压力;改善进食规律、戒烟、戒酒及少饮浓茶、浓咖啡等。停服不必要的NSAIDs、其他对胃有刺激或引起恶心的药物,如确有必要服用NSAIDs和其他药物,建议和食物一起或餐后服用,或遵医嘱加用保护胃黏膜的药物。

5. 外科治疗 主要适用于:急性溃疡穿孔;穿透性溃疡;大量或反复出血,内科治疗无效者;器质性幽门梗阻;胃溃疡癌变或癌变不能除外者;顽固性或难治性溃疡,如幽门管溃疡、球后溃疡等。

6. 并发症治疗

(1) 消化道出血:一般治疗包括卧床休息,监测心率、血压、呼吸等生命体征,出血量大者可放置胃管,既可抽取胃内容物,以判断出血情况,又可洗胃和灌注药物以提高疗效。由于血小板在 pH>6 时才能诱导止血作用,只有 PPI 剂量足够大时才能达到 pH>6 的抑酸水平。急诊胃镜不仅可以明确出血的部位和性质,而且可以镜下治疗。严重大出血,必须采取外科手术治疗。

(2) 穿孔:穿孔后具有典型的急腹痛症状和体征,X 线可见膈下游离气体。应尽早手术治疗,若延误时间,则很快危及患者生命。

(3) 幽门梗阻:一旦确定诊断,应该立即禁食,并行胃肠减压。同时纠正水电解质以及酸碱平衡的紊乱,补充能量和维生素,属于器质性幽门梗阻者应尽早手术治疗。

(4) 癌变:外科手术是治疗胃癌的主要手段,也是目前能治愈胃癌的唯一方法。近年来胃癌的进展主要体现在早期胃癌的内镜下黏膜切除术和内镜下黏膜剥离术、微创手术和扩大超根治术以及化、放疗等辅助治疗的进展,使胃癌的综合治疗方案更个性化、更注意保存器官功能、也更科学。

第三节 肝 硬 化

肝硬化(liver cirrhosis)是各种慢性肝病进展至以肝脏慢性炎症、弥漫性纤维化、假小叶、再生结节和肝内外血管增殖为特征的病理阶段,代偿期无明显症状,失代偿期以门静脉高压和肝功能减退为临床特征,患者常因并发食管胃底静脉曲张出血、肝性脑病、感染、肝肾综合征、门静脉血栓等多器官功能慢性衰竭而死亡。我国年发病率 17/10 万,城市男性 50~60 岁肝硬化患者的病死率高达 112/10 万。

过去我国肝硬化病因主要是病毒性肝炎,特别是慢性乙型肝炎病毒(hepatitis B virus,HBV)感染。随着乙肝疫苗的广泛应用,HBV 的感染率明显下降。预计今后非传染性病因,如酒精性肝病、脂肪性肝病、自身免疫性肝病和药物性肝病等将成为肝硬化的主要原因。

【病因及发病机制】

1. 病毒性因素 乙肝、丙肝、丁肝患者常有输血史、人工肾血透史、有未经严格消毒的注射或不洁性生活史,其中丁肝病毒是缺陷病毒,只能在已感染乙肝病毒的前提下感染。大多数患者经过慢性肝炎阶段进展至肝硬化,我国肝硬化一半以上是由乙型肝炎病毒引起的。慢性乙型肝炎演变为肝硬化的年发生率为 0.4%~14.2%。乙型和丙型或丁型肝炎的重叠感染可加速肝硬化的发展。中国的慢性乙肝和丙肝负担十分沉重,中国约有 1 亿感染者,占全球肝炎总负担的三分之一。

2. 非病毒性因素

(1) 慢性酒精中毒:在饮酒较多的国家如欧美和俄罗斯,酒精是肝硬化最常见原因,我国近来有上升趋势。长期大量饮酒可导致肝硬化。

(2) 非酒精性脂肪性肝炎(nonalcoholic steatohepatitis,NASH):与肥胖、糖尿病和胰岛素抵抗密切相关,NASH 是引起肝硬化的常见原因。

(3) 药物性肝损(drug induced liver injury,DILI):长期服用对肝脏有损害的药物如对乙酰氨基酚、非甾体抗炎药(NSAIDs)和甲基多巴等,可导致药物性肝损,最后可演变为肝硬化。

(4) 自身免疫性肝病:包括自身免疫性肝炎、原发性胆汁性肝硬化和原发性硬化性胆管炎,如不及时控制,可发展至肝硬化。

(5) 胆汁淤积:主要指肝外胆道梗阻引起继发性胆汁淤积,如胆囊结石、炎症、胆管阻塞等。

(6) 循环障碍:由心脏疾病,如慢性右心衰竭、慢性缩窄性心包炎和肝静脉阻塞综合征(柏-卡综合征)和肝小静脉闭塞等疾病,引起肝内长期淤血、缺氧,导致肝细胞坏死、纤维化,直至肝硬化。

(7) 其他:血吸虫病是过去引起我国肝硬化的重要病因,其他如遗传代谢性疾病导致的肝硬化,又称代谢性肝硬化。如血色病(hemochromatosis)是铁代谢异常,肝豆状核变形(Wilson 病)是铜代谢异常,其他如α1-抗胰蛋白酶缺乏、肝糖原累积症和异常半乳糖沉积于肝脏,都可造成肝硬化。

【临床表现】

肝硬化通常起病隐匿,病程发展缓慢,临床上将肝硬化大致分为肝功能代偿期和失代偿期。

1. 代偿期 代偿期肝硬化可无特异性表现,常在健康体检或手术中发现。可有腹部不适、乏力、食欲减退、消化不良和腹泻等症状,多呈间歇性,常与劳累、精神紧张或伴随其他疾病出现,休息及助消化的药物可缓解。患者营养状态尚可,肝脏是否肿大取决于不同类型的肝硬化,脾脏因门静脉高压常有轻中度肿大。

2. 失代偿期 症状较明显,主要有肝功能减退和门静脉高压两类临床表现。

(1) 肝功能减退:①消化吸收不良:食欲减退、恶心、厌食、腹胀,多与门静脉高压时胃肠道淤血水肿、消化吸收障碍和肠道菌群失调等有关;②营养不良:一般情况较差,消瘦、乏力,精神不振等;③黄疸:皮肤、巩膜黄染、尿色深,肝细胞进行性或广泛坏死及肝衰竭时,黄疸持续加重,多为肝细胞性黄疸;④出血和贫血:常有鼻腔、牙龈出血及皮肤黏膜瘀点瘀斑和消化道出血等;⑤内分泌失调:男性患者常有性欲减退、睾丸萎缩、毛发脱落及乳房发育等,女性有月经不调、比较、不孕等症状。还可出现蜘蛛痣、肝掌等。

(2) 门静脉高压:常导致食管胃底静脉曲张出血、腹腔积液、脾大,脾功能亢进、肝肾综合征、肝肺综合征等。

3. 并发症

(1) 上消化道出血:为肝硬化最常见并发症,临床上表现为呕血和黑便,如出血量大,可引起出血性休克和诱发肝性脑病。肝硬化并发食管静脉曲张者两年内曲张静脉破裂出血的发生率为15%~68%。出血发生后初期(6周)死亡率最高,可达30~50%,以后逐渐下降。胃底静脉曲张常伴随于食管静脉曲张。内镜下见到食管曲张静脉表面的红色征象,往往意味着即将发生破裂出血。

(2) 自发性细菌性腹膜炎(spontaneous bacterial peritonitis,SBP):最常发生于肝硬化伴大量腹腔积液,腹腔积液蛋白含量低者,肝功能差的患者发生SBP的危险性极大。SBP典型病例表现为发热、寒战、严重腹痛和反跳痛,不典型者可缺乏上述症状和体征,仅表现为单一的腹痛或发热。可伴有呕吐、腹泻、低体温、电解质平衡失调、脑病和肾功能恶化。腹腔积液细菌培养阳性是SBP诊断的重要依据,最常见为革兰氏阴性菌。但腹腔积液细菌培养的敏感性不高,故SBP诊断的重要指标是腹腔中白细胞和中性粒细胞计数。

(3) 肝性脑病(hepatic encephalopathy,HE):是指在肝硬化基础上因肝功能不全和/或门-体静脉分流引起的、以代谢紊乱为基础、中枢神经系统功能失调的综合征,是急慢性肝功能衰竭的结果,肝硬化者大多表现为慢性,但也有在肝硬化基础上发生急性肝功能衰竭。临床表现为高级神经中枢的功能紊乱、运动和反射异常等。

(4) 肝肾综合征(hepatic renal syndrome,HRS):是由于肝硬化的病理生理学改变造成的肾功能损害,可分为两型:HRS I 型和II型。HRS I 型表现为两周内出现的肾功能进行性损害,可无任何先兆和诱因。HRS II型的肾功能损害是逐渐发生的,可在数周或几月内,进展较慢,通常见于肝功能相对稳定、利尿剂无效的难治性腹腔积液患者。

(5) 原发性肝癌:病毒性肝炎后肝硬化是原发性肝细胞癌的主要原因,在我国主要是乙型肝炎病毒(HBV)感染后肝硬化。全球肝癌超过一半的患者在我国,而在日本和欧美,主要是在丙型肝炎病毒(HCV)感染后肝硬化基础上发生的。其他原因的肝硬化,如自身免疫性肝炎,肝豆状核变性(Wilson病)和原发性胆汁性肝硬化,如合并肝炎病毒感染,或饮酒等,则肝细胞癌患病率明显增加。

【辅助检查】

1. 实验室检查

(1) 肝脏生化检查:明确是否存在肝损害,并初步分析肝损的严重性,评价肝功能是否受损。包括丙氨酸氨基转移酶(ALT)、天冬氨酸氨基转移酶(AST)、总胆红素、直接胆红素、谷氨酰转肽酶、碱性磷酸酶、总蛋白、白蛋白、胆汁酸等。

（2）肝炎病毒标记物：明确是否由于肝炎病毒感染引起慢性肝炎，包括乙肝、丙肝、丁肝病毒标记物慢性乙肝或丙肝患者需要进一步做病毒复制标志物（乙肝病毒 DNA 及丙肝病毒 RNA 定量）。

（3）自身免疫性肝炎抗体检测：明确是否存在自身免疫性肝病，包括血清抗线粒体抗体、抗平滑肌抗体、抗核抗体等。

（4）出凝血功能：对重症肝炎者，凝血酶原时间检查是疾病严重程度的重要判定指标之一。

（5）肝脏肿瘤标志物：如甲胎蛋白（AFP）、AFP 异质体和异常凝血酶原等，慢性肝炎患者需定期检查这些指标，判断是否有原发性肝癌的发生。

（6）其他：全血细胞分析、粪隐血等进一步评估肝硬化可能引起的并发症情况；有腹水者，应进行腹水常规、生化、白蛋白、ADA 等检测。

2. 影像学检查

（1）肝硬化的主要 B 超或 CT 征象有：①肝右叶萎缩，左叶有肿大倾向；②肝表面凹凸不平，呈波浪状；③肝缘钝化，呈锯齿状；④肝实质内斑状高回声区；⑤肝内血管狭窄，管径粗细不一；⑥脾大；⑦门体侧支循环，常有左胃静脉扩张；⑧其他：胆囊肿大，壁变厚，失代偿性肝硬化时，常有腹腔积液。

（2）胃镜检查：可直接观察并确定食管及胃底有无静脉曲张，了解曲张程度和范围，并可确定有无门静脉高压性胃病。

3. 病理学检查 肝穿刺活检属创伤性检查，对于反复肝功能异常，常规检查尚不能明确病因的肝炎患者，可行超声定位下肝穿刺进行病理学检查。

【诊断】

肝硬化的诊断依据如下：①病史：包括肝炎史、饮酒史、药物史、输血史、手术史、社交史及家族遗传性疾病史等；②症状体征：存在肝功能损害和门静脉高压的临床表现；③肝功能试验：如出现血清白蛋白降低，胆红素升高，凝血酶原时间延长提示肝功能受损，可能为失代偿；④影像学检查：B 超、CT 等有助于本病诊断。完整的肝硬化诊断应包括病因、病理、肝功能和并发症四个部分。

【治疗】

对于代偿期患者，治疗旨在延缓肝功能失代偿、预防肝细胞肝癌，争取逆转病变；对于失代偿期患者，则以改善肝功能、治疗并发症、延缓或减少对肝移植需求为目标。

1. 病因治疗 发现肝硬化时，应及时寻找肝硬化病因，同时全面评估肝脏功能及肝硬化并发症情况，制订完整的治疗方案和随访方案。如酒精性肝硬化患者必须戒酒；乙肝、丙肝后肝硬化有病毒复制者应行抗病毒治疗，抗病毒治疗对于延缓肝脏失代偿，减少并发症的发生有明确作用。慢性乙肝可选择核（苷）酸类似物（如拉米夫定、替比夫定、恩替卡韦、阿德福韦酯和替诺福韦等），慢性丙肝可选择直接抗病毒药物（DAA），胆汁淤积性肝硬化可用熊去氧胆酸等药物。

2. 对症治疗 腹水患者在控制水、钠摄入的基础上，可视情况口服利尿剂（螺内酯、呋塞米等）。长期使用利尿剂，需要定期检查电解质。对于难治性腹水，即对大剂量利尿剂（螺内酯 400mg/d，呋塞米 160mg/d）缺少反应，或在小剂量利尿剂就出现肝性脑病、低钠、高钾等并发症者，可定期排放腹腔积液和输注白蛋白、自身腹腔积液浓缩回输和经颈内静脉肝内门体分流术（TIPS）。低蛋白血症患者可定期输注白蛋白改善血浆胶体渗透压，也有利于腹水的消退；应行胃镜检查评估是否有胃底食管静脉曲张，是否需做胃镜下套扎治疗和 / 或口服 β 受体阻滞剂（普萘洛尔），降低门静脉压力，预防出血；脾大引起白细胞、红细胞及血小板严重低下者，可考虑脾脏切除手术。

3. 并发症治疗 出现失代偿肝硬化严重并发症（食管胃底静脉曲张破裂出血、肝性脑病、腹膜炎、肝肾综合征等），患者应住院治疗；符合肝移植指征者，可考虑行肝移植，能延长生存期和生存质量。

（1）食管胃底静脉曲张破裂出血的治疗：食管胃底静脉曲张破裂出血是肝硬化严重并发症和死亡主要原因，应予以积极抢救。具体包括重症监护，卧床，禁食，保持气道通畅，迅速建立静脉通道等，必要时输血。控制急性出现药物有：①血管升压素：常用药物为垂体后叶素（VP），可收缩内脏血管，减少门静脉血流量。生长抑素及其衍生物气囊压迫止血如三腔双囊管压迫。②内镜治疗：如仅有食管静脉曲张破裂出血，还在活动性出血者，应在内镜下注射硬化剂止血。如检查时已无活动性出血者，可用皮圈套扎。胃底静脉出血，宜注射组织黏合剂。③经颈内静脉肝内门体分流术（TIPS）：较适用于准备做肝移植的患者，作为等待供肝时的过渡。

（2）自发性细菌性腹膜炎（SBP）的治疗：由于 SBP 后果严重，如临床上怀疑 SBP 或腹腔积液中性粒细胞 >250/mm^3，应立即行经验行治疗。抗生素首选头孢噻肟或头孢曲松，疗程 5~10d。SBP 最严重的并发症是肝肾综合征。已发生过一次 SBP 以及食管静脉曲张破裂出血者是复发性 SBP 的高危患者，应口服环丙沙星 7~14d 进行预防。

（3）肝肾综合征（HRS）：一旦发生 HRS，内科治疗效果很差。TIPS 可能有效，唯一有效的方法是肝移植。但由于 HRS 病程较短，大多数患者在等待移植中死亡。

（4）肝性脑病：大多数肝性脑病有明显的诱因，如上消化道出血、大量放腹腔积液、大量排钾利尿、便秘、尿毒症、高蛋白饮食、服用安眠药或麻醉药、感染、经颈静脉肝内门 - 体分流术（TIPS）等，故首先应去除诱因治疗。其次应减少氨的产生，包括控制蛋白摄入量，导泻清理肠道，应用乳果糖，减少肠道的氨吸收。杀灭肠道内产氨的细菌，可应用利福昔明。使用 L- 鸟氨酸 -L- 天门冬氨酸增加氨的吸收。必要时应用苯二氮䓬受体拮抗剂氟马西尼，逆转肝性脑病的神经症状。当然肝移植是最根本的治疗方法。

（5）原发性肝细胞癌：外科切除是目前治疗肝癌的最佳治疗手段，非药物手段如射频消融（RFA）治疗小肝癌可达到手术治疗的效果。对于无手术指征的肝癌，可使用肝动脉插管化疗（TACE）、冷冻治疗、RFA 和微波治疗。对于符合指征的 HCC 患者，肝移植是最好的治疗，但术后长期应用免疫抑制剂可能促进肿瘤复发，故需严格掌握指征。

4. **肝移植** 适用于各种原因引起的终末期肝硬化患者，包括难治性腹腔积液，药物、内镜或外科分流无效的食管胃底静脉曲张破裂出血，肝肾综合征，肝肺综合征和已发生过 SBP 或肝性脑病者。若出现不能控制的全身感染，如 HIV 阳性、肝外恶性肿瘤及晚期肝恶性肿瘤、吸毒、酗酒及不能依赖术后免疫抑制剂者，均不宜做肝移植。

第四节 炎症性肠病

炎症性肠病（inflammatory bowel disease，IBD）是一种慢性肠道非传染性炎症性疾病。包括溃疡性结肠炎（ulcerative colitis，UC）和克罗恩病（Crohn's disease，CD）。

一、溃疡性结肠炎

本病可发生在任何年龄，多见于 20~40 岁，亦可见于儿童或老年人。男女发病无明显差异。北美和北欧的年发病率高，约为 3~15/10 万，在我国有逐年增加的趋势。

【病因】

其致病因素有遗传因素、感染因素、免疫因素、环境因素等。溃疡性结肠炎的遗传易感性涉及多处染色体上的位点，是由复杂的多基因所调控的自身免疫性疾病。

【病理】

病变主要限于大肠黏膜与黏膜下层，呈连续性弥漫性分布。病变多自直肠开始，逆行向近段发展，可累及全结肠甚至末段回肠。活动期时结肠黏膜固有层内弥漫性中性粒细胞、淋巴细胞、浆细胞、嗜酸性粒细胞浸润，可见黏膜糜烂、溃疡及隐窝炎、隐窝脓肿。慢性期时隐窝结构紊乱，腺体萎缩变形、排列紊乱及数目减少，杯状细胞减少，出现帕内特细胞化生及炎性息肉。

由于结肠病变一般限于黏膜与黏膜下层，很少深入肌层，并发结肠穿孔、瘘管或腹腔脓肿少见。

少数重症患者病变累及结肠壁全层,可发生中毒性巨结肠。表现为肠壁重度充血、肠腔膨大、肠壁变薄溃疡累及肌层至浆膜层,可致急性穿孔。病程超过 20 年的患者发生结肠癌的风险较正常人增高 10~15 倍。

【临床表现】

1. 消化系统表现

(1)腹泻和黏液脓血便:是本病活动期最重要的临床表现。大便次数及便血的程度与病情轻重有关,轻者排便 2~3 次 /d,便血轻或无;重者 >10 次 /d,脓血显见,甚至大量便血。

(2)腹痛:多有轻至中度腹痛,为左下腹或下腹隐痛,也可累及全腹。常用里急后重,便后腹痛缓解。轻者可无腹痛或仅有腹部不适。重者如并发中毒性巨结肠或炎症波及腹膜,可有持续剧烈腹痛。

(3)其他症状:可有腹胀、食欲缺乏、恶心、呕吐等。

(4)体征:轻、中度患者仅有左下腹轻压痛,有时可触及痉挛的降结肠或乙状结肠。重型患者可有明显压痛。若出现腹肌进展、反跳痛、肠鸣音减弱等体征,应注意中毒性巨结肠、肠穿孔等并发症。

2. 肠外表现 最常见的有关节痛、关节炎、累及肢体关节,使其肿胀或畸形;强直性脊柱炎也较多见;皮肤可有结节红斑;眼部可有葡萄膜炎;口腔溃疡也较常见。肝脏可有自身免疫性胆管炎(如慢性硬化性胆管炎)。

3. 临床分型 按其病程、程度、范围及病期进行综合分型:

(1)临床类型:①初发型,即无既往史的首次发作;②慢性复发型,临床上最多见,是指缓解后再次出现症状,常表现为发作期与缓解期交替。

(2)疾病分期:分为活动期与缓解期。活动期按严重程度分为轻、中、重度。轻度指排便 <4 次 /d,便血轻或无,脉搏正常,无发热及贫血,血沉 <20mm/h。重度指腹泻 6≥次 /d,明显血便,体温 >37.8℃/ 脉搏 >90 次 /min,血红蛋白 <75% 正常值,血沉 >30mm/h,介于轻度与重度之间为中度。

(3)病变范围:分为直肠炎、左半结肠炎(病变范围在结肠脾曲以远)及广泛结肠炎(病变累及结肠脾曲以近或全结肠)。

4. 并发症

(1)中毒性巨结肠:发生率 1%~5%,属本病严重并发症,如不及时处理,死亡率较高。临床表现为肠管高度扩张伴中毒症状,如意识障碍,血压下降,脱水和电解质紊乱,全身症状表现为发热,心率增快,外周血白细胞明显升高,可伴有贫血。

(2)癌变:多见于病程长和病变广泛者。溃疡性结肠炎的癌变率 1.8%,发生癌变的时间平均为 28 年。

(3)其他并发症:结肠大出血发生率约 3%;肠穿孔多见于中毒性巨结肠;还可见肠梗阻、败血症等并发症。

【辅助检查】

1. 实验室检查

(1)粪便:外观呈黏液脓血样,镜下检查有多量红、白细胞。

(2)血液:可发现贫血,白细胞升高,血沉增快、C 反应蛋白增高反映疾病的活动性。抗酿酒酵母菌细胞壁抗体、抗中性粒细胞细胞质抗体、血清肿瘤坏死因子(TNF-α)可作为血清标志物。

2. 影像学检查

(1)结肠镜:镜下可见结肠黏膜的正常血管纹理消失、黏膜水肿和黄色渗出物,黏膜脆,触之易出血;重症可有自发性出血。慢性病变可呈管状结肠,腔内有假性息肉。中毒性巨结肠因结肠壁薄如纸,极易发生穿孔,禁止进行乙结肠镜检查。钡剂灌肠 X 线检查与内镜检查起互补作用。

(2)钡剂灌肠 X 线检查:溃疡性结肠炎早期钡剂灌肠 X 线检查可能正常,晚期则可显示结肠缩短,呈管状,结肠袋消失,结肠僵直而有狭窄段。空气与钡剂对比造影可示黏膜细颗粒状,表面略不规则。较重患者在钡剂排空后可见颗粒增粗。重症溃疡性结肠炎伴回肠倒灌的患者,其回盲瓣可呈畸形且多呈开放状态,回肠末段黏膜呈不规则状。

【诊断与鉴别诊断】

根据以上临床表现和结肠镜检查和/或肠黏膜活检,可诊断本病。临床表现和结肠镜改变均不典型者,暂不诊断溃疡性结肠炎,可随访 3~6 个月,观察进展情况。一个完整的溃疡性结肠炎诊断包括临床类型、严重程度、病变范围、病情分期和并发症。

需要鉴别的疾病有感染性肠病如细菌性痢疾、阿米巴痢疾、血吸虫病等,非特异性感染如肠结核,肿瘤性疾病如结肠癌、小肠淋巴瘤、肉瘤等。

【治疗】

治疗前综合评估病情,包括病变累及范围、部位,病程的长短,疾病严重程度以及全身情况,给予患者个体化、综合化治疗。

1. 内科治疗

(1) 支持疗法:包括休息,注意饮食营养,纠正水、电解质和酸碱平衡紊乱及对症治疗,如止泻、解痉和镇痛等。

(2) 药物治疗:水杨酸制剂(SASP 或 5-ASA)和肾上腺皮质激素是目前控制炎症性肠病最有效的药物。①轻型:先用 SASP 或 5-ASA。直肠炎者可用栓剂,部位较低者可保留灌肠。水杨酸类药口服治疗疗效不佳者,则口服泼尼松或泼尼松龙,症状控制后再逐渐减量。②重型:首先注意改善全身状况,纠正水、电解质紊乱及低蛋白血症和贫血,注意补充维生素。患者腹泻和脓血便严重时,可短期禁食,必要时完全胃肠外营养支持。用大剂量皮质激素治疗,并加用广谱抗生素控制可能存在的继发感染。对水杨酸类或肾上腺皮质激素治疗无效者,可使用其他免疫抑制剂,如环孢素等。维持巩固期的治疗:皮质激素逐渐减量维持,并可加用 SASP 或 5-ASA 或免疫抑制剂。

2. 外科手术指征 肠穿孔;大量或反复严重出血;肠梗阻;癌变或多发性息肉;并发中毒性巨结肠经内科治疗 12~24h 无效者;结肠周围脓肿或瘘管形成;并发关节炎、皮肤和眼部病变药物治疗无效;长期内科治疗无效,影响儿童发育。

二、克罗恩病

克罗恩病是一种原因不明的慢性非特异性胃肠道肉芽肿性炎症,多见于末端回肠和邻近结肠,但从口腔至肛门各段消化道均可受累,呈节段性分布。以腹痛、腹泻、体重下降为主要临床表现,常有发热、疲乏等全身表现,肛周脓肿或瘘管等局部表现,以及关节、皮肤、眼、口腔黏膜等肠外损害。青少年多见,发病高峰年龄为 18~35 岁,男女患病率无明显差异。北美和北欧多见,中南欧、澳洲次之,亚非各国少见。在高发国家发病率 6~10/10 万,一般认为约为溃疡性结肠炎的一半。

【病因及发病机制】

大量研究表明,环境、遗传和免疫反应异常参与本病发病。不少学者认为感染有可能作为一种启动因子,引起肠道炎症。肠道内环境改变和正常微生物促进克罗恩病发生的观点逐渐被人们接受。

本病发病呈明显种族差异和家族聚集性,一般报道 10%~30% 患者有阳性家族史,常伴有硬化性胆管炎、多发性硬化、乳糜泻、强直性脊柱炎等。细胞因子网络调控的失衡可能是肠黏膜多种病理改变形成的关键,其中效应性 T 细胞亚群的数量和类型的不同,以及调节性 T 细胞的功能异常使 Th1、Th2 比例失衡,可能通过上述促炎因子增加、抗炎因子下降在黏膜损伤炎症过程中发挥不同的作用。

【病理】

CD 大体形态特点为:①病变呈节段性;②病变黏膜呈纵行溃疡及鹅卵石样外观,早期可呈鹅口疮溃疡;③病变累及肠壁全层,肠壁增厚变硬,肠腔狭窄。溃疡穿孔引起局部脓肿,或穿透至其他肠段、器官、腹壁,形成内瘘或外瘘。肠壁浆膜纤维素渗出、慢性穿孔均可引起肠粘连。

CD 的组织学特点为:①非干酪性肉芽肿,由类上皮细胞和多核巨细胞构成,可发生在肠壁各层和局部淋巴结;②裂隙溃疡,呈缝隙状,可深达黏膜下层、肌层甚至浆膜层;③肠壁各层炎症,伴固有膜底部和黏膜下层淋巴细胞聚集、黏膜下层增宽、淋巴管扩张及神经节炎等。

【临床表现】

起病隐匿,临床表现随病变部位、病程和严重度而异。腹痛、腹泻和体重下降是本病的主要临床表现。克罗恩病可累及全消化道,临床表现可多种多样,与肠内病变的部位、范围、严重程度、病程长短以及有无并发症有关。

1. 消化系统表现

(1) 腹痛:为最常见症状,多为隐痛、阵发性加重或反复发作,以右下腹多见,其次为脐周或全腹痛。

(2) 腹泻:为糊状或水样便,一般无脓血或黏液。便血量不多,便鲜血者少。

(3) 其他:部分患者可出现腹块。肛周脓肿、肛门瘘管形成。可出现肠梗阻、肠穿孔、肛瘘、癌变等并发症。

2. 全身表现

(1) 发热:间歇性低热或中度热常见,少数患者以发热为主要症状,甚至较长时间不明原因发热之后才出现消化道症状。出现高热时应注意合并感染或脓肿形成。

(2) 营养障碍:主要表现为体重下降,可有贫血、低蛋白血症和维生素缺乏。青春期前发病者常有生长发育迟滞。

3. **肠外表现** 关节痛、关节炎、口疱疹性溃疡、结节性红斑、坏疽性脓皮病、炎症性眼病、慢性活动性肝炎、脂肪肝、胆石症、硬化性胆管炎、强直性脊柱炎、血管炎、白塞综合征、淀粉样变性、骨质疏松和杵状指等。

4. 临床分型 有助于全面估计病情和预后,制订治疗方案。

(1) 临床类型:根据疾病行为(B)可分为非狭窄穿透型(B_1)、狭窄性(B_2)和穿透型(B_3)以及伴有肛周病变(P)。各型可有交叉或互相转化。

(2) 病变部位(L):可分为回肠末段(L_1)、结肠(L_2)、回结肠(L_3)和上消化道(L_4)。

(3) 严重程度:根据主要临床表现的程度及并发症计算 CD 活动指数(CDAI),用于区分疾病活动期与缓解期、估计病情严重程度(轻、中、重)和疗效评定。

【辅助检查】

1. **实验室检查** ①血常规:大多 CD 患者有不同程度的贫血,外周血白细胞增高,血沉加快,C反应蛋白增高。②粪常规:大便隐血多呈阳性,血清白蛋白降低,免疫球蛋白可增高。

2. **影像学检查**

(1) 内镜检查:结肠镜应作为 CD 的常规首选检查,镜检应达末端回肠。镜下一般表现为节段性、非对称性的各种黏膜炎症,其中具有特征性的表现为非连续性病变、纵行溃疡和卵石样外观。小肠镜或胶囊内镜有助于确定小肠克罗恩病,但需腹部平片排除是否有小肠梗阻。

(2) 胃肠钡剂造影、钡剂灌肠:全消化道和结肠气、钡双重造影能了解克罗恩病末端回肠或其他小肠的病变和范围,病变为裂隙状溃疡、卵石征、假息肉、瘘管形成等,呈节段性分布,单发或多发性不规则狭窄和扩张。

(3) 腹部 CT、MRI:对确定是否有肠壁增厚且相互分隔的肠袢、腹腔内脓肿等诊断有一定价值。

3. **病理学检查** 黏膜活检可见裂隙状溃疡、非干酪性肉芽肿、固有膜底部和黏膜下层淋巴细胞聚集,而隐窝结构正常,杯状细胞不减少,固有膜中量炎性细胞浸润以及黏膜下层增宽。

【诊断与鉴别诊断】

对慢性起病,反复腹痛、腹泻、体重下降,特别是伴有肠梗阻、腹部压痛、腹块、肠瘘、肛周病变、发热等表现者,临床上应考虑本病。世界卫生组织提出的 CD 诊断要点如下:①非连续性或节段性病变;②肠黏膜成卵石样表现或纵行溃疡;③全壁性炎症反应改变,伴有腹块或狭窄;④结节病样非干酪性肉芽肿;⑤裂沟或瘘管;⑥肛门部病变。具有诊断要点①②③者为疑诊,再加上④⑤⑥三项中任意一项可确诊；有第④项者，只要加上①②③三项中任意两项亦可确诊。本病需与肠结核、肠淋巴瘤、溃疡性结肠炎、急性阑尾炎、血吸虫病、阿米巴肠炎、各种肠道恶性肿瘤以及各种原因引起的肠梗阻相鉴别。

【治疗】

1. 内科治疗

（1）一般治疗：大约 3/4 以上 CD 有不同程度营养不良，对轻度营养不良者，口服低脂少渣、高热量、高蛋白、高维生素饮食；中度以上应及时使用肠道营养素，特别是要素饮食，以保证足够的营养，必要时可使用鼻胃管保证全量肠道营养摄入。

（2）药物治疗：慢性期和轻、中度活动期患者使用水杨酸类药物。小肠型克罗恩病可用 5-ASA，目前已研制成 5-ASA 剂型有美沙拉秦、奥沙拉秦、巴柳氮等。对直肠、乙状结肠、降结肠病变可采用栓剂。严重肝、肾疾病、婴幼儿、出血性体质及对水杨酸制剂过敏者不宜应用 SASP 和 5-ASA 制剂。中、重度克罗恩病患者采用激素治疗。

对氨基水杨酸类或肾上腺皮质激素治疗无效者，可改用或使用其他免疫抑制剂，如硫唑嘌呤、氨甲蝶呤、FK506 等。加用甲硝唑能减轻肠黏膜的破坏，减轻疾病的活动指数。

目前也有环丙沙星、克拉霉素成功治疗的报道。加用肠道益生菌对改善克罗恩病有积极意义。

2. 外科手术

由于外科手术不能治愈克罗恩病，而且术后复发率高，应尽量避免手术。对内科治疗无效的肠梗阻、瘘管或窦道形成、腹腔内感染、肠出血、疑有恶变等并发症者，行手术治疗。

第五节 功能性胃肠病

功能性胃肠病（functional gastrointestinal disorders，FGIDs）是指临床上慢性持续性的胃肠道症状群，但经检查排除可引起这些症状的器质性疾病。这些症状因发生的主要部位和症状特征而有不同命名，涉及的部位可以是整个消化道。临床上，以功能性消化不良和肠易激综合征多见。

一、功能性消化不良

功能性消化不良（functional dyspepsia，FD）是指持续或反复发作的上腹痛、餐后饱胀、上腹灼热感、早饱感等的临床综合征，排除可引起这些症状的器质性疾病，这一临床综合征称为功能性消化不良。

【流行病学】

FD 是临床上常见病症，欧美流行病学调查表明人群中约 19%~41% 长期或反复发生该综合征，总的大约在 25% 左右。我国报道患病率为 19%~37%，广州一份调查显示，FD 占普通门诊的 11%，占胃肠病专科门诊的 53%，其中以 FD 明显为多。FD 患者症状可暂时缓解，但反复发作、长期存在，生存质量明显下降，成为当代社会值得重视的医疗问题。

【病因及发病机制】

FD 的病因和发病机制尚未完全清楚，与多种因素有关。主要集中在以下因素：

1. 胃的运动与感觉功能

FD 存在各种形式的胃运动功能障碍，胃的感觉过敏是 FD 的另一重要病理生理基础。主要表现为胃排空延缓、近端胃容受性下降和胃敏感性增高。

2. Hp 感染与 FD 的关系

虽然理论上来说，Hp 感染在胃黏膜产生的炎症介质有可能影响胃的运动和感觉功能，但多年研究并未能为 Hp 与 FD 的关系提供有信服力的证据，故认为 Hp 在 FD 的发病机制中不起重要作用。

3. 精神社会因素

与 FD 有密切关系，可能是多方面影响。目前认为 FD 是精神社会因素与生理因素相互作用的结果。

【临床表现】

主要临床表现为上腹痛、餐后饱胀、上腹部灼热感、早饱感。常以某一个或一组症状为主。在病

笔记

程中症状可变化。起病缓慢,持续或反复发作,不少有食物或精神诱发因素。不少患者同时伴有失眠、焦虑、抑郁、头痛、注意力不集中等精神症状。

罗马Ⅳ标准根据症状群将 FD 分为餐后不适综合征(PDS)和上腹痛综合征(EPS)两个亚组。前者是饮食诱导的消化不良综合征,后者以上腹痛或上腹烧灼感为主。

【辅助检查】

1. 实验室检查　主要用于排除性诊断,包括血、尿、粪常规,血 C 反应蛋白(C reactive protein, CRP),血生化(肝肾功能、血糖、甲状腺功能),血沉等。

2. 影像学检查　对有"报警症状和体征"者,如消瘦、贫血、呕血、黑便、吞咽困难、腹块和黄疸者,必须进行彻底检查直至找到病因。可先选择基本的实验室检查以及胃镜检查,必要时腹部 B 超和上腹 CT/MRI 等。引起消化不良的器质性疾病包括食管、胃十二指肠、肝胆胰及上消化道症状突出的其他系统疾病,特别是消化性溃疡与胃癌,通过胃镜检查可发现。

【诊断】

功能性消化不良是排除性诊断。在诊断前至少 6 个月有以下症状发作,近 3 个月符合以下标准:①必须包括下列症状中的一项或多项:餐后胀满、早饱、上腹疼痛、上腹烧灼感;②没有可以用于解释症状的上消化道结构性疾病的证据(包括上消化道内镜检查)。

1. 餐后不适综合征(PDS)的诊断标准　在诊断前至少 6 个月有以下症状发作,近 3 个月符合以下标准,必须包括下列症状中的一项或两项,且至少每周 3 日:①餐后胀满(以致影响日常活动);②早饱不适(以致不能完成平常餐量的进食)。支持标准包括:①可能存在上腹部胀气和餐后恶心,或过度嗳气;②可能同时存在上腹痛综合征。

2. 上腹痛综合征(EPS)的诊断标准　必须包括以下一项或两项,且至少每周 1 日:①中上腹部疼痛(以致影响日常活动);②中上腹烧灼不适(以致影响日常活动)或烧灼感。支持诊断的条件:①疼痛为间歇性;②无全身性和局限于腹部其他部位或胸部的疼痛;③排便和排气并不缓解症状;④不符合胆囊和 Oddi 括约肌病变的标准;⑤疼痛可以是灼热性质,但无胸骨后疼痛;⑥疼痛常由进食诱发或缓解,但可发生于空腹;⑦可能同时发生餐后不适综合征。

【治疗】

主要是遵循综合和个体化的治疗原则的对症治疗。

1. 一般治疗　修正不良生活方式,如避免烟、酒及服用非甾体抗炎药(NSAIDs),找到诱发症状的食物并避免之。根据患者不同表现进行心理治疗,必要时请心理科会诊。

2. 药物治疗

(1) 抑酸药:适用于以上腹痛、灼热感为主要症状的患者,可选择 H_2 受体拮抗剂或质子泵抑制剂。

(2) 促胃肠动力药:对以上腹胀、早饱、嗳气为主要症状的患者常先选用。可选择莫沙比利和伊托比利,因有促进小肠运动作用,少部分患者可有腹鸣、稀便或腹泻、腹痛不良反应,减少剂量或使用一段时间后这些不良反应可减轻或消失。可根据病情与抑酸药合用。

(3) 根除幽门螺杆菌治疗:对少部分有幽门螺杆菌感染的 FD 可能有效,可试用。

(4) 其他:失眠、焦虑者可给以镇静剂,必要时可给予三环类抗抑郁药如氟西汀等,必要时请心理精神科会诊,由多学科共同诊治。

二、肠易激综合征

肠易激综合征(irritable bowel syndrome,IBS)是一种以腹痛,与排便相关或伴随排便习惯改变为特征而无器质性病变的功能性肠病。

【流行病学】

IBS 是最常见的一种功能性肠道疾病,欧美报道 10%~20% 的普通人有 IBS 症状,我国北京和广州的报道分别为 7.3% 和 5.6%。

【病因】

其病因尚不清楚,目前认为 IBS 属多因素的生理心理性疾病,比较公认的相关因素有心理因素、内脏感觉功能异常、胃肠运动紊乱、肠道感染、食物因素、家庭和遗传因素。

【临床表现】

1. 症状　最主要的临床表现是腹痛、排便习惯改变和粪便性状改变。腹痛多位于下腹部,特别是左下腹,也可游走。腹痛程度各异,但不会进行性加重,很少在睡眠中发作。发作和持续时间不定,常在排气或排便后缓解。腹泻者可解黏液便,或水样便,多在晨起或餐后发生,不会发生在夜间,无大便失禁,常在精神紧张、情绪变化、劳累、受凉时发生。便秘者可为碎粪,或干硬如羊粪状。部分患者便秘、腹泻交替发生。可伴排便费力、肛门阻塞感、排便窘迫感、排便不尽感、直肠坠胀感。

其他常伴有消化不良症状,如餐后饱胀、厌食、嗳气、呃逆等,相当一部分患者伴有全身自主神经功能紊乱表现。相当部分患者可有睡眠障碍、焦虑、抑郁、头昏和头痛等症状。

2. 体征　一般情况良好,腹部可触及乙状结肠肠段,可伴有压痛,直肠指检可发现肛门痉挛和痛感,无其他异常体征。

【辅助检查】

1. 实验室检查　主要用于排除性诊断,包括血、尿、粪常规,粪便寄生虫检查,粪便细菌培养;CRP,血生化(肝肾功能、血糖、甲状腺功能),血沉,必要时乳糜泻的血清学检查。

2. 内镜和影像学检查　全结肠镜检查,肠镜下可见黏膜无异样,活检也正常;有时则可见充血和黏液分泌增加。必要时可行 X 线钡餐检查和钡剂灌肠 X 线检查,X 线检查可见到肠肌张力过强、肠袋增多、局部肠段狭窄、痉挛或压痛等现象。

【诊断】

1. 诊断　在缺乏可解释症状的形态学改变和生化异常基础上,反复发作的腹痛,近 3 个月内发作至少每周 1 日,伴下面 2 项或 2 项以上症状:①与排便相关;②症状发生伴随排便次数改变;③症状发生伴随粪便性状(外观)改变。诊断前症状出现至少 6 个月,近 3 个月符合以上诊断。

以下症状不是诊断所必备,但属常见症状,这些症状越多越支持 IBS 的诊断:①排便频率异常(每日排便 >3 次或每周 <3 次);②粪便性状异常(块状 / 硬便或稀水样便);③粪便排出过程异常;④黏液便;⑤胃肠胀气或腹部膨胀感。

2. 鉴别诊断　在详细询问病史基础上,应分别与引起腹痛和腹泻 / 便秘的疾病进行鉴别,要注意与乳糖不耐受症及药物不良反应引起的便秘鉴别。对于存在警报症状的患者不宜轻易判断 IBS,这些警报症状包括体重下降、持续性腹泻、夜间腹泻、粪便中带血、顽固性腹胀、贫血、低热等,特别是50 岁以上出现新发症状者要高度警惕器质性疾病。

【治疗】

1. 一般治疗　了解促发因素,并设法去除;指导患者建立良好的生活习惯及饮食结构,避免诱发症状的食物。告知患者 IBS 的性质,解除患者顾虑。对伴有失眠、焦虑者可适当给予镇静药。

2. 药物治疗

(1) 肠腔内药物:对于 IBS 便秘型(IBS-C),可给以纤维补充剂、OTC 泻药、渗透性泻剂、促分泌剂等,如乳果糖、甲基纤维素等,可口服胃肠动力药;对于腹泻型 IBS,可口服洛哌丁胺、胆酸树脂等。

(2) 全身性药物:IBS-C 可给以 5-HT4 受体激动剂,IBS 腹泻型(IBS-D)可给以 5-HT3 受体拮抗剂。也可根据情况给以解痉药如匹维溴铵或曲美布汀等和抗抑郁抗焦虑药。

(3) 微生物 / 免疫调节:包括益生菌、益生元,可口服米雅 BM(酪酸菌制剂)、双歧杆菌三联活菌(内含双歧杆菌、乳酸杆菌和肠球菌)等。使用功能性食物,必要时抗生素使用。

3. 其他治疗　包括行为治疗、中医药治疗、催眠疗法和心理动力学疗法、生物反馈疗法以及放松疗法。

第六节　急　腹　症

急腹症是指以急性腹痛为主要表现、需要早期诊断和及时治疗的腹部疾病的总称。常见的急腹症包括:急性阑尾炎、急性胆囊炎、急性化脓性胆管炎、急性胰腺炎、急性肠梗阻、急性腹膜炎等。

一、急性阑尾炎

急性阑尾炎(acute appendicitis)是最常见的外科急腹症。典型临床表现为转移性右下腹痛,伴发热、恶心及呕吐,右下腹有固定点压痛。

【病因】

阑尾管腔阻塞是急性阑尾炎最常见的病因。阑尾管腔阻塞的常见因素有淋巴滤泡增生、粪石、异物、蛔虫、肿瘤等。阑尾管腔狭小、系膜短、易卷曲,都是造成阑尾管腔易于阻塞的原因。阑尾管腔阻塞后黏膜分泌黏液,细菌繁殖,腔内压力升高,血运发生障碍,细菌毒素吸收,阑尾炎症加剧,甚至坏死穿孔。急性阑尾炎致病菌多为肠道内的各种革兰氏阴性杆菌和厌氧菌。

【临床病理分型】

急性阑尾炎可分为四种病理类型。

1. **急性单纯性阑尾炎**　病变局限于黏膜和黏膜下层。阑尾外观轻度肿胀,浆膜充血并失去正常光泽,表面有少量纤维素性渗出物。光镜下,阑尾各层均有水肿和中性粒细胞浸润,黏膜表面有小溃疡和出血点。临床症状和体征较轻。

2. **急性化脓性阑尾炎**　常由单纯性阑尾炎发展而来,病变已累及阑尾壁的全层。阑尾肿胀明显,浆膜高度充血,表面覆以纤维素性(脓性)渗出物。光镜下,阑尾黏膜的溃疡面加大并深达肌层和浆膜层,管壁各层有小脓肿形成,腔内亦有积脓。阑尾周围的腹腔内有稀薄脓液,形成局限性腹膜炎。临床症状和体征较重。

3. **坏疽性及穿孔性阑尾炎**　阑尾管壁坏死或部分坏死、呈暗紫色或黑色。穿孔部位多在阑尾根部或近段的系膜缘对侧。如果阑尾穿孔的过程较快,穿孔的口未被包裹,阑尾腔内的积脓可自由进入腹腔,可引起急性弥漫性腹膜炎。

4. **阑尾周围脓肿**　急性阑尾炎化脓坏疽或穿孔,如果此过程进展较慢,大网膜可移至右下腹部,将阑尾包裹并形成粘连,形成炎性肿块或阑尾周围脓肿。

【临床表现】

1. 症状

(1)腹痛:转移性右下腹痛是急性阑尾炎的典型腹痛症状。腹痛始于上腹部,数小时后逐渐转移至右下腹。部分病例一发病即出现右下腹痛。腹痛性质与阑尾炎的严重程度相关,如单纯性阑尾炎表现为轻度隐痛;化脓性阑尾炎呈阵发性胀痛和剧痛;坏疽性阑尾炎呈持续性剧烈腹痛;穿孔性阑尾炎因阑尾腔压力骤减,腹痛可暂时减轻,但出现腹膜炎后,腹痛又会持续加剧。腹痛的部位与阑尾的位置有关,如阑尾位于盲肠后位疼痛在右侧腰部,位于盆位腹痛在耻骨上区,位于肝下区可引起右上腹痛,极少数位于左下腹部表现为左下腹痛(图 6-1)。

(2)胃肠道症状:发病早期可能有厌食,恶心、呕吐甚至腹泻。盆腔位阑尾炎,炎症刺激直肠和膀胱,出现里急后重,尿频尿急症状。

(3)全身症状:周身乏力、畏寒、发热。严重时有

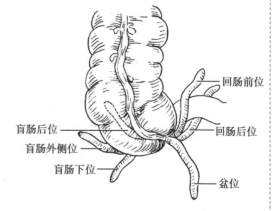

图 6-1　阑尾的解剖位置变异

回肠前位

回肠后位

盲肠后位

盲肠外侧位

盲肠下位

盆位

全身中毒症状,寒战、高热,体温达38℃左右。

2. 体征

(1)右下腹压痛:典型的是右下腹麦克伯尼(McBurney)点压痛。但因阑尾位置的变异,压痛部位也相应变化。阑尾炎压痛部位多为阑尾所在部位,即使是病变早期上腹痛,但压痛仍在右下腹阑尾所在部位。当阑尾穿孔,疼痛和压痛的范围波及全腹,此时仍以阑尾所在位置的压痛最明显。

(2)腹膜刺激征:反跳痛、腹肌紧张、肠鸣音减弱或消失,这是阑尾炎症波及腹膜所致。注意在老人、孕妇、肥胖或盲肠后位阑尾炎时,腹膜刺激征象可不明显。

(3)右下腹包块:如体检发现右下腹压痛性包块,边界不清、固定,应考虑阑尾周围脓肿形成。

【辅助检查】

1. 实验室检查 血常规多显示白细胞计数和中性粒细胞比例升高。白细胞计数可达到$(10\sim20)\times10^9$/L,核左移。部分单纯性阑尾炎和老年患者,白细胞可无明显升高。尿常规异常需考虑阑尾炎症波及输尿管或膀胱,并有助于排除泌尿系统结石;女性患者需询问月经史,查血清HCG,以排除异位妊娠等妇产科急腹症;血、尿淀粉酶检查有助于排除急性胰腺炎。

2. 影像学检查

(1)站立位腹部平片:可见盲肠及回肠末端扩张、积气或液气平,右侧腰大肌影模糊,有时也可以看到腹腔游离气体出现,但量一般不会很多,偶可见钙化的粪石和异物影,可帮助诊断。

(2)CT:诊断特别困难时可做CT检查,可发现阑尾增粗及其周围的脂肪垂肿胀,见于90%左右的急性阑尾炎患者。

(3)B超:有时也可发现肿大的阑尾或脓肿,但可靠性低于CT。

随着腔镜技术的成熟与普及,临床上应用腹腔镜或后穹窿镜诊断急性阑尾炎者在逐渐增多,确诊后可同时做阑尾切除术。

【诊断及鉴别诊断】

主要依靠病史、临床症状、体征和辅助检查进行诊断。但阑尾位置存在变异,阑尾病变程度不同及个体差异,使急性阑尾炎的症状、体征等不典型。临床需与胃十二指肠溃疡穿孔、右侧输尿管结石、急性胃肠炎、胆道系统感染性疾病、异位妊娠破裂,儿童需与急性肠系膜淋巴结炎、小儿肠套叠等鉴别。

【治疗】

1. 手术治疗 急性阑尾炎一经确诊,应尽早(发病72h内)行阑尾切除术,因为早期手术既安全、简单,又可减少近期或远期并发症的发生。手术方式一般包括传统的开腹及腹腔镜阑尾切除术。

2. 非手术治疗 仅适用于单纯性阑尾炎早期阶段,经抗感染治疗可恢复正常的患者;不接受手术治疗,或伴存其他严重器质性疾病有手术禁忌证者。主要包括选择有效的抗生素和补液治疗。

二、急性胆囊炎

急性胆囊炎(acute cholecystitis)绝大多数由胆囊结石阻塞胆囊管伴细菌感染所致,称急性结石性胆囊炎,另有少数患者无胆囊结石,称非结石性胆囊炎。

【病因】

1. 急性非结石性胆囊炎 多见于老年人重病者,如创伤、烧伤、长期胃肠外营养,或者大手术后患者。病因尚不清楚,胆囊胆汁淤滞和缺血可能是发病的原因。

2. 急性结石性胆囊炎 初期的炎症可能是结石直接损伤受压部位的胆囊黏膜引起,细菌感染是在胆汁淤滞的情况下出现。主要原因有:①胆囊管梗阻、胆汁排出受阻:其中80%是由胆囊结石引起的;②细菌感染:致病菌主要是革兰氏阴性杆菌,以大肠埃希菌最常见,其他有克雷伯菌、粪肠球菌、铜绿假单胞菌等,常合并厌氧菌感染。

【病理】

急性胆囊炎的起始阶段,胆囊管梗阻、内压升高,黏膜充血水肿、渗出增多,此时为急性单纯性胆囊炎。如果病因没有解除,炎症发展,病变可累及胆囊壁的全层,白细胞弥漫浸润,浆膜也有纤维性和脓性渗出物覆盖,成为急性化脓性胆囊炎。如胆囊内压继续增高,致囊壁血液循环障碍,引起胆囊壁组织坏疽,即为急性坏疽性胆囊炎。胆囊壁坏死穿孔发生较急时,会导致胆汁性腹膜炎,如胆囊坏疽穿孔发生过程较慢,被周围器官粘连包裹,形成胆囊周围囊肿。

【临床表现】

1. **症状**　饱食、进油腻食物诱发右上腹阵发性绞痛,常在夜间发作。疼痛向右肩、背部放射,伴恶心、呕吐等消化道症状。病情发展,右上腹痛呈持续性、阵发加剧,合并感染化脓伴高热。

2. **体征**　早期可有右上腹压痛和叩痛。胆囊化脓坏疽时可扪及肿大的胆囊,压痛明显,范围增大,可出现反跳痛和肌紧张,用手压于右上腹肋缘下,嘱患者腹式呼吸,如出现突然吸气暂停,称为Murphy 征阳性,是急性胆囊炎的典型体征。

【辅助检查】

1. **实验室检查**　血常规多有白细胞计数和中性粒比例升高。少数患者肝功能可有血清胆红素和谷丙转氨酶轻度升高。

2. **影像学检查**　B 超检查对急性胆囊炎的诊断有较高的敏感性和特异性,检查可见胆囊增大、囊壁增厚(>4mm),明显水肿时呈"双边征",囊内结石显示强回声,后伴声影。CT、MRI 能更全面显示胆囊及胆道病变,有助于急性胆囊炎的鉴别诊断。

【诊断及鉴别诊断】

典型的症状和体征,结合实验室和影像学检查,诊断一般无困难。需要鉴别的疾病有:消化性溃疡穿孔、急性胰腺炎、胆囊癌、高位阑尾炎、肝脓肿、右侧肺炎、胸膜炎等疾病。

【治疗】

急性单纯性胆囊炎病情有缓解趋势者,可采用禁食、解痉、输液、抗生素等方法治疗,待病情缓解后再择期手术。如病情无缓解,或者已诊断为化脓性胆囊炎或坏疽穿孔性胆囊炎,需尽早手术治疗。

1. **非手术治疗**　包括禁食、抗感染、维持水电解质酸碱平衡、营养支持、解痉止痛等治疗。抗感染选用对革兰氏阴性细菌及厌氧菌有效的抗生素。老年患者,应监测血糖及心、肺、肾等脏器功能,治疗并存疾病。

2. **手术治疗**　对发病在 72h 内,非手术治疗无好转,有胆囊穿孔、弥漫性腹膜炎,并发急性化脓性胆管炎等并发症,且无手术禁忌者,应尽早手术治疗。

手术方法　①胆囊切除术:首选腹腔镜胆囊切除,也可应用传统的开腹胆囊切除;②部分胆囊切除术,如估计分离胆囊床困难或可能出血者,可保留胆囊床部分胆囊壁,用物理或化学方法破坏该处的黏膜,胆囊其余部分切除;③胆囊造口术:对高危患者或局部粘连解剖不清者,可先行造口术减压引流,3 个月后再行胆囊切除;④超声或 CT 导引下经皮经肝胆囊穿刺引流术:可减低胆囊内压,急性期过后再择期手术。适用于病情危重又不宜手术的化脓性胆囊炎患者。

三、急性梗阻性化脓性胆管炎

急性梗阻性化脓性胆管炎(acute obstructive suppurative cholangitis,AOSC)也称急性重症胆管炎,即在胆管梗阻的基础上,发生的化脓性炎症。起病急剧、发展迅速,常可导致脓毒症休克,危及生命。本急症在青壮年中多见。

【病因】

急性胆管炎胆道梗阻未解除,胆管内细菌感染没有得到控制,即可发展为 AOSC。胆道内压增高,细菌、脓液、毒素和胆汁会经毛细胆管 - 肝窦进入血液循环,引起全身炎症反应、脓毒症,甚至血流动力学改变和多器官功能障碍综合征。在我国最常引起 AOSC 胆道梗阻的原因是胆道结石,胆道蛔虫,胆道术后狭窄也是常见梗阻原因。致病细菌主要是革兰氏阴性菌,其中以大肠杆菌、克雷伯菌最常见,可合并厌氧菌感染。

【临床表现】

1. 症状　肝外胆管梗阻导致的 AOSC,可出现以腹痛、寒战高热、黄疸为表现的 Charcot 三联征,并在此基础上出现低血压和神志改变则称为 Reynolds 五联征;肝内梗阻引起的 AOSC 则主要表现为寒战高热、腹痛、黄疸较轻;肝内外胆管梗阻,AOSC 均有恶心、呕吐等消化道症状。

2. 体征　体温常呈弛张热或持续升高达 39℃ 以上,脉搏快而弱,血压降低,嘴唇发绀,指甲床青紫,全身皮肤可能有出血点和皮下瘀斑。剑突下或右上腹有压痛,或有腹膜刺激征,肝常肿大并有压痛和叩击痛。肝外梗阻有时可触及肿大的胆囊。

【辅助检查】

1. 实验室检查　白细胞计数显著升高,可超过 20×10^9/L,中性粒细胞比例升高,细胞质内可见中毒颗粒。肝功能损害,凝血酶原时间延长。血气分析 PaO_2 下降、氧饱和度降低。常见有代谢性酸中毒、缺水和低钠血症等电解质紊乱。

2. 影像学检查　腹部 B 超可见扩张的胆道,并有助于了解胆道梗阻的部位。如病情稳定,可行 CT 或 MRI 检查。

【治疗】

原则是紧急手术,切开胆总管减压,取出结石解除梗阻和通畅引流胆道。

1. 非手术治疗　是治疗手段的基础,也是为手术准备。首先建立通畅静脉输液通道,加快补充水、电解质,补充有效循环血量,同时给予大剂量有效抗生素,休克者使用多巴胺维持血压,防止病情恶化。

2. 手术治疗　手术应以切开胆总管减压并引流胆管挽救生命为主要目标,力求简单有效。①胆总管切开减压、T 管引流:紧急减压后,病情有可能立即趋于稳定。对高位胆管梗阻引起的胆管炎引流效果不佳。②内镜逆行胰胆管造影联合鼻胆管引流术:无需开刀和全身麻醉,胆道减压和引流效果好。对高位胆管梗阻引起的胆管炎引流效果不佳。③经皮经肝胆管引流:对较高位胆管或非结石性阻塞效果较好、操作简单、能及时减压,但引流管容易脱落及被结石堵塞。

3. 后续治疗　急诊胆管减压引流一般不可能完全去除病因,如不作后续治疗,可能会反复发作。如患者一般情况恢复,宜在 1~3 个月后根据病因选择彻底的手术治疗。

四、急性胰腺炎

急性胰腺炎(acute pancreatitis)可分为轻型(水肿性)急性胰腺炎和重症(出血坏死性)急性胰腺炎。前者病情轻,预后好,后者则病情险恶,死亡率高。

【病因】

在我国由于胆道疾病引起的急性胰腺炎约占 50%,称为胆源性胰腺炎,其中以胆道结石最为常见。其他引起急性胰腺炎的病因有:过量饮酒、暴饮暴食、高脂血症、高钙血症、胰腺外伤、妊娠、病毒感染和药物因素等。

【发病机制及病理】

急性胰腺炎的发病机制复杂,至今尚未完全阐明。一般认为系各种因素导致胰酶在胰管或腺泡内被异常激活,导致胰腺"自身消化"。严重时胰腺组织可出现水肿、出血、坏死,有毒物质及大量炎症介质、细胞因子等进入血液循环,继而引起全身炎症反应综合征,甚至多器官功能障碍综合征。

1. 急性水肿性胰腺炎　病变轻,多局限在体尾部。胰腺水肿、充血,被膜紧张,镜下可见炎细胞浸润。此型胰腺炎约占急性胰腺炎 80%,预后良好。

2. 急性出血坏死性胰腺炎　病变较重,坏死灶呈散在或片状分布。胰腺实质出血、坏死,胰腺肿胀,呈暗紫色。镜下可见脂肪坏死及腺泡破坏,小叶结构模糊,坏死灶呈灰黑色。腹腔内可见皂化斑和脂肪坏死灶,胰周有大量血性混浊渗液,坏死组织合并感染形成胰腺或胰周脓肿。

【临床表现】

1. **症状**

(1) 急性腹痛:主要症状,常于饱餐和饮酒后突然发作,腹痛剧烈,多呈持续性胀痛,位于上腹正中偏左,向左肩背部放射,或呈束带状向腰背部放射。

(2) 腹胀:与腹痛同时存在。腹膜后炎症越严重,腹胀越明显,腹腔积液时可加重腹胀,患者排便、排气停止。

(3) 恶心、呕吐:早期出现,呕吐后腹痛不缓解。

(4) 发热:多为中度发热,38℃左右,胆源性胰腺炎胆道梗阻可有寒战、高热。胰腺坏死组织感染,可有高热。

(5) 黄疸:胆源性胰腺炎胆道梗阻时有轻度黄疸。

(6) 休克和多脏器功能障碍:见于重症急性胰腺炎。如并发 ARDS 则出现呼吸困难和发绀,有胰性脑病者可出现中枢神经系统症状,如感觉迟钝、意识模糊乃至昏迷。

2. **体征** 轻型急性胰腺炎有上腹正中偏左压痛。重症急性胰腺炎有休克症状(血压下降、心率增快),腹膜刺激征(腹肌紧张、压痛、反跳痛),腹腔渗出液多时移动性浊音阳性,肠鸣音减弱。在腰部、季肋部和下腹部皮肤出现大片青紫色瘀斑称 Grey-Turner 征;若出现在脐周,称 Cullen 征。

【辅助检查】

1. **实验室检查**

(1) 胰酶测定:血清、尿淀粉酶测定是最常用的诊断方法。血清淀粉酶在发病数小时开始升高,24h 达高峰,可持续 4~5d;尿淀粉酶在 24h 开始升高,持续 1~2 周。血尿淀粉酶只有超过正常上限3 倍才有诊断意义,而且其升高程度不能反映胰腺炎病变严重程度。

(2) 血钙测定:血钙低于 2mmol/L 预示病情严重。

(3) 血糖测定:长期禁食状态下,血糖仍超过 11mmol/L,提示胰腺广泛坏死,预后不良。

2. **影像学诊断**

(1) 腹部 B 超:可发现胰腺肿大和胰周液体积聚,水肿病变时,胰内为均匀的低回声分布;有出血坏死时,可出现粗大的强回声。

(2) CT 检查:CT 扫描是最具诊断价值的影像学检查。不仅能诊断急性胰腺炎,而且能鉴别是否合并胰腺组织坏死。在胰腺弥漫性肿大的基础上,出现质地不均、液化和蜂窝状低密度区,则可诊断为胰腺坏死。

(3) MRI:有助于鉴别胰腺坏死液化、胰腺脓肿和胰腺假性囊肿。

【诊断】

1. **急性胰腺炎的诊断** 根据典型的腹痛症状,血、尿淀粉酶显著升高和影像学检查基本可以做出诊断。临床上可以分为轻型急性胰腺炎和重症急性胰腺炎:

轻型急性胰腺炎临床表现为急性腹痛,血尿,淀粉酶明显增高,但无胰腺坏死和全身及局部并发症,只引起轻度代谢紊乱,临床经过呈自限性。重症急性胰腺炎,常伴有脏器功能障碍,或出现坏死、脓肿或假性囊肿等局部并发症,或两者兼有。增强 CT 为诊断胰腺坏死最有效的方法,B 超及腹腔穿刺对诊断也有一定帮助。

2. **局部并发症** 包括胰腺坏死、胰腺脓肿、急性胰腺假性囊肿、胃肠道瘘及出血。①胰腺及胰周组织坏死:指胰腺实质的弥漫性或局灶性坏死,伴胰周(包括腹膜后间隙)脂肪坏死。根据有无感染又分为感染性和无菌性胰腺坏死。②胰腺及胰周脓肿:指胰腺和 / 或胰腺周围的包裹性积脓,由胰腺组织和 / 或胰周组织坏死液化继发感染所致,脓液培养有细菌或真菌生长。③急性胰腺假性囊肿:胰腺周围液体积聚,被纤维组织包裹形成假性囊肿。④胃肠道瘘:胰液的消化和感染的腐蚀均可使胃肠道壁坏死、穿孔而发生瘘。常见的部位是结肠、十二指肠,有时也发生在胃和空肠。⑤出血:由于胰液的消化作用,有时也会造成腹腔或腹膜后的大出血。

【治疗】

1. **非手术治疗** 是胰腺炎治疗的基础,原则是使胰腺休息,减少胰液分泌,防止感染,阻止病情进展。包括:①禁食、胃肠减压:减少胃液对胰腺外分泌的刺激,使胰腺休息;②液体治疗:静脉输液,维持循环血容量,维持水、电解质酸碱平衡,改善胰腺微循环;③抑酸:抑制胰酶分泌及抗胰酶药物应用;④解痉和镇痛:在诊断明确的情况下给予止痛药(哌替啶),同时给予解痉药(山莨菪碱、阿托品);⑤营养支持治疗;⑥预防感染;⑦中药治疗:呕吐控制后,经胃管注入中药,常用复方清胰汤加减:银花、连翘、黄连、黄芩、厚朴、枳壳、木香、红花、生大黄(后下)。

2. **手术治疗** 目前急性胰腺炎多采取保守治疗,手术仅适用于:急性腹膜炎不能排除其他急腹症时;伴胆总管下端梗阻或胆道感染者;合并肠穿孔、大出血或胰腺假性囊肿,胰腺和胰周坏死组织继发感染。

(1) 手术方式:最常用的是坏死组织清除加引流术,腹腔镜、肾镜后入路腹膜外逐步清创引流术,B超或CT引导下胰腺坏死穿刺置管引流术等。

(2) 胆源性胰腺炎的手术治疗:伴有胆总管下端梗阻或胆道感染的重症急性胰腺炎,宜急诊或早期(72h内)手术。无胆道梗阻或胆管炎的患者,主要给予保守治疗,待病情稳定后再行胆囊切除和胆道探查等手术。

五、肠梗阻

肠梗阻(intestinal obstruction)是指任何原因引起肠内容物通过肠道障碍,出现腹胀、腹痛等临床表现。肠梗阻不但可引起肠管本身解剖与功能上的改变,还可导致全身性生理上的紊乱,严重者可危及生命。

【病因及分类】

按肠梗阻发生的基本原因可以分为三类:

1. **机械性肠梗阻** 此类肠梗阻最为常见,是由于各种原因引起的肠腔狭小,肠内容通过发生障碍。常见原因包括:①肠腔堵塞,如粪块、大胆石、异物等;②肠管受压,如粘连带压迫、肠管扭转、嵌顿疝或受肿瘤压迫等;③肠壁病变,如肿瘤、炎症性狭窄等。

2. **动力性肠梗阻** 分为麻痹性肠梗阻与痉挛性肠梗阻。是由于神经反射或毒素刺激引起肠壁肌功能紊乱,使肠蠕动丧失或肠管痉挛,致使肠内容物不能正常通过,但无器质性肠腔狭窄。常见的如急性弥漫性腹膜炎、腹部大手术、腹膜后血肿或感染引起的麻痹性肠梗阻;痉挛性肠梗阻少见,可见于如肠道功能紊乱和慢性铅中毒引起的肠痉挛。

3. **血运性肠梗阻** 是由于肠系膜血管栓塞或血栓形成,使肠管血运障碍,继而发生肠麻痹而使肠内容物不能运行。如房颤血栓栓塞肠系膜动脉及动脉粥样硬化血栓形成等。

肠梗阻还可按肠壁有无血运障碍,分为单纯性肠梗阻和绞窄性肠梗阻;按梗阻的部位分为高位(如空肠上段)和低位(如回肠末段和结肠)肠梗阻;根据梗阻的程度,又可分为完全性和不完全性肠梗阻,若一段肠袢两端完全阻塞(肠扭转、结肠肿瘤等),则称闭袢性肠梗阻;按发展的快慢分为急性和慢性肠梗阻。

【病理】

肠梗阻发生后,肠管局部和机体全身将出现一系列复杂的病理和病理生理改变。

1. **局部改变** 机械性肠梗阻一旦发生,梗阻近端肠蠕动增加,以克服肠内容物通过障碍。肠腔内气体和液体积聚、膨胀,致使肠壁变薄、肠腔压力升高,继而肠壁血运障碍,组织缺氧,毛细血管通透性增加,有血性渗出。血运障碍持续加重、血栓形成,导致肠壁失去活力、缺血坏死、溃破穿孔。

2. **全身改变** ①水、电解质与酸碱失衡:以高位肠梗阻为甚;②血容量下降:肠膨胀可影响肠壁血运,渗出大量血浆致肠腔和腹腔内,如有肠绞窄则丢失大量血浆和血液;③休克及多器官功能障碍:

严重的水、电解质和酸碱失衡,血容量减少,细菌感染、中毒可引起严重休克。发生肠坏死、穿孔,急性腹膜炎时,全身中毒更加严重。肠腔膨胀、腹压增高,膈肌抬高,肺通气障碍,下腔静脉血液回流受阻,而致呼吸、循环功能障碍。

【临床表现】

1. 症状 肠梗阻的临床表现可概括为"痛、吐、胀、闭"四个字,即腹痛、腹胀、呕吐、停止排气排便。因梗阻程度有所不同。

(1)腹痛:机械性肠梗阻,梗阻部位以上肠管剧烈蠕动,表现为阵发性绞痛,疼痛多在中腹部,自觉有"气块"在腹中窜动,伴有肠鸣音。有时可见到肠型和肠蠕动波。如腹痛的间歇缩短,成为剧烈的持续性腹痛,有可能发生绞窄性肠梗阻。

(2)呕吐:梗阻部位愈高,呕吐越早、越频繁。呕吐物多为胃与十二指肠内容物,若呈棕褐色或血性,是肠管血运障碍的表现。

(3)腹胀:腹胀程度与梗阻部位有关。高位肠梗阻腹胀不明显,低位肠梗阻及麻痹性肠梗阻腹胀显著,遍及全腹。

(4)停止排气排便:完全性肠梗阻,患者多不再排气排便;早期高位肠梗阻,可因梗阻以下肠内尚残存的粪便和气体,仍可有少量排气、排便;绞窄性肠梗阻,可有血性黏液便排出。

2. 体征 单纯性肠梗阻早期全身情况无明显变化。晚期因呕吐、脱水及电解质紊乱,可有唇干舌燥、眼窝内陷、皮肤弹性消失,尿少或无尿等缺水征。或脉搏细速、血压下降、面色苍白、四肢发凉等中毒和休克征象。

腹部视诊:机械性肠梗阻,常可见肠型和蠕动波,肠扭转时腹胀多不对称;麻痹性肠梗阻,腹胀均匀。触诊:单纯性肠梗阻因肠管膨胀,可有轻度压痛,但无腹膜刺激征;绞窄性肠梗阻时,可有固定压痛和腹膜刺激征,压痛的肿块常有绞窄的肠祥。叩诊:绞窄性肠梗阻时,腹腔有渗液,移动性浊音可呈阳性。听诊:肠鸣音亢进,有气过水声和金属音,为机械性肠梗阻表现。麻痹性肠梗阻时肠鸣音减弱或消失。

【辅助检查】

1. 实验室检查 严重肠梗阻血液浓缩,血常规示血红蛋白浓度和血细胞升高,尿比重增高。查血气分析和肾功能、电解质检查可了解水、电解质和酸碱失衡情况。呕吐物和粪便检查有大量红细胞或隐血阳性,应考虑肠管有血运障碍。

2. X线检查 立位腹部X线片可见气胀肠祥和液平面。梗阻部位在空肠,可见"鱼肋骨刺"状黏膜环状皱襞;梗阻部位在回肠,可见扩张的肠祥及阶梯状液平面;梗阻部位在结肠,可见胀气位于腹部周边,显示结肠袋影形。当怀疑肠套叠、结肠扭转或结肠肿瘤时,可作钡剂灌肠或CT检查以助诊断。

【诊断】

1. 是否有肠梗阻的存在 肠梗阻根据"腹痛、呕吐、腹胀、排气排便停止"等典型临床特征和辅助检查不难诊断。在诊断过程中,需与输尿管结石、卵巢囊肿蒂扭转、急性胰腺炎、急性胃肠炎等鉴别诊断。

2. 是机械性还是动力性梗阻 机械性肠梗阻具有上述典型临床表现,早期腹胀可不显著。麻痹性肠梗阻无阵发性绞痛等肠蠕动亢进的表现,而是肠蠕动减弱或消失,腹胀显著。

3. 是单纯性还是绞窄性梗阻 这点极为重要,关系到治疗方法的选择和患者的预后。有下列表现者应考虑绞窄性肠梗阻的可能。①腹痛发作急骤,起始即为持续性剧烈腹痛,肠鸣音不亢进;②病情发展迅速,早期出现可休克,抗休克治疗后改善不明显;③可有明显腹膜刺激征,体温上升、脉率增快,白细胞计数增高;④腹胀不对称,腹部有局部隆起或触及有压痛的胀大肠祥;⑤呕吐出现早而频繁,呕吐物、胃肠减压抽出液或肛门排出物为血性,腹腔穿刺抽出血性液体;⑥腹部X线检查见孤立、突出胀大的肠祥;⑦积极非手术治疗后症状体征无明显改善。

4. 是高位还是低位肠梗阻 高位小肠梗阻呕吐早而频繁,腹胀不明显;低位小肠梗阻腹胀明显,呕吐出现晚而次数少,并可吐出粪样物。

5. 是完全性还是不完全性梗阻 完全性梗阻呕吐频繁,如为低位梗阻则腹胀明显,完全停止排便排气。不完全梗阻呕吐与腹胀均较轻。

6. 梗阻的原因 以往有腹部手术、损伤或炎症史,要考虑粘连性肠梗阻;嵌顿疝也是肠梗阻的常见原因;2岁以内小儿,则肠套叠多见;儿童肠梗阻多系蛔虫团所致;老年人则以肿瘤及粪块堵塞为常见。

【治疗】

肠梗阻的治疗原则是:矫正因肠梗阻所引起的全身生理紊乱和解除梗阻。治疗方案根据梗阻的原因、性质、部位及全身情况和病情严重程度制订。

1. 基础疗法 即不论采用非手术或手术治疗,均需应用的基本处理。①胃肠减压:胃肠减压吸出胃肠道内的气体和液体,可以减轻腹胀,降低肠腔内压力,减少肠腔内的细菌和毒素,改善肠壁血液循环,有利于改善局部病变和全身情况。②纠正水、电解质和酸碱失衡:是肠梗阻治疗的重要措施。根据呕吐情况、缺水体征和化验检查等确定补液量和成分。对于腹腔渗出严重的肠梗阻,可适当输血或血浆代用品。③防治感染和中毒:应用抗生素防治肠道细菌感染,主要针对革兰氏阴性菌和厌氧菌。此外,还可应用镇静剂、解痉、镇痛等对症治疗。

2. 手术治疗 适用于非手术治疗无效、绞窄性肠梗阻、肿瘤及先天性肠道畸形引起的肠梗阻。手术大体可归纳为下述四种:①解决引起梗阻的原因:如粘连松解术、肠切开取除异物、肠套叠或肠扭转复位术等;②肠切除肠吻合术:如肠管因肿瘤、炎症性狭窄等,或局部肠袢已经失活坏死,则切除病变肠管,肠吻合术;③肠短路手术:当肠梗阻部位不能切除时,如晚期肿瘤已浸润固定,做梗阻近端与远端肠袢的短路吻合术;④肠造口或肠外置术:即在梗阻部位近端膨胀肠管做肠造口术以减压,解除因肠管高度膨胀引起的生理紊乱。主要适用于患者病情严重、一般状况差,或局部病变所限,不能耐受和进行复杂手术,可用这类术式解除梗阻。

六、急性化脓性腹膜炎

急性化脓性腹膜炎(acute suppurative peritonitis)是一种常见的急腹症。腹膜炎可由细菌感染、化学性或物理性损伤等引起。按病因可分为细菌性和非细菌性两类;按临床经过可将其分为急性、亚急性和慢性三类;按发病机制可分为原发性和继发性两类;按累及的范围可分为弥漫性和局限性两类。

【病因】

1. 继发性腹膜炎 是最常见的腹膜炎。腹腔内空腔脏器穿孔、外伤引起的腹壁或内脏破裂,是急性继发性化脓性腹膜炎最常见的原因。如胃十二指肠溃疡急性穿孔;急性胆囊炎,胆囊壁坏死穿孔;外伤造成的肠管、膀胱破裂。腹腔内脏器炎症扩散是急性继发性腹膜炎的另一常见原因,如急性阑尾炎、急性胰腺炎、女性生殖器官化脓性感染等。引起继发性腹膜炎的细菌以大肠杆菌最为多见;其次为厌氧拟杆菌、链球菌、变形杆菌等。一般都是混合性感染,故毒性较强。

2. 原发性腹膜炎 又称自发性腹膜炎即腹腔内无原发病灶。致病菌多为溶血性链球菌,肺炎双球菌和大肠埃希菌,细菌进入腹腔的途径有:①血行传播;②上行性感染;③直接扩散;④透壁性感染。

【病理生理】

细菌进入腹腔后,腹膜充血、水肿,产生大量浆液性渗出液,炎性细胞渗出,加以坏死组织、细菌和凝固的纤维蛋白,使渗出液变混浊而成为脓液。细菌及毒素还有炎性细胞释放的大量炎性因子,吸收进入血液循环,可引起全身炎症反应,如发热、呕吐、肠麻痹等,腹膜腔大量液体渗出,引起水和电解质紊乱,循环血容量下降,导致休克甚至死亡。

【临床表现】

1. 症状

(1) 腹痛:是最主要的临床表现。疼痛先从原发病变部位开始,随炎症扩散而延及全腹,一般都很剧烈,难以忍受,呈持续性。深呼吸、咳嗽、转动身体时疼痛诱发加剧。疼痛的程度与发病的原因、炎症的轻重、年龄、身体素质等有关。

(2) 恶心、呕吐:腹膜受到刺激,可引起反射性恶心、呕吐,吐出物多是胃内容物。发生麻痹性肠梗阻时可吐出黄绿色胆汁,甚至棕褐色粪水样内容物。

(3) 体温、脉搏:其变化与炎症的轻重有关。开始时正常,以后体温逐渐升高、脉搏逐渐加快。原有病变如为炎症性,发生腹膜炎之前则体温已升高,发生腹膜炎后升高更加明显。年老体弱的患者体温可不升高。脉搏多加快,如脉搏快体温反而下降,这是病情恶化的征象之一。

(4) 感染中毒症状:患者可出现高热、脉速、呼吸浅快、大汗、口干。病情进一步发展,可出现面色苍白、虚弱、眼窝凹陷、皮肤干燥、四肢发凉、呼吸急促、口唇发绀、舌干苔厚、脉细微弱、体温骤升或下降、血压下降、神志恍惚或不清,表示已有重度缺水、代谢性酸中毒及休克。

2. 体征　腹部视诊:腹式呼吸减弱或消失。触诊:腹部压痛、肌紧张和反跳痛是腹膜炎的标志性体征,尤以原发病灶所在部位最为明显。腹肌紧张的程度随病因和患者的全身状况不同而异。胃肠或胆囊穿孔可引起强烈的腹肌紧张,甚至呈"木板样"强直,称板状腹。腹胀加重是病情恶化的一项重要标志。叩诊:因胃肠胀气而呈鼓音。胃、十二指肠穿孔时,肝浊音界缩小或消失。腹腔内积液较多时可叩出移动性浊音。听诊:肠鸣音减弱,肠麻痹时肠鸣音可能完全消失。直肠指检:直肠前窝饱满及触痛,这表示盆腔已有感染或形成盆腔脓肿。

【辅助检查】

1. **实验室检查**　白细胞计数及中性粒细胞比例增高,甚至有中毒颗粒出现。

2. **影像学检查**

(1) 腹部立位平片:小肠普遍胀气并有多个小液平面是肠麻痹征象。胃肠穿孔时多可见膈下游离气体。

(2) 超声检查:可显出腹腔内有不等量的液体,但不能鉴别液体的性质。B超引导下腹腔穿刺抽液或腹腔灌洗可帮助诊断。

(3) CT检查:对腹腔内实质性脏器病变(如急性胰腺炎)的诊断帮助较大,对评估腹腔内液体量也有一定帮助。

【诊断】

根据病史及典型体征,实验室检查,腹部X线检查,超声或CT检查结果等综合分析,腹膜炎的诊断一般比较容易。

【治疗】

1. **非手术治疗**　对病情较轻,病程较长超过24h,腹部体征已减轻,或伴有严重心肺等脏器疾病不能耐受手术者,可行非手术治疗。非手术治疗也是手术前准备的重要部分。

(1) 体位:半卧位,腹腔内渗出液流向盆腔,减轻中毒症状,利于局限和引流;腹内脏器下移,减轻因腹胀挤压膈肌而影响呼吸和循环。休克患者取抗休克体位。

(2) 禁食、胃肠减压:禁食、持续胃肠减压,抽吸胃肠腔内积液、积气,减轻腹胀症状,改善胃肠壁血运,有利于炎症的局限和吸收。

(3) 纠正水、电解质紊乱:由于禁食、胃肠减压及腹腔内大量渗液,易造成体内水和电解质紊乱。根据患者的出入量及化验结果,计算需补充的液体种类和总量(晶状体、胶体),以纠正水、电解质和酸碱失衡。

(4) 抗感染:可先给予针对革兰氏阴性菌的广谱抗生素,如第三代头孢菌素,再根据细菌培养结果选择敏感抗生素。

(5) 补充热量和营养支持:急性腹膜炎的代谢率约为正常人的1.4倍,每日需要的热量达3 000~4 000kcal,应补充足够的热量,补充氨基酸,防止负氮平衡。

(6) 镇静、止痛、吸氧:对诊断明确腹痛剧烈的患者,可给予镇静、镇痛药物,以减轻患者的痛苦和恐惧心理。

2. 手术治疗 继发性腹膜炎绝大多数需要手术治疗。

(1) 手术适应证：①非手术治疗6~8h后（一般不超过12h），腹膜炎症状及体征不缓解反而加重者；②腹腔内原发病严重，如胃肠道穿孔或胆囊坏疽、绞窄性肠梗阻、腹腔内脏器损伤破裂、胃肠道手术后短期内吻合口瘘所致的腹膜炎；③腹腔内炎症较重，有大量积液，出现严重的肠麻痹或中毒症状，尤其是有休克表现者；④腹膜炎病因不明确，且无局限趋势者。

(2) 原发病的处理：手术切口应根据原发病变的脏器所在的部位而定。不能确定原发病变位，可选择右旁正中切口。探查清楚腹膜炎的病因后，决定处理方法。

(3) 彻底清洁腹腔及充分引流：开腹后立即用吸引器吸净腹腔内的脓液及渗出液，清除食物残渣、粪便和异物等。可用甲硝唑及生理盐水冲洗腹腔至清洁。把腹腔内的残留液和继续产生的渗液引流排出体外，以减轻腹腔感染和防止术后发生腹腔脓肿。

(4) 术后处理：继续禁食、胃肠减压、补液、应用抗生素和营养支持治疗，保证引流管通畅。当腹腔引流液非脓性，且每日引流量<10ml，无发热、腹胀等症状时，可拔除腹腔引流管。

第七节 肛 管 疾 病

一、肛裂

肛裂（anal fissure）是肛管皮肤全层纵行裂开，并形成局部缺血性溃疡。方向与肛管纵轴平行，长0.5~1.0cm，呈梭形或椭圆形，常引起肛周剧痛。多见于青壮年，男女发病无显著差别。

【病因】

肛裂与多种因素有关。排便时因干硬粪块通过而导致的机械性损伤是最常见的原因。此外，还与内括约肌痉挛、周围组织的感染性疾病、肛管局部解剖特点、分娩、肛肠手术等有关。

【临床表现】

1. 症状

(1) 疼痛：排便时和排便后肛门刀割样剧烈疼痛，可呈现典型的周期性，包括排便疼痛期、便后的疼痛间歇期、括约肌痉挛疼痛期、括约肌疲劳舒张后的疼痛缓解期。

(2) 出血：大便带有血丝或便后滴血，少有大出血。

(3) 便秘：患者因畏惧排便引起的疼痛而有意识抑制排便，从而引起大便秘结，进而又可加剧肛裂。

(4) 其他肛门部表现：如肛周潮湿、瘙痒、皮肤皲裂等。

2. 体征 可见肛管皮肤（多见于后正中或前位）梭形溃疡，肛门紧缩，疼痛敏感。急性肛裂可见肛管皮肤浅表裂口，边缘整齐，基底部颜色红，有弹性。慢性肛裂时，裂口上端肛门瓣和肛乳头水肿，形成肛乳头肥大，裂口下端可见袋状皮垂突出肛门外，形成前哨痔。肛裂、肛乳头肥大及前哨痔合称肛裂"三联征"。

【诊断】

根据典型的周期性疼痛病史，查体时所见的肛管溃疡，以及部分病例的肛裂"三联征"即可做出诊断。不需要常规进行肛门指诊及结肠镜检查，避免患者疼痛不适。确实需要与肿瘤、炎症性肠病、结核、梅毒等鉴别时，可先给予局部麻醉后再行进一步检查。

【治疗】

肛裂的治疗目的是减少疼痛和促进创面愈合，可分为非手术治疗和手术治疗。

1. 非手术治疗 适用于新鲜肛裂及手术治疗的辅助治疗。包括：①纠正排便异常，增加维生素及多纤维食物，必要时口服润肠通便药物，如液体石蜡、麻仁丸等；②排便后用(1~1.5)：5 000的高锰酸钾温水溶液坐浴,可达到清洁创面,消除水肿的作用;③长效麻醉止痛药物局部封闭治疗;④对存在明显的括约肌痉挛的患者可采用适度的扩肛治疗。

2. 手术治疗 适用于病变3周以上的慢性肛裂,保守治疗无效的患者。手术方式包括肛裂切除术,肛管内括约肌切断术等。

二、痔

痔(hemorrhoids)是最为常见的肛门良性疾病,发病率随年龄增长逐渐增加,不同人种及性别之间发病率没有显著性差异。

【病因】

痔的病因尚未确定。目前认为与多因素有关,主要的观点包括肛垫下移学说及静脉曲张学说。此外,还与长期饮酒、摄入大量刺激性食物、长久坐立、便秘、腹泻、肛周感染性疾病、营养不良、肝硬化、妊娠等有关。

【分类】

根据发病部位不同分为内痔(位于齿状线上方,多为肛垫的支持结构和血管丛发生的病理性移位)、外痔(位于齿状线下方,多为皮下静脉曲张、血栓形成或结缔组织增生)和混合痔(分布于齿状线上下,是内痔和对应部位的外痔血管丛的相互融合)。

【临床表现】

1. 症状 根据发病部位及分度不同可出现以下症状:①便血:是单纯性内痔最常见的早期症状,为间歇性排便后无痛性出血,可表现为大便带血、便后滴血或喷射状出血,多数可自行停止。大便干燥、大量饮酒及过度疲劳常常是出血的诱因,少数长期出血者可有贫血表现。②痔脱出:是内痔发展到一定程度的表现,根据脱出程度不同可分为三个阶段:排便时脱出于肛门外可自行还纳;脱出后需要外力辅助还纳;无法还纳或还纳后即又脱出。③肛周不适:为外痔的主要症状,包括瘙痒、肛门发胀及异物感。④疼痛:外痔发生血栓及皮下血肿时可伴有剧痛。⑤排便困难。

2. 体征 主要依靠肛门视诊,观察有无内痔脱出以及脱出的部位、大小、有无出血,肛门周围有无静脉曲张性外痔、血栓性外痔及皮赘。脱垂的患者在便后取蹲位观察较为明显。血栓性外痔可观察到肛周暗紫色类圆形肿物,局部水肿,质地较硬,压痛明显。直肠指诊有助于排除其他肛管和低位直肠的病变。

【辅助检查】

肛门镜及结肠镜检查,可以发现单纯性内痔,同时能够观察到直肠黏膜情况,有助于鉴别诊断。

【诊断】

主要根据直肠肛门检查确诊,需要注意与直肠癌、肛管癌、直肠息肉、直肠黏膜脱垂、炎症性肠病、肛周脓肿、肛门直肠的性传播疾病等进行鉴别。

【治疗】

治疗原则:无症状的痔无需治疗,治疗的目的主要是消除、减轻症状,以非手术治疗为主。

1. 一般治疗 包括增加纤维性食物、保持大便通畅、注意肛门周围清洁和温水坐浴等。

2. 药物治疗 可局部应用含有角菜酸酯黏膜修复保护和润滑成分的栓剂、乳膏等药物。

3. 硬化剂注射疗法 用于治疗出血性内痔效果较好,禁用于外痔及妊娠期痔。

4. 器械治疗 可选用的器械包括:①胶圈套扎疗法:将特制的胶圈套入内痔的根部,通过胶圈的弹性能够阻断痔的血运,使痔发生缺血、坏死、脱落。胶圈套扎器主要包括吸引套扎和牵拉套扎两种类型。适用于各度内痔和混合痔的内痔部分,必要时可分次套扎。②物理治疗:包括激光治疗、微波热凝、红外线凝固、冷冻、直流电疗法等。原理为通过各种物理作用使痔发生纤维增生、局部硬化萎缩。

5. 手术治疗 仅限于保守治疗失败或不适合保守治疗的患者。可选用的方式包括痔单纯切除、痔上黏膜环切术(procedure for prolapse and hemorrhoids PPH)、血栓外痔剥离术、多普勒超声引导下痔动脉结扎术等。其中PPH是采用痔吻合器环形切除部分直肠黏膜和黏膜下组织,从而上移固定肛垫。

三、肛瘘

肛瘘(anal fistula)是肛周皮肤与直肠肛管之间的慢性、病理性肉芽肿管道,由外口、瘘管、内口三部分组成。它是一种常见病,约占直肠肛管疾病的25%,任何年龄均可发病,多见于青年男性。

【病因】

较常见于肛门直肠周围脓肿破溃或切开引流后,由于外口生长较快导致脓腔的假性愈合,继而脓肿反复发作、破溃,甚至形成复杂性肛瘘。此外还有少数由克罗恩病、肉芽肿性直肠炎、结核、肿瘤、外伤导致。

【分类】

1. 根据瘘管位置高低 分为低位肛瘘(外括约肌深部以下)和高位肛瘘(外括约肌深部以上)。还可以根据瘘管的多少分为单纯性肛瘘(一个瘘管)和复杂性肛瘘(多个瘘管和瘘口)。

2. 根据瘘管与括约肌关系 分为肛管括约肌间型(瘘管位于内外括约肌之间),经肛管括约肌型(瘘管穿过外括约肌和坐骨直肠间隙),肛管括约肌上型(瘘管在括约肌间向上越过坐骨直肠肌),肛管括约肌外型(瘘管经坐骨直肠间隙和肛提肌穿入盆腔或直肠)。

【临床表现】

1. 症状

(1)肛门周围反复流出脓性或血性分泌物是最常见的表现,较大的高位肛瘘还可伴有不受控制的粪便及气体排出。

(2)局部疼痛,常见于瘘外口封闭,瘘管内脓肿引流不畅时。

(3)肛门部周围潮湿、瘙痒及湿疹。

(4)部分瘘管复杂,病程较长的患者还可以出现发热、消瘦、贫血、排便困难等表现。

2. 体征 在肛门周围皮肤可见一个或多个瘘管外口,为小凹陷或乳头状隆起,挤压时有脓性或血性分泌物排出。直肠指诊可扪及较硬的条索(瘘管),以及硬结样小突起或凹陷(内口),局部可伴有压痛。直肠指诊不明确时可用软质探针或经外口注射亚甲蓝协助探查内口。

【辅助检查】

1. X线造影检查 对于诊断复杂性肛瘘、反复多次手术、括约肌外瘘等瘘管走行不明确的患者,有助于明确瘘管的走行、分支及内口的位置。

2. 经直肠超声 自外口注入过氧化氢,利用其产生的气泡在超声下的特殊影像表现,观察瘘管的走行、分支及内口位置。

3. 磁共振(MRI) MRI无放射性,分辨率高,它的弥散加权成像、压除脂肪像及增强扫描可以提高检测的敏感性和准确性,能够显示肛瘘的位置和走向,并判断其与周围组织的关系。

【诊断】

根据既往急性肛门直肠脓肿的病史,以及肛周慢性流脓和反复疼痛的特征性临床表现,结合查体时发现肛瘘外口、瘘管及内口,即可作出诊断。诊断中需要确定肛瘘的类型和内口的位置,以保证后续治疗的效果。

【治疗】

肛瘘难以自愈,绝大多数肛瘘需要手术治疗,否则易产生反复发作的肛周脓肿。

1. 非手术治疗 包括高锰酸钾温水坐浴、应用抗菌药物等,适用于急性感染发作期,能起到减轻症状,控制感染的辅助效果。

2. 手术治疗 手术方式较多,原则是切开瘘管,充分敞开创面,促进愈合,术中应注意保护肛管括约肌,预防肛门失禁和瘘的复发。手术方式包括挂线疗法、瘘管切开术和肛瘘切除术。

第八节 消化系统常见肿瘤

一、食管癌

食管癌(esophageal carcinoma)是一种常见的上消化道恶性肿瘤,每年新发食管癌病例180万例,因食管癌死亡约46万。我国是世界上食管癌高发地区之一,每年新发病例约70万例,占全球新发病例的39%,而死亡病例更高达27万例,占全球的58%,无论是新发病例还是死亡病例均居世界之首。食管癌的发病男性高于女性,男女比例约1.3∶1~2.7∶1,发病年龄多在40岁以上。

【病因】

食管癌病因尚不清楚,可能与以下因素有关:①不良饮食习惯:食物过硬、过热、进食过快、食用含有亚硝胺类化合物的腌制食品、霉变食物、咀嚼槟榔、长期吸烟饮酒等可能与食管癌的发生有关;②某些微量元素及维生素的缺乏:高发区环境中钼、硒、锌、镁等微量元素及某些维生素的缺乏显示可能与食管癌发生有关;③慢性食管疾病:如贲门失弛缓症、食管良性狭窄等长期刺激可诱发食管癌;④病毒感染:如人乳头状瘤病毒可能与食管鳞状细胞癌发生有关;⑤肥胖和高体重指数(BMI):被认为是食管腺癌的高危因素;⑥遗传因素:食管癌有家族聚集倾向。

【病理】

食管按部位分为颈段、胸段和腹段,其中胸段又分为上、中、下三段。食管癌的病变部位以中段居多,下段次之,上段较少。

1. **早期食管癌** 分为隐伏型(充血型)、糜烂型、斑块型和乳头型,其中隐伏型最早,属于原位癌,乳头型相对较晚。早期病变多局限于黏膜表面或黏膜下层,表现为黏膜充血、糜烂、斑块或乳头状,少见肿块。

2. **中晚期食管癌** 分为髓质型、蕈伞型、溃疡型和缩窄型,以髓质型最多见,约占60%。中晚期癌肿逐渐长大,可累及食管全周,肿块突入腔内,还可穿透食管壁全层,侵入纵隔和心包。

3. **按组织学分型** 分为鳞状细胞癌、腺癌、小细胞未分化癌和肉瘤,其中鳞状细胞癌占绝大多数,达90%以上,腺癌占5%左右,小细胞未分化癌更少见。

4. **食管癌的扩散及转移** ①食管壁内扩散;②直接扩散;③淋巴转移;④血行转移。

【临床表现】

1. **症状** 进食不畅、吞咽困难是食管癌最常见的临床表现。早期食管癌症状不明显或者轻微,可伴有胸骨后烧灼感。中晚期食管癌典型症状为进行性吞咽困难,即先是进干食困难,继而半流质,最后流质和唾液也不能咽下。患者逐渐消瘦、脱水、无力,后期可因进食不足及慢性消化道出血导致贫血。食管癌还可外侵周围器官和组织出现不同症状,如癌肿侵犯喉返神经可出现声音嘶哑;侵犯气管可出现食管-气管瘘,并发生呼吸系统感染;侵犯穿透大血管可出现致死性的大呕血。

2. **体征** 早期无明显特异性体征,晚期可出现消瘦、贫血、营养不良、脱水或恶病质等。出现转移后,常可在颈部触及肿大而质硬的浅表淋巴结,在腹部触及肿大有结节的肝脏,少数患者可出现腹腔或胸腔积液。

【辅助检查】

1. **胃镜及超声内镜** 胃镜是食管癌诊断的首选方法,可直接观察病灶形态,并取活检以确诊。超声内镜可判断肿瘤侵犯深度、周围组织受累及淋巴结转移情况。

2. **食管钡剂造影** 当患者不宜行胃镜检查时,可选用此法。早期X线表现为局限性食管黏膜皱襞增粗、中断,小的充盈缺损及龛影;中晚期可见不规则的充盈缺损或龛影,病变段食管僵硬、成角及食管轴移位。

3. **胸腹CT** 可清晰显示食管与邻近纵隔器官的解剖关系、肿瘤外侵程度及转移病灶,有助于制订外科手术和放疗计划,但难以发现早期食管癌。

4. **其他检查**　放射性核素检查可利用亲肿瘤的核素,如 ^{32}P、^{131}I、^{67}Ga 等,有助于发现早期食管癌;气管镜检查适用于肿瘤生长位置在隆嵴以上的患者;PET-CT 可发现病灶,并有助于判断远处转移。此外,目前尚无诊断食管癌的特异性肿瘤标志物。

【诊断与鉴别诊断】

对吞咽困难的患者,特别是 40 岁以上者,除非已证实为良性病变,否则应多次检查和定期复查,以免漏诊误诊。根据病史、体检、影像学检查不难做出诊断。

食管癌应与反流性食管炎、贲门失弛缓症、食管良性狭窄、食管结核、食管外压迫、食管平滑肌瘤、食管肉瘤、食管间质瘤等相鉴别。

【治疗】

食管癌的治疗原则是以手术为主的多学科综合治疗,包括内镜治疗、手术、放疗、化疗、靶向治疗等。

1. **内镜治疗**　早期食管癌及癌前病变可采用内镜下治疗,包括射频消融、冷冻治疗、内镜黏膜切除术或内镜黏膜下剥离术等。

2. **手术治疗**　是可切除食管癌的首选治疗方法。适用于全身情况较好,主要脏器能耐受手术;无远处转移;局部病变估计有可能切除;无顽固性胸背疼痛;无声嘶及刺激性咳嗽的患者。

(1) 食管癌切除术:病变越早切除率越高,病变位置越低切除率越高,术式分为非开胸术式及开胸食管癌切除术两大类。

非开胸食管癌切除术包括:①食管内翻剥脱术,适用于下咽及颈段食管癌;②经裂孔食管癌切除术,适用于无明显外侵的胸内段食管癌;③颈胸骨部分劈开切口,适用于上胸段食管癌。

开胸食管癌切除术包括:①左胸后外侧切口,适用于中下段食管癌;②右胸前外侧切口,适用于中上段食管癌;③对于位置较高的食管癌,为保证切除长度,常行右胸、上腹及颈三切口,淋巴结清除率较高。

近年来胸腔镜、纵隔镜辅助下的食管癌切除术已用于临床,减少了手术创伤。

(2) 姑息性手术:对于有吞咽困难而肿瘤无法切除的患者,应根据情况选择姑息性手术解决其进食梗阻的问题。常用方法有:①胃或空肠造口术;②食管腔内置管术或带膜记忆合金支架食管内置入术;③食管分流术等。

3. **放射治疗**　①术前放疗:可增加手术切除率,提高远期生存率;②术后放疗:对术中切除不完全的残留癌组织在术后 3~6 周开始术后放疗;③根治性放疗:多用于颈段或胸上段食管癌和有手术禁忌证且耐受放疗的患者。

4. **化学治疗**　食管癌对化疗药物敏感性差,可与其他方法联用提高疗效。常用药物有顺铂、博来霉素、紫杉醇等。

5. **靶向治疗**　吉非替尼、厄洛替尼可用于治疗晚期食管癌。曲妥珠单抗可以作为 HER-2 阳性食管胃交界处腺癌的新标准治疗药物。

6. **其他治疗**　光动力治疗、免疫治疗及中医药治疗在临床上也被应用于食管癌的治疗。

二、胃癌

胃癌(gastric cancer)是指源于胃黏膜上皮细胞的恶性肿瘤,绝大多数是腺癌。胃癌占胃部恶性肿瘤的 95% 以上。2014 年世界卫生组织(WHO)癌症报告显示 60% 的胃癌病例分布在发展中国家;就地理位置而言,日本、中国等东亚国家为高发区。近年来我国胃癌发病率有所下降,但死亡率下降并不明显,男性和女性胃癌发病率仍居全部恶性肿瘤的第 2 位和第 5 位;病死率分别居第 3 位和第 2 位;55~70 岁为高发年龄段。

【病因】

胃癌主要与以下因素有关:①地域环境:胃癌有明显的地域差别。在世界范围内,日本发病率最高,而美国则很低,生活在美国的第二、三代日裔移民的发病率逐渐降低,表明地域生活环境对胃癌的发生有较大影响。在我国,西北地区和东部沿海地区发病率明显高于南方地区。②饮食、生活因素:长期食用熏烤、腌制食物的人群胃癌发病率较高,食物中亚硝酸盐、真菌毒素、多环芳烃化合物等致癌物可引发胃癌。吸烟者胃癌发病危险性高于不吸烟者50%。③幽门螺杆菌(Hp)感染:Hp可通过多种途径引起胃黏膜炎症和损伤,具有致癌作用。④慢性疾病和癌前病变:包括胃息肉、慢性萎缩性胃炎、胃切除后的残胃等。此外,遗传因素、免疫监视机制失调、癌基因的过度表达和抑癌基因突变等都与胃癌的发生有一定的关系。

【病理】

1. 大体分型 ①早期胃癌:指病灶浸润不超过黏膜下层,病理呈高级别上皮内瘤变或腺癌;②进展期胃癌:浸润深度超过黏膜下层,浸入肌层者称为中期,浸及浆膜或浆膜外称为晚期胃癌。

胃癌好发部位以胃窦部为主,约占一半,其次是胃底贲门部约占1/3,胃体较少。

2. 按组织学分型 分为腺癌(乳头状腺癌、管状腺癌、黏液腺癌、混合型腺癌、肝样腺癌)、腺鳞癌、髓样癌、印戒细胞癌、鳞状细胞癌和未分化癌等。

3. 胃癌的扩散及转移 ①直接蔓延,浸润至邻近器官;②淋巴结转移,转移至局部或远隔淋巴结;③血行转移:常至肝脏、肺、肾上腺、脑、骨髓等;④种植转移:癌细胞侵及浆膜落入腹腔形成转移灶。

【临床表现】

1. 症状 早期胃癌多数患者无明显症状,有时可出现上腹部不适,进食后饱胀、恶心等非特异上消化道症状。随着病情发展,患者出现上腹部疼痛加重、食欲下降、乏力、消瘦、体重减轻。根据肿瘤部位的不同,表现也有一定差异。胃窦癌常出现类似十二指肠溃疡症状;贲门胃底癌可有胸骨后疼痛和进食梗阻感;幽门附近的胃癌生长到一定程度可致幽门梗阻,出现恶心、呕吐,呕吐物多为隔宿食和胃液;肿瘤破溃或侵犯胃周血管可出现呕血、黑便,也可发生急性穿孔。

2. 体征 早期患者多无明显体征。中晚期患者可出现上腹部肿块、左锁骨上淋巴结肿大、直肠前凹扪及肿块、腹水、黄疸、营养不良甚至恶病质等。

【辅助检查】

1. 电子胃镜检查 能够直接观察胃黏膜病变的部位和范围,并可以对可疑病灶钳取小块组织做病理活检,是诊断胃癌最有效的方法。结合超声胃镜可以了解肿瘤浸润深度,有助于判断临床分期。

2. X线钡餐检查 通过对胃的形态、黏膜变化、蠕动情况及排空时间的观察确立诊断,痛苦较小易于接受,目前仍是胃癌诊断的主要方法之一。其不足是不如胃镜直观,不能取活检,对早期胃癌的诊断较为困难。

3. 其他影像学检查 常用的有腹部超声、超声内镜、多层螺旋CT等。这些影像学检查除了能了解胃腔内和胃壁本身的情况外,还可用于判断胃周淋巴结及胃周器官有无转移或浸润,是目前胃癌术前TNM分期的重要检查方法。

4. 其他检查 包括肿瘤标记物检查CEA、CA19-9和CA125可作为判断预后和治疗效果的指标。

【诊断】

结合胃癌的临床表现和体征,主要依靠上述辅助检查明确诊断。但早期胃癌缺乏特异性临床症状,应对于高危人群进行定期检查。

【治疗】

胃癌的治疗策略是以手术为主的综合治疗。部分早期胃癌可选择镜下切除,进展期一般采用胃切除和淋巴结清扫术。化学治疗适用于不可切除或术后复发的患者,也可用于胃癌根治术后的辅助治疗。

1. 早期胃癌的镜下治疗　直径小于 2cm 无溃疡表现的分化型黏膜内癌,可在内镜下行胃黏膜切除术或内镜下黏膜剥离术。对于肿瘤浸润深度达黏膜下层、无法完整切除和可能存在淋巴结转移的早期胃癌,不应盲目内镜下治疗,原则上应采用标准的外科根治性手术。

2. 手术治疗　是治疗胃癌最有效的方法。分为根治性手术和姑息性手术两类。

(1) 根治性手术:原则为彻底切除胃癌原发灶,按临床分期标准清除胃周围淋巴结,重建消化道。

常用的胃切除术:①全胃切除术:包括贲门和幽门的全胃切除;②远端胃切除术:包括幽门的胃切除术,保留贲门,标准手术为切除胃的 2/3 以上;③近端胃切除术:包括贲门的胃切除术,保留幽门。胃切除范围为胃切断线要求距离肿瘤肉眼边缘 5cm 以上,远侧部癌应切除十二指肠第一段 3~4cm,近侧部癌切除食管下段 3~4cm。

淋巴结清扫:淋巴结清除范围以 D 表示,第一站淋巴结未全部清除为 D0,第一站淋巴结全部清除为 D1,第二站淋巴结完全清除为 D2。早期胃癌:腹腔镜或开腹行 D1 胃切除术,或内镜下性胃黏膜切除术(EMR);进展期胃癌:D2 淋巴结清扫的胃切除术。如根治性远端胃切除,根治性近端胃切除和根治性全胃切除。

(2) 扩大的胃癌根治术:是指包括胰体、胰尾及脾在内的根治性胃大部切除术或全胃切除术。

(3) 姑息性手术:是指原发灶无法切除,针对由于胃癌导致的梗阻、穿孔、出血等并发症而做的手术。

3. 化学治疗　早期胃癌根治术后原则上可不必辅助化疗。进展期胃癌根治术后均需辅助化疗。对于姑息手术后、不能手术或术后复发等晚期胃癌患者采用适量化疗,能减缓肿瘤的发展速度,改善症状,有一定的近期效果。对于无远处转移的进展期胃癌,可进行术前新辅助化疗,降低术后复发率。常用口服化疗药有替加氟(FT207)、优福定(复方替加氟)、去氧氟尿苷(氟铁龙)、卡培他滨等。静脉化疗药有氟尿嘧啶(5-FU)、丝裂霉素(MMC)、顺铂(CDDP)、多柔比星(ADM)、依托泊苷(VP-16)、亚叶酸钙(CF)、紫杉醇类(多烯紫杉醇)、第三代铂类(奥沙利铂)、拓扑异构酶抑制剂(伊立替康)等。

4. 其他疗法　胃癌对放射治疗的敏感度低,较少采用,可用于缓解癌肿引起的局部疼痛;胃癌的免疫治疗包括非特异生物反应调节剂、细胞因子以及过继性免疫治疗等;靶向治疗包括曲妥珠单抗、贝伐珠单抗和西妥昔单抗等。

三、原发性肝癌

原发性肝癌(primary carcinoma of the liver)是指起源于肝细胞或肝内胆管上皮细胞的恶性肿瘤,包括肝细胞癌、肝内胆管癌和混合型三种不同的病理类型,其中肝细胞癌约占 90%,日常所称的"肝癌"指肝细胞癌。肝癌是我国常见恶性肿瘤之一,每年新发病例约占全球的 42%~50%。

【病因】

肝癌的发病与肝炎病毒感染、肝硬化、食物黄曲霉毒素污染、长期酗酒以及某些化学致癌物质和水土因素有关,其他还与肝脏代谢性、自身免疫性、药物性以及隐源性疾病有关。

【病理】

1. 按组织学分型　分为肝细胞癌(HCC)、肝内胆管细胞癌(ICC)和肝细胞癌 - 肝内胆管细胞癌混合型。其中 HCC 占到 90% 以上。

2. 按病理形态分型　分为结节型、巨块型和弥漫型。

3. 按肿瘤大小分型　传统上分为小肝癌(直径≤5cm)和大肝癌(直径 >5cm)两类。最近提出新的分型:微小肝癌(直径≤2cm),小肝癌(>2cm,≤5cm),大肝癌(>5cm,≤10cm)和巨大肝癌(>10cm)。

4. 按生长方式分型　分为浸润型、膨胀型、浸润膨胀混合型和弥漫型。

5. 原发性肝癌的扩散及转移　①肝内转移;②血行转移:常至肺、骨、脑等;③淋巴结转移:相对少见,可转移至肝门淋巴结和胰周、腹膜后、主动脉旁及锁骨上淋巴结;④种植转移。

【临床表现】

1. **症状**　患者早期缺乏特异性症状。可有上腹部闷胀、腹痛、乏力和食欲缺乏等。出现典型症状往往已经到中晚期,常表现为:肝区疼痛、食欲减退、消瘦、乏力、全身衰弱、持续性低热。癌肿侵犯周围组织或转移远处器官还可引起相应症状,如肺转移可以引起咳嗽、咯血;胸膜转移可以引起胸痛和血性胸腔积液;骨转移可以引起骨痛或病理性骨折等。晚期患者常出现黄疸、上消化道出血、肝性脑病以及肝衰竭、肾衰竭等。

2. **体征**　早期多无特异性体征,仅少数患者体检可以发现轻度肝大、黄疸、皮肤瘙痒等肝病非特异性表现。中晚期肝癌可见肝大、黄疸、草黄色或血性腹水、肝掌、蜘蛛痣、腹壁静脉曲张及脾大、食管胃底静脉曲张等。

【辅助检查】

1. **实验室检查**

(1) 血液生化检查:肝癌患者血清碱性磷酸酶、γ-谷氨酰转肽酶、乳酸脱氢酶的某些同工异构酶可增高,但对肝癌的诊断缺乏特异性,早期患者阳性率极低。

(2) 肿瘤标志物检查:血清 AFP 是诊断肝癌的重要指标和特异性最强的肿瘤标志物,国内常用于肝癌的普查、早期诊断、术后监测和随访。对于 AFP≥400μg/L 超过 1 个月,或≥200μg/L 持续 2 个月,排除妊娠、生殖腺胚胎瘤和活动性肝病,应该高度怀疑肝癌;但尚有 30%~40% 的肝癌患者 AFP 检测呈阴性,检测甲胎蛋白异质体,有助于提高诊断率。

2. **影像学检查**

(1) 腹部超声:可显示肿瘤的大小、形态、部位以及肝静脉或门静脉有无癌栓等,该检查简便、无创、廉价,是目前首选的肝癌诊断方法。实时超声造影(CEUS)可动态观察血流情况,有助于了解肝占位性质。术中超声在术中经开腹切口或腔镜刺口,直接在肝脏表面探测,避免了腹壁超声衰减和干扰,有助于了解术前未发现的转移灶和血管癌栓,对于确定手术方式有重要作用。

(2) CT 及 MRI:CT 用来观察肝癌形态和血供状况,判断分期、定性及治疗后疗效复查。增强 CT 检查有助于判断动脉期、静脉期肝癌的血供状况。MRI 无放射性,分辨率高,对良、恶性肝肿瘤,尤其是血管瘤的鉴别可能优于 CT;MRI 无需增强就能显示门静脉和肝静脉的分支,有利于发现这些管道有无癌栓。

(3) 数字减影血管造影:当增强 CT/MRI 对疑为肝癌的小病灶难以确诊时,经选择性肝动脉行数字减影血管造影检查是肝癌诊断的重要补充手段。对直径 1~2cm 的小肝癌,肝动脉造影可以更精确地作出诊断,正确率 >90%。

(4) 肝穿刺活检:在超声引导下行经皮肝穿刺空芯针活检可以获得肝癌的病理学诊断。对于明确诊断、判断病理类型、指导靶向治疗等有重要意义,但存在穿刺道出血和针道肿瘤转移的风险。

【诊断】

1. **病理学诊断**　通过肝占位病灶或转移灶活检或手术切除标本通过病理组织学和 / 或细胞学检查诊断 HCC,此为最重要依据。

2. **临床诊断标准**

(1) 具有两种典型的肝癌影像学(超声、增强 CT、MRI 或选择性肝动脉造影)表现,病灶 >2cm;

(2) 一项典型的肝癌影像学表现,病灶 >2cm,AFP>400ng/ml;

3. **肝脏活检阳性。**

以上三项满足任一项,即可诊断肝癌。

【治疗】

早期采用以手术切除为主的综合治疗,是提高肝癌长期治疗效果的关键。手术治疗主要包括肝切除术和肝移植,其余方法包括肿瘤消融、经肝动脉介入治疗、分子靶向治疗等。

1. **肝切除**　是目前治疗肝癌首选的和最有效的方法。肝切除术要求在保证参与肝脏体积足够的前提下分为根治性切除和姑息性切除。手术适应证：

(1) 患者全身状况可以耐受手术，病灶可以切除，残留肝体积可代偿。

(2) 肝脏局部病变满足以下条件：①单发肝癌，界限清楚，破坏肝组织 <30%，或虽 >30% 但肝脏明显代偿性增大；②多发性肿瘤，结节 <3 个，局限在段内或叶内。

(3) 姑息性肝切除必须符合下列条件：①3~5 个多发性肿瘤，超越半肝范围者，行多处局限性切除；②肿瘤局限于相邻的 2~3 个肝段或半肝内，无瘤肝组织明显代偿性增大，达到标准肝体积的 50% 以上；③肝中央区肝癌，无瘤肝组织明显代偿性增大，达到标准肝体积的 50% 以上；④肝门部有淋巴结转移者，切除肿瘤的同时行淋巴结清扫或术后治疗；⑤周围脏器受侵犯者一并切除。

手术禁忌证：①心肺功能差或合并其他重要器官系统严重疾病，不能耐受手术者；②肝硬化严重，肝功能差，Child-Pugh C 级；③已经存在肝外转移。

2. 肝移植 对于肝硬化较重的小肝癌患者肝移植是较好的选择。国际上大多按照米兰标准选择肝癌患者行肝移植(米兰标准：单个肿瘤 <5cm；2 个或 3 个肿瘤，直径均 <3cm，无血管侵犯或肝外转移)，符合米兰标准肝移植患者的长期生存率和无瘤生存率显著优于肝切除患者。

3. 肿瘤消融 通常在超声引导下经皮穿刺行微波、射频、HIFU、冷冻、无水酒精注射等消融治疗，适用于不宜手术的原发肝细胞癌，或术后复发、转移性肝癌，其优点是简便、创伤小，有些患者可获得较好的治疗效果。

4. 经肝动脉介入治疗 用于治疗不可切除的肝癌或作为肝癌切除术后的辅助治疗，包括肝动脉栓塞(TAE)、肝动脉灌注化疗(TAI)和结合二者的肝动脉栓塞化疗(TACE)。

5. 分子靶向治疗 索拉非尼是一种口服的多靶点、多激酶抑制剂，既可通过抑制血管内皮生长因子受体(VEGFR)和血小板源性生长因子受体(PDGFR)阻断肿瘤血管生成，又可通过阻断 Raf/MEK/ERK 信号传导通路抑制肿瘤细胞增殖，从而发挥双重抑制、多靶点阻断的抗 HCC 作用。

6. 其他治疗方法 放射治疗、免疫治疗、基因治疗、全身化疗及中医药治疗等。

四、胰腺癌

胰腺癌(pancreatic cancer)是指起源于胰腺导管上皮和腺泡细胞的恶性肿瘤，发病隐匿，恶性程度高，5 年生存率不足 5%，1 年生存率不到 19%，是预后最差的恶性肿瘤之一。好发年龄在 40 岁以上，男性略多于女性。

【病因】

吸烟是公认的胰腺癌危险因素，近年研究显示，肥胖、酗酒、慢性胰腺炎、糖尿病、苯胺及苯类化合物接触史也是胰腺癌的危险因素，约 5%~10% 的胰腺癌患者具有遗传背景。

【病理】

胰头癌包括胰头癌和胰体尾部癌。其中胰头癌占胰腺癌的 2/3 以上。按组织学分类，90% 的胰腺癌为导管腺癌，其他类型包括黏液性囊腺癌、腺泡细胞癌、腺鳞癌等。

胰腺癌的扩散及转移：①直接蔓延：早期即可直接浸润至邻近脏器；②淋巴结转移：转移至局部或远隔淋巴结；③血行转移：常至肝脏、肺及骨髓等。

【临床表现】

1. 症状 早期患者一般无明显不适。中晚期可出现上腹部饱胀和疼痛、食欲减退、消化不良、腹泻、黄疸等症状。癌肿侵及腹膜后神经可引起持续性疼痛，出现腰背痛、腹痛加剧；浸润或压迫胃十二指肠可出现恶心呕吐、呕血或黑便。

2. 体征 上腹部压痛是胰腺癌早期唯一体征。胰腺位置深，胰腺癌患者一般不易触到腹部肿块，一旦扪及肿块，不论原发灶或转移灶，多表明病程已属晚期。胰腺癌出现肝外阻塞性黄疸时，有时可扪及肿大胆囊，称库瓦西耶征(Courvoisier sign)。晚期还可见肝大、黄疸、体重下降等。

【辅助检查】

1. 实验室检查

(1) 血清生化学检查:胰头癌导致胰管梗阻的早期可有血、尿淀粉酶的一过性升高,空腹或餐后血糖升高,糖耐量试验阳性。胆道梗阻时,碱性磷酸酶、γ-谷氨酰转移酶、乳酸脱氢酶、血清总胆红素和直接胆红素升高,尿胆红素阳性。

(2) 免疫学检查:目前尚未找到有特异性的胰腺癌标记物,有几种血清学标记物在胰腺癌患者可升高,包括 CA19-9、CEA、CA12-5、CA24-2 等,其中 CA19-9 的临床意义较大,故常用于胰腺癌的辅助诊断和术后随访。

(3) 基因检测:胰腺癌伴有许多致癌基因和抑癌基因的改变,其中目前比较有实用价值的是 *K-ras*。*K-ras* 在胰腺癌的突变发生率可达 90%~100%,检测 *K-ras* 基因对临床上胰腺癌筛选诊断有一定的意义,但特异性相对较差。

2. 影像学检查 是胰头癌的定位和定性诊断以及确定有无淋巴结转移和远处转移的重要手段。①B 超:是疑为胰腺癌患者首选的检查方法;②CT:是诊断胰腺疾病较为可靠的检查方法,能较清晰地显示胰腺的形态、肿瘤的位置、肿瘤与邻近血管的关系及后腹膜淋巴结转移情况,以判断肿瘤切除的可能性;③磁共振胰胆管成像(MRCP)、磁共振血管成像(MRA)、内镜下逆行胰胆管造影(ERCP)、胰管镜、腹腔镜、胰液细胞学及超声内镜(EUS)引导下肿瘤定位穿刺活检获得的组织病理学诊断最有临床意义。

【诊断及鉴别诊断】

早期无典型症状,或症状不明显,诊断困难。对于近期出现不明原因的上腹饱胀不适、隐痛或有食欲减退、腹泻伴消瘦乏力等消化道症状者,在排除了胃十二指肠、肝胆等疾病后,应考虑胰腺癌的可能,可根据上述辅助检查对胰腺癌进行诊断。胰腺癌应与慢性胆囊炎、胆道结石、慢性胰腺炎、胰腺假性囊肿、胰腺囊腺瘤及壶腹癌、胆总管癌等相鉴别。

【治疗】

1. 手术治疗

(1) 根治性切除评估:一般认为癌肿远处转移、广泛侵犯重要血管、侵及血管内膜、出现血管内癌栓及多处淋巴结转移,均无法达到根治性切除的标准。根据胰腺癌与周围血管的关系及远处转移情况分为:可切除胰腺癌,可能切除胰腺癌及不可切除胰腺癌。

(2) 根治性手术:胰头十二指肠切除术(Whipple 手术)是治疗本病的经典手段,切除范围包括胰头(含钩突)、远端胃、十二指肠、上段空肠、胆囊和胆总管,需同时清扫相应区域的淋巴结,再将胆、胰、胃肠重建。

(3) 姑息性手术:不可切除的胰腺癌常伴有肝外胆道或胃出口梗阻,为解除梗阻多行姑息性手术,包括胆-肠内引流术、胃-空肠吻合术等。

2. 非手术治疗 对于不可切除胰腺癌,可采用 ERCP、化疗、HIFU、放疗和靶向治疗等综合治疗手段。①ERCP:对于不能手术切除的局部晚期胰腺癌,可选择 ERCP 留置胆道支架内引流或 PTCD 外引流解除梗阻、降低胆红素水平,改善肝功能和一般状态;②化疗:目前常用的化疗药物有吉西他滨、氟尿嘧啶类药物和紫杉醇等;③放疗:一般不给予胰腺癌患者根治性的高剂量放疗,对大多数胰腺癌而言,放疗是一种局部的姑息治疗;④靶向治疗:目前推荐厄洛替尼联合吉西他滨用于局部进展或者合并远处转移的胰腺癌的治疗,但临床疗效不佳。尼妥珠单抗联合吉西他滨显示了较好的疗效。

五、结直肠癌

结直肠癌包括结肠癌(colon carcinoma)和直肠癌(rectal carcinoma),是常见的胃肠道恶性肿瘤。结直肠癌发病率在世界各地差距很大,北美、澳大利亚、新西兰、北欧、西欧等结直肠癌发病率位于所有恶性肿瘤的前列,年发病率高达 35/10 万 ~50/10 万,亚、非、南美等发展中国家发病率则低得多,随着经济的迅速发展,我国结直肠癌的发病率和死亡率近 30 年明显升高。和欧美国家相比,我国结直肠癌患者的发病年龄明显提前,中位年龄为 45 岁左右,比欧美等国提前 12~18 年;我国结直肠癌中直肠癌多见,占结直肠癌的 60%~75%,而欧美等国直肠癌约占 45%。

【病因】

结直肠癌病因尚不清楚,可能与以下因素有关:①高脂、高蛋白度低纤维素饮食及致癌物质的摄入;②结直肠相关慢性炎症:如溃疡性结肠炎等;③癌前病变:如直结肠腺瘤,尤其是绒毛状腺瘤;④遗传因素:10%~15% 的结直肠癌患者为遗传性结直肠肿瘤,属于常染色体显性遗传病,常见的有家族性腺瘤性息肉病和遗传性非息肉病性结肠癌。其他还与血吸虫病、盆腔放射、环境因素(如土壤中缺钼)、吸烟等相关。

【病理】

结直肠癌的好发部位依次为直肠、乙状结肠、盲肠、升结肠、降结肠及横结肠。

1. 大体分型

(1) 隆起型:肿瘤主体向肠腔内突出,呈结节状、息肉状或菜花状隆起,向周围浸润少,较多见于早期结直肠癌,预后较好。

(2) 溃疡型:最常见,肿瘤中央形成较深的溃疡,溃疡底部深达或超过基层,呈圆形或卵圆形,中心凹陷,边缘凸起,向肠壁深层生长并向周围浸润。分化程度较低,转移较早。

(3) 浸润型:肿瘤向肠壁各层浸润生长,使局部肠壁增厚、肠腔狭窄。分化程度低,转移早,预后差。

(4) 胶样型:多见于黏液腺癌。

2. 按组织学分型

(1) 腺癌:占结直肠癌中近 4/5。

(2) 黏液癌:占约 1/5。

(3) 未分化癌:占约 2%

(4) 其他:鳞癌、鳞腺癌、小细胞癌等,均罕见。

3. 结直肠癌的扩散及转移 ①直接浸润:结直肠癌可向肠壁深层、环状和沿纵轴三个方向浸润扩散至邻近器官;②淋巴转移:为主要转移途径;③血行转移:常至肝脏、肺、肾上腺、脑、骨髓等;④种植转移:腹腔内播散。

【临床表现】

1. 结肠癌

(1) 症状:结肠癌早期常无特殊症状,随着疾病发展可出现:①排便习惯与粪便性状的改变:表现为排便次数增加、腹泻、便秘、粪便中带血、脓液或黏液;②腹痛:常为不确切的持续性隐痛,或仅为腹部不适或腹胀感;③腹部肿块:可能为瘤体也可为积粪。肿块大多坚硬,结节状。④肠梗阻症状:疾病中晚期表现为慢性低位不完全肠梗阻,可出现腹部阵发性绞痛;⑤全身症状:贫血、消瘦、乏力、低热。晚期可出现黄疸、水肿、腹水、恶病质等。

(2) 体征:病程晚期可出现肝大、黄疸、水肿、腹水、直肠前凹肿块、锁骨上淋巴结肿大等。

2. 直肠癌

(1) 症状:①直肠刺激症状:排便频繁,便前肛门有下坠感,里急后重,晚期有下腹痛;②肠腔狭窄症状:癌肿侵犯致肠管狭窄,初始大便变细,后有腹痛、腹胀、肠鸣音亢进等不全性肠梗阻表现;③癌肿破溃出血症状:大便表面带血及黏液,甚至有脓血便;④其他:癌肿侵犯周围组织或转移远处器官引起相应症状,如侵犯前列腺、膀胱可出现尿频、尿痛、血尿等。

(2) 体征:多数患者可直肠指诊可触及肿物。病程晚期引起肠梗阻可表现为腹部膨隆、肠鸣音亢进;肝转移可表现为肝大、黄疸、移动性浊音等。

【辅助检查】

1. **实验室检查** ①大便隐血检查:仅作为大规模普查或高危人群结直肠癌的初筛手段;②肿瘤标志物:癌胚抗原(CEA)对结直肠癌诊断和术后监测有一定意义,但 CEA 用于诊断早期结直肠癌,价值不大。

2. **直肠指诊** 是诊断结直肠癌最重要的方法。我国直肠癌中约 70% 为低位直肠癌,大多能在直肠指诊中触及。因此,凡遇患者有便血、大便习惯改变、大便变形等症状均应行直肠指诊。

3. **影像学检查** ①内镜检查:包括直肠镜、乙状结肠镜和结肠镜检查,内镜检查时可取病理活检明确病变性质;②钡剂灌肠:是结肠癌的重要检查方法,对低位结肠癌的诊断意义不大;③腔内超声:可探测癌肿浸润肠壁深度及有无侵犯邻近脏器;④CT 及 MRI:CT 可以了解直肠和盆腔内扩散情况,是术前常用的检查方法;MRI 对盆腔软组织分辨能力优于 CT。

【诊断及鉴别诊断】

结直肠癌是一种适合于筛查的恶性疾病,对人群进行筛查是预防和早期发现结直肠癌最有效的方法。凡有大便规律改变、便血、腹痛等症状,应怀疑结直肠癌,及时检查,以免延误。根据病史、体检、影像学检查不难做出诊断。结肠癌以钡剂双重对比造影及纤维结肠镜检查为主;直肠癌则以肛门指诊最为简单实用。

右侧结肠癌应注意与肠阿米巴病、肠结核、血吸虫病、阑尾病变、克罗恩病等鉴别;左侧结直肠癌需与痔、功能性便秘、慢性细菌性痢疾、血吸虫病、溃疡性结肠炎、克罗恩病、直肠结肠息肉等鉴别。

【治疗】

1. **手术治疗**

(1)结肠癌:结肠癌根治性手术,需切除癌肿在内的足够的两端肠襻,一般要求距肿瘤边缘 10cm,还应包括系膜和区域淋巴结。常用术式包括右半结肠切除术、横结肠切除术、左半结肠切除术和乙状结肠切除术。对于并发急性肠梗阻的手术,应当在进行胃肠减压、纠正水和电解质紊乱后,早期手术治疗。

(2)直肠癌:手术方式的选择需根据癌肿部位、大小、活动度以及排便控制能力综合考虑。对于早期瘤体较小、分化程度高的肿瘤可行局部切除术。低位直肠癌无法保留肛门时需要行腹会阴联合直肠癌根治术(Miles 手术),但患者失去肛门需在左下腹行永久性乙状结肠单腔造口术;对于肿瘤距离齿状线大于 5cm 可以保留肛门的直肠癌可行经腹直肠癌切除术(直肠低位前切除术,Dixon 手术);对于全身状态差,不能耐受 Miles 手术或急性梗阻不宜行 Dixon 手术者,考虑行经腹直肠癌切除、近端造口、远端封闭手术(Hartmann 手术)。腹腔镜下施行手术创伤小、恢复快,有一定的优势。

2. **放射治疗** 结直肠癌的放射治疗主要是针对中下段直肠癌,主要适用于:①根治术的辅助治疗;②体外照射加近距离照射用于有禁忌或拒做手术的直肠癌患者;③姑息性体外照射治疗用于晚期直肠癌缓解疼痛、改善症状。

3. **化学治疗** 结直肠癌化疗均以氟尿嘧啶为基础用药,以全身化疗为主。①辅助化疗:根治术后全身(辅助)化疗能提高Ⅲ期和部分Ⅱ期结直肠癌的 5 年生存率。②新辅助放化疗:T3、T4 直肠癌需行新辅助放化疗,可使肿瘤降期,提高保肛手术成功率,降低局部复发率,但对生存期提高不明显。③姑息化疗:对于晚期无法行根治术的结直肠癌,姑息化疗可控制肿瘤进展和延长生存时间。

4. **其他治疗** 包括基因治疗、靶向治疗、免疫治疗等。

小 结

消化系统疾病是临床的常见病,消化系统肿瘤如食管癌、胃癌、结直肠癌、肝癌、胰腺癌等的发病率和死亡率都在我国恶性肿瘤排名前十位,在规范消化系统常见恶性肿瘤的诊断和治疗的基础上,多学科合作、多种诊断手段和治疗方法的应用,对于提高患者生存时间具有重要意义。本章所述急腹症是急诊常见的一大类疾病,掌握正确诊断方法和及时处置,可显著提高救治效率,挽救更多生命。随着现代生活方式及饮食习惯的改变,急/慢性胃炎、消化性溃疡、胰腺炎、炎症性肠病、功能性胃肠病、肛管疾病等有逐渐增加的趋势。在消化系统疾病的诊断手段中,内镜检查是一项极为重要的检查手段,应用内镜可以直接观察消化道内腔的病变,包括溃疡、出血、炎症、肿瘤等,病理检查有助于确定诊断。内镜下的治疗是目前消化系统疾病微创治疗的重要进展,可以减少病人痛苦和住院时间,随着临床医师掌握技术的增多,今后会有极大的发展。

思考题

1. 试述常见的胃肠功能性疾病及其常见临床表现。
2. 试述肝硬化常见病因和并发症。
3. 幽门螺杆菌(Hp)与哪些消化道疾病有关? 有哪些检测方法?
4. 腹膜刺激征的临床表现及意义是什么?
5. 简述肠梗阻的分型与治疗原则。
6. 消化道肿瘤的常用诊断设备有哪些?

(李宗芳 范竹萍 潘敦)

第七章　泌尿系统与男性生殖系统疾病

泌尿系统与男性生殖系统是由肾脏、输尿管、膀胱、尿道以及男性前列腺、阴茎、睾丸、附睾等构成。泌尿系统主要参与尿液形成与排泄，以此排出机体代谢废物、调节内环境和水、电解质以及酸碱平衡。男性生殖系统一方面可以维持男性生理特征，另一方面又参与繁衍后代等功能。

本章节主要涉及临床医学中肾脏病学及泌尿外科学相关疾病及知识点。随着分子生物学、免疫组化、重组基因技术等深度而广泛地应用于临床，肾脏病学相关的分子生物学机制被更加清晰地认识。伴随着微创技术的突飞猛进，涉及泌尿外科相关疾病的手术治疗几乎全部可以采用微创操作完成。这也为临床诊断及治疗提供了更多的选择。

第一节　肾小球肾炎

一、急性肾小球肾炎

急性肾小球肾炎（acute glomerulonephritis，AGN）即急性肾炎，是以血尿、蛋白尿、高血压、水肿等为主要临床表现的一组疾病。可根据前驱感染史、肾炎综合征表现、一过性血清补体 C3 下降、肾活检等进行诊断。本病多见于儿童，男性略多。该病可累及心血管系统，重者危及生命。本病治疗以休息及对症治疗为主。

【病因与病理】

急性肾小球肾炎可由多种病原微生物所致，其中由 β- 溶血性链球菌感染导致的较多见，本节主要讲述急性链球菌感染后急性肾炎。上呼吸道感染、猩红热等疾病，因链球菌感染，常会引起急性肾小球肾炎。本病主要是由感染所诱发的免疫反应引起，链球菌的胞壁或某些分泌蛋白可能为主要致病抗原，发生免疫反应后可通过循环免疫复合物沉积于肾小球致病。

肾脏病变主要累及肾小球。病理类型为毛细血管内增生性肾小球肾炎。光镜下为弥漫性肾小球病变，以内皮细胞及系膜细胞增生为主。免疫病理检查可见 IgG 及 C3 呈粗颗粒状沿毛细血管壁和 / 或系膜区沉积。电镜下可见肾小球上皮细胞下有驼峰状电子致密物沉积。

【临床表现】

1. **血尿与蛋白尿**　所有患者均有血尿，可为肉眼血尿，常为起病首发症状和就诊原因。部分患者有轻、中度蛋白尿。

2. **水肿**　大多数患者均有水肿，典型表现为眼睑水肿，可伴有下肢凹陷性水肿。

3. **高血压**　常与钠水潴留有关，利尿后血压可逐渐恢复。

4. **肾功能异常**　少数患者可因肾小球滤过率降低、尿量减少而出现一过性氮质血症，经利尿消肿等治疗后多于数日内恢复，仅极少数进展至急性肾衰竭。

【辅助检查】

1. **尿常规**　以血尿为主要表现,即离心尿中每高倍镜视野≥3个红细胞;临床提示肾实质病变及损伤。肾小球性蛋白尿是由于肾小球滤过膜因炎症、免疫、代谢等因素损伤后,血浆白蛋白滤出增多引起。

2. **血清C3**　C3是血清中含量最高的补体成分,其正常值:单向免疫扩散法为$(1.14±0.27)$g/L;免疫散射比浊法$0.7~1.28$g/L。急性肾炎初期血清C3及总补体下降,8周内可恢复正常,对诊断本病意义重大。

3. **抗链球菌溶血素"O"抗体(ASO)**　上呼吸道感染的患者中多有ASO滴度上升,其滴度的逐渐上升更有诊断意义。

【诊断】

链球菌感染1~3周后出现血尿、蛋白尿、水肿和高血压等急性肾炎综合征表现,血清C3下降,且于发病8周内逐渐恢复正常者,即可临床诊断。病理诊断为毛细血管内增生性肾小球肾炎。

【治疗】

本病应在充分休息基础上,采取对症治疗。急性期应卧床休息,待肉眼血尿、水肿消失及血压正常后逐步增加活动量。急性期应予低盐饮食,明显少尿者应限制液体入量。急性肾衰竭患者若有透析指征可考虑透析,度过急性期后,待其自然恢复。

【预后】

本病为自限性疾病,绝大多数患者于1~4周内随着利尿、消肿、降压,尿检结果逐渐好转。补体C3在8周内恢复正常。多数病例预后良好,可完全治愈。对于老年患者、持续高血压、大量蛋白尿或肾功能较差者预后可能较差。

二、急进性肾小球肾炎

急进性肾小球肾炎(rapidly progressive glomerulonephritis,RPGN)是以急性肾炎综合征、肾功能急剧恶化、少尿为临床特征,病理检查表现为新月体性肾小球肾炎的一组疾病。

【病因与病理】

急进性肾小球肾炎根据免疫病理可分为三型:①I型又称抗肾小球基底膜型肾小球肾炎。抗肾小球基底膜抗体与肾小球基底膜(GBM)抗原相结合并激活补体致病。②II型又称免疫复合物型,因肾小球内循环免疫复合物的沉积或原位免疫复合物形成,激活补体而致病。③III型为少免疫复合物型,肾小球内无或仅微量免疫球蛋白沉积。

病理表现为新月体性肾小球肾炎。光镜下以广泛的肾小球囊腔内有新月体形成为主要特征,病变早期为细胞新月体,后期为纤维新月体。

【临床表现】

患者可有感染病史,起病多较急,病情进展急骤。急性肾炎综合征(血尿、蛋白尿、少尿、水肿、高血压)多在早期出现,伴少尿及进行性肾功能恶化并可发展为尿毒症。患者常伴有贫血。I型多见于中青年人,II型常见于老年患者,多数可伴有肾病综合征表现,III型多见于老年男性患者,常伴有不明原因的发热、乏力、关节痛或咯血等系统性血管炎症状。

【辅助检查】

常规肾穿刺活检可见肾小球内新月体形成,此为确诊急进性肾炎重要依据。此外,免疫学检查异常主要有抗GBM抗体阳性(I型)、ANCA阳性(III型)。此外,II型患者的血液循环免疫复合物或冷球蛋白可呈阳性,并可伴补体C3降低。

超声、CT、MRI等影像学检查可显示双肾增大,可伴有不同程度的肾实质密度改变。

【诊断】

以急性肾炎综合征伴肾功能急剧恶化为临床表现的患者,无论是否已达肾衰竭水平,都应怀疑本病并及时进行肾穿刺活检。若病理证实为新月体性肾小球肾炎,根据临床和实验室检查除外系统性疾病,即可确诊。免疫学检查可进一步对急进性肾小球肾炎进行分型,如抗 GBM 抗体阳性(Ⅰ型)、血液循环免疫复合物及冷球蛋白阳性(Ⅱ型)、ANCA 阳性(Ⅲ型)。

【治疗】

1. 强化疗法

(1) 强化血浆置换疗法:应用血浆分离器将患者血浆和血细胞分离,弃去含有免疫抗体患者血浆,并以等量正常血浆(或血浆白蛋白)与患者血细胞重新输注体内。该疗法可适用于各型急进性肾炎,但主要适用于Ⅰ型。

(2) 甲泼尼龙冲击伴环磷酰胺治疗:甲泼尼龙[7~15mg/(kg·d)]静脉滴注,每日或隔日 1 次,3 次为一疗程。甲泼尼龙冲击疗法也需辅以泼尼松及环磷酰胺常规口服治疗。该疗法主要适用Ⅱ、Ⅲ型,Ⅰ型疗效较差。

2. 替代治疗 若肾功能恶化达到透析指征,及时透析。对水钠潴留、高血压及感染等需积极采取相应的治疗措施。

【预后】

若及时明确诊断并早期行强化治疗,预后可得到显著改善。若诊断不及时,早期未接受强化治疗,患者多于数周至半年内进展至不可逆肾衰竭。

三、慢性肾小球肾炎

慢性肾小球肾炎(chronic glomerulonephritis)简称慢性肾炎,指以蛋白尿、血尿、高血压、水肿为基本临床表现,病情迁延,进展缓慢,可伴有不同程度的肾功能减退的一组肾小球病。该组疾病最终将发展为慢性肾衰竭。

【病因与病理】

该病病因和病理类型不尽相同,但起始因素多为免疫介导的炎症;病理分型可表现为多种病理类型,常见类型有系膜增生性肾小球肾炎、系膜毛细血管性肾小球肾炎、膜性肾病及局灶节段性肾小球硬化等。病变进展至后期,上述不同类型病变均可转化为肾小球硬化、肾小管萎缩、肾间质纤维化。

【临床表现】

临床表现具有多样性,蛋白尿、血尿、高血压、水肿为其基本临床表现,可伴有不同程度肾功能减退,病情波动、迁延,并最终发展为慢性肾衰竭。

【辅助检查】

1. 尿常规 多为轻度尿异常,尿蛋白常在 1~3g/d,尿沉渣镜检红细胞可增多,可见病理管型。

2. 血压可轻度升高。

3. 肾功能 肾功能正常或轻度受损,表现为肌酐清除率下降。此过程可持续数年,肾功能逐渐恶化出现临床表现,并最终进入尿毒症。

4. 肾穿刺活检 肾穿刺活检为诊断慢性肾小球肾炎提供了重要依据。其穿刺活检的病理类型决定了肾功能进展为肾衰竭尿毒症期的速度(如系膜毛细血管性肾小球肾炎进展较快,膜性肾病进展常较慢)。

【诊断】

凡尿常规检查异常(如蛋白尿、血尿、管型尿)、水肿及高血压病史达 1 年以上,无论有无肾功能损害均应考虑此病。除外继发性及遗传性肾小球肾炎后,临床上诊断为慢性肾炎。

【治疗】

慢性肾炎的治疗应以防止或延缓肾功能恶化、改善临床症状及防治严重并发症为主要目的,而不以消除尿红细胞或轻微尿蛋白为目标。

1. 积极控制高血压和减少尿蛋白 高血压和尿蛋白两者本身即为加速肾小球硬化、促进肾功能恶化的重要因素,故积极控制高血压和减少尿蛋白是两个重要的环节。

2. 限制食物中蛋白及磷的摄入量　肾功能不全失代偿期患者应限制蛋白及磷的摄入量,采用优质低蛋白饮食或加用必需氨基酸或 α- 酮酸。

3. 其他治疗　如大剂量双嘧达莫、小剂量阿司匹林等抗血小板聚集药物的应用。避免感染、劳累及肾毒性药物等加重肾脏损害的因素。

【预后】

慢性肾炎病情迁延,病变进展并最终发展为慢性肾衰竭。

四、无症状性血尿和 / 或蛋白尿

无症状性血尿和 / 或蛋白尿(asymptomatic hematuria and/or proteinuria)是指无水肿、高血压及肾功能损害,而仅表现为肾小球源性血尿和 / 或轻中度蛋白尿的一组肾小球疾病。

【病因与病理】

本组疾病由多种病理类型的原发性肾小球病所致,但病理改变多较轻。其可见于轻微病变性肾小球肾炎、轻度系膜增生性肾小球肾炎及局灶节段性肾小球肾炎等病理类型。根据免疫组化病理表现,又可将系膜增生性肾小球肾炎分为 IgA 肾病和非 IgA 系膜增生性肾小球肾炎。

【临床表现】

多无明显临床表现,常因发作性肉眼血尿或体检提示镜下血尿或蛋白尿而发现,无水肿、高血压和肾功能损害;部分患者可于高热或剧烈活动后出现一过性血尿。故该类疾病的诊断多为排除其他疾病后明确诊断。

【辅助检查】

尿常规:无症状血尿患者可有尿沉渣镜检红细胞增多表现。

相差显微镜:检测尿红细胞形态,可明确血尿是否来源于肾小球。

尿蛋白定性及定量分析:可用于检测是否存在蛋白尿。

【诊断】

患者尿常规检查中肾小球源性红细胞和 / 或尿蛋白水平增高,不伴有高血压、水肿等临床表现,排除糖尿病肾病、肾淀粉样病变等其他病变,即可确诊。

【治疗】

无症状性血尿和 / 或蛋白尿无需特殊疗法。但应采取以下措施:

1. 对患者定期检查,监测尿沉渣、尿蛋白、肾功能和血压的变化;

2. 保护肾功能、避免肾损伤的因素;

3. 对反复发作的血尿、蛋白尿与慢性扁桃体炎关系密切者,急性期后可行扁桃体摘除术;

4. 可用中医药辨证施治。

【预后】

无症状性血尿或 / 和蛋白尿长期迁延,期间可间歇性减轻或加重。多数患者的肾功能可长期维持正常,但少数患者尿蛋白可增多,并出现高血压和肾功能减退等表现,转成慢性肾炎。亦有患者自愈报道。

第二节　间质性肾炎

一、急性间质性肾炎

急性间质性肾炎(acute interstitial nephritis,AIN)又称急性肾小管间质肾炎,是一组炎细胞浸润肾间质及肾小管损伤为主要病理表现的急性肾脏病。急性间质性肾炎多因药物过敏所致,本节着重讨

论药物过敏性 AIN。

【病因与病理】

常见的能够引起药物过敏性 AIN 的药物以磺胺类抗生素及非甾体抗炎药最常见。药物本身作为一种半抗原与机体组织蛋白结合形成完全性抗原后,诱发机体超敏反应,从而导致肾小管 - 间质炎症。

【临床表现】

本病可有全身过敏表现,常见药疹、药物热及外周血嗜酸性粒细胞增多,部分患者出现关节痛、淋巴结肿大。但是,非甾体抗炎药引起者全身过敏表现常不明显。患者有少尿或非少尿性急性肾衰竭,部分伴腰痛,一般无高血压和水肿。

【辅助检查】

1. 尿常规　常见无菌性白细胞尿、血尿及蛋白尿,可因肾小管功能损害出现肾性糖尿、低比重及低渗透压尿。蛋白尿多为轻度。但非甾体抗炎药可引起大量蛋白尿(>3.5g/d),甚至出现肾病综合征表现。

2. 肾功能损害　尿 β2 微球蛋白、N 乙酰 -β 葡萄糖酐酶(NAG)增高,尿比重和尿渗透压减低,水电解质紊乱和代谢性酸中毒,可出现肾小球滤过率下降。

3. 肾穿刺活检　光学显微镜下可表现为肾间质水肿,灶性或弥漫性炎细胞浸润,在药物过敏性 AIN 主要以嗜酸性粒细胞浸润为主。肾小管上皮细胞内出现明显空泡及颗粒变性,刷毛缘脱落,管腔扩张。而肾小球及肾血管正常。电子显微镜可见肾小管基底膜不连续、部分增厚、基底膜分层,非甾体抗炎药所致者肾小球脏层上皮细胞足突广泛消失。

【诊断】

①近期用药史;②药物过敏表现;③尿检异常;④肾小管伴 / 不伴肾小球功能损害。一般认为在符合①②的基础之上,后两条中任何一条满足即可临床诊断本病。但非典型病例(尤其是由非甾体抗炎药致病者)常不能满足第 2 点,必须依靠肾穿刺病理检查确诊。

【治疗】

1. 停用致敏药物　去除变应原后,多数轻患者例即可自行缓解。

2. 免疫抑制治疗　药物过敏性 AIN 重症患者,糖皮质激素能加快疾病缓解。可以用泼尼松龙 30~40mg/d,症状缓解后减量,共服 2~3 个月。该病很少需联用细胞毒性药物。免疫因素介导的间质性肾炎可给予免疫抑制剂治疗。

3. 透析治疗　急性肾衰竭患者透析指征为急性肺水肿且利尿剂无效、血清钾≥6.5mmol/L、血清肌酐≥442μmol/L、无尿 2d 或少尿 4d 以上、血 HCO_3^- <12mmol/L 等。

二、慢性间质性肾炎

慢性间质性肾炎(chronic interstitial nephritis,CIN)又称慢性肾小管间质性肾炎,是一组以肾间质纤维化、肾小管萎缩为主要病理表现的慢性肾脏病。

【病因与病理】

病因多样,常见病因有:①中药(如含马兜铃酸药物);②西药(如镇痛药、环孢素等);③重金属(如铅、镉、砷等);④放射线。毒物刺激肾小管上皮细胞和 / 或肾间质成纤维细胞释放炎症介质及促纤维化物质,导致慢性间质性肾炎。

肾脏呈萎缩状。光镜下肾间质呈多发散在或大片状纤维化,伴或不伴淋巴及单核细胞浸润。肾小管萎缩,肾小球出现缺血性皱缩及硬化。电镜检查在肾间质中可见大量胶原纤维束。

【临床表现】

本病进展缓慢,首先出现肾小管功能损害,而后肾小球功能损害,早期血肌酐下降,随后逐渐升高直至进入终末期肾病。出现恶心、厌食、呕吐、肾性高血压等慢性肾衰竭表现,肾脏缩小(双肾缩小程度可不一致)。

【辅助检查】

1. **肾小管功能损害**　远端肾小管浓缩功能障碍出现夜尿多、低比重及低渗透压尿;近端肾小管重吸收功能障碍出现肾性糖尿;远端或近端肾小管酸化功能障碍,可出现肾小管酸中毒。

2. **尿常规**　表现可仅有轻度蛋白尿,少量红、白细胞及管型。

3. **肾功能**　表现为肌酐水平先下降后逐渐升高。

4. **超声、CT、MRI 等影像学检查**　可见双肾体积缩小。

【诊断】

病史及临床表现对诊断可提供参考价值,但临床确诊仍需肾穿刺活检。肾间质多发散在或大片状纤维化,伴或不伴淋巴及单核细胞浸润,肾小管上皮细胞萎缩、变性为典型病理表现。

【治疗】

1. **早期 CIN**　积极去除致病因子,如出现慢性肾功能不全应予非透析保守治疗,以延缓肾损害进展。

2. **晚期 CIN(尿毒症期)**　规律行肾脏替代治疗。与此同时,对其并发症(如肾性贫血及高血压等)也应相应对症处理。

第三节　肾病综合征

肾病综合征(nephrotic syndrome,NS)是由多种病因引起,表现为大量蛋白尿、低蛋白血症、水肿、高脂血症的一组临床综合征。

【病因】

NS 可分为原发性及继发性两大类,可由多种不同病理类型的肾小球病所引起(表 7-1)。

表 7-1　肾病综合征的不同病理类型

分类	儿童	青少年	中老年
原发性	微小病变型肾病	系膜增生性肾小球肾炎 微小病变型肾病 局灶性节段性肾小球硬化 系膜毛细血管性肾小球肾炎	膜性肾病
继发性	过敏性紫癜肾炎 乙型肝炎病毒相关性肾炎 系统性红斑狼疮肾炎	系统性红斑狼疮肾炎 过敏性紫癜肾炎 乙型肝炎病毒相关性肾炎	糖尿病肾病 肾淀粉样变性 骨髓瘤性肾炎 淋巴瘤或实体肿瘤性肾病

【病理生理】

1. **大量蛋白尿**　肾小球滤过膜具有分子屏障及电荷屏障作用,当这些屏障作用受损时,原尿中蛋白含量增多,当其增多明显超过近曲小管回吸收量时,形成大量蛋白尿。

2. **低蛋白血症**　肾病综合征患者大量白蛋白从尿中丢失,这就促进了白蛋白的肝脏代偿性合成增加。但当肝脏白蛋白合成增加不足以克服丢失和分解时,则出现低白蛋白血症。同时由于近端肾小管摄取滤过蛋白增多,也使肾小管分解蛋白增加。NS 患者因低蛋白血症导致的胃肠道黏膜水肿,进一步加重蛋白质摄入不足、吸收不良或丢失。

3. **水肿**　NS 时低白蛋白、血浆中的胶体渗透压下降,使水分从血管腔内进入组织间隙,是造成其水肿的基本原因。故肾病综合征导致的水肿与急性肾炎导致的水肿机制有所不同。

4. **高脂血症**　高胆固醇、高甘油三酯血症以及脂蛋白浓度增加,常与低蛋白血症并存。其发生机制与肝脏合成脂蛋白增加和脂蛋白分解减少相关,目前认为后者可能是高脂血症更重要的原因。

【病理】

对于原发性肾病综合征患者,其病理学可分为如下几型:

1. **微小病变型肾病**　其最为特征性表现为电镜下较为广泛的肾小球脏层上皮细胞的足突消失,而在光镜下其形态学可为正常。

2. **系膜增生性肾小球肾炎**　其特征性表现为光镜下肾小球系膜细胞的广泛增生,常常伴有系膜基质的弥漫增生。

3. **系膜毛细血管性肾小球肾炎**　其特征表现为光镜下重度增生的肾小球系膜细胞及系膜基质,广泛穿插至肾小球基底膜与内皮细胞之间,从而使毛细血管于光镜下表现为"双轨征"。

4. **膜性肾病**　光镜下其早期表现为沿肾小球基底膜排列出现的颗粒状突起,即"钉突",最后病变累及整个基底膜,变为广泛基底膜增厚。

5. **局灶性节段性肾小球硬化**　其特征性表现为光镜下局部区域的肾小球及单个肾小球内部分节段出现系膜基质增多、球囊粘连、毛细血管袢的闭塞等。

【临床表现】

大量蛋白尿、低蛋白血症、水肿、高脂血症是肾病综合征较为典型的临床表现。根据患者的不同病理学特征,又各自有差异性的临床表现。

1. **微小病变型肾病**　典型的微小病变型肾病表现为大量蛋白尿、低蛋白血症、水肿及高脂血症。但仍有部分患者可表现为镜下血尿、高血压、肾功能受损等。

2. **系膜增生性肾小球肾炎**　部分患者表现为典型的肾病综合征表现。但仍有近半患者表现类似急性肾炎综合征,常伴有血尿、高血压等症状。少量患者起病隐匿,常无明显临床表现。

3. **系膜毛细血管性肾小球肾炎**　60%患者表现为典型的肾病综合征。但仍有近1/3患者以"血尿、高血压"等急性肾炎综合征为临床表现。少量患者表现为无症状性血尿和/或蛋白尿。

4. **膜性肾病**　多为较典型肾病综合征表现。

5. **局灶性节段性肾小球硬化**　起病多较隐匿,其典型的临床表现为大量蛋白尿及肾病综合征,且大多数患者伴有镜下或肉眼血尿。

【辅助检查】

1. **尿常规**　大量蛋白尿;系膜增生性肾小球肾炎、系膜毛细血管性肾小球肾炎和局灶性节段性肾小球肾炎可有血尿等表现。

2. **肾穿刺活检**　根据穿刺结果可明确微小病变型肾病、系膜增生性肾小球肾炎、系膜毛细血管性肾小球肾炎、膜性肾病、局灶性节段性肾小球硬化等类型。

【诊断】

诊断可分为三步:肾病综合征综合征诊断;病因学诊断;相关并发症诊断。

1. **肾病综合征综合征诊断**　①尿蛋白大于3.5g/d;②血浆白蛋白低于30g/L;③水肿;④血脂升高。其中①②两项为诊断所必需;③④为常见临床表现。

2. **病因学诊断**　对于原发性肾病综合征常常为排除性诊断,需在排除遗传相关性及继发性病因后才可确诊(表7-1)。肾穿刺活检是诊断的重要依据。

3. **相关并发症诊断**　常见并发症有感染、血栓栓塞、急性肾衰竭、糖脂代谢紊乱等,常根据查体及实验室检查明确。

【治疗】

1. **一般治疗**　严重水肿、低蛋白血症者需卧床休息。给予正常量的优质蛋白(富含必需氨基酸的动物蛋白为主)饮食。低盐(<3g/d)饮食。为减轻高脂血症,应少进富含动物油脂的饮食,而多吃富含多聚不饱和脂肪酸(如植物油、鱼油)及富含可溶性纤维的饮食。

2. 对症治疗

(1) 利尿消肿：①噻嗪类利尿剂：其主要通过抑制钠和氯的重吸收，增加钾的排泄而利尿。长期服用应防止低钾、低钠血症。②保钾利尿剂：螺内酯、阿米洛利等保钾利尿剂在排钠、排氯同时保钾，适用于低钾血症的患者。单独使用时利尿作用不显著，常与噻嗪类利尿剂合用。长期服用需防止高钾血症，对于肾功能不全患者应慎用。③袢利尿剂：主要作用于髓袢升支，对钠、氯和钾的重吸收具有明显抑制，常用呋塞米等。应用袢利尿剂时需谨防低钠血症、低钾血症和低氯血症发生。④渗透性利尿剂：通过一过性提高血浆胶体渗透压，可使组织中水分回吸收入血。与此同时又可以经过肾小球滤过，从而出现渗透性利尿。常用右旋糖酐或羟乙基淀粉等静脉滴注。⑤血浆或血浆白蛋白等静脉输注：通过提高血浆胶体渗透压，促进组织中水分回吸收并利尿，对严重低蛋白血症、高度水肿而又少尿（尿量 <400ml/d）的 NS 患者，在必须利尿的情况下方可考虑使用，但也要避免过频过多。

(2) 减少尿蛋白：持续性大量蛋白尿本身可导致肾小球高滤过并促进肾小球硬化，是影响肾小球疾病预后的重要因素。故减少尿液中蛋白质含量能有效延缓肾小球滤过率降低。常用药物有血管紧张素转换酶抑制剂（ACEI）或血管紧张素Ⅱ受体拮抗剂（ARB）。

3. 抑制免疫与炎症反应

(1) 糖皮质激素治疗：糖皮质激素具有抗炎作用。糖皮质激素对疾病的疗效取决于其肾病综合征的病理类型。其使用原则和方案一般是：①起始足量：泼尼松口服，1mg/（kg·d）；②缓慢减药：足量治疗 8~12 周后，每 1~2 周减原用量的 10%；③长期维持：以最小有效剂量维持数月至半年。

(2) 细胞毒性药物：激素治疗无效时，或激素依赖型或反复发作型，可以细胞毒性药物协助治疗。由于此类药物多有性腺毒性、肝脏损伤及大剂量可诱发肿瘤的危险，因此，在用药指征及疗程上应慎重掌握。

(3) 免疫抑制剂：目前临床上常用的免疫抑制剂有环孢素 A、他克莫司（FK506）、吗替麦考酚酯和来氟米特等。

4. 中医药治疗
中医学对肾病综合征的治疗一般主张与激素及细胞毒性药物联合应用。辨证施治 NS 患者多被辨证为脾肾两虚，可给予健脾补肾利水的方剂（如真武汤）治疗。

【预后】

NS 预后的个体差异很大。决定预后的主要因素包括：①病理类型：一般说来，微小病变型肾病和轻度系膜增生性肾小球肾炎的预后好。②临床因素：大量蛋白尿、高血压和高血脂本身就可促进肾小球硬化，若以上症状长期得不到控制，则成为预后不良的重要因素。③存在反复感染、血栓栓塞并发症者常影响预后。

第四节　IgA 肾病

IgA 肾病（IgA nephropathy）指肾小球系膜区 IgA 沉积或以 IgA 沉积为主的原发性肾小球病。IgA 肾病是肾小球源性血尿最常见的病因，是我国最常见的肾小球疾病。

【病理学特征】

IgA 肾病的主要病理特点是肾小球系膜细胞增生和基质增多，其病理学表现各异，可几乎涵盖所有的增生型肾小球肾炎病理类型，其中主要病理类型如下：系膜增生性肾小球肾炎、轻微病变性肾小球肾炎、局灶增生性肾小球肾炎等。免疫病理学上共同表现为以 IgA 为主的免疫球蛋白颗粒或团块样沉积于系膜区，并常伴有 C3 沉积。故临床上常依据免疫病理结果将其统一划分为 IgA 肾病。

【临床表现】

1. 血尿
多发生于男性青少年。起病前数小时或数日内常有上呼吸道感染、消化道感染或泌尿系感染。出现一过性血尿或转为持续镜下血尿；亦有起病隐匿的无症状性尿异常患者。

2. 其他原发性肾小球疾病表现
如高血压、蛋白尿、水肿同时出现的类急性肾炎综合征表现；如不伴有肾功能损伤、水肿及高血压的无症状性血尿和 / 或蛋白尿表现等。

【辅助检查】

尿常规中尿沉渣检查可见红细胞,相差显微镜可见红细胞变形率较高,多来源于肾小球;尿蛋白一般 <1.5g/24h,也可表现为肾病综合征,约 30%~50% 患者血液免疫学检查可见 IgA 水平升高。

【诊断】

年轻人出现镜下血尿和 / 或蛋白尿,尤其是与上呼吸道感染有关的血尿,临床上应考虑 IgA 肾病的可能。肾组织活检是诊断该病的最重要的依据。免疫病理学可见系膜区域大量 IgA 免疫球蛋白颗粒或团块状沉积。再次排除肝硬化、过敏性紫癜等疾病引起的继发性 IgA 沉积后可确诊。

【治疗】

虽然 IgA 肾病病理上可归为一类疾病,但临床症状各异。故治疗上亦需根据症状进行分类治疗。

1. 单纯性血尿和 / 或微量蛋白尿　一般无需特殊治疗,对症、避免劳累及预防感冒发生。

2. 大量蛋白尿(>3.5g/d)或以肾病综合征为主要表现　若患者病理改变较轻微,可仅予以糖皮质激素治疗;但对于病理变化较为明显、广泛,且疾病处于活动期者,尚需在糖皮质激素治疗基础上加用细胞毒性药物。

3. 急进性肾小球肾炎　临床上亦表现为肾功能进行性恶化。对于该型表现的 IgA 肾病亦需激素、细胞毒性药物冲击治疗。若患者肾功能水平极差达透析水平者,配合透析维持治疗。

4. 慢性肾小球肾炎型　该类患者亦需按慢性肾小球肾炎治疗(具体见本章第一节部分)。对于肾功能持续性恶化患者,应按照慢性肾衰竭进一步治疗。

【预后】

对于单纯性血尿和 / 或微量蛋白尿患者,其预后相对较好,肾功能可长时间维持正常水平;大量蛋白尿或以肾病综合征为表现的 IgA 肾病患者,若尿蛋白可维持较低水平,预后尚可;急进性肾小球肾炎表现的患者多因肾功能较差而预后差;慢性肾小球肾炎型预后与肾功能密切相关,延缓肾功能恶化、推延需透析年龄是控制的根本目标。

第五节　肾　衰　竭

一、急性肾衰竭

急性肾衰竭(acute renal failure,ARF)是由各种原因引起的肾功能在短时间内(几小时至几周)突然下降而出现的氮质废物滞留伴 / 不伴尿量减少综合征。其主要表现为血肌酐(Cr)和尿素氮(BUN)升高,水、电解质和酸碱平衡紊乱。常伴有少尿(<400ml/d)表现。

【病因及分类】

ARF 可分为肾前性、肾性和肾后性三类;肾前性多由血容量不足引起,肾后性多由尿路结石、梗阻等外科疾病所致;肾性 ARF 可以是肾小球病、血管病和小管间质病导致的损伤。本节主要讲述肾小管坏死(ATN)所致的 ARF。

【发病机制】

ATN 的发病机制仍未完全阐明。肾小管的损伤、坏死及由此带来的管腔梗阻是发生急性肾衰竭重要原因。此外,肾血流动力学改变、缺血 - 再灌注损伤以及小管细胞产生炎症介质等均可导致肾小管损伤,继而出现急性肾衰竭。

【临床表现】

1. 起始期　起始期的长短依病因和程度的不同而不同,通常为数小时到数天,此时肾病常为可逆性,肾实质损伤多不明显。但随着肾小管上皮发生明显损伤,肾小球滤过率突然下降,可出现容量过多,并出现电解质和酸碱平衡紊乱的症状和体征,则进入持续期。

2. 持续期　此期已处于损伤阶段或衰竭阶段,一般为 1~2 周。肾小球滤过率保持在低水平。临床上均可出现一系列尿毒症的临床表现。①消化系统:食欲减退、恶心、呕吐;②呼吸系统:可出现呼吸困难、憋气、胸痛等症状;③心血管系统:高血压、心律失常、充血性心力衰竭等;④神经系统:可出现意识障碍、躁动、谵妄等尿毒症脑病症状;⑤血液系统:可表现为轻中度贫血,并可有出血倾向;⑥水、电解质和酸碱平衡紊乱:代谢性酸中毒、高钾血症、低钙、高磷血症等;⑦感染:包括肺部、尿路、腹腔及手术部位。

3. 恢复期　肾小管细胞再生、修复,肾小管完整性恢复。GFR 逐渐回复正常或接近正常,此期尿量呈进行性增加,少尿或无尿患者尿量进入 500ml/d 即进入恢复期。部分患者出现多尿,每日尿量超过 2 500ml/d,通常持续 1~3 周,继而再恢复正常。肾小管重吸收功能较肾小球滤过功能恢复迟缓且滞后,多数肾小管功能完全恢复需 3 个月以上,少数患者可遗留不同程度的肾结构和功能损伤。

【辅助检查】

1. 血生化　最具特征性表现为血清肌酐及尿素氮水平进行性增高。除此之外可有血钾水平增高(大于 5.5mmol/L)、HCO_3^- 水平轻中度降低、血钙降低、血磷升高等变化。

2. 尿常规　患者常常少尿或无尿;尿比重常降低,且固定于 1.015 之下;尿沉渣检查可见上皮管型、颗粒管型等结构;尿渗透压常低于 350mOsm/L,且尿与血渗透压之比 <1.1。

3. 影像学检查　B 超、CT、MRI 均可显示出急性肾衰竭时患者双肾多增大。相反,慢性肾衰竭则表现为肾脏缩小、皮质变薄、边缘粗糙表现。

4. 肾组织活检　是重要的用于明确诊断的检查。该检查对于肾性肾衰竭的病理学分型具有可靠的诊断价值。临床考虑存在其他导致急性肾衰竭的严重肾实质疾病,均应尽早进行肾活检,以便早期明确病因诊断。但同时该检查具有创伤性。

【诊断】

ARF 的诊断依据为:GFR 在短时间内下降 50% 以上或血肌酐上升超过 50%。如果尿量 <400ml/d,则为少尿型 ARF;如果无少尿,则为非少尿型 ARF。

【治疗】

1. 纠正可逆的病因　早期干预治疗 ARF 即要纠正可逆的病因。如补充血容量、控制感染等。

2. 维持体液平衡　严格计算患者 24h 液体出入量。补液时遵循“量出为入”的原则。可按前一日尿量加 500ml 计算当日入量。

3. 高钾血症　对于高钾血症的紧急处理可有如下措施:10% 葡萄糖酸钙静脉推注保护心肌细胞;予以高糖与胰岛素,按(4~6)∶1 配比静脉滴注,将血清钾转移至细胞内;碳酸氢钠静脉滴注转移血钾至细胞内;有尿的患者给予利尿剂增加钾的排出;阳离子交换树脂的应用等。如以上措施无效,尽早进行透析治疗。

4. 感染　感染是急性肾衰竭的重要死亡原因之一。故出现感染症状时,应积极行相关细菌培养及药敏试验,并根据结果指导抗生素使用。

5. 透析疗法　在急性肾衰竭的救治中起到关键的作用。对纠正氮质血症、心力衰竭、严重酸中毒及脑病等症状均有较好的效果,近年来连续性肾脏替代疗法(CRRT)的应用,使其死亡率大大下降。

二、慢性肾衰竭

慢性肾衰竭(chronic renal failure,CRF)是指慢性肾脏疾病引起肾小球滤过率下降,由此带来的机体代谢紊乱和全身各系统临床症状所组成的综合征。

【病因与发病机制】

当前随糖尿病、高血压等慢性疾病发病率增高,导致慢性肾衰竭的病因谱有所改变。糖尿病肾病、高血压肾动脉硬化、肾小球肾炎、肾小管间质病变、肾血管病变及遗传性肾病成为慢性肾衰竭的主要病因。

慢性肾衰竭的发生发展机制可能包括以下几种:①肾小球高滤过机制:肾小球的高滤过及高灌注状态促进肾小球硬化,进而加速肾功能丧失;②肾单位高代谢机制:残留的肾单位高代谢使肾小管氧耗增加及氧自由基增多,过多的氧自由基再次攻击残留肾单位,使肾功能继续恶化;③其他机制。

【临床表现】

慢性肾衰竭代偿期及失代偿早期,临床表现可不明显;对于失代偿中晚期慢性肾衰竭及尿毒症期患者可有明显的代谢紊乱及水、电解质、酸碱平衡失调。

1. 代谢紊乱相关临床表现

(1) 糖代谢紊乱相关表现:多数患者可出现糖耐量减低状况,该糖耐量减低与体内胰高血糖素水平增高密切相关。少数患者可出现低血糖。

(2) 蛋白质代谢紊乱相关表现:主要表现为蛋白质代谢废物堆积,亦可有低白蛋白血症等表现。

(3) 脂肪代谢紊乱相关表现:临床以甘油三酯水平增高为主,亦可有胆固醇、低密度脂蛋白等水平升高,高密度脂蛋白水平降低。

2. 水、电解质紊乱相关临床表现　主要表现为水钠潴留,可不同程度的皮下水肿和/或体腔积液。电解质紊乱包括稀释性低钠血症、高钾血症(若使用排钾利尿剂时亦可出现低钾血症)、低钙及高磷血症、高镁血症(因患者肾脏排镁能力下降)。严重的高钾血症可出现恶性心律失常、心搏骤停等生命危险,需积极抢救。

3. 多系统相关症状　①循环系统相关表现:高血压、心衰、尿毒症性心肌病、心包积液等表现;②呼吸系统相关表现:胸闷、气促、尿毒症性肺水肿等相关表现;③胃肠道相关表现:恶心、呕吐、消化道出血等相关表现;④血液系统相关表现:肾性贫血与出血倾向为主。肾性贫血与促红细胞生成素水平下降相关,出血倾向与血小板功能障碍等相关。此外,还可有神经肌肉系统、骨骼系统及内分泌系统相关表现。

【诊断】

结合患者既往肾脏病史、查体及相关的肾功能等必要实验室检查,可明确诊断。在对慢性肾功能不全明确诊断后,尽早干预治疗显得尤为重要。

【治疗】

1. 纠正酸中毒和水、电解质紊乱　对于代谢性酸中毒可予以碳酸氢钠口服;针对水钠潴留建议限制钠盐摄入,并可适当予以利尿剂;针对轻中度高钾血症可予以碳酸氢钠静滴、高糖-胰岛素溶液输入、袢利尿剂对症利尿处理、口服聚磺苯乙烯钠散、葡萄糖酸钙静推等处理,但对于难治性及重度高钾血症应及时予以透析治疗。

2. 高血压的治疗　血管紧张素转化酶抑制剂(ACEI)、血管紧张素Ⅱ受体拮抗剂(ARB)、Ca^{2+}通道拮抗剂、利尿剂、β受体阻滞剂、血管扩张剂等均可应用。但须注意的是,ACEI/ARB类药物可导致血肌酐及血钾进一步升高,故使用中需积极监测。

3. 贫血的治疗　由于慢性肾功能不全患者多为促红细胞生成素缺乏所致。故可予以重组人促红细胞生成素注射提高血细胞水平。对于重度贫血患者可适当予以输血治疗。

4. 其他治疗　低钙血症、高磷血症可予以口服碳酸钙、限制磷摄入;防治感染,平时应注意防止感冒;对症口服药物以降低血脂水平等。

5. 肾替代治疗　对于 GFR <10ml/min(Scr>707μmol/L)并有明显尿毒症临床表现,经治疗不能缓解时,则应进行透析治疗。

第六节　尿 路 感 染

尿路感染(urinary tract infection,UTI)又称为泌尿系感染,通常将肾盂肾炎、输尿管炎称为上尿路感染,膀胱炎、尿道炎称为下尿路感染。广义上尿路感染包括急性肾盂肾炎、肾积脓及肾皮质多发脓肿。本节以急性肾盂肾炎为重点介绍上尿路感染,以急性细菌性膀胱炎为重点介绍下尿路感染。尿道炎作为性传播疾病在此不做赘述。

一、上尿路感染

急性肾盂肾炎多由大肠埃希氏菌上行感染肾盂所致;少量肾盂肾炎患者由血性感染所致。由于女性尿道短、宽、直的解剖特点及女性尿道距离阴道、肛门较近,均可导致女性较男性更易发生尿路感染。

【病理】

急性肾盂肾炎可见肾皮质水肿,表面可散在大小不等脓肿,伴周围皮质充血、水肿表现。肾盂黏膜可有充血、出血、水肿等非特异性炎性改变。肾盂肾炎若治疗不及时,可由急性迁延不愈转化为慢性。

【临床表现】

1. **发热**　发热症状本身多常见于急性肾盂肾炎等上尿路感染,下尿路感染,如膀胱炎发生较少。

2. **腰痛**　肋脊点、肋腰点可有压痛,肾区可出现叩击痛。

3. **膀胱刺激征**　尿频、尿急、尿痛三联征在临床上称为"膀胱刺激征"。含有细菌的脓尿沿输尿管下行达膀胱,对膀胱黏膜产生刺激,可出现膀胱刺激征。

【辅助检查】

1. **尿常规**　尿沉渣镜检白细胞 >5 个 / 高倍镜视野(HP)为白细胞尿,提示尿液感染。部分患者出现一过性血尿,即尿沉渣镜检红细胞 >3 个 /HP。

2. **微生物学检查**　本病可用涂片细菌检查,若每个视野下可见细菌,则提示尿路感染。还可用清洁中段尿进行细菌培养 3 次,若 ≥10^5/ml 且为同一菌种,则为真性菌尿,可确诊尿路感染。若为 10^4~10^5/ml,为可疑阳性,需复查。若 <10^4/ml 为可能污染。

3. **亚硝酸盐还原试验**　此法诊断准确率为 70%,但取样条件苛刻,故作为尿路感染的过筛试验。

【诊断】

典型的发热、膀胱刺激征、腰痛等临床症状,尿常规、血常规中白细胞水平增高均对诊断有重要价值。但对泌尿系感染的确诊仍需行尿培养。当尿培养中细菌 >10^5CFU/ml 时可确诊。对于上尿路感染与下尿路感染区别,重点在于有无寒战、高热等全身症状。

【治疗】

1. **全身治疗**　大量饮水、多排尿、注意休息、注意补充蛋白质等对症支持治疗均有利于急性炎症病程恢复。

2. **抗感染治疗**　对于上尿路感染一般需行静脉用药;若患者体温恢复正常、临床症状改善可换为口服继续抗感染。整个抗感染周期达 1~2 周。

(1) 磺胺甲噁唑:磺胺类药物属于广谱抑菌药,对大多数革兰氏阳性菌和革兰氏阴性菌有良好的抗菌活性,但服药期间需大量饮水,防止磺胺类药物结晶析出形成尿路结石。

(2) 氟喹诺酮类抗生素:人工合成的该抗生素具有抗菌谱广、低毒性等特点广泛应用于临床。但该药物由于致畸及对未成年人软骨损伤作用,严禁应用于孕妇及小儿。

(3) 头孢菌素:第一、二代头孢菌素可用于产酶的葡萄球菌。对于单发散发的泌尿系感染效果佳;第二、三代头孢类可用于反复复发的、严重的革兰氏阴性杆菌感染。

(4) 万古霉素:主要用于多重耐药及耐甲氧西林的葡萄球菌。该类抗生素抗菌谱超广、杀菌活性高。

3. **对症治疗**　口服碳酸氢钠等碱性药物可对症缓解膀胱刺激症状,口服托特罗定、索利那新等高选择性 M 受体阻滞剂可用于缓解膀胱痉挛、膀胱刺激等症状。

二、下尿路感染

【病因】

类似上尿路感染,上行感染亦为下尿路感染主要形式,少数经血行感染或邻近组织感染的播散。感染细菌以大肠埃希氏菌为主。

【病理】

膀胱炎作为下尿路感染,其病理表现主要为非特异性的膀胱黏膜充血、水肿、黏膜下出血及浅表溃疡等。病理表现主要在膀胱的颈部及三角区部位。炎症多有自愈性,且愈合后无明显瘢痕。

【临床表现】

1. **膀胱刺激征**　尿频、尿急、尿痛"三联征"在临床上统称为膀胱刺激征。含有细菌及脓液的尿液刺激及膀胱黏膜表皮的破损均刺激膀胱黏膜下神经末梢,产生该症状。

2. **血尿**　血尿多为终末血尿,亦可为全程肉眼血尿。血尿可为轻微洗肉水样,亦可呈浓血性伴血块形成。

急性膀胱炎作为下尿路感染,一般不会引起寒战、发热等全身感染征象。若患者伴有急性肾盂肾炎、急性前列腺炎、附睾炎可出现发热、寒战等全身症状。

【辅助检查】

同上尿路感染部分。

【诊断】

患者有明显膀胱刺激症状但不伴有发热、寒战等全身症状;耻骨上触诊可有触痛,但肾区无明显叩痛、压痛;尿常规提示白细胞水平增高,可伴有红细胞数量增多。此即可对急性膀胱炎做出初步诊断,但确诊仍需行尿细菌培养。急性膀胱炎严禁行膀胱镜检查及尿道扩张术。

【治疗】

1. **一般治疗**　多饮水,注意休息,保持会阴部卫生,建立健康的生活习惯。

2. **抗感染治疗**　可选用复方甲噁唑、氟喹诺酮类、一二代头孢菌素、呋喃妥因等口服抗感染治疗。一般可选用一日顿服法或三日疗法治疗。

3. 必要时口服碳酸氢钠片以减少尿液对膀胱刺激;口服托特罗定、索利那新等高选择 M 受体阻滞剂解除膀胱痉挛症状。

第七节　泌尿系统梗阻

泌尿系梗阻是临床常见的一类疾病,常见病因可分为机械性梗阻和动力性梗阻。根据梗阻部位分为上尿路梗阻和下尿路梗阻。上尿路梗阻多为单侧且对肾脏影响较大,下尿路梗阻由于膀胱代偿作用,对肾脏影响较小。根据梗阻病因,可采取药物、手术等综合治疗以缓解症状、保护肾功能。

一、肾积水

由肾实质产生的尿液经由肾盏、肾盂向下排出受阻而聚集于肾盂、肾盏内,使肾盂内压力增高,长时间肾盂内积水高压使得集合系统扩张,肾实质萎缩伴功能减退,称为肾积水(hydronephrosis)。

【病因】

泌尿系统的梗阻是肾积水形成的先决条件。根据梗阻的不同原因,可将导致肾积水的病因分为以下几种。

1. **先天性肾盂输尿管连接处狭窄**(uretero pelvic junction obstruction,UPJO)　该疾病多为先天性肾盂输尿管连接处管腔狭窄、外周组织对连接处挤压或肾盂内平滑肌蠕动动力不足等导致肾积水。

2. **泌尿系结石**　泌尿系结石嵌顿于输尿管等,会导致患侧肾脏尿液排出障碍。若不予以及时处理,长此以往会导致患侧肾积水。这也是后天性肾积水最常见的原因。

3. **下尿路梗阻** 如老年男性前列腺增生、女性尿道肉阜、尿道黏膜脱垂及损伤性尿道狭窄、膀胱颈硬化均可导致肾积水。下尿路导致肾积水时间较长,且常导致双侧肾积水。

4. 泌尿系肿瘤、结核、炎症等本身以及由此发生的炎性狭窄、息肉均可导致泌尿系梗阻,进而发生肾积水。

【临床表现】

多数患者长期无明显症状,待积水明显增大时才触及腹壁或腰部巨大波动样肿块;亦有患者出现腰部胀痛,且疼痛多较轻,罕有绞痛等症状。

若患者积水合并感染,则会出现寒战、高热、血压下降、心率增快等全身感染症状,病情进一步加重可导致尿源性脓毒症出现。若较大肾积水发生破裂可有明显腰痛、腹膜刺激征甚至休克等临床表现。

【诊断】

1. **尿路平片** 了解尿路有无阳性结石。

2. **超声检查** 超声检查无放射损伤、价格低廉、分辨率高成为诊断肾积水的首选检查。

3. **尿路造影检查** 排泄性尿路造影可用于肾积水诊断。但对于患侧重度积水伴肾功能差时,显影往往不佳;逆行尿路造影因创伤性及存在感染等风险,现已较少使用。

4. **CT 检查** 可清晰的显示肾脏积水的程度、大小、肾实质的萎缩情况及与周围脏器毗邻关系,且在一定程度上可做出病因诊断(图 7-1)。

【治疗】

1. **病因治疗** 肾积水的基本治疗目的是去除病因,保护患肾。根据患者引起梗阻的原因,解除梗阻并引流积水。如对于尿路结石患者行碎石术;予以良性前列腺增生患者经尿道前列腺切除术等。

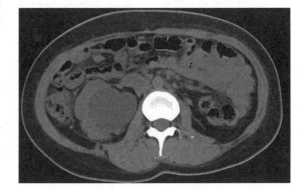

图 7-1 CT 显示肾积水

2. 对于病情危重且不具备立刻行解除梗阻的患者,可先行肾穿刺造瘘或输尿管镜下双 J 管植入术。待积水充分引流且患者生命体征平稳后再行病因治疗。

3. 对于重度肾积水伴患侧肾脏无功能者,若对侧肾脏功能可,则建议行患侧肾切除术。从而减少远期泌尿系感染、肾性高血压、肾性贫血等并发症发生。

二、尿潴留

尿潴留(retention of urine)是指尿液充满膀胱而不能排出。尿潴留根据病史可分为急性尿潴留与慢性尿潴留。急性尿潴留常突发,患者痛苦难耐,为泌尿外科急症。慢性尿潴留病程迁延,患者多无明显痛苦。

【病因及分类】

根据尿潴留发生的机制,可将其病因分为机械性梗阻与动力性梗阻两类。

1. **机械性尿潴留** 如良性前列腺增生、尿道狭窄、尿道结石及异物、膀胱颈挛缩等均可导致机械性梗阻。

2. **动力性尿潴留** 多伴随发生于周围及中枢神经损伤。如脊髓及马尾损伤、脊髓及脑部肿瘤、糖尿病周围神经病变等导致神经源性膀胱,使逼尿肌收缩无力或逼尿肌 - 括约肌协同失调。

【临床表现】

1. **急性尿潴留** 突然排尿不能伴下腹部胀痛,患者多胀痛难耐,辗转不安。

2. **慢性尿潴留** 患者多无明显痛苦表现,可表现为排尿不畅、尿频等症状。若长久不解除梗阻病因,可发生慢性肾衰竭表现。

【诊断】

典型病史及临床表现多可以做出临床诊断。对于患者描述不清或甚至异常者,可根据 B 超做出明确诊断。

【治疗】

1. **急性尿潴留** 解除病因,恢复排尿。若患者梗阻病因无法短时间解除,可先行尿液引流。急诊可行留置导尿,若留置尿管失败可行耻骨上膀胱穿刺造瘘术。

2. **慢性尿潴留** 应积极解除动力性及机械性梗阻因素。如患者为前列腺增生,则积极行手术治疗;如为神经源性膀胱,可行自我导尿等处理等。

三、良性前列腺增生

良性前列腺增生(benign prostatic hyperplasia,BPH)是引起老年男性排尿功能障碍的最常见的良性疾病。既往曾将前列腺增生称为前列腺肥大。但因病理表现以腺细胞及基质增生为主,故称为前列腺增生更为准确。

【病因】

具体病因尚不清楚,但当前认为老龄及有功能的睾丸是形成前列腺增生的必要因素。前列腺增生多在 50 岁以上出现症状;前列腺的腺体细胞是依靠雄激素调控的。当睾丸不再分泌雄激素,则前列腺腺体发生萎缩。

【病理】

前列腺增生主要发生于前列腺的移行带及尿道周围腺体。增生主要表现为腺体细胞与腺体基质同时发生增生表现。增生的移行带腺体向外挤压外周腺体,使其形成"外科包膜"。增生腺体向膀胱内及后尿道突出,使尿道狭窄、后尿道延长、受压、弯曲。

【临床表现】

1. **尿频** 最常出现的早期症状,又以夜尿增多为甚。

2. **排尿困难** 是前列腺增生最主要的症状。可表现为排尿延迟、尿线变细、排尿滴沥、排尿时间延长等。

3. **尿潴留** 若梗阻继续加重,可出现慢性尿潴留等症状;若存在饮酒、便秘、性生活等诱因,可出现急性尿潴留。

4. **血尿** 增生前列腺表面血管较脆薄,常可破裂出现出血等情况。

5. **其他表现** 若存在感染或结石可出现血尿、尿痛、排尿中断等症状,尿频症状加重。

【诊断】

1. **直肠指检** 可触及增大、光滑、质韧的前列腺,患者多由中央沟变浅,少数患者可触及前列腺结节。每例患者均需指检,且应注意与前列腺癌鉴别。

2. **超声检查** 超声检查可清晰反映前列腺大小、有无结节、排尿后残余尿量、膀胱内有无结石及双侧上尿路积水情况。

3. **尿动力学检查** 通过测定尿流率可反应有无梗阻状况;通过排尿同步测定检查,可测定膀胱逼尿肌、尿道括约肌功能。

4. **前列腺特异性抗原(PSA)检测** 对排除前列腺癌有重要作用。正常 PSA 值 <4ng/ml,若 PSA 明显增高(>10ng/ml),应警惕前列腺癌可能。

【治疗】

1. **观察等待**　若患者症状并不影响其日常生活,一般仅需检测、观察,注意定期复查泌尿系超声、PSA 等相关检查。若症状明显加重,可更换其他治疗。

2. **药物治疗**　适应于刺激期和代偿早期的前列腺增生患者,常用的药物有:

(1) α 受体阻滞剂:如特拉唑嗪、坦索罗辛等使膀胱颈部及前列腺平滑肌舒张,缓解排尿困难症状。

(2) 5α 还原酶抑制剂:以非那雄胺为代表,其抑制前列腺内 5α 还原酶活性,从而使睾酮无法转换为活性更高的双氢睾酮,从而减小前列腺体积。

(3) 植物制剂:锯棕榈及油菜花粉等相关植物制剂亦有报道。

3. **手术治疗**　对于前列腺增生严重影响患者生活,且有明显手术意愿者可行手术治疗。若前列腺增生伴有反复尿潴留、泌尿系感染、血尿、膀胱结石、双侧上尿路梗阻病变、腹股沟疝等更是客观手术指征。当前经尿道前列腺切除术是治疗良性前列腺增生的手术中最理想的方式。

4. **其他疗法**　如热疗、前列腺尿道支架等方式亦有报道。

第八节　尿　石　症

【流行病学】

尿石症(urolithiasis)又称为泌尿系结石,包括肾结石、输尿管结石、膀胱结石及尿道结石。而前两者共称为上尿路结石,后两者成为下尿路结石。尿石症多发于男性,白色人种发病率高于有色人种,并有明显的区域差别。在我国南方发病率明显高于北方。

【病因】

泌尿系结石病因复杂,可分为四个层面:

1. **外界环境**　既包括区域自然环境差别,又包括社会环境带来的营养状况差别导致。

2. **个人因素**　与饮食结构、代谢异常、遗传等相关。

3. **泌尿系统因素**　包括泌尿系统损伤、感染以及异物本身即容易产生诱发结石出现。

4. **尿液成石因素**　如尿液中钙离子水平高、草酸及尿酸成分高容易诱发结石形成。

一、上尿路结石

【临床表现】

1. **疼痛**　肾结石常常引起肾区的钝痛,伴有肋脊点、肋腰点的压痛明显;输尿管结石常引发肾绞痛。肾绞痛为一种发生于腰部,并有阵发性加剧的绞痛。该疼痛剧烈难忍并可以向下腹部及会阴部放射。

2. **血尿**　血尿多为结石与输尿管黏膜摩擦所致。可出现镜下血尿,少数为肉眼血尿。

3. **恶心、呕吐**　当输尿管结石诱发肾绞痛时往往存在恶心、呕吐症状。由于结石梗阻输尿管,使上端输尿管腔内积水扩张。输尿管壁内压力感受神经末梢兴奋,同时又因输尿管与肠道由共同传出神经支配,故使得胃肠道蠕动加快产生症状。

4. **膀胱刺激症状**　输尿管下端结石常有膀胱刺激症状出现,此外,结石常并存泌尿系感染亦会导致尿频、尿急症状。

5. **排石**　少数患者可能发觉自行排出细小结石,俗称尿沙,是尿石病的有力证据。

【辅助检查】

1. **血常规**　若伴有全身感染可有白细胞水平增高。肾绞痛发作时,可见白细胞轻微升高,通常是机体的应激反应。

2. **尿常规**　由于结石常伴有泌尿系感染,故尿常规中白细胞水平常增高,多伴有不同程度红细胞数量增高。

3. 超敏 C 反应蛋白与降钙素原 对于结石合并的严重的全身感染及尿源性脓毒症的诊断较为敏感。

4. 肾功能与电解质检查 可反映患者代谢状况,特别对尿酸结石、草酸钙结石患者有一定意义。

5. 超声检查 对结石的发现较为敏感,可发现 X 平片不能发现的透光结石及较小结石。但超声对于下段输尿管结石探查,常因肠道气体阻碍效果不佳。

6. 腹部平片 对于大多数结石可充分显示。但对于黄嘌呤结石、纯尿酸结石、胱氨酸结石其往往透光无法显示。结合侧位平片可排除胆囊结石、静脉石等干扰。是明确结石诊断重要检查(图 7-2)。

7. 排泄性尿路造影 结合腹部平片可清晰的显示泌尿系统解剖及结石位置。对于透光结石亦可通过造影剂的充盈缺损进行诊断。

8. CT 检查 CT 检查可清晰的显示肾脏、输尿管等软组织结构。可以很好评估结石的位置、大小及泌尿系统状况。其相对腹部平片而言,明显减少腹部脏器重叠影像对泌尿系统结石诊断的干扰。若结石患者拟行手术,建议完善该项检查。

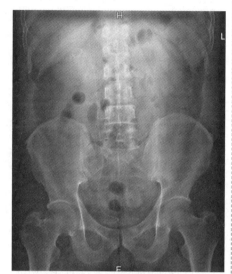

图 7-2 右侧输尿管支架置入术后

9. 放射性核素检查 主要用于评估结石侧及健侧肾脏功能情况。

【诊断】

结合患者病史、查体及影像学及实验室检查,对泌尿系结石的诊断多较为明确。在泌尿系结石诊断过程中,影像学检查显得尤为重要,其对结石的治疗策略制定起到举足轻重作用。

【治疗】

1. 病因治疗 对于伴有代谢性疾病的尿石症患者,应当在治疗结石同时予以病因治疗。如对于尿酸结石患者,应控制尿酸水平。

2. 保守治疗 对于光滑的且不伴有上尿路梗阻的 <0.6cm 的结石患者,可尝试保守治疗。对于 <0.4cm 结石患者其绝大多数可排石成功。配合保守治疗可适当口服相应药物。对于尿酸结石可对症予以碱化尿液、口服非布司他等降尿酸处理;对于胱氨酸结石,可予以碱化尿液、乙酰半胱氨酸等治疗;对于感染性结石,应积极抗感染同时予以酸化尿液;对于排石过程中肾绞痛患者,可予以非甾体抗炎药、α 受体阻滞剂(坦索罗辛)、黄体酮、钙通道阻滞剂、阿托品等对症解痉止痛治疗。

3. 体外冲击波碎石(extracorporeal shock wave lithotripsy,ESWL)

(1)适应证:肾脏及输尿管上端较小结石(<2.0cm),且患侧肾脏功能尚可。

(2)禁忌证:①结石远端尿路梗阻;②妊娠患者;③难以控制的出血性疾病;④严重的心脑血管疾病及心脏起搏器安置患者;⑤肌酐水平 >265μmol/L;⑥急性尿路感染尚未控制者;⑦过于肥胖或无法行背侧卧位患者。

4. 经皮肾镜碎石术(percutaneous nephrolithotomy,PCNL)

(1)适应证:对于 >2cm 肾结石及肾鹿角形结石适用。

(2)禁忌证:对于难以控制的出血性疾病、过度肥胖、脊柱过度畸形者禁用。

5. 输尿管镜碎石术(ureteroscopic lithotripsy,URL)

(1)适应证:各种较小输尿管结石(<2cm)及部分肾结石,可作为 ESWL 术后"石阶"处理手段。

(2)禁忌证:输尿管狭窄、严重扭曲、下尿路严重梗阻等情况。

6. 腹腔镜下输尿管切开取石术 对于较大输尿管结石(>2cm),考虑需多次碎石可能或担心由于长时间碎石导致输尿管热损伤者,可采用此术式治疗。

7. 开放手术治疗　包括传统的肾实质切开取石、肾盂切开取石、输尿管切开取石术等。随着微创技术及能量平台不断发展,开放手术不再作为处理结石首选方式。

8. 双侧上尿路结石的手术处理原则　①双侧输尿管结石,先处理梗阻严重的一侧,若情况允许可双侧同时手术治疗。②一侧输尿管结石,对侧肾结石,先处理输尿管结石。③双侧肾结石,先处理易取和安全的一侧。若肾功能差,可先行血液透析治疗,或经皮肾造瘘,待情况改善后再手术取石。④双侧上尿路结石或孤立肾结石并急性梗阻无尿,若情况允许,应及时施行手术。不能耐受手术者,可行输尿管置管,暂留置双J管引流。若留置双J管失败,行经皮肾造瘘。亦可先行血液透析治疗。待病情好转后再手术取石。

【预防】

大量饮水,调节饮食,并注意针对病因进行治疗,对于绝大多数结石患者而言,可明显降低结石复发率。

二、下尿路结石

【临床表现】

1. 膀胱结石典型表现为排尿中断伴疼痛向尿道及阴茎远端放射。

2. 尿道结石多表现为排尿困难,伴尿痛、会阴部疼痛。

【诊断】

膀胱结石辅助检查类似上尿路结石,可行超声、X线片及CT检查;对于前尿道结石,可通过触诊扪及质硬结石,后尿道结石可通过超声、腹部平片及膀胱尿道镜确诊。

【治疗】

1. 膀胱结石治疗方式

(1) 经尿道膀胱结石碎石术:适用于较小的膀胱结石(<3cm 结石),且患者无明显尿道狭窄、梗阻因素者。

(2) 耻骨上膀胱切开取石术:可用于较大的膀胱结石。

2. 尿道结石治疗

(1) 对于前尿道结石位置较浅者,可予以局部麻醉并在液状石蜡润滑后使用小钳子取出。

(2) 对于后尿道结石或前尿道结石球部等位置较深者,可使用尿道探子或膀胱镜推入膀胱内,按照膀胱结石处理。

第九节　泌尿系损伤

泌尿系统损伤可分为以肾脏、输尿管为代表的上尿路损伤,以及包含膀胱、尿道的下尿路损伤。本节以器官为单位分别介绍肾脏损伤、输尿管损伤、膀胱损伤及尿道损伤。

一、急性肾损伤

肾脏位置较深,且受到周围肌肉、脏器、脂肪的保护,一般不易发生损伤。但当前伴有肾损伤的严重多发伤发生率上升,其主要原因有交通事故、剧烈的竞技运动等,多见于20~40岁男性,儿童肾损伤的发病率也较高。

【病因】

根据肾脏损伤是否与外界相通可分为:

1. 开放性损伤　和平时期多由刀刃等锐器损伤所致;战时可发生于弹片、枪弹等损伤。由于肾脏位置较深,故常伴有腹部、胸部多发伤。

2. **闭合性损伤**　可分为：①直接暴力所致，如打击、挤压肾区；②间接暴力所致（对冲伤及直线加减速损伤）。

【病理及分型】

1. **肾挫伤**　肾脏纤维囊及集合系统黏膜完整；肾实质于影像学上连续性完好，未见破裂；损伤仅表现为包膜下血肿或肾表面瘀斑（图7-3）。

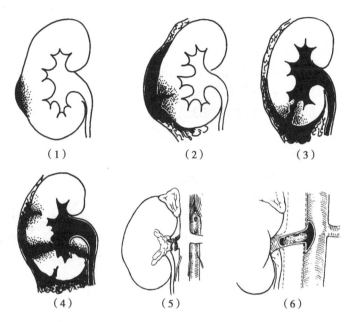

图 7-3　肾损伤的类型

(1)肾包膜下血肿；(2)肾部分裂伤伴肾周血肿；(3)肾全层裂伤伴肾周血肿、尿外渗；(4)肾多发裂伤；(5)肾蒂血管断裂；(6)肾动脉内膜断裂伴血栓形成。

2. **肾部分裂伤**　肾实质部分连续性中断，且伴有肾包膜破裂；常有肾周血肿形成；若损伤集合系统黏膜，可有肉眼血尿。

3. **肾全层裂伤**　肾实质全层连续性中断：外达肾包膜，内达集合系统黏膜；广泛的肾周血肿、肾周尿液外渗、严重肉眼血尿为典型表现。

4. **肾蒂损伤**　少见，但若发生常常因大出血、休克在就医前死亡。若肾蒂损伤后血栓形成及腹膜后血肿局限作用，可有存活可能，应迅速确诊并手术。

【临床表现】

1. **休克**　肾蒂损伤、肾实质全层裂伤及少量肾部分裂伤患者可出现失血性休克。

2. **血尿**　当肾损伤累及集合系统黏膜时，可依据损伤程度出现镜下血尿至肉眼血尿程度不等的血尿。但尚需注意的是，血尿程度与损伤程度有时并不呈正相关。

3. **疼痛**　表现为伤侧肾区或上腹部疼痛，常为钝痛，可能是包膜下血肿导致的包膜张力增高所致，亦可以是尿液外渗对周围组织的刺激作用及肾周软组织本身的钝挫伤所致。

4. **腰腹部肿块**　腰腹部肿块常常是血液及尿液在肾周局部的聚集、机化、包裹所致。

5. **发热**　低热反应可能为肾周血肿及尿液吸收、机化所致；高热反应则不排除肾周感染、脓肿形成可能。

【辅助检查】

1. **尿常规**　可见有大量红细胞，尿隐血阳性，伴有或不伴有白细胞水平增高，肾损伤可释放大量乳酸脱氢酶，尿中含量可增高。

2. **血常规**　较为严重的肾损伤常有活动性出血，故血常规可表现为血红蛋白及血细胞比容水平下降;若存在感染可有白细胞水平增高。

3. **CT检查**　尤其是增强 CT 是诊断肾脏损伤,并对肾脏损伤进行分级的首选检查。可以清晰地显示肾脏实质裂伤、尿外渗、肾周血肿及肾蒂损伤情况。

4. **超声检查**　可提示肾实质损伤的部位及程度、肾周血肿等相关表现。对于基层医疗机构的诊断仍有重大价值。

5. **排泄性尿路造影**　可发现排泄性造影剂减少、造影剂外渗及肾周脂肪影、腰大肌影消失等影像学表现,可评价肾损伤。

6. **选择性肾动脉造影**　适用于排泄性尿路造影不佳者。动脉造影可显示肾动脉及肾实质损伤情况。当前多用于血流动力学平稳的肾损伤伴持续性出血的介入栓塞治疗前。

【诊断】

具有腹部、腰部等外伤史患者,伴有上述临床表现,结合实验室检查、影像学检查,其确诊并不困难。

【治疗】

1. **一般治疗**　对于大出血、休克等血流不稳定患者,应积极予以建立静脉通道、补液、输血等对症抢救治疗,并适时予以影像学检查明确损伤程度。

2. **保守治疗**　对于生命体征稳定且无明显持续性出血患者可予以保守治疗。

(1) 绝对卧床 2~4 周,病情稳定且血尿消失后可下床活动。损伤后 3 个月内禁止参加体育活动或体力劳动。

(2) 密切观察如下指标:脉搏、血压、体温、呼吸、尿液颜色、腹部肿块有无增大,定期复查血常规、尿常规、血生化等指标。

(3) 及时补充血容量,维持水电解质平衡。必要时可输血治疗。

(4) 早期预防性使用广谱抗生素预防感染。

(5) 酌情使用镇痛、镇静、止血类药物。

3. **介入栓塞治疗**　随着血管外科介入治疗的发展,越来越多的肾损伤患者可以通过介入来获得明确的效果。对于肾损伤合并出血,但血流动力学稳定的患者均可采用该术式。在行动脉选择性造影的同时栓塞出血的动脉。

4. **手术治疗**

(1) 开放性肾损伤　几乎所有的患者均需要实行手术探查。一般需经腹部切口进行手术探查。

(2) 闭合性肾损伤　术前影像学检查显示严重肾裂伤及肾蒂损伤需立刻手术治疗。若肾损伤患者保守治疗期间及介入手术术后出现如下征象仍需手术治疗:①予以积极抗休克治疗后生命体征仍不稳定;②血尿进行性加重,伴血红蛋白及血细胞比容进行性下降;③腰腹部肿块进行性增大;④其他腹腔脏器损伤可能。

二、输尿管损伤

输尿管作为连接肾脏与膀胱的重要脏器,对于尿液的转运起到至关重要作用。在解剖学上,输尿管为一细长的,由浆膜、肌肉及黏膜构成的管型器官。位于后腹膜间隙,周围保护良好且具有一定活动性。受到外力损伤时,症状不明显且多在手术时发现。近年来随诊微创手术迅速发展,输尿管损伤病例亦明显增加,故应值得临床医师重视。

【病因】

1. **开放性手术损伤**　常发生于泌尿外科手术、肛肠外科手术及妇产科手术当中对输尿管的钳夹、结扎、缝扎等。

2. **腔内器械损伤**　输尿管镜等泌尿系微创手术中的损伤,包括热损伤、输尿管撕脱伤、输尿管穿孔等。

3. **放射性损伤** 多发生于宫颈癌、前列腺癌、直肠癌术后放疗等。当前随着三维适形放疗开展，发生率有所降低。

4. **外伤** 锐器损伤及高处坠落等外力所致损伤。

【临床表现】

1. **血尿** 一般血尿会自行缓解，且血尿程度与输尿管损伤程度并不呈正相关。

2. **尿外渗** 外渗的尿液可引起腰痛、腹痛等症状。若渗出的尿液引起进一步感染可出现发热、寒战、高热、血压下降等脓毒症表现。

3. **尿瘘** 输尿管漏出的尿液可与腹壁创口、阴道及肠道创口形成瘘道，迁延不愈。

4. **梗阻症状** 输尿管的结扎及输尿管狭窄可导致患侧肾积水相关症状，如腰痛、酸胀、发热等改变。

【辅助检查】

1. **排泄性尿路造影** 输尿管损伤处有造影剂渗出，则对输尿管损伤确诊有重要意义。其既可提供损伤部位，又可对损伤裂口进行初步评估。

2. **CT 检查** 可于损伤部位周围见液性渗出影像。CT 增强检查亦对损伤部位及损伤范围做出评估。

3. **亚甲蓝注射** 术中亚甲蓝静脉推注，可用于明确输尿管有无裂伤。

【诊断】

1. 手术中怀疑输尿管损伤时，可由静脉注入亚甲蓝等试剂，若见蓝色尿液从输尿管裂口处喷出可确诊。

2. 术中或术后怀疑输尿管损伤，可予以排泄性尿路造影或 CT 明确输尿管是否有损伤处造影剂外渗。

【治疗】

术中和术后早期发现输尿管损伤，在清除外渗尿后应按具体情况处理：

1. **钳夹伤或小穿孔** 以防输尿管狭窄建议留置双 J 管 7~10d，后可经输尿管镜拔出。

2. **结扎伤** 若结扎当时发现应立刻松解并注意血供；若一段时间后发现结扎，建议将该段切除并置入双 J 管后端端吻合。

3. **输尿管离断或部分缺损** 若充分游离后，端端之间无明显张力可行端端吻合；若端端张力较大或输尿管缺损较大，位于下端输尿管者可行膀胱壁瓣输尿管成形术，位于中段或上端者可与对侧输尿管行端 - 侧吻合或行自体肾移植、回肠代输尿管、输尿管腹壁造瘘等手术。

三、膀胱损伤

膀胱损伤（bladder trauma）是各种暴力引起的膀胱组织结构损伤。多为刀刺伤、火器伤、车祸伤等，临床症状依据损伤部位及程度不同而不同。临床上根据损伤的部位及症状轻重，可选择等待观察、留置尿管或手术治疗等治疗方式。

【病因】

1. **开放性损伤** 如骨折断端、刀刃、子弹等锐器导致的贯通伤，其常合并有周围脏器损伤，如直肠、阴道等。

2. **闭合性损伤** 当膀胱充盈时，下腹部受到撞击或打击出现的损伤。此外，长时间滞产可使膀胱壁受压缺血，而导致膀胱阴道瘘。

3. **医源性损伤** 膀胱镜、输尿管镜损伤及碎石过程中热损伤等。

【病理及分型】

1. **挫伤** 损伤一般较浅，达膀胱黏膜或浅肌层，可表现为充血、出血及血肿形成。

2. **膀胱破裂** 膀胱壁全层裂伤伴有尿外渗。根据尿外渗范围可分为腹膜外型及腹膜内型（图

7-4)。

（1）**腹膜外型**：多为膀胱前壁损伤所致，腹膜完整，尿液多渗入盆腔腹膜外隙。

（2）**腹膜内型**：多为膀胱顶壁损伤所致，覆盖于膀胱顶部的腹膜破裂，尿液多渗入腹膜腔内，患者可出现剧烈腹痛。

（3）**混合型**：即同时有腹膜内及腹膜外膀胱破裂，多由火器伤、利刀穿刺伤所致，常合并其他器官损伤。

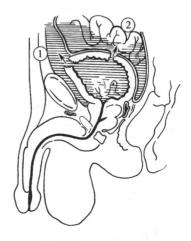

图 7-4　膀胱损伤类型
①腹膜外损伤；②腹膜内损伤。

【临床表现】

1. **休克**　可能为继发于骨盆骨折的而产生的失血性休克、神经性休克；或由于外渗尿液引起的感染性休克等。

2. **腹痛**　腹膜外膀胱破裂可引起下腹部局限性疼痛，直肠指检可触及肿块。腹膜内破裂多出现弥漫性腹膜炎征象。

3. **血尿与排尿困难**　由于膀胱内压无法克服尿道压而形成连续的尿流。即使有少量的尿液流出，其性状多为血尿。

4. **尿瘘**　开放性损伤可有体表伤口漏尿；若膀胱裂口与直肠、阴道相通则瘘口迁延不愈。

5. **高氮质血症**　腹膜内型膀胱破裂时，大量尿液进入腹腔内，因腹膜具有半透膜作用，将尿素氮吸收到血液中而产生氮质血症。

【辅助检查】

1. **导尿试验**　膀胱损伤可顺利插入尿管。经导尿管导入生理盐水 200ml 后片刻吸出。液体外漏时吸出量会明显减少，腹腔液体回流时，吸出量会明显增多。即导尿试验出入量差距较大时，提示膀胱破裂。

2. **影像学检查**　导尿管内注入造影剂后，行腹部平片检查，可发现造影剂有无膀胱外漏。

【诊断】

暴力打击病史、直肠指检，结合导尿实验及相关影像学检查不难确诊。直肠指检可有触痛，并触及直肠前壁饱满感，提示腹膜外膀胱破裂；若有明显腹膜炎体征提示腹膜内膀胱破裂。

【治疗】

1. **一般处理**　若患者出现休克等表现，积极予以扩容补液、输血、对症止痛等治疗。并使用广谱抗生素预防感染。

2. **保守治疗**　若为挫伤或造影发现仅为少量尿外渗，切患者症状轻者，可予以留置尿管 7~10d；并予以对症止痛、抗感染治疗。

3. **手术治疗**　若破裂较大并伴有明显尿外渗、出血、骨盆骨折休克明显等，建议手术治疗，修补膀胱破口并清除尿外渗。术后予以充分引流及抗生素抗感染治疗。

四、尿道损伤

尿道损伤（urethral trauma）是泌尿系统最常见的损伤，男性青壮年多见。可根据尿道的解剖部位及损伤机制分为前尿道损伤及后尿道损伤。前尿道损伤多发生于尿道球部，后尿道损伤多伴随有骨盆骨折，发生于尿道膜部。

【病因与病理】

1. **前尿道损伤**　前尿道损伤多发生于骑跨伤，尿道被骑跨的硬物挤压至耻骨联合下而发生损伤。前尿道损伤多发生于尿道球部。球部损伤后，尿液渗入会阴浅隙，从而使得阴茎、阴囊、会阴、下腹部均可出现尿外渗（图 7-5）。若处理不及时可出现广泛的皮肤及皮下组织坏死。

2. **后尿道损伤**　后尿道损伤常伴有骨盆骨折的发生。当暴力作用于骨盆使骨盆发生形变，由于后尿道膜部由于位置相对盆底固定，会产生一剪切力，从而发生膜部尿道撕裂伤，从而使尿液外渗至

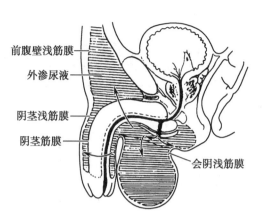

图 7-5　前尿道损伤与尿液外渗

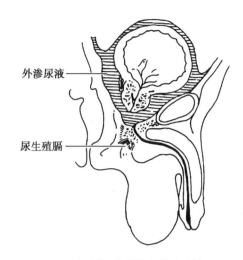

图 7-6　后尿道损伤与尿液外渗

腹膜外膀胱周围,与此同时膀胱及前列腺漂浮(图 7-6)。

【临床表现】

1. **尿道出血**　前尿道损伤常可见尿道外口滴血,后尿道损伤多无尿道外口滴血。

2. **尿外渗及血肿**　前尿道损伤时,外渗的尿液及血肿可存积于会阴浅隙,故可出现阴茎 - 阴囊 - 会阴部 - 下腹部外渗、瘀斑及血肿。后尿道损伤若未损伤尿生殖膈,一般不会出现会阴浅隙外渗尿液及血肿。

3. **疼痛**　前尿道损伤疼痛可向阴茎头部放射,后尿道损伤疼痛多为膀胱周围尿外渗所致的下腹部疼痛,伴局部肌紧张等腹膜刺激征象。

4. **排尿困难**　前尿道及后尿道损伤均可出现排尿困难症状。

5. **休克**　前尿道损伤所致的出血临床较为少见。后尿道损伤常由骨盆骨折所致,故临床上发生失血性休克较为常见。

【辅助检查】

1. **导尿试验**　前尿道损伤若尿道连续性尚可,部分患者可导尿成功;后尿道损伤常无法导尿成功。

2. **X 线检查**　逆行尿道造影可观察尿道形态及造影剂外渗部位,从而确定尿道损伤部位。对后尿道损伤患者,骨盆平片也有利于明确骨盆骨折。

【诊断】

前尿道损伤多有骑跨损伤史,后尿道损伤多伴有骨盆骨折后排尿困难,直肠指诊可触及"漂浮"的前列腺及直肠前壁"波动感"等征象。典型的病史、体格检查,结合导尿试验、X 线检查等,临床诊断尿道损伤并不困难。

【治疗】

1. **紧急处理**　对于前尿道海绵体球部损伤及骨盆骨折所致的后尿道损伤均可导致失血性休克。故应首先予以快速补液、输血、预防性使用抗生素、对症止痛等处理。

2. **前尿道挫伤及轻度裂伤**　予以抗感染、止血等对症治疗即可,必要时可留置尿管 1 周。

3. **前尿道裂伤**　若导尿成功,则保持尿管留置 1 周余;若导尿失败且患者一般情况可,急诊行经会阴尿道修补术。

4. **前尿道断裂**　应急诊行尿道修补术或断端吻合术;若患者会阴部、阴囊部血肿较大者,为防止出血、感染及断端水肿等不利因素,可先行耻骨上膀胱造瘘,二期行断端吻合术。

5. **后尿道损伤**　病情稳定者早期仅做耻骨上穿刺造瘘;二期患者若不能排尿再行尿道瘢痕切除 + 尿道端端吻合术。部分患者亦可采取一期尿道会师复位术,但该术式多可导致术后勃起功能障碍。

第十节　泌尿系统肿瘤

泌尿系肿瘤是临床常见疾病,当前我国泌尿系统肿瘤最常见的为膀胱癌。但近年来,随着人民生活水平提高、卫生保健意识提高及膳食要素的改变,前列腺癌发病率在我国亦逐年上升,与此同时阴茎癌发病率在逐年下降。

一、肾细胞癌

肾细胞癌(renal cell carcinoma,RCC)又称肾癌(renal carcinoma),占原发肾恶性肿瘤80%以上。肾癌的病因至今尚未明确。现阶段认为吸烟、职业暴露(石棉等)、肥胖、含氯自来水、遗传等因素与发病密切相关。

【病理】

肾癌多为单侧单发圆形肿瘤,其外多由假包膜存在,故与周围肾脏正常组织界限相对清晰。肾癌组织病理学可分为如下几种:①透明细胞癌:最为多见的病例形式;②肾乳头状腺癌;③嫌色细胞癌;④未分化癌;⑤Bellini集合管癌;⑥髓样癌。肾癌易于发生血行转移,肿瘤多直接扩展到肾静脉、下腔静脉内形成瘤栓。

【临床表现】

1. **血尿、疼痛、肿块**　肾癌患者血尿多为间歇性全程无痛肉眼血尿。腰痛症状多为肿块较大时对肾包膜牵张或侵及周围肌肉、脏器所致。肿块多发生于晚期肾癌患者。临床上将该症状群成为"肾癌三联征",但出现率不到10%。

2. **副瘤综合征**　肿瘤的产物本身或其产生的异常的免疫反应可引起内分泌、神经、消化、造血等系统发生病变,出现相应的临床表现。但这些表现不是由原发肿瘤或转移灶所在部位引起的,故临床上称为副瘤综合征。肾肿瘤引起的常见副瘤综合征包括:血沉增快、高血压、红细胞水平增高、贫血、发热、高血钙、高血糖等临床表现。

3. **转移症状**　若左肾肿瘤侵入肾静脉内形成瘤栓,可出现类"精索静脉曲张"表现;若肿瘤转移至肺脏,出现咳嗽、咯血等症状,若出现骨转移等,可有病理性骨折、骨痛等发生。

【辅助检查】

1. **超声检查**　可发现位于肾脏实质的实性占位,其敏感性较高,且对该肿块血供信息亦有反应。

2. **腹部平片与排泄性尿路造影**　腹部平片一定程度上可表现为肾影明显增大伴周围肾脏脂肪影像模糊,排泄性尿路造影可见肾肿瘤部位肾盏有牵拉征象。但该影像学检查仅对肾癌诊断提供间歇性征象。

3. **CT检查**　CT检查是诊断肾癌最有价值的影像学检查,其准确率可高达90%以上。CT平扫可见肾实质内实性占位;CT增强动脉期可见肾脏占位增强明显;静脉期可见肾脏占位增强较周围正常肾实质明显减弱。这种"早进早退"的增强表现对于肾癌诊断具有特异性(图7-7)。

4. **MRI**　对于肾癌诊断的准确性与CT相似。对于周围组织侵犯、瘤栓的评估有其优势。特别适用于CT造影剂过敏患者。

【诊断】

依据临床表现及典型的CT影像学检查,即可临床确诊。因增强CT较高的诊断准确性,临床上不建议对拟行手术患者行术前穿刺活检。对于采用高能聚焦超声、冷冻消融等非传统手术治疗患者,术前穿刺活检可用于病理确诊。

【治疗】

1. **肾部分切除术**　对于外生性的、较小的肾肿瘤(<4cm)患者可尝试行保留肾单位的肾部分切除术。

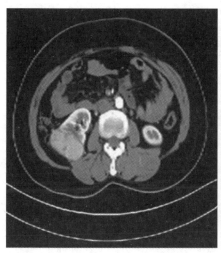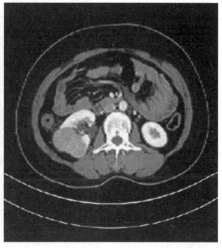

图 7-7　右肾肿瘤 CT 增强表现

2. 根治性肾切除术　对于较大的肾脏肿瘤应采取根治性肾切除术。其切除范围包含肾脏、肾周脂肪、肾周筋膜及区域淋巴结。

3. 免疫治疗　包括 INF-α、IL-2 在内的免疫治疗对于局限进展期及进展期肾癌术后建议应用。

4. 靶向治疗　包括索拉菲尼、舒尼替尼、依维莫司等靶向药物。

二、肾母细胞瘤

肾母细胞瘤（nephroblastoma，Wilms tumor）又称为 Wilms 瘤、肾混合瘤或胚胎瘤，是小儿最常见的泌尿系恶性肿瘤。

【病理】

肾母细胞瘤发生于肾实质，与周围正常组织常有假包膜存在，生长十分迅速。肾母细胞瘤发生于胚胎性肾组织，包含上皮、胚芽、间质等组成成分。肿瘤常常突破肾包膜侵犯周围组织，通过淋巴及血行转移为主。

【临床表现】

1. 腹部肿块　常为就诊的最主要症状。多为患儿家长发觉或患儿自身发现，肿块多位于一侧季肋部。肿块常光滑、质韧而无压痛。

2. 血尿　少数患儿常有镜下血尿。

3. 腹痛　若患者肾母细胞瘤体积较大，可能因对肾包膜牵张作用及对肠道挤压而产生腹痛情况。

4. 副瘤综合征　可出现红细胞增多、血压增高、发热等临床表现。

【辅助检查】

超声对于肿块来源及肿块性质、血供提供重要信息。CT 及 MRI 可清晰显示肿块大小、位置、毗邻及有无周围组织浸润、淋巴结及远处转移等情况。这对于肿瘤的明确具有决定性意义。

【诊断】

小儿腹部进行性增大的腹部肿块，结合超声、CT、MRI 等影像学检查，对于肿瘤的确诊十分重要。

【治疗】

肾母细胞瘤应采用"手术、化疗、放疗"综合性治疗，且综合治疗效果较好。常用药物有放线菌素 D（A）、环磷酰胺（C）、阿霉素（D）、长春新碱（V）、依托泊苷（E）、2-巯基乙基磺酸钠（M）。术前可予以患者 A+V 方案、A+V+D 方案、V+D+E+C+M 方案化疗或术前放疗，而后进行手术切除。术后再次追加一定量化疗。儿童肾母细胞瘤对放化疗敏感，治愈率高。综合治疗后患儿的 2 年生存率可达 70% 左右。

三、膀胱癌

膀胱癌（tumor of bladder）是我国最为常见的泌尿系统恶性肿瘤,其组织来源多为尿路上皮肿瘤。

【病因】

膀胱癌病因尚未完全明晰,现已确证的危险因素有以下:

1. **芳香胺类化合物** 如苯胺、β- 萘胺、4 氨基双联苯等化合物。

2. **吸烟是较为确切的致癌危险因素** 可能与烟雾中芳香胺相关。

3. **慢性炎症与慢性刺激** 如膀胱结石、血吸虫性膀胱炎、膀胱内异物刺激等慢性刺激更易罹患膀胱癌。

4. **其他** 含有非那西汀等成分药物等。

【病理】

1. **组织类型** 膀胱癌大多数为尿路上皮癌,少数为鳞癌、腺癌。非上皮肿瘤罕见。

2. **分化程度** WHO 2004 年将尿路上皮肿瘤分为四个分化级别:①乳头状瘤;②低度恶性潜能尿路上皮乳头状瘤;③乳头状尿路上皮癌,低级别;④乳头状尿路上皮癌,高级别。

3. **生长方式与浸润深度** 根据肿瘤生长方式,可分为原位癌、乳头状癌及浸润性癌;根据肿瘤浸润深度可划分为非肌层浸润性膀胱癌与肌层浸润性膀胱癌。

【临床表现】

1. **血尿** 血尿是膀胱癌最常见,也是最早出现的临床症状。间歇性无痛性全程肉眼血尿常为患者就诊的主要原因。尚需说明的是,血尿程度与肿瘤大小无关。

2. **膀胱刺激症状** 尿频、尿急、尿痛常为膀胱肿瘤晚期症状。肿瘤缺血坏死后,黏膜下神经末梢广泛暴露于膀胱内尿液当中,易于产生膀胱刺激症状。此外,伴有坏死的癌组织的尿液易于发生泌尿系感染,从而加重尿频、尿急等症状。

3. **下腹部肿块、腰痛等浸润症状** 若患者膀胱肿瘤浸润腹壁,则会出现下腹部肿块,触之硬;若肿块浸润骶骨 - 脊柱,会出现腰痛等不适;若肿块浸润直肠,出现便血等症状。

【辅助检查】

1. **尿常规** 尿中可见红细胞水平增高,白细胞可有不同水平增高;尿沉渣脱落细胞学可见异型细胞。近年来尿中膀胱肿瘤抗原广泛应用于膀胱肿瘤检测,从而有助于膀胱癌检出。

2. **影像学检查** 超声检查可敏感地发现 0.5cm 以上的肿瘤,并对肿瘤的大小、广基与否、位置、血供等信息有所反应。可作为膀胱肿瘤的影像学初筛。下腹部 CT 及 MRI 可显示肿瘤位置、基底部位、大小以及有无肌层浸润、有无浸润周围脏器。

3. **膀胱镜检查** 可清晰地描述肿瘤形态、大小、位置、是否带蒂,并可初步估计肿瘤浸润程度。膀胱镜下原位癌多不易发现;非肌层浸润性肿瘤多类似水草样;肌层浸润性膀胱肿瘤可表现为草莓状或团块状,基底部多较宽。膀胱镜检查过程中还可行膀胱组织活检,用于确诊膀胱癌(图 7-8)。

4. **膀胱双合诊** 对于较大肿瘤的查体,双合诊可有所发现。

【诊断】

根据患者血尿、膀胱刺激征等临床表现,结合超声、CT、MRI 等影像学检查可临床确诊。膀胱镜检查可更直观、准确地提供肿瘤位置、大小、是否有蒂等细节,从而有利于肿瘤早期发现。

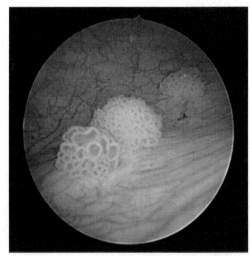

图 7-8 **膀胱癌于膀胱镜下表现**

【治疗】

1. 非肌层浸润性膀胱癌治疗

（1）经尿道膀胱肿瘤切除术（transurethral resection of bladder tumor, TURBT）：该术式可用于非肌层浸润性膀胱肿瘤的治疗，切除范围应包括肿瘤本身、肿瘤基底部肌层组织以及肿瘤周围膀胱黏膜组织。

（2）开放膀胱肿瘤切除术：对于无电切设备者，可行开放手术切除。

（3）膀胱灌注治疗：对于术后高级别尿路上皮癌，建议术后行卡介苗膀胱灌注治疗；对于术后回示为低、中级别尿路上皮癌，建议首选吡柔比星膀胱灌注化疗。

2. 肌层浸润性膀胱癌治疗

（1）根治性膀胱切除术：其切除范围包括全膀胱、盆腔淋巴结清扫，男性还包括前列腺及精囊，女性应包括子宫、卵巢、阴道前壁。术后尿流改道可采用双侧输尿管腹壁造瘘、回肠代膀胱、原位新膀胱等术式。根治性膀胱切除术是当前治疗肌层浸润性膀胱癌的标准术式。

（2）膀胱部分切除术：对于不能耐受全膀胱患者，若肿瘤单发且较为局限，可实行膀胱部分切除术。切除范围应包含肿瘤及肿瘤周围 2cm 的膀胱壁全层。

（3）化疗及放疗：化疗可选用 GC 方案（吉西他滨 + 顺铂）、MVAC（氨甲蝶呤 + 长春碱 + 阿霉素 + 顺铂）方案等；辅助性放疗可用于术后切缘阳性或残存肿瘤患者。

【预防】

由于病因不详，故针对膀胱癌的预防尚缺乏有效措施。但戒烟、减少职业暴露等可降低罹患膀胱肿瘤的危险度。

四、前列腺癌

前列腺癌（carcinoma of prostate）是指发生在前列腺的上皮性恶性肿瘤。病理类型包括腺癌、导管腺癌、尿路上皮癌、鳞状细胞癌、腺鳞癌。多发生于 50 岁以上的男性，发病率随年龄增加，81~90 岁为高峰年龄，本病具有一定家族遗传性。

【病因】

病因尚不清楚，可能与高动物脂肪饮食、种族、遗传及性激素水平等因素相关。

【病理】

前列腺癌（carcinoma of prostate）多发生于前列腺外周带；其主要为腺癌，占 98%，亦可见鳞癌、未分化癌等类型。前列腺癌转移方式主要有淋巴转移、血行转移及直接浸润。其中，骨转移是前列腺癌中最常见转移部位。前列腺癌多为雄激素依赖性肿瘤，其疾病的进展与发生亦与雄激素水平密切相关。

【临床表现】

前列腺癌常无特异性临床表现。下尿路症状可为其首发就诊症状，如尿频、排尿困难、尿潴留、排尿中断等。少数患者可有血尿等症状。亦有患者因骨痛、病理性骨折后发现前列腺癌骨转移症状就诊。行直肠指检可触及前列腺有明显质硬结节等表现。

【辅助检查】

1. 前列腺特异性抗原（prostate specific antigen, PSA）　血清 PSA 检查对于前列腺癌的预测具有重要价值。对于 PSA>10ng/ml 者，前列腺癌不能排除，建议行前列腺穿刺活检明确诊断。

2. MRI　MRI 对于前列腺癌的术前诊断具有重要评估价值。在 T2 加权像上高信号的前列腺外周带背景下出现低信号结节影，对于前列腺癌的诊断具有重要价值。除此之外，MRI 检查可发现肿瘤与周围组织关系，亦可用于术前分期。

3. B 超引导下前列腺穿刺　超声引导下的前列腺穿刺可分为经会阴与经直肠两种入路。超声引导下的前列腺穿刺是确诊前列腺癌的重要检查。若患者直肠指检触及质硬结节、PSA 明显增高或影像学提示异常均为行超声引导穿刺的适应证。

4. CT　CT 对于前列腺癌的诊断价值有限,其敏感性不如 MRI。

【病理形态分级】

Gleason 分级适用于前列腺腺癌,不适用于腺鳞癌、尿路上皮癌。

(1) Gleason 1 级(很少见):单个腺体大小一致性规则,背靠背密集,形成边界清楚的小结节。

(2) Gleason 2 级:单个腺体大小相对一致的大腺体,背靠背密集,形成小结节但结节周围稍微不规则,结节内腺体不融合。主要见于移行区的腺癌。

(3) Gleason 3 级:浸润性生长的小腺体或腺泡,或小型筛状结构腺体。腺体的大小和形状变化大,一般腺体比 1 级和 2 级的要小。

(4) Gleason 4 级:小的融合腺体,大型筛状腺体,肾小球样腺体、肿瘤细胞超肾样结构及前列腺导管腺癌。

(5) Gleason 5 级:单个的肿瘤细胞或形成肿瘤细胞呈条索状生长,不形成腺腔而是成片生长的肿瘤细胞,筛状结构伴粉刺样癌(癌细胞坏死)。

病理上可将前列腺癌标本分为主评分区与次评分区,每个评分区可依据其病理形态赋 1~5 分,故其 Gleason 评分为主、次评分区相加而得到。病理学上将 Gleason 评分 <6 分、7 分、>8 分列为低危、中危、高危组,其有利于对前列腺癌预后进行分层评估。

【诊断】

直肠指检、血清 PSA 检测及 MRI 检查均是诊断前列腺癌的重要方法。但对于前列腺癌的确诊仍需超声引导下前列腺穿刺活检。

【治疗】

1. 等待观察与主动检测　对于偶发的,极低危且分化好的肿瘤,可密切观察随访,暂不予以手术处理。对于身体条件较差无法耐受根治手术患者亦可选用。

2. 根治性前列腺切除术　适用于预期寿命大于 10 年、一般身体状况佳、局限性前列腺癌患者。当前认为,该术式对于局部进展期前列腺癌的治疗中亦有重要作用。

3. 内分泌治疗　前列腺内分泌治疗主要用于进展期前列腺癌或有明显远处转移而不适合行根治切除术患者。内分泌治疗包括手术及药物去势治疗、抗雄激素治疗、雄激素生物合成抑制剂治疗等。通过降低血清睾酮水平,从而控制前列腺癌的进展。

4. 外放射治疗　可采用三维适形及调强放射治疗等行局部放疗。根治性放疗是局限期和局部进展期前列腺癌的根治性治疗手段。转移性前列腺癌的姑息性放疗可延长生存时间,提高生活质量。

5. 化疗　对于晚期前列腺癌可采用米托蒽醌、多西他赛、卡巴他赛等化疗药物治疗。

6. 其他治疗　Sipuleucel-T 疫苗等。

五、睾丸恶性肿瘤

睾丸肿瘤(testicular tumor)相对少见,仅占全身恶性肿瘤 1%。睾丸肿瘤病因尚不清楚,但与隐睾密切相关。据报道,隐睾的患者即使行睾丸下降固定术后,其发生睾丸癌可能性亦较正常人群大。

【病理】

睾丸肿瘤的组织学表现具有多样性,且不同组织学表现的肿瘤其术后治疗方式不尽相同。原发性睾丸肿瘤可分为生殖细胞肿瘤与非生殖细胞肿瘤。生殖细胞肿瘤又可分为精原细胞肿瘤与非精原细胞肿瘤两类。非精原细胞肿瘤包括胚胎癌、畸胎瘤、畸胎癌、绒毛膜上皮癌及卵黄囊肿瘤等。非生殖细胞肿瘤包括间质细胞瘤与支持细胞瘤。多数睾丸肿瘤早期可发生淋巴转移。白血病等血液系统疾病亦可导致睾丸肿大,构成继发性睾丸肿瘤。

【临床表现】

1. 无痛性睾丸肿大　多数患者发现睾丸逐渐增大伴坠胀感,多数无明显疼痛。

2. 局部感染症状　少数患者可出现局部疼痛、红肿,伴全身发热症状。该症状类似睾丸 - 附睾炎表现。

3. 转移性症状　患者可因咳嗽、咯血等肺转移症状、颈部肿块等淋巴转移症状就诊。

【辅助检查】

1. β- 亚基人绒毛膜促性腺激素(β-HCG)　睾丸绒毛膜上皮癌的 β-HCG 水平明显增高。对于其他非精原细胞肿瘤,亦可有 β-HCG 升高。

2. 甲胎蛋白(AFP)　甲胎蛋白水平增高可发生于肝癌及睾丸卵黄囊肿瘤等疾病。对于其他非精原细胞肿瘤,亦可有 AFP 水平增高。绒癌及精原细胞肿瘤不增高。

3. 乳酸脱氢酶(LDH)　LDH 是一种特异性不高的肿瘤标志物,多于肿瘤体积相关。

4. 超声检查　超声对于睾丸肿瘤的大小、体积、血供及肿瘤与周围组织情况提供重要信息。

5. CT　CT 检查对于睾丸肿瘤大小、体积、血供及腹膜后淋巴结转移等情况的明确有重要价值。

【诊断】

结合患者临床表现,查体发现质硬的、增大的睾丸并结合患者影像学及实验室相关检查进行临床诊断。

【治疗】

1. 精原细胞瘤　由于精原细胞肿瘤对放射治疗敏感,应于睾丸根治性切除术后采取放射治疗。精原细胞肿瘤采用"手术 + 放疗"综合治疗后,其 5 年生存率达 60%~99%。

2. 非精原细胞肿瘤　非精原细胞肿瘤易于发生淋巴转移,故睾丸切除术后建议行腹膜后淋巴结清扫,并配合化疗等综合治疗。其 5 年生存率达 30%~90%。

六、阴茎癌

阴茎癌(carcinoma of penis)是起源于阴茎头、冠状沟和包皮内板黏膜以及阴茎皮肤的恶性肿瘤。是阴茎最常见的恶性肿瘤。随着人民卫生条件的不断改善,阴茎癌的发病率显著下降,目前较为少见。

【病因】

尚不明确,多发生于包皮过长或包茎患者。人类乳头瘤病毒(HPV)16 型及 18 型与阴茎癌发病密切相关。长期局部包皮垢刺激引起的慢性炎症可诱发阴茎癌。此外,吸烟、外生殖器疣、阴茎皮疹、阴茎裂伤、性伙伴数量与其发病可能也有一定的关系。

【病理】

绝大多数为鳞状细胞癌,基底细胞癌及腺癌少见。阴茎癌可发生于龟头、冠状沟及包皮内板附近。呈菜花样并伴有溃疡、出血、红斑等表现。

【临床表现】

1. 包皮内板、冠状沟、龟头部位新生物　新生物呈菜花样,可伴有出血、溃疡、脓液附着等表现。

2. 腹股沟淋巴结肿大　部分阴茎癌患者可见腹股沟淋巴结肿大。触诊为腹股沟区质硬、活动度差、融合的肿块。肿块可为转移的肿瘤,亦可为炎性肿大。

【辅助检查】

阴茎超声可明确有无海绵体侵犯,必要时可以选择 MRI 检查,但影像学检查非必需检查。

【诊断】

结合患者临床表现可初步诊断,任何情况下,阴茎头或包皮存在溃疡或肿块是都应怀疑有阴茎癌,若经过长期抗生素治疗无效时,应行组织活检以明确诊断。结合 B 超、CT、MRI 等辅助检查有助于对盆腔淋巴结及浸润情况评估。

【治疗】

肿瘤较小局限于包皮者可行包皮环切术;肿瘤较大浸润达阴茎白膜,则需行阴茎切除术。激光及局部 5- 氟尿嘧啶涂抹可用于表浅局部肿瘤及原位癌。化疗亦可用于阴茎癌治疗,但效果有限。

小　结

　　肾小球肾炎是以高血压、血尿、蛋白尿、水肿为特点的一组肾小球源性疾病。依据其症状持续与否分为急性肾小球肾炎与慢性肾小球肾炎。急性肾小球肾炎一般肾功能受损不重,补体 C3 多于 8 周内可恢复正常。若患者症状严重且早期出现较明显肾功能不全,则急进性肾小球肾炎不排除,需尽早行肾穿刺明确诊断并尽早治疗。慢性肾小球肾炎病程迁延,但最终将发展为慢性肾衰竭。尿蛋白大于 3.5g/d;血浆白蛋白低于 30g/L 是诊断肾病综合征的必备要素。对于确诊肾病综合征的患者,应积极予以利尿消肿等对症治疗,并及时予以激素、细胞毒性药物等抑制免疫及炎症反应。急性肾衰竭可根据其原因分为肾前性、肾性及肾后性。对于急性肾衰治疗,需要依照不同时期予以对症维持热量、水电解质平衡、抗感染等治疗,必要时可予以透析治疗。慢性肾脏疾病在最终多发展为慢性肾功能不全,故对慢性肾功能不全明确诊断后,应尽早干预治疗以延缓发展为慢性肾衰竭的时间。泌尿系感染多发生于女性患者,以上行性感染途径为主。上尿路感染多可出现发热等全身症状。泌尿系感染确诊后应积极予以抗感染治疗。泌尿系结石是较为多见的引起肾积水的疾病。对于上尿路结石,可依据结石位置、大小予以 ESWL、PCNL、输尿管镜碎石等微创方式予以处理。膀胱癌可根据浸润程度、大小、位置等可采取经尿道膀胱肿瘤切除术、膀胱部分切除、膀胱根治性切除术等。前列腺癌当前在我国亦有明显增高趋势,直肠指检、PSA 检查、MRI 等检查对于前列腺癌的确诊及分期提供重要信息,但确诊仍需病理穿刺检查。而肾癌的确诊临床上多以腹部 CT 增强为主,"快进快出"的影像学表现是肾癌较为特异性表现。小儿进行性增大的腹部肿块常需警惕肾母细胞瘤可能,对于肾母细胞瘤而言,手术、放疗、化疗等综合治疗疗效较好。

思考题

1. 急性肾小球肾炎与急进性肾小球肾炎有哪些相似之处? 有哪些检查可用于相互鉴别?
2. 急性肾衰竭与慢性肾衰竭的诊断与治疗分别是什么?
3. 试述肾病综合征的糖皮质激素治疗方案。
4. 试述上尿路结石的处理方式及双侧上尿路结石的治疗原则。
5. 试述膀胱癌的临床表现及治疗方式选择。

（孙发）

第八章 血液造血系统疾病

血液造血系统疾病是指原发或主要累及血液及造血器官的疾病,包括红细胞疾病、白细胞疾病、出血性及血栓性疾病等。血液病学是近年来发展迅猛的医学学科。实验室检查是血液系统疾病诊断的重要环节,骨髓穿刺涂片是多数血液病诊断的重要检查项目,病理学检查是淋巴瘤等的确诊依据,细胞遗传学和分子生物学检查对血液病的分型诊断和预后判断具有重要价值。血液系统疾病的治疗方法包括病因治疗、保持正常血液成分及其功能、去除异常血液成分和抑制异常功能等,造血干细胞移植是根治部分恶性血液病和遗传性疾病的综合性治疗方法。

第一节 红细胞系统疾病

血液是由细胞成分与非细胞成分组成,前者包括红细胞、白细胞和血小板,后者称为血浆。红细胞是血液中最多的一种血细胞,红细胞中含有血红蛋白,血红蛋白能和空气中的氧结合,因此红细胞能通过血红蛋白将吸入肺泡中的氧运送给组织,并将组织中新陈代谢产生的二氧化碳运到肺部并排出体外。机体各个组织脏器生理功能的完成都需要耗氧。因此,当红细胞质或量发生异常导致其携氧能力下降,势必造成组织和脏器缺氧进而影响其生理功能。

一、缺铁性贫血

铁是合成血红蛋白必需的元素。当机体对铁的需求与供给失衡,导致体内贮存铁耗尽(iron depletion,ID),继之缺铁性红细胞生成(iron deficient erythropoiesis,IDE),最终引起缺铁性贫血(iron deficiency anemia,IDA)。IDA 是指体内贮存铁缺乏,导致血红蛋白合成减少的小细胞低色素性贫血,是临床上最常见的贫血。

【病因及发病机制】

1. **铁摄入不足和需求增加** 铁摄入不足常因吸收障碍和需求增加所致。胃酸缺乏、胃切除术后、胃肠道疾病等都可能影响铁的吸收而发生 IDA。铁需求增加,如婴幼儿生长迅速和妊娠哺乳等,若饮食中供给不足,易造成 IDA。

2. **铁丢失过多** 慢性失血是引起缺铁性贫血最常见的原因。育龄妇女月经过多是该人群发生 IDA 的最常见原因。消化道慢性失血(肿瘤性和非肿瘤性)、慢性溶血铁随血红蛋白尿排出,均可引起 IDA。

【临床表现】

1. **起病隐匿** 早期表现为头昏乏力、耳鸣、心悸气促等非特异性临床症状。

2. **组织缺铁的表现** 烦躁、易怒、注意力不集中、智力低下;异食癖;免疫力下降;舌炎、口角炎;缺铁性吞咽困难(称 Plummer-Vinson 征);毛发干枯、指(趾)甲缺乏光泽、脆薄易裂,重者呈匙状甲。

【辅助检查】

1. **外周血检测**　呈小细胞低色素性贫血,平均红细胞体积(MCV)低于80fl,平均红细胞血红蛋白量(MCH)低于27pg,平均红细胞血红蛋白浓度(MCHC)低于32%。血片中红细胞体积变小,中央淡染区扩大。网织红细胞正常或轻度升高。

2. **骨髓穿刺**　增生活跃或明显活跃;以红系主要是中晚幼红细胞增生为主,幼红细胞体积较小。粒系、巨核系无明显异常;骨髓铁染色示骨髓小粒可染铁减少或消失,是诊断铁缺乏最可靠的指标。

3. **血清铁和总铁结合力测定**　血清铁降低(<8.95μmol/L),总铁结合力升高(>64.44μmol/L),运铁蛋白饱和度降低(<15%)。血清铁蛋白是反映机体铁储备的敏感指标,IDA时降低(<12μg/L)。

【诊断】

1. **ID**　①血清铁蛋白<12μg/L;②骨髓铁染色示骨髓小粒可染铁消失;③血红蛋白正常。

2. **IDE**　①ID的①+②;②运铁蛋白饱和度<15%;③红细胞游离原卟啉(FEP)>0.9μmol/L,或FEP/Hb>45μg/gHb;④血红蛋白尚正常。

3. **IDA**　①IDE的①+②+③;②小细胞低色素贫血:男性Hb<120g/L,女性<110g/L,孕妇<100g/L;MCV<80fl,MCH<27pg,MCHC<32%。

4. **病因诊断**　有明确的缺铁病因和临床表现。

【治疗】

1. **病因治疗**　病因治疗是IDA根治的关键。婴幼儿、青少年和妊娠妇女因摄入不足引起的IDA,应改善饮食。月经过多引起的IDA应及时调理月经。

2. **铁剂治疗**　治疗性铁剂有无机铁和有机铁,首选口服铁剂治疗,安全且疗效可靠。进餐同时或餐后服用可减轻其对胃肠道的刺激作用。维生素C可促进铁剂吸收,浓茶对铁的吸收有抑制作用。铁剂治疗有效的敏感指标是外周血网织红细胞升高。铁剂治疗应在血红蛋白恢复正常后至少持续4~6个月,待贮铁指标正常后停药。如口服铁剂不能耐受或存在胃肠道疾病影响铁剂吸收,可考虑注射铁剂,但副作用较多。

二、巨幼细胞性贫血

巨幼细胞性贫血(megaloblastic anemia,MA)是指由于叶酸和维生素B_{12}缺乏或某些药物影响核苷酸代谢导致细胞脱氧核苷酸(DNA)合成障碍所致的贫血。患者骨髓中粒系、红系、巨核系三系细胞出现巨幼变,外周血表现为大细胞性贫血并有中性粒细胞核分叶过多,可同时有粒系、红系、巨核系三系细胞的减少。引起MA的主要原因有叶酸和维生素B_{12}缺乏。

【病因及发病机制】

巨幼细胞贫血的发病机制主要是细胞内DNA合成障碍。

1. **叶酸缺乏**　①摄入不足:食物中缺少新鲜蔬菜、过度烹煮或腌制均可使叶酸丢失;②需要量增加:妊娠和哺乳期妇女、生长发育的婴幼儿及青少年对叶酸的需要量增加,如补充不足就可能发生叶酸缺乏;③吸收障碍:小肠(特别是空肠段)炎症、肿瘤、腹泻以及某些药物(抗癫痫药物、乙醇等)可影响叶酸的吸收;④利用障碍:一些抗肿瘤药物如氨甲蝶呤、氨苯蝶啶等可影响叶酸的利用。

2. **维生素B_{12}缺乏**　吸收障碍是维生素B_{12}缺乏最常见的原因,主要见于内因子缺乏、如萎缩性胃炎、全胃切除术后和恶性贫血患者。此外,胃蛋白酶和胰蛋白酶缺乏、肠道疾病、某些药物等均可影响B_{12}吸收。通常因摄入减少而导致维生素B_{12}缺乏往往需要较长时间。

【临床表现】

1. **早期症状**　起病缓慢,早期表现为贫血的共同症状,疲劳、头昏乏力、眼花、耳鸣、心悸气促等。

2. **进展期**　可有全血细胞的减少,反复感染和出血,口腔黏膜、舌乳头萎缩,舌面光滑呈"镜面舌"或"牛肉样舌";消化道黏膜萎缩,可有消化不良、食欲缺乏、腹胀、恶心等。对神经系统的影响主要表现为手足对称性麻木、感觉障碍、下肢步态不稳、行走困难等。

【辅助检查】

1. **外周血检测** 呈大细胞性贫血,红细胞平均体积(MCV)>100fl,红细胞平均血红蛋白含量(MCH)>32pg。白细胞和血小板可减少,中性粒细胞分叶过多。

2. **骨髓穿刺** 增生活跃或明显活跃,以红系增生为主。造血细胞普遍体积增大,表现为巨幼样变。

3. **血清叶酸和维生素 B$_{12}$ 水平测定** 血清维生素 B$_{12}$ 水平低于 74pmol/L(100ng/ml);血清叶酸低于 6.8nmol/L(3ng/ml)。

【诊断】

根据患者的临床特点,有贫血、消化道和神经系统症状、体征,结合外周血、骨髓穿刺的改变以及血清叶酸和维生素 B$_{12}$ 水平测定可做出诊断。若无条件测血清叶酸和维生素 B$_{12}$ 水平,可予诊断性治疗,叶酸或维生素 B$_{12}$ 治疗 1 周左右网织红细胞上升者,可考虑叶酸和维生素 B$_{12}$ 缺乏。

【治疗】

1. **补充缺乏的营养物质** ①叶酸缺乏的治疗:口服叶酸 5~10mg,每日 3 次,直至血象恢复。如同时伴有维生素 B$_{12}$ 缺乏,应同时注射维生素 B$_{12}$,否则会加重神经系统症状。②维生素 B$_{12}$ 缺乏的治疗:肌内注射维生素 B$_{12}$100μg/d,两周后减为每周 2 次注射,直至血象恢复正常。

2. 对于胃肠道疾病的患者,如肠道炎症、慢性腹泻、胃大部切除术后的患者以及接受抗肿瘤药物治疗的患者,应酌情补充维生素 B$_{12}$ 和叶酸,以防巨幼细胞性贫血的发生。

三、再生障碍性贫血

再生障碍性贫血(aplastic anemia,AA)简称再障,是一种获得性骨髓造血功能衰竭综合征,由多种原因和机制引起的造血干细胞增殖、分化障碍和 / 或造血微环境发生异常或破坏。主要表现为骨髓造血功能低下、全血细胞减少和贫血、出血及感染等症状。可发生于任何年龄段,男、女发病率无显著差异。

【病因及发病机制】

再障的发病原因不明确,可能与病毒感染、理化因素如氯霉素类抗生素、磺胺类药物、细胞毒化疗药物、杀虫剂以及 γ 射线和 X 射线等有关。再障的发病机制尚未完全阐明,可能由于造血干细胞缺陷、造血微环境缺陷和造血生长因子异常、免疫功能紊乱所致。

【临床表现】

再障的临床表现与受累细胞系的减少及其程度有关,分为重型再障(severe aplastic anemia,SAA)和非重型再障(non severe aplastic anemia,NSAA)。

1. **SAA** 起病急,进展快,病情重,常以出血、感染及贫血为首发症状。进行性贫血,多数有发热,以呼吸道感染多见,感染的危险程度与粒细胞减少的程度正相关。可有不同程度的皮肤、黏膜及内脏出血,颅内出血常是主要的死亡原因之一。

2. **NSAA** 起病和进展较缓慢,贫血、感染和出血的程度相对较轻,也较易控制。

【辅助检查】

1. **外周血检查** 全血细胞减少,一般呈正细胞正色素性贫血,网织红细胞计数降低,淋巴细胞比例相对升高。

2. **骨髓穿刺** 多部位骨髓增生减低,粒、红系及巨核细胞明显减少且形态大致正常,巨核细胞明显减少或缺如。骨髓活检显示造血组织减少,脂肪组织和 / 或非造血细胞增多。

3. **其他检查** T 细胞亚群分析 CD4$^+$ 细胞 /CD8$^+$ 细胞倒置,Th1/Th2 倒置。骨髓细胞染色体核型正常,中性粒细胞碱性磷酸酶升高。

【诊断】

1. **再障的诊断标准** ①全血细胞减少,网织红细胞减少,淋巴细胞相对增多;②骨髓至少 1 个部位增生减低或重度减低(如增生活跃,须有巨核细胞明显减少及淋巴细胞相对增多),造血细胞减少,非造血细胞比例增高,骨髓活检示造血组织减少;③除外引起全血细胞减少的其他疾病。

2. **再障的分型诊断标准**　①SAA-I:发病急,贫血进行性加剧,常伴严重感染和出血。血象除血红蛋白下降较快,须具备下列三项中的两项:网织红细胞绝对值 $<15 \times 10^9/L$,中性粒细胞 $<0.5 \times 10^9/L$,血小板 $<20 \times 10^9/L$。②NSAA:发病较 SAA 缓慢,贫血、出血、感染相对较轻。网织红细胞、中性粒细胞、血小板减少,但达不到 SAA-I 的标准。③当 NSAA 患者病情进展,临床、血象及骨髓象达到 SAA-I 诊断标准,称重型再障II型(SAA-II)。

【治疗】

1. **支持疗法**　纠正贫血,控制出血,防治感染。

2. **免疫抑制治疗**　抗淋巴细胞球蛋白 / 抗胸腺球蛋白(ALG/ATG)、环孢素(CsA)等。

3. **促造血治疗**　雄激素、造血生长因子等。

4. **造血干细胞移植**　造血干细胞移植是治疗 SAA 最佳方法。年龄 ≤35 岁、有 HLA 相合同胞供者的重型或极重型 AA 患者;年龄超过 35 岁的重型 AA 患者,在 ATG/ALG 联合 CsA 治疗失败后,也可以采用 HLA 相合的同胞供者造血干细胞移植。

四、溶血性贫血

溶血(hemolysis)是红细胞破坏加速,寿命缩短的过程。溶血超过了骨髓造血的代偿能力引起贫血称为溶血性贫血(hemolytic anemia,HA)。引起溶血的原因很多,大致可概括为红细胞内在缺陷和红细胞外部异常,前者多为先天 / 遗传性的,后者多为获得性的。

溶血的临床表现取决于溶血发生的场所、程度、速度、持续的时间和机体的代偿能力及基础疾病。急性溶血多为血管内溶血,起病急骤,重者可出现周围循环衰竭和急性肾损伤。慢性溶血多为血管外溶血,起病缓慢,贫血、黄疸和脾大。

溶血性贫血的诊断,首先是确定溶血的检查,包括红细胞破坏增加的检查和红系造血代偿性增生的检查,其次是确定溶血病因的检查。

【遗传性球形红细胞增多症】

遗传性球形红细胞增多症(hereditary spherocytosis,HS)是红细胞先天性膜缺陷引起的溶血性贫血中最常见的一种类型。因外周血中出现球形红细胞而得名,系常染色体显性遗传,男女均可患病,任何年龄均可发病。临床表现有贫血、溶血性黄疸、不同程度的脾大,常伴有胆囊结石。感染可使病情加重,诱发各种危象,如溶血危象等。外周血小球形红细胞增多(>10%)为本病的特征,红细胞渗透脆性增加。脾切除对本病有显著疗效。

【红细胞葡萄糖 -6- 磷酸脱氢酶缺乏症】

红细胞葡萄糖 -6- 磷酸脱氢酶(G6PD)缺乏症(erythrocyte glucose-6-phosphate dehydrogenase deficiency)是最常见的一种遗传性酶缺乏病,属 X 连锁不完全显性遗传。本病是一种全球性疾病,我国以广西、广东、海南省多见,男性多于女性。发病原因是由于 *G6PD* 基因突变,导致该酶活性降低,红细胞不能抵抗氧化损伤而遭受破坏,引起溶血性贫血。

G6PD 缺乏症的临床表现与一般溶血性贫血大致相同,分 5 种临床类型:蚕豆病、药物性溶血、新生儿高胆红素血症、先天性非球形红细胞溶血性贫血及其他诱因如感染所致溶血,以前两者多见。临床表现轻重程度不同,多数患者,特别是女性杂合子,平时不发病,无自觉症状,部分患者可表现为慢性溶血性贫血症状。常因食用蚕豆、服用或接触某些药物、感染等诱发血红蛋白尿、黄疸、贫血等急性溶血反应。红细胞 G6PD 活性测定是本病最可靠的诊断依据。本病的治疗主要是去除诱因和对症治疗。

【自身免疫性溶血性贫血】

自身免疫性溶血性贫血(autoimmune hemolytic anemia,AIHA)是由于机体免疫调节功能紊乱,产生自身抗体,抗体结合于红细胞表面,被单核-巨噬细胞清除破坏引起红细胞破坏过多过快而致贫血的疾病。AIHA 分为温抗体型和冷抗体型两种,临床上前者显著多于后者。根据有无病因,AIHA 分原发性和继发性。常见的继发性病因有自身免疫性疾病如系统性红斑狼疮、恶性淋巴增殖性疾病、感染、药物诱导等。

温抗体型 AIHA 是获得性溶血性贫血中最重要的一种,抗体主要为 IgG,临床上多数患者起病较慢,表现为头昏、乏力、黄疸,可有轻中度脾大,少数患者可伴有免疫性血小板减少性紫癜,称为 Evans 综合征。急性起病者,多发生于小儿伴有病毒感染者,寒战、高热、呕吐、腹泻,严重者可出现休克和神经系统表现。实验室检查除表现为溶血性贫血特征外,直接抗人球蛋白试验(Coombs 试验)阳性,主要为抗 IgG 及抗补体 C3 型,是诊断 AIHA 的重要指标。

AIHA 的治疗主要是积极寻找病因,治疗原发病。肾上腺皮质激素是治疗 AIHA 的首选方法。激素治疗无效或需要较大剂量激素维持者可考虑脾切除或免疫抑制剂治疗,最常用的药物有环磷酰胺、硫唑嘌呤、氨甲蝶呤等。贫血严重者可应输洗涤红细胞。

【珠蛋白生成障碍性贫血】

珠蛋白生成障碍性贫血(thalassemia)原称地中海贫血或海洋性贫血,为一组遗传性溶血性贫血疾病。因遗传性的基因缺陷导致血红蛋白中一种或一种以上珠蛋白链合成减少或缺乏,珠蛋白链比例失衡而引起溶血性贫血。多见于东南亚、地中海区域。在我国以广东、广西、四川多见。

1. α 珠蛋白生成障碍性贫血　α 珠蛋白基因的缺失或缺陷导致 α 珠蛋白链合成受抑制。患者症状的轻重取决于遗传有缺陷的 α 基因的数目。①静止型:1 个 α 基因异常,通常无临床症状。②标准型:2 个 α 基因异常,无明显临床症状,红细胞呈小细胞低色素性,血红蛋白电泳通常无异常。③HbH 病:3 个 α 基因异常,患者多为轻到中度贫血,伴有黄疸和肝脾大。感染或服用氧化剂药物常可加重贫血。血红蛋白电泳 HbH 占 5%~40%。④Hb Bart 胎儿水肿综合征:4 个 α 基因异常。临床表现为 Hb Bart 胎儿水肿综合征,胎儿多于宫内死亡,血红蛋白电泳 HbH 占 80%~100%。

2. β 珠蛋白生成障碍性贫血　β 珠蛋白基因的缺失或缺陷导致 β 珠蛋白链合成受抑制。①轻型:临床上可无症状或仅表现轻度贫血。红细胞渗透脆性降低;HbA2 大于 3.5%,HbF 正常或轻度升高。②中间型:中度贫血,脾大,可有骨骼改变。外周血象和骨髓象的改变类似重型 β 地中海贫血;红细胞渗透脆性减低;变性珠蛋白小体阳性;HbH 可达 10%。③重型(Cooley 贫血):父母均有地中海贫血,患儿出生后贫血进行性加重,伴黄疸和肝脾大。生长发育迟缓,呈地中海贫血特殊面容,额部隆起,眼距增宽,鼻梁凹陷。小细胞低色素性重度贫血。靶形红细胞增多,红细胞渗透脆性明显减低。HbF 含量明显增高。颅骨 X 线片可见颅骨内外板变薄,板障增宽,在骨皮质间出现垂直短发样骨刺。

珠蛋白生成障碍性贫血是遗传性疾病,根据阳性家族史、临床表现和实验室检查即可做出诊断。本病缺少根治的方法,重在预防。对于有阳性家族史者应进行婚前检查和胎儿产前基因诊断,避免下一代患病。

【阵发性睡眠性血红蛋白尿】

阵发性睡眠性血红蛋白尿(paroxysmal nocturnal hemoglobinuria,PNH)是一种后天获得性的 1 个或几个造血干细胞基因突变造成的红细胞膜缺陷性溶血性贫血,是非恶性的克隆性疾病。临床上主要表现为慢性血管内溶血,造血功能衰竭和反复静脉血栓形成。

PNH 的诊断主要依据临床表现、血管内溶血的实验室证据、酸溶血试验(Ham 试验)、蛇毒因子溶血试验、热溶血试验,以及流式细胞术检测外周血中 CD55 或 CD59 阴性中性粒细胞或红细胞 >10%。

本病的常规治疗主要是控制溶血发作,如糖皮质激素、碳酸氢钠、人源型抗 C5 单克隆抗体 Eculizumab 等,以及应用雄激素刺激红细胞生成。贫血严重者可酌情输注去白红细胞。异基因造血干细胞移植是目前唯一可能治愈 PNH 的方法。

常见溶血性疾病的临床鉴别见表 8-1。

表 8-1　常见溶血性疾病的临床鉴别

疾病	病因机制	辅助检查	治疗
遗传性球形红细胞增多症	遗传性红细胞膜缺陷	外周血小球形红细胞 >10% 红细胞渗透脆性增加	脾切除
红细胞葡糖 -6- 磷酸脱氢酶缺乏症	遗传性 G6PD 酶缺乏	高铁血红蛋白还原试验 <75% 红细胞 G6PD 活性降低	去除诱因 对症治疗
自身免疫性溶血性贫血	自身红细胞抗体的产生	抗人球蛋白试验阳性	糖皮质激素
珠蛋白生成障碍性贫血	遗传性基因缺陷致血珠蛋白链合成减少或缺乏	血红蛋白电泳 基因诊断	轻型对症治疗为主； 重型需异基因造血干细胞移植
阵发性睡眠性血红蛋白尿	后天获得性红细胞膜缺陷性溶血性贫血	酸溶血试验阳性 外周血 CD55 或 CD59 阴性 中性粒细胞或红细胞 >10%	支持对症治疗

第二节　白细胞系统疾病

正常人血液中可识别的白细胞包括中性粒细胞、嗜酸性粒细胞、嗜碱性粒细胞、单核细胞和淋巴细胞,骨髓中还可见到浆细胞和巨噬细胞。白细胞系统的主要功能是防卫机体不被异物入侵。不同的白细胞功能各异,相互影响,相互协同。白细胞主要在骨髓生成,在血管外的组织中行使功能。

一、白细胞减少和粒细胞缺乏症

白细胞减少症(leukopenia)是指外周血白细胞计数持续低于 4.0×10^9/L。当外周血中性粒细胞绝对值计数成人低于 2.0×10^9/L、10 岁以上儿童低于 1.8×10^9/L 或 10 岁以下儿童低于 1.5×10^9/L,称为中性粒细胞减少(neutropenia)。外周血中性粒细胞计数低于 0.5×10^9/L,则称为粒细胞缺乏症(agranulocytosis)。粒细胞生成缺陷、破坏或消耗过多以及分布异常均可引起白细胞减少或粒细胞缺乏。

【临床表现】

1. 中性粒细胞减少　临床上可无明显症状,或仅有疲乏无力、头昏、食欲减退等非特异性症状。

2. 粒细胞缺乏症　易发生感染,呼吸道、消化道及泌尿生殖道是常见的感染部位。若无积极有效的救治,感染常迅速播散,病情进展迅速,甚至发生败血症、脓毒血症或感染中毒性休克,病死率极高。

【辅助检查】

血常规检查显示白细胞减少,中性粒细胞减少,淋巴细胞百分比相对增加。骨髓涂片因粒细胞减少原因不同而表现各异。肾上腺素试验有助于鉴别假性粒细胞减少。

【诊断】

中性粒细胞计数是最主要的诊断依据,根据粒细胞计数并多次复查以排除误差后即可确诊。成人外周血白细胞数低于 4.0×10^9/L 为白细胞减少症。当外周血中性粒细胞绝对值成人低于 2.0×10^9/L、10 岁以上儿童低于 1.8×10^9/L 或 10 岁以下儿童低于 1.5×10^9/L,为中性粒细胞减少症。外周血中性粒细胞低于 0.5×10^9/L,为粒细胞缺乏症。进而须进行病因学诊断,了解有无某些化学物质或放射线的接触史及服药史、有无多次粒细胞减少的发作及其规律性、有无反复发作的感染、有无其他相关基础疾病等。体检时须注意有无淋巴结和肝脾大,有无胸骨压痛等,并做相关的实验室检查。

【治疗】

1. **病因治疗**　是治疗本病的关键。应立即停止接触可疑的药物或其他致病因素,积极治疗引起粒细胞减少的原发疾病。

2. **防治感染**　患者发生感染的概率与中性粒细胞减少的程度和持续时间正相关。对粒细胞缺乏患者应尽可能隔离治疗,防止交叉感染。对于已感染者应行病原学检查,并及早经验性应用广谱抗生素治疗。

3. **升白细胞药**　重组人粒细胞集落刺激因子(rhG-CSF)和重组人粒细胞-巨噬细胞集落刺激因子(rhGM-CSF)治疗中性粒细胞减少和缺乏疗效明确,可缩短粒细胞缺乏的病程,促进粒细胞增生和释放,并增强其吞噬杀菌及趋化功能。

二、白血病

白血病(leukemia)是一类造血干祖细胞的恶性克隆性疾病,因白血病细胞自我更新增强、增殖失控、分化障碍、凋亡受阻而停滞在细胞发育的不同阶段。白血病细胞大量增生并积聚在骨髓和其他造血组织中,使正常造血受到抑制并可浸润其他的器官和组织。

【病因及发病机制】

白血病的病因尚不完全清楚,目前认为许多因素与白血病的发生有关,包括生物因素(如病毒感染和免疫功能异常)、物理因素(包括 X 线、γ 线等电离辐射)、化学因素(苯及含有苯的有机溶剂、烷化剂等)以及遗传因素等。

【分型】

根据白血病细胞的分化成熟程度和自然病程,白血病分为急性白血病(acute leukemia,AL)和慢性白血病(chronic leukemia,CL)两大类。根据主要受累的细胞系不同可将 AL 分为急性淋巴细胞白血病(acute lymphoblastic leukemia,ALL)(简称急淋)和急性髓系白血病(acute myeloid leukemia,AML)。CL 分为慢性髓系白血病(chronic myeloid leukemia,CML)(简称慢粒白血病或慢粒),和慢性淋巴细胞白血病(chronic lymphoblastic leukemia,CLL)(简称慢淋),及少见类型的白血病,如毛细胞白血病、幼淋巴细胞白血病等。

(一)急性白血病

急性白血病是造血干祖细胞在造血过程早期出现分化阻滞、凋亡障碍,导致骨髓中异常的原始细胞及幼稚细胞大量增殖并广泛浸润肝、脾、淋巴结等各种脏器。同时,生成的白血病细胞逐步取代骨髓组织,使正常的红细胞、白细胞和血小板的增殖和生长受抑,患者出现贫血、感染和出血等症状。

根据 FAB 分类,ALL 可分为 L_1、L_2、L_3。AML 可分为 M_0~M_7 型:M_0(急性髓细胞白血病微分化型)、M_1(急性粒细胞白血病未分化型)、M_2(急性粒细胞白血病部分分化型)、M_3(急性早幼粒细胞白血病,APL)、M_4(急性粒-单核细胞白血病,AMML)、M_5(急性单核细胞白血病)、M_6(急性红白血病,EL)和M_7(急性巨核细胞白血病,AMeL)。

【临床表现】

AL 起病多急骤,主要临床表现为骨髓正常造血功能受抑和白血病细胞髓外浸润所致。临床上常见的症状为发热、进行性贫血、出血及组织器官的白血病细胞浸润。

1. **发热**　发热是 AL 常见症状之一,多为感染所致,感染可发生在身体的任何部位,以咽峡炎、牙龈炎最多见,肺部感染、肛周炎、肠炎亦较常见。白血病本身可有低热,高热往往提示存在继发感染。

2. **贫血**　贫血呈进行性加重,患者常感到疲乏无力、面色苍白、活动后心悸气促等。

3. **出血**　近半数患者以出血为早期表现。出血可发生在全身各个部位,多见于皮肤瘀点瘀斑、鼻出血、牙龈出血和月经过多等。

4. **白血病细胞浸润的表现**　①淋巴结和肝脾大。②骨骼和关节:可有骨、关节疼痛;胸骨下段局限性压痛是 AL 最常见的骨骼浸润表现,具有诊断意义。③中枢神经系统白血病(CNSL),以 ALL 最常见,轻者表现为头痛、头晕,重者出现呕吐、颈项强直,甚至昏迷。④其他组织器官浸润的表现:皮肤浸润表现为皮下结节、丘疹、红斑;眼部浸润常见于粒细胞白血病累及骨膜,以眼眶部位最常见,可引起眼球突出、复视或失明;男性 ALL 患者可有睾丸浸润,表现为单侧或双侧睾丸无痛性肿大。

【辅助检查】

1. 外周血检查　白细胞计数高低不一,大多数患者的白细胞增多,超过 10×10^9/L 者,称为白细胞增多性白血病。少数白细胞计数正常或减少,低者可小于 1.0×10^9/L,称白细胞不增多性白血病。外周血涂片可见数量不等的原始和幼稚细胞。红细胞和血小板常减少。

2. 骨髓穿刺　是诊断 AL 的主要依据。FAB 协作组提出原始细胞≥骨髓有核细胞(ANC)的 30% 为 AL 的诊断标准,WHO 分型将原始细胞≥骨髓有核细胞的 20% 作为 AL 诊断标准。骨髓增生明显活跃或极度活跃,以原始细胞为主,常有形态异常和核、浆发育不平衡。

3. 其他检查　①细胞化学染色:可协助形态上鉴别各种类型白血病;②免疫学检查:可根据白血病细胞表达的系列相关抗原,确定白血病细胞的来源并精准分型;③染色体和分子生物学检查:半数以上的白血病存在染色体核型的异常,且这些染色体和基因的异常往往与白血病的预后密切相关。

【诊断】

根据患者的临床表现、血象和骨髓象特点,诊断 AL 一般不难。AL 诊断确定后,须进一步通过化学染色、免疫学检查以及染色体和分子生物学检查以明确其类型、亚型及危险分层。

【治疗】

1. 支持治疗　①利尿和维持水电解质平衡;②预防高尿酸性肾病;③血制品的正确使用,酌情纠正贫血及出血;④发热及感染的防治。

2. 抗白血病治疗　目的是清除白血病细胞克隆并重建骨髓正常造血功能。首先是诱导缓解治疗,化学治疗是此阶段白血病治疗的主要方法。目标是使患者获得完全缓解(complete remission,CR),随后进入白血病治疗的第二阶段,即缓解后治疗,主要方法是化疗和造血干细胞移植(HSCT)。

(二) 慢性髓系白血病

慢性髓系白血病(chronic myeloid leukemia,CML)是一种起源于多能造血干细胞的恶性克隆增殖性疾病,外周血白细胞显著增多,以中、晚幼粒细胞为主;多数患者 Ph 染色体和 *BCR/ABL* 融合基因表现为阳性。病程发展缓慢,临床上分慢性期(chronic phase,CP)、加速期(accelerated phase,AP)和急变期(blastic phase or blast crisis,BP/BC)。

【临床表现】

CML 在各年龄组均可发病,以中年最多见。起病缓慢,早期常无明显自觉症状。常在健康体检或因其他原因做血常规检查时偶然发现。

1. CP　一般持续 1~4 年。可有乏力、低热、多汗或盗汗、体重减轻等症状。因脾脏肿大可有左上腹胀痛感。少数当白细胞极度增高时可出现白细胞淤滞综合征。

2. AP　常表现为发热、体重进行性下降、骨骼疼痛,贫血加重或出血,脾脏进行性肿大,对原来治疗有效的药物失效。

3. BP/BC　临床与 AL 类似,为 CML 的终末期。多数为急粒变,少数急淋变或急单变,预后极差。

【辅助检查】

1. 慢性期　①外周血检查:WBC 显著增高,常超过 20×10^9/L,血小板正常或增多;②骨髓穿刺:骨髓增生明显或极度活跃,以中性粒细胞为主,中、晚幼和杆状核粒细胞明显增多,嗜碱性和嗜酸性粒细胞增多;③中性粒细胞碱性磷酸酶(NAP):活性减低或呈阴性反应;④细胞遗传学及分子生物学改变:95% 以上的 CML 细胞中出现 Ph 染色体和 *BCR/ABL* 融合基因。

2. 加速期　外周血或骨髓中原始细胞≥10%,嗜碱性粒细胞 >20%。

3. 急变期　外周血或骨髓各项指标达到急性白血病诊断标准,有髓外白血病细胞浸润。

【诊断】

临床上根据症状、体征和典型的实验室检查,特别是 Ph 染色体和 *BCR/ABL* 融合基因阳性即可做出诊断,确诊后应确定临床分期及危险分层。

【治疗】

CML 的治疗重在 CP,治疗的目标是控制异常增高的外周血白细胞,缓解临床症状和体征,争取缓解,避免疾病转化。

1. CML 慢性期治疗　①分子靶向治疗:甲磺酸伊马替尼(imatinib mesylate,IM)是一种特异的酪氨酸激酶抑制剂(tyrosine kinase inhibitor,TKI),TKI 已成为 CML 患者的最有效的一线治疗;②化疗:可用羟基脲(HU)或其他药物如阿糖胞苷、高三尖杉酯碱等,一般用于早期控制血象或不能耐受 TKI 的患者;③干扰素;④造血干细胞移植:同种异基因造血干细胞移植一直被认为是治愈 CML 的最有效疗法,TKI 问世后地位已下降。

2. 加速期或急变期治疗　一旦进入 AP 或 BP 应按急性白血病治疗,化疗方案根据急变的类型而定。但缓解率低且缓解期短。

三、淋巴瘤

淋巴瘤(lymphoma)是免疫系统的恶性肿瘤,起源于淋巴结和淋巴组织。其发生大多与免疫应答过程中淋巴细胞增殖分化产生的某种免疫细胞恶变有关。典型临床表现为无痛性进行性淋巴结肿大,可有发热、贫血以及器官压迫症状。

按组织病理学改变,淋巴瘤分为霍奇金淋巴瘤(Hodgkin lymphoma,HL)和非霍奇金淋巴瘤(non Hodgkin lymphoma,NHL)两大类。

【病因及发病机制】

病因尚不完全清楚,感染和免疫因素在淋巴瘤的发病中起重要作用。迄今较为重要的是病毒病因学说,EB 病毒与 HL 的关系极为密切。此外,理化因素及遗传因素也可能与淋巴瘤的发病相关。

【临床表现】

1. 淋巴结肿大　无痛性进行性的淋巴结肿大或局部肿块是淋巴瘤的共同临床表现,常为首发症状。

2. 淋巴瘤压迫或浸润组织、脏器引起相应的症状

3. 全身症状　发热、多汗、盗汗、皮肤瘙痒及体重减轻等。

【辅助检查】

1. 外周血和骨髓检查　HL 常有轻度或中度贫血,骨髓涂片找到 Reed-sternberg(R-S 细胞)是 HL 骨髓浸润的依据。NHL 可有不同程度的贫血,伴有淋巴细胞绝对和相对增多。血小板在早期多正常。

2. 病理学检查　淋巴结活检是确诊淋巴瘤的金标准,也是确定淋巴瘤病理类型的主要依据。病理学检查发现 R-S 细胞是 HL 的特点。淋巴细胞分化抗原检测及染色体异位、基因重排检测有助于 NHL 分型诊断。

3. 其他检查　患者可有血清乳酸脱氢酶(LDH)升高等。

4. CT、B 超、PET/CT　为确定淋巴瘤分期常用的检查手段,特别是 PET/CT 对于了解淋巴瘤病灶及部位、精准确定临床分期和预后判定进而精准的制订淋巴瘤个体治疗方案都是必不可少的辅助检查手段。

【诊断】

无痛性、进行性淋巴结肿大,经淋巴结病理学检查可以确诊淋巴瘤诊断,同时须完善相关辅助检查以明确其组织学类型和临床分期。

【治疗】

淋巴瘤的治疗是以化疗为主的化、放疗结合的综合治疗。

1. **HL** 主要化疗方案：MOPP（氮芥、长春新碱、丙卡巴肼、泼尼松）方案和 ABVD（阿霉素、博来霉素、长春碱、达卡巴嗪）方案。

2. **NHL** 治疗策略应以化疗为主，局部放疗为辅。CHOP（环磷酰胺、阿霉素、长春新碱、泼尼松）方案是治疗 NHL 标准的方案。靶向 CD20 的单抗 - 利妥昔单抗在 B 细胞淋巴瘤的治疗中已发挥重要作用，CHOP 加用利妥昔单抗已成为弥漫性大 B 细胞淋巴瘤的标准一线治疗方案。疾病发展迅速者应遵循全身化疗为主，局部放疗为辅的原则。对于高危难治的淋巴瘤可以考虑造血干细胞移植。

第三节　出血性疾病

出血性疾病是指由于止凝血机制异常而引起的、临床上以自发性出血或轻微创伤后出血不止为主要表现的一类疾病，分为先天遗传性和后天获得性。根据病因和发病机制，出血性疾病可分为五类，即血管壁异常、血小板异常、凝血因子异常、抗凝及纤维蛋白溶解异常、复合性止血机制异常。临床上对于出血性疾病的诊断，须结合病史、临床表现和实验室检查综合分析而做出。继而根据不同的病因和发病机制，对患者采取相应的治疗措施。

一、过敏性紫癜

过敏性紫癜（allergic purpura）是一种常见的血管变态反应性综合征，因机体对某些致敏物质产生变态反应，导致毛细血管脆性及通透性增加，血液外渗，导致以皮肤、黏膜和某些器官出血为主要表现的临床综合征。本病好发于青少年，春、秋季发病较多。

【病因及发病机制】

致敏因素很多，主要因素：①感染：细菌（如 β 溶血性链球菌）、病毒和寄生虫感染等；②食物：如鱼、虾、蟹、鸡蛋和牛奶等；③药物：某些抗生素类、解热镇痛药和抗结核药等；④其他：如花粉、尘埃、昆虫叮咬和疫苗接种等。

上述致敏因素介导了机体免疫反应导致全身血管炎症。

【临床表现】

起病前 1~3 周常有上呼吸道感染史，全身不适、低热、乏力等。临床特征随病变部位不同而异。典型表现分为五型。

1. **单纯紫癜型** 是最常见的类型，主要表现为皮肤紫癜，局限于四肢，尤其是下肢及臀部，极少累及躯干。紫癜常成批出现、对称分布。

2. **关节型** 常见于膝、踝、肘、腕等大关节，表现为游走性红、肿、热、痛，可有积液，但不遗留关节畸形。

3. **腹型** 腹痛，呈阵发性绞痛或持续性钝痛，可伴有恶心、呕吐、腹泻、便血等。

4. **肾型** 表现为不同程度的蛋白尿、血尿和管型尿，严重者可有高血压、少尿、水肿和肾功能异常，少数病例因反复发作而演变为慢性肾炎或肾病综合征。

5. **混合型** 指上述两型或两型以上同时出现者。

【辅助检查】

血小板计数和功能正常，凝血相关检查正常。部分患者出血时间（BT）延长。肾型和混合型者可有血尿、蛋白尿、管型尿，也可有不同程度的肾功能异常。

【诊断】

根据发病前 1~3 周有上呼吸道感染史，出现全身不适、低热、乏力等前驱症状，典型的四肢皮肤紫癜，或伴有腹痛、关节肿痛及血尿，血小板计数、功能及凝血相关检查正常，排除了其他原因所致的血管炎及紫癜即可作出诊断。

【治疗】

1. **消除致病因素** 如防治感染,清除局部病灶,避免可能致敏的食物及药物等。

2. **一般治疗** 急性期卧床休息,注意维持水、电解质平衡。

3. **应用抗组胺药物** 如盐酸异丙嗪、氯苯那敏等;重者可酌情糖皮质激素口服或静脉应用。

4. **针对临床类型,采取相应的对症治疗措施**

二、特发性血小板减少性紫癜

特发性血小板减少性紫癜(idiopathic thrombocytopenic purpura,ITP)是一种免疫介导的血小板破坏过多和血小板生成受抑引起的出血性疾病。其特点是血小板计数减少及寿命缩短,伴或不伴皮肤、黏膜出血,骨髓内巨核细胞发育成熟障碍及抗血小板抗体的存在。

ITP 的病因迄今未明。发病机制为:机体免疫功能紊乱,产生抗自身血小板抗体引起血小板破坏增加。

【临床表现】

根据发病机制、诱发因素、临床表现、治疗效果以及病程,ITP 分为急性型和慢性型。

1. **急性型 ITP** 主要见于儿童,患者发病前 1~2 周常有急性上呼吸道或其他部位感染史。起病急骤,症状较重,畏寒、发热、皮肤黏膜瘀点、瘀斑,鼻出血和牙龈出血。重者有内脏甚至发生颅内出血。脾脏一般不肿大或仅轻度肿大。血小板显著减少,病程多为自限性,少数迁延不愈转为慢性。

2. **慢性 ITP** 多见于成人,一般起病隐匿,症状较轻。反复发作的皮肤瘀点、瘀斑,鼻、牙龈、口腔黏膜出血。月经过多较常见,在部分患者可以是唯一的临床症状。脾不肿大或轻度肿大。本病病程较长,自发缓解少见。

【辅助检查】

1. **外周血检查** 急性型 ITP 血小板计数常 <20×10⁹/L;慢性型 ITP 血小板计数一般在(20~80)×10⁹/L。贫血与失血量成正比,通常是正细胞性贫血。白细胞计数大多正常。

2. **骨髓穿刺** 骨髓中巨核细胞数正常或增多,伴成熟障碍,有血小板形成的巨核细胞显著减少;粒系、红系大致正常。

3. **其他检查** 血小板相关免疫球蛋白(PAIg)和血小板膜糖蛋白(GP)特异性自身抗体测定,大部分 ITP 患者 PAIgG 升高。出血时间延长、血块收缩不良等。

【诊断】

诊断要点:多次化验检查血小板计数减少;脾不大或轻度增大;骨髓巨核细胞正常或增多,有成熟障碍;泼尼松或切脾治疗有效;PAIgG 升高;排除其他继发性血小板减少症。

【治疗】

1. **一般治疗** 急性型及重症者应密切观察,限制活动。血小板低于 20×10⁹/L 者,应严格卧床。

2. **糖皮质激素治疗** 是治疗本病的首选药物。如无明显出血,血小板计数 >30×10⁹/L,可不予治疗。

3. **脾切除** 糖皮质激素治疗无效或须大剂量维持、有糖皮质激素使用禁忌的 ITP 患者可进行脾切除治疗。

4. **其他免疫抑制剂治疗** 常用药物有长春新碱、环磷酰胺、硫唑嘌呤和环孢素等。

三、血友病

血友病(hemophilia)是一组因凝血活酶生成障碍引起的出血性疾病,包括血友病 A 和血友病 B,临床上以血友病 A 最为常见。血友病 A 又称 F Ⅷ缺陷症,血友病 B 称 FIX 缺陷症,两者均为 X 性染色体连锁隐性遗传性疾病。约 30% 的血友病系由基因自发突变引起,缺乏阳性家族史。

本病以阳性家族史、自幼发病、自发性或轻微外伤后出血不止、血肿形成及关节出血为特征。

【临床表现】

自发性出血和轻度外伤后出血不止是血友病 A/B 的重要临床表现。出血的轻重与血友病类型及相关因子缺乏程度有关。血友病 A 出血较重,血友病 B 相对较轻。出血主要表现为:①肌肉出血,可形成囊肿和假瘤;②关节腔出血,可形成慢性关节炎和畸形;③内脏出血,可有消化道、呼吸道、泌尿道出血甚至致命的颅内出血;④其他:皮肤瘀斑、皮下血肿、黏膜出血、鼻出血及其他部位出血。

【辅助检查】

1. 初筛试验 血友病 A/B 患者的血小板计数、出血时间、血块收缩时间和凝血酶原时间均正常。活化部分凝血活酶时间(APTT)延长。

2. 确诊试验 凝血因子Ⅷ/Ⅸ活性测定,是目前诊断血友病 A/B 的常用方法。

【诊断】

根据患者的阳性家族史,临床出血表现以及实验室检查,血友病 A/B 的诊断不难做出。

【治疗】

1. 替代疗法 目前血友病的治疗仍以替代疗法为主,补充缺失的凝血因子是防治血友病出血的最有效措施。主要制剂有新鲜冰冻血浆(含所有的凝血因子)、冷沉淀物(主要含 FⅧ、FⅨ、vWF 及纤维蛋白原等,但 FⅧ浓度较血浆高 5~10 倍)、凝血酶原复合物以及 FⅧ浓缩制剂等。

2. 药物治疗 去氨加压素(DDAVP),常用于轻型血友病 A、FⅧ:C 水平较低的携带者。

3. 其他治疗 抗纤溶药:可用于轻型病例,或与替代疗法联合应用,以减少 FⅧ制品的用量。临床上常用的制剂有氨基己酸、氨甲苯酸等。

四、弥散性血管内凝血

弥散性血管内凝血(disseminated intravascular coagulation,DIC)是一种临床综合征,在许多疾病的基础上,凝血及纤溶系统被激活,导致全身微血栓形成,凝血因子大量消耗并继发纤溶亢进,引起全身出血及微循环衰竭。DIC 本身不是一个独立的疾病,是由于某些基础疾病所引起的一种病理生理过程。

【病因及发病机制】

常见的病因有:严重的感染(败血症、重症肝炎),严重创伤(挤压伤、大面积烧伤),恶性肿瘤(急性早幼粒性白血病、淋巴瘤、胰腺癌等),病理产科(羊水栓塞、重症妊娠高血压综合征等)及全身各系统疾病(恶性高血压、糖尿病酮症酸中毒等)。

多种致病因素导致患者全身小血管内纤维蛋白广泛沉积,循环血液受阻进而多系统器官衰竭。循环中凝血酶生成过量,纤溶系统激活,凝血和纤溶平衡失调,诱发临床上严重的出血和循环衰竭。

【临床表现】

1. 出血 出血是 DIC 最常见的症状之一,自发性、多发性出血,可遍及全身。多见于皮肤、黏膜、伤口及穿刺部位;其次是内脏,如咳血、呕血、便血和颅内出血。

2. 休克或微循环衰竭 表现为一过性或持续性低血压,患者肢体湿冷、少尿、发绀及神志改变。

3. 多发性微血管栓塞症状 肢端出现疼痛和发绀,皮肤、黏膜缺血性坏死,受累器官功能障碍等。

4. 溶血现象 由于微血管内广泛的血栓形成,红细胞在通过时因受到挤压而发生变形、破碎,导致微血管病性溶血。严重者可导致贫血,称微血管病性贫血。

5. 原发病的表现

【辅助检查】

1. 血小板 $<100 \times 10^9$/L 或进行性下降,肝病、白血病者血小板 $<50 \times 10^9$/L。

2. 血浆纤维蛋白原 <1.5g/L 或进行性下降。

3. 凝血酶原时间缩短或延长 >3s 或活化部分凝血活酶时间延长 >10s。

4. 3P 试验阳性或血浆 FDP>20mg/L，或 D- 二聚体水平升高或阳性。

【诊断】

有引起 DIC 的基础疾病，如严重的感染、恶性肿瘤、手术及创伤、病理产科；有 DIC 的临床表现，广泛的出血倾向；休克或微循环衰竭，肢体湿冷、少尿、呼吸困难、发绀及神志改变等；微血栓形成，受累器官功能障碍；微血管溶血，表现为进行性贫血，贫血程度与出血量不成比例。符合上述实验室检查指标的异常即可做出诊断。

【治疗】

1. **积极治疗原发病**　去除病因。

2. **抗凝治疗**　是终止 DIC 病理过程、减轻器官损伤，重建凝血 - 抗凝平衡的重要措施。常用药物为肝素，应与补充凝血因子同步进行。

3. **补充血小板及凝血因子**　可酌情补充血小板悬液、新鲜冷冻血浆、纤维蛋白原制剂等。

4. **纤溶抑制药物**　一般宜与抗凝剂同时使用。适用于 DIC 的基础病因及诱发因素已去除或控制，并有明显纤溶亢进的临床及实验室证据者。

小　结

血液病学是医学科学的一个重要组成部分，随着近年来分子生物学、细胞生物学、遗传学和免疫学等学科的飞速发展，血液病学也有了迅猛发展，先进的技术使血液病的诊断和治疗更加精准、有效，一些曾经严重威胁人类健康的恶性血液病已不再和死亡画等号，血液恶性肿瘤学已成为当今世界医学研究领域最引人注目的学科之一，靶基因治疗、免疫治疗、造血干细胞移植等成为治疗恶性肿瘤的典范，对恶性肿瘤的治疗乃至整个医学科学的发展起着巨大推动作用。

思考题

1. 对于一个有黄疸和贫血的患者该如何针对性地进行病史采集、体格检查和实验室检查？

2. 男性，血友病患者，可以生育吗？

（郑维扬）

内分泌系统由固有的内分泌腺体、分布于全身器官组织的内分泌组织、细胞组成,与免疫系统共同作用于机体的代谢、生长、发育、生殖、运动、衰老。近年来,随着我国社会经济的发展,人口的老龄化、生活方式的巨大改变以及诊疗技术的进步,内分泌与代谢性疾病谱发生了显著变化,重要性日益凸显。

第一节　甲状腺疾病

临床上甲状腺疾病很常见,目前我国有超过 2 亿的甲状腺相关疾病患者,其发病主要与遗传和环境因素有关。

一、单纯性甲状腺肿

单纯性甲状腺肿(simple goiter)即弥漫性非毒性甲状腺肿(diffuse nontoxic goiter),是指非炎症、非肿瘤原因导致的甲状腺弥漫性肿大,不伴结节及甲状腺功能异常。包括地方性甲状腺肿(endemic goiter)和散发性甲状腺肿(sporadic goiter)。女性发病率高于男性。1996 年中国开始全民食盐加碘项目,2017 年《中国的碘摄入与甲状腺疾病概况》显示,与 1999 年、2011 年的数据相比,甲状腺肿的发病率从 5%、2.9% 下降至 1.8%。

【病因及发病机制】

地方性甲状腺肿最常见病因是碘缺乏,多见于山区或远离海洋地区。碘是甲状腺激素合成的重要原料之一,缺乏时甲状腺激素合成不足,反馈引起促甲状腺激素(thyroid stimulating hormone,TSH)分泌过多,刺激甲状腺增生。散发性甲状腺肿病因复杂,主要为遗传和环境因素。

【分型】

如一个地区儿童中单纯性甲状腺肿的患病率超过 10%,称为地方性甲状腺肿,其余均为散发性甲状腺肿。

【临床表现】

一般无明显症状,体检或影像学检查发现。体征有甲状腺肿大,严重者出现声音嘶哑、气促、呼吸困难、吞咽困难等压迫症状。胸骨后甲状腺肿压迫大静脉干,使头颈部和上肢静脉回流受阻,让患者双手上举在头顶合拢(Pemberton 动作),可见面部充血和颈静脉怒张。

【辅助检查】

1. 血清 TSH 和甲状腺激素基本正常。

2. 血清甲状腺球蛋白(thyroglobulin,TG)水平增高,程度与甲状腺肿大体积正相关。

3. 血清甲状腺自身抗体阳性。

4. 甲状腺超声明确甲状腺肿大,与颈部其他包块鉴别。

5. 甲状腺核素显像、CT/MRI 有助于诊断胸骨后甲状腺肿。

【诊断】

甲状腺超声是确诊甲状腺肿大的首选方法。体格检查甲状腺肿分三度,Ⅰ度指不能看出肿大,但能触及者;Ⅱ度指既能看出肿大又能触及,但在胸锁乳突肌以内者;Ⅲ度指肿大超过胸锁乳突肌外侧缘。

【治疗】

多数单纯性甲状腺肿无需治疗,导致压迫症状可考虑手术。注意碘营养状态,避免碘缺乏,定期复查甲状腺功能、自身抗体、甲状腺超声。

二、亚急性甲状腺炎

亚急性甲状腺炎(subacute thyroiditis,SAT)近年来发病率增高,约占甲状腺疾病的 5%,40~50 岁女性最多见。以短暂疼痛、破坏性甲状腺组织损伤为特征,多有前驱上呼吸道感染史,有自限性,多数可自愈。某些病例可反复,持续数月至 2 年不等,复发率约 2%~4%,可能与糖皮质激素减量过快、过早停药有关。

【病因及发病机制】

病因及发病机制尚未明确,通常认为与病毒感染,如流感病毒、柯萨奇病毒、腺病毒、腮腺炎病毒等有关。常有上呼吸道感染前驱病史,可检测出病毒或病毒抗体。可能还与遗传、自身免疫相关,部分患者在发病前后可发生自身免疫性甲状腺疾病。

【分期】

典型患者根据临床表现和甲状腺功能分为 3 期:甲状腺毒症期、甲状腺功能减退期、恢复期。

【临床表现】

SAT 起病严重程度不一。多有上呼吸道感染的前驱症状,如咳嗽、流涕、咽痛、肌肉疼痛。颈部甲状腺区域骤发性疼痛,可由一侧向对侧转移,可放射至同侧的耳后、下颌角、咽喉、枕后、胸背等部位,被误诊为咽喉炎、牙痛或心绞痛。部分患者可发热,少数可达 40℃。不典型者仅表现为颈部酸胀不适或吞咽异物感。体格检查甲状腺弥漫性或不对称性肿大,质地硬,典型者触痛明显。若处于甲状腺毒症期,可有类似甲亢的临床表现;如为减退期,可有类似甲减的临床表现。

【辅助检查】

1. 甲状腺功能检查

(1)甲状腺毒症期:血清总甲状腺素(total thyroxine,TT_4)、总三碘甲腺原氨酸(total triiodothyronine,TT_3)、游离甲状腺素(free thyroxine,FT_4)、游离三碘甲腺原氨酸(free triiodothyronine,FT_3)水平升高,TSH 水平降低。甲状腺 ^{131}I 摄取率减低。甲状腺激素水平与甲状腺摄碘率呈“分离现象”,为本病的特征。

(2)甲状腺功能减退期:血清 TT_4、TT_3、FT_4、FT_3 水平低于正常,TSH 高于正常值。

(3)恢复期:血清 TT_4、TT_3、FT_4、FT_3 及 TSH 恢复正常。

2. TG、甲状腺自身抗体检查　可见血浆 TG 升高及甲状腺自身抗体阳性,但不作为本病诊断指标。

3. 其他实验室检查　病变早期血沉、C 反应蛋白水平升高,提示疾病活动。血沉是调整糖皮质激素治疗剂量的指标之一。

4. 甲状腺穿刺细胞学检查　典型者可见多核巨细胞或肉芽肿改变,不作为常规诊断项目。若诊断不明,尤其是病变局限单个结节或单个侧叶时,可予检查,以进行鉴别诊断。

5. 甲状腺超声检查　灵敏度高,特异性差,取决于超声医师的临床经验。甲状腺毒症期可见甲状腺增大,炎症区域呈不规则片状低回声区,边界模糊,后方无增强及衰减效应,血流信号减少。减退期表现为局限性或弥漫性回声减少,血流稀少。部分患者痊愈后,仍存在不规则低回声区或者纤维化引起的条索状高回声,应定期超声监测持续存在、直径大于1cm的低回声区,以便早期发现不良病变。

6. 甲状腺 ^{131}I 摄取率 甲状腺毒症期摄取率明显降低,与甲状腺激素高水平呈"分离现象"。减退期摄取率可高于正常,恢复期摄取率逐渐恢复正常。

7. 甲状腺核素锝(^{99}Tc)扫描 在甲状腺毒症期,锝摄取低下或无摄锝有助于诊断。随着病情缓解,锝摄取功能逐渐恢复。

【诊断与鉴别诊断】

根据典型临床表现(前驱上呼吸道感染史、急性起病、发热、颈前区疼痛等症状,甲状腺肿大、触痛、质地硬等)、结合实验室及影像学检查可诊断。如诊断有疑问,可定期随访,必要时可予甲状腺穿刺细胞学检查。

注意与下列疾病鉴别:急性化脓性甲状腺炎、结节性甲状腺肿或甲状腺腺瘤出血、桥本甲状腺炎、无痛性甲状腺炎、甲状腺播散浸润癌等。

【治疗】

SAT 具有自限性,预后良好。部分患者无需药物治疗可自愈。轻症者应用非甾体抗炎药,如布洛芬、吲哚美辛、塞来昔布等可缓解症状。中、重度者可应用糖皮质激素,泼尼松 20~40mg/d,根据症状、体征、血沉调整剂量,总疗程 6~8 周。复发者可再用泼尼松。甲状腺毒症期可予 β 受体阻滞剂对症治疗,无需抗甲状腺药物治疗。一过性甲状腺功能减退症有明显甲减症状,可给予左甲状腺激素钠(levothyroxine,L-T$_4$)替代治疗;发生永久性甲减者少见,需长期替代治疗。

三、桥本甲状腺炎

桥本甲状腺炎(Hashimoto thyroiditis,HT),又称桥本病,是一种自身免疫性甲状腺疾病,20~40岁年轻女性多见,是散发性甲状腺肿大及甲状腺功能减退症最常见的原因。本病发病率与弥漫性毒性甲状腺肿(Graves disease,GD)相当,国外报道患病率 1%~10%。2017 年《中国的碘摄入与甲状腺疾病概况》显示,自身免疫性甲状腺炎(主要是 HT 与萎缩性甲状腺炎)患病率增加与碘摄入增加有关。

【病因及发病机制】

HT 是遗传和环境因素共同作用所致的器官特异性自身免疫性甲状腺疾病,特征是存在高滴度甲状腺过氧化物酶抗体(thyroid peroxidase autoantibody,TPOAb)和甲状腺球蛋白抗体(thyroglobulin antibody,TGAb)。TPOAb 通过抗体和补体介导的细胞毒作用导致细胞凋亡,破坏甲状腺滤泡组织。病理显微镜下可见正常滤泡结构被淋巴细胞、浆细胞及其淋巴生发中心浸润代替。随着病变进展,滤泡结构破坏,间质内淋巴细胞浸润,纤维化程度不等。甲状腺萎缩被认为是 HT 发展的终末期,又称为萎缩性甲状腺炎。

【分期】

桥本氏甲状腺炎起病隐匿,进展缓慢,临床表现常分为三期:

1. 无症状性甲状腺肿大 甲状腺呈弥漫性、分叶状或结节性肿大,质韧、硬,与周围组织无粘连。常有咽部不适或颈部压迫感。

2. 甲状腺功能亢进 可兼有 HT 和 GD 的症状体征。一方面因滤泡破坏,甲状腺激素释放入血导致一过性甲状腺毒症;另一方面,也可能存在高滴度促甲状腺素受体抗体(TSH receptor antibody,TRAb),刺激甲状腺激素分泌增多,引起甲状腺合成功能亢进。

3. 甲状腺功能减退 甲状腺组织不断持续地被破坏,逐渐出现功能低下。

【临床表现】

起病缓慢,缺乏特异性临床表现,典型表现包括甲状腺无痛性弥漫性肿大,质地坚韧及甲减的临床表现。部分患者甲状腺不大甚至萎缩。多数患者甲状腺功能正常或甲状腺激素水平下降,少数可有甲亢表现。可伴有其他自身免疫性疾病,如白癜风等。

【辅助检查】

1. **血清 TSH 和甲状腺激素**　多数患者甲状腺激素水平及 TSH 正常,约 20% 患者表现为甲减(TSH 升高,甲状腺激素水平下降或正常),<5% 患者表现为甲亢(TSH 下降,甲状腺激素水平升高或正常)。

2. **甲状腺自身抗体**　TPOAb 和 TGAb 滴度明显升高,是最有价值的诊断指标。其中 TPOAb 诊断价值优于 TGAb,若联合两种抗体测定,可进一步提高诊断准确性。

3. **甲状腺细针穿刺细胞学检查**　有助于诊断,用于临床可疑或合并肿瘤患者。

4. **甲状腺摄 ^{131}I 率**　可正常、减低或高于正常,取决于疾病所处时期,对诊断无特异性。

5. **超声检查**　多表现为甲状腺弥漫性肿大,回声不均匀,可有结节形成。

6. **甲状腺核素锝(^{99}Tc)扫描**　甲状腺肿大,核素分布不均,呈不规则的稀疏和浓聚区;若有较大结节可表现为冷结节。对诊断无特异性。

【诊断与鉴别诊断】

典型的 HT 并不难诊断,可根据以下特征考虑诊断 HT:

1. 甲状腺肿大,质韧,若峡部大或不对称或伴有结节均疑为本病。

2. 具有典型临床表现,血清 TPOAb 和 TGAb 阳性,可诊断。

3. 临床表现不典型者,血清 TPOAb 和 TGAb 滴度明显升高(2 次结果≥60%),可诊断。

4. 同时有甲亢表现者,TPOAb 和 TGAb 滴度明显升高持续超过 6 个月。

必要时可考虑甲状腺穿刺活检。超声检查对诊断本病有一定意义。

主要与慢性侵袭性甲状腺炎、GD、甲状腺癌、甲状腺恶性淋巴瘤、无痛性甲状腺炎相鉴别。

【治疗】

1. **一般治疗**　保持良好健康的生活方式及心理状态,尽可能地避免诱发因素,避免碘摄入过少或过多。

2. **药物治疗**

(1) 如甲状腺功能正常,无需特殊治疗,本病有自然发展为甲减的趋势,需定期复查、随诊。

(2) 甲减者应给予 L-T$_4$ 替代治疗。

(3) HT 早期引起的甲亢,若症状较轻,可予 β 受体阻滞剂对症治疗;若较重可按 GD 给予抗甲状腺药物。一般不选用放射性碘治疗或手术治疗。

(4) 糖皮质激素治疗:若甲状腺迅速肿大,伴疼痛明显或压迫症状时,可加用泼尼松(30mg/d),疗程 1~2 个月。

3. **手术治疗**　若甲状腺明显肿大有压迫症状,内科治疗无效者;疑有甲状腺癌者,可考虑手术治疗。

四、甲状腺功能亢进症

甲状腺毒症(thyrotoxicosis)是指血液循环中过量的甲状腺激素导致神经、循环、消化等系统兴奋性增高和代谢亢进的临床综合征。甲状腺功能亢进症(hyperthyroidism),简称甲亢,是指甲状腺腺体本身激素合成和分泌过多而引起的甲状腺毒症。2017 年《中国的碘摄入与甲状腺疾病概况》调查显示,患病率约为 1.2%(临床型甲亢为 0.8%,亚临床型甲亢 0.4%)。

【病因及发病机制】

甲亢最常见的病因包括 GD、毒性多结节性甲状腺肿和甲状腺高功能腺瘤,其中 80% 以上是GD。GD 具有自身免疫性疾病的基础,在遗传和环境因素相互作用下,促甲状腺激素受体抗体(TSH receptor antibodies,TRAb)刺激促甲状腺激素受体,进而促进甲状腺细胞增生和甲状腺激素的合成、释放。可合并其他自身免疫性疾病,如系统性红斑狼疮、类风湿性关节炎、重症肌无力、白癜风、1 型糖尿病等。本节主要讨论 GD。

【分型】

根据生化检查结果,分为临床型和亚临床型甲亢。

1. **临床型甲亢** 是指 TT_3、T_4、FT_3、FT_4 水平升高,TSH 水平低于正常。

2. **亚临床型甲亢** 是指 TT_3、T_4、FT_3、FT_4 水平在正常范围内,而 TSH 水平低于正常。

【临床表现】

1. **症状** 表现为甲状腺毒症,包括高代谢综合征(怕热、多汗)及心血管系统(心悸)、神经系统(易怒、失眠多梦、双手平伸细颤)、消化系统(易饥、多食、消瘦、大便次数增加或腹泻)、生殖系统(女性月经稀发或闭经)、肌肉和骨骼系统(周期性麻痹、近端肌肉无力及萎缩、骨质疏松)等各系统相关症状。

2. **体征** 不同程度甲状腺肿大(多为弥漫性),质地软或中等,无压痛,典型者甲状腺上下极可触及震颤、听诊可闻及血管杂音。心血管系统表现为静息状态下心率增快、第一心音亢进、快速性心律失常(多为房性)、心脏扩大、周围血管征阳性。GD 患者特征性体征表现为 Graves 眼病(Graves' ophthalmopathy,GO)、胫前黏液性水肿。

甲亢特殊临床表现和类型如下:

(1) 甲状腺危象(也称甲亢危象):是甲状腺毒症急剧加重的综合征,多发生于甲亢较重未治疗或治疗不充分者,可危及生命。国内学者根据临床表现归纳为 5 条标准:高热(>39℃)、心动过速(>140 次/min)、大汗淋漓、严重呕吐和/或腹泻(每日累计 >8 次)、神经精神症状,具备其中 3 条或以上者即可诊断甲亢危象,具备 2 条者诊断为甲危前期。

(2) 甲亢周期性麻痹:常见于亚洲青年男性,多与甲亢同时存在,或甲亢之后出现,也可以周期性麻痹为首发症状就诊。病因不明,可能与过多甲状腺激素促进钠-钾-ATP 酶活性,发生转移性低血钾有关。好发于进食高糖食物或饮料、剧烈运动、大汗、劳累、寒冷、激动、感染等情况,表现为突发的四肢弛缓性瘫痪,下肢较上肢明显,神志清楚,头面和咽喉肌一般不受累,无感觉障碍和锥体束征,严重者可累及呼吸肌、心肌导致死亡,一般持续 6~24h,补钾后迅速好转。心电图和生化检查提示低钾血症。

(3) Graves 眼病:发生于现有或曾患 GD 的患者,是与自身免疫性甲状腺病相关的炎症性眼病。2016 欧洲甲状腺协会及欧洲 GO 专家组指南建议,根据 GO 临床活动程度评分标准分为活动期和非活动期,包括自发性球后疼痛、眼球转动时诱发疼痛、眼睑充血、结膜充血、泪阜或皱襞肿胀、眼睑肿胀、结膜水肿,具有 3 项以上为活动期。根据病情严重程度如眼睑挛缩、软组织受累、突眼程度、复视情况、角膜暴露、有无视神经受压等分为轻度、中重度和视力威胁型(极重度)。

(4) 甲亢性心脏病:甲亢伴有心脏扩大、心律失常、心力衰竭(主要是右心衰竭),排除其他原因的心脏病(如风湿性心脏病、高血压性心脏病、肺心病、冠心病等),可诊断。常见于甲亢病史较长,控制欠佳的患者,甲亢控制后可恢复正常或症状明显减轻。

(5) 淡漠型甲亢:起病隐匿,好发于老年人,高代谢综合征、眼病、甲状腺肿不明显,主要以心血管系统(心悸、心律失常、心力衰竭)和消化道系统(食欲减退、消瘦、腹泻)临床表现为主,易误诊。

(6) 亚临床甲亢:特点是 TT_3、TT_4、FT_3、FT_4 正常,而 TSH 低于正常。常见于 GD 早期、GD 手术或放射性碘治疗后以及药物影响(如胺碘酮及干扰素等)。一般无需治疗,定期观察。治疗指征包括老龄、存在骨质疏松危险因素、房性心律失常、较大甲状腺肿。

【辅助检查】

1. **血清 TSH 和甲状腺激素** 超敏 TSH 是公认的诊断初筛首选指标。FT_4 和 FT_3 目前检测方法无法直接检测,其结果为"游离激素估计值"。因此,在不存在甲状腺结合蛋白影响的情况下,如妊娠、服用雌激素、肝病、肾病、低蛋白血症、使用糖皮质激素等,推荐检测 TT_4、TT_3。

2. **甲状腺自身抗体** 目前 TRAb 检测方法的敏感性达到 97%,特异性 99%,因此,2016 美国甲状腺学会指南建议对可能患 GD 的人群如弥漫对称性甲状腺肿大、中重度甲亢或新发眼病等,给予 TRAb 测定。可用于支持 GD 诊断、评估是否可以停药、评估胎儿/新生儿 GD 的风险。因 GD 也是自身免疫性疾病,TPOAb、TGAb 阳性率也可显著升高。

3. **甲状腺摄**^{131}**I 率** 不作为诊断甲亢的常规指标,主要用于鉴别甲状腺毒症的原因及放射性碘治疗前治疗剂量的计算。摄 ^{131}I 率正常值为 3h 5%~25%,24h 20%~45%,甲亢时摄 ^{131}I 率增高,高峰前移。

4. **超声检查** GD 患者甲状腺弥漫、对称性增大,内部回声光点增粗,分布不均匀。多普勒超声提示腺体内部血流信号丰富,血流速度增快。甲状腺上、下动脉收缩期血流峰值速度增高。

5. **甲状腺核素锝**(^{99}Tc)**扫描** 主要用于诊断甲状腺高功能腺瘤。

6. **眼眶 CT 或 MRI** 主要用于评估 GO 眼外肌受累情况,排除其他原因所致的突眼。

【诊断】

诊断首先应确诊存在甲状腺毒症,其次是明确甲状腺毒症是否源于甲亢,最后是明确甲亢的病因。

若患者存在弥漫性对称性甲状腺肿大、眼球突出、胫前黏液性水肿、中重度甲亢症状,可直接诊断 GD。若仅有甲状腺毒症,通过 TRAb 检查、甲状腺摄碘率检查,超声检测甲状腺血流,与破坏性甲状腺毒症相鉴别,明确病因。若临床提示可能为毒性多结节性甲状腺肿或甲状腺高功能腺瘤时,应进行 ^{125}I 或 ^{99}Tc 扫描。

【治疗】

1. **一般治疗** 包括休息,避免劳累,低碘饮食,足够热量和营养的补充,情绪紧张或失眠者可适当予镇静安眠药物。

2. **药物治疗**

(1) 抗甲状腺药物(antithyroid drugs,ATD):常用的 ATD 有甲巯咪唑(methimazole,MMI)和丙硫氧嘧啶(propylthiouracil,PTU)。MMI 疗效优于 PTU,MMI 是首选的 ATD。妊娠早期、甲亢危象、对 MMI 治疗不敏感且拒绝 ^{131}I 治疗或手术治疗的患者推荐 PTU。ATD 治疗副作用包括粒细胞缺乏症、皮疹、肝损害、血管炎等。治疗前常规检查血常规、肝功能,且用药过程中进行常规监测。MMI 治疗分为初治期、减量期及维持期。初治期常规剂量为 20mg/ 日,每 4~8 周复查甲状腺功能,根据甲状腺激素及 TSH 水平调整药物剂量。治疗时间一般是 12~18 个月。ATD 治疗治愈率为 50%。复发者可考虑放射性碘治疗或手术治疗,对尚未恢复且倾向药物治疗的患者可继续小剂量 ATD 治疗 12~18 个月以上。

(2) 复方碘溶液:作用为减少甲状腺充血,阻抑碘的有机化和 TH 合成(Wolff-Chaikoff 效应),也抑制 TH 释放和外周 T_4 向 T_3 转化,为暂时性作用。因此,复方碘溶液仅用于手术前准备、甲状腺危象,以及特殊情况需急诊手术(术前甲状腺功能未正常,对 ATD 有副作用)时。

(3) β 受体阻滞药:阻滞 β 受体,解除儿茶酚胺效应,还可抑制 T_4 转换为 T_3。适用于:ATD 治疗初期,较快改善症状;与复方碘溶液一起作术前准备;用于放射性碘治疗前后及甲状腺危象的治疗。

(4) 糖皮质激素:可抑制甲状腺激素分泌和外周组织 T_4 转换为 T_3,增加机体的应激能力,主要用于甲状腺危象的治疗。

3. **放射性碘治疗** 甲状腺摄取的放射性碘(^{131}I),释放 β 射线,破坏甲状腺组织,减少甲状腺激素的产生。^{131}I 治疗简单、经济、治愈率高、耐受性好。2016 年美国甲状腺学会指南建议 ^{131}I 治疗的合适对象:计划放射性碘治疗半年后在甲状腺功能正常时怀孕的女性、手术风险较高者、曾经手术或颈部受过外照射者、ATD 治疗禁忌或效果不佳者、合并有右心衰竭、肺动脉高压、充血性心力衰竭及肝、肾等脏器功能损害者。禁用于妊娠、哺乳,合并或怀疑合并甲状腺癌,对放射性碘治疗安全依从性差及计划在 4~6 个月内妊娠的女性。其并发症包括放射性甲状腺炎、短暂性甲亢症状恶化、GO 进展或加重等。治疗后应定期复查甲状腺功能,尽早发现甲减并给予替代治疗,有可能为终身替代。若接受放射性碘治疗 6 个月甲亢仍存在,可再次行放射性治疗。

4. **手术治疗** 2016 年美国甲状腺学会指南建议计划在 6 个月内妊娠的女性、有压迫症状或重度甲状腺肿大(≥80g)、碘摄取率相对较低、证实或怀疑甲状腺癌、无功能或低功能的大结节(>4cm),

合并甲状旁腺功能亢进需要手术的、TRAb 异常升高、中重度活动性 GO 可选择手术治疗,通常采用甲状腺次全或全切除术。毒性多结节性甲状腺肿和甲状腺高功能腺瘤优先考虑手术治疗。主要并发症包括甲减、喉返神经损伤、甲状旁腺减退症、甲状腺危象等。

五、甲状腺功能减退症

甲状腺功能减退症(hypothyroidism)简称甲减,是甲状腺激素合成和分泌减少或组织作用减弱导致的全身代谢减低综合征。其患病率与 TSH 诊断切点值、年龄、性别、种族等因素有关。2017 年《中国的碘摄入与甲状腺疾病概况》以 TSH>4.2mIU/L 为诊断切点,显示与 1999 年的数据相比,中国甲减的患病率有所增加(为 17.8%),其中亚临床甲减患病率增加明显(为 16.7%),而临床甲减患病率为1.1%,无明显变化。

【病因及发病机制】

甲减病因复杂,甲状腺本身病变(甲状腺自身免疫性疾病、放射性碘治疗和甲状腺手术)引起的原发性甲减最多见,约占 99%。继发性 / 中枢性甲减是由于下丘脑 - 垂体病变所致促甲状腺激素释放激素或 TSH 产生、分泌减少所致,常见原因是垂体外照射、垂体大腺瘤、颅咽管瘤和垂体缺血卒中。甲状腺激素不敏感综合征所致的甲减是由于甲状腺激素在外周组织的生物效应障碍。消耗性甲减是Ⅲ型脱碘酶代偿性活性增加而导致甲状腺激素灭活过多所致。

【分类】

1. **根据病因分类**　原发性甲减、继发性 / 中枢性甲减、甲状腺激素不敏感综合征、消耗性甲减。

2. **根据甲减程度分类**　临床型甲减和亚临床甲减。

【临床表现】

1. **症状**　临床表现以代谢率降低和交感神经兴奋性下降为特征,轻者或病变早期可无特异性表现。典型表现为畏寒、乏力、嗜睡、记忆力下降、反应迟钝、关节疼痛、肌肉胀痛、体重增加、腹胀、便秘、性欲减退、男性勃起功能障碍、女性月经紊乱或过多、不孕等,严重者可出现黏液性水肿昏迷。

2. **体征**　典型体征有毛发稀疏干燥、颜面水肿、表情呆滞、面色苍黄、唇厚舌肥、声音低沉、皮肤干燥粗糙、手脚掌增厚呈姜黄色、心率减慢、心音低钝、心包积液、少数有胫前黏液性水肿。

【辅助检查】

1. **血清TSH及甲状腺激素测定**　血清 TSH 和 TT_3、TT_4、FT_3、FT_4 是诊断原发性甲减的首选指标。原发性甲减血清 TSH 增高,TT_3、TT_4、FT_3、FT_4 降低,TSH 增高与 TT_3、TT_4、FT_3、FT_4 降低水平与病情程度相关。

2. **甲状腺自身抗体测定**　TPOAb、TGAb 是确定甲减病因和诊断自身免疫甲状腺炎的重要指标。

3. **甲状腺穿刺病理检查**　对甲减的病因诊断有价值,尤其是诊断 HT。

4. **其他检查**　贫血、高脂血症及心肌酶谱异常,少数患者可有催乳素水平升高。

5. **甲状腺超声**　帮助明确甲减的病因,如自身免疫性甲状腺炎。

6. **甲状腺核素锝(^{99}Tc)扫描**　观察甲状腺核素分布情况,对异位甲状腺有确诊价值。

7. **CT 或 MRI**　用于明确继发性 / 中枢性甲减的病因诊断。

【诊断】

TT_3、TT_4、FT_3、FT_4 水平下降,血清 TSH 增高,诊断原发性甲减成立;TT_3、TT_4、FT_3、FT_4 水平正常,血清 TSH 增高,考虑亚临床甲减诊断成立。可检测甲状腺自身抗体以明确甲减的病因。

TT_3、TT_4、FT_3、FT_4 水平下降,血清 TSH 正常或减低,考虑继发性 / 中枢性甲减可能,可完善垂体 MRI、促甲状腺激素释放激素兴奋试验,明确有无垂体 / 下丘脑病变。

患者有甲减症状,TT_3、TT_4、FT_3、FT_4 水平升高,血清 TSH 增高,应排除甲状腺激素抵抗综合征可能。

【治疗】

1. 原发性临床甲减的治疗 一般需要终身替代,目标是甲减症状和体征消失,TSH 及甲状腺激素水平正常。也有 HT 所致甲减自发缓解的报道。

L-T$_4$ 是首选的替代治疗药物,初期每 4~6 周测定血清 TSH 及 FT$_4$,调整药物剂量。达标后每 6~12 个月复查 1 次上述指标。

2. 亚临床甲减治疗 根据 TSH 水平将亚临床甲减分度:轻度亚临床甲减(TSH<10mIU/L)和重度亚临床甲减(TSH>10mIU/L)。重度者治疗目标与方法同临床型甲减。轻度者如伴有甲减症状、TPOAb 阳性、血脂异常或动脉粥样硬化性疾病,应给予 L-T$_4$ 治疗。

六、甲状腺肿瘤

甲状腺肿瘤(thyroid carcinoma)是指甲状腺的新生物,是最常见的内分泌肿瘤。随着我国人口增加和老龄化、不健康生活方式的流行、疾病意识的提升、诊断服务和数据完整性的提升,2015 年中国恶性肿瘤发病和死亡分析数据显示,女性甲状腺癌发病率增加,与其他国家相类似。这可能与新技术的使用导致诊断率提升有关,但也不能排除发病率确实增加的可能。

【病因】

甲状腺肿瘤分原发性上皮细胞性、原发性非上皮细胞性和继发性肿瘤。发病机制复杂,可能与年龄、性别、射线暴露、遗传和基因、碘和饮食、体重、不良生活习惯、其他甲状腺疾病以及药物、吸烟等有关。

【分类】

1. 原发性上皮细胞肿瘤

(1) 良性滤泡细胞腺瘤:最常见的甲状腺良性肿瘤,多为单发,大小不一,包膜完整,可压迫周围甲状腺组织。瘤体较大者可出现出血、囊性变、钙化等退行性变。

(2) 甲状腺癌:为甲状腺的恶性肿瘤,按组织形态学可分为乳头状甲状腺癌(papillary thyroid carcinoma,PTC)、滤泡状甲状腺癌(follicular thyroid carcinoma,FTC)、未分化甲状腺癌(anaplastic thyroid carcinoma,ATC)和甲状腺髓样癌(medullary thyroid carcinoma,MTC)。其中 PTC 和 FTC 又称为分化型甲状腺癌(differentiated thyroid carcinoma,DTC)。PTC 约占甲状腺癌的 60%~80%,恶性度较低,可侵犯甲状腺外组织及经淋巴转移。FTC 是有滤泡分化而无乳头状结构的甲状腺癌,恶性程度高于 PTC,约占甲状腺癌的 20%,早期可血行转移,骨、肺转移最常见。ATC 约占甲状腺癌的 5%,恶性程度高,常局部淋巴结转移,容易血行转移。MTC 起源于甲状腺滤泡旁细胞,约占甲状腺癌的 5%,为中度恶性肿瘤,易经淋巴转移。血清降钙素增高是 MTC 较特异的标志物。

2. 原发性非上皮细胞肿瘤 包括恶性淋巴瘤、肉瘤等。多数患者甲状腺功能正常。

3. 继发肿瘤 可来源于咽喉、食管等邻近肿瘤直接扩散以及乳腺癌、肺癌、肾细胞癌等肿瘤的转移。

【临床表现】

甲状腺结节是最常见的临床表现,多无其他明显临床症状,常是体检或影像检查发现。若合并甲状腺功能异常,可出现相应的临床表现。部分患者因肿瘤压迫,出现声嘶、气促、呼吸困难、吞咽困难等。由远处转移者可出现相应器官受累表现。

【辅助检查】

1. 血清 TSH 和甲状腺激素测定 一般均正常,少数患者可出现甲亢或甲减。

2. TG 检测 很多甲状腺疾病中 TG 都升高,不能作为特异性的肿瘤标志物。但 DTC 行全甲状腺切除后,随诊时若 TG 水平升高,提示复发或转移,对术后监测有价值。

3. 降钙素检测 对诊断 MTC,观察术后动态变化,确定其复发及转移有重要参考价值。

4. 病理学检查 超声引导下甲状腺穿刺活检对大部分甲状腺肿瘤如 PTC、ATC 及 MTC 均有可靠的诊断价值。

5. **甲状腺癌分子标记物检测**　如 BRAF 突变、Ras 突变、RET/ 甲状腺乳头状癌重排等。

6. **甲状腺超声**　是诊断甲状腺占位性病变首选的检查方法。能准确评估甲状腺占位病变部位、大小、数目、质地(实性或囊性)、形状、边界、包膜、钙化、血供及与周围组织关系,评估颈部淋巴结情况,协助鉴别占位的良恶性。

7. **甲状腺超声造影**　利用对比剂了解肿瘤内血供。根据结节灌注变化,判断结节性质。目前尚无统一的诊断标准,但对甲状腺结节良恶性的判断有一定辅助作用。

8. **超声弹性成像**　利用超声成像方法,结合数字信号处理技术,间接或直接反映组织内部的弹性硬度,帮助判断组织良恶性。

9. **CT 检查**　甲状腺组织含碘量高,与周围组织密度对比差异较大,能较好显示组织轮廓及内部细微结构变化,在甲状腺肿瘤术前定位方面有优势。

10. **MRI 检查**　与 CT 相比,MRI 无辐射,能很好地观察肿瘤大小、形状、与周围组织的关系。MRI 对显示甲状腺周围淋巴结较敏感,为评估淋巴结转移提供参考。

11. **甲状腺核素显像**　利用放射性核素(^{131}I、^{99}Tc)在病灶处浓聚的特点,判断甲状腺位置、形态、大小及占位,对诊断甲状腺高功能腺瘤有价值。

12. **PET-CT 及 SPECT 检查**　灵敏度较高,特异度欠佳,易造成正常组织的异常浓聚显像,在评估甲状腺肿瘤良恶性方面,价值不如超声。

【诊断】

诊断主要依靠甲状腺超声,关键是明确肿瘤良恶性,术前诊断最准确的方法是甲状腺穿刺活检,超声引导可提高穿刺的成功率和诊断准确率。若组织学诊断为 MTC 者应检测 RET 基因突变,遗传性 MTC 者还应排除嗜铬细胞瘤和甲旁亢。

【治疗】

1. **手术治疗**　明确诊断或高度怀疑甲状腺癌者,除 ATC 和甲状腺淋巴瘤之外,多数以外科手术治疗为主。术后根据病理结果及术中情况选用 ^{131}I 治疗和甲状腺激素抑制治疗。

2. **^{131}I 治疗**　用于治疗甲状腺高功能腺瘤。DTC 术后可予 ^{131}I 治疗,杀死残余的甲状腺癌细胞灶和转移灶。

3. **甲状腺激素抑制治疗**　最常用药物是 $L-T_4$。DTC 术后予 $L-T_4$ 抑制 TSH 分泌,减少复发危险。

4. **放疗、化疗**　对于手术不能完全切除、不耐受或无法手术且肿瘤组织不能摄取 ^{131}I 的患者可考虑放疗、化疗。甲状腺原发性恶性淋巴瘤首选放疗、化疗。ATC 患者放化疗联合可提高生存时间。

5. **甲状腺热消融(包括射频、微波、激光)治疗**　具有损伤小、恢复快、重复性较好且不影响美观等特点,近年来用于治疗部分甲状腺良性结节、部分低危甲状腺微小乳头状癌及颈部转移性淋巴结。但目前国内外主要指南尚未推荐在初治、可手术 DTC 中使用,仍需大型临床研究进一步明确。

第二节　糖　尿　病

糖尿病(diabetes mellitus,DM)是由多病因引起的、以慢性高血糖为特征的代谢性疾病,由于胰岛素分泌和 / 或作用缺陷,长期碳水化合物、脂肪、蛋白质代谢紊乱导致多组织器官损伤,包括眼、肾脏、神经、心脏、血管等慢性病变、功能减退及衰竭;在病情严重或应激情况下,可发生急性严重的代谢紊乱,如糖尿病酮症酸中毒(diabetes ketoacidosis,DKA)、高渗高血糖综合征(hyperosmolar hyperglycemic state,HHS)。

【病因及发病机制】

DM 受多病因如遗传、环境等因素影响,具体病因和发病机制目前尚未完全明确。1 型糖尿病(type 1 diabetes,T1DM)可能是某些外界因素作用于遗传易感性的个体,引起一系列自身免疫反应,导

致胰岛 β 细胞破坏和功能衰竭。而 2 型糖尿病(type 2 diabetes,T2DM)的核心机制是胰岛素抵抗与 β 细胞功能缺陷,其他机制如脂肪细胞胰岛素抵抗、肠促胰素效应受损、胰高血糖素分泌增加、肾脏对葡萄糖重吸收增加与大脑胰岛素抵抗/神经递质功能改变(导致食欲、体重增长调节异常)等均参与发病。

【分型】

根据临床表现、病理生理和病因,目前分 4 型:T1DM(又分为自身免疫性和特发性)、T2DM、妊娠糖尿病和其他特殊类型糖尿病。在我国患者群中,T2DM 约占 90% 以上,T1DM 约占 5%,城市妊娠糖尿病约占 5%,其他类型糖尿病约占 0.7%。

【临床表现】

1. 常见临床表现

(1) 血糖升高导致渗透性利尿引起多尿、多饮;糖利用障碍,脂肪分解增加,蛋白质负氮平衡,引起消瘦、乏力、易饥、多食,影响儿童生长发育。

(2) 血糖升高导致细胞免疫及体液免疫水平下降,容易感染,常见呼吸系统(如肺炎、肺结核)、泌尿生殖系统(常见于女性,多为尿路感染、阴道炎)及皮肤(细菌及真菌感染)、口腔感染(如牙龈炎、牙周炎)。

(3) 血糖升高导致房水、晶状体渗透压改变导致视物模糊。

(4) 多数 2 型糖尿病患者无症状,仅因为体检或其他疾病就诊发现。

2. 糖尿病并发症

(1) 急性并发症:包括 DKA、HHS、糖尿病乳酸酸中毒、低血糖症。

(2) 慢性并发症:糖尿病慢性并发症(包括糖尿病大血管和微血管病变)是患者致死致残的主要原因。糖尿病大血管病变为大多数 2 型糖尿病患者主要致死原因,动脉粥样硬化主要侵犯主动脉、冠状动脉、脑动脉、肾动脉和肢体动脉,导致动脉粥样硬化性心脑血管病和肾动脉狭窄及下肢动脉粥样硬化病变。糖尿病微血管病变是糖尿病特异性并发症,典型改变是微血管循环障碍及基底膜增厚,主要表现在视网膜、肾脏、神经、心肌组织。微血管病变是大多数 1 型糖尿病患者主要致残原因,如视网膜病变是成人致盲的首要原因,糖尿病肾病是慢性肾衰的首要原因。糖尿病患者周围神经病变及周围血管病变是非创伤性截肢的首要原因。

【辅助检查】

1. 糖代谢异常、控制程度检查

(1) 血糖检测和口服葡萄糖耐量试验(oral glucose tolerance test,OGTT):常用葡萄糖氧化酶法检测静脉血浆葡萄糖。当血糖高于正常,但未达 DM 诊断标准时,需进行 OGTT。便携性血糖仪检测末梢指尖血糖及扫描式葡萄糖监测系统可监测治疗过程的血糖控制情况。

(2) 尿糖检测:尿糖阳性可提供糖代谢异常的重要线索,但不作为 DM 诊断指标。

(3) 糖化血红蛋白(glycosylated hemoglobin,HbA1c)和糖化血浆白蛋白检测:HbA1c 是葡萄糖与血红蛋白发生非酶催化反应的产物,与血糖浓度成正比,反映 2~3 个月血糖平均水平。糖化血浆白蛋白与 HbA1c 类似,反映 2~3 周血糖平均水平。两者均可反映血糖控制情况,且可通过 HbA1c、糖化血浆白蛋白(如 HbA1c 正常而糖化血浆白蛋白升高),协助判断应激性高血糖。应注意的是中国 2 型糖尿病防治指南(2020 版)提出:在有严格质量控制的实验室,采用标准化检测方法测定的 HbA1c 可作为糖尿病的补充诊断标准。

2. 胰岛 β 细胞功能检查 T1DM 的 β 细胞受到破坏,胰岛素绝对缺乏。而 T2DM 以胰岛素抵抗为主伴胰岛素分泌不足,因此,待高血糖控制后可进行胰岛 β 细胞功能的检查评估。

(1) 胰岛素释放试验:口服 75g 无水葡萄糖(或 100g 标准面粉制作的馒头)后,正常人血浆胰岛素水平在 30~60min 上升至高峰,峰值为基础值的 5~10 倍,3~4h 恢复到基础水平。该试验反映胰岛 β 细胞的分泌和储备功能,其结果受血清中胰岛素抗体和外源性胰岛素的影响。

(2) C 肽释放试验:理论上 C 肽和胰岛素是等分子分泌,且 C 肽半衰期较胰岛素长,不受血清中胰岛素抗体和外源性胰岛素的影响,故在有外源性胰岛素及胰岛素抗体干扰情况下,测定 C 肽水平更能反映 β 细胞合成与释放胰岛素功能。操作方法同胰岛素释放试验。C 肽释放曲线与胰岛素释放曲线类似,峰值约为基础值的 5~6 倍。

T1DM 一般表现为基础胰岛素水平低下,糖负荷后无明显胰岛素释放高峰;T2DM 一般表现为胰岛素释放高峰延迟并伴有峰值受损。

3. 胰岛自身抗体检测　谷氨酸脱羧酶抗体、胰岛细胞抗体、蛋白酪氨酸磷酸酶抗体、胰岛素自身抗体、锌转运蛋白 8 抗体和羟基肽酶 H 抗体,是目前临床上用于诊断 1 型糖尿病及成人隐匿性自身免疫性糖尿病(为自身免疫性 1 型糖尿病)常用的免疫学指标。自身抗体在 DM 中阳性率不一,谷氨酸脱羧酶抗体具有出现早,持续时间长的特点,是诊断成人隐匿性自身免疫糖尿病最敏感的指标。仅靠其中一种检测易引起漏诊,联合抗体检查可提高诊断的敏感性。

4. 并发症检查

(1) 随机尿白蛋白 / 肌酐比值或 24h 尿微量白蛋白筛查糖尿病肾病。

(2) 踝肱指数、下肢动脉彩超、下肢血管成像(CT 血管成像、磁共振血管成像及数字减影血管成像)分别用于筛查及诊断下肢动脉粥样硬化性病变,并对病变严重程度进行判断,指导治疗方案制订。

(3) 神经电生理 - 神经传导功能检查筛查糖尿病周围神经病变。

(4) 眼底照相、眼底荧光造影:眼底照相是一项简便的眼科检查,便于随诊。眼底荧光造影是将荧光染料快速注入血管,应用眼底照相机进行照相,可使眼底检查结果更客观、准确和动态。

【诊断】

1. 诊断标准　我国目前采用的 1999 年 WHO 糖尿病专家委员提出的糖代谢的分类(表 9-1)和中国 2 型糖尿病防治指南(2020 版)诊断标准(表 9-2)。其中,空腹血糖受损、糖耐量减低统称为糖调节受损,也称糖尿病前期。

2. 鉴别诊断　主要是鉴别其他原因所致的尿糖阳性、应激所致的一过性高血糖和药物所致的高血糖。

表 9-1　糖代谢的分类(WHO 1999)

糖代谢分类（WHO 1999）	静脉血浆葡萄糖/（mmol/L）	
	空腹血糖	糖负荷后2h血糖
正常血糖	<6.1	<7.8
空腹血糖受损	≥6.1,<7.0	<7.8
糖耐量减低	<7.0	≥7.8,<11.1
糖尿病	≥7.0	≥11.1

表 9-2　糖尿病诊断标准

诊断标准	静脉血浆葡萄糖或HbA1c水平
典型糖尿病症状	
加上随机血糖	≥11.1mmol/L
或加上空腹血糖	≥7.0mmol/L
或加上 OGTT 2h 血糖	≥11.1mmol/L
或加上 HbA1c	≥6.5%
无糖尿病典型症状者,需改日复查确认	

注:符合上述标准,可考虑诊断 DM,但需要排除严重疾病或应激情况后,才能诊断 DM。儿童诊断标准同成人。

3. 分型诊断 最重要的是鉴别 T1DM 和 T2DM,应综合临床表现、实验室检查以及在治疗随访中动态观察胰岛 β 细胞功能的变化,进行最终分型。

4. 并发症和伴发病的诊断 对 DM 各种并发症及常见伴发病如肥胖、高血压、血脂异常、高尿酸血症等进行相关诊治。而 T1DM 注意筛查伴发自身免疫性疾病的可能。

【治疗】

DM 治疗遵循早期和长期、积极和理性、综合和全面、个体化的原则(表 9-3)。DM 综合管理包括 DM 教育、医学营养治疗、运动治疗、血糖监测和药物治疗。

表 9-3 2 型糖尿病综合控制目标(2017 年中国 2 型糖尿病防治指南)

检测指标	目标值
血糖 /(mmol/L)	
空腹	4.4~7.0
非空腹	≤10.0
HbA1c/%	<7.0
血压 /mmHg	<130/80
HDL-C/(mmol/L)	
男性	>1.0
女性	>1.3
TG/(mmol/L)	<1.7
LDL-C/(mmol/L)	
未合并冠心病	<2.6
合并冠心病	<1.8
体重指数(BMI)/(kg/m²)	<24.0
尿白蛋白 / 肌酐比值 /(mg/mmol)	
男性	<2.5(22.0mg/g)
女性	<3.5(31.0mg/g)
或尿白蛋白排泄率	<20μg/min(30.0mg/d)
主动有氧运动 /(min/ 周)	≥150

1. DM 健康教育 DM 患者应接受全面的糖尿病健康教育,充分认识 DM 并掌握自我管理技能。

2. 医学营养治疗 均衡营养,合理控制总能量摄入,达到理想体重,是综合管理的重要组成部分。

3. 运动治疗 适当运动可增加胰岛素敏感性,有助于控制血糖和体重。

4. 病情监测 包括血糖监测、心脑血管危险因素和并发症的监测。

5. 药物治疗 若患者存在动脉粥样硬化性心血管疾病(atherosclerotic cardiovascular disease, ASCVD)或高危因素(指年龄≥55 岁伴以下至少一项:冠状动脉或颈动脉或下肢动脉狭窄≥50%,左心室肥厚)、心衰、慢性肾脏病(chronic kidney disease,CKD),建议加用具有 ASCVD、心衰或 CKD 获益证据的胰高血糖素样肽 -1 受体激动剂或钠 - 葡萄糖共转运蛋白 -2 抑制剂。

(1)注射类药物

1)胰岛素:是控制高血糖最重要和有效的药物,不良反应包括低血糖、体重增加、过敏反应、注射部位出现皮下脂肪增生等。根据来源和化学结构可分为动物胰岛素、人胰岛素和胰岛素类似物。根据作用时间,胰岛素可分为短效(速效)、中效、长效和预混胰岛素,其中速效胰岛素和短效胰岛素可模拟生理状态餐时胰岛素分泌,中效胰岛素或长效胰岛素模拟生理状态基础胰岛素分泌。使用适应证包括:T1DM;严重的 DM 急性并发症或慢性并发症;手术、妊娠和分娩;新发病与 T1DM 鉴别困难且消瘦的 DM 患者;新诊断的 T2DM 伴明显高血糖或糖毒性症状明显者;T2DM 胰岛 β 细胞功能明显减退者;某些特殊类型 DM。中国 2 型糖尿病防治指南(2017 年)推荐的胰岛素常规治疗路径及新诊断的 2 型糖尿病患者胰岛素短期强化治疗方案(图 9-1、图 9-2)。

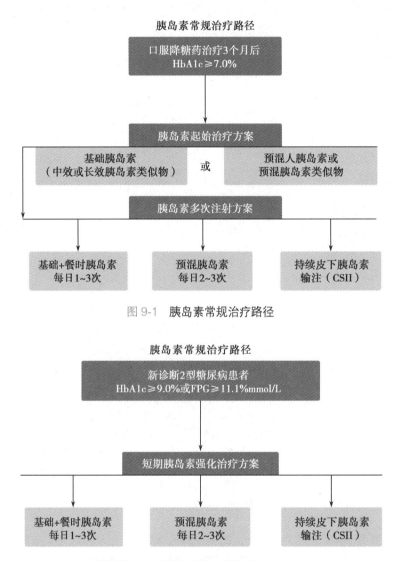

图 9-1　胰岛素常规治疗路径

图 9-2　新诊断的 2 型糖尿病患者胰岛素短期强化治疗方案

2)胰高血糖素样肽 -1 受体激动剂:通过葡萄糖浓度依赖的方式增加胰岛素分泌,抑制胰高血糖素分泌,延缓胃排空、抑制食欲降低体重,可使 HbA1c 下降 0.8%。常见不良反应是胃肠道反应,多为饱腹感、反酸及便秘。单独使用低血糖风险不增加。

(2)非注射药物:中国 2 型糖尿病防治指南(2017 年)推荐 T2DM 高血糖的治疗路径(图 9-3)。目前临床常用的非注射药物包括:

1)双胍类:通过减少肝脏葡萄糖的输出、改善胰岛素抵抗和小肠内葡萄糖吸收而降低血糖,单独用药可使 HbA1c 下降 1.0%~1.5%。若无禁忌证和不耐受,是治疗 T2DM 的首选,应一直保留在治疗方案中。二甲双胍主要不良反应为胃肠道反应,单独服用不增加低血糖风险,联合胰岛素或磺脲类药物时,低血糖风险增加。

2)磺脲类、格列奈类:为促胰岛素分泌剂,磺脲类药物通过刺激胰岛 β 细胞分泌胰岛素降低血

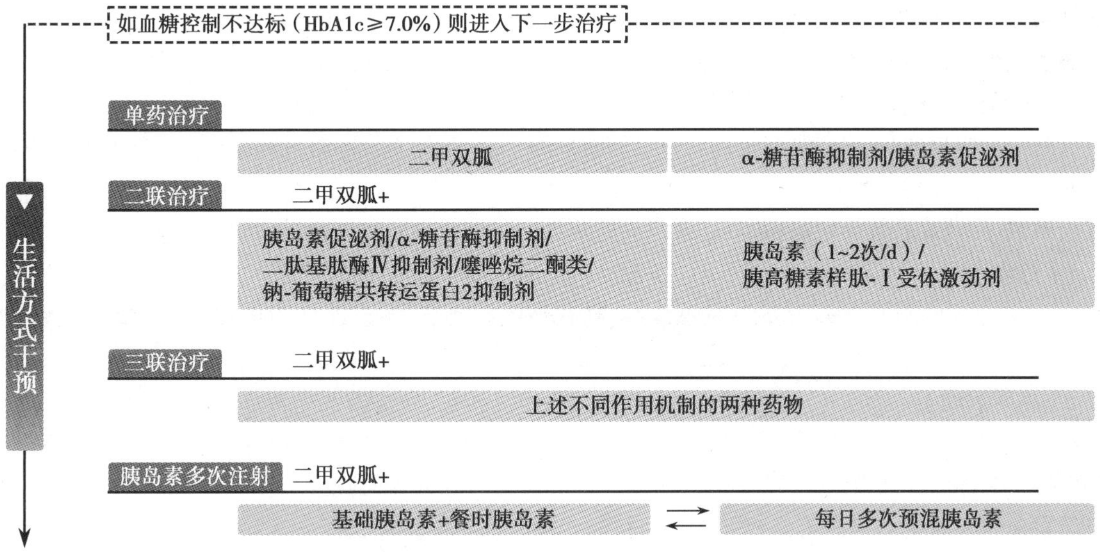

单药治疗

| 二甲双胍 | α-糖苷酶抑制剂/胰岛素促泌剂 |

二联治疗　二甲双胍+

| 胰岛素促泌剂/α-糖苷酶抑制剂/
二肽基肽酶Ⅳ抑制剂/噻唑烷二酮类/
钠-葡萄糖共转运蛋白2抑制剂 | 胰岛素（1~2次/d）/
胰高糖素样肽-Ⅰ受体激动剂 |

三联治疗　二甲双胍+

| 上述不同作用机制的两种药物 |

胰岛素多次注射　二甲双胍+

| 基础胰岛素+餐时胰岛素 ⇌ 每日多次预混胰岛素 |

生活方式干预

图 9-3　中国 2 型糖尿病防治指南（2017 年）高血糖治疗路径

HbA1c:糖化血红蛋白;二甲双胍为单药治疗的首选,在胰岛素多次注射时,对于肥胖患者可考虑加用二甲双胍;本图是根据药物疗效和安全性、卫生经济学等方面的临床证据以及我国国情等因素权衡考虑后推荐的主要药物治疗路径。

糖,单独应用可使 HbA1c 下降 1.0%~1.5%;格列奈类药物通过刺激胰岛素早时相分泌而降低餐后血糖,单独应用可使 HbA1c 下降 0.5%~1.5%。常见不良反应是低血糖。

3) 噻唑烷二酮类药物:通过增加靶细胞对胰岛素作用的敏感性而降低血糖,可使 HbA1c 下降 1.0%~1.5%。体重增加和水肿是常见不良反应,与胰岛素联合使用时更明显。

4) α-糖苷酶抑制剂:通过抑制碳水化合物在小肠上部的吸收降低餐后高血糖,改善血糖波动,可使 HbA1c 下降 0.5%。常见不良反应是胃肠道反应,多为腹胀及排气增多。单独服用不增加低血糖风险,联合胰岛素或磺脲类药物时,低血糖风险可增加。

5) 二肽基肽酶-4 抑制剂:抑制二肽基肽酶-4 活性,减少体内胰高血糖素样肽-1 的降解,可使 HbA1c 下降 0.4%~0.9%。多无明显胃肠道反应,偶可见关节疼痛。单独使用低血糖风险不增加。

6) 钠-葡萄糖共转运蛋白-2 抑制剂:抑制尿液中葡萄糖的重吸收,促进肾脏葡萄糖排泄而降血糖,HbA1c 下降 0.5%~1.0%。常见不良反应是生殖泌尿道感染,单独服用不增加低血糖风险,联合胰岛素或磺脲类药物时,低血糖风险可增加。

6. T2DM 代谢手术　减重手术可改善肥胖 T2DM 患者血糖,部分患者甚至达到"缓解"。2016 年 IDF 发布声明将代谢手术首次纳入 T2DM 的临床治疗路径,应严格按照适应证、治疗方案进行,目前不推荐为临床常规治疗。

7. 胰腺移植和胰岛细胞移植　治疗对象主要是 T1DM,目前尚未在临床广泛开展。

第三节　血脂异常

血脂是血清总胆固醇（total cholesterol，TC）、甘油三酯（triglyceride，TG）和类脂(如磷脂)等的总称。血脂不溶于水,必须与载脂蛋白结合形成脂蛋白才能溶于血液,运输至组织进行代谢。脂蛋白分为:乳糜微粒（chylomicrons，CM）、极低密度脂蛋白（very-low-density lipoprotein，VLDL）、中间密度脂蛋白（intermediate-density lipoprotein，IDL）、低密度脂蛋白（low-density lipoprotein，LDL）、高密度脂蛋白（high-density lipoprotein，HDL）和脂蛋白（a）[lipoprotein（a），Lp（a）]。近 30 年来,中国人群血脂异常患病率明显增加,成人血脂异常总体患病率高达 40.40%。以 LDL-C 或 TC 升高为特点的血脂异常是动脉粥样硬化性心血管疾病(atherosclerotic cardiovascular disease，ASCVD)重要的危险因素；降低LDL-C水平，可显著减少ASCVD的发病及死亡危险。

【病因及发病机制】

任何原因导致脂质来源、脂蛋白合成、代谢过程的关键酶异常或降解过程受体通路障碍等均可造成血脂异常。多数原发性血脂异常原因不明，可能是多个基因与环境因素相互影响。继发性血脂异常与甲减、库欣综合征等疾病相伴发，或与一些药物如糖皮质激素、噻嗪类利尿剂等使用有关。

【分类】

临床常将血脂异常分为高胆固醇血症、高甘油三酯血症、混合性高脂血症和低高密度脂蛋白血症。

【临床表现】

大多数患者无任何临床表现，常因血生化检查时被发现。主要临床表现为眼睑局部皮肤黄色瘤、早发性角膜环以及高脂血症的眼底改变。长期血脂异常可导致ASCVD。极重度高TG症(>10mmol/L)可诱发急性胰腺炎。

【辅助检查】

1. TC测定　受年龄、家族、性别、遗传、饮食、精神等多种因素影响。常作为动脉粥样硬化的预防、发病预测、疗效观察的参考指标，但对ASCVD的危险评估和预测价值不及LDL-C。

2. TG测定　受生活习惯、饮食和年龄的影响，进食高脂、高糖和高热量饮食后，外源性TG可明显增高。因此，须在空腹12h后采集标本。

3. LDL-C测定　LDL-C增高是动脉粥样硬化发生、发展的主要危险因素，是ASCVD危险性的评估指标。

4. HDL-C测定　HDL-C增高对防止动脉粥样硬化、预防冠心病的发生有重要作用，与ASCVD发病危险呈负相关。

5. 载脂蛋白A1　反映HDL-C水平，与HDL-C水平呈正相关，其临床意义也相似。

6. 载脂蛋白B　反映LDL-C水平，与血清LDL-C水平呈正相关，两者的临床意义相似。

【诊断】

根据患者血脂水平，结合病史、临床表现和饮食生活习惯等可诊断。诊断标准采用《中国成人血脂异常防治指南(2007年)》的分层标准(表9-4)。排除继发性血脂异常，可诊断为原发性血脂异常，必要时可进行相关基因、酶活性或受体功能的检测。

表 9-4　中国血脂水平分层标准　　　　　　　　　　　　　　单位：mmol/L(mg/dl)

类别	TC	LDL-C	HDL-C	TG
合适范围	<5.18(200)	<3.37(130)	≥1.04(40)	<1.76(150)
边缘升高	5.18~6.18 (200~239)	3.37~4.13 (130~159)	—	1.76~2.26 (150~199)
升高	≥6.19(240)	≥4.14(160)	≥1.55(60)	≥2.27(200)
降低	—	—	<1.04(40)	—

【治疗】

高脂血症的治疗主要集中在TC和LDL。采取健康的生活方式如能量及营养要素比例均衡、控制体重、戒烟限酒、规律运动，是防治血脂异常和ASCVD的基本策略。2016年版中国成人血脂异常防治指南推荐：①临床应根据个体ASCVD危险程度，决定是否启动药物调脂治疗。②降低LDL-C水平作为防控ASCVD危险的首要干预靶点，HDL-C为次要干预靶点。③调脂治疗目标值：极高危者LDL-C<1.8mmol/L；高危者LDL-C<2.6mmol/L；中危和低危者LDL-C<3.4mmol/L。④LDL-C基线值较高

笔记

不能达目标值者,LDL-C 至少降低 50%。极高危患者 LDL-C 基线在目标值以内者,LDL-C 仍应降低 30% 左右。⑤临床调脂首选他汀类药物。羟甲基戊二酰辅酶 A(HMG-CoA)还原酶抑制剂(他汀类)、胆固醇吸收抑制剂、胆酸螯合剂及其他调脂药(如普罗布考)主要以降低胆固醇为主。贝特类、烟酸类和高纯度鱼油制剂主要以降低 TG 为主。血液净化治疗可用于难治性高 TC 血症者或对调脂药物过敏者。回肠末端部分切除术、门 - 腔静脉分流吻合术、胃搭桥术或胃成形术可用于血脂异常并伴有重度肥胖者。

第四节 痛 风

随着社会经济发展,人们生活方式及饮食结构的改变(特别是富含高蛋白、嘌呤食物摄入的增加),我国高尿酸血症(hyperuricemia,HUA)及痛风的患病率逐年增高,并呈年轻化趋势。我国痛风的患病率各地报道 0.86%~2.2% 不等,其中男性为 1.42%~3.58%,女性为 0.28%~0.9%。

【病因及发病机制】

尿酸是嘌呤代谢的终产物,80% 由体内核酸或其他小分子分解产生,20% 源于富含嘌呤或核蛋白的食物分解产生。痛风是尿酸盐晶状体沉积引起组织损伤的一种炎症性疾病,与长期嘌呤代谢紊乱导致的 HUA 直接相关,多数具体病因不明,少数由酶的缺陷所导致。5%~18.8% 的 HUA 发展为痛风,但也存在 1% 的痛风患者血尿酸始终不高以及 1/3 的痛风急性发作时血尿酸不高的情况,因此,HUA 并不等同于痛风。

【分期】

根据病程,痛风可分为 4 期:①无症状 HUA 期;②痛风性关节炎急性发作期;③痛风性关节炎发作间歇期;④慢性痛风性关节炎期。

【临床表现】

痛风以反复发作的急 / 慢性关节炎、关节畸形和剧烈疼痛为临床特征。多数患者出现第一跖趾关节的急性发作(红、肿、热、痛及活动障碍),数日可自行缓解,发作间期表现正常,反复发作可逐渐影响多个关节。常受累的关节依次为足背、踝关节、足跟、膝关节、腕关节、指关节和肘关节,最终可造成关节的破坏和畸形。可并发肾脏病变(急性尿酸性肾病、尿酸肾结石和慢性痛风性肾病),引起急、慢性肾功能损害。常伴发 T2DM、代谢综合征、血脂异常、高血压病、心血管疾病等。

【辅助检查】

1. **血尿酸测定** 采用血清尿酸酶法检测。成年男性参考值 <380μmol/L(6.4mg/dl);成年女性绝经前参考值 <309μmol/L(5.2mg/dl),绝经后接近男性。根据《中国高尿酸血症与痛风诊疗指南(2019)》的诊断标准,在正常嘌呤饮食状态下,不论男女非同日两次空腹监测血尿酸 >420μmol/L(7mg/dl)即可诊断为高尿酸血症。

2. **尿 pH 值检测** 尿液偏酸条件下,尿路结石形成风险升高。尿 pH 6.2~6.9 有利于尿酸盐结晶溶解;而尿 pH>7.0 易形成草酸钙及其他类结石。

3. **肾脏尿酸排泄情况评估** 每日体内的尿酸约 2/3 由肾脏排出,1/3 由肠道排出。因此,检测肾脏尿酸排泄情况(如 24h 尿酸测定、尿酸清除率、尿酸排泄分数、随机尿尿酸 / 尿肌酐比值等)有助于临床上判断 HUA 的类型,指导临床合理选择降尿酸药物。

4. **关节液、痛风石检查** 关节腔穿刺抽取关节液或穿刺痛风结节,在偏振光显微镜下可见尿酸盐晶状体可诊断痛风。

5. **X 线检查** 为最常用的检查方法,但对早期病变敏感性欠佳,不适用于痛风性关节炎的早期筛查。痛风石沉积患者典型 X 线表现为骨质穿凿、虫蚀样缺损。

6. **高频超声** 尿酸盐晶状体在关节软骨表面沉积,在无回声关节软骨两侧表面出现双层平行线状强回声,称为"双轨征",是痛风性关节炎特征性超声表现。

7. CT 主要表现为软组织肿胀、关节积液、痛风石、骨质破坏及关节结构改变等,评价痛风石优于 MRI 和超声检查。

8. 双源双能量 CT(dual-source dual-energy CT,DSDECT) 能清晰显示尿酸晶状体,无创性诊断痛风,并通过三维容积成像软件检测痛风石的数量及体积,评估患者体内痛风石的沉积情况。

9. MRI 为评估慢性滑膜炎的首选,能显示受累关节周围软组织的情况,对骨质结构显示欠佳,对痛风早期关节病变缺乏特异性影像学表现,且成本高和耗时限制其在筛查 HUA 早期关节病变中的应用。

【诊断与鉴别诊断】

在关节、关节囊或关节液中找到尿酸盐晶状体即可明确诊断痛风。若未能行尿酸盐晶状体检查,可根据典型的临床表现(如足部典型的临床表现、痛风石、秋水仙碱治疗快速有效等)和特征性影像学改变(尤其是关节超声和 DSDECT)协助诊断。

急性痛风性关节炎应与假性痛风、化脓性关节炎、发作性风湿症、外伤性关节炎、丹毒等相鉴别;而慢性期须与类风湿性关节炎、骨关节炎及银屑病关节炎等鉴别,尤其是对于无尿酸增高的非典型病例,影像学检查具有重要作用。

【治疗】

1. 生活方式干预有助于痛风的预防和治疗 包括低嘌呤、低果糖饮食;戒酒、限酒;禁烟;多饮水、适当碱化尿液;防止剧烈运动,避免外伤或突然受凉;规律饮食、作息和运动,控制体重;增加新鲜蔬菜的摄入;避免使用影响尿酸排泄的药物。

2. 痛风急性发作期治疗 急性期适当制动,尽早(24h 以内)使用秋水仙碱或非甾体抗炎药。对秋水仙碱和非甾体消炎药不耐受者可短期应用糖皮质激素(泼尼松 0.5mg/kg/d,3~5d)。

3. 降尿酸治疗 痛风患者若无合并症,血尿酸≥480μmol/L 时起始治疗,控制血尿酸 <360μmol/L(6mg/dl)。若合并情况之一(痛风发作次数每年≥2 次、痛风石、慢性痛风性关节炎、肾结石、慢性肾脏疾病、高血压、糖尿病、血脂异常、脑卒中、缺血性心脏病、心力衰竭和发病年龄 <40 岁),且血尿酸≥420μmol/L 时起始治疗,控制血尿酸 <300μmol/L(5mg/dl)。一般在急性发作期症状缓解 2~4 周再开始降尿酸治疗,原本服用降尿酸药物出现急性发作者,在急性发作期无需停药。对合并慢性肾脏疾病的痛风患者,应先评估肾功能,并在治疗中密切监测不良反应。在降尿酸治疗初期,可预防性使用低剂量秋水仙碱至少 3~6 个月以减少痛风的急性发作。

小 结

甲状腺功能亢进症是常见的内分泌疾病,注重其病因诊断,掌握 Graves 病三种治疗方法的优缺点,在临床工作中规范化、合理化、个体化的治疗甲亢。甲状腺结节是一般人群常见的甲状腺疾病,近年来发病率呈上升趋势,可能与新技术的使用导致诊断率增加有关,但也不能排除发病率确实增加的可能,应仔细评估结节良恶性及甲状腺功能,以制订恰当的治疗随访策略。

城市化、老龄化、超重肥胖患病率增加及中国人的遗传易感性导致我国 DM 人群增加迅速,成为全球 DM 大国。DM 及相关大血管、微血管并发症导致的经济损失给患者、家庭、社会带来巨大的负担。因此,建立和完善 DM 防控体系,早期宣教,积极改善不良的生活方式,开展多重因素综合管理 DM 有重大意义。

血脂异常与肥胖、高血糖、高血压一起聚集发病,是 ASCVD 重要的危险因素,严重影响人体健康。降低 LDL-C 水平,可显著减少 ASCVD 的发病及死亡危险。

近年,高尿酸血症及痛风逐渐成为"流行病",多数患者对其认识不足,部分医务人员对其重视不够,诊疗不规范。因此,加强高尿酸血症及痛风患者宣教,遵循相关指南规范痛风管理,可改善高尿酸血症和痛风患者的长期预后。

思考题

1. 体检发现甲状腺结节,应如何处理?
2. 患者有甲状腺毒症的临床表现,如何进一步诊治?
3. 如何诊断糖尿病?

（周嘉）

神经系统疾病是由于外伤、血管病、肿瘤、感染、变性、中毒、遗传、免疫障碍、脱髓鞘、营养缺陷及代谢障碍等引起的神经系统和骨骼肌肉疾病。从发病的部位上,分为脑、脊髓、周围神经、神经肌肉接头、肌肉等不同部位疾病。以意识、运动、感觉、自主神经功能障碍为主要表现。

神经系统疾病的诊断方法是先定位、后定性。定位诊断是确定神经系统损伤的部位,定性诊断是确定疾病的病因及性质。影像学检查、脑脊液检查、经颅多普勒超声检查、脑电图、肌电图等检查均有助于神经系统的诊断。

多数感染性疾病、营养缺乏性疾病、早期或轻症的脑血管病、良性肿瘤、特发性面神经麻痹等可以治愈;癫痫、偏头痛、重症肌无力、周期性瘫痪、多发性硬化等只能控制或缓解症状,不能够根治;尚有少部分神经系统疾病目前缺乏有效的治疗方法,如恶性肿瘤、变性疾病、遗传性疾病、脊髓空洞症等。

第一节　三叉神经痛

三叉神经痛(trigeminal neuralgia,TN)是头面部痛中最常见的原因,也是最常见的脑神经疾病,以一侧头面部三叉神经分布区内反复发作的阵发性剧烈痛为主要表现。右侧略多于左侧,三叉神经第二支发病率最高。该病的主要特点是:在一侧头面部三叉神经分布区域内反复发作的阵发性剧痛为主要表现,发作性刀割样、烧灼样、闪电样疼痛,骤发骤停。说话、进食、刷牙、洗脸,甚至走路时都会诱发剧烈疼痛。疼痛历时数秒或数分钟,疼痛呈周期性发作,发作间期同正常人一样。三叉神经痛有时为难以忍受的剧烈疼痛,患者痛苦不堪,严重危害着人类的身体健康。

【流行病学】

三叉神经痛多发于中老年人,发病年龄高峰为50~70岁。流行病学统计,三叉神经痛的年发病率为(4~13)/10万,发病率随年龄增加而逐渐上升。女性患者多于男性患者,男女比例大约为1：1.7。

【病因】

三叉神经痛在临床工作中被分为原发性三叉神经痛和继发性三叉神经痛。

原发性三叉神经痛是指病因尚不明确,也无特异的神经系统体征,检查时未发现有明显与发病有关的功能性和器质性病变。

继发性三叉神经痛是指三叉神经相关的神经通路有功能性或器质性病变,体检可有神经系统阳性体征。常见的继发性三叉神经痛的原因包括后颅窝和颅底的肿瘤、脑干病变,如多发性硬化等。

三叉神经痛的病理生理机制复杂,常见的病因有:

1. **血管压迫**　是三叉神经痛的最主要原因。动脉或静脉的血管襻压迫三叉神经根部可导致三叉神经痛。这可能与受压迫部位神经根局部脱髓鞘有关。

2. **桥小脑角区肿瘤压迫**　桥小脑角区的肿瘤正好压迫了三叉神经根,或者挤压靠近三叉神经根的血管,而导致三叉神经痛产生。

3. **三叉神经病变**　多发性硬化等脑干结构性病变也可能引起三叉神经脱髓鞘。对于多发性硬化患者,脱髓鞘斑块通常发生在三叉神经的神经根进入区。

4. **病毒感染**　单纯疱疹病毒感染可能与三叉神经痛发病有关,部分患者在发生三叉神经痛之后,出现相应三叉神经分支区域的疱疹。

5. **中枢敏化**　三叉神经痛可能与三叉神经脊束核、丘脑及大脑皮层的疼痛环路失抑制有关。三叉神经中枢过度敏化导致轻微刺激即可诱发剧烈疼痛。

【临床表现】

慢性病程,多逐渐加重,存在间歇性。在一侧面部三叉神经分布区突然发生一支或多支的剧烈疼痛,偶有双侧疼痛。疼痛部位以下颌、颊部多见,前额受累的患者相对较少。疼痛性质多呈刀割样、针刺样、电击样或撕裂样疼痛。疼痛多为阵发性,突发突止,持续数秒或数分钟。存在无痛间歇期,间歇期随着病程的延长逐渐缩短。疼痛可呈周期性发作,在数周或数月内频繁发作,然后自行缓解数周至数年后复发,很少有自愈者。部分患者面部疼痛可持续存在。

继发性三叉神经痛多伴有三叉神经分布区的感觉障碍,包括浅感觉减退、咀嚼肌无力、角膜反射减弱或消失等。如果存在桥小脑角区肿瘤,可导致邻近脑神经及脑干组织受压出现相关症状,包括面瘫、听力减退、吞咽困难及颅高压症状。

【辅助检查】

1. **影像学检查**　头颅 CT 或 MRI 扫描有助于明确三叉神经及周围结构的器质性病变,如桥小脑角区肿瘤、脑干多发性硬化导致的脱髓鞘病变和动脉瘤等。对于有头面部感觉减退、疼痛性质不典型、双侧疼痛或伴有神经系统阳性体征的患者建议常规行头颅 MRI 或 CT 检查。

磁共振血管成像(magnetic resonance angiography,MRA)能够清楚显示三叉神经根部与周围血管的关系,常用三维时间飞跃磁共振断层血管成像(3D-TOF-MRTA0),可以在不同方向观察动脉与三叉神经的相对解剖关系。重 T2 扫描方法是 3D-TOF-MRTA 的重要补充,脑脊液在该序列中为高信号,血管、神经为中低信号,该方法又称"黑血法",该方法有利于观察神经周围的静脉的显示。

2. **电生理检测**　三叉神经反射测试或许有助于鉴别经典型三叉神经痛和痛性三叉神经病变。三叉神经反射测试包括瞬目反射和咬肌抑制反射。在经典型三叉神经痛患者中,这些测试结果通常是正常的。三叉神经诱发电位不能有效鉴别经典型三叉神经痛和痛性三叉神经病变。

【诊断】

三叉神经痛的诊断主要是根据症状特征(疼痛部位、性质、是否存在无痛间歇期、有无扳机点等),有无神经系统阳性体征即可诊断。如果存在后组脑神经、面听神经症状,则要高度怀疑继发性三叉神经痛的可能,需要进一步影像学检查明确诊断。原发性三叉神经痛诊断要点包括:

1. **年龄**　多在 40 岁以上。

2. **部位**　发生于单侧三叉神经一支或多支,不放射至三叉神经分布区以外。

3. **疼痛性质**　剧烈疼痛,疼痛性质为电击样、刀割样、针刺样或锐痛,反复的阵发性发作,持续时间从零点几秒到 2min,无痛间歇期,且间歇期逐渐缩短,可有扳机点。

4. **诱发因素**　说话、吃饭、刷牙洗脸、吹风等可诱发疼痛。

5. **神经系统检查**　无明显阳性体征。

【治疗】

1. **药物治疗**　病因未明确前首选药物治疗,若病因明确则应优先考虑针对病因治疗。对于年迈或伴有严重系统性疾病难以耐受外科手术治疗的患者或外科治疗无效时也可考虑药物治疗。

(1)卡马西平:卡马西平是药物治疗的首选,58%~100% 的三叉神经痛患者服用后疗效满意。

(2)奥卡西平:为卡马西平的衍生物,与卡马西平具有相似的作用。二者疗效相当,且副作用远少于卡马西平。

(3)苯妥英钠:起效较慢,需要连服数日后才出现疗效。

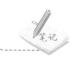

（4）其他：较少应用的有拉莫三嗪、加巴喷丁、托吡酯、普瑞巴林、氯硝西泮等药物。在疼痛急性发作期，可以选择阿片类药物快速镇痛。

2. 外科治疗　对于继发性三叉神经痛患者，优先选择解除病因的方法。如果是由于桥小脑角区肿瘤压迫导致的疼痛，应择期行开颅手术切除颅内病变组织，解除对三叉神经的压迫，缓解疼痛。对于药物难以控制疼痛的原发性三叉神经痛患者，可以考虑外科干预。目前有多种外科方法可以缓解三叉神经痛，本章节重点介绍原发性三叉神经痛的手术治疗方法。

（1）三叉神经阻滞术：应用利多卡因等药物行神经阻滞术，如眶上、眶下和下颌神经阻滞等。近年来有应用无水乙醇、阿霉素或甘油封闭三叉神经分支或半月神经节，破坏感觉神经细胞，可达到止痛效果。

（2）三叉神经半月节毁损术：通过经皮穿刺的方法毁损三叉神经半月节，可以阻断神经纤维传导来减轻或消除疼痛。常用的方法有射频热凝毁损术和球囊压迫术。

（3）立体定向放射外科治疗：主要是伽马刀治疗，即采用伽马射线破坏三叉神经颅内段的神经纤维。

（4）三叉神经显微血管减压术：绝大多数的患者MRI/MRA提示三叉神经根部存在血管压迫，该手术为显微外科手术，术中用Teflon棉片将压迫三叉神经的血管与神经隔离，松解神经周围粘连，使三叉神经颅内段充分减压。

（5）三叉神经感觉根部分切断术：对于三叉神经显微血管减压术无效或复发的患者，可选用三叉神经感觉根部分切断术，止痛效果确切。

第二节　吉兰 - 巴雷综合征

法国神经病学家 Landry 于 1859 年最先描述吉兰 - 巴雷综合征（Guillain-Barré syndrome，GBS），它是常见的免疫介导的急性炎性周围神经病。多数病患急性起病，进展迅速，肢体或躯干肌呈对称性无力。肌无力常由远端开始，逐渐向近端发展，并伴有肢体远端疼痛或麻木感。所有患者的腱反射均消失或减低，严重者可伴有脑神经、自主神经和 / 或呼吸肌受累。GBS 的确切病因未明，约 50%~70% 的患者在发病前 1~2 周有呼吸道或胃肠道感染病史，也可见于外伤、手术等其他应激状况。

【流行病学】

GBS 目前是最常见的急性弛缓性瘫痪的病因，年发生率约为 0.5~2/10 万，极少发生于 2 岁以下儿童，男性发病率约为女性的 1.5 倍。

【病因】

主要病因为细菌感染、病毒感染、疫苗接种以及其他应激情况。

【病理】

通过对 GBS 患者神经活检显示，神经纤维大体正常，但光镜下可见周围神经及神经根脱髓鞘和炎性改变，单核细胞浸润提示该病为免疫介导。脱髓鞘主要在朗飞节附近，并伴有炎性细胞。另有一些 GBS 表现为轴索变性，伴或不伴有脱髓鞘改变。它常发于健康人群，很少与自身免疫和系统性疾病相关，以体液免疫为主。

【临床分型】

根据神经结构损伤特点，临床分为以下类型：

1. 急性炎症性脱髓鞘性多神经病（acute inflammatory demyelinating polyneuropathy，AIDP）　此为经典的 GBS，以脱髓鞘损伤为主，轴索完好或受累轻微。

2. 急性运动轴索性神经病（acute motor axonal neuropathy，AMAN）　最早见于中国北方农村，以广泛的运动脑神经纤维和脊神经前根及运动纤维受损为主，神经电生理表现为轴索损伤。

3. 急性运动感觉轴索性神经病（acute motor and sensory axonal neuropathy，AMSAN）

以广泛神经根和周围神经的运动与感觉纤维的轴索变性为主。

4. **米勒 - 费希尔综合征**(Miller-Fisher syndrome,MFS)　1956 年由神经病学家 C. Miller Fisher 最早描述,以眼肌麻痹、共济失调及腱反射消失为主要临床特点,肢体力弱相对较轻或肌力正常。

5. **急性泛自主神经性 GBS**(acute pandysautonomia neuropathy APN)　为自主神经受累,根据受累部位不同,患者可表现为直立性低血压、无汗、口眼干燥、瞳孔固定、心律失常、胃肠麻痹以及膀胱功能障碍等,同时腱反射消失,不伴或仅轻微运动感觉受损。

6. **急性感觉性 GBS**(acute sensory neuropathy,ASN)　少见,以感觉受累为主。临床特点为:急性起病,在数天至数周内达到高峰;广泛对称性四肢疼痛和麻木,感觉性共济失调,明显的四肢和躯干深、浅感觉障碍;绝大多数患者腱反射减低或消失;自主神经和运动损伤少见或轻微;病程为自限性。

7. **重症混合性 GBS**　重症 GBS 患者除了脑神经损伤及四肢肌力损伤外,呼吸肌受损尤为突出,肌电图为轴索损伤或轴索损伤合并髓鞘损伤,患者不能归纳为上述六个类型,我们称为重症混合型。

【临床表现】

约有 2/3GBS 患者发病前 1~2 周有前驱症状,如上呼吸道疾病(58%)、胃肠道疾病(22%)、呼吸与胃肠道疾病(10%)、外科手术(5%)、疫苗接种(3%)及其他(2%)。临床表现以及疾病严重程度可能与前驱症状及机体反应相关。

1. **感觉障碍**　感觉障碍可能与肢体力弱相伴随,或先于肌力改变,表现为肢体远端疼痛、麻木及感觉倒错,患者有"橡胶腿"样感觉,疾病的早期可以不对称。

2. **肢体无力**　患者肢体无力多由肢体远端向近端发展,也可由近端开始,多为对称性。无力呈进行性加重,经数小时或数天累及四肢、脑神经和呼吸肌,一般 2~4 周达高峰。

3. **脑神经损伤**　部分患者出现运动性脑神经(包括自主神经)受累,表现为闭眼力弱或不能、眼球活动受限、瞳孔对光反射迟钝或消失、咀嚼及吞咽障碍、言语不能等。

4. **呼吸肌受累**　患者膈肌和肋间肌受累,表现为呼吸费力,CO_2 潴留,直到昏迷。

5. **自主神经受损**　根据疾病严重程度及累及部位不同,而出现不同的自主神经受损表现,如瞳孔散大、心率改变、皮肤及出汗异常,最严重者可能出现胃肠麻痹性瘫痪。

6. **腱反射消失**　患者在发病初即有四肢腱反射减弱,随后消失。

7. **大小便基本正常**　如果患者临床出现大小便潴留,则诊断有疑问。

【辅助检查】

1. **腰穿脑脊液**(cerebrospinal fluid,CSF)**检查**　GBS 患者腰穿压力基本正常,CSF 清亮,糖、氯化物与细胞数正常,而蛋白水平增高,表现为蛋白 - 细胞分离现象(cytoalbuminological dissociation)。CSF 蛋白水平在疾病第 1 周通常正常或轻度升高,90% 患者在第 2 周末明显增高。

2. **肌电图检查**　肌电图的改变一般出现在发病 2 周后,患者神经传导功能检查(nerve conduction studies,NCS)可有助于临床诊断及病程判断。NCS 表现为传导速度下降、潜伏期延长或波幅下降、F 波改变,严重者可出现失神经表现。通过 NCS 有助于临床鉴别轴索和髓鞘损伤,从而判断临床病程和预后。

3. **神经影像学检查**　高颈段 MRI 检查可有助于鉴别颈髓脱髓鞘与动 - 静脉瘘(arteriovenous fistula,AVF),特别是小便障碍的患者更应该行此检查。另外,在脊髓增强 MRI 检查时,95%GBS 患者可发现周围神经根与马尾的强化改变。

4. **抗神经节苷脂抗体**(anti-ganglioside antibodies)**检测**　约有 50% 患者该抗体阳性,有助于证实诊断。

【诊断】

GBS 的诊断主要是临床前驱症状、临床症状及体征、腰穿 CSF 检查、肌电图检查,必要时行颈段

MRI 及抗神经节苷脂抗体检测,其诊断标准如下:

1. GBS 临床表现　①渐进性上、下肢无力(有时仅以下肢无力起病);②无力肢体的反射消失(或腱反射减退)。

2. GBS 的额外症状　①进展期持续数天至 4 周(通常 2 周);②症状相对对称;③轻度的感觉症状或体征;④累及脑神经,尤其是双侧面肌无力;⑤自主神经功能障碍;⑥疼痛。

3. 有下列情况,应对诊断 GBS 产生怀疑　①CSF 单核细胞或多核细胞 >50 个 /µl;②疾病早期表现为严重的肺功能异常而无肢体力弱;③疾病初期感觉障碍突出而无肢体无力或轻微力弱;④发病初期大小便障碍;⑤发病初期出现发热;⑥脊髓明确的感觉损伤平面;⑦明显的、持续的非对称性无力;⑧持续的大小便异常。

【治疗】

1. 静注免疫球蛋白治疗　在发病 2 周内开始治疗。

2. 血浆置换　2 周完成 5 次,置换总剂量为 5 倍的血浆量。

3. 神经营养　始终应用 B 族维生素治疗。

4. 其他治疗　如 β 干扰素、环磷酰胺、利妥昔单抗及依库珠单抗(eculizumab)等。

5. 一般治疗　①心电监护:有明显的自主神经功能障碍者,更应监测生命体征,如有异常及时采取相应措施处理。②呼吸道管理:有呼吸困难和延髓支配肌肉麻痹的患者应注意保持呼吸道通畅,防止误吸。对病情进展快,伴有呼吸肌受累者,应尽早进行呼吸功能评估,并行气管插管或气管切开,机械辅助通气。③营养支持:必要时给予鼻饲营养,以保证每日足够热量、维生素,防止电解质紊乱。④预防深静脉血栓。⑤患者如出现尿潴留,则留置尿管以帮助排尿。⑥对有神经性疼痛的患者,适当以阿片类或非甾体类药物缓解疼痛。⑦因语言交流困难和肢体无力严重而出现抑郁时,应给予心理治疗,必要时给予抗抑郁药物治疗。

【预后】

GBS 恢复时间长短依据受损结构及程度而定,大部分 GBS 患者可以完全或近乎完全恢复,但有部分患者可遗有远端肢体功能障碍。髓鞘损伤的患者可数周或数月恢复,而轴索损伤者恢复时间 6~18 个月不等,甚至超过 2 年。

该病病死率报道不一,曾有报道为 3%~7%。文献报道的复发率约为 5%~10%。

第三节　脊髓疾病

脊髓疾病是指各种原因引起脊髓及其神经的损伤,导致相应的组织器官出现结构和功能损害的一组疾病。脊髓损害的主要临床表现为运动障碍、感觉障碍及自主神经功能障碍。不同的脊髓疾病所引起的脊髓损害常具有特殊的好发部位。

一、急性脊髓炎

急性脊髓炎(acute transverse myelitis,ATM)是一种影响肢体运动,感觉和自主神经功能的脊髓炎症性疾病,是指非特异性炎症引起自身免疫反应所致的急性横贯性脊髓炎性病变,又称急性横贯性脊髓炎,是临床上常见的脊髓炎之一,以病损平面以下肢体瘫痪、传导束性感觉障碍和尿便障碍为主要临床特征。

【病因】

目前病因不明,多数在感染后或疫苗接种后发病。任何年龄均可发病,在 10~19 岁和 30~39 岁有两个发病高峰,其年发病率在 1~4/100 万。已知的可能引起急性脊髓炎复发的原因有感染,如 HSV、HIV、VZV 等感染引起的脊髓炎;结缔组织病如系统性红斑狼疮(systemic lupus erythematosus,SLE)、干燥综合征(Sjogren's syndrome,SS)、抗磷脂抗体综合征等相关性脊髓炎;原发性炎性脱髓鞘性疾病 MS、

NMO 相关性脊髓炎。多数患者在出现脊髓症状后 1~4 周出现上呼吸道感染、腹泻、发热等病毒感染症状,但脑脊液中无法检测出病毒,因此目前普遍认同此病非直接感染致病,而是病毒感染后的自身免疫反应所致。

【病理】

病变可累及脊髓任何节段,但以胸髓 T3~T5 最常见。病变常局限于脊髓的数个节段,主要病理改变为髓鞘肿胀、脱失、周围淋巴细胞显著增生、轴索变性、血管周围炎症细胞浸润。

【临床表现】

任何年龄都可发病,但青壮年较多见,无明显性别差异。由于病因不同,脊髓损害的水平、范围及严重程度各异。

1. **运动障碍**　急性起病,迅速进展。病初常表现为脊髓休克即迟缓性瘫痪,肌张力减低、腱反射消失及病理征阴性。肌力从远端向近端逐渐恢复,肌张力及腱反射逐渐增高。

2. **感觉障碍**　感觉障碍呈传导束型,表现为受累脊髓平面以下深浅感觉均消失,感觉消失区上缘常有感觉过敏带或束带感。

3. **自主神经功能障碍**　早期就出现尿便潴留。休克期主要表现为充溢性尿失禁,之后随着脊髓功能的恢复,膀胱逼尿肌出现节律性收缩,逐渐恢复排尿功能。自主神经症状还包括皮肤干燥、无汗、脱屑、指(趾)甲脆裂等。

4. **上升性脊髓炎**　部分脊髓损害可从低位节段迅速向高位进展,瘫痪在数小时至数天内自双下肢开始,依次累及腰、胸、颈部,最后影响延髓而出现吞咽困难、饮水呛咳、言语不清及呼吸困难,甚至死亡,临床上将其称为上升性脊髓炎,预后差。

【辅助检查】

1. **脑脊液检查**　对急性脊髓炎患者进行脑脊液检查可发现白细胞中度升高(50~100 个 /mm³),蛋白轻度升高,无或短暂出现寡克隆带,可伴有 IgG 指数升高。研究表明,若脊髓炎患者的脑脊液中白细胞数 >30 个 /mm³,则应该认为非多发性硬化的可能性更大。

2. **电生理检查**　①视觉诱发电位(VEP):急性脊髓炎患者多正常,可作为与视神经脊髓炎及多发性硬化的鉴别依据,后两者可出现异常;②下肢体感诱发电位(SEP):波幅可明显减低;③运动诱发电位(MEP):多异常,可作为判断疗效和预后的指标;④肌电图:正常或失神经改变。

3. **影像学检查**　若脊髓严重肿胀,MRI 显示病变部脊髓增粗,病变节段髓内多发片状或弥散的 T2 高信号,强弱不均,可有融合。部分病例可无异常。

【诊断】

特发性急性横贯性脊髓炎主要包括:脊髓双侧的感觉、运动或自主神经系统功能障碍、存在明确的感觉平面;通过脑脊液检查及脊髓 MRI 证实的脊髓炎症性反应;并排除脊髓压迫性、血管性或放射性等病因。

若同时有以下所列的相关疾病的临床证据者则诊断为症状相关性急性脊髓炎。①有结缔组织病(如结节病、白塞病、干燥综合征、系统性红斑狼疮、混合型结缔组织病等)血清学或临床证据;②有梅毒、莱姆病、人类免疫缺陷病毒、人类嗜 T 淋巴细胞病毒 -1 型、支原体、其他病毒感染等中枢神经系统表现;③头颅 MRI 提示多发性硬化病灶;④有明显视神经炎病史。

【治疗】

加强护理,防治各种并发症是保证功能恢复的重要前提。早期应将瘫痪肢体保持功能位,防止肢体、关节痉挛和关节挛缩,促进肌力恢复。

1. **皮质类固醇激素**　急性期,可采用大剂量甲泼尼松龙短程冲击疗法。

2. **大剂量免疫球蛋白**

3. **维生素 B 族**

4. **抗病毒治疗**　可用阿昔洛韦、更昔洛韦等。

【预后】

预后主要取决于脊髓急性损伤的程度及并发症情况。如无严重并发症,多在6个月之内恢复功能,生活基本自理。完全性截瘫、合并其他系统疾病、急性上升性脊髓炎、高颈段脊髓炎则预后差,严重者可短期内死亡。

二、脊髓空洞症

脊髓空洞症是脊髓的一种慢性、进行性的病变。病因不十分清楚,其病变特点是脊髓内形成管状空腔以及胶质增生。常好发于颈部脊髓。当病变累及延髓时,则称为延髓空洞症。

【病因】

可分为先天脊髓空洞症和继发性脊髓空洞症两类。

1. 先天脊髓空洞症 脊髓空洞症为胚胎发育异常,尤其原褶的异常融合,可使异常内衬的生发细胞残留,引起单纯性脊髓积水。本病常伴有脊柱裂,脊柱侧弯,环枕部畸形等其他先天性异常。

先天的发育异常形成Chiari畸形,脑脊液不能流入蛛网膜下腔,引起交通性脑积水。导致四脑室正中孔堵塞,使脑脊液搏动波冲击脊髓的中央管开口,逐渐导致中央管扩张,压迫中央管周围的脊髓组织,形成空洞。

2. 继发性脊髓空洞症 外伤导致脊髓坏死,软化,形成空洞;脊髓内肿瘤伴空洞概率较高,可能因为肿瘤影响了正常的脑脊液流动,从而形成空洞;蛛网膜下腔粘连,影响中央管内脑脊液的循环,从而形成空洞。

【临床表现】

本病发病年龄多在20~30岁,儿童和老年人少见,男性多于女性,脊髓空洞常波及颈髓和胸髓,有时扩展至延髓。

1. 运动障碍 一侧或两侧上肢弛缓性部分瘫痪症状,表现为肌无力及肌张力下降,尤以两手的鱼际肌,骨间肌萎缩最为明显,严重者呈现爪形手畸形。

2. 感觉障碍 单侧上肢与上胸节之节段性感觉障碍,常以节段性分离性感觉障碍为特点,痛、温觉减退或消失,深感觉存在,该症状也可双侧发生。由于痛、温觉消失,易发生烫伤与创伤。

3. 自主神经损害 又称Horner综合征,病变损害相应节段,肢体与躯干皮肤可有分泌异常,少汗症可局限于身体的一侧,称为"半侧少汗症",而更多见于一侧的上半身、一侧上肢或半侧脸面;另一种奇异的泌汗现象是遇冷后排汗增多,伴有温度降低,指端、指甲角化过度,萎缩,失去光泽,晚期患者出现大小便障碍。

【诊断】

根据慢性发病和临床表现的特点,有节段性分离性感觉障碍,上肢发生下运动神经元性运动障碍,下肢发生上运动神经元性运动障碍等,多能做出明确诊断。MRI对本病诊断价值较高,矢状位出现于脊髓纵轴,可显示空洞的长短,横切面可清楚显示所在脊髓平面空洞的大小及形态。

【治疗】

1. 一般治疗 采用神经营养药物,过去曾试用放射治疗,但疗效皆不确切。

2. 手术治疗

(1) 非交通脊髓空洞症的直接手术治疗:将脊髓空洞切开,并采用分流的方法来消除空洞内积水。

(2) 交通性脊髓空洞的间接手术治疗:因Chiari畸型引起的脊髓空洞可行枕下去颅骨减压,用肌肉填塞,阻断第四脑室与脊髓空洞的交通。

第四节 中枢神经系统感染性疾病

中枢神经系统感染(central nervous system infection,CNSI)是中枢神经系统遭受不同生物病原体入侵,导致相应神经组织受损并出现临床症状的一组疾病的总称。这些病原微生物包括病毒、细菌(包括结核分枝杆菌)、螺旋体、寄生虫、立克次体和朊蛋白等。临床中依据中枢神经系统感染部位的不同可分为:①脑炎、脊髓炎或脑脊髓炎:主要侵犯脑和/或脊髓实质;②脑膜炎、脊膜炎或脑脊膜炎:主要侵犯脑和/或脊髓软膜;③脑膜脑炎:脑实质和脑膜合并受累。

一、病毒性脑膜炎

病毒性脑膜炎(viral meningitis)是由各种病毒感染引起的软脑膜(软膜及蛛网膜)弥漫性炎症,主要表现为发热、头痛及脑膜刺激征,是临床最常见的无菌性脑膜炎,呈良性经过,且为自限性。

【流行病学】

夏季是本病的高发季节,热带及亚热带地区发病率终年很高。儿童多见,成人也可罹患,主要累及1岁以下的婴儿和5~10岁的儿童。该病患者多有病毒感染前驱症状。

【病因】

85%~95%的病毒性脑膜炎由肠道病毒引起。肠道病毒主要经粪-口途径传播,大部分病毒最初感染下消化道,肠道细胞上有肠道病毒结合的特殊受体,病毒经肠道入血,产生病毒血症,再经脉络丛侵犯脑膜,引起脑膜炎改变。

【临床表现】

临床多为急性起病,主要表现为病毒性感染的全身中毒症状和脑膜刺激症状,如发热、头痛、畏光、肌痛、恶心呕吐、食欲减退、腹泻和全身乏力等。神经系统检查发现颈强直和kernig征阳性。本病的病程在儿童常超过1周,成人症状可能持续2周或更长时间。当病毒性脑膜炎与病毒性脑炎合并存在,患者有相应的脑炎症状、体征。如精神异常、认知障碍、癫痫发作等。

【辅助检查】

1. 脑脊液 外观清亮,压力正常或增加。白细胞数正常或轻度增多,分类计数以淋巴细胞为主,蛋白质大多正常或轻度增高,糖或氯化物含量正常。涂片和培养无细菌发现。病毒分离和组织培养是诊断该病唯一可靠的方法,但技术上的限制和耗时过长使临床难以广泛应用。PCR检测脑脊液病毒具有高度敏感性和特异性,但目前临床尚未广泛开展。

2. MRI检查 病毒性脑膜炎平扫多无异常,增强扫描偶可见到脑膜轻度强化。

【诊断】

本病诊断主要根据急性起病的全身感染中毒症状,脑膜刺激征,脑脊液淋巴细胞数轻、中度增高,蛋白轻度升高,除外其他疾病等,确诊需脑脊液病原学检查。

【治疗】

包括抗病毒治疗和对症支持治疗。主要治疗原则包括:维持水、电解质平衡与合理营养供给。控制脑水肿和颅内高压,可适当应用甘露醇。控制癫痫发作,可首选卡马西平或苯妥英钠。抗病毒治疗可明显缩短病程和缓解症状,阿昔洛韦或其他衍生物更昔洛韦对单纯疱疹病毒作用最强。目前诊断肠道病毒感染,临床上使用的药物有免疫血清球蛋白和普来可那立(一种抗微小核糖核酸病毒药物)。

二、单纯疱疹病毒性脑炎

单纯疱疹病毒性脑炎(herpes simplex virus encephalitis,HSE)是由单纯疱疹病毒感染引起的一种中枢神经系统感染性疾病,是病毒性脑炎最常见类型。

【流行病学】

本病呈全球分布,一年四季均可发病,无明显性别差异,任何年龄均可发病。国外 HSE 发病率为 4~8/10 万,患病率为 10/10 万,未经治疗的 HSV 病死率高达 70% 以上;国内尚缺乏准确的流行病学资料。

【病因】

HSV 是一种嗜神经性 DNA 病毒,有两种血清型,即 HSV-1 和 HSV-2。患者和健康携带者是主要传染源。HSV-1 主要通过密切接触或飞沫传播,HSV-2 主要通过性接触或母婴传播。HSV-1 感染通常局限于口咽部、通过呼吸道飞沫或分泌物直接接触传播给易感者,病毒先引起口腔或呼吸道原发感染,在口咽黏膜进行复制,然后沿三叉神经分支轴索逆行至三叉神经节并潜伏。当机体免疫力低下或受到非特异性刺激时,潜伏的 HSV 激活,经三叉神经分支到达颅底脑膜,引起颞叶和额叶眶回坏死,约半数以上的 HSE 起因于这种内源性病毒活化。

【临床表现】

典型的表现为先出现病毒性感染的前驱症状,继而出现高热、严重头痛、恶心呕吐和意识障碍,常伴局灶性神经系统定位体征和抽搐,抽搐可以是首发症状。本病病程数日至 1~2 个月,轻型患者无明显后遗症,重症患者常遗有认知异常、偏瘫、癫痫等。

【辅助检查】

1. **血常规检查** 可见白细胞计数轻度增高。

2. **脑电图检查** 常出现弥漫性高波幅慢波,以单侧或双侧颞、额区异常更明显,甚至可出现颞区的尖波与棘波。

3. **头颅 MRI** 典型表现为在颞叶内侧、额叶眶面、岛叶皮质和扣带回出现局灶性水肿,MRIT2 加权像上为高信号,在 FLAIR 像上更为明显。

4. **脑脊液检查** 压力正常或轻度增高,重症者明显增高;有核细胞数增多至 $(50\sim100)\times10^6$/L,可高达 $1\,000\times10^6$/L,以淋巴细胞为主,可有红细胞增多,除外腰椎穿刺损伤则提示出血性坏死性脑炎;蛋白质呈轻、中度增高,糖与氯化物正常。

5. **脑活检** 是诊断单纯疱疹性脑炎最可靠的方法。可发现非特异性的炎性改变,细胞核内出现嗜酸性包涵体,电镜下可发现细胞内病毒性颗粒。

【诊断】

1. 口唇或生殖道疱疹史,或本次发病有皮肤、黏膜疱疹。

2. 起病急,病情重,有发热、咳嗽等上呼吸道感染的前驱症状。

3. 明显精神行为异常、抽搐、意识障碍及早期出现的局灶性神经系统损害体征。

4. 脑脊液红、白细胞增多,糖和氯化物正常。

5. 脑电图以颞、额区损害为主的脑弥漫性损害。

6. 头颅 CT 或 MRI 发现颞叶局灶性出血性脑软化灶。

7. 特异性抗病毒药物治疗有效支撑诊断。

【治疗】

早期诊断和治疗是降低本病死亡率的关键,主要包括抗病毒治疗,辅以免疫治疗和对症支持治疗。

1. **抗病毒药物治疗** 只要临床表现为强烈提示或不能排除单纯疱疹病毒脑炎时,即应给予阿昔洛韦治疗。更昔洛韦抗 HSV 疗效是阿昔洛韦的 25~100 倍,具有更强更广谱的抗 HSV 作用和更低毒性。

2. **免疫治疗** 可选用干扰素、转移因子、免疫球蛋白等。肾上腺糖皮质激素对减轻炎症反应和减轻炎症区域水肿有一定效果,但目前存在争议,对症状较重的患者,可早期酌情使用。

3. **全身支持及对症治疗** 对重症及昏迷患者至关重要,维持营养、水电解质和酸碱平衡,保持呼吸道通畅。

三、自身免疫性脑炎

自身免疫性脑炎(autoimmune encephalitis,AE)泛指一类由自身免疫机制介导的脑炎。自身免疫性脑炎合并相关肿瘤者称为副肿瘤性自身免疫性脑炎;而副肿瘤性自身免疫性脑炎中符合边缘性脑炎者,称为副肿瘤性边缘性脑炎。

【流行病学】

目前自身免疫性脑炎患病比例占脑炎病例的 10%~20%,以抗 N-甲基-D-天冬氨酸受体(NMDAR)脑炎最常见,约占自身免疫性脑炎患者的 80%,其次为抗富含亮氨酸胶质瘤失活蛋白 1(LGI1)抗体相关脑炎与抗 γ-氨基丁酸 B 型受体(GABA_BR)抗体相关脑炎等。

【病因】

自身免疫性脑炎的具体发病机制目前尚不清楚,多认为与副肿瘤、感染、自身免疫系统疾病等引起的免疫紊乱有关。有学者认为细胞表面神经元抗体主要是由体液免疫介导,而细胞内神经元抗体主要是细胞免疫介导,亦有学者认为补体也可能参与致病过程。

【临床分类】

根据不同的抗神经元抗体和相应的临床综合征,可分为 3 种主要类型。

1. **抗 NMDAR 脑炎** 抗 NMDAR 脑炎是 AE 的主要类型,其特征性临床表现符合弥漫性脑炎,与经典的边缘性脑炎有所不同。

2. **边缘性脑炎** 以精神行为异常、癫痫发作(起源于颞叶)和近记忆力障碍为主要症状,脑电图与神经影像学符合边缘系统受累,脑脊液检查提示炎性改变。抗 LGI1 抗体、GABA_BR 抗体与 AMPAR 抗体相关脑炎符合边缘性脑炎。

3. **其他 AE 综合征** 包括莫旺综合征、伴有强直与肌阵挛的进行性脑脊髓炎(PERM)、抗二肽肌肽酶相关蛋白(DPPX)抗体相关脑炎、抗多巴胺 2 型受体(D2R)抗体相关基底节脑炎、抗 IgLON5 抗体相关脑病等,这些 AE 综合征或者同时累及 CNS 与周围神经系统,或者表现为特征性的临床综合征。

【临床表现】

1. **前驱症状与前驱事件** 抗 NMDAR 脑炎常见发热、头痛等前驱症状。抗 NMDAR 脑炎偶尔可以发生于单纯疱疹病毒性脑炎等中枢神经系统病毒感染之后。

2. **主要症状** 包括精神行为异常、认知障碍、近记忆力下降、癫痫发作、言语障碍、运动障碍、不自主运动、意识水平下降与昏迷、自主神经功能障碍等。一些 AE 患者以单一神经或精神症状起病,并在起病数周甚至数月之后才出现其他症状。

3. **其他症状** ①睡眠障碍,包括失眠、快速动眼睡眠期行为异常、日间过度睡眠、嗜睡、睡眠觉醒周期紊乱。②CNS 局灶性损害,抗 NMDAR 脑炎可累及脑干、小脑等,引起复视、共济失调和肢体瘫痪等。③周围神经和神经肌肉接头受累。神经性肌强直等周围神经兴奋性增高的表现见于抗 CASPER2 相关莫旺综合征,抗 GABA_BR 抗体相关边缘性脑炎可合并肌无力综合征。

【辅助检查】

1. **脑电图检查** 尤其是长程视频 EEG 较头颅 MRI 敏感性高,大部分患者 EEG 检查表现为非特异性慢波,约 30% 的患者 EEG 检查可见类似婴儿的"δ 刷",仍有部分 EEG 未见异常,需结合其他辅助手段。

2. **头颅 MRI 检查** 头颅 MRI 是该病急性期的重要诊断工具,但约 2/3~1/2 的患者头颅 MRI 未见异常,部分患者经复查可出现异常。

3. **脑脊液检查** 脑脊液可见非特异性细胞计数升高,部分病例则呈少量单核细胞增多,蛋白含量轻度增高,尤其是 IgG 增高明显,多数脑脊液寡克隆区带检测阳性,糖含量多正常。

4. **肿瘤学** 卵巢畸胎瘤在青年女性患者中较常见,中国女性抗 NMDAR 脑炎患者卵巢畸胎瘤的发生率为 14.3%~47.8%,约 1/3 抗 GABA_BR 抗体相关脑炎患者合并小细胞肺癌,胸部 CT 与 PET 可提示肺部恶性肿瘤。

5. 特异性抗原抗体 对于可明确抗原抗体的自身免疫性脑炎,血清或脑脊液中发现抗神经细胞表面抗原抗体及抗神经细胞内抗原抗体的意义非常大,尤其是对抗 NMDAR 脑炎而言,明确的 NMDAR 抗体阳性可作为确诊的特异性阳性指标。

【诊断】

目前国内外文献可查询的自身免疫脑炎诊断如下:

1. 急性或亚急性发作的癫痫、认知障碍及精神行为症状等临床表现。

2. 脑组织检测不到病毒抗原、核酸及包涵体。

3. 脑脊液 / 血的自身抗体检测阳性。

4. 伴或不伴肿瘤。

【治疗】

AE 的治疗包括免疫治疗、对癫痫发作和精神症状的症状治疗、支持治疗、康复治疗。合并肿瘤者进行切除肿瘤等抗肿瘤治疗。

免疫治疗分为一线免疫治疗、二线免疫治疗和长程免疫治疗。一线免疫治疗包括糖皮质激素、静脉注射免疫球蛋白(IVIg)和血浆交换。二线免疫药物治疗包括利妥昔单抗及静脉用环磷酰胺,主要用于一线免疫治疗效果不佳的患者。长程免疫治疗药物包括吗替麦考酚酯与硫唑嘌呤等,主要用于复发病例,也可以用于一线免疫治疗效果不佳的患者和肿瘤阴性的抗 NMDAR 脑炎患者。对可能的 AE,也可酌情试用一线免疫治疗药物。

第五节 脑血管疾病

脑血管疾病(cerebrovascular disease,CVD)是指各种原因所致的脑血管病变或血流障碍引发的脑功能障碍,包括血管闭塞、血管破裂、血管壁损伤或血液成分异常所引起的神经功能障碍。脑卒中是指急性脑血管病,分为出血性卒中和缺血性卒中。

【流行病学】

脑血管病的患病率、发病率、死亡率、致残率及复发率均高。2015 年,我国城市人群脑卒中死亡率为 128.23/10 万,农村人群脑卒中死亡率为 153.63/10 万。我国脑卒中的流行病学特征主要体现为:脑卒中发病与患病年龄的年轻化趋势明显,疾病的地域、城乡和性别分布差异显著,脑出血发病率、死亡率逐渐降低等。

【病因】

1. **高血压** 收缩压每升高 10mmHg,卒中的相对发病危险增加 49%;舒张压每升高 5mmHg,卒中相对发病危险增加 46%。

2. **糖尿病** 糖尿病可以使卒中患者的 1 年病死率增加 12%,复发率增加 14%,不良功能预后增加 1.58 倍。

3. **血脂异常** 总胆固醇(TC)、甘油三酯(TG)、低密度脂蛋白(LDL)增高与缺血性卒中呈正相关,与出血性卒中呈负相关;而高密度脂蛋白(HDL)降低可增加缺血性卒中发生风险。

4. **心房颤动** 心房颤动患者卒中的死亡风险增加 5.31 倍。

5. **吸烟** 约 11% 的急性缺血性卒中患者归因于吸烟,吸烟者缺血性卒中事件和出血性卒中事件的发病风险分别是不吸烟者的 1.37 倍和 1.21 倍;二手烟暴露人群的卒中风险增加 35%。

6. **饮酒** 卒中发病和死亡风险与饮酒量之间呈"J"形风险曲线关系。

7. **超重和肥胖** 可明显增加卒中发生风险,尤其是缺血性卒中发生风险。BMI 每增长 $2kg/m^2$,缺血性卒中发病风险即增高 18.8%。

8. **高同型半胱氨酸(homocysteine,Hcy)血症** 高 Hcy 增加卒中患者复发和死亡的风险。

一、脑梗死

脑梗死(cerebral infarction)又称缺血性脑卒中(cerebral ischemic stroke),是指因脑部血液循环障碍,缺血、缺氧所致的局限性脑组织的缺血性坏死或软化,造成相应神经功能缺损的一类临床综合征。是脑血管病中最常见的一种类型,约占全部急性卒中的 70%。

【临床表现】

临床表现取决于梗死灶的大小和部位,主要为局灶性神经功能缺损的症状和体征,如偏瘫、失语、共济失调等。一般意识清醒,在发生基底动脉闭塞或大面积梗死时,病情严重,出现意识障碍,甚至有脑疝形成,最终导致死亡。

1. **颈内动脉闭塞综合征** 病变侧单眼一过性黑矇或 Horner 征;病变对侧偏瘫、偏身感觉障碍和偏盲;优势半球受累可有失语。

2. **大脑中动脉闭塞综合征** 主干闭塞可出现对侧偏瘫、偏身感觉障碍和同向性偏盲,优势半球受累可有失语;患者多有不同程度的意识障碍,脑水肿严重时可导致脑疝形成,甚至死亡。皮层支闭塞引起对侧偏瘫及偏身感觉障碍,以面部和上肢为重。深穿支闭塞更为常见,表现为对侧偏瘫,肢体与面舌的受累程度均等,对侧偏身感觉障碍,可伴有偏盲、失语等。

3. **大脑前动脉闭塞综合征** 皮层支闭塞出现对侧下肢运动和感觉障碍,可有排尿障碍。深穿支闭塞出现对侧上肢瘫痪和中枢性面、舌瘫。双侧大脑前动脉闭塞时,可出现强握反射、吸吮反射、淡漠、欣快等精神症状。

4. **椎 - 基底动脉闭塞综合征** 主干闭塞引起脑干广泛梗死,出现眩晕、呕吐、共济失调、瞳孔缩小、四肢瘫痪、甚至昏迷,常因病情危重而死亡。其分支闭塞,表现由于梗死部位不同而异,常有交叉性感觉或运动障碍。

5. **小脑后下动脉闭塞或椎动脉闭塞综合征** 表现为眩晕、恶心、呕吐和眼球震颤;声音嘶哑、吞咽困难及饮水呛咳;共济失调或交叉性感觉障碍。

【辅助检查】

1. **血液化验及心电图检查** 血液化验包括血常规、凝血功能、血液生化等。这些检查有利于发现脑梗死的危险因素。

2. **CT** 对于急性卒中,头颅 CT 平扫是最常用的检查,它对于发病早期脑梗死与脑出血的鉴别很重要。CT 灌注成像(CTP)可以早期显示脑缺血病灶、可以评价脑缺血的程度、显示脑缺血半暗带。CT 血管成像(CTA),快捷、灵敏度高,操作方便,具有很高的诊断准确率,对头颈部大多数血管病变或异常均能够清晰成像。

3. **MRI** 与 CT 相比,MRI 可以发现脑干、小脑梗死及小灶梗死。脑梗死发病数小时后,即可显示 T1 低信号,T2 高信号的病变区域。功能性 MRI,如弥散加权成像(DWI)和灌注加权成像(PWI),可以在发病后的数分钟内检测到缺血性改变,DWI 与 PWI 显示的病变范围相同区域,为不可逆性损伤部位,DWI 与 PWI 的不一致区,为缺血半暗带。

4. **经颅多普勒(TCD)及颈动脉超声检查** 通过 TCD 发现颅内大动脉狭窄、闭塞,评估侧支循环的情况,进行微栓子监测,在血管造影前评估脑血液循环状况。

5. **血管造影数字减影** 可以显示大动脉的狭窄、闭塞和其他血管病变,如血管炎、纤维肌性发育不良、颈动脉或椎动脉夹层及烟雾病(moyamoya)等。

【诊断】

根据临床表现及颅脑 CT 或 MR 可以确诊。

【治疗】

1. **溶栓治疗** 溶栓治疗是目前最重要的恢复血流措施,重组组织型纤溶酶原激活剂(rt-PA)和尿激酶(UK)是我国目前使用的主要溶栓药物。

2. 机械取栓　对于急性发病 24h 内,急性大动脉闭塞,存在较严重神经功能缺损症状,无造影术禁忌证的患者,经影像学评估以后在数字减影血管造影下急诊行机械取栓开通闭塞血管,可明显获益。

3. 抗血小板聚集和抗凝治疗　早期合理应用抗血小板聚集或抗凝药物,可以防止病情加重,尽早启动二级预防。常用抗血小板药物有阿司匹林、氯吡格雷、西洛他唑等,抗凝药物有肝素、华法林、替罗非班、加比达群等。

4. 个体化、整体化治疗　根据患者年龄、基础疾病、卒中类型及严重程度采取针对性治疗。同时进行支持疗法、对症治疗和早期康复治疗,对卒中危险因素及时采取预防性干预。

二、脑出血

脑出血(intracerebral hemorrhage,ICH)是指原发性非外伤性脑实质内出血,占急性脑血管病的 20%~30%,年发病率为 60~80/10 万。出血可来源于脑内动脉,静脉或毛细血管的坏死、破裂,但以动脉出血最为多见。大脑半球出血约占 80%,脑干和小脑出血约占 20%。

最常见的病因是高血压合并动脉粥样硬化,其他病因包括脑动静脉畸形、动脉瘤、血液病、梗死后出血、脑淀粉样血管病、Moyamoya 病、脑动脉炎、抗凝或溶栓治疗、瘤卒中等。

【临床表现】
常见于中老年患者,多有高血压病史,在活动中或情绪激动时突然起病,少数在安静状态下发病。发病后症状在数分钟至数小时内达到高峰。血压常明显升高,并出现头痛、呕吐、肢体瘫痪、意识障碍等。临床表现的轻重主要取决于出血量和出血部位。

1. 内囊区出血　是最常见的出血部位,可出现对侧"三偏"征,即偏盲、偏身感觉障碍、偏身运动障碍,同时有不同程度的意识障碍,有时可呈"凝视病灶"征。此外,优势侧大脑半球病变常伴有失语症。

2. 脑干出血　出现交叉性瘫(病灶侧平面的脑神经麻痹,而对侧肢体瘫痪),头和双眼向瘫痪肢体侧凝视。由于破坏了丘脑下部调节体温的有关神经纤维,可出现高热,重症患者迅速进入昏迷,双侧瞳孔缩小,呈针尖样,四肢瘫痪,双侧病理症阳性,病情迅速恶化,多在 24~48h 内死亡。

3. 小脑出血　多表现为突发眩晕、头痛、呕吐、病灶侧肢体共济失调、步态不稳、颈项强直,可有眼球震颤,血肿可导致急性颅内压增高,压迫脑干,甚至发生枕骨大孔疝。

4. 脑叶出血　多发生在大脑皮质下白质内,除颅内高压及脑膜刺激征外,还可出现局灶症状如癫痫、单瘫、偏盲、失语等。

5. 脑室出血　原发性出血较少,多因动脉瘤、高血压动脉硬化、烟雾病、脑动静脉畸形等;大多为脑实质内出血破入脑室,引起继发性脑室出血,主要表现为突然昏迷加深,四肢肌张力增高,早期出现阵发性强直性痉挛或去大脑强直状态。自主神经功能紊乱,如高热、呼吸及心血管功能障碍、面部充血、多汗等症状,其预后较差。

【辅助检查】
1. CT 及 MRI　可准确显示出血部位,范围,脑水肿的程度以及脑室情况,中线移位情况等。CT 对于出血较 MRI 更敏感,临床首选 CT 检查,早期血肿在 CT 上表现为圆形或椭圆形的高密度影,边界清楚。

2. 血管造影　考虑动脉瘤破裂、动静脉畸形破裂、烟雾病时,行 CTA、MRA 或脑血管造影。可显示脑血管的位置、形态及分布等,并可早期评估血肿扩大风险。

【诊断】
根据临床表现及颅脑 CT 或 MR 可以确诊。

【治疗】
急性期的治疗原则是防止再出血、减轻脑水肿、降低颅内压、保护脑神经、促进神经功能恢复、防治并发症。

1. 手术时机　重症脑出血患者主要致死原因是血肿急性膨胀向周围挤压引起脑疝及生命中枢受压衰竭。故采用超早期手术(发病 6~7h 内),尽早减轻血肿对脑组织的压迫,打破出血后一系列继发性改变所致的恶性循环,以提高治愈率及生存质量。

2. 手术方法 ①锥颅或钻孔血肿引流术;②立体定向神经内镜血肿碎吸术;③骨瓣或骨窗开颅血肿清除术;④脑室穿刺引流术。

三、蛛网膜下腔出血

蛛网膜下腔出血(subarachnoid hemorrhage,SAH)是指脑底部或脑表面病变脑血管破裂,血液直接流入蛛网膜下腔引起的一种临床综合征,又称为原发性蛛网膜下腔出血,占急性脑卒中的 15% 左右,是一种非常严重的常见疾病,具有较高致死率。最常见的病因为动脉瘤,其次为脑血管畸形;其他少见的有Moyamoya 病、各种感染所致的动脉炎等,但尚有部分患者未发现确切病因。因脑实质内出血、脑室出血,硬膜外或硬膜下血管破裂,血液穿破脑组织流入蛛网膜下腔,称为继发性蛛网膜下腔出血。

【临床表现】

发病前多数患者有剧烈活动、过度疲劳、用力排便、情绪激动等诱因。

突然发生剧烈头痛,呈胀痛或爆裂样疼痛,多伴恶心呕吐、面色苍白、全身冷汗。可出现精神症状,如烦躁不安、意识模糊、定向力障碍等。以一过性意识障碍多见,严重者呈昏迷状态,甚至出现脑疝而死亡。20% 出血后有抽搐发作。有的还可出现眩晕、项背痛或下肢疼痛。

发病数小时后脑膜刺激征明显,多数患者出血后经对症治疗,病情逐渐稳定,意识情况和生命体征好转,脑膜刺激症状减轻。

【辅助检查】

1. CT 疑似 SAH 者首选头颅 CT 平扫检查,敏感性高,可检出 90% 疑似的 SAH,显示脑沟与脑池密度增高。CTA 可显示脑血管畸形和直径大于 1.0mm 的动脉瘤。

2. MRI 发病后一周内的急性 SAH 在 MRI 很难查出,可能由于血液被脑脊液稀释,去氧血红蛋白表现为等信号所致。磁共振血管造影是一种非创伤的脑血管成像方法,可作为评估 SAH 病因的筛选手段。

3. 脑血管造影 是确定 SAH 病因必需的重要手段。对每例 SAH 患者都应常规做此项检查,以防遗漏动脉瘤和动静脉畸形等疾病的诊断。尽早的脑血管造影检查,能及时明确动脉瘤大小、部位、单发或多发,有无血管痉挛;动静脉畸形的供应动脉和引流静脉,以及侧支循环情况。对怀疑脊髓动静脉畸形者还应行脊髓动脉造影。

4. 腰椎穿刺 对于临床怀疑 SAH,但颅脑 CT 阴性的患者,可行诊断性腰椎穿刺,观察脑脊液颜色和常规化验,明确 SAH 诊断。对于 CT 已确诊的 SAH 不再需要腰穿检查。伴有颅内压增高的 SAH,腰穿可能诱发患者脑疝;腰穿给患者带来的疼痛刺激及精神紧张,增加动脉瘤再次破裂出血的概率。

【诊断】

根据临床表现及颅脑 CT、腰椎穿刺,可诊断蛛网膜下腔出血;根据 CTA、MRA 或 DSA 可以确诊血管病变性质。

【治疗】

治疗原则是防治再出血、迟发性脑血管痉挛及脑积水等并发症,去除病因和防止复发,降低死亡率和致残率。手术是根除病因、防止复发的有效方法。

1. 动脉瘤 开颅动脉瘤颈夹闭术、动脉瘤切除术。目前证据支持急性期手术,可缩短再出血风险。随着介入材料及手术技术的提高,介入下血管内治疗逐渐取代大部分开颅手术,是目前的首选治疗方案。

2. 动静脉畸形 采用 AVM 整块切除术、供血动脉结扎术、血管内介入栓塞或 γ 刀治疗等。

第六节 癫 痫

癫痫(epilepsy)是多种原因导致脑部神经元高度同步化异常放电所致的临床综合征。其发病机制是发作时大脑神经元出现异常的、过度同步性放电。临床表现具有发作性、短暂性、重复性和刻板性的特点。异常放电神经元位置不同及异常放电涉及的范围差异,导致患者的发作形式不同,可表现为感觉、运动、意识、精神、行为、自主神经功能障碍或兼而有之。

一、癫痫

2014 年癫痫实用性新定义认为癫痫是一种脑部疾病,诊断癫痫应符合以下条件:①至少两次非诱发(或反射性)发作,两次发作相隔 24h 以上;②在未来的 10 年,一次非诱发(或反射性)发作和未来发作的可能性与两次非诱发发作后再发的风险相当(至少 60%);③癫痫综合征的诊断。

【流行病学】

癫痫已经成为神经系统疾病中仅次于脑卒中的第二大常见病。我国各个地区的患病率及年发病率不尽相同,患病率最高的为拉萨,20 世纪 90 年代初做的调查,为 8.5‰;最低的为华中地区,1996 年在湖南湘乡市做的调查结果患病率为 1.7‰。多地区调查显示农村患病率要高于城市,少数民族患病率高于汉族,并且即使处于同一地区各省市之间的患病率仍有很大差异,这可能与当地的医疗条件、经济、婚配习俗和对癫痫认知程度的不同有关,具体原因还有待今后研究进一步证实。

调查显示癫痫的发病率与年龄有关,以 1~10 岁发病率最高,以后均较低,但 60 岁以后则各家报道不一。中国 5 省农村流行病学调查也显示癫痫在儿童期发病频率最高,9 岁以前发病者接近 50%,以后随年龄增高而逐渐下降,未见老年期有明显上升的趋势。

【病因】

1. 婴幼儿的癫痫主要与产前及围产期因素、代谢障碍或遗传因素有关,儿童和青少年期癫痫则主要与中枢神经系统感染、颅脑损伤、皮质发育障碍等有关。

2. 成人癫痫的病因多为肿瘤、血管畸形、系统性疾病、代谢异常或内分泌功能障碍等。

3. 老年人癫痫的病因复杂且大多数明确,脑血管病、糖尿病和神经变性病为老年人的常见病因。

【分类和临床表现】

2017 年国际抗癫痫联盟推出了癫痫具体分类及临床表现(表 10-1)。

表 10-1　癫痫发作和分类

分类	意识障碍	运动症状起病	非运动症状起病
局灶性起源	无	自动症 失张力 阵挛 癫痫性痉挛 运动过度 肌阵挛 强直	自主神经发作 行为停止 认知异常 情感异常 感觉异常
全面性起源	有	强直 - 阵挛 阵挛 强直 肌阵挛 肌阵挛 - 强直 - 阵挛 肌阵挛 - 失张力 失张力 癫痫痉挛	典型 非典型 肌阵挛 眼睑痉挛
起源不明	—	强直 - 阵挛 癫痫性痉挛	行为停止

笔记

【辅助检查】

1. **脑电图** 脑电图检查可见到尖波、棘波、尖 - 慢波或棘 - 慢波等各种痫样放电尖 - 慢波或棘 - 慢波。

2. **影像学检查** 包括 CT 和 MRI,可确定脑结构异常或病变,有时可确定病因,如颅内肿瘤、灰质异位。MRI 较敏感,特别是冠状位能较好地显示海马病变。功能影像学检查如单光子发射计算机断层扫描(SPECT)、电子发射计算机断层扫描(PET)、脑磁图(MEG),可显示脑内功能异常区域。

3. **生化检查** 首次出现抽搐发作的患者进行生化、血氨、血钙、尿酮体、甲状腺、甲状旁腺功能等检查寻找抽搐的病因,有条件时可以对儿童进行尿的有机酸筛查和血的连锁筛查,除外代谢性疾病。怀疑脑囊虫病的患者还要进行腰穿查脑脊液囊虫抗体,以明确癫痫的病因。

4. **血药浓度监测** 可监测抗癫痫药的疗效和安全性。

【诊断】

癫痫的诊断需遵循三步原则:首先明确是否为癫痫;在明确是癫痫的基础上再区别是哪种类型的发作或癫痫综合征;最后明确引起癫痫的病因。

1. **癫痫的临床发作有两个主要特征** ①共性:癫痫的共性是指所有癫痫都有的共同特征,即发作性、短暂性、重复性、刻板性。发作性指癫痫突然发生,持续一段时间后迅速恢复,间歇期正常;短暂性指患者发作持续的时间都非常短,除癫痫持续状态外,很少超过 5min;重复性指癫痫都有反复发作的特征;刻板性指就某一患者而言,发作的临床表现几乎一致。②个性:不同类型癫痫所具有的特征,是一种类型的癫痫区别于另一种类型的主要依据。

2. **脑电图表现** 癫痫发作期和发作间歇期脑电图有不同的表现,临床上最常见、最具特征的是棘波、尖波、棘慢复合波、尖慢复合波和发作节律波。

【鉴别诊断】

1. **假性癫痫发作(pseudoepileptic seizures)** 多在精神受刺激后发病,发作中哭叫、闭眼、眼球躲避、瞳孔正常等为假性发作的特点,且发作形式不符合癫痫发作的分类标准,发作时脑电图上无癫痫样放电。

2. **晕厥(syncope)** 为脑血流灌注短暂全面降低、缺氧所致的意识瞬时丧失,应与全身性强直 - 阵挛发作鉴别。一般有明显的诱因,常见为久站、剧痛、见血、情绪激动、过分寒冷、急剧胸内压力增高,如咳嗽、抽泣、大笑、用力、憋气、排便等。常有恶心、头晕、眼花、无力等先驱症状。发作时面色苍白,脉搏不规则。

3. **短暂性脑缺血发作(TIA)** TIA 发作若表现为一过性记忆丧失、幻觉、行为异常和短暂意识丧失,则易与复杂部分性发作相混淆,但患者既往无反复发作史,有动脉硬化,年龄偏大及脑电图无痫样波等特点可资鉴别。

4. **发作性睡病(narcolepsy)** 青少年多发,可以表现为白日过度嗜睡、猝倒、入睡前幻觉和睡眠瘫痪四联症。白天嗜睡为白天不可控制的睡眠发作,入睡直接进入快动眼睡眠,可持续数分钟至数十分钟,余无异常。可通过多导睡眠图进行鉴别。

【治疗】

1. **发作间歇期的治疗**

(1) 起始用药:大多数患者一旦明确诊断,就应该选择合适的药物治疗。对首次发作或 1 年以上发作 1 次者,在告知患者及家属抗癫痫药副作用和不治疗可能的后果情况下酌情选择用药。

(2) 合理选药:应依据发病类型和癫痫综合征,选择合适的抗癫痫药物,80% 左右的患者应用抗癫痫药物治疗后,癫痫症状可以得到满意的控制。

(3) 单药和合理的多药治疗:单一药物治疗是应遵守的基本原则,如治疗无效,可换用另一种单药,但换药期间应有一定的过渡期。

联合用药应注意:①尽量避免将药理作用相同的药物合用;②尽量避开有相同不良反应药物的

合用;③不能将多种药物联合用于广谱抗癫痫治疗;④一般情况下,联合用药不宜超过3种。

(4)正确处理和观察不良反应:多数抗癫痫药都有不同程度的不良反应,因而,除用药前查肝、肾功能,血、尿常规外,用药后还需每月复查血常规,每季度复查肝、肾功能,至少持续半年。

(5)合理决定终止治疗的时间:除癫痫患者有自发性缓解的倾向外,还有相当部分患者经正规治疗后终身不再复发,因而,多数患者不需终身服药。

附:抗癫痫药物介绍

(1)传统的抗癫痫药物:卡马西平、丙戊酸钠、苯妥英钠、苯巴比妥类和苯二氮䓬类。

(2)新型抗癫痫药物:托吡酯、拉莫三嗪、奥卡西平、左乙拉西坦、加巴喷丁、非尔氨酯、噻加宾、氨己烯酸等。

2. 发作期的处理

(1)单次发作:痫性发作有自限性,多数患者不需特殊处理。强直阵挛发作时可扶持患者平卧或侧卧位,防止跌伤或伤人。托住下颌防止舌咬伤,注意不要强行在患者口中塞东西。需解开衣领、腰带,以利呼吸通畅。抽搐发生时,在关节部位垫上软物可防止发作时的擦伤;不可强压患者的肢体,以免引起骨折和脱臼。

(2)癫痫持续状态:见"二、癫痫持续状态"。

3. 其他治疗 癫痫的外科治疗,如致痫灶切除术、γ刀放射治疗,脑神经刺激术,如迷走神经刺激术、三叉神经刺激、经颅磁刺激;生酮饮食,低温冷却疗法,癫痫灶内局部灌注抗癫痫药物,基因工程技术,胚胎干细胞移植术等治疗方法,都可以作为在抗癫痫药物治疗效果不佳时的补充治疗方法。

二、癫痫持续状态

2001年,国际抗癫痫联盟提出了新的癫痫持续状态(status epilepticus,SE)定义:超过大多数这种发作类型患者的发作持续时间后,发作仍然没有停止的临床征象,或反复的癫痫发作,在发作间期中枢神经系统的功能没有恢复到正常的基线。在没有办法确定"大多数患者发作持续时间"的情况下,倾向性看法是"一次发作超过5min就是癫痫持续状态"。

【流行病学】

癫痫持续状态(SE)是最常见的神经科危急重症,呈婴幼儿与老年期的两极高峰分布。

【分类】

2001年国际抗癫痫联盟对癫痫持续状态分类为:①全面性癫痫持续状态,包括:全身强直阵挛发作癫痫持续状态、阵挛性癫痫持续状态,失神性癫痫持续状态、强直性癫痫持续状态、肌阵挛性癫痫持续状态;②局灶性癫痫持续状态,包括:部分性癫痫持续状态、持续性先兆、边缘性癫痫持续状态(精神运动性癫痫持续状态),伴有轻偏瘫的偏瘫抽搐状态。临床上主要分为惊厥性癫痫持续状态和非惊厥性癫痫持续状态。

【治疗】

癫痫持续状态的治疗原则:保持稳定的生命体征和进行心肺功能支持;终止呈持续状态的癫痫发作,减少发作对脑部神经元的损害;寻找并尽可能根除病因及诱因;处理并发症。

首诊处理癫痫持续状态原则:评估和控制呼吸;监测生命体征(包括体温);心电监测、血氧饱和度监测;快速检测血糖;建立静脉通道。癫痫持续状态的药物选择顺序:首选地西泮或劳拉西泮,随后顺序为氯硝西泮、苯巴比妥或丙戊酸或左乙拉西坦、咪达唑仑或异泊酚、氯胺酮。

第七节 颅 内 肿 瘤

颅内肿瘤(intracranial tumor)可分为原发性和继发性肿瘤两大类。原发性颅内肿瘤发生于脑组织、脑膜、脑神经、垂体、血管及残余胚胎组织等;而继发性肿瘤则是指身体其他部位恶性肿瘤转移或侵入颅内的肿瘤。

大脑半球发生脑肿瘤机会最多，其次为蝶鞍、鞍区周围、脑桥小脑角区、小脑、脑室及脑干。某些肿瘤在颅内可生成 2 个以上的多发性肿瘤。

【流行病学】

原发性中枢神经系统肿瘤的年发病率为 16.5/10 万，其中近半数为恶性肿瘤，约占全身恶性肿瘤的 1.5%。以胶质瘤最常见，约占中枢神经系统肿瘤的 40%~50%，胶质瘤中恶性星形胶质细胞瘤（胶质母细胞瘤）占 50%~60%，良性星形胶质细胞瘤约占 25%~30%。其次为脑膜瘤（13%~19%），听神经瘤（神经鞘瘤）（8%~9%）。儿童的颅内肿瘤发病率甚高，仅次于白血病而占小儿恶性肿瘤的第 2 位。除胶质瘤外，髓母细胞瘤最常见，而脑膜瘤和神经鞘瘤则甚罕见。约 70% 的肿瘤位于天幕下（成人 70% 发生在天幕上），脊髓肿瘤甚罕见。

【病因及发病机制】

颅内肿瘤的发病原因和身体其他部位的肿瘤一样，目前尚不完全清楚。大量研究表明，细胞染色体上存在着癌基因加上各种后天诱因而使其发生，诱发脑肿瘤的可能因素有：遗传因素、物理和化学因素以及生物因素等。

【分型】

脑肿瘤的分类曾提出过多种多样的方法，各方意见不一，在此参照 1992 年 WHO 分类和 1998 年北京神经外科研究所分类介绍如下：

1. **神经上皮组织肿瘤**　包括星形细胞瘤、少突胶质细胞瘤、室管膜肿瘤、脉络丛肿瘤、松果体肿瘤、神经节细胞肿瘤、胶质母细胞瘤、髓母细胞瘤。

2. **脑膜的肿瘤**　包括各类脑膜瘤、脑膜肉瘤。

3. **神经鞘细胞肿瘤**　包括神经鞘瘤、恶性神经鞘瘤、神经纤维瘤、恶性神经纤维瘤。

4. **垂体前叶肿瘤**　包括嫌色性腺瘤、嗜酸性腺瘤、嗜碱性腺瘤、混合性腺瘤。近年来根据有无内分泌功能分为功能性和非功能性肿瘤。

5. **先天性肿瘤**　包括颅咽管瘤、上皮样囊肿、三脑室黏液囊肿、畸胎瘤、肠源性囊肿、神经错构瘤等。

6. **血管性肿瘤**　包括血管网状细胞瘤（又称血管母细胞瘤）。

7. **转移性肿瘤**

8. **邻近组织侵入到颅内的肿瘤**　包括颈静脉球瘤、圆柱细胞瘤、软骨及软骨肉瘤、鼻咽癌、中耳癌等侵入颅内的肿瘤。

9. **未分类的肿瘤**

【临床表现】

脑肿瘤的临床表现主要包括颅内压增高及局灶性症状和体征两大部分。

1. **颅内压增高的症状和体征**　主要为头痛、视神经盘水肿和呕吐，称为颅内压增高的三主征。

（1）头痛：颅后窝肿瘤可致枕颈部疼痛并向眼眶放射。头痛程度随病情进展逐渐加剧。幼儿因颅缝未闭或颅缝分离可无明显头痛。老年人因脑萎缩、反应迟钝等原因头痛症状出现较晚。

（2）视神经盘水肿：是颅内压增高重要的客观体征，中线部位及幕下的肿瘤视神经盘水肿出现早，幕上良性肿瘤出现较晚，部分患者可无视神经盘水肿。

（3）呕吐：呕吐呈喷射性，多伴有恶心。幕下肿瘤由于呕吐中枢、前庭、迷走神经受到刺激，故呕吐出现较早而且严重。

除上述三主征外，还可出现视力减退、黑矇、复视、头晕、淡漠、意识障碍、大小便失禁、脉搏徐缓及血压增高等征象。症状常呈进行性加重。当脑肿瘤囊性变或瘤内卒中时，可出现急性颅内压增高症状。

2. **局灶性症状和体征**　局灶症状是指脑瘤引起的局部神经功能紊乱。有两种类型，一是刺激性症状，如癫痫、疼痛、肌肉抽搐等。另一类型是正常神经组织受到挤压和破坏而导致的功能丧失，即麻痹性症状,如偏瘫、失语、感觉障碍等。最早出现的局灶性症状具有定位意义,因为首发症状或体征表明了脑组织首先受到肿瘤损害的部位。不同部位的脑肿瘤具有许多局灶性的特异性症状和体征,概述如下:

(1) 大脑半球肿瘤:大脑半球肿瘤的病理学性质主要为各类胶质细胞瘤,其次为脑膜瘤和转移瘤等。大脑半球功能区附近的肿瘤早期可出现局部刺激症状,晚期则出现破坏性症状。

(2) 鞍区肿瘤:①早期可出现内分泌功能紊乱及视力视野改变。②眼底检查可显示原发性视神经萎缩。③内分泌功能紊乱:催乳素(PRL)分泌过多,女性以停经、泌乳和不育为主要表现。男性则出现性功能减退。生长激素(GH)分泌过高,在成人表现为肢端肥大症和在儿童表现为巨人症。促肾上腺皮质激素(ACTH)分泌过多可导致 Cushing 综合征。

(3) 松果体区肿瘤:由于肿瘤位于中脑导水管附近,易引起脑脊液循环障碍,故颅内压增高出现早。肿瘤向周围扩张压迫四叠体、中脑、小脑及丘脑,从而出现相应局灶性体征,如眼球上视困难等。松果体肿瘤发生在儿童期可出现性早熟现象。

(4) 颅后窝肿瘤:①小脑半球肿瘤:主要表现为患侧肢体协调动作障碍,爆破性语言,眼球震颤,同侧肌张力减低,腱反射迟钝,易向患侧倾倒等。②小脑蚓部肿瘤:主要表现为步态不稳,行走不能、站立时向后倾倒。肿瘤易阻塞第四脑室,早期即出现脑积水及颅内压增高表现。③脑桥小脑角肿瘤:主要表现为眩晕、患侧耳鸣及进行性听力减退。患侧第Ⅴ、Ⅶ脑神经麻痹症状及眼球震颤等小脑体征。晚期有Ⅸ、Ⅹ、Ⅺ等后组脑神经麻痹及颅内压增高症状。

【辅助检查】

1. 头颅 CT　CT 对颅内肿瘤的确诊率可达 90% 以上,是脑瘤的主要诊断方法之一。颅内肿瘤与正常脑组织在组织学上具有相当大的差异,不同的组织结构具有不同的 CT 值,表现出不同密度,从而在 CT 图像上显示病灶。静脉滴注造影剂后可使颅内结构的密度反差更为明显,从而增强它的分辨力,图像更清晰,可大大提高 CT 的诊断率。

2. MRI　目前普遍认为对神经系统病变的诊断应首选 MRI。MRI 能提供清晰的解剖背景图像,特别是头部图像不受颅后窝伪迹的干扰,有鲜明的脑灰、白质反差,可作冠状、矢状及轴位层面的断层,比 CT 更为优越。用顺磁性物质钆(Gd)的化合物(Gd-DTPA)作静脉注射,可使组织的 T1 弛豫时间明显缩短,因此可作为增强剂来增加病变与正常脑组织之间的对比度,提高 MRI 的分辨率。

【诊断】

颅内肿瘤的诊断首先要详细询问病史,全面和有重点地进行全身和神经系统查体,得出初步印象。并进一步确定有无颅内肿瘤,肿瘤的部位和肿瘤的性质。依据初步印象可选择一种或几种辅助性检查方法,以明确诊断。

【治疗】

1. 内科治疗　降低颅内压、术前有癫痫病史或者术后出现癫痫,规范服用抗癫痫药物。

2. 手术治疗　是颅内肿瘤最基本、最为有效的治疗方法。包括肿瘤切除、内减压、外减压和捷径手术。由于显微神经外科技术的发展,目前颅内良性肿瘤,大部分都可彻底切除并很好地保护神经功能。即便对恶性肿瘤,手术切除肿瘤再加其他治疗,也能获得较好结果。部分切除肿瘤缩小肿瘤体积或内外减压,脑脊液分流等姑息性手术,可暂时缓解颅内高压,争取其他治疗时机,延长患者生存时间。

3. 放射治疗及放射外科　当颅内肿瘤位于重要功能区或部位深在不宜手术,或患者全身情况不允许手术切除及对放射治疗较敏感的颅内肿瘤患者,可采用放射治疗以推迟肿瘤复发或抑制肿瘤生长,延长患者生命。各种胶质瘤、垂体腺瘤、生殖细胞瘤、脊索瘤、颅咽管瘤及部分转移癌对放射线具有不同程度的敏感性,在手术治疗后可给予放射治疗。

4. 化学药物治疗　化学药物治疗在颅内肿瘤的综合治疗中已成为重要的治疗方法之一。中枢神经系统肿瘤的生长环境与生物学行为与颅外肿瘤差异较大,在化疗方面有特殊的选药和用药原则与方法。①选用能通过血 - 脑脊液屏障、对中枢神经系统无毒性、在血液及脑脊液中能维持长时间的高浓度的药物；②选择脂溶性高、分子量小、非离子化的药物；③对脑转移癌患者，可参考原发肿瘤的病理类型选择药物。

5. 其他治疗方法　免疫治疗、基因药物治疗等方法均在探索中。

第八节　神经系统变性疾病

神经系统变性疾病是一组慢性进行性损害神经组织的疾病，可累及神经系统各部分。脑变性疾病涉及的病种较多，包括阿尔茨海默病、帕金森病、亨廷顿病、多系统萎缩、遗传性共济失调等。主要侵犯脊髓的疾病包括运动神经元病、脊髓亚急性联合变形等。

一、阿尔茨海默病

阿尔茨海默病（Alzheimer's disease，AD）是一种以进行性认知功能障碍和行为损害为特征的中枢神经系统退行性病变。

【流行病学】

AD 是老年期痴呆中最常见的病因（约 50% 以上），且随年龄增长患病率逐渐增高。65 岁以上患病率约 5%，85 岁以上达 20% 或更高；女性多于男性。危险因素主要有：低教育程度、不均衡膳食、吸烟、高血糖、高胆固醇、高同型半胱氨酸血症、ApoE 基因型、血管因素、女性雌激素水平降低、慢性毒物接触等。

【病因】

至今未明。目前认为与"遗传因素"（5% 左右的患者有明确家族史，患者一级亲属 AD 发病率是普通人群的 4.3 倍）、"β-淀粉样蛋白（β-amyloid，Aβ）的生成与清除失衡"（从而诱导神经元中 tau 蛋白过度磷酸化，引起炎症反应，导致神经元死亡）及"神经递质异常"相关。

【病理】

大体表现为脑体积缩小、重量减轻，脑沟加深、加宽，脑回萎缩，尤其是颞叶特别是海马萎缩。组织学典型改变为神经炎性斑（老年斑）、神经元纤维缠结、神经元缺失及胶质增生。

【临床表现】

常隐匿起病，持续进展，主要表现为：

1. 记忆障碍　记忆减退是最早且最主要的症状，早期以近记忆障碍为主，后出现远期记忆力障碍。

2. 视空间障碍　部分患者可出现外出迷路，找不回家；在家中找不到自己的房间；不能辨认衣服的上下前后而致穿衣困难症状。

3. 语言障碍　如找词及命名困难、重复语言。

4. 执行功能障碍　如逻辑抽象思维障碍、思维迟缓、判断力减退、综合分析能力减退，社会接触能力下降，特别是已掌握的知识和技巧出现明显衰退。

5. 失认和失用　如面容失认、自我认识不能、不会使用工具。

6. 人格改变及精神行为症状　内向者变得易激惹、言语增多、兴奋欣快。外向者变得少言寡语、兴趣减退、孤僻。多有情绪波动、焦虑、抑郁、幻觉妄想等，甚至做出一些无羞耻感的行为，如随地大小便。

7. 运动障碍　晚期可出现四肢强直或屈曲瘫痪，终日卧床、缄默不动，对外界的任何刺激无有意识的反应。

【辅助检查】

1. 实验室检查　血、尿常规，血生化检查多为正常。脑脊液（CSF）检查可发现 Aβ 水平减低，总tau 蛋白和磷酸化 tau 蛋白增高，该检查对 AD 的诊断有重要意义。

2. **影像学检查** 头颅 CT 检查可见弥漫性脑萎缩、脑室扩大。头颅 MRI 检查可协助除外其他类型痴呆,早期可发现海马萎缩,至中晚期出现大脑皮层萎缩、脑沟加深、脑裂增宽、脑室扩大。PET 成像技术(如 PIB-PET)可见脑内 Aβ 沉积,SPECT 灌注成像和氟脱氧 PET 成像可见额叶、顶叶、颞叶,尤其是双颞叶海马区的血流和代谢降低。

3. **脑电图检查** 早期的改变主要是波幅降低和 α 节律减慢,少部分患者甚至出现 α 波减少或完全消失。其后可出现较广泛的 θ 活动,额、顶叶明显。晚期则出现弥漫性慢波。

4. **基因检查** 有家族史的患者可行 *APP*、*PS1*、*PS2* 基因检测,有助于明确诊断。

【神经心理学检查】

1. **总体评定量表** 简易精神状况测评量表(MMSE)、蒙特利尔认知检测量表(MoCA)、长谷川痴呆量表(HDS)、阿尔茨海默病认知功能评价量表(ADAS-cog)等。

2. **分级量表** 临床痴呆评定量表(CDR)、总体衰退量表(GDS)。

3. **精神行为评定量表** 神经精神问卷(NPI)、痴呆行为障碍量表(DBD)、汉密尔顿抑郁量表(HAMD)。

4. **鉴别量表** Hachinski 缺血量表。

量表的选用及结果评价应结合临床表现及其他检查结果综合评定。

【诊断】

AD 诊断标准包括 AD 痴呆阶段和轻度认知功能障碍(MCI)期的诊断。本节主要描述 AD 痴呆阶段临床诊断标准,包括:

1. **很可能的 AD 痴呆**

(1)核心临床标准:①符合痴呆诊断标准;②起病隐袭,症状在数月至数年中逐渐出现;③有明确的认知损害病史;④表现为遗忘综合征(学习和近记忆下降,伴 1 个或 1 个以上其他认知领域损害)或者非遗忘综合征(语言、视空间或执行功能三者之一损害,伴 1 个或 1 个以上其他认知领域损害)。

(2)排除标准:排除可引起痴呆的其他脑和躯体疾病。

(3)支持标准:①在以知情人提供和正规的神经心理测验得到的信息为基础的评估中发现进行性认知下降的证据;②找到致病基因突变的证据。

2. **可能的 AD 痴呆,有以下任何一项即可诊断**

(1)非典型过程:符合很可能的 AD 痴呆诊断标准中核心临床标准的第 1 条和第 4 条,但认知障碍突然发生,或病史不详,或认知进行性下降的客观证据不足。

(2)病因混合的表现:满足 AD 痴呆的所有核心临床标准,但具有以下证据:①伴脑血管病,伴有与认知障碍发生或恶化相关的卒中史,或存在多发或广泛脑梗死,或存在严重的白质病变;②有路易体痴呆特征,但与痴呆本身不同;③有其他疾病引起的痴呆特征,或痴呆症状可用其他疾病和原因解释。

【治疗】

目前采取综合治疗手段,加强护理,在一定程度上可延缓病情发展。

1. **药物治疗** 包括改善认知功能(主要为胆碱酯酶抑制剂和 NMDA 受体拮抗剂)及控制精神症状的药物。

2. **非药物治疗** 包括职业训练、音乐治疗等。

3. **生活护理** 有效的护理可延长患者生命、改善患者生活质量,防止摔伤、外出不归等意外的发生。

【预后】

多数病程约 5~10 年,少部分患者可存活 10 年或更长时间,多死于并发症。

【预防】

应从年轻时开始。如注意饮食调节,加强体育锻炼,不吸烟,控制饮酒量,不滥用药物。多参加社交、文娱活动，与周围人有密切的接触。保持乐观情绪，良好的性格。培养兴趣爱好、勤动脑、动手。到了老年更应坚持学习，保持敏锐的洞察力和分析能力，加强记忆力的训练。

二、帕金森病

帕金森病（Parkinson disease，PD），也称为震颤麻痹，为一种常见的中老年神经系统变性病。临床上以静止性震颤、运动迟缓、肌强直和姿势平衡障碍为主要特征。1817 年由英国医生詹姆士·帕金森（James Parkinson）首先报道。

【流行病学】

我国 65 岁人群患病率为 1.7%，与发达国家相似，随着年龄增长患病率上升，男性稍高于女性。

【病因】

病因未明，认为与"环境因素"（如环境中存在与嗜神经毒 1- 甲基 4- 苯基 1,2,3,6- 四氢吡啶即 MPTP 化学结构类似的杀虫剂、除草剂等物质可造成多巴胺能神经元变性死亡）、"遗传因素"（目前为止至少发现有 10 个单基因 Park1-10 与家族性帕金森病连锁的基因位点）、"神经系统老化"等多因素交互作用相关。

【临床表现】

发病年龄约 55 岁，多见于 60 岁以上，呈隐匿起病、缓慢发展。以静止性震颤、运动迟缓、肌强直、姿势平衡障碍等运动症状为主要特征。

1. 运动症状　多始于一侧上肢，后发展至同侧下肢，再累及对侧上、下肢。

（1）静止性震颤：常为首发症状，多始于一侧上肢远端，典型表现是拇指与示指呈"搓丸样"动作，频率 4~6Hz，静止位时出现或明显，运动时减轻或消失，紧张激动时加重，入睡后停止。

（2）运动迟缓：动作缓慢、笨拙，随意运动减少。早期表现为手指的精细动作缓慢，此后逐渐发展为全面性随意运动减少、迟缓，晚期起床、翻身均困难。可表现出特殊的"面具脸"；并有语音低沉、语速减慢；写字时字体越写越小，呈现"小字征"。

（3）肌强直：指被动运动关节时阻力增高，如"齿轮样强直"。四肢、躯干、颈部肌强直出现特殊的屈曲体态。

（4）姿势障碍：早期出现走路时摆臂减少或消失，下肢拖曳，后逐渐出现步伐变小、启动困难、转弯障碍等步态异常。站起困难。起步后步伐越走越快、止步困难而表现出前冲步态或慌张步态。

2. 非运动症状　可先于运动症状出现，故对早期诊断 PD 有重要意义。

（1）感觉障碍：如早期可出现的嗅觉减退、睡眠障碍。中、晚期常有肢体麻木、疼痛表现等。

（2）自主神经功能障碍：如便秘、多汗、脂溢性皮炎等，临床常见。可因吞咽减少出现流涎。后期可出现体位性低血压、性功能减退及排尿障碍。

（3）精神障碍：半数患者可伴有抑郁、焦虑。约 15%~30% 的患者晚期出现认知障碍、痴呆，以及幻觉。

【辅助检查】

1. 影像学检查　头 CT、MRI 检查无特征性改变，PET、SPECT 检查则有辅助诊断价值。^{18}F- 多巴胺为示踪剂的多巴胺摄取 PET 显像可显示多巴胺递质合成减少；^{125}I-β-CIT、^{99m}Tc-TRODAT-1 为示踪剂的多巴胺转运体（DAT）功能显像可显示功能显著降低，疾病早期甚至亚临床期即可显示降低；^{123}I-IBZM 为示踪剂的 D_2 多巴胺受体功能显像，其活性在早期呈失神经超敏，后期则呈低敏。

2. 其他　早期行嗅觉实验可发现有嗅觉减退。经颅超声（transcranial sonography，TCS）可发现大多数 PD 患者的黑质回声增强。心脏间碘苯甲胍（metaiodobenzylguanidine，MIBG）闪烁照相术显示早期 PD 患者的总 MIBG 摄取量减少。

【诊断】

诊断标准主要依据：中老年发病，偏侧起病，疾病缓慢进展，必备运动迟缓及至少具备静止性震颤、肌强直或姿势平衡障碍中的一项,对左旋多巴治疗敏感,即可作出临床诊断。对不典型或难以明确的患者可通过辅助检查协助诊断。

【治疗】

包括药物、手术、康复、中医、心理、护理等。药物治疗是首选,也是主要方法,手术则是药物治疗的有效补充。目前所有的治疗手段不能阻止病情发展,只能一定程度上改善症状。

1. 药物治疗 用药原则:有效改善症状、提高生活质量。既要遵循一般原则,又要兼顾个体化特点。综合患者的病情及年龄、职业、经济能力等多方面因素选择用药,还应尽量减少药物的副作用、并发症等。

(1) 保护性治疗:一旦诊断 PD 应及早给予保护性治疗。常用药物为单氨氧化酶 B 型(MAO-B)抑制剂,如司来吉兰、雷沙吉兰。

(2) 症状性治疗:包括用药时机、首选药物、药物种类及不同时期、不同症状或症状波动时药物的选择。常用药物包括:复方左旋多巴(是至今为止治疗 PD 最基本、有效的药物)、抗胆碱能药、金刚烷胺、多巴胺受体激动剂、MAO-B 抑制剂、儿茶酚 - 氧位 - 甲基转移酶(COMT)抑制剂等。

2. 手术及干细胞治疗 需严格掌握适应证,目前手术方法多选择脑深部电刺激术(DBS)。

3. 康复治疗 进行语言、走路、进食及各种日常生活训练与指导等辅助手段改善其生活质量。

【预后】

本病呈慢性进展,无法治愈。晚期因全身僵硬、活动不能。最终多死于坠积性肺炎等各种并发症。

三、运动神经元病

运动神经元病(motor neuron disease,MND)是一组病因未明的选择性侵犯脊髓前角细胞、脑干运动神经元、皮层锥体细胞及锥体束的慢性进行性神经变性疾病。临床以上或 / 和下运动神经元损害引起的瘫痪为主要表现,其中以上、下运动神经元合并受损者为最常见。

【分类】

运动神经元病也叫"渐冻人",先是肌肉萎缩,最后在患者有意识的情况下因无力呼吸而死亡。根据临床表现的不同,运动神经元病一般可以分为以下四种类型:肌萎缩侧索硬化症(ALS)、进行性肌肉萎缩(PMA)、进行性延髓麻痹(PBP)、原发性侧索硬化(PLS)。

运动神经元病是否为单一病因、表型不同的疾病尚不完全清楚,但 ALS 肯定是其中最为常见和最易识别的表型。故在对该病的各种研究中也多以 ALS 代表 MND 这一组疾病。

ALS 根据是否具有家族遗传性可以分为以下两种类型:

(1) 散发性 ALS(sALS):没有 ALS 家族史;

(2) 家族性 ALS(fALS):家族中存在 1 个以上 ALS 患者。根据遗传方式的不同,家族性 ALS 可分为常染色体显性遗传、常染色体隐性遗传和伴 X 染色体遗传。

【流行病学】

ALS 在世界范围内的发病率相同,年发病率为 1~3/10 万。ALS 易感性无民族或种族差异。在 70 岁之前,男性的 ALS 发病率高于女性,但此后男女发病率相等。ALS 发病的年龄分布高峰为 60~80 岁,但 ALS 也可发生在二十几岁的人群。散发性 ALS 最常见,遗传性或家族性 ALS 仅占所有 ALS 的 10%。

【病因】

肌萎缩侧索硬化症(ALS)的病因尚不明确。目前已提出一些机制,包括 RNA 代谢异常、SOD1 介导的毒性、兴奋性毒性、细胞骨架排列紊乱、线粒体功能障碍、病毒感染、凋亡、生长因子异常、炎症反应等。

【病理】

ALS 以运动神经元变性和死亡,神经胶质增生代替丢失的神经元为特征。皮质运动细胞(锥体细胞和贝兹细胞)消失导致皮质脊髓束的逆行性轴突丢失及神经胶质增生。这种神经胶质增生导致双侧大脑白质改变,有时可见于 ALS 患者的脑部磁共振成像。脊髓出现萎缩,前根变细,运动神经出现大的有髓纤维丢失。受累肌肉出现失神经萎缩,并有神经再生迹象,如纤维型群组化。变性神经元及神经胶质细胞出现细胞内包涵体是 ALS 常见的神经病理性发现。

【临床表现】

临床以进行性肌萎缩、肌萎缩侧索硬化常见,症状首发部位多见于一侧或双侧手指。起病缓慢,若病变以下级运动神经元为主,称为进行性肌萎缩;若病变以上级运动神经元为主,称为原发性侧索硬化;若上、下级运动神经元损害同时存在,则称为肌萎缩侧索硬化;若病变以延髓运动神经核变性为主者,则称为进行性延髓麻痹。

1. 下运动神经元型　多于 30 岁左右发病。通常以手部小肌肉无力和肌肉逐渐萎缩起病,呈爪状手。肌萎缩向上扩延,逐渐侵犯前臂、上臂及肩带。肌束颤动常见,可局限于某些肌群或广泛存在,用手拍打,较易诱发。晚期全身肌肉均可萎缩,以致卧床不起,并因呼吸肌麻痹而引起呼吸功能不全。

2. 上运动神经元型　表现为肢体无力、发紧、动作不灵。先从双下肢开始,以后波及双上肢,且以下肢为重。呈痉挛性剪刀步态,腱反射亢进,病理反射阳性。若病变累及双侧皮质脑干,则出现假性延髓麻痹症状,表现为吞咽障碍,下颌反射亢进等。

3. 上、下运动神经元混合型　多在 40~60 岁发病,约 5%~10% 有家族遗传史,病程进展快慢不一。通常以手肌无力、萎缩为首发症状,一般从一侧开始以后再波及对侧,随病程发展出现上、下运动神经元混合损害症状,称肌萎缩侧索硬化症。病程晚期,全身肌肉消瘦萎缩,以致抬头不能,呼吸困难,卧床不起。

【辅助检查】

1. 肌电图　在 ALS 患者的肌肉中记录到的肌电图异常并不能确定该疾病的诊断,也见于任何引起慢性和持续性失神经支配的疾病中。

(1) 急性失神经支配:纤颤电位和正锐波。

(2) 慢性失神经性支配及神经再支配:波幅增大、时限延长的复合运动单位动作电位(motor unit action potential,MUAP),伴神经源性募集和干扰相减少。

(3) 束颤电位:可能也见于失神经支配的肌肉中,并且代表了非自主募集的运动单位自发性放电。当肌束颤动出现在肌肉表面时,可能被肉眼观察到。

2. 神经影像学检查　CT 和 MRI 检查可见脊髓变细(腰膨大和颈膨大处较明显),脑部磁共振成像有时可见神经胶质增生导致双侧大脑白质改变。

3. 脑脊液检查　压力正常或偏低,脑脊液检查正常或蛋白有轻度增高,免疫球蛋白可能增高。

4. 肌肉活检　肌肉活检并不是 ALS 诊断性评估的一个常规部分,但如果基于临床、电诊断学或血清学方面的理由怀疑存在肌病时,则有选择地进行该检查。ALS 中的肌肉活检发现为慢性失神经支配伴神经再支配的非特异性表现。失神经支配的纤维可能表现为皱缩、角形和深染色。纤维类型群组化是反映神经再支配的突出表现。肌细胞类型(快缩肌、慢缩肌或中速缩肌)由支配肌细胞的运动神经元所决定,且会导致特征性的染色强度。

【诊断】

按照修订版的 El Escorial 标准,需要排除能解释下和 / 或上运动神经元变性征象的其他疾病进程的电生理学和病理学证据,并且没有能解释所观察到的临床和电生理学征象的其他疾病进程的神经影像学证据。

ALS 的诊断需要符合以下依据:

1. 体格检查、电生理检查或神经病理检查有下运动神经元变性的证据。

2. 体格检查有上运动神经元变性的证据。

3. 通过病史或体格检查确定症状或征象在某一区域内进行性扩散或进行性扩展至其他区域。

考虑到有大约 21% 的患者死于 ALS 但从未符合 El Escorial 对此病的标准，所以在 2008 年提出了 Awaji ALS 标准。Awaji 标准的汇总敏感性比修订后的 El Escorial 诊断标准更高（81% vs. 62%），而这 2 套标准的特异性均为 98%。

【治疗】

运动神经元病的治疗应包括病因治疗、对症治疗和其他各种非药物支持治疗。必须指出的是，MND 是一组异质性疾病，致病因素多样且相互影响，故其治疗必须是多种方法的联合应用。期望用单个药物或单种治疗完全阻断疾病的进展是不现实的。

1. **病因治疗** 利鲁唑是唯一一种对 ALS 患者生存情况有改善的药物。2009 年美国神经病学学会（American Academy of Neurology, AAN）实践参数得出结论认为，利鲁唑可安全有效地轻度延缓 ALS 进展。AAN 推荐，应采用利鲁唑减缓 ALS 患者的疾病进展。

2. **对症治疗** 包括针对吞咽困难、营养补充、构音障碍、呼吸困难、乏力、肌肉痉挛、疼痛、多涎、社会心理障碍和睡眠等问题的治疗。在对症治疗的同时，要充分注意药物可能发生的不良反应。

【预后】

ALS 是一种进展性神经变性疾病。大部分患者在诊断后 3~5 年内死亡，而生存期更长的病例也并不罕见。大约 30% 的 ALS 患者诊断后 5 年仍存活，10%~20% 的患者生存期超过 10 年。长期存活与症状出现时年龄较小、男性、以肢体症状而非延髓症状起病等有关。

小　结

神经系统疾病是由于外伤、血管病、肿瘤、感染、变性、中毒、遗传、免疫障碍、脱髓鞘、营养缺陷及代谢障碍等引起的神经系统和骨骼肌肉疾病。以意识、运动、感觉、自主神经功能障碍为主要表现。

本章介绍了神经系统常见疾病：三叉神经痛、格林 - 巴利综合征、急性脊髓炎、脊髓空洞症、病毒性脑膜炎、单纯疱疹病毒性脑炎、自身免疫性脑炎、脑梗死、脑出血、自发性蛛网膜下腔出血、癫痫、颅内肿瘤、阿尔茨海默病、帕金森病和运动神经元病。

神经系统疾病的诊断包括定位诊断和定性诊断。在神经系统疾病的诊断方面，病史和体格检查十分重要，脑脊液检查和其他实验室检查、肌电图、脑电图也往往能提供重要线索。神经系统影像学检查在一些疾病的诊断上起着重要作用，尤其是电子计算机断层成像（CT）、磁共振成像和数字减影脑血管造影。正电子发射断层扫描、单光子发射计算机断层扫描、经颅多普勒超声检查、定量脑电图、神经系统诱发电位、眼震图等新技术均有助于神经系统疾病的诊断。

思考题

1. 三叉神经痛的外科治疗方法有哪些？
2. 运动神经元病有哪些类型？
3. 脑血管病的危害是什么？
4. 帕金森病的运动症状是什么？
5. 癫痫发作的急救处理措施是什么？

（吉训明）

第十一章　精神心理疾病

　　世界卫生组织（WHO）对健康的定义是："健康不仅仅是身体没有疾病或不虚弱，而且是身体、精神和社会功能三方面的完满状态或完全安宁（complete well-being）"。本章重点介绍几种影响人心理健康的重性精神疾病（精神分裂症、情感性精神障碍）和社会心理因素起明显致病作用的一类常见精神疾病（神经症性障碍）。

第一节　精神分裂症

　　精神分裂症（schizophrenia）是一种感知、思维、情感、意志、行为与现实世界严重背离的重性精神障碍之一，这种疾病状态下人的高级精神活动及其相应的行为严重脱离现实，出现荒诞怪异、不可理解的言行举止。关键点在于精神活动与现实分离、脱离、分裂，故名精神分裂（splitting of mind）症。本病在我国以及世界范围的发病率与患病率大致相等，终生患病率约1%。男女的患病率相近，性别差异主要体现在初发病年龄与病程特征上。90%的精神分裂症起病于15~55岁之间，发病的高峰年龄段男性为10~25岁，女性为25~35岁。与男性不同的是，中年是女性的第二个发病高峰年龄段，3%~10%的女性起病于40岁以后。多数随访研究的结果显示女性患者的总体预后好于男性，这可能与男性患者罹患有更多的脑损伤以及与雌激素对女性的保护作用有关。

　　儿童精神分裂症（childhood-onset schizophrenia，COS）是指发生于儿童青少年期，临床以基本个性改变、特征性思维障碍、感知觉异常、情感与环境不协调、行为孤僻为主要特征的严重精神障碍。其病程呈慢性，并进行性衰退。起病于18岁前者称为早发精神分裂症（early-onset schizophrenia，EOS）；起病于13岁前者称为早早发精神分裂症（very-early-onset schizophrenia，VEOS）。国内文献报道儿童精神分裂症患病率为0.05‰~0.08‰，男性多于女性，男女比例为（3~4）：1。

　　由于精神分裂症患者容易罹患躯体疾病（尤其是糖尿病、心脏疾病以及高血压等）并且其遭受意外伤害的概率也高于正常人，他们的平均寿命较正常人缩短8~16年（国外有研究认为甚至缩短15~20年）。

【病因与发病机制】

　　1. **遗传**　目前认为，精神分裂症是一种多基因遗传病，它的遗传模式复杂、具有多种表现型，尽管目前已发现的相关基因就有100多个，但确切的遗传模式仍不清楚。

　　2. **神经发育**　精神分裂症的发生可能与神经发育异常有关。有以下证据支持：

　　脑解剖和神经病理学研究发现：精神分裂症患者的海马、额叶皮层、扣带回和内嗅脑皮层有细胞结构的紊乱；边缘系统和颞叶结构缩小，半球不对称。

　　脑影像学研究发现：精神分裂症部分患者有脑室扩大（特别是侧脑室和第三脑室）和脑皮质萎缩，这种脑结构的变化在病前就明显存在，与神经发育损害一致；部分患者有额叶功能低下，表现为与正常人群相比，在认知刺激作用下，额叶代谢低下、血流不足、激活较差，且与病前的神经心理缺陷尤其

265

是执行功能有关;不少研究者发现,脑部的上述影像学改变也见于患者的一级亲属,与病程和药物治疗有关;在单卵双生子研究中,发病的个体脑室扩大较未发病者明显。

3. 神经生化 多巴胺(dopamine,DA)假说:此假说认为多巴胺功能异常(亢进或低下)是精神分裂症出现幻觉妄想症状的原因。此外,还有谷氨酸假说、五羟色胺假说、γ-氨基丁酸(GABA)假说等。以上神经递质的变化是疾病的原因或是结果,目前仍不清楚。

4. 社会心理因素 目前为止,没有证据表明社会心理因素会导致精神分裂症的发病。比较共同的看法是:社会心理因素可以诱发精神分裂症,但最终的病程演变常不受先前的心理因素所左右。

【临床表现】

精神分裂症的临床表现复杂多样,不同个体、不同疾病阶段其表现差别可能都会很大。归纳总结可以从三个方面陈述:

1. 前驱期症状 通常是指在明显的精神症状出现以前,患者所出现的一些非特异性但却很重要的一些症状。这些症状在青少年人群中比较常见,往往在精神分裂症症状出现前的 1~3 或 5 年出现,最常见的两个改变是:①兴趣爱好莫名地发生了改变,且找不出任何足以说明此改变的理由或者重要相关事件;②把主要精力或兴趣爱好放在了思考或讨论与本人所处环境和状态不符的、深奥的哲学问题、人生问题、宇宙问题、远古问题等方面。进一步发展就会出现常见而明显的前驱期症状,有以下几个方面:①情绪改变:抑郁,焦虑,情绪波动,易激惹等;②认知改变:出现一些古怪或异常观念,学习或工作能力下降等;③对自我和外界的感知改变;④行为改变:如社会活动退缩或丧失兴趣,多疑敏感,社会功能水平下降等;⑤躯体改变:睡眠和食欲改变,乏力,活动和动机下降等。

有学者总结出了一些早期行为与情感改变的情况,如下:清洁变得肮脏,勤劳变得懒散;变得孤僻,不愿出门;淡漠、对什么都无所谓,与亲人疏远;交流困难;行为奇特、动作呆板重复,自由散漫;有的表现为举止迟钝,不知料理家务,有的人收集一些无意义的物品,随身带一些不必要的东西;学生常常出现持续的学习成绩下降、注意力不能集中、说谎、编故事(不是为了达到某种利益)、不停地照镜子(甚至出现窥镜症)等。

2. 疾病期症状 主要分为阳性症状(positive symptoms)和阴性症状(negative symptoms)。

(1)阳性症状:是指患者的感知、情绪情感、意志过程出现异常而表现出来的症状,目前公认的阳性症状有幻觉、妄想以及言语和行为紊乱(瓦解症状)。

1)幻觉:幻觉(hallucination)是无对象性的知觉。感知到的形象不是由客观事物引起。幻觉是一种很重要的精神病性症状,幻听、幻视、幻嗅、幻味、幻触在精神分裂症患者中均可出现,但幻听最常见。

A. 幻听(auditory hallucination):包括言语性和非言语性的幻听。见于多种精神疾病,如精神分裂症,器质性、心因性、功能性精神障碍等。

B. 幻视(visual hallucination):缺乏具体形态和明确结构的幻视,称为原始性幻觉。见于精神分裂症,脑器质性疾病和高热患者。

C. 幻嗅(olfactory hallucination):患者嗅到的异味感。常见于精神分裂症,颞叶癫痫或颞叶肿瘤也有时可见。

D. 幻味(gustatory hallucination):患者在食物或水中尝到某种特殊的怪味道。主要见于精神分裂症。

E. 幻触(tactile hallucination):患者感到皮肤或黏膜上有虫爬、针刺、电灼等异常感觉。常见于精神分裂症和癫痫等脑器质性精神障碍。

F. 内脏性幻觉(visceral hallucination):患者躯体内部有性质很明确,部位很具体的异常知觉。多见于精神分裂症或严重抑郁发作。

按幻觉体验的来源,有真性幻觉和假性幻觉两种。

真性幻觉(genuine hallucination):通过感觉器官产生的幻觉形象清晰、生动,位置精确,与客观事物一样,并引发相应的情感和行为反应。

假性幻觉(pseudo hallucination):幻觉形象模糊、不生动、位置不精确,与客观事物不一样。它产生于患者的主观空间,叙述幻觉不是通过相应的感觉器官感知到的。

按幻觉产生的特殊条件,又有功能性幻觉、思维鸣响、心因性幻觉等。

功能性幻觉(functional hallucination):在某个感觉器官处于功能活动状态的同时出现的幻觉。多见于精神分裂症,有时见于气功所致精神障碍或其他精神障碍。

思维鸣响(audible thought)或思维回响(thought-echo):是特殊形式的幻觉。表现为患者能听到自己所思考的内容。思维鸣响多见于精神分裂症。

心因性幻觉(psychogenic hallucination):是强烈的精神刺激引发的幻觉。仅见于应激相关的精神障碍、癔症等。

2) 妄想(delusion):妄想是一种脱离现实的病理性思维。属于思维内容障碍。多数情况,妄想的荒谬性显而易见,但患者却坚定不移。妄想是精神分裂症患者出现频率最高的精神症状之一,表现形式多种多样,常见的有:

A. 关系妄想(delusion of reference):患者把实际与他无关的事情,认为与他有本人有关系。多见于精神分裂症。

B. 被害妄想(delusion of persecution):多见于精神分裂症和偏执性精神病。

C. 特殊意义妄想(delusion of special significance):患者把一些没有什么特别意义的事情认为是有特殊意义的,如内衣外穿就表示自己"表里如一"等。

D. 物理影响妄想(delusion of physical influence):患者认为自己的思维、情感,意志行为活动受到外界某种力量的支配、控制、操纵,患者不能自主,多见于精神分裂症。

E. 夸大妄想(delusion of grandeur):认为自己拥有非凡的才能、智力、财富、权利、地位等。可见于情感性精神障碍躁狂发作、精神分裂症和脑器质性精神障碍。

F. 自罪妄想(delusion of sin):又称罪恶妄想,患者毫无根据地坚信自己犯下了严重的错误或罪恶,甚至认为自己罪大恶极、死有余辜,应受到严厉惩罚。主要见于情感性精神障碍抑郁发作,也可见于精神分裂症等其他精神疾病。

G. 疑病妄想(hypochondriac delusion):严重的疑病妄想又称虚无妄想(nihilistic delusion),多见于精神分裂症,也可见于更年期和老年期精神障碍。

H. 嫉妒妄想(delusion of jealousy):患者无中生有地坚信自己的配偶对自己不忠诚,另有所爱。多见于精神分裂症、酒精中毒性精神障碍、更年期精神障碍等。

I. 钟情妄想(delusion of being loved):患者坚信自己被某异性或许多异性钟情,对方的一言一行都是对自己爱的表达。多见于精神分裂症。

J. 内心被揭露感(experience of being revealed):又称被洞悉感,患者会感到内心所想的事情,虽然没有说出,也没有用文字书写出来,但别人都知道了。多见于精神分裂症。

除常见的妄想外,根据妄想内容的不同,还可以分出很多其他种类的妄想,如被窃妄想、变兽妄想、非血统妄想等。

3) 瓦解症状群:瓦解症状群包括思维形式障碍(disorders of the thinking form)、怪异行为(bizarre behaviors)、紧张症行为(catatonic behaviors)以及不适当的情感。

语言形式的思维障碍是指言语表达中明显的思维形式或思维活动量的紊乱。常见的有:

A. 思维贫乏(poverty of thought):患者思想内容空虚,概念和词汇贫乏,对一般性的询问往往无明确的应答性反应或回答得非常简单。回答时的语速并不减慢,这是思维贫乏和思维迟缓精神症状鉴别要点之一。多见于精神分裂症或器质性精神障碍痴呆状态。

B. 思维松弛或思维散漫(looseness of thought):患者的思维或表现为联想松弛,内容散漫(不切题、答非所问)。可见于精神分裂症早期。

C. 破裂性思维(splitting of thought):患者在意识清楚的情况下,思维联想过程破裂,谈话内容缺乏内在意义上的连贯性和应有的逻辑性。这是精神分裂症特征性的思维联想障碍之一,严重的甚至出现语词杂拌(word salad)。

D. 思维不连贯(incoherence of thought):严重的破裂性思维,在意识不清楚的情况下,不但主题之间,语句之间缺乏内在意义上的连贯性和应有的逻辑性,而且在一句话中的个别词句之间也缺乏应有的连贯性和逻辑性,言语更加支离破碎,语句片段,毫无主题可言,成为语词杂拌(word salad)。多见于脑器质性和躯体疾病所致精神障碍有意识障碍时。

E. 思维中断(block of thought):患者无意识障碍,又无明显的外界干扰等原因,思维过程在短暂时间内突然中断,常常表现为言语在明显不应该停顿的地方突然停顿。多见于精神分裂症。

F. 思维插入(thought insertion)和思维被夺(thought withdrawal):突然出现的无关的意外联想,非己、被剥夺的;两者多见于精神分裂症。

G. 思维云集(pressure of thought)又称强制性思维(forced thinking):是思维联想的自主障碍。表现为患者感到脑内涌现大量无现实意义、不属于自己的联想,是被外力强加的。多见于精神分裂症,也可见于脑器质性精神障碍。

H. 病理性赘述(circumstantiality):指思维联想活动迂回曲折,联想直接过多。多见于脑器质性精神障碍。

I. 病理性象征性思维(symbolic thinking):属于概念转换,患者以无关的具体概念代替某一抽象概念,不经患者本人解释,他人无法理解。多见于精神分裂症。

J. 语词新作(neologism):是概念的融合、浓缩和无关概念的拼凑。多见于精神分裂症。

K. 逻辑倒错性思维(paralogic thinking):无前提、缺乏逻辑、自己坚信,多见于精神分裂症。

行为症状可以表现为单调重复、杂乱无章或缺乏目的性的行为,可以是单个肢体的细微运动或涉及躯体和四肢的粗大动作,也可以表现为仪式化的行为(作态),但旁人无法理喻。如当众脱衣、脱裤、手淫等。

不适当的情感是指患者的情感表达与外界环境和内心体验不协调。如无原因的哭笑、为很小的事发雷霆之怒等。

(2) 阴性症状(negative symptoms):阴性症状是指正常心理功能的缺失,涉及情感、认知及社交功能的缺陷。阴性症状共有五条,其中意志减退和快感缺乏是最常见的阴性症状。

A. 意志减退(hypobulia):患者从事有目的性的活动的意愿和动机减退或丧失。

B. 快感缺乏(anhedonia):表现为持续存在的、不能从日常活动中发现和获得愉快感,尤其是对即将参与的活动缺乏期待快感(anticipatory pleasure)。约半数精神分裂症患者有此症状。

C. 情感迟钝(affective blunting):不能理解和识别别人的情感表露和 / 或不能正确的表达自己的情感。

D. 社交退缩(social withdrawal):包括对社会关系的冷淡和对社交兴趣的减退或缺乏。

E. 言语贫乏(alogia):即言语的产生减少或缺乏。

(3) 焦虑、抑郁症状:大多数的精神分裂症患者在其疾病过程中体会到明显的焦虑和抑郁情绪,尤其在疾病的早期和缓解后期多见,但在临床上由于受外显的精神病性症状的吸引,家庭成员和医生对此类症状重视不够、处理不力,会出现严重的后果如患者自杀,需要引起重视。

(4) 激越症状:主要有以下两种表现。

A. 攻击暴力(violence):受疾病症状的影响,部分精神分裂症患者因冲动控制能力减退及社交敏感性问题,严重者会出现冲动攻击或暴力攻击行为。

B. 自杀(suicide):20%~40% 的精神分裂症患者在其疾病过程中会出现自杀企图。

(5) 定向、记忆和智能变化:精神分裂症患者一般没有明显的定向、记忆和智能的障碍,但反复发作治疗效果不佳而处于慢性衰退的患者,由于缺乏社会交流和接受新知识,会出现智能减退。

（6）自知力（insight）变化：是指患者对自己精神状态的认识和判断能力。精神分裂症患者的自知力受损甚至缺乏自知力，往往成为治疗不依从的重要原因。

既往根据临床表现，把精神分裂症分成了若干类型如单纯型、青春型、紧张型、偏执型、未分化型、残留型、精神分裂症后抑郁等七种，目前认为精神分裂症各型之间的区分已不十分明显，故临床上也不再强调分型了。

【诊断与鉴别诊断】

1. **诊断标准** 根据国际疾病诊断分类第十版（ICD-10）中精神分裂症的诊断标准，要点如下：

（1）症状学标准（符合 a~d 组中的一个，或 e~h 中的两个以上）。

（2）病程标准：符合症状学标准的症状持续存在 1 个月以上。

（3）排除标准：排除器质性和精神活性物质所致和分裂情感以及心境障碍鉴别。

（4）症状学标准 a~d 组：明确存在下述 a~d 项中的任何一项（如不够明确，则至少需两项）。

a. 思维鸣响、思维被插入或被抽走、思维被广播。

b. 涉及躯体或四肢运动，或特殊思维、行为或感觉被影响、被控制的被动妄想；妄想性知觉。

c. 对患者行为作跟踪性评论，或彼此对患者加以讨论的幻听，或声音来自身体某个部位的幻听。

d. 与文化不相称且根本不可能的其他持续性妄想（如自己可以控制气候，可与外星人交流等）。

症状学标准 e~h 组：明确存在第 e~h 项中的至少两项。

e. 任何感官的幻觉（伴有非情感内容的不固定妄想或伴有持久的超价观念，或连续数周以上每日都出现）。

f. 思维松弛、破裂，或语词新作。

g. 紧张症行为，如兴奋、摆姿势、蜡样屈曲、违拗、缄默、木僵等。

h. 阴性症状如显著的情感淡漠、言语贫乏、情感反应迟钝或不适切，导致社交退缩与社会功能低下（排除抑郁或抗精神病药所致）。

2. **鉴别诊断**

（1）躯体疾病、脑器质性疾病所致的精神障碍：精神障碍的出现与躯体疾病及脑器质性疾病在时间上有关联性，并且后者往往有体格检查、实验室检查、电生理以及影像学检查的证据，以此鉴别。

（2）药物或精神活性物质所致的精神障碍：药物或精神活性物质使用史，尿检、血检的阳性发现，可资鉴别。

（3）某些神经症障碍：神经症自知力完整、主动求治，没有明显而持久的精神病性症状等可以鉴别。

（4）心境障碍：情绪症状或反应与环境的协调性以及情绪症状与精神病性症状出现的时间顺序等，可以鉴别。

（5）妄想性障碍：此类患者病前常有明显的性格缺陷；妄想结构严密、系统，妄想内容有一定的事实基础，是对事实的片面评价和推断的基础上发展而来；思维有条理和逻辑；思维和情感反应与妄想观念相一致；无智能和人格衰退；一般没有幻觉。这些特征与精神分裂症患者不同，可资鉴别。

（6）人格障碍：从小就开始的性格变化，缓慢进展，成为一个有固定的情绪、行为模式，一般无明显的精神病性症状。

【辅助检查】

1. **心理检测与评估** 常用的有：明尼苏达人格测验（MMPI），艾森克个性测验（EPQ），卡特尔十六项人格因子测验（16PF）；韦氏智力测验（幼儿、儿童、成人三个版本：C-WYCSI、C-WISC、C-WAIS），瑞文标准推理测验（CRT），简易智力状态检查（MMSE），长谷川痴呆量表（HDS），症状自评量表（SCL-90），简明精神病量表（BPRS），阳性与阴性症状量表（PASS），躁狂量表（BRMS），杨氏强迫量表（YBOCS）等。这些检查的结果可以辅助精神分裂症的诊断与鉴别诊断。

2. **神经生理学与医学影像检查** 脑电图（EEG）、多导睡眠图（PSG）、脑诱发电位等神经生理检查，以及头颅 CT、磁共振成像(MRI)、ECT(SPECT 和 PET-CT)等医学影像与功能检查,在精神分裂症的检查中都不同程度地发现了问题或异常(详见本章【病因与发病机制】),但一直没有定论,需要继续探索。

【治疗与康复】

1. 药物治疗

(1) 一般原则:药物治疗应系统而规范,强调早期、足量(个体化的最低有效剂量)、足疗程、单一用药、个体化用药原则。

(2) 选药原则:药物选择应根据患者对药物治疗的依从性、个体对药物的疗效、不良反应的大小、长期治疗计划、年龄、性别以及经济状况等而定。

(3) 药物治疗程序与时间:治疗程序包括急性期治疗(至少 4~6 周)、巩固期治疗(至少 6 个月)和维持期治疗。维持期治疗时间因情况不同而有所差异,对于首发的、缓慢起病的患者,维持治疗时间至少 5 年;急性发作、缓解迅速彻底的患者,维持治疗时间可以相应较短。最终可停药的患者比例不足 1/5。

(4) 合并用药:主要用于共病有其他精神疾病或 / 和躯体疾病,或有不良反应、治疗效果不佳的患者。

(5) 安全原则:治疗前后监测血糖、血脂、肝肾功能、心功能、血压、血常规、心率等。

2. 心理与社会干预

(1) 行为治疗(社会技能训练):运用各种方式训练患者的各种技能,目的是改善患者的社会适应能力。

(2) 家庭干预:包括家庭心理健康教育,家庭危机干预,以家庭为基础的行为治疗等。

(3) 社区服务:在社区中为患者提供方便、合理和高效的服务,促进患者康复和回归社会。

第二节　情感性精神障碍

情感性精神障碍(affective disorder)又称心境障碍(mood disorder),是指由各种原因引起的、以显著而持久的心境或情感改变为主要特征的一组重性精神疾病。其临床特征为:以情感高涨或低落为主要的、基本的或原发的症状,常常有相应的认知和行为改变;可有幻觉、妄想等精神病性症状;多数患者有反复发作的倾向,每次发作多可缓解,部分患者可有残留症状或转为慢性。

心境障碍(情感性精神障碍)可分为抑郁障碍(major depressive disorder,MDD)和双相障碍(bipolar disorder,BPD)两个主要疾病亚型。此外,还包括以心境高低波动、但幅度不高为特征的环性心境障碍(cyclothymia)和以持久心境低落的慢性抑郁为主要特征的恶劣心境(dysthymia)两种持续性心境障碍。

我国心境障碍的患病率为 4.06%。抑郁障碍的患病率女性高于男性 1 倍以上,而双相情感障碍患病率男女比例为 1∶1.2。从长期预后看,情感性精神障碍的预后稍好于精神分裂症。

【病因与发病机制】

本病病因与机制目前尚不清楚,有以下观点:

1. 遗传因素　家系研究发现心境障碍患者的生物学亲属的患病风险明显增加,同病率为一般人群的 10~30 倍;双生子与寄养子研究发现单卵双生子(MZ)的同病率明显高于双卵双生子(DZ),其中双相障碍的单卵双生子同病一致率为 60%~70%,而双卵双生子为 20%;单相抑郁单卵双生子同病一致率为 46%,也明显高于双卵双生子的 20%;寄养子研究也证明了这一点。遗传学上目前倾向于该病为多基因遗传模式。

2. 神经生化因素

(1) 五羟色胺(5-HT)假说:该假说认为 5-HT 功能活动降低可能与抑郁发作有关,5-HT 功能活动增高可能与躁狂发作有关。

（2）去甲肾上腺素（NE）假说：该假说认为 NE 功能活动降低可能与抑郁发作有关，NE 功能活动增高可能与躁狂发作有关。

（3）多巴胺（DA）假说：该假说认为 DA 功能活动降低可能与抑郁发作有关，DA 功能活动增高可能与躁狂发作有关。

3. **神经内分泌功能异常**　大量研究发现情感性精神障碍（心境障碍）患者有下丘脑 - 垂体 - 肾上腺轴（HPA）、下丘脑 - 垂体 - 甲状腺轴（HPT）、下丘脑 - 垂体 - 生长素轴（HPGH）功能的异常，尤其是 HPA 功能异常。

4. **脑电生理变化**　脑电图（EEG）研究发现，抑郁发作时脑电图多倾向于低 α 频率，躁狂发作时多为高 α 频率或出现高幅慢波。睡眠脑电图研究发现，抑郁发作患者总睡眠时间减少，觉醒次数增多，快速眼动睡眠（REM）潜伏期缩短（这一现象与抑郁严重程度呈正相关）。

5. **神经影像改变**　研究发现 CT 图像中情感性精神障碍（心境障碍）患者的脑室较正常对照组的大。MRI 图像中抑郁发作患者海马、额叶皮质、杏仁核、腹侧纹状体等脑区萎缩。功能影像学研究发现抑郁发作患者左额叶及左前扣带回局部脑血流量（rCBF）降低。

6. **心理社会因素**　应激性生活事件与心境障碍，尤其与抑郁发作的关系较为密切。

【临床表现】

心境障碍典型临床表现有抑郁发作、躁狂发作和混合发作。

1. **抑郁发作（depressive episode）**　主要表现为"三低"与"三无"以及与抑郁症状相联系的躯体症状。"三低"即情绪低落，思维迟缓，意志活动减退；"三无"即无望感、无助感以及无用感。躯体症状主要是失眠（少数人也可能睡眠过多，尤其是青少年抑郁症患者），食欲下降（少数人也可能食欲增多如不典型抑郁的时候），疲乏无力（精力缺乏），莫名的、非特异性的躯体疼痛以及自主神经功能紊乱症状等。一些疾病严重的患者，也可以出现短时间的精神病性症状（幻觉和妄想），有至少 25% 的患者会出现自杀企图或自杀行为，有 10%~15% 的患者最终自杀；还有的患者可能会出现"扩大性自杀"。因此，对抑郁症患者要注意防止这类自我伤害事件和其他意外伤害事件的发生。

2. **躁狂发作（manic episode）**　与抑郁症的表现相反，躁狂发作的患者表现出了"三高"或称"三多"的症状。即情感高涨、思维奔逸、活动增多与意志行为增强。同时也会出现夸大症状（主要是夸大观念和夸大妄想，这些多与心境的高涨相一致）、轻率或鲁莽的行为、睡眠减少、性欲增强、注意力随境转移等相关症状，由于症状的影响，这类患者可能会草率签单、签约，挥霍浪费不懂珍惜节约，轻率性交等。病情严重的，也会出现精神病性症状。但儿童和老年患者的表现常不典型。在临床实践中以及在心境障碍的自然病程中，很少看到只有躁狂或轻躁狂发作而没有抑郁发作的，因此，对患者详细的问诊与检查需要特别强调。

3. **混合发作**　心境障碍（情感性精神障碍）的混合发作是指躁狂和抑郁症状可在一次的发作中同时出现，如抑郁心境伴以连续数日甚至数周的活动过度和言语增多，躁狂心境伴有激越、精力和本能活动降低等。在临床上，抑郁症状和躁狂症状可以互相转换、快速转换，甚至可以快到转换的间期只有数小时。如果在当前的疾病发作中，这两类症状在大部分时间里都很突出，就是混合发作。

【诊断与鉴别诊断】

心境障碍（情感性精神障碍）的诊断标准如下：

1. **心境障碍抑郁发作**　症状学标准典型症状至少 2 条：心境低落，兴趣和愉快感丧失，精力减低或过度疲劳；其他常见症状至少 2 条：思维或注意的能力降低，自我评价和自信降低，自罪观念和无价值感，精神运动性迟滞或激越，自伤、自杀观念或行为，睡眠障碍，食欲改变 / 伴体重变化。病程标准为符合症状学标准的临床相持续存在 2 周以上。

抑郁发作的轻、中、重度标准如下：

轻度：2 条典型症状 +2 条其他症状，患者的社会功能受到一定程度影响，日常工作和社交受影响，但能继续。

中度:2条典型症状+4条其他症状,患者的社会功能受影响的程度很大:工作、社交、家务都相当困难。

重度:3条典型症状+4条其他症状(出现精神病性症状者属于重度抑郁发作),患者几乎丧失社会功能,除有限范围,几乎不可能工作、社交、做家务。

轻、中度发作应标明:伴或不伴躯体症状;重度发作应标明:伴或不伴精神病性症状。

2. 躁狂发作　心境障碍躁狂发作诊断要点如下:

轻躁狂:

(1)情感高涨或易激惹,对个体来讲已达到异常的程度,并且持续至少4天。

(2)必须具备以下至少3条,且对日常的个人功能有一定的影响:①活动增加或坐卧不宁;②语量增多;③注意力集中困难或随境转移;④睡眠需要减少;⑤性功能增强;⑥轻度挥霍,或其他类型轻率的或不负责任的行为;⑦社交性增高或过分亲昵(见面熟)。

以上需除外精神活性物质使用或任何器质性精神障碍所致的轻躁狂症状。

躁狂,不伴有精神病性症状:

(1)情感明显高涨,兴高采烈,易激惹,对个体来讲已属肯定的异常。此种情感变化必须突出且持续至少1周(若严重到需要住院则不受此限)。

(2)至少具有以下3条(如情感表现以易激惹为主,则必须具有4条),导致对日常个人功能的严重影响:①活动增多或坐立不安;②言谈增多(言语急促杂乱);③观念飘忽或思维奔逸的主观体验;④正常的社会约束力丧失,行为与环境不协调或行为出格;⑤睡眠需要减少;⑥自我评价过高或夸大;⑦随境转移或活动和计划不断改变;⑧愚蠢鲁莽的行为,如愚蠢的打算、鲁莽地开车,患者不认识这些行为的危险;⑨明显的性功能亢进或性行为不检点。

(3)无幻觉或妄想,但可能发生知觉障碍(如主观的过分敏锐,感到色彩格外鲜艳)。

(4)需除外精神活性物质使用、内分泌障碍、药物治疗或任何器质性精神障碍所致。

躁狂,伴精神病性症状:

(1)发作符合除"躁狂,不伴精神病性症状(3)"之外的标准。

(2)发作不同时符合精神分裂症或分裂-情感障碍躁狂型的标准。

(3)存在妄想和幻觉,但不应有典型精神分裂症性的幻觉和妄想。

(4)需除外精神活性物质使用或任何器质性精神障碍所致。

3. 鉴别诊断

(1)继发性心境障碍:情绪的障碍是继发于其他疾病的,通过详细的问诊、体检、化验检查等均可以找到依据;而且继发的心境障碍症状会随着原发病的好转而减轻或消失。这些核心点可以鉴别。

(2)精神分裂症:心境障碍严重的患者会出现精神病性症状,但心境的高涨或低落是原发的,而精神病性症状是继发的;心境障碍的思维、情感和意志行为都是与其心境状态相协调的,而精神分裂症是不协调的;此外,心境障碍属于情感障碍,具有周期性缓解的特征,在缓解期基本上正常,而精神分裂症如不治疗就会持续发展和恶化。这些特点的不同可资鉴别。

【辅助检查】

1. 心理检查　常用的有:Bech-Rafaelsen躁狂量表、Young躁狂量表、汉密尔顿抑郁量表、蒙哥马利-艾斯伯格抑郁量表等。

2. 实验室检查　主要检查代谢、内分泌系统、神经系统、循环、消化系统、肿瘤等。常规实验室检查有:肝肾功能、血常规、电解质、乙肝全套;大小便常规等。

3. 神经生理与医学影像学检查　排除诊断的检查主要有:头部的脑电图、CT或者MRI,心电图,其他躯体疾病的相应检查如内分泌、B超等。

【治疗与预防】

1. 总体治疗原则　采取药物、非药物(电痉挛或改良电痉挛治疗,重复经颅刺激治疗rTMS,心理治疗等)、康复训练相结合的治疗。其目的在于提高疗效,改善依从性,预防复发和自杀,改善社会功能,提高患者生活质量。

2. **长期治疗原则**　强调三个治疗期:急性治疗期(一般 6~8 周),巩固治疗期(抑郁发作 4~6 月;躁狂或混合发作 2~3 月),维持治疗期(2~3 个循环间期或 2~3 年)。

3. **患者和家属共同参与治疗原则**　情感性精神障碍的治疗需要家属和患者参与治疗的决策与实施,其必要性、方法与策略要向他们讲明。

【药物选择】

1. **药物治疗基本原则**　首选心境稳定剂;及时联合用药;加强监测不良反应;谨慎使用抗抑郁药。

2. **药物治疗目标**　急性期治疗 6~8 周:尽快控制症状、缩短病程;巩固期治疗(抑郁发作治疗 4~6 个月,躁狂或混合发作治疗 2~3 个月):防止复燃,促进社会功能康复;维持期治疗(无定论,一般 2~3 年,或 2~3 个既往周期时间):防止复发,维持良好社会功能,提高生活质量。

3. **药物种类**　抗抑郁药主要有选择性五羟色胺重吸收抑制剂(SSRIs)、五羟色胺与去甲肾上素重吸收抑制剂(SNRIs)以及 α2 肾上腺素受体阻滞剂或去甲肾上腺素能及特异性五羟色胺能抗抑郁药(NaSSA)等。具有抗躁狂作用的情感稳定剂(心境稳定剂)主要有锂盐(碳酸锂)、丙戊酸盐、卡马西平等。近年来发现,拉莫三嗪对双相抑郁、快速循环、混合发作等有良好效果,临床上也将其作为心境稳定剂使用。此外还有非典型抗精神病药物以及抗焦虑药(苯二氮䓬类、坦度螺酮、丁螺环酮)也可分别用于有精神病性症状、焦虑症状的情况。

【非药物治疗】

1. **电痉挛治疗(electroconvulsive therapy,ECT)或改良电痉挛治疗(modified electroconvulsive therapy,MECT)**　主要用于症状重、有自杀言行、药物治疗无效或拒绝用药的患者,此外,不能耐受药物治疗副反应而又无可替代治疗方法的患者也可以选择这类治疗。

2. **重复经颅磁刺激治疗(repetitive transcranial stimulation,rTMS)**　新兴的治疗方法,对抑郁症尤其是难治性抑郁症研究发现有明确的疗效,其疗效与 ECT 相当。也有研究对此提出质疑,尚需进一步探讨。

3. **脑深部电刺激治疗(deep brain stimulation,DBS)**　用神经外科手术的方法给大脑深部某一脑区植入电极治疗,据称有循证医学证据支持。因其有创、费用高、技术要求高,目前还不能大范围推广。

4. **心理治疗**　对于社会心理因素作用明显的抑郁发作患者及轻度抑郁或恢复期患者,在药物治疗的同时常合并心理治疗。主要治疗技术有支持性心理治疗、认知治疗、行为治疗、人际心理治疗、婚姻及家庭治疗等。

【预防复发】

研究发现,经药物治疗已经康复的患者在停药后一年内复发率在 30% 以上。因此要坚持足量、足疗程、规范的药物治疗,同时结合心理治疗与社会支持系统对预防复发有重要作用。

第三节　神经症性障碍

神经症性障碍(neurotic disorders)旧称神经症(neuroses)、神经官能症或精神神经症(psychoneurosis),它不是指某一特定的疾病单元(disease entity),而是一组包括病因、发病机制和临床表现颇不一致、但又有共同特征的精神障碍。病程 3 个月或仅有一次短暂发作强迫、疑病症状以及神经衰弱症状的精神障碍。

【主要类型及表现】

神经症主要有以下的类型和表现:

1. **恐惧症（phobia）** 旧称恐怖性神经症，是指患者对当下的人、事、物、环境等不合情理的过分惧怕，患者明知这种恐惧反应是过分的或不合情理的，但仍反复出现，难以控制，称为神经症性反应（neurotic reaction）。目前认为，神经症是一组主要表现为焦虑、恐惧、不合理的惧怕。主要表现形式有以下几种：

（1）广场恐怖症（agoraphobia）：又称场所恐惧症，约占 60%，多起病于 25 岁左右，女性多于男性，主要表现为对某些特定环境的恐惧。

（2）社交恐惧症（social phobia）：多在 17~30 岁期间发病，女性明显多于男性。

（3）特定恐怖症（specific phobia）：又称单一恐惧症，对某一具体的物件、动物等有一种不合理的恐惧。

2. **焦虑症（anxiety neurosis）或称焦虑障碍（anxiety disorders）** 是一种指向未来、对未来不可预知或不可把控而产生的紧张不安情绪。以广泛和持续性的紧张害怕或反复发作的惊恐不安为主要特征。常伴有自主神经紊乱、肌肉紧张与运动性不安，临床分为广泛性焦虑与惊恐障碍。

（1）广泛性焦虑症（general anxiety disorder，GAD）：又称慢性焦虑症，是焦虑症最常见的表现形式。

（2）惊恐障碍（panic disorder）：又称急性焦虑障碍，其特点是发作的不可预测性和突然性，反应程度强烈，焦虑、紧张十分明显，患者常体会到濒临灾难性结局的害怕和恐惧，而终止亦迅速。在临床上此症常被误诊为心脏病或冠心病发作而就诊于内科心脏急诊。

3. **强迫症（obsessive-compulsive disorder，OCD）** 也称强迫障碍，是个体体验到身不由己却又挥之不去、摆脱不了的思维和行为的异常状态，包括强迫思维（观念）和强迫行为（动作）。患者体验到的观念和冲动来源于自我，但违反自己的意愿，需极力抵抗，却无法控制；也意识到强迫症状的异常性，但无法摆脱。其特点是有意识的自我强迫与反强迫并存，两者强烈冲突使患者感到焦虑和痛苦；病程迁延者可表现仪式动作为主而精神痛苦减轻，但社会功能严重受损。强迫症是世界卫生组织公布的十大致残疾病中 5 个精神疾病之一，常起病于童年时期或成年早期，男女患病率相同，在美国终身患病率为 2%~3%。患者常有强迫性格（追求完美、刻板教条等），若不存在明显的抑郁症状，慢性病程的可能性较大。

4. **神经衰弱（neurasthenia）** 是指由于长期处于紧张和压力下，出现精神易兴奋和脑力易疲乏现象，常伴有情绪烦恼、易激惹、睡眠障碍、肌肉紧张性疼痛等；这些症状不能归因于脑、躯体疾病及其他精神疾病。症状时轻时重，波动与心理社会因素有关，病程多迁延。国际疾病分类（ICD）和美国精神疾病诊断分类统计手册（DSM）早已取消了神经衰弱，但在我国和俄罗斯等少数国家仍然保留着这一疾病的诊断和分类。

5. **躯体形式障碍（somatoform disorder）** 是一组将心理问题通过躯体症状表现出来的神经症性障碍。主要特征是患者反复陈述躯体症状，不断要求给予医学检查，无视反复检查的阴性结果，不接受医师关于其症状并无躯体病变基础的再三保证。即使患者有时患有某种躯体障碍，但也不能解释症状的性质、严重程度或患者的痛苦与先占观念。即使症状的出现和持续与不愉快的生活事件、困难或冲突密切相关，患者也拒绝探讨心理病因。患者认为其疾病本质上是躯体性的，需进一步的检查，若不能说服医师接受这一点，便会愤愤不平甚至引发医患纠纷。常伴有焦虑或抑郁情绪。

躯体形式障碍主要包括躯体化障碍（somatization disorder）、疑病障碍（hypochondriasis）、躯体形式的自主神经紊乱和持续躯体形式的疼痛障碍。本病女性多见，有明显精神诱发因素、急性起病者预后良好。若起病缓慢、病程持续 2 年以上者，则预后较差。

【治疗】

神经症虽然临床上常见，但治疗较为困难。药物治疗与心理治疗的联合应用是治疗神经症的最佳办法。心理治疗可以缓解症状，加快愈合，同时学会应付应激的策略和处理未来新问题的技巧。药物治疗用于抗焦虑、抗抑郁及促大脑代谢。

1. **恐惧症的治疗** 主要应用行为疗法，系统脱敏疗法、暴露冲击疗法对恐惧效果良好。其基本原则是:消除恐惧对象与焦虑恐惧反应的条件性联系;对抗回避反应。药物治疗对单纯恐怖一般没有效果。帕罗西丁、舍曲林、氯米帕明等可试用于某些障碍的治疗。

2. **焦虑症的治疗**　主要有心理治疗和药物治疗两种。心理治疗包括健康教育;认知治疗;行为治疗。药物治疗主要有苯二氮䓬类、抗抑郁药、β肾上腺素能受体拮抗剂等。

3. **强迫障碍的治疗**　强迫症是神经症中最难治疗的一种疾病,药物治疗中具有抗强迫作用的药物有氯米帕明和SSRI(氟西汀、氟伏沙明、帕罗西汀、舍曲林)。以强迫观念为主者药物治疗效果好。对难治性强迫症,可合用丙戊酸钠等心境稳定剂或小剂量抗精神病药物,可能会取得一定疗效。认知行为治疗(CBT)是目前国内外公认的对强迫症有良好效果的非药物治疗方法,其中的暴露疗法和反应预防是治疗强迫障碍有效的行为治疗。

4. **神经衰弱的治疗**　神经衰弱没有什么好的治疗方法,抗焦虑、抗抑郁药物可改善患者的焦虑和抑郁情绪,也可使肌肉放松,消除一些躯体不适感。其他治疗包括体育锻炼,旅游疗养,调整不合理的学习、工作方式等也不失为一种摆脱烦恼处境、改善紧张状态、缓解精神压力的一些好方法。支持性和解释性的心理治疗可帮助患者认识疾病的性质和消除继发焦虑。

5. **躯体形式障碍的治疗**　比较困难,治疗时应注意以下几个问题:重视医患关系;重视连续的医学评估;重视患者的心理和社会因素评估;适当控制患者的要求和处理措施。药物治疗主要是对症治疗,由于症状的多元性,药物使用种类也较多,应根据具体情况决策。心理治疗可选用认知治疗、认知行为治疗、精神分析、森田疗法等。

小　结

精神分裂症和情感性精神障碍(心境障碍)是国家卫生健康委员会公布的六大重性精神疾病之一,也是世界卫生组织公布的十大致残疾病中五种精神疾病中的两种,发病率有逐年上升的趋势。强迫症是神经症中最难治疗的一种疾病,也是致残率高的疾病。掌握这几种疾病的临床特征以及基本的治疗原则,按照生物-社会-心理医学模式的观点进行临床诊治,可以大大改善疾病预后和患者的结局。

思考题

1. 健康的定义是什么?
2. 什么是精神分裂症?
3. 什么是情感性精神障碍? 有什么临床特征?
4. 什么是强迫症?

（王文强）

儿 科 疾 病　　　第十二章

儿科学（pediatrics）是一门研究从胎儿至青少年时期的生长发育规律、疾病诊断、治疗和预防以及促进身心健康的医学科学。儿科学涵盖的主要内容有预防儿科学、发育与行为儿科学以及临床儿科学。儿科的突出特点是儿童处于不断生长发育阶段，年龄差异明显，个体差异很大，对于儿童健康状态的评价以及疾病的临床诊断不能采用单一标准衡量。儿童免疫功能处于不断发育完善过程中，器官系统发育尚未成熟，自身防护能力弱，易发生各种疾病。此外，儿童因其处在不断生长发育时期，组织修复能力较强，故及时诊断、恰当治疗通常有良好的治疗效果。因此，应该特别重视儿童预防保健工作。

第一节　儿 童 保 健

儿童的临床诊疗与预防关系密切，儿童保健被日益重视。儿童保健是儿科学领域具有特色的专业，主要研究儿童各年龄期生长发育规律、营养保健、疾病防治、健康管理等，并采取有效措施促进及保证儿童健康成长。主要任务即以预防为主，防治结合，关注儿童的整体发展。

【小儿年龄分期】

儿童的生长发育是一个连续渐进的动态过程，随着年龄的增长，儿童的解剖结构、生理功能和心理行为等在不同阶段表现出与年龄相关的规律性，因此，通常人为把小儿年龄分为 7 个期。

1. **胎儿期**　从受精卵形成到胎儿娩出，正常胎儿期约 40 周。母亲妊娠期间如受外界不利因素影响可能干扰胎儿的正常生长发育。

2. **新生儿期**　自胎儿娩出脐带结扎开始至生后 28 天。此期实际包含在婴儿期内。新生儿期具有发病率高、死亡率高的特点，且在生长发育和疾病方面具有显著特殊性，因此被单独列为婴儿期的一个特殊阶段。

3. **婴儿期**　自出生到 1 周岁之前，包括新生儿期。此期是生长发育极其旺盛阶段，是第一个体格生长发育高峰，对营养的需求相对较高，但各系统器官的生长发育不够成熟，易发生营养和消化功能紊乱，也容易发生各种感染和传染性疾病。

4. **幼儿期**　自满 1 周岁至满 3 周岁之前。此期儿童体格生长发育速度减缓，智能发育迅速，自主活动范围增加，但对危险识别能力不足，意外伤害发生率增加，需注意防护。

5. **学龄前期**　自 3 周岁至 6~7 岁入小学前。此期儿童体格生长发育速度减缓，智能发育速度增快，获得初步的自理能力和社交能力。此期儿童可塑性强，应重视品行教育。

6. **学龄期**　自 6~7 岁始至青春期前。此期儿童生长速度减缓，除生殖系统外，其他器官系统功能均已接近成人。智能发育趋于成熟。

7. **青春期**　女孩自 11~12 岁始至 17~18 岁，男孩自 13~14 岁始至 18~20 岁，此期个体间存在较大差异，起止时间相差 2~4 岁属正常范围。此期体格生长发育再次加速，出现第二次生长发育高峰，同时生殖系统的发育也加速并逐渐成熟。

【小儿生长发育规律】

儿童与成人之间最大区别在于儿童处于不断的生长发育过程中,异常的生长发育可能是某些疾病的重要临床表现。虽然每个儿童生长发育模式各不相同,但遵循共同的规律。掌握生长发育总规律有助于正确评价儿童的生长发育状况。

1. 生长发育的连续性、非匀速性和阶段性 儿童处于不断的生长发育过程,虽然生长发育的过程是连续的,但各阶段生长速度不同,呈非匀速性生长,形成不同的生长阶段。儿童时期有两个生长高峰,第一个生长高峰为出生后第一年,身高与体重的增长速度最快,第二个生长高峰为青春期,身高与体重由稳定生长再次转为快速生长。

2. 各器官系统生长发育不平衡 各器官系统发育先后次序不同。呼吸、循环、消化等大部分系统的发育与体格生长平行,但神经系统、淋巴系统发育早于其他系统组织,而生殖系统在青春期前处于静止状态,青春期快速发育至成熟。

3. 生长发育遵循一般规律 遵循从上到下,由近及远,由粗至细,由低级到高级,由简单到复杂的规律。

4. 个体差异 个体差异是小儿生长发育的规律之一。遗传与环境的影响是造成个体的生长发育状况之间存在差异的内部、外部原因。遗传决定儿童正常生长发育的特征、潜力及发展趋势。遗传性疾病,如代谢缺陷病、染色体畸变可直接影响儿童整个生长发育过程。环境因素是影响个体差异的外部因素。母孕期的情况、家庭环境、社会环境均对儿童生长发育起着重要作用。因此,儿童的生长发育水平有一定的正常范围,正确评价儿童体格生长状况,监测生长发育水平,有利于及时发现儿童的健康问题。

【疾病预防】

预防工作是儿科工作的特点。做好儿童时期各种疾病的预防措施,可以降低儿童疾病的发生率,对于儿童的健康事业具有重要意义。儿童预防保健工作对象是从胎儿到青少年,其中重点是 7 岁以下儿童。儿童预防保健具体工作包括:建立儿童保健网络系统,收集本地区儿童健康资料,指定辖区医院负责散居儿童的管理,指导和管理托幼机构的卫生保健工作,开展生长发育监测及筛查工作,并对家长及社会开展健康教育。

由于儿童在不同生长发育时期具有不同的解剖、生理、体格、神经心理发育特点,各年龄期儿童预防保健的具体措施和工作重点有所不同,针对性的措施能有效降低发病率、死亡率,促进儿童健康成长。

1. 胎儿期预防保健 由于胚胎早期即 3~8 周是胎儿器官形成的关键阶段,易受不良因素影响出现发育缺陷和畸形,此期保健重点为预防遗传性疾病与先天畸形,为此应做好婚前的遗传咨询,预防母孕期各类感染;孕母应避免接触放射线、化学毒物,谨慎用药;同时保证充足的营养及良好的生活环境。及时处理围生期疾病,预防产时感染等。

2. 新生儿期预防保健 新生儿期应注意预防出生时缺氧、窒息,预防低体温、寒冷损伤综合征和感染的发生,并积极开展新生儿筛查。目前,我国开展的常见筛查项目包括:听力筛查,遗传代谢与内分泌疾病的筛查,先天性畸形,新生儿成熟度等。其中遗传代谢与内分泌疾病的筛查工作被列入《中华人民共和国母婴保健法》规定并有效实施,目前筛查的主要项目为苯丙酮尿症和先天性甲状腺功能减退症。加强喂养,以母乳喂养首选。做好新生儿访视,及时发现偏差。

3. 婴儿期预防保健 婴儿期应注意合理喂养,科学添加辅食,培养其生活技能,促进各项技能发育。定期体检,观察生长及营养状况,及时矫正偏离。此期仍是感染的高发时期,因此应注重预防感染,此期婴儿应按计划免疫程序完成卡介苗、乙肝疫苗、脊髓灰质炎、百白破、麻疹等疫苗的接种。

4. 幼儿期预防保健 幼儿期智能发育迅速,因此应重视幼儿语言与运动能力的发展,培养独立生活能力。定期健康检查,注意口腔保健。由于幼儿处于自主活动能力不断增加而危险意识较差的阶段,不良事件发生概率增加,因此幼儿期预防事故和疾病的发生同样重要。

5. 学龄前期预防保健 学龄前期是性格形成的关键时期,应注重加强入学前期教育,并关注儿童的心理发育。此期儿童免疫系统逐渐建立,因此可发生免疫性疾病。保证充足营养以适应生长发育需要,合理安排生活,预防感染与事故的发生。每年应进行 1~2 次体格检查,同时注意视力与口腔的保健工作。

6. 学龄期预防保健 学龄期儿童的主要活动是学习,因此,提供适宜的学习条件、培养良好的学习兴趣尤为重要。同时应注重心理健康保健,并逐步增加法制教育及性知识教育。养成良好的饮食习惯,平衡膳食结构。鼓励孩子积极参加体育锻炼、增加防病抗病能力。预防感染与事故的发生,并定期进行体格检查以监测生长发育。

7. 青春期预防保健 青春期是儿童生长第二个高峰,性发育迅速。青春期应特别注重心理教育及性教育,给予正面积极教育,避免发生心理行为障碍,引导儿童健康发展,顺利过渡到成人期。

在儿童预防保健的具体工作内容中,预防接种是疾病预防的重要措施之一。依据规定程序,有计划的使用生物制品进行预防接种,能够有效提高人群总体免疫水平,从而控制和消灭传染病。依据我国现行规定,1 岁内必须完成卡介苗、脊髓灰质炎三型混合疫苗、百日咳白喉破伤风类毒素混合制剂(简称百白破疫苗)、麻疹减毒疫苗和乙型肝炎病毒疫苗等 5 种疫苗接种。此外,亦可根据流行地区和季节特点增加其他疫苗的接种。目前应用的疫苗以灭活疫苗、减毒活疫苗、类毒素疫苗、多糖疫苗、重组基因疫苗为主。未来,生物信息学、结构生物学、系统生物学等新技术的发展将有力推进新型疫苗的研制,提高免疫效果、保障疫苗应用的安全性。

第二节 新生儿疾病

新生儿期是婴儿期的特殊阶段,是从完全依赖母体生活的宫内环境到宫外环境生活的过渡期,这个阶段的小儿各个系统功能发育相对不成熟,机体抵抗力较低,发病率高,死亡率高,约占儿童死亡率的 1/3~1/2。新生儿期疾病的病因可发生在产前、产时和产后,因此,加强新生儿期疾病的预防与诊治,对于保障新生儿的健康具有重大的意义。

一、新生儿窒息

新生儿窒息(asphyxia of newborn)是指新生儿出生后无自主呼吸或未能建立规律呼吸而导致低氧血症、混合性酸中毒和多脏器损伤。是新生儿死亡、严重神经系统后遗症的主要原因之一。我国每年出生的新生儿中,约有 7%~10% 发生窒息,部分患儿留有不同程度的后遗症。

【病因】
新生儿窒息的本质是缺氧。凡是影响胎儿、新生儿气体交换的产前、产时和产后因素均可引起窒息,如孕妇因素、胎盘因素、脐带异常、胎儿因素、分娩因素。新生儿窒息多为胎儿窒息(宫内窘迫)的延续。

【临床表现】
1. 胎儿宫内窘迫 早期表现为胎心快,晚期胎心慢、胎动少,甚至消失,羊水胎粪污染。
2. 窒息程度判定 Apgar 评分是临床评价出生窒息程度经典而简易的方法。分别于出生后 1min、5min 评估以下五项内容:皮肤颜色、心率、对刺激的反应、肌张力和呼吸(表 12-1)。评价标准:每项 0~2 分,总共 10 分。Apgar 评分 8~10 分为正常,4~7 分为轻度窒息,0~3 分为重度窒息。出生后 1min 评分反映窒息的严重程度,是复苏的依据。出生后 5min 评分除了反映窒息的严重程度外,还可以反映窒息复苏的效果及帮助判断预后。

表 12-1 新生儿 Apgar 评分

体征	0分	1分	2分
皮肤颜色	青紫或苍白	躯干红,四肢紫	全身红
心率/(次/min)	无	<100	>100
弹足底或插鼻管后反应	无反应	有皱眉动作	哭,喷嚏
肌张力	松弛	四肢略屈曲	四肢活动
呼吸	无	慢,不规则	正常,哭声响

3. 多脏器受损表现 缺氧缺血可造成多器官受损,如中枢神经系统、呼吸系统、心血管系统、泌尿系统、消化系统以及血液系统等。但不同组织细胞对缺氧的敏感性各异,其中脑细胞最敏感,可表现为缺氧缺血性脑病或颅内出血等。

【辅助检查】

对宫内缺氧的胎儿,可通过羊膜镜了解羊水粪染的程度,胎头露出宫口时取头皮血进行血气分析,以判断宫内缺氧的程度;生后行动脉血气分析,窒息时动脉血气分析可提示明显的酸中毒,pH 可小于 7.0。另外,需要监测血糖、电解质;监测脏器并发症:肝功能、肾功能等生化指标。

【诊断】

目前,主要参照 Apgar 评分进行新生儿窒息的诊断和程度判定。目前诊断标准不完全统一。美国儿科学会和妇产科学会 1996 年共同制定了以下窒息诊断标准:①脐动脉血显示严重的代谢性或混合性酸中毒,pH<7.0;②Apgar 评分 0~3 分,并且持续时间 >5min;③新生儿早期有神经系统表现,如惊厥、昏迷或肌张力减低等;④出生早期有多器官功能不全的证据。2013 年中国医师协会新生儿科分会制定了新生儿窒息诊断建议:①产前具有可能导致窒息的高危因素;②1min 或 5minApgar 评分 ≤7 分,仍未建立有效自主呼吸;③脐动脉血 pH<7.15;④排除其他引起低 Apgar 评分的病因。以上①为参考指标,其余均为必要条件。

【治疗】

新生儿窒息的复苏必须争分夺秒,由产科医师、儿科医师、助产士(师)及麻醉师协作进行。

1. 复苏方案 采用国际公认的 ABCDE 复苏方案。①A(airway):清理呼吸道;②B(breathing):建立呼吸;③C(circulation):恢复循环;④D(drugs):药物治疗;⑤E(evaluation):评估。其中评估贯穿于整个复苏过程中。呼吸、心率、血氧饱和度是窒息复苏评估的三大指标。在进行每一个复苏步骤的前后均要评估,根据评估结果做出决定,执行下一步复苏措施。如此循环往复,直至完成复苏。

2. 复苏后的监护治疗 复苏后患儿仍需要监测生命体征和窒息引起的多器官损伤,并转运到新生儿重症监护病房治疗。治疗期间,应用新生儿多功能监护仪监测心率、心电图波形、呼吸次数、经皮血氧饱和度、血压等;注意应用保温台、保暖箱等保持患儿体温在中性温度 36.5℃,减少耗氧;应用血气分析仪监测血气分析,应用经皮胆红素测定仪和血糖仪监测胆红素和血糖水平。一部分窒息复苏后的新生儿需要机械通气。机械通气的基本目的是促进有效的通气和换气。新生儿采取的机械通气方式包括常频机械通气、高频机械通气及持续气道正压通气,其中常频机械通气应用较多。新生儿常频机械通气的类型一般为压力 - 时间转换模式,呼吸机持续向管道内送气,气道内达到设定的压力后,超过此压力的气体自泄压阀排出,根据吸气时间和频率来调节呼气阀的关闭和开放。高频机械通气是应用小潮气量,高通气频率,在较低的气道压力下进行通气的一种特殊的通气方法。高频通气基于呼吸机在气道内产生的高频压力 / 气流变化及呼气是主动还是被动等特点而分为高频喷射通气、高频振荡通气、高频气流阻断通气和高频正压通气四种类型。持续气道正压通气是指在呼吸过程中持续输送高于大气压的气体,通过增加肺泡的功能残气量,防止呼气末肺泡萎陷来改善氧合,但需注意此模式仅适用于有自主呼吸的患儿。

二、新生儿黄疸

新生儿黄疸(neonatal jaundice)是指胆红素在体内积聚引起的皮肤或者其他器官黄染(图12-1)。新生儿血中胆红素超过5mg/dl(85μmol/L)可出现肉眼可见的黄疸。高未结合胆红素血症是新生儿黄疸的最常见的表现形式,合并胆红素脑病者可造成神经系统的永久性损害,严重者导致死亡。

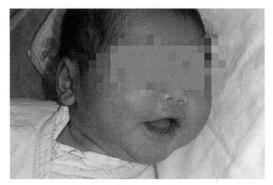

图 12-1　新生儿黄疸

【新生儿胆红素代谢特点】

新生儿胆红素的代谢受多种因素影响,具有以下特点:①胆红素生成过多;②转运胆红素能力不足;③肝细胞处理胆红素能力差;④胆红素的肠肝循环增多。以上因素是新生儿易发生黄疸的主要原因。

【分类】

分为生理性黄疸和病理性黄疸。85% 的足月儿、绝大多数的早产儿在新生儿期会出现生理性黄疸。

1. **生理性黄疸**(physiological jaundice)　生理性黄疸的特点为:①一般情况良好;②足月儿生后 2~3d 出现黄疸,4~5d 达高峰,5~7d 消退,最迟不超过 2 周;早产儿黄疸多于生后 3~5d 出现,5~7d 达高峰,7~9d 消退,最长可延迟到 3~4 周;③血清胆红素每日升高 <5mg/dl(85μmol/L)或者每小时升高 <0.5mg/dl;④血清总胆红素值尚未达到相应日龄及相应危险因素下的光疗干预标准。

2. **病理性黄疸**(pathologic jaundice)　病理性黄疸符合以下任何一项即可诊断:①生后 24h 出现黄疸;②血清总胆红素值已经达到相应的日龄及相应危险因素下的光疗干预标准,或者每日升高 >5mg/dl(85μmol/L),或每小时升高 >0.5mg/dl;③黄疸持续时间长,足月儿 >2 周,早产儿 >4 周;④黄疸退而复现;⑤血清结合胆红素 >2mg/dl(34μmol/L)。

新生儿病理性黄疸的原因较多,多种因素可同时存在:①胆红素生成过多:红细胞增多症、体内出血、溶血、感染、肠肝循环增加、母乳喂养等。其中母乳性黄疸指母乳喂养的新生儿在生后 3 个月内仍有黄疸,表现为非溶血性高未结合胆红素血症。其发生机制可能与母乳成分中 β- 葡萄糖醛酸苷酶水平有关。通常不需治疗,程度严重者密切观察。②胆红素代谢障碍:如窒息、缺氧、感染、某些先天性遗传代谢性疾病、某些药物、甲状腺功能减退等。③胆红素的排泄障碍:新生儿肝炎、某些先天性遗传代谢疾病、胆管阻塞等。

【治疗】

新生儿黄疸治疗的目的是降低血清间接胆红素水平,预防胆红素脑病的发生。

1. **光照治疗**　光疗是最常用的有效又安全的方法。光疗标准需要结合不同胎龄、不同日龄、不同的胆红素脑病高危因素综合评估。光源可选择蓝光(波长 425~475nm)、绿光(波长 510~530nm)或者白光(波长 550~600nm)。光疗方法有单面光疗法、双面光疗法、毯式光纤黄疸治疗法以及蓝光发光二极管光疗法。目前国内最常用的是蓝光照射。毯式光纤黄疸治疗仪系采用光导纤维将绿光引入,分散于光导纤维毯上,光疗时将该毯垫于或包裹于患儿躯干,但由于光照面积小,降低胆红素的效果不如光疗。蓝光发光二极管光疗装置是采用发光的二极管作为光源,有窄波长,高效率的特点,且可安装在暖箱内,有利于早产儿高胆红素血症的治疗。光疗过程中注意保护双眼,男孩注意保护会阴,注意补液。

2. **换血疗法**　一般用于光疗失败、溶血症或已出现早期胆红素脑病的临床表现者,换血疗法可以换出血液中的胆红素、抗体和致敏红细胞。

3. **药物治疗**　①静脉注射丙种球蛋白:用于确诊新生儿溶血病患者。②白蛋白:若白蛋白 <25g/L,

且胆红素水平接近换血值时,可补充白蛋白,减少血中游离胆红素水平。③肝酶诱导剂:增加肝脏结合和分解胆红素的能力。代表药物有:苯巴比妥、尼可刹米。④纠正代谢性酸中毒。

三、新生儿感染

新生儿免疫力不成熟,因此感染性疾病发病率和死亡率均高,是引起新生儿死亡和致残的重要原因。新生儿感染可以由细菌、病毒、真菌、支原体、衣原体、螺旋体以及寄生虫等引起。常见的病原体随时代变迁、抗菌药物的应用、侵袭性技术的开展等因素逐渐发生变化。新生儿感染可发生在出生前、出生时或者出生后。

(一) 新生儿败血症

新生儿败血症(neonatal septicemia)是指病原体侵入血液循环,并在其中生长、繁殖、产生毒素而造成的全身炎症反应。以细菌性败血症为主要代表。其发病率占活产婴儿的0.1%~1%。本病早期诊断困难,处理不及时可出现休克和多器官功能不全,甚至导致死亡。引起败血症常见的细菌为金黄色葡萄球菌和大肠杆菌,某些机会致病菌、厌氧菌以及耐药菌株所致的感染近年呈增多趋势。

【临床表现】

根据发病时间早晚可分为早发型(出生7d内发病)和晚发型(出生7d后发病)。新生儿败血症的早期症状、体征不典型,无特异性,尤其在早产儿中。一般表现为反应差,嗜睡,发热或体温不升,少吃、少哭、少动、体重不增或者增长缓慢等症状。此外,当出现黄疸、肝脾大、出血倾向、休克等表现时应高度怀疑败血症。

【辅助检查】

1. 细菌学检查 应在抗生素使用之前采集血培养,必要时行脑脊液、尿液等体液或分泌物培养。此外,对流免疫电泳、酶联免疫吸附试验、乳胶凝集颗粒等分子生物学技术也可协助诊断。近年来,应用基因诊断技术鉴别病原菌的方法正逐渐推广。

2. 非特异性检查 血常规可出现白细胞升高或降低,由于新生儿出生后早期白细胞总数正常值范围波动很大,应根据采血的日龄进行具体分析,杆状核细胞/中性粒细胞数≥0.2,出现中毒颗粒或空泡,血小板计数<100×10⁹/L时具有辅助诊断价值。另外,还可出现C反应蛋白、降钙素原的升高。

【诊断】

根据高危因素、临床表现、体征、血常规、C反应蛋白、降钙素原升高可考虑本病存在。确诊有赖于血培养或无菌体腔内培养出致病菌。

【治疗】

选择合适的抗生素抗感染治疗,积极处理严重并发症,清除感染灶,免疫治疗,对症支持治疗。选择抗生素时应注意避免药物的毒副作用对新生儿的影响。

(二) 新生儿感染性肺炎

感染性肺炎(infectious pneumonia)是新生儿感染的常见表现形式之一。据统计,围生期感染性肺炎的死亡率约5%~20%。可发生在产前、产时或产后。可由细菌、病毒、真菌等不同的病原体引起。

【临床表现】

临床症状上可表现为发热或者体温不升,反应差,气促、呻吟、吐沫、发绀、呼吸困难等。肺部体征早期可不明显,也可出现双肺的细湿啰音、喘鸣音。严重可出现呼吸衰竭、心力衰竭、休克、持续肺动脉高压等。不同病原体感染所致的肺炎临床表现可有一定差异。

【辅助检查】

1. 胸部X线检查 产前宫内感染可呈现毛玻璃样、网状及弥漫性改变;产后细菌感染以支气管肺炎改变为主,病毒感染常呈现间质改变,可伴有肺气肿、肺大疱等。

2. 实验室检查 血常规白细胞正常或升高,中性粒细胞可正常、升高或降低,急性期可出现C反应蛋白的升高、血沉增快。

【诊断】

孕妇产前有感染性疾病、胎膜早破病史,患儿有羊水粪染或与呼吸道感染者的密切接触史;临床症状上可表现为发热或者体温不升,反应差,气促、呻吟、吐沫、发绀、呼吸困难等。肺部体征早期可正常,也可出现双肺的细湿啰音,喘鸣音。胸片提示双肺纹理增强,可见斑片状阴影,也可融合成大片的阴影,甚至肺不张。细菌感染性肺炎可出现血常规白细胞升高,中性粒细胞升高,C反应蛋白升高、血沉增快。痰培养、血培养的阳性结果对于诊断有重要意义。

【治疗】

1. **抗感染治疗**　根据不同的病原体选择合适的抗感染药物,如细菌感染需要选择抗生素,不同的细菌感染选择的抗生素不同。衣原体感染首选红霉素,巨细胞病毒肺炎可选择更昔洛韦。

2. **呼吸道管理**　雾化吸入,定期翻身拍背,及时清理分泌物,保持呼吸道通畅等。

3. **氧疗**　有低氧血症者需要吸氧。呼吸衰竭时可使用呼吸机,维持通气功能和换气功能的正常。

第三节　营养性维生素 D 缺乏

维生素 D 是一种人体必需营养素,具有广泛的生理作用,维持人体组织细胞正常生长发育。儿童是维生素 D 缺乏的高危人群,维生素 D 缺乏是以钙磷代谢失常和骨样组织钙化不良为特征的疾病,儿童可表现为佝偻病和手足搐搦症,引起生长迟缓和骨骼变形,并可能增加成人后骨质疏松的危险性。

一、营养性维生素 D 缺乏性佝偻病

营养性维生素 D 缺乏性佝偻病(rickets of vitamin D deficiency)是由于儿童体内维生素 D 不足引起钙磷代谢紊乱的一种全身慢性营养性疾病。其主要特征为正在生长的长骨干骺端或骨组织矿化不全,或骨质软化症,多见于 2 岁以内婴幼儿。

【流行病学】

不同年龄儿童维生素 D 缺乏率不同,高危人群是婴幼儿和学龄儿童,其中小婴儿发生率最高。各地区维生素 D 缺乏的发生率差异较大,北方人群佝偻病的患病率高于南方。近年来,随着人们认识的日益加深,儿童户外活动的增多,口服维生素 D 制剂以及强化维生素 D 配方奶的广泛应用,我国的发病率呈下降趋势,病情也趋向于轻度。

【维生素 D 的生理功能与代谢】

维生素 D 进入血液循环后经过两次羟化作用后,生成 1,25- 二羟维生素 D_3 [1,25-$(OH)_2D_3$],是人体维持钙、磷代谢平衡的主要激素之一,能够促进靶器官对钙、磷的吸收,促进新骨形成,旧骨钙盐释放。维生素 D 的代谢受自身反馈作用和血钙、磷浓度与甲状旁腺素、降钙素的共同调节。婴幼儿体内维生素 D 的来源有三个途径:母体 - 胎儿的转运、食物中摄取维生素 D 和皮肤的光照合成,其中皮肤的光照合成是人类维生素 D 的主要来源。围生期维生素 D 不足,日照不足,小婴儿生长速度快,维生素 D 需求增加,食物中补充维生素 D 不足以及疾病、药物等因素均可导致维生素 D 缺乏。

【临床表现】

由于不同年龄的骨骼生长速度不同,所以维生素 D 缺乏性佝偻病骨骼的临床表现与年龄密切相关。本病在临床上可分为 4 期:

1. **初期(早期)**　多见于 3 个月以内的小婴儿。非特异性临床表现主要为神经兴奋性增高,如易激惹、烦闹、可出现枕秃体征。

2. **活动期(激期)**　出现甲状旁腺素功能亢进和钙、磷代谢失常的典型骨骼改变。①颅骨:6 月龄以内婴儿以颅骨改变为主,施压枕骨或顶骨的后部时可有压乒乓球样感。至 7~8 月龄时,呈"方盒样"头型。②胸部:体检可发现"肋骨串珠""鸡胸""漏斗胸"、肋膈沟或郝氏沟等体征(图 12-2)。③四肢:

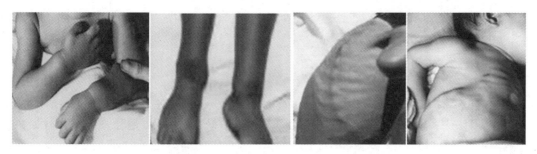

图 12-2 佝偻病手镯、足镯、串珠、肋膈沟或郝氏沟

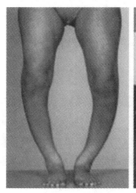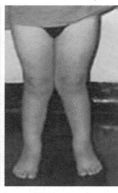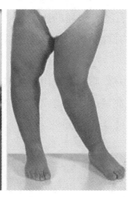

图 12-3 "O"形腿、"X"形腿

6 月龄以上婴幼儿手腕、足踝部可见"手镯""足镯"样改变。能够站立行走后形成"O"形腿(膝内翻)或"X"形腿(膝外翻)(图 12-3)。④其他:患儿会坐与站立后,因韧带松弛可致脊柱后突或侧弯。

3. **恢复期** 经过治疗后,各种临床表现均消失,血液生化改变和 X 线表现也逐渐恢复正常。

4. **后遗症期** 多见于 2 岁以后的儿童。婴幼儿期严重佝偻病可残留不同程度的骨骼畸形。

【辅助检查】

1. **实验室检查** 测定血清钙、磷、碱性磷酸酶、血清 25-(OH)D$_3$ 水平。血清 25-(OH)D$_3$ 在佝偻病早期即明显降低,为可靠的早期诊断指标。

2. **骨骼 X 线检查** 早期骨骼 X 线可正常,或钙化带稍模糊;激期时表现为长骨钙化带消失,干骺端呈毛刷样、杯口状改变;骨骺软骨盘(生长板)增宽(>2mm);骨质稀疏,骨皮质变薄;可有骨干弯曲畸形或青枝骨折,骨折可无临床症状(图 12-4)。骨龄 X 片可发现骨龄落后。

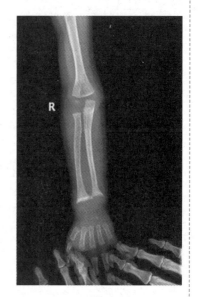

图 12-4 佝偻病的骨骼 X 线表现

【诊断】

依据维生素 D 缺乏的病因、临床表现、血生化和骨骼 X 线检查明确是否符合佝偻病,临床分期及是否干预治疗。

【治疗】

治疗的目的在于控制活动期,防止骨骼畸形。主要治疗措施包括补充维生素 D 与钙剂,同时应注意加强营养,保证足够奶量,及时添加转乳期食品,坚持每日户外活动。

【预防】

1. **围生期** 孕母应多户外活动,食用富含钙、磷、维生素 D 以及其他营养素的食物。妊娠后期适量补充维生素 D 以满足胎儿出生后一段时间生长发育的需要。

2. 婴幼儿期　预防的关键在于日光浴和适量的维生素 D 的补充。乳类摄入不足和营养欠佳时可适当补充微量营养素和钙剂。

二、维生素 D 缺乏性手足搐搦症

维生素 D 缺乏性手足搐搦症（tetany of vitamin D deficiency）是维生素 D 缺乏性佝偻病的伴发症状之一，多见于 6 月龄以内的小婴儿。目前因预防维生素 D 缺乏工作的普遍开展，本病已较少发生。

【病因和发病机制】

维生素 D 缺乏时，血钙下降而甲状旁腺不能代偿性分泌增加；血钙继续降低，当总血钙低于 7~7.5mg/dl（1.75~1.8mmol/L），或离子钙 <4mg/dl（1.0mmol/L）时可引起神经肌肉兴奋性增高出现抽搐。维生素 D 缺乏性手足搐搦症的患儿，同时存在甲状旁腺功能亢进所致的佝偻病的临床表现和甲状旁腺功能低下所致的低血钙的临床表现。

【临床表现】

主要表现为惊厥、喉痉挛和手足搐搦，并伴有活动期佝偻病的表现。

1. 隐匿型　血清钙多在 1.75~1.88mmol/L，没有典型发作的症状，但可通过刺激神经肌肉而引起面神经征、陶瑟征或腓反射阳性。

2. 典型发作　血清钙低于 1.75mmol/L 时可出现惊厥、喉痉挛和手足搐搦。①惊厥：突然发生四肢抽动，双眼上窜，面肌颤动，神志不清，发作时间数秒至数分钟，发作时间长者可伴口周发绀。发作轻时仅有短暂的眼球上窜和面肌抽动，意识清楚，不伴有发热。②手足搐搦：可见于较大婴儿、幼儿，突发手足痉挛呈弓状，双手呈腕部屈曲状，手指伸直，拇指内收贴近掌心，强直痉挛，足踝关节伸直，足趾同时向下弯曲。③喉痉挛：主要见于婴儿。声门及喉部肌肉突发痉挛，呼吸困难，有时可突发窒息、严重缺氧甚至死亡。三种症状中以无热惊厥最常见。

【诊断】

突发无热惊厥，且反复发作，发作后神志清醒而无神经系统体征，同时有佝偻病存在，总血钙低于 1.75mmol/L，离子钙低于 1.0mmol/L。

【治疗】

1. 急救处理　①吸氧：惊厥期应立即吸氧，喉痉挛须立即将舌头拉出口外，并进行口对口呼吸或加压给氧，必要时作气管插管以保证气道通畅；②迅速控制惊厥及喉痉挛：可用 10% 水合氯醛保留灌肠；或地西泮肌内或缓慢静脉注射。

2. 钙剂治疗　静脉补充钙剂，缓慢注射或滴注，惊厥停止后口服钙剂，不可皮下或肌内注射钙剂，以免造成局部坏死。

3. 维生素 D 治疗　急诊情况控制后，按维生素 D 缺乏性佝偻病给予维生素 D 治疗。

第四节　腹泻病与液体疗法

腹泻病（diarrhea）是一组由多病原、多因素引起的以大便次数增多和大便性状改变为特点的消化道综合征，是我国婴幼儿最常见的疾病之一。6 个月 ~2 岁婴幼儿发病率高，1 岁以内患儿约占半数，是造成儿童营养不良、生长发育障碍的主要原因之一。液体疗法是儿科临床医学的重要组成部分，其目的是维持或恢复正常的体液容量和成分，以保持正常的生理功能。

一、腹泻病

【病因】

引起儿童腹泻病的病因分为感染性及非感染性原因。

1. 感染因素　肠道内感染可由病毒、细菌、真菌、寄生虫引起，病毒及细菌多见。

（1）病毒感染：寒冷季节的婴幼儿腹泻80%由病毒感染引起。主要病原为轮状病毒、柯萨奇病毒、埃可病毒、肠道腺病毒和诺如病毒等。

（2）细菌感染：常见的细菌有致腹泻大肠杆菌、空肠弯曲菌、耶尔森菌，此外，沙门菌、难辨梭状芽孢杆菌、金黄色葡萄球菌、铜绿假单胞菌和变形杆菌等均可引起腹泻。

（3）真菌或寄生虫等病原体亦可感染引起腹泻症状。

2. 非感染因素

（1）饮食因素：人工喂养儿喂养不当时可引起腹泻，对牛奶或大豆制品等食物过敏时可引起腹泻；乳糖酶缺乏或活性降低时，肠道对糖的消化吸收不良亦可引起腹泻。

（2）气候因素：气候突然变化、腹部受凉、天气过热等都可能诱发消化功能紊乱致腹泻。

3. 易患因素 婴幼儿容易患腹泻病，主要与下列易感因素有关：消化系统发育不成熟；婴幼儿生长发育快，所需营养物质相对较多，胃肠道负担重；机体防御功能差；肠道菌群失调；人工喂养时易经口途径获得肠道感染概率增加。

【发病机制】

肠道运动功能异常可引起腹泻症状发生。在临床上多数腹泻是由多种机制共同作用所致。其中因肠腔内存在大量不能吸收的具有渗透活性的物质可引起"渗透性"腹泻；由于肠腔内电解质分泌过多可导致"分泌性"腹泻；炎症所致的液体大量渗出可引起"渗出性"腹泻。

【临床表现】

不同病因引起的腹泻分别具有不同的临床特点和临床过程。故在临床诊断中应包括病程、严重程度及可能的病原。依据病程长短不同，可分为急性腹泻、迁延性腹泻和慢性腹泻。

1. 急性腹泻 是指连续病程在2周以内的腹泻。多由饮食因素及肠道外感染引起，病情较轻。肠道内感染引起时症状较重。轻型以胃肠道症状为主，表现为食欲缺乏，偶有溢乳或呕吐，大便次数增多。重症患者除有较重的胃肠道症状外，还有较明显的脱水、电解质紊乱和全身感染中毒症状。

2. 迁延性和慢性腹泻 病程2周~2个月为迁延性腹泻，病程2个月以上为慢性腹泻。感染、食物过敏、酶缺陷、免疫缺陷、药物因素、先天性畸形等均可引起。以急性腹泻未彻底治疗或治疗不当、迁延不愈最为常见。

【辅助检查】

1. 实验室检查 血常规白细胞总数增高、中性粒细胞增高，提示细菌感染；白细胞正常或降低、淋巴细胞增高，提示病毒感染；嗜酸性粒细胞增高，提示寄生虫感染或过敏性疾病。粪便常规检查有无脓细胞、吞噬细胞、红细胞、真菌孢子、菌丝等。血生化、血气分析，明确有无酸碱失衡及电解质紊乱，了解脱水的程度和性质。粪便培养，粪便病毒抗原或核酸检查，粪便寄生虫检查，血清病毒抗原、抗体或核酸检查，明确病原体。

2. 特殊检查 如为坏死性小肠结肠炎，腹部X线片可见肠壁气囊肿和门静脉积气。低钾血症者心电图可见U波。必要时可做消化道造影或CT等影像学检查、结肠镜等综合分析判断。

【诊断与鉴别诊断】

根据发病季节、病史、临床表现和大便性状可以作出临床诊断。判定有无脱水（程度和性质）、电解质紊乱和酸碱失衡。依据大便常规有无白细胞将腹泻分为两组：

1. 大便有较多的白细胞者 表明结肠和回肠末端有侵袭性炎症病变，常由各种侵袭性细菌感染所致，仅凭临床表现难以区别，必要时应进行大便细菌培养，细菌血清型和毒性检测。需与细菌性痢疾、坏死性肠炎、食物蛋白过敏相关性直肠结肠炎等相鉴别。

2. 大便无或偶见少量白细胞者 为侵袭性细菌以外的病因（如病毒、非侵袭性细菌、寄生虫等肠道内、外感染或喂养不当）引起的腹泻，多为水样泻，有时伴脱水症状。需与生理性腹泻、食物过敏性腹泻、原发性胆酸吸收不良等相鉴别。

【治疗】

腹泻病的治疗原则主要包括调整饮食,预防和纠正脱水,合理用药,加强护理,预防并发症。不同时期的腹泻病治疗重点各有侧重。

1. 急性腹泻的治疗

(1) 饮食疗法:腹泻时继续饮食,满足生理需要,补充疾病消耗,以缩短腹泻后的康复时间。有严重呕吐者可暂时禁食 4~6h,无需禁水,好转后继续喂食,由少到多,由稀到稠。

(2) 纠正水、电解质紊乱及酸碱失衡:当预防脱水及纠正轻、中度脱水时可选择口服补液盐。出现中度以上脱水、吐泻严重或腹胀的患儿需给予静脉补液。输液的成分、量和滴注持续时间应根据不同的脱水程度和性质决定。

(3) 药物治疗:①控制感染:水样便腹泻患者多为病毒及非侵袭性细菌所致,一般不用抗生素。黏液、脓血便患者多为侵袭性细菌感染,应根据临床特点,针对病原经验性选用抗菌药物,再根据大便细菌培养和药敏试验结果进行调整。②肠道微生态疗法:有助于恢复肠道正常菌群的生态平衡,抑制病原菌定植和侵袭,控制腹泻。③肠黏膜保护剂:能吸附病原体和毒素,维持肠细胞的吸收和分泌功能,增强肠道屏障功能。④抗分泌治疗:可抑制肠道水、电解质的分泌。此外,注意锌剂的补充,并避免用止泻剂。

2. **迁延性和慢性腹泻的治疗** 因迁延性腹泻和慢性腹泻常伴有营养不良和其他并发症,病情较为复杂,必须采取综合治疗措施。

【预防】

1. 合理喂养、提倡母乳喂养,及时添加辅助食品,每次限一种,逐步增加,适时断奶。

2. 对于生理性腹泻的婴儿应避免不适当的药物治疗。

3. 养成良好的卫生习惯,注意乳品的保存和奶具、食具、便器、玩具和设备的定期消毒。

4. 感染性腹泻患儿,应积极治疗患者,做好消毒隔离工作,防止交叉感染。

5. 避免长期滥用广谱抗生素。

二、液体疗法

液体疗法是儿科临床医学的重要组成部分,其目的是维持或恢复正常的体液容量和成分,以确保正常的生理功能。液体疗法包括了补充生理需要量、累积损失量及继续丢失量。由于液体失衡的原因和性质非常复杂,在制订补液方案时必须全面掌握病史、体格检查和实验室检查资料及患儿个体差异,制定合理、正确的输液量、速度、成分及顺序。

【生理需要量】

生理需要量涉及热能、水和电解质。可按热能需求计算,一般按每代谢 100kcal 热能需水 100~150ml;年龄越小需水相对越多,故也可按简易计算表计算,见表 12-2。

表 12-2　生理需要量建议

体重	每日需液量/ml
<11kg	100ml/kg
11~20kg	1 000+ 超过 10kg 体重数 ×50/kg
>20kg	1 500+ 超过 20kg 体重数 ×20/kg

生理需要量取决尿量、大便丢失及不显性失水。大便丢失常可忽略不计,不显性失水约占液体丢失的 1/3,不显性失水在发热、过度通气等条件下有增加。

电解质的需求包括每日出汗、正常大小便、生理消耗的电解质等,变化很大。平均钾、钠、氯的消耗量约 2~3mmol/100kcal。应尽可能口服补充,不能口服或不足者可以静脉滴注 1/4~1/5 张含钠液,同时给予生理需要量的钾。发热、呼吸加快的患儿应适当增加进液量;营养不良者应注意热量和蛋白的补充;必要时用部分或全静脉营养。

【补充累积损失量】

根据脱水程度及性质补充,即轻度脱水约 30~50ml/kg;中度为 50~100ml/kg;重度为 100~120ml/kg。通常来说,低渗性脱水补 2/3 张含钠液;等渗性脱水补 1/2 张含钠液;高渗性脱水补 1/3~1/5 张含钠液。补液的速度取决于脱水的程度,原则上应先快后慢。对伴有循环不良和休克的重度脱水患儿,开始应快速输入等渗含钠液(如生理盐水)按 20ml/kg 于 30min 至 1h 内输入。其余累积损失量补充常在 8~12h 内完成。在循环改善出现排尿后应及时补钾。对于高渗性脱水,需缓慢纠正高钠血症(每 24h 血钠下降 <10mmol/L),防止血钠迅速下降出现脱髓鞘损伤及脑水肿。

【补充继续丢失量】

在开始补充累积损失量后,腹泻、呕吐、胃肠引流等损失大多继续存在,以致体液继续丢失,如不予以补充将又成为新的累积损失量。此种丢失量依原发病而异,且每日可有变化,对此必须进行评估,根据实际损失量用类似的溶液补充。

第五节　呼吸系统感染性疾病

呼吸系统感染性疾病是各种病原引起的呼吸系统感染,是小儿最常见的疾病,是我国 5 岁以下儿童死亡的首要原因。呼吸系统感染性疾病可根据感染部位不同分为急性上呼吸道感染、急性支气管炎、肺炎等。本节重点阐述急性上呼吸道感染和肺炎的相关知识。

一、急性上呼吸道感染

急性上呼吸道感染(acute upper respiratory infection,AURI)是小儿最常见的疾病,主要侵犯鼻、鼻咽和咽部,若未能及时治愈可发展为支气管炎或肺炎。全年均可发病,秋冬季节的发病率较高。

【病因】

各种病原均可引起,其中 90% 以上为病毒,主要有鼻病毒、呼吸道合胞病毒、流感病毒、副流感病毒、腺病毒等。病毒感染后可继发细菌感染,最常见的细菌为溶血性链球菌,其次为肺炎链球菌、流感嗜血杆菌等。近年来,肺炎支原体感染逐渐增多。

【临床表现】

本病症状轻重不一,与年龄、病原和机体抵抗力不同有关。局部症状主要表现为鼻塞、干咳、喷嚏、流涕、咽部不适和咽痛等。全身症状表现为高热、头痛、全身不适、烦躁不安、乏力等。婴幼儿局部症状不明显而全身症状重。部分患儿出现消化道症状:食欲缺乏、呕吐、腹泻、腹痛等。体检可见咽部充血,扁桃体肿大,下颌或颈淋巴结肿大。肺部听诊一般正常。

特定病原感染可引起两种特殊类型急性上呼吸道感染,分别为疱疹性咽峡炎和咽结合膜热。疱疹性咽峡炎是由柯萨奇 A 组病毒感染所致,夏秋季多发。起病急骤,表现为高热、厌食、呕吐、咽痛、流涎等。咽部充血,咽腭弓、软腭、悬雍垂可见数个至十数个 2~4mm 疱疹,周围有红晕,1~2d 后破溃形成小溃疡。病程为 1 周左右。咽结合膜热是由腺病毒 3、7 型导致,好发于春夏季。表现为高热、咽痛、一侧或双侧滤泡性眼结合膜炎、眼部刺痛,颈及耳后淋巴结增大。病程 1~2 周。

【辅助检查】

病毒感染者白细胞计数正常或偏低,中性粒细胞减少,淋巴细胞计数相对增高。病毒分离及抗原、抗体检测可明确病原。细菌感染者外周血白细胞可增高,中性粒细胞增高,在使用抗菌药物前行咽拭子培养可发现致病菌。C 反应蛋白和降钙素原升高在细菌感染者诊断意义较大。

【诊断】

结合临床表现及体格检查可诊断本病。进一步病原学检测可明确细菌或病毒感染。

【治疗】

1. **一般治疗** 保持良好的周围环境、注意休息、多饮水,防止交叉感染,预防并发症。

2. **病因治疗** 普通感冒无特异性抗病毒药物,部分中药制剂有一定抗病毒疗效。流感病毒感染早期可口服磷酸奥司他韦,疗程5d。存在细菌感染时可依据病原学结果选择抗生素治疗。儿童常用的抗生素有青霉素类、头孢菌素及大环内酯类抗生素。若证实为链球菌感染,或既往有风湿热、肾炎病史者,青霉素疗程应为10~14d。

3. **对症治疗** 高热可口服解热镇痛剂,亦可采用物理降温方式;发生高热惊厥者可予以镇静、止惊等处理。

二、肺炎

肺炎(pneumonia)是指由不同病原体或其他因素导致的肺部感染,主要表现为发热、咳嗽、呼吸急促、呼吸困难及肺部固定的湿啰音,是婴幼儿重要的常见病,目前仍是我国住院小儿死亡的首要原因。全年均可发病,冬春寒冷季节及气候骤变时较多。最常见的病原体为细菌和病毒,近年来肺炎支原体、衣原体和流感嗜血杆菌有增加趋势。

【分类】

肺炎可依据不同分类方法进行分类,见表12-3。不同类型肺炎特点各异。支气管肺炎为临床最常见类型,故本节内容主要阐述支气管肺炎。

表 12-3 肺炎的分类

类别	肺炎类型
病理	大叶肺炎、支气管肺炎(小叶肺炎)、间质性肺炎、毛细支气管炎
病因	感染性肺炎:病毒、细菌、支原体、衣原体、真菌等肺炎 非感染性肺炎:吸入性肺炎、坠积性肺炎、嗜酸细胞性肺炎、过敏性肺炎等
病程	急性:<1个月;迁延性:1~3个月;慢性:>3个月
病情	轻症以呼吸系统症状为主,无全身中毒症状;重症在呼吸系统症状外,常合并其他系统改变,且全身中毒症状明显
临床表现	典型肺炎:系由肺炎链球菌,流感嗜血杆菌、金黄色葡萄球菌及革兰氏阴性杆菌及厌氧菌引起 非典型肺炎:常见病原体为肺炎支原体、衣原体、军团菌
感染地点	社区获得性肺炎(community acquired pneumonia,CAP):是指无明显免疫抑制的患儿在医院外或住院48h内发生的肺炎 院内获得性肺炎(hospital acquired pneumonia,HAP):指住院48h后发生的肺炎

【临床表现】

1. **一般症状** 发热是儿童肺炎最常见表现,热型不定,多为弛张热或不规则发热。

2. **呼吸系统** 主要症状为咳嗽、呼吸急促。肺部查体可闻及固定的中、细湿啰音,若病灶融合扩大累及部分或整个肺叶,出现相应的肺实变体征,如语颤增强、叩诊浊音、呼吸音减弱或出现支气管呼吸音。

3. **循环系统** 轻度缺氧可致心率增快,重症肺炎可合并心肌炎和心力衰竭。

4. **神经系统** 轻度缺氧表现烦躁、嗜睡;合并脑水肿时出现意识障碍、惊厥,呼吸不规则等。

5. **消化系统** 轻症可伴有呕吐、腹泻、腹胀等症状;重症甚至可引起中毒性肠麻痹,肠鸣音消失,消化道出血。

【辅助检查】

1. **外周血检查**

(1)血常规:细菌性肺炎白细胞及中性粒细胞大多增多。病毒性肺炎白细胞大多正常或偏低,以淋巴细胞为主,有时可见异型淋巴细胞。

(2) C 反应蛋白:细菌感染时 C 反应蛋白多上升,而非细菌感染时正常或轻度上升。

(3) 降钙素原:细菌感染时升高。降钙素原的特异性高于 C 反应蛋白,有助于鉴别细菌和病毒感染。

2. 病原学检查

(1) 细菌学检查:采集肺泡灌洗液、胸腔积液、气管吸取物、脓液或血标本作细菌培养,可明确病原并指导治疗。亦可作涂片染色镜检进行初筛试验。

(2) 病毒学检查:病毒分离、病毒抗原及抗体检测、病毒特异性基因检测有助于查找感染的病毒。

(3) 其他病原体:肺炎支原体、衣原体、真菌等均须通过特殊分离培养方法进行检查。

3. 医学影像学检查
常用的检查方法为胸部 X 线和胸部 CT 检查。早期仅表现为肺纹理增粗,逐渐出现小斑片状阴影,可融合成片,亦可伴发肺不张、肺气肿等。并发脓胸时,患侧肋膈角变钝,甚至出现纵隔、心脏向健侧移位。并发脓气胸时,患侧胸膜腔见可见液平面(图 12-5)。

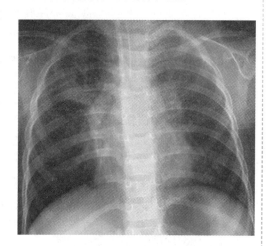

图 12-5　肺炎的 X 线表现

【诊断】

有发热、咳嗽、呼吸急促、呼吸窘迫的症状,肺部有较固定的中、细啰音或影像学有相应病变时可临床诊断。确诊肺炎后应进一步明确引起肺炎的可能病原体及病情严重程度,同时注意有否并发症。

【治疗】

1. 一般治疗及护理
保持室内空气清新流通,保持呼吸道通畅,变换体位,促进痰液排出。加强营养支持。

2. 病因治疗

(1) 抗生素治疗:怀疑细菌性肺炎时可在采集细菌培养标本后经验性选择抗生素,再依据细菌培养及药敏结果调整为敏感抗生素。一般应持续至体温正常后 5~7d,症状、体征消失后 3d 停药。怀疑非典型病原感染时,可选择大环内酯类抗生素。

(2) 抗病毒治疗:目前尚无理想的抗病毒药物。可依据感染的病毒不同选择静脉注射利巴韦林、干扰素,亦可雾化吸入。若为流感病毒感染,可口服磷酸奥司他韦。

3. 对症治疗

(1) 氧气吸入:有缺氧表现,如烦躁、气促、口周发绀时需立即吸氧。

(2) 气道管理:及时清除鼻腔分泌物,必要时吸痰,保持呼吸道通畅,改善通气功能。气道的湿化有利于痰液的排出。雾化吸入有助于解除支气管痉挛和水肿。

(3) 支气管解痉剂:喘憋严重者可使用。

(4) 治疗心力衰竭:镇静、给氧,增强心肌收缩力,减慢心率,减轻水钠潴留,减轻心脏前后负荷。

(5) 腹胀的治疗:低钾血症者,应补充钾盐。中毒性肠麻痹时,可酌情禁食和胃肠减压。

(6) 其他:高热患儿可用物理降温,口服对乙酰氨基酚或布洛芬等。注意纠正水电解质紊乱。若伴烦躁不安可给予氯丙嗪、异丙嗪肌内注射,或苯巴比妥肌内注射。

4. 糖皮质激素
使用指征为:严重喘憋或呼吸衰竭,全身中毒症状明显,合并感染中毒性休克,出现脑水肿,胸腔短期内大量渗出。

5. 支气管镜
肺部感染性疾病可通过支气管镜做病原学等检查,并可进行灌洗治疗。能够应用于儿童的支气管镜主要有三种类型,纤维支气管镜、电子支气管镜以及结合型支气管镜。纤维支气管镜:20 世纪 60 年代问世,主要工作原理为光源通过光导纤维传导到气管内,照亮观察物体,物镜通过光导纤维将气管内影像传导到目镜;电子支气管镜:20世纪80年代问世,主要工作原理同上,但镜前端的数码摄像头可对观察物摄像后,将信号传入计算机图像处理系统,通过监视器成像,图像清晰度大大优于纤维支气管镜;结合型支气管镜:2004年问世,工作原理包括上述两种,图像清晰度介于两者之间,由于支气管镜插入部分不再受数码摄像头尺寸的限制,其插入部分可制作得更细,适合儿科应用。支气管镜术既可用于临床诊断,如形态学检查、病原学检查、组织活检等,又可用于临床治疗。对于适应指征明确的患儿,能够取得满意的疗效。

第六节　缺铁性贫血

缺铁性贫血(iron deficiency anemia,IDA)是由于体内铁缺乏导致血红蛋白合成减少引起的贫血,以小细胞低色素性贫血、血清铁蛋白减少和铁剂治疗有效为临床特点,是儿童最常见的贫血类型,常见于6~24个月婴幼儿,儿童的缺铁性贫血主要是指营养性缺铁性贫血,是我国重点防治的小儿常见病之一。

【铁代谢】

正常人体内含铁总量中的大部分用于合成血红蛋白,少部分以铁蛋白及含铁血红素的形式贮存。人体主要通过食物中摄取铁以及体内衰老红细胞释放获得铁。食物中的铁在十二指肠和空肠上段以Fe^{2+}的形式被吸收。进入肠黏膜的Fe^{2+}被氧化成Fe^{3+},其中一部分与细胞内的去铁蛋白结合,形成铁蛋白。血浆中的转铁蛋白约1/3与铁结合,称为血清铁(serum iron,SI),剩余2/3的转铁蛋白仍有与铁结合的能力,其呈饱和状态所能结合的铁与血清铁之和为血清总铁结合力(total iron binding capacity,TIBC)。血清铁在总铁结合力中所占的百分比称为转铁蛋白饱和度(transferrin saturation,TS)。儿童为满足生长发育的需要,对铁的需求量高于成人。早产儿需铁量较足月儿高。

【病因】

1. **铁储存不足**　早产、双胎或多胎,以及孕母严重缺铁可使胎儿从母体获得的铁减少。

2. **铁摄入不足**　引起本病的最主要原因。乳类食品含铁少,婴儿生长发育快,当辅食添加不足时,易出现体内铁的缺乏。

3. **铁丢失过多**　某些疾病引起长期慢性失血,或因对牛奶蛋白过敏而导致的肠道出血,可使体内的铁丢失过多。

4. **铁吸收障碍**　食物搭配不合理、慢性腹泻等均可影响铁的吸收。

【临床表现】

任何年龄均可发病,其中6个月~2岁最常见。

1. **一般表现**　唇、口腔黏膜及甲床等部位苍白,年长儿可有乏力、心悸、头晕等非特异症状。

2. **髓外造血表现**　肝、脾可轻度肿大。

3. **各系统表现**

(1) 消化系统:食欲减退、异食癖、呕吐、腹泻、口腔炎或舌乳头萎缩。

(2) 神经系统:烦躁不安、精神萎靡、记忆力减退、精神不集中、智力下降。

(3) 心血管系统:贫血严重时可出现心率增快,心脏扩大,重者可出现心力衰竭。

(4) 其他:常合并感染。指甲薄脆,可出现扁平甲、反甲或勺状甲。

【辅助检查】

1. **形态学检查**

(1) 血象:外周血涂片红细胞大小不一,红细胞中心淡染区扩大。平均红细胞容积 <80fl,平均红细胞血红蛋白量 <26pg,平均红细胞血红蛋白浓度 <310g/L,属于小细胞低色素性贫血。网织红细胞计数正常或轻度减少。

(2) 骨髓象:增生活跃,以中、晚幼红细胞增生为主。各期红细胞均较小,形态不规则,细胞质量少且发育滞后。骨髓铁染色细胞内外铁均减少，是反映体内贮存铁敏感而可靠的指标(图 12-6)。

2．生化检查

(1)血清铁、总铁结合力和转铁蛋白饱和度：血清铁 <10.7μmol/L(60μg/dl)，总铁结合力 >62.7μmol/L(350μg/dl)，须注意除外其他疾病的干扰作用。转铁蛋白饱和度 <15% 有诊断意义。

(2)血清铁蛋白：血清铁蛋白可反映体内贮存铁的情况，<3 个月婴儿为 194~238μg/L，3 个月后为 18~91μg/L，低于 12μg/L 提示体内铁含量减少。

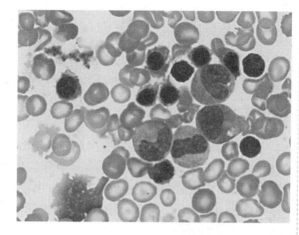

图 12-6　缺铁性贫血骨髓象

(3)红细胞游离原卟啉：红细胞游离原卟啉 >0.9μmol/L(500μg/dl) 提示细胞内缺铁。

【诊断】

根据喂养史、临床表现和形态学检查特点，可作出初步诊断。进一步做有关铁代谢的生化检查可确诊。

【治疗】

1．病因治疗　病因治疗是缺铁性贫血治疗的关键环节。对饮食不当者纠正不合理的饮食习惯和食物组成，合理添加辅食，避免偏食、挑食。如存在肠息肉、钩虫病等慢性失血性疾病，应及时治疗。

2．铁剂治疗

(1)口服铁剂：安全且疗效可靠。临床均选用容易吸收的二价铁盐制剂，以硫酸亚铁最为常用。由于铁剂会引起对胃肠黏膜的刺激，因此口服铁剂以两餐之间服用为宜，以减少胃肠道不良反应。同时服用维生素 C 可利于铁的吸收。此外，牛奶、茶及咖啡等会影响铁剂的吸收，避免与铁剂同时服用。

(2)注射铁剂：注射铁剂的副作用较多且严重，甚至可发生过敏性反应致死，故应严格掌握适应证：①口服铁剂治疗无疗效反应者；②口服铁剂胃肠道反应严重，不能耐受者；③胃肠手术后不能口服铁剂者。

3．输血治疗　通常不需输血治疗。输血的适应证：①贫血严重，发生心力衰竭者；②合并感染者；③急需外科手术者。贫血越严重，每次输注红细胞的量应越少。

【预防】

主要预防措施包括：①鼓励母乳喂养，因母乳中铁的吸收利用率较高；②合理喂养，及时添加含铁量丰富且吸收率高的辅食；③婴幼儿食品应加入适量铁剂加以强化；④对早产儿，尤其低出生体重儿，宜自 2 个月左右给予铁剂预防。

第七节　先天性心脏病

先天性心脏病(congenital heart disease,CHD)简称先心病，是小儿最常见的心脏病，主要是指胚胎期心脏血管发育异常所致的心血管畸形。先心病的发病率在足月儿中占 6‰~8‰。随着辅助检查、低温麻醉、体外循环以及 ECMO 技术的发展，多数先天性心脏病得以治疗。通常认为，先心病是由于遗传因素和环境因素的共同作用导致的。加强对孕妇，尤其是妊娠早期的保健工作，有利于预防先心病的发生。

先心病的种类很多，常用分类方法依据左心、右心以及大血管间有无血液分流将其分为三大类：①左向右分流型：室间隔缺损，房间隔缺损，动脉导管未闭等；②右向左分流型：法洛四联症和大动脉转位等；③无分流型：肺动脉瓣狭窄和主动脉缩窄等。

一、室间隔缺损

室间隔缺损(ventricular septal defect,VSD)约占先天性心脏病发病总数的50%左右,是小儿最常见的先天性心脏病。根据缺损部位不同可分为膜周部缺损、肌部缺损以及漏斗部缺损,其中膜周部缺损最常见。

【病理生理】

室间隔缺损时,血液由左心室向右心室分流,肺循环血流量增加(图12-7)。缺损面积的大小与肺血管床发育情况决定血流动力学变化。小型缺损无血流动力学紊乱;中、大型室间隔缺损可以引起肺动脉高压。当形成艾森曼格综合征时,表现为右向左分流。

【临床表现】

缺损较小时一般无临床症状。中大型室间隔缺损可出现喂养困难,多汗,生长发育落后,反复呼吸道感染,易合并心功能不全。体格检查可于胸骨左缘3、4肋间闻及响亮粗糙的全收缩期吹风样杂音,常伴有传导及震颤。

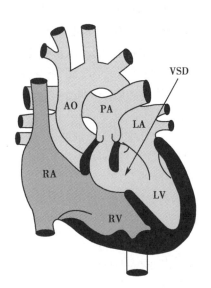

图 12-7 室间隔缺损模式图
VSD:室间隔缺损;RA:右心房;RV:右心室;LA:左心房;LV:左心室;AO:主动脉;PA:肺动脉。

【辅助检查】

1. **X线检查** 小型缺损可无明显改变。大型室间隔缺损表现为肺动脉段突出明显,肺野充血表现,心影中、重度增大。

2. **心电图** 小型缺损心电图可正常或表现为轻度左心室肥大;中型缺损可见V_5、V_6导联R波升高伴深Q波,T波直立高尖对称,以左心室肥大为主;大型缺损为双心室肥大或右心室肥厚,可伴有心肌劳损。

3. **超声心动图** 可直接探测室间隔缺损的位置、大小,血流束的起源、部位、方向以及各房、室腔大小,并可估测肺动脉压力。

4. **心导管检测** 心导管检测和造影大多在需要获取更多信息对病情进行全面评估时采用。

【治疗】

部分小型室间隔缺损有自然闭合的可能,血流动力学改变轻微、没有明显症状者可随访观察,通常学龄期之前进行外科手术或介入治疗。大中型缺损和有难以控制的心力衰竭者、肺动脉压力持续升高超过体循环压的1/2等需要及时手术。

二、房间隔缺损

房间隔缺损(atrial septal defect,ASD)约占先天性心脏病发病总数的5%~10%左右,是小儿常见的先天性心脏病。根据解剖部位可分为原发孔型缺损、继发孔型缺损、静脉窦型缺损和冠状静脉窦型。

【病理生理学】

房间隔缺损时,左向右分流量取决于缺损的大小和体肺循环的相对阻力(图12-8)。小型房间隔缺损,两心房压力相差无几,分流量小;大型房间隔缺损,心房水平左向右分流,右心房同时接受体循环静脉回流血量及左心房分流血量,导致肺循环血流量增加,产生肺动脉高压。

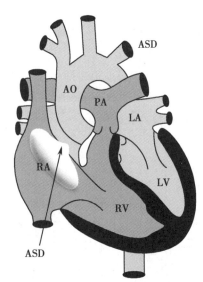

图 12-8 房间隔缺损模式图
ASD:房间隔缺损;RA:右心房;RV:右心室;LA:左心房;LV:左心室;AO:主动脉;PA:肺动脉。

【临床表现】

婴儿期多无临床症状,儿童期表现为乏力,多汗,活动后气促。哭闹时可有暂时性青紫。分流量较大时可影响体格发育,易患呼吸道感染。剧烈哭闹或心力衰竭时,可因右心房压力增高发生暂时性右向左分流,表现为发绀。体格检查时胸骨左缘2~3肋间收缩期可闻及Ⅱ~Ⅲ级喷射性杂音,肺动脉瓣区第二心音固定分裂。

【辅助检查】

1. **X线检查** 右心房、右心室及肺动脉可扩大,肺门血管影增粗。透视下可见肺动脉总干及分支随心脏搏动而一明一暗的"肺门舞蹈"征,心影略呈梨形。

2. **心电图** 一般为窦性心律,年龄较大者可出现交界性心律或室上性心律失常。多数可见右心室增大伴不完全性右束支传导阻滞。

3. **超声心动图** 具有确诊意义的检查方法。可直接探测房间隔缺损的位置、大小,以及各房、室腔大小,观察血流特点。

4. **心导管检测** 一般不需要做心导管检测,当合并肺动脉高压、肺动脉瓣狭窄或肺静脉异位引流时,可行右心导管检查。

【治疗】

房间隔缺损有明显症状或并发心力衰竭时可早期施行手术治疗。临床症状轻微但血流动力学改变明显者,宜在学龄期前手术治疗。部分患儿可行介入治疗,通过心导管植入伞状或者膜状装置,关闭房间隔缺损部位。

三、动脉导管未闭

动脉导管未闭(patent ductus arteriosus,PDA)约占先天性心脏病发病总数的10%。胎儿期开放的动脉导管是胎儿血液循环的重要通道,出生后1年内逐渐由功能性关闭演变至解剖性关闭。若持续开放,并产生相应病理生理改变,称为动脉导管未闭。

【病理生理】

动脉导管是主动脉与肺动脉间的血流通路,最初由于两动脉间压力差,血流方向由主动脉进入肺动脉(图12-9)。随着肺动脉压力增高,肺动脉血流逆向分流入主动脉,从而出现患儿右上肢正常,左上肢轻度青紫,下半身青紫现象,称为差异性发绀(different cyanosis)。

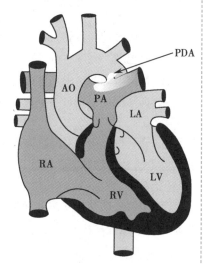

【临床表现】

动脉导管细小者多无临床症状,导管粗大者表现为反复呼吸道感染,生长发育落后等。体格检查胸骨左缘第一肋间可闻及全心动周期的连续性"机器"样杂音,可伴有传导及震颤。

【辅助检查】

1. **X线检查** 分流量大者左心增大,心尖向下延伸,心胸比例增大,肺动脉段突出,肺门血管影增粗。

2. **心电图** 分流量大者可见不同程度的左心室肥大,电轴左偏。

图12-9 动脉导管未闭模式图
PDA:动脉导管未闭;RA:右心房;RV:右心室;LA:左心房;LV:左心室;AO:主动脉;PA:肺动脉。

3. **超声心动图** 可直接探及未闭合的动脉导管,动脉导管开口处可探测到全心动周期连续性湍流频谱。

4. **心导管检查** 当肺血管阻力增加或怀疑有其他合并畸形时有必要施行心导管检查。逆行主动脉造影对复杂病例的诊断有重要价值。

【治疗】

1 岁内未自行闭合的动脉导管均应手术或行介入治疗关闭动脉导管。临床症状明显、合并心功能不全者在抗心力衰竭治疗的同时,手术应提前进行。但在一部分依赖动脉导管维持生命的复杂型先天性心脏病中,解决心脏畸形前须应用药物维持动脉导管开放。

四、法洛四联症

法洛四联症(tetralogy of Fallot,TOF)约占先心病发病总数的12%,是青紫型先心病中最常见的类型(图 12-10)。本病于 1888年由 Etienne Fallot 医生详细阐述而得名。法洛四联症由四种畸形组成:①右心室流出道梗阻;②室间隔缺损;③主动脉骑跨;④右心室肥厚。

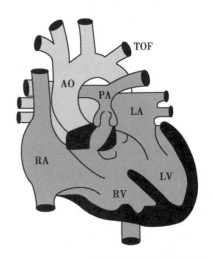

图 12-10　法洛四联症模式图
RA:右心房;RV:右心室;LA:左心房;LV:左心室;AO:主动脉;PA:肺动脉。

【病理生理学】

法洛四联症的基本畸形是由于室间隔漏斗部的前移所致,主动脉根部骑跨于室间隔之上。右心室流出道梗阻的程度是决定血液动力学变化轻重的主要因素。当梗阻严重时,肺动脉血流明显减少,未经氧合的静脉血由右向左分流进入主动脉流向全身,表现出发绀症状。

【临床表现】

发绀是本病最突出表现。此外,患儿常有蹲踞现象发生。在不利因素刺激下可能诱发缺氧发作,表现为阵发性呼吸困难、突发晕厥、抽搐等。体格检查时可在胸骨左缘第 2~4 肋间闻及Ⅱ~Ⅲ级粗糙喷射性收缩期杂音,肺动脉瓣区第二心音减弱。长期发绀者可出现杵状指体征。本病易合并脑血栓、脑脓肿、感染性心内膜炎等并发症。

【辅助检查】

1. X 线检查　心影大小正常,但呈"靴形"。肺血管影显著减少,双侧肺纹理减少,透亮度增加。

2. 心电图　电轴右偏,右心室肥大,狭窄严重者往往出现心肌劳损,可见右心房肥大。

3. 超声心动图　主动脉前壁与室间隔连续中断,右心室流出道狭窄,肺动脉及其分支发育不良。

4. 血常规　长期慢性缺氧可导致红细胞代偿性增加,红细胞计数可高达 $5~8 \times 10^{12}$/L,血红蛋白170~200g/L。

5. 心导管检查　对外周肺动脉分支发育不良及体肺侧支存在的患者应做心导管检查和造影,选择性左心室及主动脉造影可进一步了解左心室发育情况和冠状动脉的走向。

【治疗】

预防感染,防治脱水与并发症。缺氧发作时应迅速给氧、镇静、解除诱因,必要时纠正酸中毒。手术治疗视肺血管发育情况有姑息手术治疗和根治手术两种方式。

第八节　21-三体综合征

染色体疾病主要指由染色体数目或结构异常导致的疾病,以及由于基因突变,蛋白质分子结构和功能发生改变,导致机体生化反应和代谢出现异常。21-三体综合征(trisomy 21 syndrome)又称唐氏综合征(Down syndrome,DS),是人类发现最早、最常见的染色体疾病。在活产婴儿中发生率约为1:600~1:1 000,发病率随母孕年龄增大而升高。

【病因及发病机制】

21-三体综合征为染色体结构、数量异常所致的疾病。其发生主要是由于亲代之一的生殖细胞在减数分裂形成配子时,或受精卵在有丝分裂时,21 号染色体未分离,导致胚胎体细胞内存在一条额外的 21 号染色体。多由于母亲高龄引起卵细胞功能老化所致。

【临床表现】

本病主要特征为特殊面容、智能落后、语言行为障碍、生长发育迟缓,并可伴有多种畸形。临床表现的轻重程度与异常细胞核型所占百分比有关。

1. **特殊面容** 头颅小而圆,前囟大闭合延迟,眼裂小,眼距宽,双眼外眦上斜,可有内眦赘皮,硬腭窄小,常张口伸舌,流涎多,鼻梁低平,外耳小,颈短而宽(图 12-11)。

2. **智能落后、语言行为障碍** 智能落后是本病最突出、最严重的临床表现,绝大部分患儿都有不同程度的智能发育障碍,随年龄增长日益明显。抽象思维能力受损最大。

3. **生长发育迟缓** 患儿出生时身长和体重均低于正常儿,生后体格、运动发育均迟缓,身材矮小,骨龄落后,出牙迟且常错位;四肢短,韧带松弛,关节可过度弯曲;肌张力低下,手指粗短,小指尤短,且向内弯曲,足部有"草鞋足"特征。

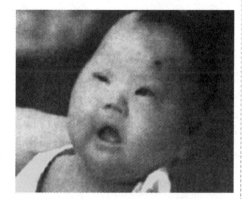

图 12-11 21- 三体综合征的特殊面容

4. **伴发畸形** 约 50% 的患儿伴有先天性心脏病,其次是胃肠道畸形。部分女孩无月经,仅少数可有生育能力。部分男孩可有隐睾,成年后大多无生育能力。

5. **皮纹特点** 可出现通贯掌,手掌 ATD 角度一般 >45°,第 4、5 指纹桡箕增多。

6. **其他** 免疫功能低下,易患感染性疾病。急性淋巴细胞白血病和先天性甲状腺功能减退的发生率较正常人群明显升高。

【辅助检查】

1. **细胞遗传学检查** 应用遗传细胞学方法对患儿进行染色体核型分析。根据细胞核型可分为三型:标准型、易位型、嵌合体型。

(1) 标准型:约占患儿总数的 95% 左右,患儿体内细胞染色体为 47 条,有一条额外的 21 号染色体,核型为 47,XX(或 XY),+21。

(2) 易位型:约占 2.5%~5%,染色体总数为 46 条,其中一条是额外的 21 号染色体的长臂与一条近端着丝粒染色体长臂形成的易位染色体,即发生于近着丝粒染色体的相互易位,称罗伯逊易位(Robertsonian translocation),亦称着丝粒融合。异位染色体以 13 号和 14 号染色体最常见。如 14 号和 21 号染色体罗伯逊易位导致的 21 三体,其核型为 46,XY(或 XX),−14,+t(14q21q)。

(3) 嵌合体型:此型约占 2%~4%,由于受精卵在早期分裂过程中发生了 21 号染色体不分离,患儿体内存在两种细胞系,一种为正常细胞,一种为 21- 三体细胞,形成嵌合体,核型为 46,XY(或 XX)/47,XY(XX),+21。此型患儿临床表现的严重程度与正常细胞所占百分比有关。

2. **分子细胞遗传学检查** 以 21 号染色体的相应部位序列作为探针,与外周血中的淋巴细胞或羊水细胞进行 FISH 杂交分析。患儿的细胞中可呈现 3 个 21 号染色体的荧光信号。

【诊断】

典型病例结合特殊面容、智能与生长发育落后、皮纹特点等可做出临床诊断,并应进一步进行染色体核型分析以确诊。症状不典型患儿更需进行染色体核型分析确诊。

【遗传咨询】

标准型 21- 三体综合征的再发风险为 1%,母亲年龄 >35 岁者发病率明显上升。若母亲为 21q21q 平衡易位携带者,子代发病风险率为 100%。

【治疗】

目前尚无有效治疗方法。如伴有先天性心脏病、胃肠道或其他畸形,可考虑手术矫治畸形。

【产前筛查】

唐氏筛查是目前被普遍接受的产前筛查方法。唐氏筛查测定孕妇血清中 β-绒毛膜促性腺激素(β-HCG)、甲胎蛋白(AFP)、游离雌三醇(FE$_3$),根据此三项值的结果并结合孕妇年龄,计算出本病的危险度,将孕妇区分为高危与低危两类。对于高危孕妇进一步进行羊水穿刺做出最终诊断。

随着医疗科技水平的不断提高,一些新的无创筛查技术逐渐被应用。例如大规模平行基因组测序技术,可以通过检测母体外周血中胎儿游离 DNA,使检测时间明显提前。应用超声技术行胎儿颈项透明层测量,结合超声鼻骨、三尖瓣和静脉导管多普勒频谱的测量等,可提高早孕期产前筛查能力。

小 结

儿科学的任务是研究儿科医学的基本理论,发展儿科学的基本技术,提高对疾病的防治水平,降低儿童期疾病的发病率和死亡率,增强儿童体质,保障儿童身心健康。目前我国儿童的主要健康问题仍然是以感染性疾病和营养性疾病为代表的常见病。同时,随着社会的进一步发展,儿科的疾病谱正逐渐发生变化。感染性疾病和营养性疾病的发病率和严重程度有所降低,而新生儿学科近几十年来发展迅速,目前已经成为研究新生儿生理、病理、疾病防治及保健的独立学科;遗传性疾病种类繁多,危害严重,对于遗传性疾病的诊治和预防所占的地位也越来越重要。这些疾病谱的变化昭示着儿科学的任务不仅要重视疾病的发病率和死亡率,还要保障儿童健康,提高儿童的生命质量。儿童是人类的未来和希望,是国家强盛、社会发展的基础。因此,保障儿童健康任重而道远。多学科的协作促进了儿科学的发展,也是未来儿科发展的必然趋势。尤其是人类基因学在疾病的诊断、治疗以及基因疫苗技术方面的突破将更加促进儿科学的蓬勃发展。

 思考题

1. 与成人相比,儿童的生长发育具有哪些特点?
2. 简述新生儿窒息复苏的注意事项及方案。
3. 维生素 D 缺乏性佝偻病的预防措施是什么?
4. 婴幼儿腹泻的病因是什么,如何有效预防?
5. 肺炎如何进行分类?
6. 婴幼儿容易发生缺铁性贫血的原因是什么?
7. 先天性心脏病类型有哪些?
8. 21-三体综合征的细胞核型是什么?

(李玉梅)

第十三章　女性生殖系统疾病

妇产科学是临床医学的重要组成部分，主要分为产科学以及妇科学。产科学主要研究女性在妊娠期以及分娩期的生理和病理变化，并对病理改变进行预防、诊断及治疗的临床医学学科。妇科学则是研究女性非妊娠期生殖系统的生理和病理改变，并对病理改变进行预防、诊断及治疗的临床医学学科。近年来随着科学技术的发展，妇产科学的发展也日新月异，掌握妇产科学的基础概念及理论是一名合格的临床医师必备要求。

第一节　正常妊娠和正常分娩

正常妊娠和正常分娩是育龄期女性常见的自然生理过程，在此期间女性的生理情况会发生变化。

一、正常妊娠

妊娠（pregnancy）是指从受孕至分娩的生理过程，妊娠期从末次月经的第一日开始计算，一般为280 天左右，即 40 周。妊娠期全过程分为 3 个时期：妊娠 13 周末以前称早期妊娠（first trimester）；第14~27 周末称中期妊娠（second trimester）；第 28 周及其后称晚期妊娠（third trimester）。

（一）早期妊娠

【临床表现】

1. 停经　停经是妊娠最早出现的症状。有性生活史的健康育龄期妇女，如果平时月经周期规律，一旦月经延期，应想到妊娠可能，若延期 10 日或以上，更应高度怀疑妊娠，但停经不一定就是妊娠。

2. 早孕反应　很多孕妇在停经 6 周左右开始出现乏力、嗜睡、食欲缺乏、厌油腻、恶心呕吐、喜食酸物等症状，称为早孕反应。早孕反应无需特殊处理，多在停经 12 周左右自行消失。

3. 尿频　妊娠早期由于增大的子宫在盆腔内前倾压迫膀胱所致，多在停经 12 周左右随增大的子宫超出盆腔而自然消失。

4. 乳房变化　孕妇自觉乳房体积逐渐增大，乳房胀痛。检查可见乳头乳晕着色加深，乳晕周围出现深褐色结节，即蒙氏结节（Montgomery's tubercles）。

5. 妇科检查　阴道黏膜和宫颈阴道部充血呈紫蓝色。妊娠 6~8 周时双合诊检查可发现子宫峡部极软，感觉宫颈与宫体之间似不相连，称为黑加征（Hegar sign）。随着妊娠的进展，子宫逐渐变大变软。停经 12 周左右时可在耻骨联合上方触及子宫。

【辅助检查】

1. 妊娠试验　血人绒毛膜促性腺激素（human chorionic gonadotropin，HCG）在孕卵着床不久就可以升高，临床上常用早早孕试纸定性检测尿液中的 HCG，如果为阳性，结合停经等表现可以诊断妊娠。单纯 HCG 阳性或升高不能作为妊娠诊断依据，需结合临床表现作出判断。要确定是否为宫内妊娠，尚需超声检查（图 13-1）。

2. **超声检查**　B型超声作为早期妊娠检查方法之一,具有快速准确的优点,可判断妊娠部位、估计孕龄、确定胎数,并排除异位妊娠、滋养细胞疾病和盆腔包块等。最早在妊娠5周时即可见到妊娠囊,如果妊娠囊在宫腔内,且其内见到有节律的原始心管搏动,就可确诊为宫内早期妊娠、活胎。

3. **基础体温测定**　双相型基础体温的妇女,高温相持续时间超过了14d的黄体期依然不降,妊娠的可能性大,高温相持续时间越长妊娠可能性越大。

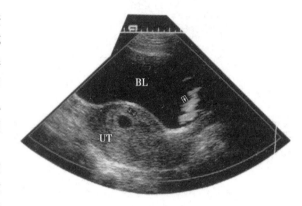

BL:膀胱;UT:子宫。

图 13-1　早孕期B超图像

(二) 中、晚期妊娠

【临床表现】

1. **子宫增大**　子宫随妊娠进展逐渐增大是中晚期妊娠显著的特征。通过测量宫底高度可粗略估计胎儿的孕周与大小。

2. **胎动(fetal movement,FM)**　孕妇多于妊娠20周后感受到胎动,正常胎动平均每小时3~5次。

3. **胎体**　妊娠20周后,可通过腹壁触及胎体。胎头圆而硬,有浮球感;胎背宽而平坦;胎儿肢体小且有不规则活动;胎臀软而宽,形状略不规则。

4. **胎心音**　听到胎心音能够确诊为妊娠且为活胎。妊娠12周时即可用多普勒胎心仪听到胎心音,18~20周后则可通过一般听诊器听到胎心音,正常胎心音频率为每分钟110~160次。

【辅助检查】

超声检查不仅能显示胎儿数量、胎产式、胎先露、胎方位、有无胎心搏动、胎盘位置、羊水量,评估胎儿体重,还能测量胎头双顶径、股骨长等多条径线,了解胎儿生长发育情况、筛查胎儿结构畸形。彩色多普勒超声可检测子宫动脉、脐动脉和胎儿动脉的血流速度波形。

二、正常分娩

胎儿满28周(196d)及以上,胎儿及其附属物自临产开始到由母体娩出的全过程称为分娩(delivery)。分娩的全过程共分为三个产程。第一产程,即宫颈扩张期,初产妇约需11~12h,经产妇约需6~8h。第二产程,即胎儿娩出期,初产妇约需1~2h,经产妇通常数分种即可完成,也有长达1h者,但不应超过1h。第三产程,即胎盘娩出期,需5~15min,不应超过30min。

(一) 第一产程

第一产程为正式临产到宫口开全(10cm)。

【临床表现】

1. **规律宫缩**　产程开始时,子宫开始出现伴有疼痛的收缩。开始时宫缩持续时间短且间歇期长,随着产程的进展,宫缩持续时间逐渐变长且间歇期变短。

2. **宫口扩张**　随着宫缩的增强,宫口逐渐扩张,宫口开全后有利于胎儿娩出。

3. **胎头下降**　胎头能否入盆以及下降程度是决定胎儿能否顺利经阴道分娩的重要因素。

4. **胎膜破裂**　简称破膜,正常破膜多发生在宫口近开全时,破膜后羊水流出。

【产程观察及处理】

正常分娩过程中需要对产程进行密切的观察,发现异常尽早处理,防止发生意外。需要密切观察子宫收缩、胎心、宫颈扩张及胎头下降以及胎膜破裂。同时,应对产妇进行精神安慰,监测生命体征,促进排尿排便,保证饮食以及适当活动以加速产程进展。

（二）第二产程

第二产程为胎儿娩出期,即从宫口开全至胎儿娩出。

【临床表现】

1. **排便感** 由于抬头压迫直肠所致,此时产妇会不由自主向下屏气。

2. **胎头拔露**（head visible on vulval gapping） 随着产程进展与孕妇不断用力,宫缩时胎头会露出于阴道口外,间歇期又缩回。

3. **胎头着冠**（crowning of head） 随着产程继续进展,胎头露出的部分逐渐增多,在宫缩间歇时也不缩回（图 13-2）。

4. **胎儿娩出** 产程继续进展,胎头娩出后,前肩和后肩也相继娩出,胎体很快顺利娩出,随后羊水流出,第二产程结束。

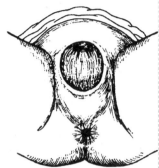

图 13-2 胎头着冠

【产程观察及处理】

第二产程中需密切监测胎心和宫缩,指导产妇屏气用力并做好接产准备。

（三）第三产程

第三产程为胎盘娩出期,即从胎儿娩出到胎盘娩出,约需 5~15min,不超过 30min。

【临床表现】

胎儿娩出后,产妇略感轻松,宫缩暂停,几分钟后,子宫又开始收缩,促使胎盘从子宫壁上剥离下来,并排出体外,此时分娩过程结束。

【产程观察及处理】

胎儿娩出后应协助胎盘娩出,并检查胎盘胎膜是否完整,检查软产道有无损伤,预防产后出血。

第二节 异 常 分 娩

异常分娩（abnormal labor）又称难产,其影响因素包括产力、产道、胎儿及精神心理因素,这些因素既相互影响又互为因果关系。任何一个或以上因素发生异常而使分娩进程受到阻碍,称异常分娩。

一、产力异常

产力是分娩的动力,以子宫收缩力为主。在分娩过程中,子宫收缩的节律性、对称性及极性不正常或强度、频率有改变,称子宫收缩力异常,简称产力异常（abnormal uterine action）。临床上子宫收缩力异常分为子宫收缩乏力和子宫收缩过强,二者又各有协调性和不协调性之分（图 13-3）。

（一）子宫收缩乏力

【病因】

影响子宫收缩功能的各种因素出现异常均可导致子宫收缩乏力（uterine inertia）。

1. **头盆不称或胎位异常** 胎头下降受阻,先露部不能紧贴子宫下段及宫颈内口,子宫反射性收缩消失,导致继发性宫缩乏力。

2. **子宫局部因素** 子宫肌纤维过度伸展（如多胎妊娠、巨大胎儿等）使子宫肌纤维失去正常收缩能力。子宫肌纤维变性、子宫发育不良、子宫畸形、子宫肌瘤等,均可引起原发性宫缩乏力。

3. **精神因素** 产妇过度恐惧及紧张使其睡眠、进食减少,进而导致产妇疲乏,体力消耗过多,可引起宫缩乏力。

4. **内分泌失调** 临产后产妇体内促进子宫收缩的激素合成与释放不足,或子宫对其敏感性降低均可引起宫缩乏力。

5. **药物影响** 产程早期使用大量镇静剂、镇痛剂、宫缩抑制剂等,使宫缩受到抑制。

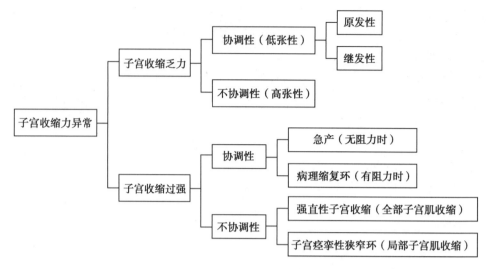

图 13-3 子宫收缩力异常分类

【临床表现】

1. **协调性子宫收缩乏力** 又称低张性子宫收缩乏力。其特点与正常宫缩相似,但收缩力弱,持续时间短,间歇期长且不规律,宫缩 <2 次 /10min。当宫缩高峰时宫体隆起不明显,用手指压宫底部肌壁仍可出现凹陷,产程延长或停滞。

2. **不协调性子宫收缩乏力** 又称高张性子宫收缩乏力。其特点为宫缩的极性倒置。宫缩时宫底部不强,而是中段或下段强,宫缩间歇期子宫壁亦不能完全松弛,这种宫缩无法使先露部下降,属无效宫缩。表现为产妇自觉下腹疼痛、拒按,产程延长或停滞。

【治疗】

1. **协调性宫缩乏力**

(1) 一般处理:消除产妇紧张情绪,嘱其休息及进食,保持体力。

(2) 人工破膜:胎膜未破者行人工破膜,破膜后子宫收缩加强。

(3) 缩宫素静脉滴注:原则以最小浓度获得最佳宫缩。

(4) 地西泮静脉推注:与缩宫素联合应用效果更佳。

若上述处理 2~4h 后仍无明显改善,则行剖宫产术。

2. **不协调性宫缩乏力**

处理原则:调节子宫收缩,恢复正常节律性和极性。

方法:给予哌替啶、吗啡肌内注射或地西泮静脉推注,嘱产妇充分休息,醒后多能恢复正常,若处理无效应行剖宫产术。

(二) 子宫收缩过强

【临床表现】

1. **协调性子宫收缩过强** 其特点为仅子宫收缩力过强、过频,常表现为分娩短时间内结束。若产道无阻力,产程常短暂,初产妇总产程 <3h 分娩者,称为急产(precipitate delivery)。若产妇存在瘢痕子宫或产道梗阻则可能出现子宫病理缩复环甚至子宫破裂。

2. **不协调性子宫收缩过强** 其特点为子宫强烈收缩,无节律性,宫缩无间歇。表现为产妇自觉腹痛,拒按,烦躁不安,胎心音听不清。有时可出现先兆子宫破裂征象。

【治疗】

1. **协调性子宫收缩过强** 以预防为主,有急产史的产妇应提前入院待产。产后应细致检查子宫、宫颈、阴道,若有撕裂及出血及时缝合。

笔记

2. 不协调性子宫收缩过强　及时给予宫缩抑制剂,若无缓解应行剖宫产术。

二、产道异常

产道异常包括骨产道异常及软产道异常,以骨产道异常多见。

(一) 骨产道异常

【病因】

骨盆径线过短或形态异常,致使骨盆腔小于胎先露部可通过的限度,阻碍胎先露部下降,影响产程顺利进展,称为狭窄骨盆(contracted pelvis)。骨盆狭窄包括骨盆入口平面狭窄,中骨盆平面狭窄,骨盆出口平面狭窄,骨盆三个平面狭窄以及畸形骨盆。

【临床表现】

1. **胎头衔接受阻**　一般发生在骨盆入口平面狭窄,表现为初产妇腹部多呈尖腹,经产妇呈悬垂腹,检查胎头跨耻征阳性。

2. **胎头内旋转受阻**　多发生于中骨盆平面狭窄,常导致第二产程延长或停滞。

3. **梗阻性难产**　严重梗阻性难产可导致先兆子宫破裂甚至子宫破裂。

4. **胎儿窘迫**　产程延长或停滞导致胎儿窘迫甚至死亡。

【治疗】

分娩时应根据骨盆狭窄的类型和程度、胎儿情况、产妇情况以及产程情况进行综合分析评估,决定分娩方式。情况允许者可行阴道试产,若胎儿出现窘迫或无法从阴道娩出则行剖宫产术。

(二) 软产道异常

软产道包括子宫、宫颈、阴道及骨盆软组织。软产道异常也可导致异常分娩。

【病因】

1. **阴道异常**　包括阴道横隔、阴道纵隔,阴道包块。

2. **宫颈异常**　包括宫颈粘连和瘢痕,宫颈坚韧,宫颈水肿,子宫颈癌。

3. **子宫异常**　包括子宫畸形,瘢痕子宫。

4. **盆腔肿瘤**　包括子宫肌瘤,卵巢肿瘤。

【治疗】

分娩时应根据软产道异常的类型和程度进行判断,情况允许者可行阴道试产,若胎儿出现窘迫或无法从阴道娩出则行剖宫产术。

三、胎位异常

正常的胎位应为胎体纵轴与母体纵轴平行,胎头在骨盆入口处,并俯屈,颏部贴近胸壁,脊柱略前弯,四肢屈曲交叉于胸腹前,整个胎体呈椭圆形,称为枕前位。除此以外,其余胎位均为胎位异常(abnormal fetal position)。胎位异常包括头先露异常、臀先露及肩先露,是造成难产常见的因素。

(一) 持续性枕后位、枕横位

分娩过程中若胎头枕骨持续不能转向前方,直至充分试产后仍位于母体骨盆后方或侧方,称为持续性枕后位或持续性枕横位。

【病因】

1. **骨盆异常**　多发生于类人猿型骨盆或男型骨盆。

2. **胎头俯屈不良**　常见于持续性胎头俯屈不良。

3. **子宫收缩乏力**　影响胎头下降、俯屈及内旋转。

4. **其他**　头盆不称、胎儿发育异常、宫颈肌瘤等影响胎头内旋转。

【临床表现】

持续性枕后位、枕横位常导致第一产程的活跃晚期及第二产程延长。由于枕骨压迫直肠,产妇常自觉肛门坠胀及排便感。

【辅助检查】

1. B超 B超可准确探清胎头位置。

2. 腹部检查 触诊产妇腹部时,前腹壁常可触及胎儿四肢。

【治疗】

保证产妇体力,若骨产道无异常且胎儿不大时,可行阴道试产,否则行剖宫产术。

(二) 胎头高直位

胎头呈不仰不屈姿势衔接于骨盆入口,其矢状缝与骨盆入口前后径相一致,称为高直位。包括高直前位和高直后位。

【病因】

造成胎头高直位的原因尚不清楚,可能与头盆不称和胎膜早破有关。

【临床表现】

由于胎头高直位入盆困难,一旦胎头无法入盆,则产程停滞,甚至造成先兆子宫破裂或子宫破裂。

【辅助检查】

1. B型超声 B超可以准确探清胎头位置,对胎儿和孕妇无损伤。

2. 腹部检查 触诊产妇腹部时,胎头高直前位时常可在腹前壁触及胎儿胎背,胎头高直后位时常可在腹前壁触及胎儿肢体。

【治疗】

高直前位时,若骨产道无异常且胎儿不大时,可行阴道试产,否则行剖宫产术。一旦确诊为高直后位,则行剖宫产术。

(三) 前不均倾位

枕横位入盆的胎头侧屈以其前顶骨先入盆的一种异常胎位,称为前不均倾位。

【临床表现】

胎头后顶骨无法入盆,导致产程延长,同时压迫膀胱颈,导致产妇尿潴留。

【辅助检查】

腹部检查可在耻骨联合上触及迟迟不衔接、不下降或出现骑跨征的胎头。前顶骨入盆,后顶骨不能入盆,胎头折叠于胎肩之后,在耻骨联合上方不易触及胎头,形成胎头已衔接入盆的假象。

【治疗】

一旦确定为前不均倾位,除个别骨盆大、胎儿小、宫缩强的产妇可短时间阴道试产,其余均应行剖宫产术。

(四) 面先露

胎儿以颜面为先露称为面先露,多于临产后发现。以颏骨为指示点,有颏左(右)前、颏左(右)横、颏左(右)后6种胎位,以颏左前及颏右后较多见。

【病因】

导致面先露的原因有骨盆狭窄、头盆不称、腹壁松弛、脐带过短或脐带绕颈以及畸形。

【临床表现】

胎头无法入盆,产程延长或停滞。

【辅助检查】

1. B型超声 根据胎头枕部和眼眶位置可确诊面先露。

2. 腹部检查 触诊产妇腹部时,可触及较高的宫底,颏前位时可在腹前壁触及胎儿肢体,颏后位可在胎背侧触及极度仰伸的枕骨隆突。

【治疗】

颏前位时,若无头盆不称,可经阴道试产,若有头盆不称或胎儿窘迫则行剖宫产术。持续性颏后位应行剖宫产术。

(五) 臀先露

臀先露是最常见的异常胎位,以骶骨为指示点,有骶左(右)前、骶左(右)横、骶(左)右后6种胎位。根据胎儿双下肢所取的姿势分为单臀先露,完全臀先露以及不完全臀先露。

【病因】

1. 胎儿在宫腔内活动范围过大　羊水过多、早产儿羊水相对过多、经产妇腹壁松弛等易导致臀先露。

2. 胎儿在宫腔内活动范围受限　羊水过少、双胎妊娠、子宫畸形、胎儿畸形等易导致臀先露。

3. 胎头衔接受阻　前置胎盘、巨大儿、狭窄骨盆、盆腔肿瘤等易导致臀先露。

【临床表现】

子宫收缩乏力,产程延长,胎儿窘迫。

【辅助检查】

1. B型超声　可准确诊断臀先露。

2. 腹部检查　触诊产妇腹部时,可在宫底触及圆而硬的胎头;胎儿臀部未入盆时,可在耻骨联合上方触及柔而宽的胎臀。

【治疗】

1. 妊娠期　在妊娠30周前,臀先露多可自行转为头先露。若妊娠30周后仍未自行转化,可采取胸膝卧位、激光照射或艾灸至阴穴,或行外倒转术进行矫正。

2. 分娩期　分娩时应根据臀先露的类型,胎儿情况,产妇情况以及产程情况进行综合分析评估,决定分娩方式。情况允许者可行阴道试产,否则行剖宫产术。

(六) 肩先露

当胎儿横卧在骨盆入口之上,纵轴与母体纵轴相垂直,先露部为肩时称肩先露,是对母儿最不利的胎位,足月活胎不可能经阴道自然娩出。

【病因】

常见原因有:早产儿、子宫畸形或肿瘤、前置胎盘、骨盆狭窄、羊水过多、经产妇腹壁松弛等。

【临床表现】

通常表现为产程延长,易发生胎膜早破,脐带及胎儿上肢脱垂,导致胎儿窘迫甚至死亡,处理不当还会造成子宫破裂,威胁母儿生命。

【辅助检查】

1. B超　B超可准确诊断肩先露。

2. 腹部检查　触诊产妇腹部时,宫底低于正常孕周,母体一侧可触及胎头,另一侧可触及胎臀。

【治疗】

1. 妊娠期　产检发现肩先露时应采用胸膝卧位、激光照射或艾灸至阴穴,或行胎位外倒转术进行矫正。

2. 分娩期　确诊肩先露应行剖宫产术。

(七) 复合先露

胎头或胎臀伴有肢体(上肢或下肢)作为先露部同时进入骨盆入口,称为复合先露。

【病因】

以早产、羊水过多、骨盆狭窄、经产妇、双胎妊娠常见。

【临床表现】

复合先露常造成梗阻性难产,危害母儿生命。

【辅助检查】

常于产程中行阴道检查发现。

【治疗】

无头盆不称时可根据具体情况决定分娩方式,明显头盆不称或出现胎儿窘迫应行剖宫产术。

第三节 妊娠合并症和分娩期并发症

女性在妊娠及分娩期可发生一些特有疾病或并发症,若处理不当,可能危及母儿生命。

一、妊娠合并症

妊娠合并症是指孕妇在妊娠期间发生的特有疾病,多于妊娠结束后自然消退。这些疾病有时可与孕妇原有疾病共同存在,最常见为妊娠高血压疾病(hypertensive disorders complicating pregnancy, HDP)、妊娠糖尿病(gestational diabetes mellitus,GDM)以及妊娠期心脏病。

(一)妊娠高血压疾病

妊娠高血压疾病是妊娠与血压升高并存的一组疾病,包括妊娠高血压、子痫前期、子痫以及慢性高血压并发子痫前期和妊娠合并慢性高血压,严重威胁母婴健康,是孕产妇和围产儿病死率升高的主要原因。

【病因】

病因至今不明,主要有以下学说:子宫螺旋小动脉重铸不足、炎症免疫过度激活、血管内皮细胞受损以及遗传因素等。

【病理生理】

1. 脑 脑血管痉挛,通透性增加,导致脑水肿、脑出血、脑血栓、脑疝等。

2. 肾脏 肾小球扩张,内皮细胞肿胀,纤维素沉积于内皮细胞。可出现蛋白尿、血浆尿酸升高、少尿及肾衰竭等。

3. 肝脏 肝脏损伤常表现为血清转氨酶水平升高,肝功能异常,门静脉周围出血、坏死,肝包膜下血肿甚至肝破裂。

4. 心血管 血管痉挛、心肌缺血、间质水肿、心肌出血或坏死,严重时可发生心力衰竭。

5. 血液 全身小动脉痉挛,血管壁渗透性增加,细胞外液增多,血压增高,血液高凝,易发生溶血、贫血、血红蛋白尿及血红蛋白症。

6. 胎儿 胎儿易发生窘迫以及发育受限。由于胎盘血压过高,胎盘床血管可能破裂导致胎盘早剥,严重时危及母儿生命。

【临床表现】

1. 妊娠高血压 妊娠期出现高血压,收缩压≥140mmHg 和 / 或舒张压≥90mmHg,于产后 12 周内恢复正常;尿蛋白(-);产后可确诊。

2. 子痫前期 ①轻度:妊娠 20 周后出现高血压,收缩压≥140mmHg 和 / 或舒张压≥90mmHg,伴蛋白尿≥0.3g/24h,或随机蛋白尿(+)。②重度:血压和蛋白尿持续增高,出现母体脏器功能不全或胎儿并发症。

3. 子痫 在子痫前期的基础上发生无法用其他原因解释的抽搐。

4. 慢性高血压并发子痫前期 孕妇妊娠前患有慢性高血压但无蛋白尿,妊娠后出现蛋白尿≥0.3g/24h;或妊娠前有蛋白尿,妊娠后蛋白尿明显增加或血压进一步升高。

5. 妊娠合并慢性高血压 妊娠前 20 周收缩压≥140mmHg 和 / 或舒张压≥90mmHg,妊娠期间无加重;或妊娠 20 周后首次确诊高血压并持续到产后 12 周以后。

【诊断】

根据上述临床表现且确定有高血压、尿蛋白,结合相应辅助检查即可作出诊断。

【治疗】

治疗目的:控制血压、延长妊娠时间、确保母儿安全。

方法:休息、镇静、降压、解痉、有指征利尿,密切监测母儿情况并适时终止妊娠。

【预防】

低危人群无需预防,高危人群可通过适当锻炼、合理饮食、补钙以及阿司匹林抗凝进行预防。

(二) 妊娠糖尿病

妊娠前糖代谢正常,妊娠期才出现糖尿病,称为妊娠糖尿病。妊娠糖尿病对母儿危害较大,需积极防治。

【临床表现】

大多数妊娠糖尿病无明显临床症状,少数孕妇妊娠期出现多饮、多食、多尿,体重 >90kg,羊水过多或巨大胎儿等症状。

【诊断】

75g 口服葡萄糖耐量试验(OGTT):空腹及服糖后 1h、2h 的任一血糖值超过 5.1mmol/L、10.0mmol/L、8.5mmol/L,即可诊断为妊娠糖尿病。具有高危因素的孕妇,首次 OGTT 正常,必要时在妊娠晚期重复 OGTT 试验。

【治疗】

目的:控制血糖,延长孕周,确保母儿安全。

方法:饮食控制、有指征降糖、密切监测母儿情况、根据胎儿情况选择分娩方式。

(三) 妊娠期合并心脏病

妊娠期心脏负担增大会诱发产妇心脏病,或加重已有的心脏病导致心力衰竭,常导致产妇死亡。

【病因】

先天性心脏病位居第一,其次为风湿性心脏病、妊娠期高血压疾病性心脏病、围产期心肌病、贫血性心脏病及心肌炎等。

【常见并发症】

1. **心力衰竭**　孕妇可出现心功能不全征象,如胸闷气短、心率增快、肺部湿啰音等。

2. **亚急性感染性心内膜炎**　若不及时控制,可诱发心力衰竭。

3. **缺氧及发绀**　常因先天性心脏病导致。

4. **静脉栓塞和肺栓塞**　妊娠期血液高凝易发生血栓栓塞,常见于静脉和肺栓塞。

【治疗】

目的:减轻心脏负担,延长孕周,确保母儿安全。

方法:定期产检、注意休息、防止诱发心衰的因素,一旦发生心衰,积极治疗,同时根据情况决定是否继续妊娠。

二、分娩期并发症

在分娩过程中可出现一些严重威胁母婴生命安全的并发症,如产后出血(postpartum hemorrhage,PPH)、羊水栓塞(amniotic fluid embolism,AFE)、子宫破裂(rupture of uterus)等,是导致孕产妇死亡的主要原因。

(一) 产后出血

产后出血指胎儿娩出后 24h 内失血量超过 500ml,剖宫产时超过 1 000ml,是分娩期的严重并发症,居我国产妇死亡原因首位。

【病因】

1. **子宫收缩乏力**　是产后出血最常见原因。

2. **胎盘因素**　包括胎盘滞留、胎盘植入和胎盘部分残留。

3. **软产道裂伤**　常见于阴道手术助产、巨大胎儿分娩、急产等。

4. **凝血功能障碍**　任何凝血功能异常都会导致产后出血。

【临床表现】

胎儿娩出后阴道流血及严重时出现失血性休克,严重贫血等相应症状,是产后出血的主要临床表现。

【诊断】

1. **疾病诊断**　根据临床表现及估计出血量可确诊,需注意估计的出血量通常小于实际出血量。

2. **失血原因诊断**　①子宫收缩乏力:子宫质软,轮廓不清伴阴道流血,按摩子宫或应用缩宫素后子宫变硬、流血减少或停止即可确诊;②胎盘因素:胎儿娩出后 10min 内胎盘未娩出伴阴道大量流血,色暗红,此时应考虑胎盘因素;③软产道裂伤:胎儿娩出后即出现阴道大量流血,色鲜红,应考虑软产道裂伤,可通过检查软产道是否有裂伤确诊;④凝血功能障碍:阴道持续流血,血液不凝,应考虑凝血功能障碍,可通过凝血功能检查确诊。

【治疗】

目的:迅速止血,补充血容量,纠正失血性休克,防止感染。

1. **子宫收缩乏力**　按摩子宫、应用宫缩剂、宫腔纱布填塞、子宫压缩缝合术,若上述处理无效可行盆腔血管结扎、髂内动脉或子宫动脉栓塞、甚至切除子宫。

2. **胎盘因素**　若胎盘已经剥离则取出胎盘,若胎盘植入剥离困难,出血严重可行子宫切除。

3. **软产道损伤**　缝合裂伤彻底止血。

4. **凝血功能障碍**　尽快输血、血浆、血小板、纤维蛋白原以及凝血因子等。

(二) 羊水栓塞

羊水栓塞指分娩过程中羊水突然进入母体血液循环引起急性肺栓塞、过敏性休克、弥散性血管内凝血、肾衰竭等一系列病理改变的严重分娩并发症。可发生在足月分娩和妊娠 10~14 周钳刮术时,死亡率高达 60% 以上,是孕产妇死亡的主要原因之一。

【病因】

各种原因导致宫体或宫颈损伤,使羊水通过开放的静脉或血窦进入母体循环。

【临床表现】

1. **典型羊水栓塞**　血压骤然下降、组织缺氧和消耗性凝血病。按顺序出现心肺功能衰竭和休克、出血、急性肾衰竭。

2. **不典型羊水栓塞**　初时症状不典型,几个小时后出现大量阴道流血,血液不凝,酱油色血尿等,继而出现休克症状。

【诊断】

1. **临床表现及病史**　在分娩及产后出现上述临床表现即首先诊断为羊水栓塞,并立即按羊水栓塞抢救。同时进行辅助检查。

2. **辅助检查**

(1) 血涂片:血涂片镜检发现羊水有形成分支持诊断。

(2) 凝血功能:凝血功能障碍支持诊断。

(3) 床旁胸部 X 线摄片:可见双肺弥散性点片状浸润影。

(4) 尸检:若产妇死亡可在主要器官及血管内发现羊水有形成分。

【治疗】

1. **抗过敏**　解除肺动脉高压,改善低氧血症。

2. **抗休克**　补充血容量,升压,纠正酸中毒和心衰。

3. **防治 DIC**　可通过补充凝血因子,使用抗纤溶药物改善。

4. **预防肾衰竭**　当血容量补足后若少尿可使用利尿剂,若无效应尽早行血液透析。

5. **预防感染** 使用肾毒性小的广谱抗生素。

6. **产科处理** 若发生在胎儿娩出前,应先抢救,待好转后迅速结束分娩。若发生在产后,经积极处理仍无法止血应切除子宫。

(三) 子宫破裂

子宫破裂指在妊娠晚期或分娩期子宫体部或子宫下段发生破裂,是直接危及母儿安全的并发症。

【病因】

1. **瘢痕子宫** 是近年来导致子宫破裂的常见原因。如剖宫产术、子宫肌瘤核除术、宫角切除术等术后。

2. **梗阻性难产** 头盆不称,骨盆狭窄等原因引起的子宫强烈收缩导致子宫破裂。

3. **子宫收缩药物使用不当** 胎儿娩出前子宫收缩药物使用指征或剂量不当使子宫收缩过强导致子宫破裂。

4. **产科手术损伤** 可见于产钳助产或牵引及手术器械损伤子宫导致破裂。

【临床表现】

1. **先兆子宫破裂** 子宫呈强直性或痉挛性过强收缩,产妇自觉下腹剧痛。子宫出现病理缩复环,压痛明显。膀胱受压充血导致排尿困难及血尿。宫缩异常导致胎心率变化或听不清。

2. **子宫破裂**

(1) 不完全子宫破裂:仅在不全破裂处有压痛,体征不明显。

(2) 完全子宫破裂:产妇突感下腹撕裂样剧痛,子宫收缩同时停止,腹痛稍缓。当血液、羊水进入腹腔后出现全腹持续性疼痛,压痛、反跳痛明显,腹壁可触及胎体,胎心消失,同时出现低血容量休克征象。

【诊断】

根据病史、症状、体征即可诊断。

【治疗】

1. **先兆子宫破裂** 立即抑制宫缩,行剖宫产术。

2. **子宫破裂** 在抢救休克的同时,无论胎儿是否存活,立即行手术治疗。

第四节 女性生殖器官炎症

女性生殖器官炎症是妇科常见病之一。女性生殖器与尿道、肛门毗邻,易受感染;育龄期女性性生活频繁,分娩易受损伤;绝经期妇女及婴幼儿雌激素水平低,局部抵抗力下降,也易发生感染。

一、阴道炎

(一) 滴虫阴道炎

【病因】

滴虫阴道炎(trichomonal vaginitis,TV)是由阴道毛滴虫引起的阴道炎症,滴虫主要经性交传播,也可间接传播。

【临床表现】

25%~50%患者初期无症状。主要症状为外阴瘙痒、疼痛、性交痛、有灼热感以及阴道分泌物增多。分泌物特点为稀薄脓性、泡沫状、黄绿色、有臭味。检查可见阴道黏膜充血甚至出血点。宫颈可见出血斑点,称为"草莓样"宫颈。滴虫可以吞噬精子,可导致不孕。

【诊断】

根据典型临床症状容易诊断,在阴道分泌物中找到滴虫即可确诊。

【治疗】

由于滴虫通过性交传播,性伴侣也需治疗。药物治疗通常采用甲硝唑或替硝唑。治疗中需注意,为避免重复感染,内裤及毛巾应煮沸5~10min以消灭病原体。

(二) 外阴阴道假丝酵母菌病

【病因】

外阴阴道假丝酵母菌病(vulvovaginal candidiasis,VVC)由假丝酵母菌导致,假丝酵母菌为机会致病菌,寄生于人的阴道、口腔和肠道。在人抵抗力降低如长期应用抗生素、妊娠及糖尿病时引起感染。

【临床表现】

主要表现为外阴重度瘙痒、疼痛、烧灼感、尿痛、性交痛以及阴道分泌物增多。阴道分泌物特点为白色稠厚呈凝乳或豆腐渣样。

【诊断】

阴道分泌物中找到假丝酵母菌的假菌丝或芽生孢子即可确诊。

【治疗】

消除导致抵抗力低的诱因,同时应用抗真菌药物,如咪康唑栓剂、克霉唑栓剂、制霉菌素栓剂以及氟康唑等。

(三) 细菌性阴道病

【病因】

细菌性阴道病(bacterial vaginosis,BV)病因很多,如阴道内正常菌群失调,乳酸杆菌减少,其他微生物大量繁殖,导致混合感染。

【临床表现】

10%~40%的患者无临床症状。主要症状为外阴轻度瘙痒、烧灼感及阴道分泌物增多。分泌物特点为灰白色、稀薄、均匀一致,有鱼腥臭味、常附于阴道壁。

【诊断】

主要采用Amsel临床诊断标准,4项中有3项阳性即可确诊:

1. 白色、稀薄、均匀一致分泌物,常附于阴道壁。

2. 线索细胞阳性,比例需>20%。

3. 阴道分泌物pH>4.5。

4. 胺臭味试验阳性。

【治疗】

治疗首选抗厌氧菌药物,主要有甲硝唑、替硝唑、克林霉素。

(四) 萎缩性阴道炎

【病因】

绝经后妇女雌激素减少导致局部抵抗力降低,以需氧菌为主的致病菌入侵引起萎缩性阴道炎(atrophic vaginitis)。

【临床表现】

主要症状为外阴不适、瘙痒、灼热感、性交痛以及阴道分泌物增多。分泌物特点为淡黄色、稀薄,严重者呈脓血性白带。检查见阴道壁萎缩,黏膜充血或小出血点。

【诊断】

根据病史及临床表现可确诊,但须排除其他疾病。

【治疗】

补充雌激素增加阴道抵抗力,同时使用抗生素抑制细菌生长。

二、盆腔炎性疾病

盆腔炎性疾病（pelvic inflammatory disease，PID）指女性上生殖道的一组感染性疾病，多见于生育期妇女。主要包括子宫内膜炎、输卵管炎、输卵管卵巢囊肿、盆腔腹膜炎，以输卵管炎、输卵管卵巢炎最常见。可引起不孕、输卵管妊娠、慢性盆腔痛等，严重影响女性的生殖健康。

【病因】

病原体包括外源性病原体如沙眼衣原体及淋病奈瑟菌、内源性病原体如金黄色葡萄球菌及脆弱类杆菌等。病原体通过沿生殖道黏膜上行蔓延、经淋巴系统蔓延、经血液循环传播以及直接蔓延进入盆腔造成感染。

【临床表现】

临床表现可因炎症轻重和范围大小而不同。轻者可无症状或症状轻微。常见症状为下腹痛及阴道分泌物增多。腹痛为持续性，多在性交或活动后加重。伴有腹膜炎的患者会出现腹胀、腹泻、恶心、呕吐等消化系统症状。伴有泌尿系统感染者，可出现尿频、尿急、尿痛症状。脓肿形成后会出现下腹部包块和压迫刺激症状，如膀胱刺激症状、直肠刺激症状、排便困难、腹泻、里急后重等症状。查体可见阴道内脓性臭味分泌物、穹窿触痛明显、宫颈举痛、宫体或附件区压痛。盆腔脓肿位置较低时可在后穹窿或侧穹窿触及包块及波动感。病情严重者可出现体温升高，心率加快，下腹部压痛、反跳痛、肌紧张，甚至出现肠鸣音减弱或消失。

【诊断】

根据病史、临床表现、体格检查以及实验室检查可作出初步诊断。进一步诊断可使用 2015 年美国疾病控制中心（CDC）推荐的盆腔炎性疾病的诊断标准。

1. **最低标准**　宫颈举痛或子宫压痛或附件区压痛。

2. **附加标准**　①体温（口表）超过 38.3℃；②宫颈异常黏液脓性分泌物；③阴道分泌物生理盐水湿片见大量白细胞；④红细胞沉降率升高；⑤血 C 反应蛋白升高；⑥实验室证实宫颈淋病奈瑟菌或衣原体阳性。

3. **特异标准**　①子宫内膜活检组织学证实子宫内膜炎；②阴道超声或磁共振检查显示输卵管增粗，输卵管积液，伴或不伴有盆腔积液、输卵管卵巢肿块，或腹腔镜检查发现盆腔炎性疾病征象。特异标准仅适于一些有选择的病例。

【治疗】

主要是抗生素药物治疗，必要时手术治疗。药物治疗原则：经验性、广谱、及时和个体化。通过药敏试验选用合理的抗生素较合理，但由于盆腔炎性疾病在诊断 48h 内及时使用抗生素将明显降低后遗症的发生，而药敏试验耗时较长，所以初始治疗时通常根据经验选择抗生素。手术治疗用于抗生素治疗控制不满意的输卵管卵巢脓肿或盆腔脓肿。手术指征包括脓肿药物治疗无效、持续存在及破裂。

第五节　女性生殖器官肿瘤

女性生殖系统肿瘤指发生女性生殖器官的良恶性肿瘤，常见肿瘤包括子宫肌瘤、宫颈癌、子宫内膜癌及卵巢肿瘤。

一、子宫肌瘤

子宫肌瘤（uterine myoma）是女性生殖器最常见的良性肿瘤，由平滑肌及结缔组织构成。子宫肌瘤多发于 30~50 岁妇女，20 岁以下少见。

【病因】

确切的病因尚未明了。有研究表明子宫肌瘤的发生与女性性激素有关，此外，还有研究证实子宫肌瘤与遗传相关。

【分类】

1. 按肌瘤生长部位

（1）宫体肌瘤：占 90%。

（2）宫颈肌瘤：占 10%。

2. 按肌瘤与子宫肌壁的关系（图 13-4）

（1）肌壁间肌瘤：占 60%~70%，肌瘤位于子宫肌壁间，被子宫肌层包围。

（2）浆膜下肌瘤：占 20%，肌瘤向子宫浆膜面生长，突出于子宫表面，表面仅由子宫浆膜覆盖。

（3）黏膜下肌瘤：占 10%~15%，肌瘤向宫腔内生长，突出于宫腔，表面仅由子宫内膜覆盖。

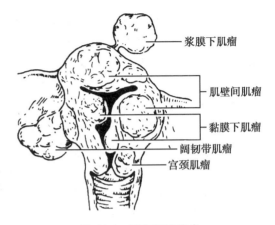

图 13-4　子宫肌瘤分类

【肌瘤变性】

肌瘤变性是指肌瘤失去原有的典型结构。常见的变性有玻璃样变、囊性变、红色变、肉瘤样变以及钙化，其中肉瘤样变性为恶性病变。

【临床表现】

子宫肌瘤多无明显症状。症状与肌瘤的数目关系不大，而与肌瘤位置、大小和变性相关。

1. 经量增多及经期延长　为子宫肌瘤最常见的症状。可继发贫血。

2. 下腹包块　肌瘤较小时腹部摸不到包块，当肌瘤增大使子宫超过 3 个月妊娠大时可从腹部触及。

3. 白带增多　若并发感染可出现血性或脓血性、有恶臭的阴道排液。

4. 压迫症状　增大的子宫肌瘤可压迫膀胱、直肠或输尿管，导致尿频、尿急、排尿困难、下腹坠胀、便秘、肾盂积水等症状。

5. 其他　下腹坠痛、不孕或流产等。

【诊断】

根据病史、临床表现及体征较易诊断。B 型超声最常用，可准确判断子宫肌瘤。MRI 具有良好的软组织分辨力，可准确判断肌瘤大小、数目和位置。

【治疗】

1. 观察等待　无症状者一般无需治疗，特别是近绝经期妇女。

2. 药物治疗　适合症状轻或全身情况不宜手术者。可用促性腺激素释放激素激动剂（GnRH-a），如亮丙瑞林或戈舍瑞林，也可用米非司酮进行治疗。

3. 手术治疗　适合症状严重药物治疗无效、有蒂肌瘤扭转、压迫症状严重或引起不孕或反复流产，以及疑有恶变者。可经腹、经阴道、经宫腔镜、腹腔镜进行。希望保留生育功能的患者行肌瘤切除术或高能聚焦超声（HIFU）治疗，无生育要求或疑有恶变的患者行子宫切除术。

二、宫颈癌

宫颈癌（cervical cancer）又称子宫颈癌，是最常见的妇科恶性肿瘤。为女性生殖道三大恶性肿瘤之一，50~55 岁高发。

【病因】

1. 人乳头瘤病毒（HPV）感染　HPV 感染与宫颈癌的发生关系密切，在 99% 的子宫颈癌组织中发现有高危型 HPV 感染，其中约 70% 与 HPV16 和 18 型有关。

2. **性行为及分娩次数** 初次性生活 <16 岁、多个性伴侣、早年分娩、多产也与子宫颈癌的发生有关。

3. **其他** 性传播疾病、吸烟、免疫抑制等。

【病理】

1. **鳞癌** 占 75%~80%,分为外生型、内生型、溃疡型及颈管型,以外生型最常见(图 13-5)。

2. **腺癌** 占 20%~25%。

3. **腺鳞癌** 占 3%~5%。

4. **其他** 少见病理类型如神经内分泌癌、未分化癌、黑色素瘤、淋巴瘤等。

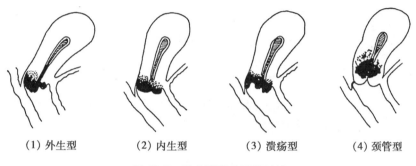

(1) 外生型　　(2) 内生型　　(3) 溃疡型　　(4) 颈管型

图 13-5　子宫颈癌类型(巨检)

【临床分期】

根据国际妇产科联盟(FIGO,2018 年)的临床分期标准可分为 4 期。

Ⅰ期:肿瘤局限于子宫颈。

Ⅱ期:肿瘤超越子宫,但未达骨盆壁或未达阴道下 1/3。

Ⅲ期:肿瘤已扩展到骨盆壁或累及阴道壁下 1/3,或导致肾积水或肾无功能,或累及盆腔和 / 或腹主动脉旁淋巴结。

Ⅳ期:肿瘤超出了真骨盆范围,或侵犯膀胱和 / 或直肠黏膜。

【临床表现】

早期宫颈癌常无明显症状和体征。随病情发展,可出现以下表现:

1. **症状**

(1) 阴道流血:常表现为接触性出血,即性生活或妇科检查后阴道流血。

(2) 阴道排液:多为稀薄水样或米泔样、白色或血性、有腥臭味的阴道排液。晚期因癌组织坏死、溃疡、感染可出现大量脓性或米泔样恶臭阴道排液。

(3) 晚期症状:晚期肿瘤累及其他器官可出现排便困难、排尿困难、尿频、尿急等症状。

2. **体征** 外生型宫颈癌常见菜花状或息肉状赘生物,质脆易出血;内生型宫颈癌可见子宫颈肥大、质硬。晚期可因癌组织坏死溃疡而出现空洞及恶臭。

【转移途径】

主要为直接蔓延和淋巴转移,血行转移极少见。

【诊断】

早期患者可采用子宫颈细胞学检查和 / 或高危型 HPV DNA 检测、阴道镜检查、子宫颈活组织检查的"三阶梯"检查方法,确诊依据为组织学诊断。

【治疗】

根据临床分期、生育要求、全身情况等进行综合考虑,选择治疗方案。治疗方法以手术和放疗为主,化疗等全身治疗为辅。

1. **手术治疗** 早期(主要为Ⅰ-ⅡA 期)子宫颈癌可采用手术治疗,年轻患者手术治疗后可保留卵巢及阴道功能。根据不同分期选择不同的手术范围。

2. **放疗** 放疗适用于部分 I B2 期及 II A2 期和 II B~IV A 期患者,以及全身状况不允许手术的早期患者、大块病灶的术前放疗以及术后辅助治疗。

3. **全身治疗** 包括全身化疗和靶向治疗、免疫治疗。化疗适用于晚期及复发转移的患者和根治性同期放化疗,也可用于手术前后的辅助治疗。靶向药物常与化疗药物合用。免疫治疗如已有 PD1/PD-L1 抑制剂获批用于治疗复发或转移性宫颈癌。

【预后】

预后与临床分期、病理类型等密切相关,有淋巴结转移者预后差。

【预防】

子宫颈癌病因明确,是一个可预防的肿瘤。患者可通过普查或子宫颈癌筛查早期发现疾病,进行早期治疗。HPV 疫苗注射可阻断 HPV 感染,预防子宫颈癌发生。

三、子宫内膜癌

子宫内膜癌(endometrial carcinoma)是发生于子宫内膜的一组上皮性恶性肿瘤,为女性生殖道三大恶性肿瘤之一。以来源于子宫内膜腺体的腺癌最常见。

【病因】

病因不十分清楚。目前认为子宫内膜癌有两种发病类型:与雌激素有关的雌激素依赖型子宫内膜癌、与雌激素无关的非雌激素依赖型子宫内膜癌。

【病理】

可分为内膜样腺癌、腺癌伴鳞状上皮分化、浆液性癌、黏液性癌以及透明细胞癌、癌肉瘤,其中内膜样腺癌最常见,占 80%~90%。

【转移途径】

转移途径主要为直接蔓延、淋巴转移,晚期可有血行转移。

【分期】

根据国际妇产科联盟(FIGO,2009 年)修订的手术病理分期可分为 4 期。

I 期:肿瘤局限于子宫体。

II 期:肿瘤侵犯宫颈间质,但无宫体外蔓延。

III 期:肿瘤局部和 / 或区域扩散。

IV 期:肿瘤侵及膀胱和 / 或直肠黏膜,和 / 或远处转移。

【临床表现】

1. **症状** 阴道排液或阴道流血是最主要的症状。

(1)阴道流血:主要表现为绝经后阴道流血,未绝经者表现为经量增多、经期延长以及月经紊乱。

(2)阴道排液:多为血性或浆液性阴道排液,若合并感染,出现脓血样阴道排液,伴恶臭。

(3)其他:晚期可出现贫血、消瘦、恶病质、下腹痛等症状。

2. **体征** 早期可无异常。晚期可有子宫明显增大,合并宫腔积脓时可有压痛。若累及宫旁组织则子宫固定或在宫旁触及不规则结节状物。

【诊断】

根据病史、临床表现及体征可作出初步诊断。辅助检查可选影像学检查、诊断性刮宫、宫腔镜检查、子宫内膜抽吸活检、血清 CA125 等。其中分段诊断性刮宫为常用且有诊断价值的方法,B 超可了解子宫内膜厚度,组织学检查是确诊依据。

【治疗】

根据肿瘤分期、肿瘤范围、全身情况等进行综合考虑,选择治疗方案。主要治疗方法为手术、放疗及药物(化学药物及激素)治疗。

1. **手术治疗** 为首选治疗方法。Ⅰ期患者行筋膜外全子宫切除及双侧附件切除术,有复发高危因素者同时行盆腔淋巴结切除及腹主动脉旁淋巴结切除;Ⅱ期行改良广泛性子宫切除及双侧附件切除术,同时行盆腔淋巴结切除及腹主动脉旁淋巴结切除;Ⅲ期和Ⅳ期患者手术应个体化,行肿瘤细胞减灭术。

2. **放疗** 是治疗子宫内膜癌有效方法之一。分腔内照射和体外照射。术后放疗是Ⅰ期高危和Ⅱ期内膜癌最主要的术后辅助治疗。

3. **化疗** 为晚期或复发子宫内膜癌综合治疗措施之一,也用于术后有复发高危因素患者的治疗。

4. **孕激素治疗** 适用于晚期或复发子宫内膜癌以及极早期要求保留生育功能的年轻患者。

【预后】

预后与肿瘤的恶性程度及病变范围、患者的全身状态及治疗方案有关。

四、卵巢肿瘤

卵巢肿瘤是常见的妇科肿瘤,可发生于任何年龄。卵巢恶性肿瘤是女性生殖器常见的三大恶性肿瘤之一,致死率居妇科恶性肿瘤首位。

(一) 卵巢肿瘤概述

卵巢组织成分非常复杂,是全身各脏器原发肿瘤类型最多的器官,不同类型卵巢肿瘤的组织学结构和生物学行为,均存在很大差异。

【组织学分类】

分为上皮性肿瘤、性索间质肿瘤、生殖细胞肿瘤、转移性肿瘤。

【恶性肿瘤转移途径】

直接蔓延、腹腔种植及淋巴转移为主,血行转移少见。

【恶性肿瘤分期】

采用国际妇产科联盟(FIGO,2014)的手术病理分期可分为4期。

Ⅰ期:肿瘤局限于卵巢。

Ⅱ期:肿瘤累及一侧或双侧卵巢,伴有盆腔扩散。

Ⅲ期:肿瘤侵犯一侧或双侧卵巢,并有组织学证实的盆腔外腹膜种植和/或局部淋巴结转移。

Ⅳ期:超出腹腔外的远处转移。包括胸腔积液肿瘤细胞学阳性、腹膜外器官实质转移,肝实质转移为Ⅳ期。

【临床表现】

1. **卵巢良性肿瘤** 肿瘤较小时多无症状。肿瘤较大时,感腹胀或腹部可扪及肿块,可出现尿频、便秘、气急、心悸等压迫症状。检查可见腹部膨隆,叩诊实音,无移动性浊音。三合诊可在子宫一侧或双侧触及圆形或类圆形肿块,多为囊性,表面光滑,活动,与子宫无粘连。

2. **卵巢恶性肿瘤** 早期多无症状。晚期可出现腹胀、肿块、腹腔积液、腹痛、消瘦、贫血等表现。妇科检查可扪及肿块,多为双侧、实性或囊实性,表明凹凸不平,活动差,常伴有腹腔积液。三合诊检查可在直肠子宫陷凹处触及质硬结节或肿块。

【并发症】

1. **蒂扭转** 为常见的妇科急腹症。好发于瘤蒂较长、中等大小、活动度良好、中心偏于一侧的肿瘤,如成熟畸胎瘤。常在体位突然改变时出现,表现为突发下腹剧痛,伴恶心、呕吐等症状。一经确诊应尽快手术治疗(图 13-6)。

2. **破裂** 有自发性破裂和外伤性破裂。可出现腹部

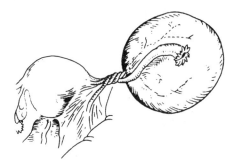

图 13-6 卵巢肿瘤蒂扭转

剧痛伴恶心呕吐,肿瘤破裂出血可导致腹膜炎及休克。一经确诊应尽快手术治疗。

3. 感染　较少见。多继发于蒂扭转或破裂。可有发热、腹痛及反跳痛、白细胞升高等。治疗原则是抗感染后,手术切除肿瘤。

4. 恶变　肿瘤迅速生长尤其双侧性,应考虑有恶变可能,应尽早手术。

【诊断】

结合病史和体征,辅以必要的检查即可确诊。

1. 影像学检查　B 型超声可了解肿块部位、大小、形态,囊性或实性,有无乳头,临床符合率 >90%。MRI 较好显示肿块及肿块与周围脏器的关系。CT 可判断周围侵犯及远处转移情况。

2. 肿瘤标志物　血清 CA125 对卵巢上皮性癌患者具有一定诊断价值。血清 HE4 是继 CA125 后被高度认可的卵巢上皮性癌肿瘤标志物,目前推荐其与 CA125 联合应用来判断盆腔肿块的良恶性。血清 AFP 对卵黄囊瘤有特异性诊断价值。

3. 腹腔镜检查　可直接观察卵巢肿块状况和盆腹腔、膈肌等部位,在可疑部位进行多点活检,抽取腹腔积液行细胞学检查。

4. 细胞学检查　抽取腹腔积液或腹腔冲洗液和胸腔积液,行细胞学检查。

【治疗】

卵巢肿瘤一经发现,应行手术。手术目的:明确诊断;切除肿瘤;恶性肿瘤进行手术病理分期;卵巢恶性肿瘤患者术后根据手术和术后病理情况决定是否需要补充辅助性治疗,化疗是主要的辅助治疗。

【预后】

卵巢恶性肿瘤的预后与分期、病理类型及分级、术后残留病灶大小有关。期别越早、残留灶越小,预后越好,上皮性癌的预后最差。

(二) 卵巢上皮性肿瘤

卵巢上皮性肿瘤为最常见的卵巢肿瘤,占原发性卵巢肿瘤 50%~70%,占卵巢恶性肿瘤 85%~90%,多见于中老年妇女。分为良性、交界性和恶性。

【病因】

病因尚不清楚。可能与遗传有关。

【病理】

1. 浆液性肿瘤

(1) 浆液性囊腺瘤(serous cystadenoma):占卵巢良性肿瘤 25%。多为单侧,大小不等,囊性,壁薄,囊内为清亮液体。镜下细胞无异型性。

(2) 交界性浆液性囊肿瘤(serous borderline tumor):中等大小,多为双侧,较少在囊内乳头状生长。镜下细胞轻度异型,无间质浸润。

(3) 浆液性癌(serous carcinoma):占卵巢上皮癌 75%。多为双侧,体积较大,囊实性,切面为多房,腔内充满乳头,质脆,出血,坏死。镜下可见癌细胞为立方形或柱状,细胞异型明显,并向间质浸润。

2. 黏液性肿瘤

(1) 黏液性囊腺瘤(mucinous cystadenoma):占卵巢良性肿瘤 20%。多为单侧,体积较大,表面光滑,灰白色,切面常为多房,内为黏液。镜下细胞无异型性。

(2) 交界性黏液性囊腺瘤(borderline mucinous cystadenoma):一般较大,单侧较多,表面光滑,常为多房,切面可有细小乳头。镜下细胞轻度异型,无间质浸润。

(3) 黏液性囊腺癌(mucinous cystadenocarcinoma):占卵巢上皮癌 20%。多为单侧,较大,切面呈囊实性,可见乳头。镜下细胞异型明显,并向间质浸润。

3. 卵巢子宫内膜样肿瘤　良性、交界性较少见。卵巢子宫内膜样癌(endometrioid carcinoma)占卵巢上皮性癌 2%,多为单侧,中等大,囊性或囊实性,有乳头,囊液多为血性。镜下多为高分化腺癌或腺棘皮癌,常与子宫内膜癌并存。

【治疗】

1. **良性肿瘤** 根据患者情况、有无生育要求以及对侧卵巢情况决定手术方案。年轻、单侧肿瘤行患侧卵巢肿瘤剔除或附件切除术。双侧卵巢良性肿瘤应行肿瘤剔除术。绝经后妇女可行全子宫及双侧附件切除术或单侧附件切除术。

2. **恶性肿瘤** 初次治疗原则为手术治疗为主,辅以化疗、放疗等综合治疗。

(1) 手术治疗:早期(FIGO I、II期)卵巢上皮性癌应行全面分期手术。对于年轻早期患者充分知情同意后可行保留生育功能手术。晚期卵巢上皮性癌行肿瘤细胞减灭术,切除所有原发灶,尽可能切除所有转移灶,使残留肿瘤病灶达到最小。

(2) 化学药物治疗:卵巢上皮性癌对化疗较敏感,即使已有广泛转移也能取得一定疗效。常用化疗药物有顺铂、卡铂、紫杉醇等,多采用以铂类为基础的联合化疗。

(3) 放射治疗:价值有限。对于复发患者可选用姑息性局部放疗。

(4) 其他治疗:如细胞因子治疗和分子靶向治疗,有一定疗效。近年 PARP 抑制剂靶向治疗进展使部分晚期卵巢癌患者显著获益。

3. **交界性肿瘤** 手术治疗为主。参照卵巢癌手术方法进行全面分期手术或肿瘤细胞减灭术。预后相对较好。术后一般不选择辅助化疗。

4. **复发性癌** 预后很差,选择治疗时优先考虑患者的生活质量。手术治疗有限,化疗是主要治疗手段。

(三) 卵巢非上皮性肿瘤

常见的卵巢非上皮性肿瘤有生殖细胞肿瘤、性索间质肿瘤和转移性肿瘤,约占卵巢恶性肿瘤的10%。

1. **卵巢生殖细胞肿瘤** 卵巢生殖细胞肿瘤是来源于原始生殖细胞的一组肿瘤,发病率仅次于上皮性肿瘤,好发于青少年及儿童。仅成熟畸胎瘤为良性,其他类型均属恶性。其中除单纯型无性细胞瘤预后较好外,其他均恶性度高,预后差。

【病理】

畸胎瘤(teratoma)分成熟畸胎瘤和未成熟畸胎瘤。成熟畸胎瘤又称皮样囊肿,属良性肿瘤,可发生于任何年龄,以 20~40 岁居多。多为单侧,中等大小,单房,腔内充满油脂和毛发,有时可见牙齿或骨质。未成熟畸胎瘤属恶性肿瘤,多发生于年轻女性,平均年龄 11~19 岁。肿瘤多为实性,恶性程度根据未成熟组织比例、分化程度及神经上皮含量而定。

无性细胞瘤(dysgerminoma):属恶性肿瘤,好发于青春期及生育期妇女。中等恶性,单侧居多,右侧多于左侧,中等大,实性。对放疗敏感。

卵黄囊瘤(yolk sac tumor):又称内胚窦瘤,属恶性肿瘤,较罕见,常见于儿童及年轻妇女。多为单侧,较大,切面部分囊性,分泌甲胎蛋白,恶性程度高,易早期转移,预后差,但肿瘤对化疗十分敏感。

【治疗】

良性生殖细胞肿瘤:单侧肿瘤行卵巢肿瘤剔除或患侧附件切除术。双侧肿瘤应行双侧卵巢肿瘤剔除术。绝经后妇女可考虑全子宫及双侧附件切除术。

恶性生殖细胞肿瘤:手术建议行全面分期手术,年轻希望保留生育功能的患者均可选择保留生育功能手术。除I期无性细胞瘤和I期、G1 的未成熟畸胎瘤外,其他患者均需化疗。放疗仅用于复发的无性细胞瘤。

2. **卵巢性索间质肿瘤** 卵巢性索间质肿瘤来源于原始性腺中的性索和间质组织,占卵巢肿瘤的5%~8%,此类肿瘤常有内分泌功能,故又称为卵巢功能性肿瘤。

【病理】

颗粒细胞 - 间质细胞瘤:包括颗粒细胞瘤、卵泡膜细胞瘤、纤维瘤。在病理上颗粒细胞瘤又分为成人型和幼年型,前者为低度恶性肿瘤,后者恶性度极高。卵泡膜细胞瘤恶性较少见。纤维瘤为良性肿瘤。

支持细胞-间质细胞瘤:又称为睾丸母细胞瘤。高分化为良性,中低分化为恶性。可具有男性化作用。

【治疗】

良性性索间质肿瘤:单侧肿瘤行卵巢肿瘤剔除或患侧附件切除术。双侧肿瘤应行双侧卵巢肿瘤剔除术。绝经后妇女可考虑全子宫及双侧附件切除术。

恶性性索间质肿瘤:手术治疗参照卵巢上皮性癌,但可不行腹膜后淋巴结切除。ⅠA、ⅠC 期患者可实施保留生育功能手术。Ⅱ期及以上患者术后应给予化疗。

3. 卵巢转移性肿瘤 由其他器官或组织转移至卵巢形成的肿瘤。其中常见的转移性肿瘤是库肯勃瘤,即印戒细胞癌,是一种特殊的卵巢转移性腺癌,原发部位在胃肠道。治疗原则是缓解和控制症状,大部分卵巢转移瘤治疗效果不佳,预后很差。

第六节　女性生殖内分泌疾病

女性生殖内分泌疾病是妇科常见病,通常由下丘脑-垂体-卵巢轴功能异常或靶细胞效应异常所致。

一、闭经

闭经(amenorrhea)为妇科常见症状,表现为月经停止或无月经。按既往有无月经来潮可分为原发性闭经和继发性闭经两类。原发性闭经(primary amenorrhea)指年龄超过 14 岁,第二性征未发育;或年龄超过 16 岁,第二性征已发育,月经还未来潮。继发性闭经(secondary amenorrhea)指正常月经周期建立后,月经停止 6 个月,或按自身原有月经周期计算停止 3 个周期以上。

【病因】

1. 原发性闭经 较少见。多为遗传原因或先天性发育缺陷引起。见于米勒管发育不全综合征、雄激素不敏感综合征、对抗性卵巢综合征、特纳综合征、体质性青春发育延迟等。

2. 继发性闭经 发生率高于原发性闭经。病因复杂,根据控制月经正常周期的 5 个环节,以下丘脑性闭经最常见,其次为垂体、卵巢、子宫及下生殖道发育异常性闭经。下丘脑性闭经与精神应激、体重下降和神经性厌食等因素有关;垂体性闭经与垂体梗死、垂体肿瘤等因素有关;卵巢性闭经与卵巢功能早衰、多囊卵巢综合征等有关;子宫性闭经与手术切除子宫或放疗、Asherman 综合征等有关。内分泌功能异常也可引起闭经。

【诊断】

闭经是症状,诊断前需先寻找闭经原因,确定病变部位,然后明确是何种疾病引起。根据病史、体格检查和辅助检查明确诊断。常用的辅助检查包括:

1. 功能试验

(1)药物撤退试验:用于评估体内雌激素水平,以确定闭经程度。包括孕激素试验、雌孕激素序贯试验。

(2)垂体兴奋试验:了解垂体对 GnRH 的反应性。

2. 激素测定 包括血甾体激素测定、催乳素及垂体促性腺激素测定、胰岛素测定等。

3. 影像学检查 包括盆腔超声检查、子宫输卵管造影、CT 或 MRI、静脉肾盂造影。

4. 宫腔镜检查 能精确诊断宫腔粘连。

5. 腹腔镜检查 直视下观察卵巢形态、子宫大小,对诊断多囊卵巢综合征等有价值。

6. 染色体检查 少用,对鉴别性腺发育不全原因及指导临床处理有重要意义。

7. **其他检查**　如基础体温测定、子宫内膜取样等。

【治疗】

1. **全身治疗**　占重要地位,积极治疗全身性疾病,补充足够营养,保持标准体重。

2. **激素治疗**　明确病变环节及病因后,给予相应激素治疗以补充体内激素不足或拮抗其过多,达到治疗目的。

(1) 性激素治疗:包括雌激素补充治疗、雌孕激素人工周期疗法和孕激素疗法。

(2) 促排卵:适用于有生育要求的患者,包括氯米芬、促性腺激素或促性腺激素释放激素治疗。

(3) 溴隐亭:为多巴胺受体激动剂。直接抑制垂体 PRL 分泌,恢复排卵;还可直接抑制垂体分泌 PRL 肿瘤细胞的生长。

3. **辅助生殖技术**　对于有生育要求、诱发排卵后未成功妊娠或合并输卵管问题的闭经患者或男方因素不孕者,可采用辅助生殖技术治疗。

4. **手术治疗**　针对各种器质性病因,采用相应手术治疗,比如生殖器畸形、Asherman 综合征、肿瘤等。

二、功能失调性子宫出血

正常月经周期为 21~35d,经期持续 2~8d,平均失血量 20~60ml。凡不符合上述标准均属异常子宫出血。功能失调性子宫出血(功血)(dysfunctional uterine bleeding,DUB)是由于生殖内分泌轴功能紊乱造成的异常子宫出血。分为无排卵性和排卵性两大类。本节主要介绍无排卵性功能失调性子宫出血。

【病因和病理生理】

无排卵型功血好发于青春期和绝经过渡期。在青春期,下丘脑 - 垂体 - 卵巢轴激素间的反馈调节尚未成熟;在绝经过渡期,卵巢功能不断衰退,不能排卵。

【临床表现】

无排卵型功血患者可有各种不同的临床表现。根据出血特点,异常子宫出血包括:月经过多:周期规律,经期延长(>7d)或经量增多(>80ml);子宫不规则出血过多:周期不规律,经期延长,经量过多;子宫不规则出血:周期不规律,经期延长而经量正常;月经过频:月经频发,周期缩短,<21d。

【诊断】

功血诊断采用排除法。根据病史、体格检查及辅助检查做出诊断。常用的辅助检查包括:

1. **全血细胞计数**　了解有无血小板减少及贫血。

2. **凝血功能**　排除凝血和出血功能障碍性疾病。

3. **妊娠试验**　诊断异常子宫出血需排除妊娠及相关疾病。

4. **盆腔 B 型超声**　明确有无宫腔占位及其他生殖道器质性病变等。

5. **基础体温**　有助于判断有无排卵及黄体功能。

6. **血清性激素**　测定孕酮水平确定有无排卵及黄体功能;排除其他内分泌疾病。

7. **子宫内膜取样**　明确子宫内膜病理诊断。

8. **宫腔镜**　直视下活检,用于诊断宫腔内病变。

【治疗】

功血的一线治疗为药物治疗。青春期及生育年龄无排卵性功血以止血、调整周期、促排卵为主;绝经过渡期功血以止血、调整周期、减少经量,防止子宫内膜病变为原则。

三、多囊卵巢综合征

多囊卵巢综合征(polycystic ovarian syndrome,PCOS)是一种常见的妇科内分泌疾病之一。临床上以持续无排卵、雄激素过高的临床或生化表现、卵巢多囊改变为特征,常伴有胰岛素抵抗和肥胖。

【病因及发病机制】

1. **病因** 病因不明,可能与遗传和环境因素有关。

2. **发病机制** 可能的机制有下丘脑-垂体-卵巢轴调节功能异常,胰岛素抵抗和高胰岛素血症,肾上腺内分泌功能异常。

【临床表现】

1. **月经失调** 为最主要症状,多表现为月经稀发或闭经。

2. **不孕** 生育期妇女因排卵障碍导致不孕。

3. **多毛、痤疮** 多由雄激素过高导致,多毛以性毛为主。

4. **肥胖** 肥胖与雄激素过高以及胰岛素抵抗有关。

5. **黑棘皮病** 阴唇、腋下和乳房下等皮肤褶皱处出现灰褐色色素沉着。

【辅助检查】

1. **基础体温测定** 呈单相型基础体温。

2. **B型超声** 可见卵巢增大和卵巢多囊性改变。

3. **诊断性刮宫** 可见子宫内膜增殖改变,无内分泌期变化。

4. **腹腔镜检查** 可见卵巢增大,包膜下多个卵泡,无排卵、无黄体。

5. **内分泌测定** 睾酮可升高。血清 FSH 正常或偏低,LH 常升高。

【诊断】

PCOS 的诊断为排除诊断。2003 年鹿特丹标准:①稀发排卵或无排卵;②高雄激素血症和/或高雄激素临床表现;③卵巢多囊改变:超声提示一侧或双侧卵巢直径 2~9mm 的卵泡≥12 个,和/或卵巢体积≥10ml;④符合上述 3 项中任何 2 项者并排除其他高雄激素病因。

【治疗】

多囊卵巢综合征的患者需通过调整生活方式从而恢复排卵及生育功能。在此基础上可用药物治疗,调节月经周期、降低血雄激素水平、改善胰岛素抵抗和诱发排卵。药物治疗无效者可行手术治疗。

小 结

妇产科是临床医学四大主要学科之一,主要研究女性生殖器官疾病的病因、病理、诊断及防治,妊娠、分娩的生理和病理变化,高危妊娠及难产的预防和诊治,女性生殖内分泌,计划生育及妇女保健等。现代分子生物学、肿瘤学、遗传学、生殖内分泌学及免疫学等医学基础理论的深入研究和临床医学诊疗检测技术的进步,拓宽和深化了妇产科学的发展,为保障妇女身体和生殖健康及防治各种妇产科疾病起着重要的作用。妇产科学不仅与外科、内科、儿科学等临床学有密切联系,需要现代诊疗技术(内镜技术、影像学、放射介入等)、临床药理学、病理学、胚胎学、解剖学、流行病学等多学科的基础知识,而且是一门具有自己特点并需有综合临床、基础知识的学科。近年来,妇产科学发展日新月异,新的治疗方法也层出不穷,腹腔镜、宫腔镜、达·芬奇机器人、辅助生殖、无痛分娩等新技术的出现大大减轻了女性患者及产妇的痛苦,宫颈癌疫苗及新的化疗药物的出现成为广大女性及妇科恶性肿瘤患者的福音。尽管妇产科学的发展令人瞩目,但目前仍有很多妇产科疾病的病因尚未明确,一些疾病的治疗效果也尚不令人满意,随着时代的进步以及科技水平的提高,妇科恶性肿瘤、子宫内膜异位症、原发性不孕等疾病的病因将被逐渐揭示,也必将出现新的治疗方法。作为一名医学生,掌握基础的妇产科知识是必要的。希望大家以后都能成为"医德高尚,技术优良"的合格医师。

思考题

1. 简述早期妊娠临床表现。
2. 子宫肌瘤的临床表现有哪些?
3. 简述卵巢肿瘤组织学分类。
4. 多囊卵巢综合征如何诊断?

（张颐）

运动系统由骨、关节和骨骼肌组成,约占人体体重的 60%。全身各骨以关节相连形成骨骼,构成坚硬的骨支架,支撑体重,保护内脏,赋予人体基本形态。骨骼肌附着于骨,在神经系统支配下收缩和舒张,以关节为支点牵引骨改变位置,产生运动。运动中,骨起杠杆作用,关节是运动的枢纽,骨骼肌是动力。

运动系统疾病是指发生于骨、关节、肌肉、韧带(骨间的纤维结缔组织)等部位的疾病,临床常见,可表现为局部性疾病,也可表现为全身性疾病。局部性疾病如骨折、脱位、畸形等。全身性疾病如类风湿性关节炎,可发生于手、腕、膝与髋等部位。

运动系统疾病按病因一般可分为:①先天性畸形,是由基因异常和/或发育中的环境因素所致;②损伤,由暴力因素引起(如骨折、脱位)或慢性损伤引起(如腰背肌纤维织炎);③感染,如化脓性骨髓炎、化脓性关节炎、骨关节结核等;④非特异性炎症,如类风湿性关节炎等;⑤代谢性疾病,如骨软化症、痛风等;⑥内分泌疾病,如甲状旁腺功能亢进引起的囊性骨炎、绝经后骨质疏松症等;⑦退行性变,如骨关节病;⑧肿瘤,以骨、软骨、滑膜肿瘤较多见,而肌肉韧带肿瘤较少见。⑨神经系统疾病引起的运动系统疾病,如脊髓灰质炎或大脑性瘫痪引起的肢体畸形及功能障碍。

第一节　骨折与关节脱位

成人有 206 块骨,可分为颅骨、躯干骨和四肢骨三部分,前二者统称为中轴骨,按形态,骨可分为长骨、短骨、扁骨和不规则骨四类。骨连接可分为直接连接和间接连接两大类,间接连接又称为关节。骨折与关节脱位是运动系统常见病、多发病,多数情况下需要紧急处理,如处理不当,可能会遗留不同程度的畸形和/或功能障碍。

一、骨折

骨折(fracture)是指骨的完整性和连续性中断。骨折由创伤或骨骼疾病引起,因骨骼疾病而诱发的骨折称病理性骨折。临床上以创伤性骨折多见。

【病因】

引起骨折的原因主要有以下几种:

1. **直接暴力**　暴力直接作用致受伤部位发生骨折,骨折和外伤发生在同一水平。常伴有该处的软组织损伤。

2. **间接暴力**　暴力通过传导、杠杆、旋转或肌肉收缩的作用使骨折发生在暴力作用点以外的部位,骨折和外力作用不在同一部位。如踝关节扭伤后,力的传导作用导致内外踝骨折。

3. **疲劳性骨折**(fatigue fracture)　长期、反复、轻微的直接或间接暴力作用于肢体某一部位的骨骼发生骨折,称为疲劳性骨折,也可称为应力性骨折(stress fracture)。如远距离行军导致的第 2、3

320

跖骨和腓骨干下 1/3 骨折。骨折常无明显移位。

4. 骨骼疾病　由骨骼疾病如骨髓炎、骨肿瘤导致骨质破坏后,受轻微外力即可发生骨折,称为病理性骨折。

【分类】

常用的分类有以下三种:

1. 根据骨折处皮肤、黏膜的完整性

(1) 闭合性骨折(closed fracture):骨折处的皮肤或黏膜完整,骨折端不与外界相通。

(2) 开放性骨折(open fracture):骨折处皮肤或黏膜破裂,骨折端与外界相通。骨折处的伤口可因直接暴力如刀伤、枪弹伤由外向内等引起,也可因间接暴力致骨折后,尖锐的骨折端由内向外刺破皮肤或黏膜后引起。如耻骨骨折伴膀胱或尿道破裂、尾骨骨折致直肠破裂均属开放性骨折。

2. 根据骨折的程度和形态

(1) 不完全骨折(incomplete fracture):指骨的完整性和连续性部分中断。按其形态又可分为:①裂缝骨折(crack fracture):骨质发生裂纹,无移位,可见骨折线,多见于颅骨、肩胛骨;②青枝骨折(greenstick fracture):见于儿童,骨质和骨膜部分断裂,但因儿童骨质柔韧,有时仅表现为骨质劈裂,与青嫩树枝被折断时的情况相似而得名。

(2) 完全骨折(complete fracture):指骨的完整性和连续性完全中断。按骨折线的方向和形态又可分为(图 14-1):①横形骨折(transverse fracture):骨折线与骨干的纵轴接近垂直;②斜形骨折(oblique fracture):骨折线与骨干的纵轴呈一定角度,根据角度又可分为长斜形和短斜形骨折;③螺旋形骨折(spiral fracture):骨折线呈螺旋状;④粉碎性骨折(comminuted fracture):骨碎裂成 3 块及以上。如骨折线呈 T 形或 Y 形时又称为 T 形或 Y 形骨折;⑤嵌插骨折(impacted fracture):骨折断端相互嵌插,多见于干骺端骨折,即骨干部的皮质骨嵌插入骺端的松质骨内;⑥压缩性骨折(compressed fracture):骨质因压缩而变形,多见于跟骨、脊椎骨等松质骨;⑦凹陷性骨折(depressed fracture):骨折部皮质局部深陷,多见于颅骨;⑧骨骺分离(epiphysiolysis):骨折经过骨骺,骨骺的断端可附有一定数量的骨组织。

3. 根据骨折的稳定程度

(1) 稳定性骨折(stable fracture):指骨折端不易移位或复位后不易再次移位的骨折。如上述的裂缝骨折、青枝骨折、横形骨折、嵌插骨折等。

(2) 不稳定性骨折(unstable fracture):指骨折端易移位或复位后易再移位的骨折。如上述的斜形

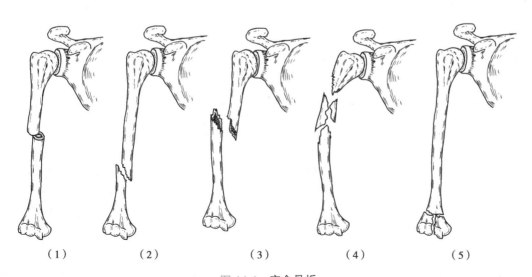

图 14-1　完全骨折

(1)横形骨折;(2)斜形骨折;(3)螺旋形骨折;(4)粉碎性骨折;(5)T 形骨折。

骨折、粉碎性骨折、螺旋形骨折等。

【骨折断端的移位】

大多数骨折有不同程度的移位。常见的移位有以下 5 种,在同一骨折中可能会出现一种或几种移位方式(图 14-2)。

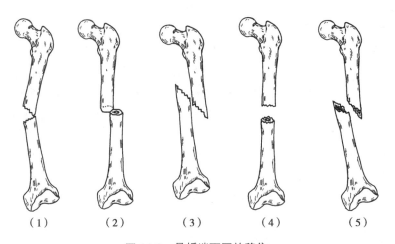

图 14-2 骨折端不同的移位

(1)成角移位;(2)侧方移位;(3)缩短移位;(4)分离移位;(5)旋转移位。

1. **成角移位**(ungular displacement) 指两骨折段的纵轴线交叉成角,以其顶角的方向为准,可称为向前、后、内、外成角。

2. **侧方移位**(lateral displacement) 指以近侧骨折段为准,远侧骨折段向前、后、内、外的侧方移位。

3. **缩短移位**(overlap displacement) 骨折段相互重叠或嵌插,使其缩短。

4. **分离移位**(separate displacement) 骨折段在纵轴上相互分离,形成间隙。

5. **旋转移位**(rotation displacement) 远侧骨折段围绕骨干的纵轴发生旋转。

【影响骨折移位的因素】

造成骨折移位的影响因素主要有下列 4 种:

1. **暴力的性质、大小和作用方向**

2. **肌肉的牵拉** 不同的骨折部位由于肌肉的起止点不同,肌肉牵拉可造成不同方向的骨折移位。

3. **重力作用** 远骨折段肢体重量的牵拉可导致骨折段的移位。

4. **不恰当的搬运和治疗等**

【临床表现】

大多数骨折一般只引起局部表现,严重骨折和多发性骨折可导致全身反应。

1. **全身表现**

(1) 休克:主要原因是骨折所致的出血,特别是骨盆骨折、股骨干骨折、多发性骨折等,其出血量可高达 2 000ml 以上,导致失血性休克。剧烈的疼痛或并发内脏损伤亦可引起休克(即神经源性休克或低血容量性休克)。

(2) 发热:一般骨折后体温正常,但有些出血量较大的骨折,血肿吸收时可出现低热,通常不超过38℃。开放性骨折患者出现高热应考虑感染的可能。

2. **局部表现**

(1) 骨折的一般表现:①局部疼痛:骨折处常出现疼痛和明显的压痛。②肿胀和瘀斑:骨折时由于局部血管破裂出血和软组织损伤后的水肿导致患肢肿胀,严重时可出现张力性水疱。如骨折部位较表浅,血肿内血红蛋白分解后可呈现紫色、青色或黄色的皮下瘀斑。③功能障碍:患肢可丧失部分或全部的活动能力。

(2) 骨折的特有体征:①畸形:由于骨折段移位,导致受伤部位失去正常形态,主要表现为短缩、成角、旋转畸形。②反常活动:正常情况下肢体不能活动的部位,骨折后出现不正常的活动。③骨擦音或骨擦感:骨折后骨折段之间相互摩擦时可产生骨擦音或骨擦感,但在查体时不应主动去求证,以免增加患者疼痛和局部软组织损伤。

以上3种专有体征只要出现其中1种,即可诊断为骨折。但未见此三种体征时,也不排除骨折。例如嵌插骨折、裂缝骨折,可不出现上述体征。骨折断端间有软组织嵌入时,可以没有骨擦音或骨擦感。出现畸形时应和关节脱位相鉴别。3种体征只可于检查时加以注意,不可故意使之发生,以免增加患者的痛苦,使稳定骨折发生移位;或使锐利的骨折端损伤血管、神经及其他软组织。

【辅助检查】

1. 骨折的X线检查 X线检查对骨折的诊断和治疗都具有重要的价值,是骨折的常规首选检查。因为X线摄片检查能显示体检难以发现的损伤,如不完全骨折、体内深部骨折等。即使根据临床表现已经可以确诊的骨折,X线检查也是必需的,通过X线检查可以确定骨折的类型和移位。X线片需摄正、侧位,并包括邻近关节,必要时应拍摄特殊体位的X线片,如掌骨和跖骨拍摄正位及斜位片,跟骨应拍摄侧位和轴位等。有时不易确定损伤情况时,尚需拍摄对侧肢体相应部位X线片加以对比。值得注意的是,一些轻微的裂缝骨折,急诊X线片无法看到明显的骨折线,如临床症状明显者,应于伤后两周摄片复查,此时可因骨折端的吸收出现明显的骨折线,如腕舟骨骨折。

2. 骨折的CT和MRI检查 虽然大部分骨折通过X线摄片即可明确诊断,但仍有些部位的骨折依靠普通X线片难以确诊。CT检查在复杂骨折或较深部位的骨折,如髋关节、骨盆、脊柱的骨折脱位等诊断中显出优势,CT三维成像技术可使髋臼复杂骨折通过三维重建技术明确诊断。MRI的原理完全不同于其他影像成像技术,适用于了解软组织的病理变化。MRI对比明显、层次分明,对明确脊柱骨折合并脊髓损伤情况、膝关节半月板及韧带损伤,关节软骨损伤等具有独特的优势,是普通X线片及CT无法替代的。因此,在对骨折进行基本的X线检查之外,应根据骨折的部位或伴随损伤综合考虑是否行CT和/或MRI检查。

【并发症】

早期并发症有:休克、重要内脏器官损伤(肺损伤;肝、脾破裂;膀胱、尿道损伤;直肠损伤)、重要血管损伤、神经损伤、脂肪栓塞综合征(fat embolism syndrome)、骨筋膜室综合征(osteofascial compartment syndrome):是由各种原因导致骨、骨间膜、肌间隔和深筋膜所包绕形成的骨筋膜室内压力增高,间室内神经、肌肉等组织缺血、变性甚至坏死而产生的一系列临床征象)等。

中晚期并发症有:坠积性肺炎(hypostatic pneumonia)、感染(infection)、褥疮(decubitus)、下肢深静脉血栓形成(deep vein thrombosis)、骨化性肌炎(myositis ossificans)、创伤性关节炎(traumatic arthritis)、关节僵硬(joint stiff)、急性骨萎缩(acute bone atrophy,Sudeck's atrophy)、缺血性骨坏死(ischemic bone necrosis)、缺血性肌挛缩(ischemic contracture)等。

【治疗原则】

骨折的治疗有三大原则,即复位、固定、康复治疗。

1. 复位 将移位的骨折段恢复至正常或近似正常的解剖关系,重建骨骼的支架作用。复位是固定和功能锻炼的基础,骨折后应力求及时和正确的复位,这对于患者的功能恢复至关重要。骨折的复位方法有两类,即手法复位(又称闭合复位,closed reduction)和切开复位(open reduction)。

2. 固定 将骨折维持复位后的位置,防止其再移位,使其达到骨折愈合。骨折的固定(fixation of fracture)方法有两类,即外固定(external fixation)和内固定(internal fixation)。常用的内固定材料有钢丝、螺钉、钢板、髓内钉等。

3. 康复治疗 是在保持骨折正确复位的基础上,尽快地进行其受损肢体的合理活动以恢复肢体的功能。

二、关节脱位

每个关节都包括关节面、关节囊、关节腔等基本结构,有的关节还有滑液囊、关节内韧带、软骨盘等辅助结构,用以增加关节的稳定性,增强关节的活动功能。

组成关节的关节面因外力或病理的破坏而失去正常的互相连接关系,彼此移位,即称为脱位(dislocation)。所以一旦发生脱位,这些组织结构必然发生相应的变化。对外伤引起的急性脱位应及早处理,尽可能争取尽早复位,否则关节可发生病理改变,如关节强直、创伤性关节炎、异位骨化、无菌坏死等,结果使关节功能严重受限。关节在复位后,经过适当的固定和康复治疗后才能恢复关节的功能。

【分类】

1. 按脱位产生的原因 ①创伤性脱位:因直接或间接暴力作用于正常的关节引起脱位,最为常见;②先天性脱位:因胚胎发育异常而引起的脱位,如先天性髋脱位;③病理性脱位:因关节的结构受到某种病变后的破坏而产生脱位,如结核、肿瘤等;④习惯性脱位:即损伤性关节脱位经复位后屡次复发者,如肩关节习惯性脱位。

2. 按脱位程度 ①完全脱位:脱位后两关节面完全失去正常对合关系;②不完全脱位或半脱位:脱位后两关节面部分失去对合关系。

3. 按脱位时间 ①新鲜脱位:一般指脱位后3周以内者;②陈旧性脱位:脱位后时间超过3周以上者。

4. 按脱位关节是否与外界相通 ①闭合性脱位:即关节不与外界相通;②开放性脱位:即关节与外界相通。

【临床表现】

1. 主要症状

(1) 有明显外伤史。

(2) 局部疼痛、压痛、肿胀:关节脱位时附近软组织损伤可引起疼痛,并有明显压痛;引起出血和创伤性炎症反应,短时间内即可出现肿胀。

(3) 关节活动功能障碍:脱位的关节常处于强迫体位,患者因疼痛而拒绝活动患处。

2. 特有体征

(1) 畸形:关节脱位后,肢体的外形失去正常结构,与健侧相比不对称,如肩关节前脱位的方肩畸形,髋关节后脱位时屈曲、内收、内旋畸形。

(2) 关节盂空虚:表浅关节更易触摸到,如肩关节脱位时肩峰下空虚,不能触及肱骨头。

(3) 弹性固定:关节脱位后,未撕裂的肌肉、韧带,可以把脱位后的肢体保持在特殊位置上。对该关节进行被动活动时,仍可轻微活动,但有弹性阻力。被动活动停止后,伤肢又恢复原有的特殊位置。这种情况称为弹性固定。

【并发症】

1. 骨折 多发生在关节腔边缘和骨端关节面,如踝关节脱位合并内、外踝骨折。

2. 神经损伤 主要表现为神经牵拉损伤或压迫,神经断裂极少发生。如肩脱位可压迫腋神经,致三角肌瘫痪。颈椎脱位可压迫脊髓导致截瘫。

3. 血管损伤 不多见,多为压迫伤,在关节复位后压迫多能解除。如膝关节脱位致腘动脉受压。

4. 韧带和关节囊损伤 在关节脱位时,可致维持关节稳定的韧带和关节囊撕裂。如膝关节脱位时可导致交叉韧带、侧副韧带损伤。

5. 创伤性关节炎、骨化性肌炎

【诊断】

1. X线 根据外伤史、关节功能障碍,检查有关节畸形、关节盂空虚、弹性固定,临床即可确定诊断。X线照片可明确脱位的方向、程度,还可了解有无合并骨折,对陈旧脱位可了解有无骨化肌炎和骨的无菌坏死。

2. CT 对复杂的骨折脱位可作CT检查;螺旋CT三维重建技术能直观地了解关节脱位的情况,发现骨破坏的程度。

3. MRI检查 可帮助了解软组织如脊髓、韧带、关节囊的损伤情况。并能对其是否有并发症及程度作明确的判断,如是否有韧带、神经、血管的损伤,有无并发骨折等。

【治疗原则】

关节脱位的治疗原则是复位、固定、康复治疗。对早期损伤可用手法整复为主,时间越早,复位越容易,效果越好。若时间久、超过3周者则产生关节周围肌肉挛缩,关节僵硬、粘连,手法复位难以成功。所以一切新鲜脱位如无特殊原因,均应进行急诊复位。

第二节 运动系统慢性损伤

运动系统慢性损伤远较急性损伤多见,是临床常见病,在一些国家已成为主要的职业健康问题。1700年Ramazzi首先描述了职员和抄写员的肌肉骨骼损伤,指出损伤是由手的反复活动、强迫坐位、过度脑力劳动、精神压抑和连续工作引起。手工业和半机械化产业工人、体育工作者、戏剧和杂技演员、伏案工作者及家庭妇女均是本类疾病的好发者。

【病因】

人体对长期、反复、持续的姿势或职业动作在局部产生的应力是以组织的肥大、增生为代偿,超越代偿能力即形成轻微损伤,累积、迁延而成慢性损伤。当人体有慢性疾病或退行性变时,可降低对应力的适应能力;局部有畸形时,可增加局部应力;在工作中注意力不集中,技术不熟练,姿势不正确或疲劳等均可使应力集中,这些都是慢性损伤的病因。运动系统慢性损伤应以预防其发生和复发为主,防治结合,以增加疗效。单治不防,症状往往复发,反复发作者,治疗是比较困难的。

【分类】

按所累及的组织不同可分为四类:

1. **软组织慢性损伤** 包括肌、肌腱、腱鞘、韧带和滑囊的慢性损伤。

2. **骨的慢性损伤** 主要指在骨结构较纤细及易产生应力集中部位的疲劳骨折。

3. **软骨的慢性损伤** 包括关节软骨磨损、退化及骨骺软骨的慢性损伤。

4. **周围神经慢性损伤** 神经组织结构因频繁的重复活动造成神经损伤,或由于神经组织周围的结构增生、狭窄,造成局部的神经伤害。

【临床特点】

慢性损伤可累及机体的多种组织和器官,临床表现常有以下共性:

1. 损伤作用强度小、长时期存在、潜伏性强。

2. 特定部位有一压痛点或包块,常伴有某种特殊体征。

3. 无明显外伤史,局部炎症不明显。

4. 有与疼痛部位相关的过度活动史,部分患者从事易产生慢性损伤的职业、工种。

【治疗】

1. **减少损伤性因素,适当进行物理治疗** 本病是慢性损伤性炎症所致,故限制致伤动作,纠正不良姿势,增强肌力,维持关节的不负重活动和定时改变姿势使应力分散是治疗的关键。理疗、按摩等方法可改善局部血液循环,减少粘连,有助于改善症状。

2. **合理使用肾上腺糖皮质激素** 局部注射肾上腺皮质类固醇(曲安奈德等)有助于抑制损伤性炎症,减少粘连,是临床上最常用的行之有效的方法。但可能引起如继发感染、肢端坏死、继发神经炎、肌腱自发性断裂、气胸、一过性下肢瘫痪等严重并发症。故使用时必须注意:①诊断明确,一定是慢性损伤性炎症,而非细菌性炎症或肿瘤;②严格无菌技术;③注射部位准确无误;④按规定剂量及方法进行(通常视部位不同一次可用皮质激素 0.5~1ml,加 2% 利多卡因 0.5~4ml,7~10d 一次,3~4 次为 1 疗程。间隔 2~4 周后可重复 1 个疗程)。

3. 合理应用非甾体抗炎药 非甾体抗炎药种类繁多,如布洛芬缓释胶囊,对急性期有较好的效果。但长期使用均有不同程度的副作用,其中以胃肠道黏膜损害最多见,其次为肝肾损害。使用时应考虑以下几点:①短期用药;②病灶局限且较表浅者使用擦剂;③胃肠道不佳者宜首选环氧合酶 2 (COX-2)抑制剂,其他包括各种缓释剂、肠溶片、栓剂等;④对肾功能欠佳者可选用短半衰期药物,对肾血流量影响较小的药物,如舒林酸及丙酸类;⑤肝功能欠佳者可选用结构简单的药物,避免使用吲哚美辛和阿司匹林;⑥不应将两种非甾体抗炎药同时使用,因为这样疗效并不增加,而副作用却倍增。

4. 手术治疗 对某些非手术治疗无效的运动系统慢性损伤,如狭窄性腱鞘炎,腱鞘囊肿等可行手术治疗。

一、腰背肌纤维织炎

腰背肌纤维织炎又称腰肌劳损(lumbar muscle strain),是慢性腰痛中最常见的一种疾病,为腰背部肌肉、筋膜甚至肌肉附着处骨膜的慢性损伤性炎症,常被用作没有明确器质性病变的慢性腰背部疼痛的总称,也有人称为功能性腰痛。

【病因】
常见病因有:积累性损伤、迁延的急性腰扭伤、腰肌筋膜无菌性炎症、先天性脊柱畸形、下肢功能或结构缺陷、体弱、内脏病变、妊娠等。

【临床表现】
腰痛症状时轻时重,一般休息后好转,劳累后加重,不能久坐久站,须经常变换体位。有些患者在棘间,髂后上棘,骶髂关节或腰骶关节,腰椎 2、3 横突处有程度不同的压痛;有的患者压痛范围广泛或无固定压痛点。

【治疗】
1. 保健疗法 适当休息,定时改变姿势,避免长时间弯腰持物等。必要时可在工作中使用腰围,但休息时则应摘下,以免继发性失用性肌萎缩,加重腰段脊柱的不稳定。同时加强主动功能锻炼,训练腰背部肌力量,以增加未受损害肌的代偿调节能力。

2. 疼痛部位理疗、手法力度适当的推拿按摩,有助于缓解症状。

3. 压痛点行肾上腺皮质类固醇封闭治疗。

4. 疼痛明显影响工作和休息时,可服用非甾体抗炎药,也可辅助应用肌肉松弛剂。

二、肱骨外上髁炎

肱骨外上髁炎(lateral humeral epicondylitis)是伸肌总腱起点处的一种慢性损伤性炎症,主要是由于前臂伸肌群的长期、反复、强烈的收缩、牵拉,使其附着处肱骨外上髁部发生不同程度的急性或慢性积累性损伤,肌纤维产生撕裂、出血、机化、粘连,形成无菌性炎症而引起的临床症状,又称前臂伸肌总腱炎,因常见于网球运动员,故俗称"网球肘(tennis elbow)",主要好发人群为中年人,男多于女(约 3∶1),右侧多见,多见于长期从事手和腕部活动的职业,如网球、羽毛球、乒乓球运动员、木工、钳工、油漆工、砖瓦工和家庭妇女。

【临床表现】
1. 肘关节外侧局限性疼痛或持续性酸痛,尤其是前臂旋转、腕关节主动背伸时,疼痛更为明显。可放射至前臂、腕部或上臂。握物无力,扫地、拧毛巾等日常动作困难。

2. 有局限性压痛点,多位于肱骨外上髁、环状韧带或肱桡关节间隙处。肘关节无肿胀,活动正常。

3. 前臂伸肌腱牵拉试验(Mills 试验)阳性:伸肘屈腕握拳,然后前臂旋前,引起肘外侧疼痛。

【治疗】

1. 腕关节制动,尤其是限制用力握拳伸腕动作是治疗和预防复发的基本原则。

2. 压痛点注射曲安奈德 1ml(40mg)和 2% 利多卡因 1~2ml 的混合液,只要注射准确,均能取得极佳的近期效果。疗效是否巩固与能否限制腕关节致伤活动关系很大。

3. 对不能间断训练的运动员,应适当减少运动量,并避免反手击球,同时在桡骨头下方伸肌上捆扎弹性保护带,以减少肌腱起点处的牵张应力。

4. 非手术治疗对绝大多数患者有效,故少有需手术治疗者。对病程长,症状顽固者,可施行伸肌总肌腱起点剥离松解术或卡压神经血管束切除结扎术。

三、粘连性肩关节囊炎

粘连性肩关节囊炎(adhesive capsulitis of shoulder)泛指肩关节周围软组织(含关节囊、滑液囊、肌肉、肌腱、腱鞘、韧带等)的无菌性炎症,又称肩关节周围炎。常见于 50 岁左右的中老年人,又称"五十肩""冻结肩(frozen shoulder)"。女性多于男性,左侧多于右侧,确切病因尚不完全清楚,可能与肩周软组织退行性改变,肩部外伤或慢性劳损,肩部活动减少,局部寒冷刺激及内分泌紊乱等因素有关。

【临床表现】

1. **症状** 逐渐出现的肩部疼痛,与动作、姿势有明显关系。随病程延长,疼痛范围增大,并牵涉到上臂中段,同时伴肩关节活动受限。增大活动范围,则有剧烈锐痛发生。患者初期尚能指出疼痛点,后期范围扩大,疼痛定位反而不清。

2. **体征** 三角肌有轻度萎缩,斜方肌痉挛。肩峰,喙突,肱二头肌长、短头肌腱及三角肌前、后缘均可有明显压痛。肩关节以外展、外旋、后伸受限最明显,少数人内收、内旋也受限,但前屈受限较少。

【治疗】

1. 粘连性肩关节囊炎有其自然病程,一般在 6~24 个月可自愈。但若不配合治疗和功能锻炼,即使自愈也遗留不同程度的功能障碍,主动的肩关节功能锻炼是本病的主要治疗方法。

2. 理疗、针灸、适度的推拿按摩,可改善症状。

3. 痛点局限时,可局部注射肾上腺皮质类固醇,能明显缓解疼痛。

4. 疼痛持续,夜间难以入睡时,可短期服用非甾体抗炎药,并加以适量口服肌松弛剂。

第三节　椎间盘突出症

椎间盘突出症是临床常见的一类脊柱退行性疾病,可以发生在颈椎、胸椎、腰椎的各脊柱节段,临床可引进颈肩痛或 / 和腰腿痛,其中以颈椎间盘突出症和腰椎间盘突出症常见。

一、颈椎间盘突出症

颈椎间盘突出症(cervical disc herniation)是在颈椎间盘退变的基础上,因轻微外力或无明确诱因导致的椎间盘突出而致脊髓和神经根受压的一组病症。

【临床表现】

1. **主要症状** 主要有赖于受压迫的组织而定,临床上以压迫神经根者为多,压迫脊髓或兼有神经根者较少。

(1)颈部症状:颈部不适、疼痛伴酸胀。

(2)神经根受压症状:单侧上肢及手部疼痛无力或麻木。

(3)脊髓受压症状:肢体麻木、无力和步态不稳,容易跌倒。

2. **体征**

(1)霍夫曼征(Hoffmann sign):霍夫曼征阳性反应被认为是典型的锥体束受损的体征,在颈椎间盘突出症的诊断过程中,是颈脊髓是否受损的重要依据。

(2) 上肢与损害节段相关的腱反射亢进。

(3) 巴宾斯基征(Babinski sign)阳性。

(4) 步态或平衡紊乱。

【辅助检查】

1. 颈椎 X 线片　颈椎生理曲度减小、病变椎间隙变窄。

2. CT　典型的 CT 扫描可显示椎间盘突入椎管,压迫脊髓。

3. MRI　MRI 诊断颈椎间盘突出症准确率明显高于 CT,在矢状位或轴位 MRI 像上椎间盘突出可得到显示,是目前诊断该病的最有效手段。

【诊断】

典型的颈椎间盘突出症临床表现和辅助检查相符,诊断即可成立。

【治疗】

颈椎间盘突出症治疗方法的选择,主要依据临床表现。仅有局部症状,或轻度神经根性症状,通常选择非手术治疗。对明确有脊髓或脊髓神经根压迫症状,原则上采用手术治疗。

1. 非手术治疗　包括颈椎牵引、颈围制动、理疗、按摩推拿及药物对症治疗。

2. 手术治疗　多采用前路椎间盘切除植骨融合术。近年来,有学者主张采用人工颈椎间盘置换术,可保留椎间关节的活动度。

二、腰椎间盘突出症

腰椎间盘突出症(lumbar disc herniation)是指腰椎间盘发生退行性改变以后,在外力作用下,纤维环部分或全部破裂,单独或者连同髓核、软骨板向外突出,刺激或压迫椎神经和神经根引起的以腰腿痛为主要症状的一种病变。腰椎间盘突出症是腰腿痛最常见的原因之一,以腰 4~5、腰 5 骶 1 椎间隙发病率最高,多发于 20~50 岁中青年人群。

【病因】

椎间盘退行性变是腰椎间盘突出症的病理基础。一般 20 岁以后,椎间盘开始退变,椎间盘髓核和纤维环含水量减少,髓核中蛋白多糖等成分降低,胶原纤维变性,椎间盘结构松弛,弹性和抗负荷能力减退,容易导致纤维环产生裂隙损伤。

积累性损伤是椎间盘退变的主要原因,也是椎间盘突出的诱因。腰椎间盘承受人体负荷大,且局部活动度大,日常生活中弯腰、扭转等动作主要集中在腰椎完成。腰椎间盘反复承受压缩、屈曲、扭转等负荷,不但促使椎间盘退变,而且使纤维环裂隙因积累性损伤而逐步扩大,一次较重外伤或者多次较轻外伤可以使退变髓核组织从该纤维环裂隙的薄弱处突出,故本症与某些职业、工种有密切关系,如重体力劳动者、长途汽车司机等。腰 4~5、腰 5 骶 1 椎间盘是腰椎负荷和活动的主要承担部位,腰椎间盘突出多发生于该两个部位。

【病理分型】

1. 膨隆型　纤维环完整性基本保存,由于椎间盘髓核退变、椎间盘高度降低、纤维环松弛,而向四周膨出;或者纤维环内层有部分破裂,而表层完整,髓核组织因压力而向椎管局限性隆起。该类型经保守治疗大多可缓解或治愈。

2. 突出型　纤维环裂隙扩大至外层,纤维环出现裂口,髓核组织自裂口突出,或者表面仅有一层纤维膜覆盖。常需手术治疗。

3. 脱出游离型　髓核组织块自纤维环裂口突出后,脱入椎管内或者完全游离。此型常有明显神经根症状,还易压迫马尾神经,必须采用手术治疗。

4. Schmorl 结节及经骨突出型　前者指髓核经上下软骨板的发育性或后天性裂隙突入椎体松质骨;后者是髓核沿椎体之间的血管通道向前纵韧带方向突出,形成椎体前缘的游离骨块。这两型临

笔记

床上无神经症状,无需手术治疗。

【临床表现】

1. 症状

(1) 腰痛及下肢放射性痛:一般先有腰痛,后出现下肢放射痛,或者同时出现;也有部分病例无腰痛,仅有下肢放射痛。在本症,腰痛及下肢痛具有下列特点:①根性放射痛:下肢痛沿神经根分布区放射,腰 4~5 椎间盘突出压迫腰 5 神经根,疼痛沿臀部、大腿后侧放射至小腿前外侧、足背和趾。腰 5 骶1 椎间盘突出压迫骶 1 神经根,疼痛放射至小腿后外侧、足跟、足底和足外侧。②疼痛与活动有关:行走、劳累后加重,卧床休息可减轻。③疼痛与体位有关:为了缓解疼痛,患者常被迫采取某一体位,侧卧位并屈髋屈膝,少数患者侧卧位屈腿、仰卧位屈腿、床上跪位或下蹲位,以减少神经根张力。

(2) 下肢麻木及无力:受累神经根损害较重时,所支配肌肉力量减弱,感觉减退,重者出现足下垂等症状。

(3) 大小便功能变化:马尾神经损害者可出现排便、排尿困难或尿失禁,鞍区感觉减退或消失,性功能障碍。

2. 体征

(1) 步态:疼痛明显者常有跛行,严重者需扶拐。

(2) 腰部体征:腰椎生理前凸变小,腰肌紧张或痉挛,腰椎出现姿势性侧凸,与突出髓核与神经根相对关系有关,如髓核突出在神经根内侧,腰椎则凸向健侧,髓核突出在神经根外侧,腰椎则凸向患侧,可松弛受压神经根,缓解疼痛。在棘间或椎旁 1cm(椎板间隙)常有明显压痛并向下肢放射。腰椎活动受限程度不同,多数前屈活动受限。

(3) 神经系统表现(表 14-1):受累神经根可出现所支配的运动、感觉和腱反射的异常。如肌力减弱、肌肉萎缩,感觉过敏、减退或消失,反射减弱或消失。腰 5 神经根受累,常有胫前肌、伸肌及第 2 趾伸肌肌力减弱,严重者足下垂,疼痛放射区感觉减弱,膝反射和踝反射改变不明显。骶 1 神经根受累,可有足趾跖屈肌力或第 3、4、5 趾伸肌肌力减弱,疼痛反射区感觉减退,踝反射减弱或消失。马尾神经受累有鞍区感觉减退或消失。

表 14-1　不同部位腰椎间盘突出症的神经系统表现

类别	腰3~4椎间盘突出 (腰4神经根受累)	腰4~5椎间盘突出 (腰5神经根受累)	腰5骶1椎间盘突出 (骶1神经根受累)
感觉	小腿内侧	小腿前外侧、足背	足外侧、小腿外后
肌力	胫前肌	伸趾、伸踇肌	小腿三头肌
反射	膝反射	无异常	踝反射

(4) 神经牵拉试验:①直腿抬高试验(Laseque 征):正常时,腿伸直并抬高至 70°以上,无明显不适。直腿抬高受限并出现小腿以下的放射痛为阳性,椎间盘突出症时该体征阳性率高,对诊断意义大。②直腿抬高试验加强试验(Bragard 征):在直腿抬高基础上将踝关节被动背伸,诱发或加重根性放射痛为阳性,此为加强试验。

【辅助检查】

1. X 线片　单纯 X 线片不能直接反映是否存在椎间盘突出,但 X 线片可以了解脊柱有无发育畸形、脊柱侧突、脊椎滑脱及退行性改变等,特别有助于排除结核、肿瘤等。

2. X 线造影　包括脊髓造影、硬膜外造影、脊椎静脉造影等,可间接显示有无椎间盘突出及突出程度,属于有创性检查,由于 CT 或 MRI 检查手段的普及,目前已较少应用。

3. CT　可显示骨性椎管形态,黄韧带是否肥厚、钙化、骨化,椎间盘突出大小、方向等,对本症诊断有较大价值,已普遍采用。

4. MRI 除具备 CT 优点外,尚可清晰的显示突出髓核和硬膜囊、脊髓、马尾神经、神经根之间的关系以及椎旁软组织情况。

5. 其他 电生理检查(如肌电图、神经传导速度及体感诱发电位)可协助确定神经损害的范围和程度。B 超检查无实用价值,实验室检查对本症帮助不大,主要用于鉴别诊断。

【诊断】

典型腰椎间盘突出患者,依据病史、症状、体征以及 X 线片检查,即可作出初步诊断。结合 CT 或 MRI 等方法,能明确腰椎间盘突出的病变间隙、突出方向、突出大小、神经受压情况。但引起腰腿痛症状的疾病众多,应注意鉴别诊断。

【治疗】

1. 非手术治疗 多数腰椎间盘突出症可经非手术治疗缓解或治愈。非手术治疗适合于:①年轻、初次发作或病程较短者;②休息后症状可以自行缓解者;③CT 或 MRI 显示椎间盘突出属于纤维环基本完整者。其目的是消除神经根炎性水肿。

非手术治疗方法:①卧床休息,不做弯腰动作,也尽量少坐;②持续骨盆牵引,以减低椎间盘内压力;③推拿、按摩,但出现症状加重应停止,CT/MRI 显示为椎间盘巨大突出或游离者禁用;④药物治疗,主要采用非甾体抗炎药物及 B 族维生素,营养神经,减轻无菌性炎症;⑤肾上腺糖皮质激素注射,可减轻神经根周围炎症和粘连。

2. 手术治疗 手术治疗的适应证:①腰椎间盘突出症诊断明确,经严格非手术治疗 2~3 个月无效,影响日常生活和工作;②疼痛剧烈,需采用吗啡类强力镇痛药物,CT 或 MRI 显示有椎间盘纤维环破裂、髓核游离;③出现肌肉瘫痪、马尾神经损害者。手术治疗有可能发生椎间盘炎、血管或神经损伤等并发症,应严格掌握手术指征。

单纯腰椎间盘突出症一般采用后路开放性髓核摘除术,也可以采用内镜下椎间盘髓核摘除等微创治疗方法。

第四节 骨关节炎及股骨头坏死

一、骨关节炎

骨关节炎(osteoarthritis,OA)是一种慢性、退行性关节疾病,属于非化脓性关节炎,多发于负重较大的膝关节、髋关节、脊柱等部位,手部关节也是本病的好发部位之一。骨关节炎的病变特点是关节软骨的退行性变和关节周围继发性骨质增生。

【分类】

骨关节炎分为原发性和继发性两种。原发性骨关节炎的病因迄今为止尚不完全清楚,多见于 50 岁以上的肥胖患者,随着年龄增长,包括关节软骨在内的结缔组织发生不同程度的退行性变。原发性骨关节炎常为多关节受累,病程发展缓慢。

继发性骨关节炎是指在发病前关节本身有其他病变存在者,如关节内骨折创伤,关节或肢体先天或后天畸形,关节构成骨骼的无菌性坏死,内分泌紊乱代谢失常等。继发性骨关节炎常局限在单个关节,病程发展较快,预后较差。

尽管两种关节炎存在上述区别,但发展到晚期,二者的临床表现、病理改变均相同。

【临床表现】

1. 症状

(1)疼痛:初期为轻微钝痛,活动多时疼痛加剧,休息后好转,后期则疼痛为持续性,休息时无明显缓解。有的患者在晨起或久坐后起立时感到疼痛,稍微活动后减轻,称为"静息痛"。疼痛可受寒冷、潮湿等因素影响。

（2）活动受限：关节活动僵硬不适，严重时关节活动过程中可闻及摩擦声，并出现关节积液。关节内有游离体时可出现关节交锁。骨关节炎发展到一定程度，主动或被动关节活动均受限制。

2. **体征** 髋关节骨关节炎早期表现为髋关节前方痛，关节活动受限，以内外旋受限为主；晚期则出现髋关节屈曲、外旋畸形，髋关节内旋诱发疼痛试验阳性，Thomas 征阳性。

膝关节骨关节炎早期表现为关节间隙压痛，髌骨摩擦感，关节活动受限，以屈曲受限为主；晚期则各方向活动均明显受限，股四头肌萎缩，关节肿胀积液时，膝关节浮髌试验阳性，可伴发关节畸形，如膝屈曲内翻畸形或外翻畸形。主动或被动活动时，关节伴有响声，侧方活动检查时可见关节侧副韧带松弛。

手部骨关节炎以指间关节和拇指腕掌关节多见，常为多关节发病。早期体征较少，晚期可出现远侧指间关节侧方增粗，形成 Heberden 结节，并可出现关节积液，半脱位和手指偏斜畸形。

【辅助检查】

1. **影像学** 早期病变局限在软骨表面时，X 线片为阴性。随着病情进展，关节间隙非均匀性变窄，关节边缘有骨赘形成。晚期关节间隙基本消失，关节变形，力线偏移，可出现半脱位。软骨下骨硬化和囊腔形成并存，关节积液时可见关节囊肿胀，但无骨性强直（图 14-3）。

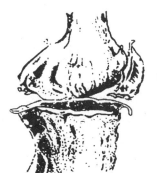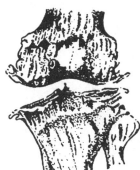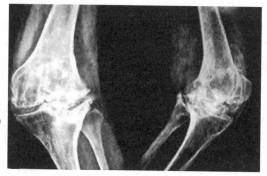

图 14-3 膝关节骨关节炎示意图及 X 线表现

2. **实验室检查** 骨关节炎没有特异性的实验室检查，血沉、C 反应蛋白、类风湿因子、血尿酸一般都在正常范围内，但检查有鉴别诊断意义。

【诊断】

根据患者的症状、体征、典型 X 线表现等，骨关节炎诊断并不难。诊断原发性骨关节炎，首先要排除可能引起继发性骨关节炎的原因。国际上一般只把具有临床症状的患者才诊断为骨关节炎，放射学有改变而无症状者，只能称为放射学骨关节炎。

【治疗】

骨关节炎的治疗方法应根据患者的年龄和疾病程度来选择，早期骨关节炎的治疗目的是缓解疼痛，延缓病变发展；晚期骨关节炎的治疗目的则是缓解或消除疼痛，增加关节活动范围，重建关节稳定性。

1. **一般疗法** 包括理疗休息，控制体重，减少不合理的运动，适当适量运动等。

2. **药物治疗** 以非甾体抗炎药为主，辅以硫酸软骨素和氨糖美辛等软骨基质成分药物。关节内注射透明质酸钠，能起到润滑关节，保护关节软骨的作用。

3. **手术疗法** 对于保守治疗无效的早期患者，可在关节镜下行关节清理术，可以获得一定程度的症状缓解。晚期出现畸形或持续性疼痛时，年轻患者可选用关节周围截骨术，如髋关节的粗隆间截骨术、膝关节的胫骨高位截骨术；老年患者可选用人工关节置换术。

二、股骨头缺血性坏死

股骨头缺血性坏死(avascular necrosis of femoral head,ANFH)是指由于不同原因使股骨头发生部分或完全性缺血,导致骨细胞、骨髓造血细胞及脂肪细胞坏死的病理过程,引起关节疼痛、关节活动受限,是临床常见疾病。多见于30~50岁,常累及双侧股骨头。早期因症状和体征不明显,误诊、漏诊率较高。晚期由于股骨头塌陷造成骨关节炎,病残率很高,治疗较困难。

【病因】

引起股骨头缺血性坏死的因素很多,归纳起来主要有创伤性和非创伤性两大类。创伤性股骨头缺血性坏死是因为外伤导致股骨头的血运中断而造成的结果,包括股骨颈骨折、髋关节外伤性脱位等。非创伤性股骨头缺血性坏死常见的相关因素有激素相关性股骨头坏死及酒精相关性股骨头坏死,减压病等,其确切病因与发病机制至今仍未完全明了。

【临床表现】

1. 症状

(1)疼痛:疼痛是最早出现的症状,表现为髋关节疼痛或酸痛,少数患者表现为膝关节疼痛,疼痛可为持续性或间歇性。

(2)活动受限:早期患者髋关节活动正常或轻度受限,表现为向某一方向活动障碍,特别是内旋及外展。随着病情的发展,髋关节活动明显受限,严重者髋关节僵直,功能完全丧失。

(3)跛行:一般与疼痛同时出现,早期为痛性跛行,呈间歇性,休息后可缓解。晚期由于股骨头塌陷、骨性关节炎可有持续性跛行。

2. 体征 股骨头坏死的典型体征为腹股沟区深部压痛,可放射至臀或膝部,"4"字试验阳性。还可见大转子叩痛,局部深压痛。部分患者足跟部叩击痛呈阳性。患侧由于股骨头塌陷、髋关节半脱位而导致腿短,Trendelenburg征可呈阳性。活动障碍久者患侧臀部、大腿、小腿的肌肉会出现萎缩。

【辅助检查】

1. 实验室检查 血象正常,RF阴性,HLA~B27阴性,抗"O"和C反应蛋白无升高。血沉一般无加快,但无菌性滑膜炎存在时,血沉也可轻、中度升高。

2. X线 是常用的检查手段,主要表现包括骨密度的改变,以及关节软骨下骨质中出现1~2cm宽的弧形透明带,即"新月征",晚期则出现股骨头塌陷等。

3. CT 可以从冠状面和矢状面揭示微小病灶,有较高的分辨率,可以做出早期诊断,但没有MRI敏感。

4. MRI 是本病最敏感的检查方法,在X线和CT检查中出现阳性征象前即可发现早期坏死的影像学表现。

5. 放射性核扫描 目前常用的是锝亚甲基二膦酸盐,对股骨头坏死的早期诊断具有较大的价值。核素扫描的特异性表现为热区中有冷区,即所谓针孔改变,可确诊。

【诊断】

根据病史、体征和辅助检查,诊断一般不困难。

【治疗】

成人股骨头缺血性坏死的治疗中首先应该明确诊断、分期、病因等因素,同时也要考虑患者的年龄、身体一般状况、单髋或双髋受损,以便选择最佳的治疗方案。常用的治疗方法可分为以下几种:

1. 非手术治疗 包括:①一般治疗,包括停止服用激素、戒酒等针对发病原因的治疗,以及牵引、减少或禁止负重、理疗、非甾体类抗炎药等对症治疗,有助于减轻症状,促进修复。②药物治疗,微血管扩张药物为常用药,主要用于改善局部微循环。中药适用于早期或中晚期患者的配合治疗,以活血化瘀为主。③高压氧疗,可使动脉氧分压增高,与其他非手术治疗相配合可以作为早期骨坏死一种治疗手段。④介入治疗,经旋股内、外动脉及髂内动脉灌注溶通药物,包括尿激酶、复方丹参、罂粟碱、低

笔记

分子右旋糖酐等,改善局部的血液循环,对 ANFH 有一定的治疗效果,可缓解症状,改善关节功能。

2. 手术治疗　目前,手术治疗是成人股骨头缺血性坏死的主要治疗手段,方法较多,具体手术方式选择取决于病程分期,可分为以下几种:髓芯减压及植骨术、骨移植术、截骨术、髋关节表面置换术、全髋关节置换术。

第五节　运动系统畸形

运动系统畸形是骨科临床常见病、多发病,一般可分为先天性畸形和姿态性畸形。先天性畸形常见的有发育性髋关节脱位、先天性肌性斜颈、先天性并指多指畸形、先天性马蹄内翻足等。姿态性畸形常见的有平足症、跗趾外翻、脊柱侧突等。

一、发育性髋关节脱位

发育性髋关节脱位(developmental dislocation of the hip,DDH)的病因至今不明,可能由遗传因素、胎位异常、髋臼发育不良等原因导致,与生活习惯和环境因素也有关系。发育性髋关节脱位过去称为先天性髋关节脱位(congenital dislocation of the hip,CDH),主要是髋臼、股骨近端和关节囊等均存在结构性畸形而致关节的不稳定,甚至发展为髋关节脱位。发病率 0.1%~0.4% 不等,不同种族、地区发病情况差别较大,男女发病率约为 1:6。

【临床表现】

1. 症状　因年龄不同临床表现有较大的差异,在新生儿和婴幼儿站立前期临床表现不明显,往往未能引起家长的重视,延误诊断。在站立前期可表现为:①大腿及臀部的皮肤皱褶不对称,患侧皱褶增多且加深;②患儿会阴部增宽,尤在双侧脱位时;③患侧髋关节活动减少,处于屈曲位,不能伸直,蹬踩力量较健侧弱;④患侧肢体短缩;⑤牵拉患侧下肢有弹响声或弹响感。

随着年龄的增加,患儿开始行走时可表现为:①开始行走的时间较正常儿晚;②跛行步态,单侧脱位时跛行,双侧脱位时行走像鸭步,臀部后耸;③推拉患侧股骨时,股骨头可上下移动,似打气筒样;④患侧内收肌紧张,髋关节外展受限。

2. 体征　下列检查,可以协助诊断:

(1) Allis 征:双膝关节屈曲 90°,双足平放于检查台上,双踝并拢,患侧膝关节平面低于健侧为阳性。

(2) 外展试验:双侧髋、膝关节各屈曲 90°时外展髋关节,患侧外展受限为阳性,常小于 70°。

(3) Barlow 试验(弹出试验):患儿仰卧,检查者站在患儿的足侧,一手将同侧髋、膝关节各屈 90°,另一手拇指置于股骨内侧正对小转子处,其余指置于大转子外侧,拇指用力向外上方推压股骨头,可感到股骨头自髋臼脱出,并有弹响声或有弹跳感,即为阳性。

(4) Ortolani 试验(弹入试验):体位同上,外展髋关节时置于大转子外侧的四指向前、向内推压,脱位的股骨头通过杠杆作用滑入髋臼,有弹响声或有弹跳感为阳性。

(5) Trendelenburg 征:正常情况单足站立时,对侧骨盆抬高。先天性髋关节脱位单足站立时,对侧骨盆下降为阳性。

【辅助检查】

1. B 超　有助于诊断,多用于普查,方便有效。

2. X 线　可以明确脱位的性质和程度。拍片应在出生后 3 个月以上拍骨盆正位片,因在此之前髋臼大部分还是软骨无法判断,如为单侧可能会发现股骨头骨化中心较健侧小,一般在骨盆正位片划定几条连线会发现以下表现(图 14-4):

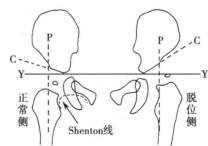

图 14-4　Perkin 象限、髋臼指数及 Shenton 线示意图

(1) 髋臼指数增大：髋臼指数又称髋臼角，其测量方法：通过双侧髋臼软骨(亦称 Y 形软骨)中心点连一直线为 Y 线。再从 Y 形软骨中心向骨性髋臼顶部外侧上缘最突出点连一条线为 C 线。C线与 Y 线的夹角即为髋臼指数或髋臼角。它反映髋关节的发育状况。正常新生儿为 30°~40°，1 岁23°~28°，3 岁 20°~25°。大于此范围者表示髋臼发育不全，说明此髋臼窝较浅，即使股骨头的骨化中心在髋臼内，以后仍有可能发生脱位。

(2) 股骨头骨骺不在 Perkin 内下象限：Perkin 象限即关节四区划分法，两侧髋臼中心连一直线称为 Y 线，再从髋臼外缘向 Y 线作一垂线(P 线)，将髋关节划分为四个象限，正常股骨头骨骺位于内下象限内。

(3) Shenton 线中断：正常情况下，闭孔上缘和股骨颈内侧缘可连成弧形曲线，称为 Shenton 线或股骨颈与闭孔连线。当髋关节脱位后此线不能连成完整的弧线。

【诊断】

所有新生儿都应检查髋关节的稳定性，如有怀疑应行进一步检查。典型的临床表现(主要是体征)和辅助检查可确诊。

【治疗】

关键在于早期诊断和早期治疗，治疗越早，效果越好。

1 岁以内，可以使用带蹬吊带法、连衣裤套法及外展支具法，维持 4 个月以上。1~3 岁时，对部分病情较轻患儿，仍可使用支具治疗，若 4~6 周后仍不能复位，则应手法复位，石膏固定。4 岁以上，应采用手术治疗，如 Salter 骨盆截骨术。成人先天性髋关节脱位，可行 Chiari 骨盆内移截骨术或股骨转子下截骨术来改善症状。

二、先天性肌性斜颈

先天性肌性斜颈(congenital torticollis，CMT)是指一侧胸锁乳突肌纤维挛缩，导致颈部和头面部向患侧偏斜的先天性畸形(图 14-5)。多数学者认为系产伤等因素导致胸锁乳突肌纤维损伤出血、血肿机化、瘢痕挛缩而形成，也有学者认为可能是妊娠期间胎位不正，导致胎儿胸锁乳突肌痉挛性贫血、静脉栓塞而造成，还有人认为可能与先天性发育异常有关。早期发现并治疗，效果显著。晚期斜颈虽然可以手术矫正，但合并的其他组织异常(如面部畸形、颈椎侧凸)则难以恢复。

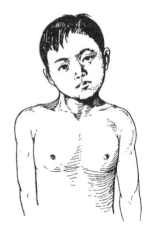

图 14-5 先天性肌性斜颈

【临床表现】

婴儿出生后，一侧胸锁乳突肌即有肿块，但不易辨认。生后 1~2 周肿块变硬，呈梭形，不活动。5~8 个月肿块逐渐消退，但患侧胸锁乳突肌萎缩、变短，呈索条状，头偏向患侧，下颌转向健侧肩部。病情发展可出现各种继发畸形，患侧面部小而扁，健侧面部大而圆，双眼、双耳不在同一水平线，严重者可导致颈椎侧凸畸形。

【诊断】

根据临床表现即可确定诊断。应与骨性斜颈、颈部炎症、视力性斜颈等疾病进行鉴别诊断。

【治疗】

早期治疗是预防发生继发性颜面、颈椎畸形的关键。

新生儿确诊后，患处轻柔按摩、热敷，适度向健侧牵拉头部，睡眠时用软枕固定。随着患儿生长，手法扳正力度逐渐增加，使枕部转向健侧，下颌转向患侧。每日扳正数次，坚持不懈，多可获得满意疗效。

手术治疗适合 1 岁以上患儿，切断患侧胸锁乳突肌的锁骨头及胸骨头，术后用颈围领保持于略过矫正位，拆线后教育患儿下颌向患侧、枕部向健侧旋转。对于 4 岁以上、斜颈严重的患儿，应切除患侧胸锁乳突肌的锁骨头及胸骨头各 2cm,头置于矫正位,头颈胸石膏固定 3~4 周。

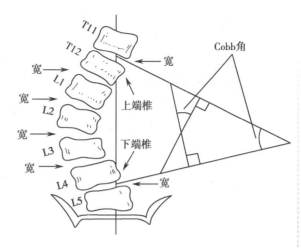

图 14-6 Cobb 法脊柱侧突 X 线测量

三、脊柱侧突

脊柱侧突(scoliosis)是指脊柱的一个或数个节段向侧方弯曲,或伴有椎体旋转的三维脊柱畸形,国际脊柱侧突研究学会(Scoliosis Research Society,SRS)对脊柱侧突定义如下:应用 Cobb 法测量(图 14-6)站立正位 X 线像的脊柱侧方弯曲,如角度大于 10° 则定义为脊柱侧突。

脊柱侧突分为两大类,即非结构性脊柱侧突和结构性脊柱侧突,其中特发性脊柱侧突是结构性脊柱侧突中最常见的一种类型。

特发性脊柱侧突原因不明,最常见,约占总数的 75%~80%。根据其发病年龄又分婴儿型(0~3 岁)、少儿型(3~10 岁)及青少年型(10 岁后)。

【临床表现】

早期畸形不明显,常不引起注意。生长发育期,侧凸畸形发展迅速,可出现身高不及同龄人,双肩不等高,胸廓不对称。侧凸畸形严重者可出现"剃刀背"畸形,影响心肺发育,出现系统牵拉或压迫的相应症状(图 14-7)。

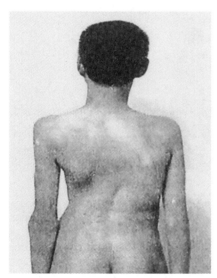
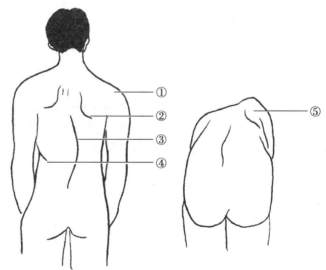

图 14-7 脊柱侧突外观

①两肩不等高;②两侧肩胛骨不等高;③脊柱偏离中线;④一侧腰部皱褶皮纹;⑤前弯腰时两侧背部不对称,形成"剃刀背"。

【辅助检查】

1. X 线检查 最基本最常用的检查,可了解侧凸的病因、类型、位置、大小、范围和柔韧度等,可观察畸形进展情况及作疗效评价。

2. CT 检查 对脊柱、脊髓、神经根病变的诊断具有明显的优势,特别是对 X 线显示不清的部位(枕颈、颈胸段等)。

3. MRI 对椎管内病变分辨力强,不仅提供病变部位、范围,对其性质如水肿、压迫、血肿、脊髓畸形、变性等分辨力优于 CT。

4. 其他　如脊髓造影、肺功能、电生理检查等。

【治疗】

脊柱侧突的治疗目的是矫正畸形、获得稳定、维持平衡和减缓或阻止病情的进展。不同类型的脊柱侧突,其治疗原则和方法不尽相同。

1. 婴儿型及少儿型脊柱侧突的治疗选择　支具治疗的指征为:侧弯 Cobb 角大于 25°;观察期间侧弯进展明显。如果支具治疗时,侧弯进展迅速,应详细进行神经系统检查及 MRI 检查以确定是否存在颅脑或椎管内病变。侧弯如超过 50°,应放弃支具治疗。少儿型侧弯中的 25%~65% 及全部的进展型婴儿型侧弯需要手术治疗。

手术方法的选择主要依据脊柱侧突患者侧弯加重时的年龄。首先应考虑脊柱生长潜能。单纯后路脊柱融合,侧弯仍可加重并且椎体的旋转畸形增加。年龄小的患者如果单纯行脊柱后路融合,其前方脊柱仍然继续生长,导致前方椎体高度增加,并导致融合区椎体旋转畸形加重,产生曲轴现象(crankshaft effect)。为防止曲轴现象,在婴儿和儿童患者不宜单纯行后路脊柱融合,而采取一期前路手术防止脊柱前方过度生长、二期行后路脊柱矫形固定融合。

2. 青少年型脊柱侧突的治疗原则　青少年型脊柱侧突的治疗原则为观察、支具和手术。具体治疗原则如下:侧弯 Cobb 角小于 25°,应严密观察,如每年进展 >5° 并且 Cobb 角 >25°,应行支具治疗;Cobb 角在 25°~40° 之间的脊柱侧突,应行支具治疗,如每年进展 >5° 且大于 40°;Cobb 角 40°~50° 的脊柱侧突:由于侧弯大于 40°,进展的概率较大,因此如果患者发育未成熟,应建议其手术治疗。对于发育成熟的患者,如果侧弯发展并大于 50° 且随访发现侧弯有明显进展的患者,也应手术治疗;Cobb 角大于 50° 应手术治疗。

第六节　骨　肿　瘤

一、概述

凡发生在骨内或起源于骨各种组织成分的肿瘤统称骨肿瘤(bone tumor)。骨肿瘤分为原发性和继发性两类。原发性骨肿瘤又分为良性、恶性和瘤样病损。继发性骨肿瘤则为骨外组织或其他骨的肿瘤经血液或淋巴等途径转移至骨骼而发生骨的破坏性疾病,其发生率是原发恶性骨肿瘤的 30~40 倍。

【外科分期】

即 G-T-M 外科分期(G 病理分级,T 肿瘤与解剖学间室的关系,M 区域或远处转移),是 Enneking 于 1980 年根据骨和软组织间叶性肿瘤生物学行为类似的论点提出的,其目的在于选择合理的治疗方案、评估预后及肿瘤基础研究。

【治疗原则】

骨肿瘤种类繁多,约 50 多种。良性骨肿瘤和瘤样病变依据影像学特征常常可以明确诊断,而恶性骨肿瘤变异较大,往往要通过"临床 + 影像学 + 病理"相结合的原则方可确诊。骨肿瘤一旦确诊,其外科治疗应以外科分期为指导,手术应按外科分期来选择手术界限和方法,尽量达到既彻底切除肿瘤,又可保全肢体及其功能。

二、良性骨肿瘤

据文献统计,良性骨肿瘤(benign bone tumor)约占骨原发性肿瘤的 55.7%。其中以骨软骨瘤发病率最高,其他的有软骨瘤、骨瘤、骨化性纤维瘤、血管瘤、骨样骨瘤、黏液样纤维瘤、骨母细胞瘤等。

(一)骨软骨瘤

骨软骨瘤(osteochondroma)是最常见的良性骨肿瘤,常见于 10~20 岁青少年,约占良性骨肿瘤的

35.8%。分单发与多发性两种,后者称之为多发性骨软骨瘤(multiple osteochondroma)。

【临床表现】

多数在 10 岁左右发生,最常见的部位是股骨下段和胫骨上段干骺端,绝大多数无任何症状,常被偶然发现骨性肿块就诊。当肿瘤压迫周围组织或其表面发生滑囊炎时可产生疼痛和功能受限。

【诊断】

依据 X 线片表现即可确诊。

【治疗】

无症状者可不需任何治疗。若肿瘤生长过快、出现疼痛或不缓解、影响邻近关节功能、导致关节畸形和肿瘤活跃有恶变者应手术切除或加矫形术。

(二)骨样骨瘤

骨样骨瘤(osteoid osteoma)是一种孤立性、圆形的、成骨性的良性成骨性肿瘤,好发年龄 10~20 岁,约占良性骨肿瘤的 11%。其特点是体积小(直径 <2cm)、有自限性生长倾向和不相称的疼痛。

【临床表现】

70%~80% 发生于胫骨、股骨和肱骨,其次为脊柱附件、手足骨。主要临床特征是 80% 病损区剧痛,夜间尤甚,口服水杨酸盐和非甾体抗炎药可迅速缓解。体格检查可发现疼痛敏感区域,即病损区压痛,局部可以有红肿。

【诊断】

除依靠典型临床表现外,起关键作用的是 X 线片,具体表现为:瘤巢多位于骨皮质内、呈圆形、直径 <1cm,其周围有多量致密反应骨。当瘤巢辨别不清时可补查薄层电子计算机断层扫描即 CT(1mm/层)或 ECT 定位。

【治疗】

无症状者不予处理。有症状者应手术治疗。手术的关键是完整切除瘤巢,术后疼痛可立即消除,不易复发。

三、骨巨细胞瘤

骨巨细胞瘤(giant cell tumor of the bone)为交界性或行为不确定的肿瘤。约占我国骨肿瘤的 13%~15%,无明显性别差异,70%~80% 发生于 20~40 岁之间。一般为单发,位于长骨的骨端,约 50% 发生于膝关节周围。病理性骨折发生率较高,约为 10%~15%。病理上以含多核巨细胞散在分布于圆形、椭圆形或纺锤形的单核基质肿瘤细胞中为特征。

【临床表现】

1. 症状　疼痛早期多见,一般不剧烈,部分患者发生病理性骨折后因疼痛就医。局部肿胀不明显,常晚于疼痛出现,晚期可出现局部肿块、关节功能障碍。

2. 体征　早期局部皮温正常或轻度升高,晚期局部静脉可怒张。局部可有轻度压痛或叩击痛,可触及局部隆起或弹性骨壳样肿物。

【辅助检查】

1. X 线检查　主要表现为骨端偏心性、膨胀性溶骨性破坏,侵及骨端,一般边界较清楚,骨皮质膨胀变薄,可呈肥皂泡样改变。常无骨膜反应和成骨表现。

2. CT　可确定肿瘤边界及特性,肿瘤内组织 CT 值介于骨囊肿与肌肉之间。

3. MRI　肿瘤内结构表现为 T1 加权呈低信号,T2 加权呈高信号。

4. ECT　可确定肿瘤边界及侵袭性,但不能定性。

5. 病理学检查　可明确诊断。

【诊断】

通过临床特征和影像学改变常常可以明确诊断,不典型者需结合病理检查,但须与动脉瘤样骨囊肿、骨母细胞瘤、软骨母细胞瘤、棕色瘤和骨肉瘤等相鉴别。

【治疗】

1. **目的** 消除肿瘤,防止复发,挽救肢体功能。

2. **方法** 肿瘤较小者(瘤体截面积小于 50% 相对应的骨截面积)可行刮除、灭活、植骨术;肿瘤较大者(瘤体截面积大于 50% 相对应的骨截面积)或复发性骨巨细胞瘤或病理性骨折者可加用内固定;当肿瘤破坏骨关节无法保留时,可行肿瘤边缘切除、异体骨关节移植内固定术或肿瘤人工关节置换术。化疗无明显效果,放疗易肉瘤变,亦应慎用。

四、原发性恶性骨肿瘤

(一) 骨肉瘤

骨肉瘤(osteosarcoma)是一种常见的恶性骨肿瘤,起源于间叶组织,以能够产生骨样组织的梭形基质细胞为特征,约占骨肿瘤的 12.3%。多见于青少年,好发于 10~25 岁,80%~90% 发生于生长活跃的长骨干骺端,股骨远端及胫骨、肱骨近端是最常见的发病部位。

【临床表现】

最早出现的症状是局部疼痛,呈持续性隐痛、钝痛,很快发展为持续性剧痛,夜间疼痛明显。最重要的体检发现是软组织肿块,局部伴有压痛,肿块大小差别很大,增长速度常以月计,局部浅静脉充盈或怒张,皮温增高。当肿块明显增大时可出现邻近关节的反应性积液。部分患者还可出现病理性骨折。

【辅助检查】

X 线可表现为:溶骨型、成骨型和混合型,以混合型最常见。典型表现为长骨干骺端侵袭性病损,肿瘤破坏正常的骨小梁结构,边界不清,高密度的成骨区和低密度的溶骨区混合存在,早期出现骨皮质破坏,骨膜新生物突出于皮质表面,形成 Codman 三角和"日光放射状"现象。软组织肿块内也有不同程度的骨化或不规则的瘤骨阴影。

【治疗】

目前普遍采用"新辅助化疗 + 手术"的治疗模式,骨肉瘤的 5 年生存率可达到 60%~80%。目前常用的化疗药物有:甲氨蝶呤(MTX)、阿霉素(ADM)、顺铂(DDP)、异环磷酰胺(IFO)、长春新碱(VCR)等。四肢骨肉瘤手术主要分为保肢手术和截肢手术。

(二) 软骨肉瘤

软骨肉瘤(chondrosarcoma)指来源于软骨细胞的原发恶性肿瘤,也可在原有良性软骨肿瘤基础上恶变而来,即继发性软骨肉瘤。约占全部原发恶性骨肿瘤的 16.1%,多发生在 40~70 岁的中老年人,男性高于女性,约为 3：2。常发生于骨盆、肩胛带、长骨近端。根据细胞组织学特点可分为普通型、间叶型、去分化型、透明细胞型及黏液型软骨肉瘤等。

临床发展缓慢,症状较轻,病变早期不易发现。主要表现为疼痛,其次是局部缓慢增大质硬的肿物,可因肿块压迫产生不同的压迫症状。X 线表现为大小不等溶骨性破坏,边界不清,相邻的骨皮质可膨胀变薄,病灶内有斑点状、絮状或不规则钙化。CT、MRI 对于明确肿瘤范围,与周围组织的关系有重要价值。软骨肉瘤对放、化疗不敏感,部分类型软骨肉瘤放射治疗可获得暂时缓解。因此外科手术治疗是主要的选择。

(三) 尤文肉瘤

尤文肉瘤(Ewing's sarcoma)是表现为各种不同程度神经外胚层分化的圆形细胞肉瘤。以含糖原的小圆细胞为特征。约占骨肿瘤的 1.27%,是儿童第二常见的原发恶性肿瘤。发病高峰年龄在 10~20 岁,30 岁后少见。男性发病较多,男女比例约(1.6~2)：1。常发生于长骨(股骨、肱骨)骨干和骨盆,也可累及脊柱、肋骨、肩胛骨等。最常见的表现是疼痛、肿胀,局部红肿热痛;常伴有发热、贫血、厌食、消瘦等全身症状,白细胞计数增高。5%~10% 长骨病变就诊时合并病理骨折。X 线表现为虫蚀状溶骨性破坏，界限不清，骨皮质不完整，伴有大小不等的无钙化的骨外软组织阴影，有明显的骨膜反应（葱皮样或 Codman 三角等）。发生在扁平骨的肿瘤，仅表现为骨破坏及软组织肿块。多采用化疗、放疗、手术等综合治疗。

五、转移性骨肿瘤

转移性骨肿瘤（metastatic tumors involving bone）指原发骨外器官、组织的恶性肿瘤（癌或肉瘤）通过血液或淋巴系统转移到骨骼，所产生的继发肿瘤。发病率占恶性骨肿瘤的第一位。乳腺癌、肺癌、前列腺癌、甲状腺癌、肾癌、膀胱癌等易发生骨转移。多发生于中轴骨，特别是胸椎、腰椎、骨盆，以及四肢的近心端。男女发病率相仿。

【临床表现】

中年以上发病。一半患者有原发肿瘤病史，病程短，疼痛进行性加重，约 1/4 左右患者以病理性骨折为首诊。实验室检查：ESR 增快、贫血，ALP 升高。影像学表现为溶骨性破坏（少数成骨改变），界限不清，无骨膜反应，软组织肿块。部分患者合并病理性骨折。CT、MRI 可发现 X 线检查不能显示的病灶，还可发现临床或其他方法不能显示的单个病变及其与周围组织的关系。全身骨扫描对骨转移瘤的定位、明确多发病灶、制订治疗方案、判断预后等方面有重要意义。

【诊断】

中老年人躯干骨、颅骨或肢带骨出现溶骨性破坏应考虑骨转移瘤的可能，单纯依赖肿瘤病史、影像学、ECT 检查均不能完全确诊，许多情况下病灶穿刺或切开活检是非常必要的。当怀疑有骨转移时必须全面检查乳腺、前列腺、甲状腺、肺部、消化道以及妇科检查。

【治疗】

手术的原则是去除肿瘤，恢复骨连续性和稳定性。

小　结

运动系统疾病，除有全身症状外，局部症状往往十分明显，主要为疼痛和活动障碍，二者互有影响，常常合并出现，另外，临床上畸形也十分常见。

运动系统疾病诊断主要根据病史、体检和辅助检查。X 线片检查是辅助检查中一个最基本与最重要的影像学检查方法，一般拍摄正位和侧位片，必要时可采用斜位，特殊情况下采用特殊投照方法，绝大多数患者经 X 线检查就能明确诊断。CT 检查在运动系统疾病的诊断中应用非常广泛，尤其适于脊柱和骨盆检查。MRI 检查既无创又无放射线辐射，分辨率高，它可以清楚地分辨肌肉、肌腱、筋膜、脂肪等软组织，特别适用于脊髓、椎间盘、膝关节的半月板、韧带及关节软骨等软组织病变的诊断，对感染和肿瘤的诊断也具有优势。超声检查和放射性核素检查在少数情况下也会使用。

运动系统疾病治疗方法亦异。关节脱位应尽早复位，骨折若有移位应争取早期复位，若手法复位不成功应考虑手术切开复位，骨折和关节脱位患者的康复治疗也很重要。运动系统慢性损伤病因多样，治疗中最重要的是避免致伤因素，使用非甾体抗炎药和/或局部注射肾上腺皮质类固醇药物临床常用。颈椎间盘突出症和腰椎间盘突出症治疗方法有非手术治疗和手术治疗，均有相应的适应证，主要根据临床表现进行选择。骨关节炎及股骨头坏死的治疗方法包括理疗等一般治疗、药物治疗和手术治疗，应根据病情选择。人工关节置换术可治疗各种严重关节障碍，尤其是人工髋关节置换术和人工膝关节置换术，可取得满意的效果。运动系统畸形分为先天性和姿态性畸形，一般原则为早发现早治疗，治疗方法有手法矫正、牵引、手术矫正等。良、恶性骨肿瘤具有不同的特征。骨肿瘤的治疗原则，良性肿瘤考虑局部切除，恶性肿瘤则根据恶性程度考虑广泛切除和截肢等手术。肿瘤化疗与放疗的应用，可提高治愈率与生存率。

思考题

1. 如何判断患者存在骨与关节损伤（即骨折和关节脱位）？
2. 运动系统慢性损伤的分类、临床特点及局部使用肾上腺皮质激素的注意事项有哪些？
3. 常见部位的腰椎间盘突出症有哪些临床表现？
4. 青少年特发性脊柱侧突的治疗原则是什么？
5. 骨肿瘤诊断中可能会应用哪些医用仪器设备？

（李绍波）

第十五章　肿　瘤

肿瘤(tumor/neoplasm)是指机体在各种致瘤因素作用下,局部组织细胞在基因水平上失去正常生长调控,导致细胞异常增殖而形成的新生物。肿瘤几乎可以发生在身体任何部位,依据其生物学特性及危害程度分为良性肿瘤(benign tumor)、恶性肿瘤(malignant tumor)及介于良恶性之间的交界性肿瘤(borderline tumor)三大类。良性肿瘤和交界性肿瘤一般对机体影响小,易于治疗,预后较好。而恶性肿瘤不受机体调控自主生长,治疗措施复杂,预后较差,对人类生命健康危害严重,造成重大疾病负担,是亟待解决的重大公共卫生问题和社会问题。本章重点介绍恶性肿瘤。

人类对恶性肿瘤的认识和研究历史悠久,历经了表象层面、细胞水平、亚细胞水平和分子水平等多个阶段不断深入。本章主要介绍肿瘤流行病学、肿瘤生物学特征、肿瘤病因及发病机制、肿瘤的诊断及防治等内容。

第一节　概　述

肿瘤是一类多因素协同参与的复杂疾病,周围环境、生活方式、遗传因素、免疫机制等在肿瘤的发生发展过程中发挥重要作用。

一、肿瘤流行病学

肿瘤流行病学(cancer epidemiology)是指通过描述肿瘤的人群、时间和地理分布,了解和掌握人口社会学因素、环境因素、生活方式与肿瘤的关系,探讨肿瘤发生和发展的危险因素,从而制定有效的预防和控制措施的一门学科。研究肿瘤流行病学有利于掌握癌情、探讨病因、实施干预,具有重要的意义。

无论是发达国家还是发展中国家,恶性肿瘤均位于疾病死因前列。全球癌症研究数据显示,2000年全球新发癌症病例1 010万,死亡620万;2008年发患者数和死亡人数分别上升到1 266万和756万。2018年全球185个国家36种癌症状况的调查数据显示新发癌症病例为1 808万,死亡955万(图15-1)。预测2030年全球恶性肿瘤新发病例将达到2 126万,死亡病例将达到1 308万。

中国癌症数据研究显示,2015年恶性肿瘤新发病例数392.9万,发病率为285.83/10万;死亡例数为233.8万,死亡率为170.05/10万。

我国恶性肿瘤发病率由高到低依次为东部、中部、西部地区。各地区中男性恶性肿瘤发病率均高于女性。东部地区恶性肿瘤新发病例数156.9万例,发病率为306.84/10万;中部地区发病例数125.7万例,发病率为273.42/10万;西部地区发病例数97.7万例,肿瘤发病率为246.38/10万。

我国各地区男性、女性年龄别发病率变化趋势相似。0~30岁恶性肿瘤发病率均较低,30岁以上人群发病率快速增高,60~64岁的患者人数最多,其后患者人数有所下降。其中20~50岁女性发病率均略高于男性,50岁以上人群男性发病率显著高于女性。

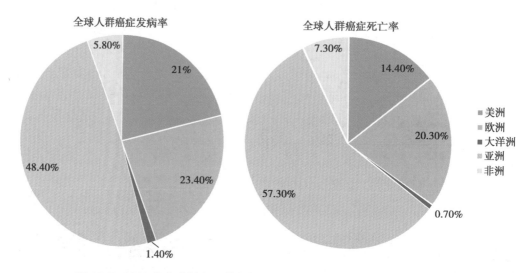

图 15-1 2018 年全球所有人群中癌症发病率(左)与死亡率(右)的地区分布

　　几乎所有部位、组织、器官都可发生恶性肿瘤,全球恶性肿瘤发病率由高到低前十位依次为:肺癌、乳腺癌、结直肠癌、前列腺癌、胃癌、肝癌、食管癌、宫颈癌、甲状腺癌、膀胱癌;全球恶性肿瘤死亡率由高到低前十位依次为:肺癌、结直肠癌、胃癌、肝癌、乳腺癌、食管癌、胰腺癌、前列腺癌、宫颈癌、白血病(图 15-2)。

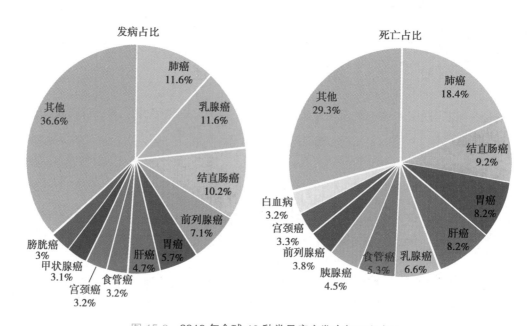

图 15-2 2018 年全球 10 种常见癌症发病与死亡占比

二、肿瘤生物学特征

【病理特征】

　　分化(differentiation)是指肿瘤细胞与其来源细胞的近似程度。肿瘤与其源组织近似性越高,则肿瘤细胞分化越好,肿瘤的恶性程度越低;反之,与其源组织近似性越低,则分化越差,恶性程度就越高。

　　异型性(architectural atypia)是指肿瘤细胞形态、组织结构与其来源细胞、正常组织有不同程度的差异。异型性是区别良、恶性肿瘤的重要指标,良性肿瘤的异型性较小,恶性肿瘤的异型性较大。

【增殖与血管生成】

肿瘤性增殖(neoplastic proliferation)是指细胞在各种致瘤因素作用下,生长调控发生严重紊乱而导致的失控状态。其有别于非肿瘤性增殖的特征为:①与机体生长不协调,对机体有害;②一般是克隆性的,即发生了肿瘤性转化的单个细胞反复分裂、繁殖产生子代细胞;③细胞形态、代谢和功能均有异常,不同程度地失去了分化成熟的能力;④细胞生长旺盛,失去控制,具有相对的自主性,即使引起肿瘤性增殖的初始因素已消除,仍能持续生长。

血管生成(angiogenesis)是指从已存在的毛细血管网的基础上生长出新的毛细血管的过程。血管生成是一个极其复杂的过程,一般包括血管内皮基质降解、内皮细胞移行、增殖、迁移、形成管状毛细血管祥及管腔等步骤。血管生成是肿瘤发生发展的重要病理特征,抑制血管的生成对治疗肿瘤有重要意义。

【侵袭与转移】

侵袭(invasion)是指肿瘤细胞通过各种方式破坏周围正常组织结构、脱离原发部位并异常地分布于周围组织及其间隙的过程,主要标志是肿瘤细胞突破基底膜。目前已经明确的肿瘤细胞侵袭性生长的主要途径有:①侵及周围间质,沿组织间隙直接生长;②侵入局部淋巴管生长;③侵入局部毛细血管或小静脉生长;④透过浆膜或黏膜向外生长。

转移(metastasis)是指肿瘤细胞脱离原发肿瘤,在体内通过各种途径的转运,到达与原发部位不连续的组织器官继续生长,并形成继发肿瘤的过程,继发肿瘤与原发肿瘤具有同样病理学特性。转移的主要途径有:①淋巴转移:肿瘤细胞侵入淋巴管,随淋巴到达局部淋巴结;②血行转移:肿瘤细胞侵入血管,随血流到达远处器官;③种植转移:发生于胸、腹腔等腔体内器官的恶性肿瘤,肿瘤细胞脱落,像播种一样种植在体腔其他器官的表面。

三、肿瘤分类及命名

肿瘤分类繁多、命名复杂,根据其特性及对机体的影响和危害,可将肿瘤分为良性、恶性和交界性三类。同时,一般根据其组织来源和生物学行为进行命名。

1. **良性肿瘤** 细胞分化程度高,近似正常组织细胞,包膜完整,生长较缓慢,呈膨胀性生长,不发生浸润和转移,除位于重要部位外,对人体危害有限。命名时多在其来源组织名称后加"瘤"字,例如来源于纤维结缔组织的良性肿瘤称为纤维瘤,来源于腺上皮的良性肿瘤称为腺瘤等。

2. **恶性肿瘤** 细胞分化程度差,无包膜,生长迅速,多呈浸润性生长,边界不清楚,常侵及周围组织、器官或发生远处转移,对人体危害极大。来源于上皮组织的恶性肿瘤统称为癌,命名时在其来源组织名称之后加"癌"字,如来源于鳞状上皮的恶性肿瘤称为鳞状细胞癌,来源于腺上皮呈腺样结构的恶性肿瘤称为腺癌。来源于间叶组织(包括纤维结缔组织、脂肪、肌肉、脉管、骨、软骨组织等)的恶性肿瘤统称为肉瘤,其命名方式是在来源组织名称之后加"肉瘤",例如纤维肉瘤、横纹肌肉瘤、骨肉瘤等。若一个肿瘤中既有癌的结构又有肉瘤的结构,则称为癌肉瘤。

此外,少数恶性肿瘤采用一些特殊命名法,如:①母细胞瘤:神经母细胞瘤、髓母细胞瘤、肾母细胞瘤等;②名字前直接冠以"恶性",如恶性黑色素瘤、恶性畸胎瘤、恶性脑膜瘤等;③冠以"病""瘤"的习惯性命名,如白血病、精原细胞瘤、无性细胞瘤、淋巴瘤等;④以人名命名,如尤因肉瘤、霍奇金病、威廉姆斯瘤等。

3. **交界性肿瘤** 形态上属良性,但呈浸润性生长、切除后易复发,生物学行为介于良、恶性肿瘤之间。通常也以"瘤"来命名。

肿瘤的分类与命名主要依据肿瘤的组织类型、细胞类型和生物学行为,包括各种肿瘤的临床病理特征及预后情况。常见肿瘤的简单分类与命名见表15-1。

良性肿瘤与恶性肿瘤在细胞分化、生长方式、与周围组织的关系、临床特点及预后方面存在差异(表15-2)。

表 15-1 常见肿瘤的分类与命名

组织分化（来源）	良性肿瘤	恶性肿瘤（癌）
上皮组织		
鳞状上皮	鳞状细胞乳头状瘤	鳞癌
腺上皮	腺瘤	腺癌
尿路上皮	尿路上皮乳头状瘤	尿路上皮癌
间叶组织		
纤维组织	纤维瘤	纤维肉瘤
平滑肌	平滑肌瘤	平滑肌肉瘤
间皮	间皮瘤	恶性间皮瘤
骨/软骨	骨/软骨瘤	骨/软骨肉瘤
横纹肌	横纹肌瘤	横纹肌肉瘤
神经组织		
胶质细胞	胶质瘤	恶性胶质瘤
神经细胞	节细胞神经瘤	神经母细胞瘤
神经鞘细胞	神经鞘瘤	恶性神经鞘膜瘤
淋巴造血组织		
淋巴细胞		淋巴瘤
造血细胞		白血病
其他		
黑色素细胞	黑色素痣	恶性黑色素瘤
生殖细胞		精原细胞瘤；无性细胞瘤
胚胎滋养细胞	葡萄胎	侵袭性葡萄胎；绒毛膜上皮癌

表 15-2 良性肿瘤与恶性肿瘤的主要区别

类别	良性肿瘤	恶性肿瘤（癌）
肿瘤细胞分化	好	差
生长方式	膨胀性生长、生长缓慢	侵袭性生长、生长迅速
与周围组织的关系	光滑，边界清楚、可推动	与周围组织粘连、不能移动、边界不清
临床特点	有局部压迫症状，一般无全身症状	出血、坏死、溃疡等，早期即可能有低热、食欲差、体重下降；晚期可出现严重消瘦、贫血、发热等
预后	不转移，预后一般良好，通常不会引起患者死亡	易发生转移，治疗后易复发，不及时治疗，常导致死亡

第二节　病因和发病机制

　　周围环境和生活方式对肿瘤的发生有着重要影响，此外，机体的内在因素，如遗传因素、免疫因素、激素水平等，在肿瘤的发生发展中也起重要作用。通常情况下，各种环境致癌因素可独立或协同作用于机体，在机体内在因素的影响下，通过不同的复杂机制引起细胞遗传学改变并不断积累，最终导致肿瘤的发生。因此肿瘤是一类多病因长期作用、多基因协同参与、多阶段逐渐形成的慢性复杂性疾病。

一、肿瘤的病因

【物理因素】

目前已经证实,电离辐射、紫外线、石棉等都与肿瘤的发生相关,其中电离辐射是最主要的物理致癌因素。

1. **电离辐射**　电离辐射分为电磁辐射和粒子辐射。电磁辐射主要是 X 射线和 γ 射线;粒子辐射包括电子、质子、α 粒子和中子辐射等。与电离辐射相关的肿瘤主要有白血病、肺癌、乳腺癌、甲状腺癌、皮肤癌、多发性骨髓瘤、淋巴瘤等。

2. **紫外线**　紫外线包括 3 个不同的波段:UVA(320~400nm)、UVB(280~320nm)、UVC(200~280nm)。人类所接触的紫外线 90%~99% 是 UVA,1%~10% 是 UVB。长时间接触紫外线易导致皮肤癌,以基底细胞癌和皮肤鳞癌多见。

3. **石棉等矿物质**　石棉是一类天然纤维状的水合硅酸盐矿物。长期接触石棉易患肺癌、恶性间皮瘤、胃肠道恶性肿瘤。我国卫生部门将暴露于石棉而导致的肺癌和恶性间皮瘤定为职业病性恶性肿瘤。

【化学因素】

能够引起人或动物形成肿瘤的化学物质统称为化学致癌物。目前被证实的化学致癌物有 2 000 多种,根据化学致癌物的致癌强度将其分为三类:

1. **肯定致癌物**　指经过流行病学、统计学、动物实验证实其致癌作用具有剂量效应关系,被公认为对人体和实验动物均具有明确致癌作用的化学物质。如氮芥、联苯胺、砷、氯乙烯、焦油中的某些多环芳香烃类物质。

2. **可能致癌物**　指体外细胞学实验已证实有促恶性转化能力且具有剂量效应关系,但动物致癌试验证据不足,缺乏流行病学、统计学数据支持的化学致癌物。如黄曲霉素、亚硝酸胺类化合物、二氯联苯胺等。

3. **潜在致癌物**　指虽然缺乏人体致癌证据,但化学结构与明确致癌物类似,动物实验可获得某些阳性结果的化学物。如烷化剂、四氯化碳、铅、汞、硫酸二甲酯等物质。

这些致癌物均可直接或通过代谢活化间接与 DNA 结合形成致癌物 -DNA 复合物,导致 DNA 损伤。与化学致癌物相关的肿瘤主要有胃癌、肝癌、乳腺癌、皮肤癌、白血病、膀胱癌等。

【生物因素】

生物因素包括病毒、细菌及寄生虫等,目前认为病毒是最主要的生物致癌因素,导致肿瘤形成的病毒称为肿瘤病毒,分为 DNA 肿瘤病毒和 RNA 肿瘤病毒两大类。DNA 病毒包括:乙型肝炎病毒(HBV)、丙型肝炎病毒(HCV)、EB 病毒(EBV)和人乳头瘤病毒(HPV)等;RNA 病毒包括:人类 T 细胞白血病病毒 -1(HTLV-1)等。病毒感染宿主细胞后,可通过转导或插入突变将其遗传物质整合到宿主细胞基因组,促使宿主细胞 DNA 序列发生改变,干扰细胞的分裂、分化,最终导致肿瘤发生。

1. **HBV、HCV 与肝癌**　目前病毒性肝炎与肝癌的关系已经被证实,主要涉及乙型(HBV)、丙型(HCV)、丁型(HDV)3 种肝炎病毒。在我国 HBV 是肝癌的主要病因。

2. **EBV 与肿瘤**　EBV 是第一个被发现的人类致癌病毒,与淋巴增殖性疾病、伯基特淋巴瘤、胃癌、鼻咽癌及霍奇金淋巴瘤等多种肿瘤的发生密切相关。

3. **HPV 与肿瘤**　宫颈癌是最常见的妇科恶性肿瘤,HPV 持续感染是引起宫颈恶变的最根本原因,99.7% 的宫颈鳞状细胞癌患者病变组织中都可检测到有高危型 HPV-DNA 的表达;此外,高危型 HPV 感染也是头颈部鳞状细胞癌的关键致瘤因素之一。

【遗传因素】

恶性肿瘤的发生存在种族差异、家族聚集现象,提示肿瘤的发生与遗传因素相关。个人的遗传特性是肿瘤发生发展的重要因素。与肿瘤发生有关的遗传因素主要有:

1. 肿瘤相关致病基因的突变　癌变通路上关键的高度外显的肿瘤致病基因（癌基因、抑癌基因、DNA 损伤修复基因）出现先天缺陷或种系突变。如 *RB1* 基因突变易导致视网膜母细胞瘤，*BRCA1* 和 *BRCA2* 基因突变易发生家族性乳腺癌等。

2. 遗传易感性　肿瘤易感基因的基因频率、基因型频率、表型频率即多态性表现决定肿瘤的遗传易感性。肿瘤易感基因可以促使致癌因素在体内激活、与大分子结合，引起机体代谢紊乱、DNA 损伤修复能力减弱，导致个体对外在致癌因素的易感。

【免疫因素】

机体免疫系统具有免疫防御和免疫监视功能，即机体免疫系统在肿瘤细胞出现早期就可识别并清除这些"非已"的转化细胞。因此，虽然肿瘤细胞在体内是经常发生和存在的，但绝大多数人并未发生肿瘤。而当机体免疫功能低下或受抑制时，肿瘤发生率明显增高。肿瘤免疫的研究不仅对肿瘤的发生有重要的意义，且为肿瘤的免疫治疗指出了方向。

【激素水平】

某些肿瘤的发生发展依赖于一定水平的激素环境，在激素水平降低或消除时难以继续自主生长，这类肿瘤称为激素依赖性肿瘤。此类肿瘤多发生在受激素作用的靶腺体或靶器官，与过量激素刺激有关，常见的肿瘤包括乳腺癌、卵巢癌、子宫内膜癌、前列腺癌等。此外，生长激素、胰岛素样生长因子、转化生长因子也被证实与肿瘤的发生密切相关。

【生活方式】

近年来，肿瘤流行病学调查发现人类的生活方式与多种肿瘤的发生相关。包括不合理的饮食习惯、过量饮酒、吸烟、肥胖、缺乏体育锻炼、不安全性行为、空气污染、室内烟雾等。其中，高脂肪、高蛋白、低纤维素饮食是大肠癌、胃癌的高危因素；吸烟与肺癌、口腔癌、食管癌等密切相关；肥胖与子宫内膜癌、绝经后乳腺癌等密切相关。

二、肿瘤发病机制

【癌基因与抑癌基因】

癌基因（oncogene）是一类存在于病毒或细胞基因组中，其表达产物在一定条件下能使正常细胞转变为肿瘤细胞的核苷酸序列，又称转化基因。存在于病毒内的癌基因称为病毒癌基因，存在于细胞内的癌基因称为细胞癌基因，又名原癌基因。当原癌基因的结构或调控区发生变异，基因产物增多，不断地促使细胞增殖或免于死亡，最终导致细胞癌变。目前已识别的原癌基因有 100 多个。

抑癌基因（tumor suppressor gene）是一类编码对肿瘤发生有抑制作用蛋白质的基因，这类基因的缺失或失活可导致细胞增殖失控，最终导致细胞癌变。

【信号转导与肿瘤】

信号转导（signal transduction）是指通过细胞膜或胞内受体感受细胞外各类信号的刺激，经复杂的转换引起细胞基因表达改变，从而影响细胞生物学功能的过程。细胞信号转导通路中某个或多个环节发生异常，可以导致细胞代谢、生长、分化和生物学行为的异常，引起各种疾病尤其是肿瘤。

肿瘤发生发展的过程纷繁复杂，并非单纯依赖某一条信号转导通路来维持细胞增殖，信号通路之间存在交叉、协作以及代偿。因此多靶点联合阻断信号转导将成为未来靶向药物研发的新方向。

第三节　肿　瘤　诊　断

恶性肿瘤临床诊断的确立是一个多学科综合诊疗的过程，临床医师通过综合分析患者临床特征，选用恰当的检查方法，从解剖部位、组织形态、分子水平等层面确立临床诊断，以制订合理、优化、规范的治疗方案。完整准确的肿瘤临床诊断应该包括肿瘤的病理诊断、发生部位及临床分期。

一、临床表现

1. **肿块** 由肿瘤细胞异常增殖所形成的新生团块。是患者就诊的主要原因之一，也是诊断肿瘤的重要依据。检查时，可在体表或深部触及新生的肿物，有时也可触及器官（如肝、甲状腺）或淋巴结肿大。一般而论，良性肿瘤增长较慢，表面光滑，境界清楚，与周围组织无粘连。恶性肿瘤增长较快，表面凹凸不平，与周围组织界限不清，不易推移。深部器官的肿瘤一般较难发现，但当肿瘤引起压迫、阻塞或破坏所在器官而出现症状时，可通过各种影像学检查发现肿块。

2. **疼痛** 恶性肿瘤的常见症状之一，肿瘤生长引起所在器官的包膜或骨膜膨胀紧张、肿瘤造成空腔器官（如胃肠道，泌尿道）梗阻、肿瘤晚期浸润胸膜和 / 或腹膜后内脏神经丛等，均可发生疼痛。开始时多为隐痛、钝痛，常以夜间明显，逐渐加重。

良性肿瘤无或较少有疼痛症状，但肿瘤增大压迫邻近器官组织时也可出现压迫性疼痛，需与恶性肿瘤的疼痛加以区别。

3. **溃疡** 恶性肿瘤组织坏死脱落可形成溃疡，常见于口腔、鼻咽腔、消化道、呼吸道及泌尿生殖器官、皮肤等部位的恶性肿瘤。在体表或内镜观察下，恶性溃疡呈火山口状或菜花状，边缘可隆起外翻，基底凹凸不平且有较多坏死组织，质韧、易出血，其血性分泌物常有恶臭。

4. **病理性分泌物** 发生溃疡的恶性肿瘤一旦向腔内破溃或并发感染时，可有血性、黏液血性或腐臭的分泌物由腔道排出。此症状应引起高度重视，收集这些分泌物行细胞学检查可助诊断。

5. **出血** 来自溃疡或肿瘤破裂。体表肿瘤出血可直接发现，体内肿瘤少量出血表现为血痰、粘血便或血性白带，大量出血表现为鼻出血、呕血、咯血或便血等。肿瘤一旦发生出血常反复发作并难以止住。

6. **梗阻** 良性和恶性肿瘤都可能引起鼻腔、呼吸道、胃肠道、胆道或泌尿道的梗阻，引起鼻塞呼吸困难、腹胀、呕吐、黄疸或尿潴留等。其中由恶性肿瘤引起的梗阻症状呈进行性加重。

7. **其他** 如肺癌可引起胸腔积液，胃癌和肝癌可引起腹腔积液，骨肿瘤可引起病理性骨折等。肿瘤还可引起器官功能紊乱，如颅内肿瘤除可引起头痛外，还可引起视力障碍、面瘫、偏瘫等；肝癌除有肝大或肝区疼痛外，还可引起食欲缺乏、腹胀等胃肠功能失调。此外，恶性肿瘤还可引起副肿瘤综合征，如：肺源性骨关节增生、皮肌炎、皮质醇增多症等。

二、实验室检查

1. **一般检查** 包括：血、尿、粪常规，肝肾功等生化指标，凝血功能，免疫学指标等，可为患者一般状况及病情的评估、治疗模式的选择提供参考。

2. **特殊检查** 主要是针对肿瘤标志物的检测，包括由肿瘤细胞产生和分泌、随肿瘤出现的酶类、胚胎抗原、特殊蛋白质、糖类抗原、激素、肿瘤相关病毒等。有助于肿瘤的诊断、预后判断及疗效评估。

理想的肿瘤标志物应具有以下特点：敏感性高、特异性好、具有器官特异性、易于检测、可动态监测。临床上常用的肿瘤标志物有：

（1）酶类：肿瘤在发生发展时，酶的活性或表达会出现异常改变，或是出现酶的异位表达，主要包括：

1）前列腺特异抗原（PSA）：由前列腺上皮细胞分泌产生的一种丝氨酸蛋白酶，良性前列腺疾病也可见血清 PSA 水平不同程度升高。血清 PSA 测定是前列腺癌术后复发转移和疗效观察的监测指标。

2）神经元特异性烯醇化酶（NSE）：NSE 是参与糖酵解途径的烯醇化酶中的一种，存在于神经元、神经内分泌细胞及神经细胞来源的肿瘤组织中。血清 NSE 升高可见于小细胞肺癌、神经母细胞瘤（可以与肾母细胞瘤进行鉴别诊断）、神经内分泌肿瘤（如嗜铬细胞瘤，胰岛细胞瘤，黑色素瘤）、甲状腺髓样癌[来源于分泌降钙素的甲状腺滤泡旁细胞（又称 C 细胞）的神经内分泌细胞的肿瘤]等。NSE 是小细胞发生的肺癌重要标志物之一，有助于小细胞肺癌和非小细胞肺癌的鉴别诊断。

3）半胱氨酸蛋白酶 S（CST4）及抑制剂：半胱氨酸蛋白酶是一种重要的间质组织蛋白酶,有多个家族成员,能松解和溶解周围间质组织,影响细胞外基质的重建。CST4 在胃癌和结直肠癌的细胞株及组织中显著上调,认为胃癌细胞 CST4 的异位表达可促进肿瘤细胞的迁移、浸润、血管生成和转移。CST4 抑制剂可抑制酶的活性,从而抑制组织肿瘤的生长、肿瘤血管生成、癌细胞浸润性生长和转移。

（2）胚胎抗原类：正常情况下只在胎儿期存在,成年后逐渐停止合成分泌,恶性肿瘤时重新出现,可能和恶性细胞转化时激活了某些在成年后已关闭的胚胎抗原基因有关。

1）甲胎蛋白（AFP）：AFP 是胚胎期肝脏和卵黄囊合成的一种糖蛋白,在正常成人血液循环中含量极微。AFP 是诊断原发性肝癌的最佳标志物,诊断阳性率为 60%~70%。生殖胚胎性肿瘤（睾丸癌,畸胎瘤）亦可见 AFP 含量升高。

2）癌胚抗原（CEA）：CEA 是从胎儿及结肠癌组织中发现的一种糖蛋白胚胎抗原,属于黏附分子,是广谱性肿瘤标志物,也是多种肿瘤转移复发的重要标志。不同的肿瘤 CEA 的阳性率有差异,按照阳性率的高低依次为：结肠癌、胃癌、胰腺癌、肺癌、乳腺癌、卵巢癌、子宫癌。

（3）特殊蛋白质类：肿瘤细胞快速分化增殖时,一些在正常组织中不表达的细胞类型或组分大量出现,从而成为肿瘤标志物。

1）铁蛋白（SF）：铁蛋白升高可见于急性白血病、霍奇金淋巴瘤、肺癌、结肠癌、肝癌和前列腺癌及肝脏转移性肿瘤。

2）鳞状细胞癌抗原（SCCA）：是从宫颈鳞状上皮细胞癌组织提取的肿瘤相关抗原 TA-4,适用于宫颈癌、肺鳞癌、食管癌、头颈部癌等鳞癌的辅助诊断、病情监测与疗效评估。

（4）糖类抗原：是指位于肿瘤细胞表面或由肿瘤细胞分泌的一种糖蛋白类物质。它可存在于细胞内或者分泌至体液中。

1）癌抗原 125（CA125）：CA125 存在于上皮卵巢癌组织和患者血清中,是研究最多的卵巢癌标记物,在早期筛查、诊断、治疗及预后的应用研究均有重要意义。CA125 对卵巢上皮癌的敏感性可达约70%。其他非卵巢恶性肿瘤也有一定的阳性率。

2）癌抗原 15-3（CA15-3）：CA15-3 可作为乳腺癌辅助诊断,术后随访和转移复发的指标。对早期乳腺癌的敏感性较低（60%）,晚期的敏感性约为 80%,转移性乳腺癌的阳性率较高（80%）。

3）糖类抗原 19-9（CA19-9）：CA19-9 是一种与胃肠道癌相关的糖类抗原,可作为胰腺癌、胆囊癌等恶性肿瘤的辅助诊断指标,对监测病情变化有很大意义。

4）胃癌相关抗原（CA72-4）：CA72-4 是目前诊断胃癌的最佳肿瘤标志物之一,对胃癌具有较高的特异性,其敏感性可达 28%~80%,若与 CA19-9 及 CEA 联合检测可以监测 70% 以上的胃癌。

（5）激素类：是一类由特异的内分泌腺体或散在的体内分泌细胞所产生的具有生物活性的物质,当体内具有分泌激素功能的细胞癌变时,所分泌的激素量会发生异常。如降钙素、HCG、雌孕激素受体、PSA 等。

（6）肿瘤相关病毒类：一些特异的病毒感染与肿瘤的发生发展密切相关,这类病毒标志物可反映肿瘤的瘤负荷,并与预后明显相关。如肝炎病毒、EB 病毒、HPV 病毒等。

三、影像学诊断

肿瘤影像学是利用肿瘤的影像学表现特点进行诊断的一门临床科学。随着医疗诊断技术的发展和诊断仪器的更新,医学影像学在临床应用更加广泛,对疾病的诊断提供了科学和直观的依据,医学影像的不仅起到诊断及估价作用,也参与临床治疗——介入放射学,如经动脉导管化疗、栓塞,超声及CT 引导下的肿瘤消融术等。一般可分为解剖影像学诊断和功能影像学诊断两类。

1. 常用影像诊断检查方法

（1）X 线检查：在肿瘤的筛查、早期检出、肿瘤分期、术前评估等方面都有重要意义。

常用检查方法有：①荧光透视：主要用于胸部肿瘤及肿瘤治疗前后有无肺部转移的筛查。但透视影像不甚清晰,且缺乏影像记录,目前临床已很少使用。②X线片:可对全身各部位进行拍摄,尤其是胸部和骨骼系统检查。X线片可以初步判断是否存在肿瘤以及肿瘤与炎症、结核或骨折等病变的鉴别诊断。乳腺X线片检查是一种特殊的X线检查技术,又称钼靶检查,是目前诊断乳腺疾病简单、有效且无创的重要手段之一。③造影检查:适用于肿瘤与周围正常组织的X线对比不佳的部位,常用于评估消化道、泌尿道等空腔脏器肿瘤范围。

恶性肿瘤的X线影像主要表现为:边界不清的毛刺状占位改变、泥沙样钙化、骨质的虫蚀样破坏,以及空腔脏器的充盈缺损、黏膜破坏、管腔狭窄、管壁破坏等。

(2) CT:恶性肿瘤可表现为组织等密度、低密度和高密度的占位,同时能够明确肿瘤与周围组织的关系、淋巴结的状况、判断有无出血等。较X线能发现更小的、深部的病灶及实质器官的占位性病变,同时可引导穿刺活检。由于肿瘤血管丰富,增强CT扫描可以使病变强化。

此外,常规CT扫描的图像经软件处理可得到多平面重建、仿真内镜、容积重建、最大密度投影等特殊CT图像以及肿瘤功能性灌注扫描,有助于进一步显示病变范围,并了解病灶与周围结构的关系。但CT在子宫、卵巢、前列腺结构方面效果比较差,应用较少。主要用于评估较大肿瘤范围及淋巴结转移等情况。

(3) MRI:肿瘤组织来源不同、性质不同、发生位置不同,其MRI显像也各不相同。MRI软组织分辨率最高,显示内部组织结构清晰,能够提供血供信息及组织特异性。一般情况下,肿瘤组织T1WI多呈低或稍低信号(灰),也可为等信号;T2WI多呈高信号(白灰),也可为低信号(灰)。恶性肿瘤可伴有坏死、囊变及出血,表现为混杂信号。T1WI对肿瘤周围组织的解剖结构显示较清楚,而肿瘤组织在T2WI对比更明显。增强MRI可更清楚地显示病灶范围及其与周围组织的关系。具有对人体无害、无电离辐射,可多方向断层摄影,图像分辨率高等优点。但对骨骼、钙化显示不佳。

血管成像有助于显示肿瘤与血管的关系;水成像(胰胆管成像、脊髓成像、泌尿系成像)能清楚地反映液体与组织结构的关系;功能成像(波谱分析、扩散加权成像、灌注加权成像、扩散张量成像等)可用于肿瘤浸润范围的评估,对肿瘤的分期提供影像学依据。

(4) DSA:是一种新的X线成像系统,是常规血管造影术和电子计算机图像处理技术相结合的产物。数字减影血管造影技术成像基本原理是将受检部位注入对比剂前后的血管造影,经计算机处理并将两幅图像的数字信息相减,去除骨骼、肌肉和其他软组织,只留下单纯血管影像的减影图像,通过显示器显示出来。通过DSA处理的图像,使血管的影像更为清晰。目前数字减影血管造影技术已广泛应用在全身各部位的血管和肿瘤的检查和介入治疗,对提供肿瘤的定位及血供等信息有非常重要的作用。

(5) 超声波检查:利用肿瘤组织与正常组织或其他病变组织对声抗阻和衰减率的不同,取得不同的超声反射波型来进行诊断。无需采用对比剂即可观察脏器及肿瘤内血管走行、血流情况,简便无痛。常用于肝、肾、子宫和卵巢等肿瘤的诊断和定位,对鉴别囊性或实性肿块有价值。此外,多普勒超声可以观察脏器和肿瘤血管/血供分布等情况;超声造影可动态观察病灶血流动力情况,有助于肝脏肿瘤的定性;术中超声可发现小病灶并判断肿瘤与血管的关系,从而指导手术方式;超声引导下穿刺活检及穿刺引流在肿瘤的诊断及治疗中占有重要地位。

但超声图像分辨率低,对于较大病灶范围显示不佳,对骨骼和含气组织分辨较差,在临床应用受到一定的限制。

(6) 放射性核素扫描:是肿瘤代谢功能性成像检查手段。通过口服或注射能积聚于某些特定脏器或肿瘤的放射性核素,然后用一定的仪器(闪烁扫描机和γ射线照相机等)在体外追踪其分布情况,已成为检查肿瘤的重要方法。临床常用的核素检查有全身骨扫描、^{125}I扫描、正电子发射计算机断层成像(PET-CT)、单光子发射计算机断层成像(SPECT)等检查。功能影像学检查是非侵入性检查,具有高敏感性及高特异性,全身显像有助于发现全身早期及转移病灶,能够提供肿瘤代谢的相关信息。但费用高,解剖空间分辨率较低。

（7）内镜及腔镜：包括胃镜、肠镜、宫腔镜、腹腔镜、鼻咽镜等内镜检查可以直接有效的观察肿瘤的大小、部位、侵犯范围，还可以直接取活检组织，用于病理诊断（详见本书第三章第五节）。

2. 常见肿瘤的影像学检查方法及诊断

（1）肺癌：X 线是最基本、最原始的筛查与诊断方法。CT 可对病灶性质、与周围组织关系及淋巴结转移情况进行评估，还可通过多平面重建得到矢状面、冠状面图像，有助于评价肿瘤与大血管、纵隔、胸膜、胸壁的关系，是目前诊断肺癌的首选影像学检查方法。CT 引导的经皮胸腔肿物穿刺活检是临床获取病理诊断的主要手段。MRI 较少用于肺癌的诊断，但在骨转移、脑转移的评估中有重要价值。PET-CT 可提示病灶范围与性质、全身转移情况，有助于临床分期，但不能替代病理学检查。

（2）食管癌：食管钡餐造影是食管癌首选的影像学检查方法，通过显示黏膜改变及蠕动情况提示病灶范围、临床类型。CT 作为常用的检查方法可以提示肿瘤位置、范围、与周围组织关系及淋巴结转移情况。超声内镜可以较为准确的评估食管癌浸润深度、食管旁淋巴结转移情况，有助于临床分期的判定。

（3）肝癌：肝癌通过 CT 或 MRI 典型影像学表现、临床表现、生化检查、AFP 显著升高，一般可作出诊断，必要时行肝穿活检病理学检查以明确诊断。超声可用于肝癌的初筛，不能单独作为肝癌的临床诊断，超声引导的穿刺活检可用于肝癌的定性诊断。CT、MRI 三期（动脉期、静脉期和延迟期）增强扫描是诊断肝癌最主要的检查方法，早期肝癌和小肝癌的 MRI 诊断优于 CT 诊断。当肿瘤大于 3cm 时，CT 和 MRI 的敏感性及特异性无明显差异。肝动脉造影操作复杂、有创、并发症高，临床已经很少应用。

（4）乳腺癌：乳腺钼靶检查是目前唯一被证实可降低乳腺癌死亡率的筛查方法，是欧美国家乳腺癌筛查和诊断的首选方法，其优势在于对微小钙化灶敏感，能够发现无临床症状、触诊阴性的乳腺癌，但对致密性乳腺癌敏感度低，靠近胸壁的易漏诊。超声的优势在于评估临床发现异常而钼靶提示致密性的乳腺，但对微小病灶显示不佳。MRI 具有极好的软组织分辨率，且无辐射，对乳腺癌检出具有高敏感性，但特异性较低，假阳性率较高，应结合其他手段综合分析。

（5）宫颈癌：超声（包括腹部超声、经阴道超声和经直肠超声）分辨率有限，仅可粗略提示病灶大小、浸润深度，难以判断宫旁受侵程度，诊断价值有限。CT 软组织分辨率较低，对早期宫颈癌病灶范围显示不佳，但可提示淋巴结转移、盆腔转移等。MRI 具有高度的软组织分辨力，可清楚地显示病灶范围、宫旁浸润等重要信息，是宫颈癌分期的首选影像学检查方法。

（6）结直肠癌：结肠 X 线气钡双对比造影可对全结肠进行检查，是一种安全准确的检查方法。内镜是结直肠肿瘤最佳的检查方法，不但可以直接观察病灶形态、浸润状态，而且可以取得病理诊断。CT 尤其是增强 CT 可以清楚地显示结直肠癌累及范围、与周围组织的关系及肠周围、腹盆腔淋巴结转移情况。CT 结肠内镜图像是结合三维医学影像和计算机成像技术的仿真影像，模拟结肠镜。可通过三维重建显示出全结直肠的立体图像，将病灶直接标注在三维重建后的立体图像中，是目前对结直肠恶性肿瘤定位诊断中最准确的检查方法。MRI 对结直肠癌术前临床分期、肝转移、腹膜及肝被膜下转移灶的评估具有一定的优势。

四、病理学诊断

病理学诊断可以确定肿瘤的组织来源、性质和范围等，为临床治疗提供重要的依据，是目前肿瘤诊断的金标准。20 世纪 90 年代主要病理检查手段是免疫组化、分子生物学和癌基因检查。随着新仪器和新技术的出现，超微结构病理、分子病理学、免疫病理学、遗传病理学等方法也都应用到病理检查中。肿瘤的病理学诊断方法包括：

1. 脱落细胞学检查　对体表、体腔、或与体表相通的管腔内肿瘤，利用肿瘤细胞易于脱落的特点，取其自然脱落或分泌排出物，或用特殊器具吸取、刮取或刷取表面细胞进行涂片检查；亦可在冲洗后取冲洗液或抽取浆膜腔积液，离心沉淀后进行涂片检查。适用于宫颈刮片、痰液、各组内镜刷片、胸腔积液、尿液、乳头溢液等。

笔记

2. 活体组织检查 从患者身体的病变部位取出小块组织(根据不同情况可采用钳取、切除或穿刺吸取等方法)或手术切除标本制成病理切片,观察细胞和组织的形态结构变化以确定病变性质从而作出病理诊断,称为活体组织检查,简称活检,这是诊断肿瘤常用而且较为准确的方法。近年来由于各种内镜(如纤维胃镜、纤维结肠镜、纤维支气管镜等)和影像诊断技术的不断改进,不但可以直接观察某些内肿瘤的外观形态,还可在其指引下准确地取材,进一步提高了早期诊断的阳性率。

3. 免疫组织化学检查 免疫组化是利用抗原与抗体的特异性结合反应来检测组织中的未知抗原或者抗体(主要是肿瘤分化抗原和肿瘤胚胎抗原),借以判断肿瘤的来源和分化程度,协助肿瘤的病理诊断和鉴别诊断。目前已被广泛运用肿瘤研究和诊断。常用的染色方法有过氧化物酶 - 抗过氧化物酶法和卵白素 - 生物素 - 过氧化物酶复合物法。

4. 电子显微镜检查 电镜分辨率远高于光镜(达 0.2nm),能清楚显示细胞的微细结构,作为肿瘤病理诊断和鉴别诊断的辅助检查手段之一,可在确定肿瘤细胞的分化程度、鉴别肿瘤类型和组织来源上起重要作用,也可用于肿瘤的病因和发病机制的研究。

5. 流式细胞术 是一种快速定量分析细胞的新技术,已广泛用于肿瘤研究,特别是用于肿瘤细胞 DNA 含量的检测。许多资料表明,实体恶性肿瘤细胞大多为非整倍体或多倍体,所有良性病变细胞都是二倍体。检测异常 DNA 含量不但可作为恶性肿瘤的标志之一,且可反映肿瘤的恶性程度及生物学行为。

6. 图像分析技术 病理形态学的观察基本上是定性的,缺乏精确而更为客观的定量标准,图像分析技术的出现弥补了这个缺点。在肿瘤病理方面,图像分析主要应用于核形态参数的测定(区别癌前病变和癌、区别肿瘤的良恶性、肿瘤的组织病理分级及判断预后等),DNA 倍体的测定,显色反应(如免疫组织化学)的定量等方面。

7. 分子诊断

(1) 分子生物学技术:重组 DNA 技术、核酸分子杂交技术、聚合酶链反应和 DNA 测序等新技术已应用于肿瘤的基因分析和基因诊断中。如对恶性淋巴瘤,利用 Southern 印迹杂交技术和聚合酶链反应方法,可以判断样本淋巴组织中是否存在单克隆性的增生,从而协助诊断。

(2) 液体活检:是一种无创的分子诊断技术,也可以看作是体外诊断的延伸,将样本由相关组织延伸至血液、体液等液体。对于肿瘤早期诊断、疗效评估、动态监测、耐药评估等具有十分重要的意义。临床上常用的液体活检包括:循环肿瘤细胞(circulating tumor cells,CTCs)、循环肿瘤 DNA 碎片(circulating tumor DNA,ctDNA)以及外泌体(exosome)等。

CTCs 是指游离于血液循环系统中的肿瘤细胞,来源于肿瘤原发灶或转移灶,是肿瘤转移的重要方式、术后复发的重要原因。CTCs 包含肿瘤的 DNA、基因组、蛋白质组等信息。

ctDNA 是指人体血液循环系统中不断流动的携带一定(包括突变、缺少、插入、重排、拷贝数异常、甲基化等)肿瘤基因组的 DNA 片段。ctDNA 的主要来源包括:坏死的肿瘤细胞、凋亡的肿瘤细胞、循环肿瘤细胞、肿瘤细胞分泌的外泌体。

外泌体是细胞外囊泡的一种,包含蛋白质、DNA、信使 RNA 以及一些非编码 RNA,是细胞之间沟通的载体,研究发现这些外泌体与肿瘤发生、发展、转移以及抗药性具有一定的相关性。外泌体携带的蛋白质和核酸,可用于癌症的早期诊断、复发监测、抗药性监测等。外泌体在数量上多于 CTCs、更容易富集,在形式上能够有效保护核酸类物质,减少了 ctDNA 在血液中的降解,临床应用前景更为广泛。

五、临床分期

定性诊断即肿瘤病理诊断,是肿瘤诊断的"金标准"。可以明确肿瘤的良恶性、组织起源和分化程度,提供肿瘤的基本信息。随着分子生物学、细胞生物学的发展,肿瘤病理学已经发展到分子病理诊断,不仅可以提供更精确的诊断,还可以为预后评估及疗效预测提供帮助。

定位诊断即确定肿瘤原发部位。发生在不同的组织、器官中相同病理类型的肿瘤,如鼻咽鳞癌和食管鳞癌治疗方法及预后存在明显差异;同一组织、器官中不同病理类型的恶性肿瘤,如原发性肝癌、继发性肝转移癌治疗方法及预后存在明显差异。

定量诊断即确定肿瘤临床分期。目的是高度一致性的反映疾病的发展阶段,指导制订规范、合理的治疗方案,正确评价治疗效果及协助判断预后。目前最常使用的是国际抗癌联盟和美国癌症联合委员会共同修订的 TNM 分期系统。

TNM 分期主要通过评价肿瘤的局部生长(T:tumor/topography)、淋巴结转移(N:lymph node)和远处转移(M:metastasis)状态,综合分析肿瘤的浸润范围及转移情况,反映疾病的进展状态。此外,临床上针对某些特定肿瘤还可采取其他分期方法,如宫颈癌常采用 FIGO 分期法、直肠癌采用 Dukes 分期法、肝癌采用巴塞罗那分期法、恶性淋巴瘤采用 Ann Arbor 分期方法等。

第四节　肿　瘤　防　治

依据肿瘤的生物学特性,建立积极有效的三级预防机制,提出规范化、个体化的治疗方案是现代肿瘤学的重要内容。

一、肿瘤预防

肿瘤预防是以人群为对象,以降低肿瘤发病率和死亡率为目的的肿瘤学分支。肿瘤预防涵盖范围很广,包括对肿瘤高发人群有针对性的预防、人群筛查、健康教育,肿瘤患者的康复治疗和姑息治疗。此外,为了控制可能引起肿瘤的不利因素,肿瘤预防还包括危险因素评估、肿瘤发病登记、人群监测、相关法律法规的制定等内容。

随着对恶性肿瘤认识的不断深化,人们逐渐认识到恶性肿瘤的预防是防止肿瘤发生发展的最有效手段。WHO 将肿瘤的预防划分为三级:一级预防主要针对危险因素进行干预,二级预防着重于早期发现、早期诊断和早期治疗,三级预防主要是改善肿瘤患者的生活质量和预后等。

1. **一级预防**　即病因预防。是指采取有效措施,避免或消除各种癌症病因和危险因素,从而降低肿瘤的发生率,它是最彻底、最理想的防癌途径。主要的预防方式包括:减少和消除肿瘤危险因素,控制环境中的化学、物理、生物致癌因素;改变生活方式,控制吸烟、节制饮酒、调整膳食结构和饮食习惯、适量运动,保持健康体重等;医学手段的预防,包括肿瘤疫苗、非细胞毒性营养素等药物的应用。

2. **二级预防**　即发病学预防、"三早"预防。主要针对特定高风险人群筛查癌前病变或发现早期病例,抓住肿瘤治疗的最佳时期,防止初发疾病的发展。二级预防的意义在于早期发现、早期诊断和早期治疗,从而降低患者的病死率。主要的方式方法有:做好癌症的筛检普查工作;做好健康宣教工作,警惕肿瘤的早期信号;及时治疗癌前病变;规范合理治疗早期肿瘤等。

3. **三级预防**　即康复预防。主要通过临床治疗、定期复查随诊、监测新的病灶,同时对晚期患者进行康复或姑息治疗以减轻患者痛苦、提高生活质量、延长生命。一般采取多学科综合治疗,选择合理诊疗方案,主要包括:手术治疗、放射治疗、化学治疗、生物治疗、介入治疗、内分泌治疗和临终关怀等。

二、手术治疗

手术是治疗肿瘤传统有效的方法之一,尤其是对以局部病变为主的实体肿瘤,多数情况下外科手术能彻底根除局部病灶,达到对大部分肿瘤治愈性治疗的目的。外科手术及术后病理诊断可明确肿瘤的浸润程度,侵及范围及淋巴结转移状态等情况,判断临床分期,指导治疗。

【良性肿瘤的手术治疗】

良性肿瘤多数在局部呈膨胀性生长,边界清,包膜完整,无淋巴和血行的侵袭与转移。手术原则是彻底切除肿瘤、肿瘤包膜及少量正常的周围组织并明确病理诊断。某些良性肿瘤切除不彻底易出现复发及恶变,如皮肤交界痣切除不彻底易形成恶性黑色素瘤;咽部的乳头状瘤反复多次切除易恶变为乳头状癌。手术彻底切除良性肿瘤极为重要,且切除的肿瘤应进行病理检查,明确病理性质,以免误诊。部分良性肿瘤的生物学特性呈现恶性肿瘤的特征,称为交界性肿瘤,其手术切除范围应进一步扩大,术后严密随诊。

【恶性肿瘤的手术治疗】

恶性肿瘤的生物学特性是浸润型生长,常伴有区域淋巴结转移和血行转移,预后差。因此恶性肿瘤的手术治疗应遵循以下原则:

1. 诊断明确　恶性肿瘤的外科治疗尤其是各种根治术对患者机体的形态、功能破坏性较大,在外科手术前必须诊断明确,包括病理诊断及临床诊断和分期。

(1) 病理诊断:恶性肿瘤的外科手术术前必须有病理诊断,以防误诊误治。部分病例在术前难以取得病理诊断,应在术中取组织作快速冰冻切片检查,明确手术方式。

(2) 临床诊断和分期:临床诊断包含原发灶和转移部位以及临床分期,有助于确定手术切除的范围。如肿瘤已经发生远处转移,手术达不到根治目的,需要采取其他手段而非外科手术。

实施治疗前按临床分期(CTNM),手术探查时医师可根据外科分期(STNM)相应修改治疗方案,术后的临床病理分期(PTNM)则为术后辅助治疗以及评估预后的重要依据。

2. 制订合理的手术治疗方案　肿瘤外科治疗方案的选择与患者的预后及生活质量密切相关。手术方案的制订应从患者的生理状况、肿瘤部位、病理诊断及分期、预期目的、治疗获益等方面综合考虑。在制订方案时要依据肿瘤的病理及生物学特性选择手术方式,尽可能切除肿瘤及最大限度保留正常组织和功能,依据患者年龄、全身状态和伴随疾病选择最佳术式。

3. 预防肿瘤医源性播散　恶性肿瘤手术不同于常规手术,除了遵循常规外科手术的无菌原则、充分暴露术野、避免损伤需要保留的正常组织外,还要求有严格的无瘤观念和不接触原则。恶性肿瘤可以有局部种植及远处转移,任何检查和手术都可能促使肿瘤播散,引起术后转移和局部复发,所以实施外科手术时必须注意下列几点。

(1) 建立无瘤观念:术前在检查肿瘤患者时力求手法轻柔,切忌用力按压、抓捏肿物;切除肿瘤时尽量避免使用局部麻醉,即使在作肿瘤切除活检时注射麻醉药也需距肿瘤有一定的距离;手术切口要能充分暴露肿瘤;手术探查时应该由远及近,动作轻柔。尽量避免将肿瘤细胞带至其他部位,手术中应用锐性分离以避免对肿瘤的挤压,减少播散机会。

(2) 不接触原则:脱落的肿瘤细胞易在有外伤的组织创面上种植,因而在手术中应避免直接接触肿瘤。

【手术治疗的分类及方式】

1. 诊断性手术　是指在术中切取小块组织送冷冻切片诊断或常规病理检查。肿块位于四肢者,需截肢取材时在双重止血带下切取。对深部或胸、腹腔、颅骨内肿块者常需开胸、开腹或开颅。发现肿瘤后进行活检证实,如可能则立即进行治疗性手术等。

2. 预防性手术(preventive surgery)　是对具有潜在恶性可能的疾病及癌前病变做相应的外科治疗,以防进一步发展为恶性肿瘤的治疗措施。如对黏膜白斑、乳腺囊性小叶增生、大肠腺瘤性息肉、慢性胃溃疡、大肠血吸虫肉芽肿、位于手足易摩擦部位的黑痣、老年角化症等癌前病变的切除治疗。

3. 根治性手术(curative surgery)　彻底切除肿瘤,达到根治目的的手术。手术范围包括肿瘤及其所在邻近组织的全部或大部分、周围淋巴结引流区的整块切除。凡肿瘤局限于原发部位及区域淋巴结,未发现其他部位转移灶,患者全身情况能耐受根治手术者,均应选择根治性手术。

4. 姑息性手术(palliative surgery)　解除症状而非根治性手术,以解除患者痛苦,改善生存质量。如:①空腔脏器梗阻时行捷径手术,如晚期胃癌幽门梗阻行胃空肠吻合,胰头癌胆道梗阻行胆总管内引流,直肠癌梗阻行人工肛门等;②溃烂出血的乳腺癌,根治困难时行单乳切除以解除痛苦;③去势手术治疗激素依赖性肿瘤,如乳腺癌者行卵巢切除、前列腺癌行睾丸切除;④辅助性手术,如动脉内插管化疗争取肿瘤缩小,行二期切除肿瘤,如肝动脉介入化疗后肝癌缩小争取切除。

5. 减瘤性手术(cytoreductive surgery) 某些恶性肿瘤瘤体巨大、外侵严重,难以彻底切除。临床常采用针对原发灶或其转移灶的部分或大部切除,以减少肿瘤负荷、减轻症状,为进一步综合治疗创造条件。

6. 其他手术 重建与康复性手术(reconstruction and rehabilitation surgery)随着显微外科和整形外科的发展,对于肿瘤根治术所造成的局部解剖缺陷的补救修复与重建等技术手段越来越强。目的是最大程度恢复患者的器官形态和功能,并满足根治性手术对肿瘤大范围切除的需要。

三、放射治疗

放射治疗简称放疗,是利用放射线如放射性同位素产生的 α、β、γ 射线和各类 X 射线治疗机或加速器产生的 X 射线、电子线、质子束及其他粒子束等来抑制和杀灭癌细胞的一种治疗手段。

近 20 年来,随着放疗设备的改进和计算机技术的发展,已形成集影像、计算机和加速器、近距离治疗为一体的现代放疗技术,这些技术能完成复杂、不规则靶区的精确照射,在提高肿瘤治愈率的同时降低了周围正常组织的照射,改善了患者的生存质量。

【放疗的原理】

放射线的电离作用可导致 DNA 结构、细胞超微结构损伤或破坏,引起细胞形态的改变以及组织反应。电离辐射的作用机制主要分为两种:直接作用和间接作用。直接作用是指粒子或光子的能量被 DNA 或具有生物功能的其他分子直接吸收,生物分子发生化学变化,并导致机体损伤。间接作用是指辐射的能量向生物分子传递时,通过扩散的粒子及自由基 而产生的生物学作用。放疗作为一种治疗手段,对肿瘤的治疗效应主要体现在以下三个方面:①放射线可以直接引起肿瘤细胞损伤;②放射线可以抑制肿瘤血管的再生及封闭细小血管和淋巴管;③放射线可以引起受照部位发生炎性反应,诱导免疫细胞进入受照区域,增强对肿瘤细胞的吞噬作用。

【放疗模式】

放疗可分为远距离照射和近距离照射两种基本照射模式。远距离照射是指放射源位于体外一定距离,发出的射线通过一定距离的空间,并经过人体正常组织及邻近器官照射到人体的某一病变部位的放射治疗方式,又称外照射。外照射从三维方向上进行剂量分布的控制,使高剂量区和治疗靶区相吻合。近距离照射是指将放射源施用器放置于人体管腔内瘤体表面或用针插植到瘤体内,通过计算机控制系统,使放射源直接在瘤体表面或瘤体内进行放疗,又称内照射。

【常用的放疗技术】

1. 三维适形放疗(3-dimensional conformal radiation therapy,3DCRT) 和 调强放疗 (intensity modulated radiation therapy,IMRT) 放射治疗的目标是将辐射剂量集中到肿瘤靶区内杀死肿瘤细胞,同时尽可能地降低周围组织受量。理想的放射治疗技术必须满足:①每个照射野形状与肿瘤靶区形状一致;②照射野内的剂量强度按一定要求进行调节,即根据肿瘤靶区形状和靶区周围重要器官对束流强度进行调节,以达到最佳剂量分布。满足条件①者称之为三维适形放疗,同时满足以上两个条件者称为调强放射治疗。

2. 立体定向放疗(stereotactic radiation therapy,SRT) 是采用立体定向等技术,将放射线聚集在肿瘤靶区实施一次大剂量照射的手段。它能通过三维空间把射线投照在靶区内形成高剂量区,而正常组织受量很小,类似外科手术刀切除病灶。γ 刀是利用 201 颗 ^{60}Co 源特制而成的一种设备;X 刀是通过电子直线加速器产生的高能 X 线和特制的准直器构成;射波刀是采用影像引导实时跟踪系统,指导机械臂追踪靶区进行治疗的一种新型立体定向放射治疗机。

3. 图像引导放疗(image guided radiation therapy,IGRT) 是利用影像系统实时修正靶区

移位,充分考虑了器官和靶区放疗分次内和放疗分次间运动,利用先进的影像设备对肿瘤和关键器官进行监控,并能根据器官和靶区位置和形状变化调整治疗条件使照射野紧紧"追随"靶区,减小治疗误差,提高放疗精度。

4. 呼吸门控治疗技术(respiratory gating technology) 是指在放射治疗过程中监测患者呼吸运动,在特定呼吸时相触发射线照射,降低正常组织受照剂量。此技术避免了在传统放疗方式中因呼吸运动需要的计划靶区增加,减少了正常组织受照。

5. 质子和重离子放疗(proton therapy and heavy ion radio therapy) 是由质子或重离子组成的离子射线作为治疗媒介的一种放射治疗技术,是国际公认的放疗尖端技术。质子是构成氢原子的粒子;重离子是相对质量较大原子的离子,如快中子、负π介子、氢、碳、氧、氖离子等。质子或重离子经由同步加速器加速至约70%的光速,能量达到100~400MeV被引出射入人体。在到达肿瘤病灶前,射线能量释放不多,但是到达病灶后,射线会瞬间释放大量能量,形成名为"布拉格峰"的能量脉冲峰,辐照过程好比是针对肿瘤的"立体定向爆破",能够对肿瘤病灶进行强有力的照射,同时又避开照射正常组织,实现疗效最大化。

【放疗的临床应用】

1. 根治性放疗 是指以放疗作为主要根治手段治愈肿瘤的方式。主要适用于:生长在重要器官或邻近重要器官,及侵犯周围正常组织的肿瘤;某些对放射线敏感,放疗能有效控制或消灭的肿瘤;部分因合并症等原因无法耐受手术的早期肿瘤患者。根治性放疗广泛应用于头颈部肿瘤、早期霍奇金淋巴瘤和皮肤癌,也用于不能手术或不能耐受手术的宫颈癌、肺癌、食管癌、前列腺癌等。

2. 辅助性放疗 是指放疗与其他治疗手段相结合,用于晚期肿瘤患者的局部治疗。

(1)术前放疗:在手术前对恶性肿瘤进行放疗,降低肿瘤分期,将难以彻底切除或无法切除的病灶转化成可切除的病灶。术前放疗可以提高肿瘤的切除率,减少远处转移和局部复发率,提高正常组织和器官功能的保全率。常用于中晚期头颈部肿瘤、直肠癌、食管癌、乳腺癌等。

(2)术中放疗:在手术中肿瘤切除后或手术暴露肿瘤无法切除的情况下,针对肿瘤、瘤床、淋巴引流区进行近距离单次大剂量照射。术中放疗可使靶区受照剂量相对较高而正常组织受照低,提高局部控制率、减轻不良反应。术中放疗原则上适用于很多肿瘤,但因为需要特定的设备和条件,目前国内开展不多,常用于胰腺癌、胃癌、宫颈癌、直肠癌等。

(3)术后放疗:在手术后对瘤床、残存肿瘤,或具有转移危险的淋巴引流区进行补救性治疗或预防性照射,提高局部控制率。可以减少局部复发率和区域淋巴结转移率,可用于消灭瘤床区或区域淋巴引流区可能残留的亚临床病灶。多与化疗联合,常用于中枢神经系统,头颈部、胸部、腹部、妇科肿瘤及直肠癌和软组织肉瘤等恶性肿瘤的综合治疗。

(4)与药物的结合:与化疗药物、放射增敏剂、生物反应调节剂、基因治疗药、中药等联合应用。最常见的是同步放化疗,化疗与放疗配合有两种形式,一是定期使用小剂量化疗药以增敏放疗,二是采用足量化疗与放疗交替或同时进行,产生协同作用。目前,同步放化疗已应用于肺癌、乳腺癌、鼻咽癌、食管癌、宫颈癌、淋巴瘤等肿瘤。

(5)与热疗配合:高温(>43℃)可杀伤肿瘤细胞,放疗不敏感的S期细胞对高温最敏感,而且高温也能杀伤对射线抗拒的乏氧细胞,与放疗有互补作用。

3. 姑息性放疗 是指以解除晚期恶性肿瘤患者痛苦、改善症状及延长其生命为目的的放射性治疗,临床分为高度姑息和低度姑息两种。前者常用于患者一般状况良好,给予根治量或接近根治剂量;低度姑息治疗用与一般状况较差或疾病已到晚期,只希望达到减轻痛苦目的的患者,放射剂量相对较低。

4. 急症放疗 在肿瘤患者的病程中,有时出现一些紧急情况必须立即处理。对有些急症,放疗是最有效的缓解手段之一,包括出血、脊髓压迫综合征、上腔静脉综合征等。

四、化学治疗

化学治疗是指利用化学药物杀伤肿瘤细胞,阻止肿瘤细胞增殖、侵袭、转移的一种治疗手段,简称化疗。与手术、放疗并称为恶性肿瘤的三大治疗手段。

【化疗药物机制及分类】

1. **细胞毒类**　即烷化剂类,包括影响 DNA 结构与功能、干扰 RNA 合成,抑制蛋白质合成与功能的药物。如氮芥、卡莫司汀、环磷酰胺、洛莫司汀等。

2. **抗代谢类**　抗代谢类药物与核酸合成所需的叶酸、嘧啶、嘌呤在结构上很相似,通过抑制合成 DNA、RNA 的酶,达到干扰肿瘤增殖的作用。如氟尿嘧啶、阿糖胞苷、巯基嘌呤、替加氟、氨甲蝶呤等。

3. **抗生素类**　是由微生物产生的具有抗肿瘤活性的化学物质,通过不同机制影响 DNA、RNA 及蛋白质的生物合成,使细胞发生变异,影响细胞分裂,导致细胞死亡。如丝裂霉素、阿霉素、平阳霉素、放线菌素 D、博来霉素、柔红霉素等。

4. **植物碱类**　是来源于植物具有抗肿瘤作用的药物,主要通过抑制细胞有丝分裂,达到干扰肿瘤增殖的作用。如紫杉醇、多西他赛、羟基树碱、长春新碱、替尼泊苷(VM-26)、依托泊苷(VP-16)等。

5. **其他**　非上述类别的抗肿瘤药物,如丙卡巴肼、羟基脲、顺铂、卡铂、达卡巴嗪等。

几乎所有的化疗药物都会不同程度的损伤正常细胞,导致各种毒副作用,分为近期不良反应与远期不良反应。近期不良反应即给药四周内发生的不良反应,包括骨髓抑制、胃肠道反应、脱发、心脏毒性、肝毒性、肺毒性、神经毒性、泌尿系统毒性等;远期不良反应包括引起致畸和不育的生殖毒性、第二原发肿瘤发病率明显升高等。

【化疗的临床应用】

1. **根治性化疗**　是指对于某些经积极化疗后有望治愈的肿瘤,尽早进行足剂量、足疗程的标准化疗。常用于急性白血病(特别是小儿急性淋巴细胞白血病)、绒毛膜癌、恶性葡萄胎、霍奇金淋巴瘤与非霍奇金淋巴瘤等。

2. **辅助化疗**　是指手术治疗、放射治疗后给予化疗,以清除术后或放疗后残余的亚临床微小癌灶,防止潜在转移病灶复发而进行的治疗手段。常用于乳腺癌、结直肠癌、肺癌、卵巢癌、骨肉瘤等。

3. **新辅助化疗**　是指对于未发生远处转移的局部进展期肿瘤患者,在接受手术或放疗前,先进行化疗,以缩小原发肿瘤体积、降低分期的治疗手段。新辅助化疗还可降低肿瘤细胞活性,减少手术时的扩散和转移概率;减少原发灶切除后亚临床病灶的快速增长。常用于局部晚期乳腺癌、骨肉瘤、直肠癌、胃癌等的治疗。

4. **姑息性化疗**　是指对于晚期肿瘤患者通过化学治疗缩小瘤体、减轻症状、延长生存期的治疗手段。

五、生物治疗

生物治疗是从肿瘤免疫治疗的基础上发展而来,应用生物反应调节剂,通过免疫、基因表达和分子靶向、诱导分化等生物调节系统或细胞信号转导通路来调节肿瘤患者的生物反应,增强机体固有抗癌机制,达到治疗肿瘤的手段,是继手术、放疗和化疗之后的第四大肿瘤治疗技术。

【常用生物治疗技术】

1. **免疫治疗**　是指应用免疫学原理和方法,提高肿瘤细胞的免疫原性和对效应细胞杀伤的敏感性,激发和增强机体抗肿瘤免疫应答,并将免疫细胞或效应分子输入宿主体内,协同机体免疫系统达到抑制肿瘤生长、杀伤肿瘤的目的。根据免疫反应的种类不同分为特异性免疫治疗和非特异性免疫治疗两大类。

特异性免疫治疗主要包括肿瘤疫苗和单克隆抗体两种方法。肿瘤疫苗是利用疫苗引发特异性抗肿瘤 T 细胞反应,使宿主免疫系统产生针对肿瘤抗原的抗肿瘤免疫应答,从而消灭肿瘤的一种治疗性疫苗。单克隆抗体是利用抗体的免疫学特性特异的杀伤肿瘤细胞,目前应用较为成功,如利妥昔单抗可显著改善弥漫性大 B 细胞淋巴瘤和滤泡性淋巴瘤的预后。

非特异性免疫治疗主要包括过继性细胞治疗(adoptive T cell transfer,ACT)和非特异性免疫调节剂治疗。ACT 又称为细胞治疗,是试图通过外界修饰,让普通 T 细胞成为能够识别肿瘤细胞的 T 细胞,从而引发对肿瘤细胞的免疫作用。

ACT 根据其发展历程依次为自体淋巴因子激活的杀伤细胞(lymphokine-activated killer,LAK)、自体肿瘤浸润性淋巴细胞(tumor infiltrating lymphocytes,TIL)、自然杀伤细胞(natural killer cell,NK)、细胞因子诱导的杀伤细胞(cytokine-induced killer,CIK)、细胞毒性 T 细胞(cytotoxic T lymphocyte,CTL)以及经基因修饰改造的 T 细胞(CAR-T、TCR-T)。

免疫系统调节剂(Immune system modulators)是最早用于肿瘤免疫治疗的一种手段,最早可追溯至 William Coley 在 1892 年使用链球菌培养物来治疗肉瘤。免疫系统调节剂包括随后发展的细胞因子治疗(IL-2、INF)、合成的分子、免疫佐剂(卡介苗)及短肽(胸腺法新)。目前主要用于部分实体瘤,包括转移性肾癌、恶性黑色素瘤。将来联合非特异性和特异性免疫治疗,或将不同的免疫系统调节剂联合使用是值得探索的方向。

2. 基因治疗　是指利用转基因技术将外源性基因导入机体,直接修复和纠正肿瘤相关基因的结构和功能缺陷,或间接通过增强机体的防御机制及促进肿瘤细胞凋亡,从而达到抑制及杀灭肿瘤细胞的目的。

3. 分子靶向治疗　是指以肿瘤发生发展中的关键分子为靶点,应用有效的阻断剂干扰细胞信号转导通路及微环境达到治疗肿瘤的目的的手段。分子靶向治疗的特点在于能选择性地杀伤肿瘤细胞,对正常组织损伤较低或无损伤。其关键步骤在于确定治疗的分子靶点。靶点既可以是蛋白分子或者核酸片段,也可以是其他基因产物。

4. 诱导分化治疗　是指应用某些化学物质可使不成熟的恶性细胞向正常细胞分化的治疗手段,这些化学物质称为分化诱导剂。在分化诱导剂的作用下,去分化的肿瘤细胞也可被诱导而重新向正常细胞分化,表现为肿瘤细胞形态特征、生长方式、生长速度和基因表达等均向正常细胞接近,甚至转变成正常细胞。如全反式维 A 酸和三氧化二砷已成功应用于急性早幼粒白血病的治疗。

5. 干细胞治疗　干细胞可分为胚胎干细胞和成体干细胞。目前的研究主要集中在成体干细胞,其中造血干细胞的研究发展最为成熟,造血干细胞的移植已经成为血液系统肿瘤的主要治愈性方法之一。

【生物治疗的临床应用】

肿瘤生物免疫治疗是目前新兴的比较成熟的肿瘤治疗模式,它克服了传统疗法对癌细胞清除不彻底、易复发、易转移、副作用大等缺点。手术、化疗、放疗联合生物免疫治疗,可以精准清除残余肿瘤细胞,防止复发和转移,提升患者生存质量和时间。同时可以增强放化疗耐受性,减少放化疗毒副作用。

重组腺病毒 2p53 抗癌注射液(SBN21)作为世界上第一个基因治疗药品于 2003 年 10 月经国家 SFDA 批准进入了试生产阶段。已有 *TK* 基因治疗恶性脑胶质瘤、*IL-22* 基因治疗胃癌、*HSV2TK* 基因治疗肝癌、*HLA2B7* 治疗直肠癌、*Adp53* 治疗颈部肿瘤和非小细胞肺癌、*BRCA1* 治疗卵巢癌、*IL-2* 治疗转移性乳腺癌等几个肿瘤基因治疗方案进入了临床试验阶段。

生物治疗目前处于初步发展阶段,仍存在一些亟待解决的问题:①发现更多有意义的肿瘤分子靶标,不断提高对肿瘤的杀伤力,打破机体的免疫耐受状态;②建立规范的治疗方案,进一步提高生物治疗的临床疗效;③生物治疗的效果存在较大的个体差异,因此,寻找可以有效预测治疗效果的生物标志物,对于其在临床的推广和应用具有重要的意义。④将生物治疗与传统放化疗等手段有机结合,利用它们的相互协同增效作用而发挥更好的疗效,从而探索出新的个体化治疗模式;⑤目前生物治疗费用昂贵,患者接受度较低。

六、介入治疗

介入治疗是指将肿瘤诊疗和介入放射技术有机的结合,在医学影像设备引导下,利用导丝、导管、穿刺针等对肿瘤组织进行药物灌注、局部栓塞、减压引流以及结构功能重建等治疗,以达到明确诊断、控制肿瘤、缓解症状的目的。

【介入治疗分类】

1. 血管性介入治疗 是将抗癌药物注射到肿瘤的供血动脉或肿瘤区直接杀癌;或栓塞肿瘤供血动脉阻断肿瘤的营养供应,使瘤体体积缩小;或施行双介入,即将抗癌药物和栓塞剂有机结合在一起注入靶动脉,既阻断供血同时药物停留于肿瘤区起到局部化疗,杀死肿瘤组织的作用。常用的技术主要有经导管动脉灌注化疗(TAI)和经导管动脉灌注化疗栓塞术(TACE)两种。

2. 非血管性介入治疗 是在医学影像设备如 X 射线、CT、B 超、MRI 的引导下,利用各种器械,通过血管以外的途径如经人体腔道的自然开口或经皮直接穿刺脏器,对肿瘤进行诊断和治疗的技术方法。主要包括经皮电极射频肿瘤消融术、冷冻消融术、经皮无水乙醇注射术等。

【常见肿瘤的介入治疗】

1. 原发性肝癌 原发性肝癌是人类常见恶性肿瘤之一,也是多种介入治疗手段应用最广、技术最成熟且疗效最确切的恶性肿瘤。常用的肝癌介入治疗方法包括 TAI、TACE、经皮射频消融(RFA)、经门静脉介入治疗、微波消融、经皮放射性粒子植入术等。RFA 与外科手术切除、器官移植已成为早期肝癌的一线治疗选择。TACE 被公认为是治疗不可切除肝癌、晚期肝癌的重要治疗手段,该方法在抑制肿瘤生长、提高患者生存率等方面取得了显著疗效。

2. 支气管肺癌 支气管肺癌是呼吸系统最常见的恶性肿瘤,其发病率及死亡率居高不下。早期肺癌的治疗以外科手术为主,但中晚期肺癌常需要多种治疗手段的综合应用。肺癌中常涉及的介入治疗手段有:经支气管动脉灌注化疗(BAI)、经支气管动脉灌注化疗栓塞术、RFA、放射性粒子植入术、气管支架植入术等。其中 BAI 是用于肺癌治疗最早、应用最广的血管性介入治疗方法,主要适用于不能手术切除的中晚期肺癌,也可用于外科手术前的新辅助治疗,能有效地降低肺癌临床分期、提高手术切除率、降低术后复发率。

3. 食管癌 是消化系统最常见的恶性肿瘤之一。介入治疗是一种有效治疗晚期食管癌的手段,在缓解症状、改善生活质量和延长生存期方面有一定的优势。常用的介入治疗方法有:经食管动脉灌注化疗术、食管球囊扩张术、食管自膨式金属内支架植入术、携带放射性粒子食管覆膜支架植入术等。

近年来,肿瘤介入治疗在肿瘤的综合治疗中发挥着越来越重要的作用,也取得了长足的进展。基础研究方面,新技术、新材料、新设备,如药物洗脱微球、放疗微球、新型射频和微波射频设备的改进,进一步提高了介入治疗的安全性和有效性。

七、内分泌治疗

某些肿瘤的发生发展与内分泌激素及其受体有关,肿瘤内分泌治疗是指通过改变机体内分泌环境及激素水平,来抑制肿瘤的生长的治疗手段。如乳腺癌、前列腺癌、子宫内膜癌、卵巢癌、大肠癌等可利用激素类药物阻断激素受体或抑制激素的分泌治疗肿瘤。

【内分泌治疗的作用机制】

1. 降低激素水平 降低激素水平可以通过两个途径实现:①应用促性腺激素释放激素类似物和拮抗剂,通过负反馈调节机制抑制下丘脑调节肽的产生,使下游激素合成、分泌减少;②通过手术去势、放射去势、抑制雄激素向雌激素转化等方法直接抑制外周激素的水平。

2. 阻断激素与受体的结合 类固醇类激素(甾体激素),呈脂溶性,易穿过细胞膜进入细胞内,与细胞质中的受体结合,形成活性复合物,进入细胞核,通过激活 DNA 转录过程刺激细胞增殖。因此阻断类固醇类激素与其受体的结合,可以抑制肿瘤细胞的生长达到治疗肿瘤的目的。

【内分泌治疗药物分类】

根据作用机制不同,将内分泌药物分为:减少激素产生药物、阻断激素与受体结合药物、其他药物(表15-3)。

表 15-3　肿瘤内分泌治疗药物分类

	药物分类		代表药物	药理作用
减少激素产生	中枢水平抑制激素产生	促性腺激素释放激素类似物和拮抗剂	戈舍瑞林 亮丙瑞林 地加瑞克	竞争性与GnRH受体结合,拮抗GnRH受体,减少LH和FSH的分泌,进而减少雌激素和雄激素的分泌
	外周水平抑制激素产生	芳香化酶抑制剂	阿那曲唑 来曲唑 依西美坦	与芳香化酶可逆性和不可逆结合,抑制酶活性,阻断雄激素转化为雌激素
阻断激素与受体结合	选择性雌激素受体调节剂		他莫昔芬 托瑞米芬 氟维司群	与雌激素竞争性的结合ER,抑制雌激素作用,氟维司群还可以降解ER受体
	雄激素受体拮抗剂		氟他胺 比卡鲁胺	竞争性结合雄激素受体,抑制雄激素作用
其他	激素类		己烯雌酚 甲地孕酮 丙酸睾酮 甲状腺素	与相应受体结合拮抗其他性激素,反馈抑制GnRH的产生,进而减少外周性激素合成与分泌 抑制TSH分泌
	生长抑素类似物		奥曲肽	抑制生长激素、胰岛素、胰高血糖素、胃泌素等激素分泌

【常见肿瘤的内分泌治疗】

1. 乳腺癌　乳腺属于激素靶器官,乳腺上皮细胞含有多种激素受体,如雌激素受体(ER)和孕激素受体(PR),其生长发育依赖多种激素的协同作用。乳腺恶性肿瘤细胞可以保留全部或部分激素受体,生长发育仍然受激素水平调控。已证实至少有50%~80%的乳腺癌患者是激素依赖性的,可以通过阻断雌激素对乳腺癌细胞生长的刺激作用来治疗乳腺癌。

乳腺癌内分泌治疗常采用的方法有:手术切除卵巢、放射线卵巢去势及药物治疗等。其中药物治疗是乳腺癌内分泌治疗的主要手段,包括选择性雌激素受体调节剂、芳香化酶抑制剂、黄体生成素释放激素类似物和孕激素等。

2. 前列腺癌　前列腺是雄激素依赖性器官,多数前列腺细胞的生长依赖于雄激素水平,减少或拮抗体内雄激素水平可促使前列腺肿瘤细胞凋亡,抑制生长。内分泌治疗是晚期前列腺癌的主要治疗手段,70%~80%的患者可以延缓和阻滞肿瘤的生长。对于淋巴结转移的前列腺癌患者,根治性前列腺切除和盆腔淋巴结清扫术及根治性放疗后给予内分泌治疗可提高生存率,降低局部复发率。

临床上经常通过以下途径实施内分泌治疗:①抑制垂体促性腺激素的释放,抑制睾酮分泌;②双侧睾丸切除术,去除睾酮分泌器官;③药物直接抑制类固醇的生成;④药物抑制靶组织中雄激素受体。

3. 甲状腺癌　甲状腺癌的内分泌治疗通过补充甲状腺素,抑制垂体前叶促甲状腺激素(TSH)分泌,抑制TSH对甲状腺组织的刺激来治疗甲状腺癌。口服左甲状腺素可用于治疗不能手术的甲状腺癌或术后复发转移的患者,也可用于预防术后复发。

4. 子宫内膜癌　主要是通过使用孕激素及雌激素拮抗剂来治疗。其作用机制是:孕激素通过与孕激素受体结合进入细胞核,影响细胞内 DNA 的复制和转录,抑制肿瘤细胞的生长。对于晚期或复发的子宫内膜癌,孕激素的完全缓解率为 9%~17%。常用的雌激素受体拮抗剂是三苯氧胺,在体内与雌二醇竞争 ER,达到对抗体内雌激素的作用,单用有效率低,临床常与孕激素联合应用,可增加孕激素的作用,对子宫内膜癌有效。

八、肿瘤综合治疗与个体化治疗

肿瘤是一类非常复杂的全身性系统性疾病,治疗方式并不是多种治疗模式简单的叠加,而是需要制订严谨、有序、有计划合理的治疗模式。每种治疗手段均有局限性,且每个患者个体情况不同。因此采用多种方法联用的综合治理及针对不同个体进行的个体化治疗已成为共识。而综合治疗及个体化治疗主要是通过多学科专家协作组(multidisciplinary team,MDT)模式进行实现。MDT 诊疗模式已经成为恶性肿瘤诊疗的国际趋势。肿瘤综合治疗是指根据患者的身心状况,肿瘤的具体部位、病理类型、侵犯范围(病期)和发展趋向,结合细胞分子生物学的改变、各种治疗方法手段的优缺点,有计划、有选择地应用现有各学科多种治疗手段进行合理组合,积极改善患者预后和生活质量。

MDT 治疗时要遵循局部与全身治疗并重、分期(TNM)治疗、个体化治疗、生存率与生存质量并重、成本与效益并重、中西医并重等原则。强调患者机体状况(心理和生理两方面)和肿瘤情况(部位、类型、进展情况和分子生物学特征);也强调应该有计划、多学科、多途径组合合理循证有效的综合治疗;强调成本效益的社会医学观点;强调循证医学的有机结合。

恶性肿瘤多学科综合治疗和个体化治,目前呈现几个趋势:①采用循证医学的基本原则;②以生物标志物为核心的转化医学,推动了个体化治疗的进展;③各学科研究的深化,为综合治疗提供了更多的选择。如外科手术的微创化和精细化;内科新药物研发和耐药机制的阐明;新放疗技术如质子和重离子放疗的临床应用等。随着基础医学和临床医学的不断发展,肿瘤的综合治疗必将日臻完善。

个体化治疗即所谓的量体裁衣式治疗,通过对个体携带的信息进行检测,制定针对某些疾病的预防和治疗策略,使患者获得最佳治疗效果的同时尽可能避免药物不良反应。肿瘤个体化治疗是建立在生物标志物指导下的治疗,有赖于人类基因组学的发展和转化医学的拓展。20 世纪 70 年代以来,人类基因组研究成果斐然,肿瘤基因组学、RNA 组学和蛋白质组学等基础研究向临床实践拓展,使传统经验治疗模式逐渐向依据生物标志物的个体化治疗模式转变。越来越多的临床研究证实,通过检测肿瘤患者生物标本中生物标志物的基因突变、基因 SNP 分型、mRNA 基因定量表达及蛋白表达状态可预测药物疗效和评价预后,指导临床个体化治疗,从而提高疗效,减轻不良反应,促进医疗资源的合理利用。

基因组分析可为诊断及治疗提供信息,可依据分子或基因组改变,针对不同基因靶点选择靶向治疗药物,更有利于患者得到显著疗效。目前个体化治疗已初步形成的分子诊断、分子分期、分子治疗及分子预后的概念,但尚未形成成熟的体系,还有许多未知领域有待拓展。

小 结

随着对肿瘤疾病认识的深化、诊疗技术和相关设备的发展,肿瘤的治疗近年来日新月异。肿瘤的诊治理念、策略和模式不断演变,恶性肿瘤的诊治正在经历从多元化治疗模式向多学科综合治疗发展的过程,但早期诊断的有效手段仍然缺乏、总体疗效不尽人意。应继续贯彻预防为主、早诊、早治的理念,发挥每种治疗手段的优势,突出个体化精准治疗、规范化综合治疗及多学科诊疗的应用,以降低肿瘤的发病率及死亡率。

思考题

1. 常见肿瘤的病因有哪些？主要的发病机制是什么？
2. 肿瘤的生物学特性有哪些？
3. 什么是肿瘤的三级预防？主要涵盖的范围是什么？
4. 常用的肿瘤诊断方法有哪些？什么是肿瘤诊断的"金标准"？
5. 什么是肿瘤的多学科综合治疗？常见的治疗方式有哪些？

（李宗芳　王亚利）

口腔疾病 / 第十六章

2001年3月,加拿大牙科学会(Canada Dental Association,CDA)对"口腔健康"提出了一个比较完整的定义:口腔健康是指口腔及其相关组织和结构的一种状态,在这种状态下,人们不但能够说话和进食,也不会因为疼痛、不适和尴尬而妨碍社交活动,从而使人的机体、精神和社会交往处于良好的状况,并使生命充满乐趣。可见,口腔健康绝不是我们简单意义上理解的没有"牙痛",它应该具备三方面的内容:良好的口腔卫生、健全的口腔功能以及没有口腔疾病。

相对于全身其他部位,口腔颌面部有着极其明显的特殊性。口腔不仅是300多种微生物的贮藏库、集散地,而且也是许多传染病传播的必经之路。俗话说"病从口入",由于口腔颌面部的组织结构复杂,口腔疾病的多样性和复杂性也是必然。口腔疾病不仅影响口腔器官功能的发挥,而且还影响全身的健康,其引起的免疫反应也是一些全身疾病的重要危险因素。与此同时,一些全身疾病也会累及口腔、牙龈、舌、黏膜等组织器官,且表现为一种特征性的临床症状而被发现。正是由于口腔疾病的特殊性、多样性、复杂性和重要性,使得口腔医学形成了一套相对独立的科学体系。因此,口腔医学也成为了和临床医学并列的医学一级学科。

本章节将从口腔颌面部的解剖特点、临床常规检查、口腔常见病及口腔相关技术四个方面做简单介绍。

第一节　口腔颌面部解剖特点

口腔颌面部是人体最显露的部分,位于颜面部的中下2/3,是口腔和颌面部的统称。口腔颌面部担负着很多重要的生理功能。口腔是消化道的起始段,是摄入食物的通道,具有辅助消化的功能,同时还具有感受味觉、辅助发音的生理功能。此外,口腔通过口咽部与鼻咽部和呼吸道相通,是呼吸系统主要的补充器官。当发生外伤时,舌体后坠、口底肿胀均可导致气道梗阻,危及患者生命。颌面部是人类最重要的美学区,颌面部众多的表情肌在面神经的支配下,能完成各种表情动作,传递人的喜怒哀乐等各种情绪。

【口腔分区】

在口腔内,以牙列为分界线可以将口腔分为牙列外围的口腔前庭(oral vestibule)和牙列内侧的固有口腔(oral cavity proper)。

口腔前庭由唇、颊、牙列和牙槽骨表面的牙龈及黏膜构成。口腔前庭区域内具有重要临床意义的解剖标志包括前庭沟、唇系带、颊系带、腮腺导管口、颊脂垫尖等。前庭沟是唇颊处与牙列之间的沟槽,是口腔前庭的黏膜反折区,此处黏膜松软,是重要的口腔局部麻醉位点和部分颌面部手术的切口部位。唇、颊系带的临床意义主要是在进行局部义齿或全口义齿修复时应注意避让,以免因唇、颊肌的运动而影响义齿固位。腮腺导管口的位置处于上颌第二磨牙颊侧相对应的颊黏膜上,呈乳头状突起,以手按摩外侧腮腺组织时,正常情况下可看到清亮的唾液从腮腺导管口流出,这是对腮腺功能检查和相关疾病的诊断具有重要指导意义的操作。腮腺导管口也是进行腮腺造影的造影剂注射口。颊脂垫尖位于大张口时平对上下颌牙齿咬合面中点的颊黏膜上,是一个三角形的隆起,是下牙槽神经阻滞麻醉进针点的重要的参考标志点。

固有口腔是由牙列、牙槽骨、口底、上腭围成的功能区。固有口腔包括整个牙列,是口腔行使咀嚼功能的最主要的区域。下颌下腺和舌下腺的开口位于口底舌系带的两侧,可于舌下肉阜处查及,是诊断相关下颌下腺疾病的重要参考部位,也是舌下腺囊肿发生的主要区域。

(一) 牙

牙(tooth),又称牙体,由牙冠、牙颈和牙根三部分组成。牙冠表面由牙釉质覆盖,暴露于口腔,直接参与行使功能。牙根的表面由牙骨质覆盖,埋植于牙槽骨中,可起到固定和稳定牙齿,同时将咀嚼力传导至牙槽骨的作用。

1. 牙齿形态 牙冠的形态各不相同,根据其形态和位置,可将牙列分为前牙区和后牙区。前牙区主要包括有中切牙、侧切牙和尖牙,后牙主要包括有第一、第二前磨牙和第一、第二磨牙,第三磨牙往往因为骨量不足,没有足够的萌出位置而形成阻生牙,即我们俗称的"智齿"。前牙的咬合面由牙齿的唇面和舌面相交形成切缘,主要用于切断或撕扯食物;后牙区的咬合面由牙齿唇、舌面和近远中面组成一个多边形的功能面,后牙咬合面上有尖窝结构,上下颌牙齿在咀嚼时尖窝交错,主要用于研磨食物。

前牙和后牙的牙根数目也不尽相同。前牙均为单根牙,后牙区中第一、第二前磨牙绝大多数为单根牙,上颌第一前磨牙为双根牙的概率最大,磨牙均为多根牙。了解牙根的数目以及牙根内根管的数目和形态对于牙髓病和根尖周病的治疗有重要的临床指导意义。

2. 牙的组织结构 牙体组织由牙釉质(enamel)、牙本质(dentin)、牙骨质(cementum)三种硬组织和牙髓软组织组成。

牙釉质位于牙冠最表面,呈白釉色,是人体中最坚硬的组织。当釉质磨耗后可透出牙本质的颜色。

牙本质构成了牙体的主体部分,颜色淡黄,硬度比釉质低。牙本质中的牙本质小管内容纳有成牙本质细胞的胞质突起,是痛觉感受器,在受到刺激时可产生酸痛感,这是牙本质过敏症或发生牙体硬组织疾病时而产生牙的酸痛症状的解剖学基础。

牙骨质位于牙根的表面,硬度与骨相似,牙骨质借牙周膜将牙齿固定于牙槽窝内,在生理状态下,牙骨质具有不断新生的特点,其营养主要来自牙周膜。

牙髓(dental pulp)位于由牙本质形成的空腔——牙髓腔内,可以分为根髓和冠髓。牙髓中包括有血管、淋巴管、神经、纤维结缔组织、成纤维细胞和成牙本质细胞。牙髓是牙的主要营养组织,同时有形成继发性牙本质的功能,对外界刺激极其敏感,受刺激后可产生剧痛,同时无痛觉定位能力。由于被牙本质包裹,一旦发生炎症,炎症反应所产生的渗出液会造成髓腔内压力增高且无法排泄,炎症牙髓会逐渐坏死并会导致炎症通过根尖孔向牙根尖周组织扩散。这一过程是临床上牙髓和根尖周病的病理生理学基础,也对临床上相关疾病的病程发展的判断和治疗具有重要意义。

3. 牙周组织 牙周组织包括牙槽骨、牙周膜和牙龈,是牙的支持组织。

牙槽骨(alveolar bone)是颌骨中包绕牙根的部分,形成牙槽窝。牙槽窝壁为硬质骨板,向内为骨松质,牙槽骨的游离缘成为牙槽嵴。当牙齿脱落后,牙槽骨会逐渐萎缩,2~3个月后牙槽骨吸收速率变缓且稳定,这对指导牙列缺损的修复有重要的临床意义。

牙周膜(periodontal ligament)是连接牙合牙槽骨的纤维组织,其纤维一端埋植于牙槽骨,一端埋植于牙骨质,将牙齿悬吊于牙槽窝内。牙周膜内有血管和神经,是营养牙体的一种方式,其中的神经末梢对感觉有定位能力,这有别于牙髓组织中的神经。牙周膜对咬合力有重要的缓冲和传导作用。

牙龈(gingiva)是口腔黏膜覆盖于牙槽骨及牙颈部的部分,正常的牙龈呈粉红色,质地坚韧,牙龈末端于牙颈部紧密相贴,一般牙龈探诊其深度不超过2mm,未附着的部分称为游离龈。牙龈水平取决于其下牙槽骨水平,当牙周炎导致牙槽骨吸收后,牙龈退缩,即使当炎症控制稳定后,退缩的牙龈也很难恢复。

4. 乳牙和恒牙 人的一生只有两副牙齿,乳牙和恒牙。

乳牙(deciduous tooth)一般开始萌出于出生后的 6~8 个月,至 2 岁左右可全部萌出。乳牙正常数目有 20 颗,上下左右侧各 5 颗,由中线开始向两侧依次可命名为乳中切牙、乳侧切牙、乳尖牙、第一乳磨牙和第二乳磨牙。

恒牙(permanent tooth)最早萌出的为第一恒磨牙,俗称"六龄齿",一般在 6 岁左右萌出,也可出现过早或延迟现象。正常恒牙于 12~13 岁间完成绝大部分的萌出,第三磨牙的萌出可推迟至 20~30 岁。恒牙正常数目为 28~32 颗,上下左右侧各 7~8 颗,由中线始向两侧依次命名为中切牙、侧切牙、尖牙、第一前磨牙、第二前磨牙、第一磨牙、第二磨牙和第三磨牙。恒牙的数目可出现变异,表现为先天缺失或多生牙;恒牙的形态也可出现变异畸形;恒牙的萌出异常常表现为骨埋藏和阻生。

5. 牙位记录 临床上为了方便病历书写,每颗牙均给予特定的标识,以统一的方式记录,以便临床上交流。目前我们临床上最常用的有两种牙位记录方法。

部位记录法:首先面对患者,以纵线将牙列分为左右两侧,纵线左侧为患者右侧,纵线右侧为患者左侧;以横线表示上下颌之分,横线上为上颌,横线下为下颌。即用"+"将上下牙弓划分为 4 个区,每个区依次命名为 A、B、C、D。乳牙以罗马数字标识,恒牙以阿拉伯数字标识,始于中切牙,依次向两侧数字增大。将以上所述结合起来即可表示为如下(图 16-1)。

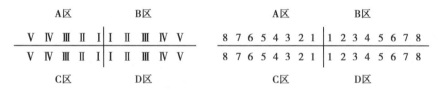

图 16-1 乳牙(左)和恒牙(右)表示方法

国际牙科联合会系统:另外一种记录方法是国际牙科联合会统一采用的以二位数对每颗牙进行单独表示。同样按照上述方法分区,每区采用依次采用阿拉伯数字标识,乳牙恒牙有所区分,恒牙分区以 1~4 标识,乳牙分区以 5~8 标识。该标识数字记为十位数。个位数表示牙位,乳牙恒牙无区分,始于中切牙记为"1",依次向两侧增大。乳恒牙编号如下(图 16-2)。

18	17	16	15	14	13	12	11	21	22	23	24	25	26	27	28
48	47	46	45	44	43	42	41	31	32	33	34	35	36	37	38
		55	54	53	52	51	61	62	63	64	65		
		85	84	83	82	81	71	72	73	74	75		

图 16-2 恒牙表示(上)和乳牙表示(下)方法

(二) 颌骨

颌面部的骨性支架有 14 块骨骼组成,除了单一的下颌骨和犁骨外,其余支架骨骼均左右各一,包括上颌骨、颧骨、鼻骨、泪骨、腭骨及下鼻甲,属于颅骨的蝶骨和颞骨以及颈部的舌骨与颌面部的结构和功能密切相关,以上诸骨相互连接,构成颌面部的骨性支架,同时为软组织提供附着。本书仅简要介绍上颌骨、下颌骨的解剖特点。

1. 上颌骨(maxilla) 上颌骨位于面中部,左右各一,对称分布,是面中部最大的一块骨骼。上颌骨形态不规则,内有一空腔为上颌窦,开口于鼻腔。上颌窦底与上颌后牙紧密相邻,因此上颌后牙根尖周炎可波及上颌窦。在拔除上颌后牙时,也可能会导致牙根误入上颌窦,造成上颌窦与口腔相通,临床上应避免此类并发症发生。

上颌骨通过牙槽突支持和容纳上颌牙齿,每侧牙槽突上有7~8个牙槽窝容纳对应的上颌牙齿。

上颌骨因与周围多块骨骼相连,且内含空腔,因而形成支柱式结构和对应的解剖薄弱部位。正是基于此解剖特点,当遭受外力打击时,上颌骨骨折形式可归类于 Le FortⅠ、Ⅱ、Ⅲ型,分别对应为低位骨折、中位骨折和高位骨折;而在进行上颌骨骨折固定时,则应对上颌骨支柱的完整性进行恢复,并行坚强内固定。

2. **下颌骨**(mandible) 下颌骨呈马蹄形,通过髁突与颞骨关节窝形成重要的颞下颌关节。下颌骨是颌面部唯一一块可以活动的骨骼,也正是由于下颌骨的运动功能,支撑了绝大部分的口腔生理功能。

下颌骨通过牙槽突伸向口腔,并容纳相应的下颌牙齿。在下颌骨内有一重要的管状结构为下牙槽神经管,其内走行着下牙槽动静脉和三叉神经下颌神经的终末分支之一——下牙槽神经。下牙槽神经由下颌神经孔进入下颌骨,经颏孔出下颌骨而形成颏神经,这两个孔是进行下牙槽神经和颏神经阻滞麻醉的重要的解剖参考点。

下颌骨也有本身的薄弱部位,包括正中联合区、颏孔区、下颌角、髁突颈部等,是骨折的好发区。下颌骨骨折后,因大量附着的骨骼肌肌群的牵拉作用而不易出现骨断端的移位,因此应遵循下颌骨张力带和压力带平衡固定的原则进行切开复位内固定治疗。由于下颌骨骨质致密,血运较上颌骨较少,因此骨折后愈合也较上颌骨缓慢。

(三) 颌面部肌肉

因功能不同,颌面部肌群可分为表情肌和咀嚼肌。

1. **表情肌**(mimetic muscle) 表情肌多薄而短小,收缩力弱,附着于骨壁或筋膜浅面,止于皮肤。表情肌多环绕在孔裂周围,呈放射状分布。主要有眼轮匝肌、口轮匝肌、上唇方肌、额肌、笑肌、三角肌和颊肌等。表情肌的运动由面神经支配,一旦因外伤或其他疾病导致面神经受损,将引起表情肌瘫痪,而出现面部畸形。

2. **咀嚼肌**(masticatory muscles) 咀嚼肌主要附着于下颌骨,管理下颌骨的开闭口、前伸和侧方运动。咀嚼肌分为降颌肌群和升颌肌群。降颌肌群主要起于下颌骨体部,止于舌骨,是构成口底的主要肌群,其总的作用是拉下颌骨向后下方运动,又称开口肌群,主要包括二腹肌、下颌舌骨肌和颏舌骨肌。升颌肌群主要附着于下颌升支之上,其肌纤维粗大,收缩肌力强,主要作用是将下颌骨向上拉,又称闭口肌群,主要包括咬肌、颞肌和翼内肌。

(四) 血管

颌面部的血液供应极为丰富,动脉血管主要来自于颈外动脉的分支,包括有甲状腺上动脉、舌动脉、面动脉、上颌动脉和颞浅动脉等,各分支左右两侧均可通过末梢血管吻合交通,因此面部外伤出血较多且不易止血(图16-3)。

颌面部静脉回流系统复杂,可分为深浅两个静脉网。面部静脉的静脉瓣少,当受到挤压时,易造成静脉内血液反流。尤其是在面部危险三角区,即鼻根部至两侧口角构成的三角形区域,此区域静脉内缺乏静脉瓣,颌面部的感染如皮肤疖痈,如果采取了挤压等不当处理,极易造成感染沿静脉反流逆行至颅内,从而会引起海绵窦血栓性静脉炎等严重的颅内并发症(图16-4,图16-5)。

(五) 神经

颌面部的感觉神经主要是三叉神经,运动神经主要是面神经。

1. **三叉神经**(trigeminal nerve) 三叉神经是混合神经,主管面部的一般感觉和咀嚼肌的运动。三叉神经分为三支,分别为眼神经、上颌神经和下颌神经。口腔内黏膜的感觉由上颌神经和下颌神经分别支配,咀嚼肌的运动由下颌神经分支支配。

2. **面神经**(facial nerve) 面神经自茎乳孔出颅后分为两干,颞面干和颈面干,最终分为五支,穿腮腺分布于面部表情肌,支配面部的表情。面神经除了支配面部表情肌的运动外,在走行于面神经

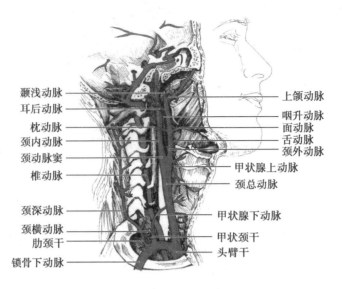

颞浅动脉
耳后动脉
枕动脉
颈内动脉
颈动脉窦
椎动脉
颈深动脉
颈横动脉
肋颈干
锁骨下动脉

上颌动脉
咽升动脉
面动脉
舌动脉
颈外动脉
甲状腺上动脉
颈总动脉
甲状腺下动脉
甲状颈干
头臂干

图 16-3 头颈部动脉

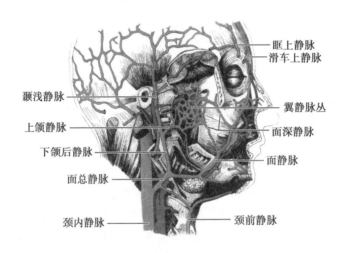

颞浅静脉
上颌静脉
下颌后静脉
面总静脉
颈内静脉

眶上静脉
滑车上静脉
翼静脉丛
面深静脉
面静脉
颈前静脉

图 16-4 颌面部浅、深静脉

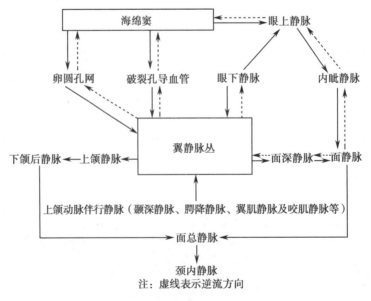

注：虚线表示逆流方向

图 16-5 翼静脉丛交通途径

管内时,会发出一个分支,称为鼓索支,由岩鼓裂出颅后向下走行,分布于舌前2/3的味蕾和下颌下腺,分别支配舌的味觉感觉和管理下颌下腺及舌下腺的分泌。临床上常根据受损面神经的功能对面神经的损伤部位进行分析判断。

(六)唾液腺

口腔颌面部的唾液腺(salivary glands)主要包括左右对称的三对大唾液腺,即腮腺、下颌下腺和舌下腺,以及分布于口腔黏膜下的各小唾液腺组成。唾液腺均开口于口腔,分泌唾液,完成对食物的初步消化。唾液中除具有消化酶,如唾液淀粉酶可以完成食物的初步消化外,还含有溶菌酶,具有抑制致病菌的作用。

第二节　口腔颌面部常用检查

口腔颌面部常规检查是诊断和治疗口腔疾病的基础,同身体其他部位的检查大同小异,仅存在检查部位和内容上的差别。口腔颌面部常规检查中,口腔内常规检查包括视诊、探诊、叩诊、触诊、嗅诊和咬诊;颌面部常规检查主要是问诊、望诊、扪诊和听诊。在做口腔颌面部常规检查时,除重点检查牙齿、牙周、口腔黏膜和颌面部组织器官外,还需具有整体观念,必要时还应进行全身系统的检查。

为了疾病的鉴别诊断和确诊,某些特殊检查也是很重要的辅助手段,本节主要简述以下几种口腔颌面部特殊检查手段。

1. **牙周探诊与牙周袋测量**　牙周探诊采用钝头且有刻度的探针对牙周袋的深度、范围和牙龈与牙的附着关系进行探诊。在探诊时需要有稳定的支点,探诊力不易过大,一般在25N左右,采用提插前进的方式对每颗牙的六个位点进行探诊记录。牙周探诊的结果直接影响到临床医生对牙周炎病情程度的判断以及治疗方式的选择。为了精确获得牙周探诊结果,消除人为误差,牙周压力敏感探针现已在临床常规应用。压力敏感探针可以将每次的探诊力度恒定地控制在25N,探诊结果可以直接输入计算机进行记录并打印。

2. **牙髓活力测试(dental pulp vitality test)**　正常的牙髓对温度和电刺激均有一定的耐受量。一旦牙髓发生病变,牙髓对温度和电刺激的耐受阈值也会发生变化,基于这个原理可以实现通过对牙髓活力状态的判断来辅助诊断相关牙髓病。

除了常规使用冷诊、热诊外,临床上还常规使用牙髓活力计进行牙髓活力检测。牙髓活力计的检测原理是测试牙髓对电流刺激的敏感反应度。一般先从对侧同名正常牙开始检测,牙髓活力计探头置于涂有牙膏的被测试牙牙面,电流从"0"开始增大,直至受试牙有刺激感时,一般表现为酸痛症状,记录此时的电流值,与对侧同名牙测量值相比,电流值小表示牙髓敏感,反之表明牙髓活力减弱或为死髓牙。

3. **唾液腺分泌功能检查**　唾液腺分泌功能的检查包括唾液分泌的定性、定量检查及对唾液进行成分分析,对唾液腺疾病及某些代谢性疾病的诊断有一定价值。

(1)定性检查:将酸性物质置于患者舌背或舌缘,如1%柠檬酸,VC片等,观察腺体分泌物的量是否增加和腺体本身变化情况,来判断腺体的分泌功能和导管的通常程度。

(2)定量检查:正常人每日的唾液分泌量约为1 000~1 500ml,其中90%是腮腺和下颌下腺分泌的。定量检查是根据在相同刺激条件下,腮腺和下颌下腺唾液分泌量的多少来辅助诊断疾病;将放射性核素^{99m}Tc通过静脉注入,开启γ照相机或SPECT,以1min/帧或2min/帧采集15min,然后给予刺激(一般是2%枸橼酸钠或维生素C),并继续采集15min后,通过软件处理定量描述唾液腺的分泌功能。

(3)唾液成分分析:唾液中有内源性物质和外源性物质,如电解质、蛋白质、酶、尿酸、尿素、免疫球蛋白以及药物等,其中内源性物质有一定的正常值范围,在病理条件下,各成分会发生一定程度的改变,对某些疾病的诊断有一定的辅助价值。

第三节 口腔常见疾病

一、牙体牙髓疾病

牙体牙髓病是指牙体硬组织和牙髓组织发生的相关疾病,临床上最为常见的是龋病、牙髓病及根尖周病。

(一)龋病

龋病(dental caries)俗称"虫牙""蛀牙",是在以细菌为主的多种因素影响下,牙体硬组织发生的慢性进行性破坏的疾病。龋病发病率在各类口腔疾病中位居前列,在各类人群中均常见、多发。龋病的发病率随着人类经济活动的发展,尤其是随摄入食物的精细程度的提高而增加。龋病的危害很大,牙体硬组织被破坏,可逐步引起牙髓病、根尖周病、颌骨炎症等,咀嚼功能将受到很大影响,甚至将影响全身健康。

【病因】

龋病是一种多因素影响的疾病,病因学说众多,最被广泛接受的是四联因素学说,即:宿主、细菌、食物和时间。

【临床表现】

龋病在临床上主要表现为牙体硬组织色、形、质的变化。始于牙体硬组织的脱矿、着色,最终硬组织被破坏分解而形成龋洞,但其自身并无修复能力。

根据其发病情况和进展速度可以分为:急性龋、慢性龋和继发龋;根据病变程度的深浅,又可分为浅龋、中龋和深龋,这也是口腔临床诊断上最为适用的龋病分类方法。

【检查】

视诊常可见病变部位发生色、形的改变。探诊可了解病变的位置、大小及深浅。影像学检查对龋病的诊断和评估是必不可少的,通过影像学的检查可以发现视诊、探诊不易发现的部位,也可以判断龋坏深度及和髓腔的位置关系,进而制定适当的治疗计划。常规影像学检查包括牙片和全口曲面断层片,龋坏在影像学上表现为低密度透射影像。

【诊断】

1. **浅龋** 浅龋仅累及牙釉质或牙本质浅层,分为窝沟龋和平滑面龋。窝沟龋的龋损部位色泽变黑,用探针检查时有粗糙感或能钩住探针尖端。平滑面龋表现为病损部位的白垩色、黄褐色或褐色斑点,患者一般无主观症状,当遭受外界冷热等刺激时亦无明显反应。可通过 X 线片进行早期诊断。

2. **中龋** 肉眼观患牙可出现明显的龋洞,患者具有主观症状,表现为在接受温度变化等刺激,尤其是冷刺激时产生酸痛的感觉,刺激去除后,症状立即消失。

3. **深龋** 病损累及牙本质深层接近髓腔,在临床上可呈现为深的龋洞,患者主观症状明显,当洞口内嵌入食物时,可产生疼痛,当遇到冷热刺激时产生的疼痛也较中龋更为严重。临床上一般需要与可复性牙髓炎进行鉴别。

【治疗】

龋病的治疗目的是终止龋损的发展,保护牙髓组织,并恢复牙齿的形态和功能。根据不同的病损状态选择不同的治疗方法。当病损处于初期或表浅时,可尝试使用药物治疗、再矿化治疗和预防性树脂充填。当有明显龋洞形成时,牙体修复治疗为常见方法,即去净龋坏组织、制备洞型、以牙科材料充填。

(二)牙髓病及根尖周病

牙髓病和根尖周病是累及髓腔内牙髓组织以及牙根根尖周围组织的疾病。

【病因】

牙髓病和根尖周病是多因素交互所致,目前认为,引起牙髓病和根尖周病的原因主要包括细菌感染、物理和化学刺激以及免疫反应。牙髓病和根尖周病通常也被认为是一种感染性疾病,感染途径主要包括牙本质小管、牙髓暴露、牙周袋途径和血源性感染途径。正常情况下,牙髓位于密闭的髓腔和根管内,并通过根尖孔和根尖周组织相连通。当龋病、磨损、隐裂、外伤等因素造成牙体硬组织完整性丧失后,牙髓暴露或与口腔环境相连通而导致牙髓感染,而当感染持续发展至根尖孔外即可继发根尖周组织感染。

【临床表现】

根据不同类型的牙髓和根尖周疾病,临床表现不尽相同。

1. 可复性牙髓炎(reversible pulpitis) 以牙髓组织充血为主要病理变化的初期牙髓炎症性病变。在临床上,若能及时解除患牙的病原刺激因素,牙髓组织可以恢复其原始状态,如若不能及时解除,则病变继续发展为不可复性牙髓炎。患者症状表现为,当受到冷热酸甜等刺激时,立即出现瞬间的疼痛反应,冷刺激时尤为明显,刺激一旦去除,疼痛则随之消失,且没有自发性疼痛。在临床上主要注意和深龋相鉴别。

2. 不可复性牙髓炎(irreversible pulpitis) 累及的病变牙髓炎症反应明显,甚至部分已经出现不同程度的坏死或化脓,几乎无法恢复正常的一种严重的牙髓炎症性病变,其最终结局为全部牙髓坏死。根据其发病和病程特点可分为:急性牙髓炎、慢性牙髓炎、残髓炎和逆行性牙髓炎。

(1) 急性牙髓炎(acute pulpitis):急性牙髓炎的主要特点是疼痛剧烈、发病急,多为龋源性病变。其疼痛具有自发性、阵发性、夜间痛、温度刺激疼痛加剧及无法定位的特点。

由于急性牙髓炎大多是龋源性,临床上常可探及接近髓腔的深龋,且有明显剧烈的探痛,当进行温度测验时,患牙极其敏感,刺激去除后,症状会持续一段时间。病变晚期的患牙,因炎症累及根尖周牙周膜组织可出现一定程度的叩诊不适或叩痛。无法判断患牙时,也可通过选择性麻醉的方法帮助确定患牙的位置。

(2) 慢性牙髓炎(chronic pulpitis):临床上最为常见的一种牙髓炎,一般不表现为剧烈的疼痛,患者主观表现为有时出现的隐痛或钝痛,此类患者常有长时间的冷热刺激痛病史,因主观症状不明显容易被误诊甚至延误治疗。由于病程时间长,常累及根尖周围组织,患牙常伴有一定程度的咬合不适和轻度叩痛,患牙常可定位。根据髓腔是否穿通及牙髓状态又可分为:慢性闭锁性牙髓炎、慢性溃疡性牙髓炎和慢性增生性牙髓炎。

(3) 残髓炎(residual pulpitis):发生在已经过牙髓治疗的患牙,但因残留少量炎症牙髓组织或多根牙中遗漏某根管中的炎症牙髓组织而发生炎症,故以此命名。患者主观症状与慢性牙髓炎症状基本一致,但患者有明确的牙髓治疗史,探查根管有明显的疼痛感觉,常可以此确诊。

(4) 逆行性牙髓炎(retrograde pulpitis):逆行性牙髓炎的感染来源于患牙牙周病所致的深牙周袋,袋内的细菌及毒素通过根尖孔或侧、副根管逆行进入牙髓,引起根部牙髓的慢性炎症,是牙周 - 牙髓联合病变的一种。

3. 牙髓坏死(pulp necrosis) 牙髓坏死常由各种牙髓炎发展而来,也可由于外力损伤、正畸矫治中施力过度、牙体预备中切割产热过多以及某些修复材料的化学刺激、微渗漏引起。坏死的牙髓利于细菌的繁殖,更容易发生感染,如若不及时治疗,病变可通过根尖孔向根尖周组织发展,形成根尖周病变。牙髓坏死后常会导致牙冠变色,呈暗红色或灰黄色,牙髓活力测验结果显示牙髓无活力。

4. 急性根尖周炎(acute apical periodontitis) 从根尖周围牙周膜组织出现浆液性炎症发展成为化脓性炎症的一系列反应病变过程,可分为急性浆液性根尖周炎和急性化脓性根尖周炎。临床上以患牙及周围组织肿胀并伴有疼痛为主要表现。患病初期,患者主观症状表现为患牙的伸长浮出感,一般尚无自发痛,有时患者可诉咬紧时患牙感觉舒适,随着病变发展,可逐步出现自发痛、咬合痛,患牙可定位。继续发展可导致根尖周组织坏死化脓,形成急性化脓性根尖周炎。

急性化脓性根尖周炎形成后如果根尖周围的脓液得不到有效的引流,常会向周围组织扩散。如向骨髓腔扩散,可形成局限性的骨髓炎,继续向外可突破骨膜达黏膜下,当突破黏膜时,常可表现为患牙根尖周围黏膜上的窦道。根据脓液相对聚集区域的不同,又可分根尖周脓肿、骨膜下脓肿和黏膜下脓肿。

根尖周脓肿期患者常可表现为自发性持续跳痛,不敢咬合;达骨膜下脓肿时,疼痛达到最高峰,患牙松动明显,并可伴有发热、身体乏力等全身症状的出现;达黏膜下脓肿时,因为窦道形成引流通道,症状亦随之缓解。

5. **慢性根尖周炎(chronic apical periodontitis)** 因根管内长期存在的感染及病原刺激物而导致的根尖周围组织的慢性炎症反应,病理上主要表现为肉芽组织形成和牙槽骨的破坏。根尖周组织被破坏后仍有自身修复的能力,但前提是根管内感染及病原刺激物被彻底清除。慢性根尖周炎患者主观上常无明显的自觉症状,有时会在咀嚼时有不适感,也有因主诉牙龈起脓包而来的就诊者。

【检查】

临床检查常可查及深龋洞或者充填体,以及其他牙体硬组织疾病。牙冠变色失去光泽,牙髓活力测试无反应,患牙叩诊仅有不适感,无明显疼痛,有的可在牙龈相应位置查及窦道。

牙髓病和急性根尖周炎无法通过影像学检查查及病变,但应常规进行 X 线片检查,其意义在于可以通过检查有无龋坏累及髓腔来辅助判断定位患牙,也可以在进行牙髓治疗时,辅助了解患牙根管数目、形态以及判断治疗是否到位。

对于慢性根尖周炎,在 X 线片上可观察到患牙根尖周围低密度透射影,这是根尖周围骨质破坏产生的,是慢性根尖周炎确诊的关键依据。

【治疗】

牙髓病和根尖周病治疗的原则是保存有正常生理功能的牙髓以及保存患牙。

1. **应急处理** 通过开放髓腔疏通根管建立引流通道,缓解因髓腔或根尖周围高压引起的剧烈疼痛;当根尖周脓肿出现明显的波动感时,及时切开排脓;去除刺激;调改咬合;消炎止痛。

2. **盖髓术** 直接或间接将盖髓剂覆盖在牙髓或接近牙髓的牙本质表面,使牙髓组织得以保护,是一种保护牙髓、消除病变的方法。

3. **牙髓切断术** 切除病变牙髓组织,以盖髓剂覆盖在牙髓断面,进而达到保存具有正常功能牙髓的目的。

4. **根管治疗术(root canal therapy,RCT)** 目前最有效、最常用的牙髓及根尖周疾病的治疗手段。通过清理根管,并将根管预备至一定的形态,对根管进行有效消毒后,严密填塞根管并进行冠修复。此方法可以达到控制感染、修复缺损、促进根尖周病变愈合或防止根尖周病变发生进展的目的。

二、牙周病

牙周病是口腔两大类主要疾病之一。在我国,牙周病的患病率高于龋病。牙周病特指发生在牙周支持组织,包括牙龈、牙周膜、牙槽骨和牙骨质的各种疾病。牙龈炎和牙周炎是牙周病的两大类型。

【流行病学】

大量的临床研究和资料显示,牙周病同全身健康和疾病的发生发展有着密切的双向联系,有学者将牙周炎列为糖尿病的第六大并发症。除此之外,牙周病还可成为诸如心血管疾病、妊娠并发症、呼吸系统疾病等全身疾病的危险因素。

(一) 牙龈炎

牙龈炎(gingivitis)是牙龈病的一种,是指发生在牙龈组织的炎症性疾病。菌斑引起的牙龈病在临床上是最常见的类型,如若不及时治疗,可能会发展形成牙周炎。

【临床表现】

1. **慢性龈炎(chronic gingivitis)** 一种极为普遍的牙龈性疾病。炎症一般局限于游离龈和牙乳头,严重时可波及附着龈。患者主观表现为在刷牙或咬食硬物时的牙龈出血,但一般没有自发性出血,有些患者会有口臭的主诉症状。口内观察牙龈颜色呈暗红色,龈乳头变圆钝且肥大。

2. 青春期龈炎（puberty gingivitis） 菌斑仍是该病的病因,但青少年体内激素水平的变化是促进青春期龈炎发生的全身因素。主要表现为唇侧牙龈肿胀明显,龈乳头可呈球状突起,颜色呈鲜红或暗红,质软光亮。患者主观表现为刷牙或咬食硬物时牙龈出血、口臭等。

3. 妊娠期龈炎（pregnancy gingivitis） 患者往往妊娠前即患有慢性龈炎,从妊娠 2~3 个月后开始出现明显的症状,8 个月时可达高峰,临床表现与血中黄体酮的升高相关联。病变以前牙区为重,龈缘和龈乳头可显著肿胀,有龈袋形成,轻触即易出血。严重者可出现龈瘤,下前牙唇侧多见。

【诊断】

根据上述各种临床表现,结合全身激素水平的判断,在龈缘附近牙面可查及明显的菌斑、牙石或其他菌斑滞留因素,探诊易出血,探诊时无法探及釉牙骨质界,即无附着丧失,影像学检查无牙槽骨吸收,患者若已怀孕即可诊断。

【治疗】

1. 去除病因 牙龈炎的病因和促进因素明确,即为牙龈周围附着的菌斑、牙石及可能导致菌斑滞留的局部刺激因素,通过洁治术将其彻底去除后,一般一周左右,牙龈炎症即可消退。

2. 防止复发 牙龈炎的治疗不难,效果一般也很显著,但更重要的是防止疾病复发,使用科学的方法进行菌斑控制,并定期(6~12 个月)进行牙周维护。

3. 手术治疗 对于洁治术后牙龈炎症消退,但尚存牙龈袋甚至牙龈瘤时,可通过手术方法行牙龈成形术,恢复牙龈生理外形。

（二）牙周炎

菌斑引起的牙龈炎如若不及时治疗,部分人会发生病变向牙周深部组织发展,导致牙齿支持组织的破坏吸收,逐步可出现牙齿松动、牙龈退缩,甚至牙齿脱落。牙周炎(periodontitis)也是成年人牙齿丧失的首要原因。

【临床表现】

1. 慢性牙周炎（chronic periodontitis,CP） 最常见的一种牙周炎,约占牙周炎的 95%,其病情发展平缓,多见于成年人,35 岁后患病率明显上升,且男女间无差异,偶可见于青少年或儿童。患者主诉为刷牙或进食时牙龈出血或口腔异味。口腔内牙龈可见明显炎症,且炎症程度一般和菌斑牙石的量及局部刺激因素相一致,牙龈一般均有退缩,探诊后有出血,牙周袋形成,牙龈附着向牙根方向移动,附着丧失,并可在牙周袋内探及龈下牙石。牙周炎晚期可有牙槽骨的吸收,出现牙齿松动、移位、食物嵌塞、牙根暴露、急性牙周脓肿、逆行性牙髓炎等症状。

2. 侵袭性牙周炎（aggressive periodontitis,AgP） 此类牙周炎可发生于全身健康的年轻人,疾病进展迅速,有家族聚集性。大量研究表明伴放线聚集杆菌是侵袭性牙周炎的主要致病菌。根据其累积的范围又可分为局限型侵袭性牙周炎和广泛型侵袭性牙周炎。

（1）局限型侵袭性牙周炎:牙周病变局限于切牙和第一恒磨牙,至少两颗恒牙邻面有附着丧失,其中 1 颗是第一恒磨牙,除第一恒磨牙和切牙外,其他患牙不超过 2 个。发病一般始于青春期前后,女性多于男性。牙周破坏程度和菌斑、牙石及局部刺激因素的量不成比例。患者牙龈炎症表现轻微,但牙周袋很深且有牙槽骨吸收。典型的患牙局限于第一恒磨牙和上下切牙,且左右对称。

（2）广泛型侵袭性牙周炎:广泛的邻面牙周附着的丧失,侵犯第一恒磨牙和切牙以外的恒牙数在 3 颗以上,多发生在 30 岁以下的年轻人,也可见于 30 岁以上者。牙周破坏程度与年龄不相称,一般有严重而快速的附着丧失和牙槽骨破坏,累及全口大多数牙。

【辅助检查】

1. X 线片检查 X 线片检查不仅可以帮助诊断牙周炎,也可以通过对比不同时间的牙槽骨的变化来判断病情的进展、治疗后恢复状况及稳定性。

X 线片线可以发现,牙周炎患者骨硬板的不连续,当牙槽嵴顶达釉牙骨质界下超过 2mm 时,即可认为有牙槽骨吸收。根据其吸收的方向可分为水平型和垂直型骨吸收。根据吸收区占牙根长度的比例可将牙槽骨吸收程度分为三度：

Ⅰ度：牙槽骨吸收在牙颈 1/3 以内；

Ⅱ度：牙槽骨吸收超过根长 1/3，但在根长的 2/3 以内；

Ⅲ度：牙槽骨吸收大于根长的 2/3。

在局限型侵袭性牙周炎累及的第一恒磨牙的 X 线片上可以发现其近远中均有垂直型骨吸收，且呈"弧形吸收"。

2. 压力敏感探针 临床上还经常使用压力敏感探针对牙周袋进行探诊，其探诊结果可以作为附着水平丧失判断的参考依据，也可以作为牙周治疗的指标。

【诊断】

1. 慢性牙周炎 有明显的菌斑牙石和局部刺激因素，牙龈呈现不同程度的慢性炎症，牙周探诊可探及明显的牙周附着丧失，影像学检查可见明显的牙槽骨吸收，且菌斑、牙石和局部刺激因素的量和牙周破坏程度基本一致，即可诊断为慢性牙周炎。

2. 侵袭性牙周炎 根据上述侵袭性牙周炎及不同分型的定义，结合影像学检查及微生物学检查即可诊断。

【治疗】

牙周炎的治疗目标是彻底清除菌斑、牙石等病原刺激物，消除牙龈炎症，控制疾病进程，减少袋深，改善附着水平，维护疗效长期稳定。

1. 龈上洁治术、龈下清创术、根面平整术 通过机械方法清除牙石和牙菌斑仍是目前最有效的基础治疗手段。

2. 牙周手术 基础治疗 6~8 周后，若仍有 5mm 以上的牙周袋可根据临床判断实施牙周翻瓣术。

3. 抗菌药物的应用 对于侵袭性牙周炎的病原微生物的控制可以改善龈下菌群的组成。

4. 建立平衡咬合关系 对于松动患牙可通过牙周夹板等治疗消除咬合创伤对牙周组织愈合造成的不良影响。对于咬合错位和病理性移位的牙齿也可以通过正畸治疗手段建立合理的咬合关系。

5. 全身治疗 对于一些患有全身性疾病的患者应积极治疗并控制全身性疾病以利牙周组织愈合。对于吸烟者，应尽早戒烟。

6. 拔除患牙 对于已经确定无保留价值的患牙，尽早拔除。

7. 定期维护治疗，防止复发 这是牙周炎疗效长期稳定的关键因素之一。

三、口腔黏膜病

口腔黏膜病是指主要累及口腔黏膜组织或同时发生于皮肤黏膜上的各种疾病的总称。

（一）复发性阿弗他溃疡

复发性阿弗他溃疡（recurrent aphthous ulcer，RAU）是最常见的口腔黏膜疾病，人群发病率约为 10%~25%，在特定人群中的发病率可高达 50%，女性的发病率高于男性，10~30 岁间人群好发。本病具有周期性、复发性和自限性，溃疡灼痛明显，希腊文中"阿弗他"意为灼痛，故以此冠名。

【病因】

该病至今病因不明，但学界普遍观点认为复发性阿弗他溃疡是多种因素综合作用的结果，其中免疫因素在大量研究中被提示为最重要的致病因素，除此之外还包括有遗传因素、系统性疾病因素、感染因素、环境因素以及其他因素。

【临床表现】

一般临床表现为口腔黏膜上的圆形或椭圆形的溃疡区，溃疡区表面覆盖有假膜、周围有红晕、中央凹陷、疼痛明显，可以总结为"红、黄、凹、痛"。溃疡发作具有周期性，但周期不一，发作时可根据病程特点分为发作期、愈合期、间歇期，可以不治自愈。根据病变程度可分为以下三种类型：

1. 轻型复发性阿弗他溃疡 多数患者初发表现为此型。此型累及口腔内无角化或角化较差的黏膜,溃疡数一般为 3~5 个,最多不超过 10 个,散在分布,溃疡区直径 5~10mm,发作后 5d 左右开始愈合,10~14d 愈合完成,不留瘢痕。患者一般没有明显的全身症状和体征,复发间隙半月至数月不等。

2. 重型复发性阿弗他溃疡 此型好发于青春期。初始好发于口角,逐步向口腔后部移行,可发生在舌腭弓、软硬腭交界处的黏膜。溃疡数一般为 1~2 个,溃疡区直径大于 10mm,周围组织红肿隆起,基底微硬,表面有灰黄色假膜或灰白色坏死组织,溃疡深而大,似"弹坑",患者主观感受疼痛剧烈,一般持续 1~2 个月或更长的时间才可愈合,愈合后可留有瘢痕。发生在舌腭弓等口腔后部黏膜者,愈合后残留的瘢痕会影响言语、吞咽等口腔功能。该型常伴有全身低热、乏力等不适症状以及局部的淋巴结肿痛。

3. 疱疹型复发性阿弗他溃疡 病程与好发部位同轻型复发性阿弗他溃疡,但溃疡区直径较小,约 2mm,不超过 5mm,溃疡数目多,可达十几甚至数十个,散在分布,形似"满天星",相邻的溃疡区可连成一片,疼痛明显。此型可伴有头痛、低热等全身不适症状,以及局部淋巴结肿痛。愈后不留瘢痕。

【诊断】

根据临床特征及该病的主要特点即可诊断。但重型复发性阿弗他溃疡应与癌性溃疡相鉴别,以免贻误治疗。

【治疗】

本病的治疗目的在于对症治疗,减轻疼痛、促进愈合、延长复发间歇期。

1. 局部治疗 可通过局部用药,达到消炎止痛、促进愈合的目的。常用的药物有膜剂、软膏或凝胶、含漱剂、含片、散剂、超声雾化剂等。也可以使用重组人表皮生长因子凝胶局部喷涂促进愈合。对于经久不愈或疼痛明显的重型复发性阿弗他溃疡可采用局部封闭。也可以使用激光等物理疗法。

2. 全身用药 目的是对因治疗,积极寻找相关诱因,加以控制,减少复发,争取缓解。常用的药物有糖皮质激素、免疫抑制剂、免疫增强剂、生物治疗以及其他治疗药物。

(二) 口腔扁平苔藓

口腔扁平苔藓(oral lichen planus,OLP)是一种常见于口腔黏膜的慢性炎性疾病,患病率为 0.1%~4%,仅次于复发性阿弗他溃疡,好发于中年,女性发病率高于男性。大约有 28% 的疾病患者除有疼痛、粗糙不适等症状外,还伴有皮肤病损。口腔扁平苔藓长期糜烂的病损有恶变现象,WHO 将其列为"癌前状态"。

【病因】

该病的发病机制尚不明确,可能与多种致病因素相关,免疫因素、精神因素、内分泌因素、感染因素、微循环障碍、遗传因素、系统性疾病以及口腔局部刺激因素。

【病理学特征】

口腔扁平苔藓的典型病理表现为:上皮过度不全角化、基底层液化以及固有层的密集淋巴细胞呈带状浸润。

【临床表现】

1. 口腔黏膜病损 病损大多左右对称,可发生在黏膜的任何部位,以颊部最为多见,发生在唇部的病损不会超出唇红缘而累及皮肤。病损多表现为小丘疹连成的线状白色、灰白色花纹,可组成网状、树枝状、环状或半环状多种形状,也可以表现为白色斑块。病损间的黏膜可表现为糜烂型和非糜烂型。患者主观感觉为自觉黏膜粗糙、木涩感、烧灼感,口干,偶有虫爬和痒感。

2. 皮肤病损 典型的皮肤病损表现为多角形丘疹,呈紫红色,表面有细薄鳞屑,具有蜡样光泽,四周皮肤可见色素减退、色素沉着或正常。有的小丘疹可见点或浅的网状白色条纹,成为 Wickham 纹。病损多左右对称,主要分布于四肢伸侧,尤其是踝部和腕部。患者自感瘙痒,发生于头皮时可致脱发。

3. 指(趾)甲病损 病损常呈对称性,甲体变薄而无光泽,按压时有凹陷,有时会在甲床上显示红色针样小点。甲体表面可以表现为细鳞纵沟、点隙。切削面严重者可形成纵裂。

【诊断】

一般根据病史及典型的口腔黏膜病损表现即可做出诊断。必要时可通过取活检进行确诊。

【治疗】

1. **心理治疗** 详细询问病史,调整心理状态。

2. **局部治疗** 去除局部刺激,消除感染性炎症;0.1% 维 A 酸软膏对于角化程度高的患者适用;肾上腺皮质激素可应用于病损区黏膜下注射,对溃疡糜烂性有较好疗效;另外还可使用环孢素含漱剂。

3. **全身治疗** 包括免疫抑制剂,免疫调节剂以及其他药物。

4. **中医中药治疗**

(三) 口腔白斑病

口腔白斑病(oral leukoderma)是发生在口腔黏膜上的一种以白色病损为主要损害的疾病,不能以临床和组织病理学的方法诊断为其他可定义的损害。国内有研究显示,49~60 岁为白斑病的高发年龄。白斑病已被定义属于"癌前病变"范畴。

【病因】

白斑病的发病与局部因素的长期刺激以及某些全身因素相关,烟草是口腔白斑病发生的重要因素。其他还包括诸如念珠菌感染、人乳头瘤病毒感染等因素。

【病理特征】

白斑病的主要病理变化是上皮增生,伴有过度正角化或过度不全角化;粒层明显增厚,棘层增厚;固有层和黏膜下层中有炎性细胞浸润。口腔白斑病为临床诊断术语,病理诊断应关注是否有上皮异常增生。

【临床表现】

好发于牙龈、颊部黏膜咬合线区域和舌部。患者可无主观症状或自觉局部粗糙、木涩,病损区黏膜较周围黏膜硬,伴有溃疡或癌变时可出现刺激痛或自发痛。黏膜上的白色病损可呈斑块状、皱纹纸状、颗粒状、疣状、溃疡状。斑块状患者多无症状或感觉粗糙;皱纹纸状可有刺激痛等症状;颗粒状白斑表面不平整,患者可有刺激痛,此型白斑多可查及念珠菌感染;疣状白斑中增殖型多发于老年女性,多病灶,易复发且癌变风险高。

【诊断】

口腔白斑病的诊断需要根据临床表现和病理表现作出综合性的判断。可以通过脱落细胞检查和甲苯胺蓝染色辅助判断可疑癌变区,通过取活检进行组织病理学检查进行确诊。

【治疗】

目前尚无有效根治方法。

1. **卫生宣教** 进行必要的卫生宣传和健康保健可以早期发现口腔白斑病患者,这是预防白斑病的重点。

2. **去除刺激因素** 提倡健康的生活方式,戒除不良口腔习惯,尤其是戒烟、戒除嚼槟榔,去除不良修复体,拔除残根残冠。

3. **药物治疗** 去角化药物主要包括维生素 A、维 A 酸和维生素 E。

4. **定期严密复查** 对于有癌变倾向的病损,建议 3~6 个月复查一次。

5. **手术治疗** 手术治疗应该权衡各种条件之后进行综合考虑。

6. **中医中药治疗**

四、口腔颌面部感染

口腔、鼻腔相通,这些环境的温度、湿度适合细菌生长繁殖,因此正常状态下即存在大量的微生物。当口腔颌面部皮肤、黏膜等遭受外界损伤或身体抵抗力低下时会导致微生物生态失调而发生内源性和外源性的感染。口腔颌面部感染的途径包括牙源性、腺源性、损伤性、血源性和医源性,其中牙源性是口腔颌面部感染的最主要来源。由于颜面部及颌骨周围存在较多相互连通的潜在性筋膜间隙,其间含疏松结缔组织,易于形成感染蔓延的通道,甚至出现多间隙感染。口腔颌面部的感染最多见的是化脓性感染,常见的病原菌多为金黄色葡萄球菌和溶血性链球菌,其次为大肠杆菌和铜绿假单胞菌等,也偶见厌氧菌所致的腐败坏死性感染。与颌面部腔窦相通的感染都是由需氧菌和厌氧菌引起的混合感染。

(一) 智齿冠周炎

智齿冠周炎(pericronitis)是指第三恒磨牙萌出不全或阻生时,牙冠周围软组织发生的感染性炎性疾病。由于解剖结构的差异,很少发生上颌智齿冠周炎。

【病因】

在人类进化过程中,随着咀嚼食物的精细度提高,咀嚼器官逐步退化,导致牙量和骨量不调。下颌第三磨牙是人类最后萌出的磨牙,由于骨量不足,萌出时因没有足够的位置而常形成阻生。阻生齿和其上覆盖的牙龈瓣之间往往形成一个盲袋,食物残渣嵌入后无法及时有效清理。盲袋是很好的细菌繁殖的场所,当身体抵抗力低下、细菌毒力增强时,可发生机会性感染,甚至会急性发作。智齿冠周炎常好发于18~30岁第三恒磨牙萌出期或伴有萌出不全的成年人。

【临床表现】

智齿冠周炎急性发作初期患者可自觉磨牙后区胀痛不适,咀嚼食物、吞咽或开口说话时明显。病情继续发展,可导致放射性疼痛,口腔异味明显,磨牙后区牙龈袋内会出现脓性分泌物或脓液。当炎症累及咀嚼肌群时会出现开口困难,严重时出现"牙关紧闭"。患者可有不同程度的全身症状表现,畏寒、发热、头痛、全身不适等。慢性冠周炎没有明显的主观症状,仅有局部的轻度压痛或不适。当冠周炎症不能及时控制向深处发展时,可沿筋膜间隙直接蔓延,形成面颊瘘、骨膜下脓肿、边缘性骨髓炎、咬肌或翼下颌间隙感染等。

口腔检查时多数患者可见智齿萌出不全,表面有牙龈瓣覆盖,袋内溢脓。完全骨埋藏时需要借助影像学手段检查。

【辅助检查】

通过智齿牙片或全口曲面断层片可以明确智齿的存在以及其生长方向、牙根形态及牙周情况,并根据其阻生情况分析阻力,便于拔除时参考。

【诊断】

根据病史和临床表现不难做出诊断,一般需要X线片辅助诊断和治疗。

【治疗】

1. 局部冲洗　可用生理盐水进行龈袋内冲洗,清理脓性分泌物和食物残渣。

2. 抗菌药物应用　根据全身状态和局部炎症及时选用抗菌药物治疗。

3. 切开引流　龈瓣附近形成脓肿时,及时切开引流并放置引流条。

4. 冠周龈瓣切除术　对于萌出位置正常的智齿,在急性炎症消退后可在局麻下切除龈瓣消除盲袋。

5. 下颌智齿拔除术　下颌智齿牙位不正,没有足够的萌出位置时应尽早拔除。

(二) 口腔颌面部间隙感染

口腔颌面部存在很多相互连通的潜在间隙,这些间隙被疏松结缔组织和脂肪组织充填,可能会成为感染发生和扩散的潜在途径,主要有以下间隙:咬肌间隙、翼下颌间隙、颞下间隙、颞间隙、下颌下间隙、眶下间隙、颊间隙、咽旁间隙及口底间隙。牙源性或腺源性感染是口腔颌面间隙感染的主要来源,婴幼儿常为血源性,感染多为厌氧菌和需氧菌的混合性感染。感染可局限在一个间隙内,也可波及相邻几个间隙,形成弥漫性蜂窝织炎或脓肿,严重时可延神经、血管向颅内或纵隔扩散引起海绵窦血栓性静脉炎、脑脓肿、败血症、纵隔炎等并发症。

【临床表现】

间隙感染的全身性急性炎症情况改变与其他感染性疾病类似。一般化脓性感染的局部表现为红、肿、热、痛和功能障碍。炎症反应严重者,全身出现高热、寒战、脱水、白细胞计数升高、食欲减退和全身不适等中毒症状。牙源性感染的临床症状表现较为剧烈,常继发于牙槽脓肿或骨髓炎之后,早期即可有脓肿形成。成年人的症状相对可以比较轻,婴幼儿发生感染时有时表现会极为严重。

1. **眶下间隙感染** 表现为眶下区的肿胀,肿胀区皮肤发红、皮温升高,眼睑水肿、眼裂变小、鼻唇沟消失。脓肿形成可触及明显的波动感,在口腔内上颌前庭沟处常有明显的压痛,可扪及波动感。

2. **咬肌间隙感染** 以下颌角及下颌升支为中心的咬肌区肿胀、变硬、压痛明显,伴有明显的张口受限。

3. **口底多间隙感染** 此为颌面部最严重且治疗最困难的感染之一。表现为口底弥漫性肿胀,舌体抬高。如系腐败坏死性病原菌引起的感染,则涉及范围更广,上可达面颊部,下可致颈部锁骨水平,严重者可到上胸部,皮下可有气体产生,扪及捻发音。严重情况下感染可向纵隔扩散,危及生命。由于全身机体中毒反应明显,有时体温和白细胞计数反而不升。

【诊断】

根据病史和临床表现特点及血常规化验结果往往可做出诊断,一般可查及病原牙。根据临床表现、B超、CT等检查结果可以查及感染累及间隙,以确定相应的引流通道的建立方法。

【治疗】

1. **做好气道管理** 尤其是口底多间隙感染时,应注意保证呼吸畅通,一旦有呼吸困难或窒息症状,应及时行气管切开。

2. **早期积极使用抗菌药物** 一般间隙感染常规使用广谱抗生素和厌氧菌抗菌药物联合使用,当有脓肿形成时,及早进行脓培养,根据药敏试验结果选用敏感抗菌药。对口底多间隙感染患者,一般初期即经验性应用泰能或头孢曲松联合替硝唑或奥硝唑治疗。

3. **早期切开引流** 一旦形成明确的脓肿,即应实行脓肿切开引流术,建立引流通道。对于腐败坏死病原菌引起的口底多间隙感染,更应及早切开,以减轻临床症状。

4. **清除病灶** 明确牙源性的间隙感染,在炎症控制好转后应及时去除病灶牙。

五、口腔颌面部损伤

口腔颌面部是全身最暴露的部位,工伤、交通事故等常可造成口腔颌面部损伤。据统计,平时因交通事故造成口腔颌面部损伤的比例达60%。

口腔颌面部血液循环丰富,再生能力强,伤口愈合快,但损伤后易出血导致血肿,发生在口底部位可能影响呼吸,或可导致失血过多。牙是口腔的重要器官,发生骨折时,骨折线上的牙可能受到严重影响,而恢复良好的咬合关系又是骨折治疗的重要指标。由于解剖位置的关系,口腔颌面部损伤还可伴发颅脑损伤或颈部损伤。由于口腔是呼吸道的上端,发生损伤时可因损伤组织移位,或血肿、水肿而造成呼吸困难甚至窒息。颌面部损伤预后,常会留有不同程度的面部畸形。

(一) 软组织损伤

口腔颌面部软组织损伤可单独发生也可与颌骨骨折同时发生。损伤类型包括:擦伤、挫伤、刺伤、割伤、撕裂或撕脱伤、咬伤。

【临床表现】

临床特征与全身其他软组织损伤类似,但颌面部有重要、特殊的解剖器官,其损伤需特别注意,如舌损伤、颊部贯通伤、腭损伤、唇舌鼻耳及眼睑撕裂伤、腮腺和腮腺导管损伤、面神经损伤等。这些解剖结构损伤后可造成相应器官功能的损害,如若伴有软组织缺失,则会造成面部畸形。

【诊断】

根据损伤累及的部位,致伤原因以及伤口的特点,可完成诊断。

【治疗】

清创术是预防创口感染和促进愈合的基本方法,一般原则是越早进行越好,最好是在伤后 6~8h 内完成,但由于面部血液循环丰富、抗感染能力强,时间也可放宽至 24~48h,只要创口没有明显化脓感染或组织坏死,在充分清创后仍可严密缝合。在清创中,除已明确坏死的组织外,即使是完全游离的组织,只要没有感染或者坏死,也应尽量保留,争取缝回原位,仍有成活的希望。

(二)牙及牙槽突损伤

牙及牙槽突的损伤在口腔颌面部损伤中比较常见,可单独发生,也可伴发于颌面部其他损伤。由于上颌牙弓位于下颌牙弓外侧,尤其是上前牙最为暴露,在牙及牙槽突的损伤中,上下前牙及上颌牙槽突的损伤最为常见。

根据损伤的部位,牙外伤可分为牙震荡、牙脱位和牙折。

【临床表现】

1. 牙震荡(concussion) 牙周膜的轻度损伤,通常不伴有牙体组织的损伤。伤后患牙有伸长不适感,叩痛,龈缘可见有出血。牙髓活力测试反应不一,通常在伤后 1 周,牙髓处于休克状态,无反应。一般在数周或数月后开始有反应。

2. 牙脱位 根据外力方向,牙齿可有脱出牙槽窝、向内嵌入牙槽窝或唇舌向侧方移位等情况。牙脱位一般有牙松动、疼痛、移位等表现。牙向内嵌入时,牙冠变短,切缘较相邻正常牙低。牙完全脱位者,可见牙槽窝空虚,牙完全离体或仅有部分软组织相连。脱位牙牙髓可发生坏死,牙根可能会发生外吸收,一般伤后 2 个月出现。

3. 牙折(tooth fracture) 根据折断部位可分为冠折、根折和冠根联合折。冠折可直接查及,涉及髓腔则导致牙髓外露。根折一般位置比较深,可以借助牙片或 CBCT 检查来辅助诊断,可以明确折断的位置和方向,进而决定治疗方案。一般根折牙牙髓活力测试无反应,但有的 6~8 周后会出现反应。

【诊断】

根据各种损伤类型的临床表现,结合 X 线片或 CBCT 检查结果可辅助诊断。

【治疗】

1. 牙震荡 1~2 周内使患牙休息,必要时固定或通过调磨牙齿以降低患牙咬合力。

2. 牙脱位 部分脱位牙,结扎固定 3 周左右,复查发现牙髓坏死及时行根管治疗。嵌入型脱位牙,复位后两周行根管治疗。嵌入型年轻恒牙可待其自然萌出。完全脱位牙,一般在半小时内再植成功率较高,如果不能即刻复位,可保存在牛奶、生理盐水中或含在口中,尽早到医院就诊。

3. 牙折 冠折导致牙髓暴露者,可行牙髓切断术保存剩余牙髓,或行牙髓摘除术,根管治疗后行冠修复。根折应首先考虑其自然愈合,尽早固定,一般越靠近根尖折断者预后越好。冠根折则需要根据剩余根的长度来决定修复方案,严重者考虑拔除。

(三)颌骨骨折

颌骨骨折(fractures of the jaws)与一般骨折有一定的相通点,如移位、出血、肿胀和疼痛等,但由于其解剖结构和生理功能的特点,使得其又有一定的特殊性。尤其是上下颌骨与牙列的咬合功能密切相关,骨折后往往会造成咬合错乱,如果治疗不当也会造成外伤性错颌畸形,而残留功能障碍。

【临床表现】

1. 下颌骨骨折(fractures of the mandibular angle) 骨折好发部位有正中联合、颏孔区、下颌角和髁突颈部。骨折段移位常由于不同区域附着的肌群不同,而出现与附着肌群牵引方向相一致的移位情况。下颌骨骨折常伴随有牙龈撕裂而形成开放性骨折。骨折会导致口内咬合错乱和下颌骨运动功能受损而出现开口受限,同时影响咀嚼、吞咽、言语等功能,颏部粉碎性骨折还会导致舌后坠引发气道梗阻(图 16-6)。

2. 上颌骨骨折(fractures of the maxilla) Le Fort 根据上颌骨骨折好发部位将骨折分为三型,是目前口腔临床应用最为广泛的上颌骨骨折分类(图 16-7)。

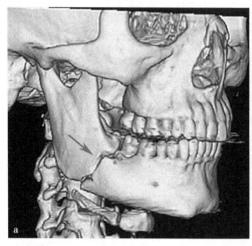
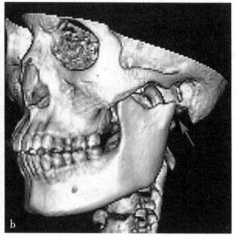

图 16-6 下颌骨骨折 CT 影像,箭头示骨折线
a. 右侧下颌角骨折;b. 左侧下颌骨髁突颈部骨折。

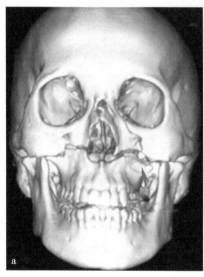
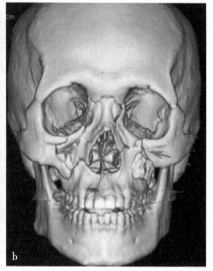

图 16-7 上颌骨骨折 CT 影像,箭头示骨折线
a. Le Fort Ⅰ型骨折;b. Le Fort Ⅱ型骨折。

（1）Le Fort Ⅰ型:为低位或水平骨折,骨折线走行于梨状孔外下缘,平行于上颌牙槽突,向后经上颌结节达翼上颌裂。

（2）Le Fort Ⅱ型:又称中位或锥形骨折,骨折线经过鼻骨、泪骨、眶底、颧颌缝达翼上颌裂,此型骨折不涉及颧骨。

（3）Le Fort Ⅲ型:又称为高位或颅面分离型骨折,骨折线经鼻骨、泪骨、眶内、下外侧壁、颧额缝和颧颞缝,向后下达翼上颌裂。上颌骨骨折也可伴有口内咬合错乱,同时可伴有眶周淤血,触诊可触及骨折断端和颌骨的异常动度。

【诊断】

下颌骨骨折可通过全口曲面断层片进行初步诊断,通过 CT 片可详细观察骨折线位置,判断骨折类型,明确骨折移位方向,进而制订详细的治疗计划。其余骨折由于骨骼形态不规则,X 线片难以精确诊察,现多经过 CT 三维重建进行骨折部位诊断及移位情况的评估。

【治疗】

颌骨骨折的治疗原则是在排除有危及生命的损伤条件下尽早治疗,以咬合关系恢复正常为骨折复位的重要判断标准,采用可靠的固定方法,骨折线上的牙应尽量保存。

1. 手法复位或牵引复位 可以行颌间牵引,以恢复正常的咬合关系,进而指导骨折复位。

2. 颌间固定(intermaxillary fixation) 单纯使用颌间固定治疗颌骨骨折时,上颌骨骨折需要固定 3~4 周,下颌骨骨折需固定 4~6 周。

3. 坚固内固定 按照上下颌骨相应的固定原则,利用钛金属接骨板在骨折复位后,将骨折断端进行坚固可靠固定。坚固内固定后,患者可早期恢复功能运动(图 16-8)。

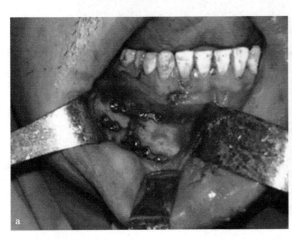
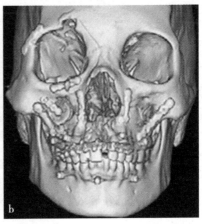

图 16-8 颌骨骨折切开复位内固定方法
a. 下颌骨颏旁骨折的坚固内固定;b. 上颌骨 LeFort I 型骨折坚固内固定。

六、口腔颌面部肿瘤

口腔颌面部肿瘤是口腔颌面外科疾病中的重要组成部分。关于口腔颌面部肿瘤的发病率和患病率,我国尚无精确的全国性流行病学资料,根据地区统计的数据来看,无论是发病率和患病率都不高,在我国口腔颌面部肿瘤在全身肿瘤的构成比排于 10 位之后。口腔颌面部一般良性肿瘤多于恶性肿瘤。口腔颌面部恶性肿瘤好发于男性,40~60 岁为高峰年龄。致病因素和发病条件至今被认为是一个复杂的问题。本节就常见的几种口腔颌面部肿瘤性疾病予以简单介绍。

(一)囊肿

口腔颌面部囊肿较为多见,在口腔颌面部肿瘤中,囊肿的发生率占 20.25%。囊肿是一种非脓肿性的病理性囊腔,内含囊液或半流体物质,通过纤维结缔组织形成的囊壁包绕,大多数囊肿在囊壁内均存在上皮衬里。口腔颌面部好发囊肿,颌骨是人体骨骼中最好发囊肿的部位。

根据发生的部位可分为软组织囊肿和颌骨囊肿,根据组织来源不同可分为牙源性囊肿和非牙源性囊肿。

【临床表现】

1. 牙源性颌骨囊肿 临床上多见,是由成牙组织或牙的上皮或上皮剩余演变而来的,多好发于青壮年,可发生于颌骨的任何部位。牙源性颌骨囊肿生长缓慢,初期常无自觉症状,继续生长可造成周围骨质膨隆而显现,严重者可致面部畸形。在囊肿骨质膨隆区骨质变薄,触诊可扪及乒乓球样感觉,若发生骨板吸收,则会触及到来自囊液的波动感。上颌骨板颊侧较薄,囊肿往往向颊侧膨胀。下颌骨囊肿发展过大时,有可能会因骨质薄弱造成病理性骨折。根据囊肿的来源不同又可分为根尖周囊肿、始基囊肿、含牙囊肿和牙源性角化囊肿(图 16-9)。

2. 软组织囊肿 口腔颌面部最常见的软组织囊肿是黏液腺囊肿和舌下腺囊肿。

(1)黏液囊肿是最常见的小唾液腺瘤样病变,好发于下唇及舌尖腹侧。囊肿位于黏膜下,呈半透

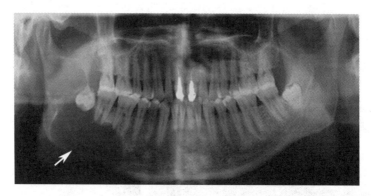

图 16-9　右下颌第三磨牙含牙囊肿(箭头所示),囊肿累及下颌角、右侧下颌骨体部

明浅蓝色,形似小水泡,大多为黄豆粒大小,质地软而有弹性。囊肿易被咬破而导致囊液外流,囊肿消失。但经常复发,反复破损后囊壁会形成白色瘢痕,囊肿透明度降低。

(2)唾液腺囊肿最常见于青少年,大多表现为单纯性舌下腺囊肿。囊肿位于舌下区紧贴口底黏膜,囊壁菲薄,呈浅蓝色,质地柔软有弹性。囊肿一般局限于一侧,但也可以向另一侧扩展,囊肿体积增大可能会将舌抬起,严重时会影响言语、吞咽等功能。破损后,可见淡黄色或蛋清样黏稠囊液,囊肿暂时消失,愈合后囊肿会再次形成,且大小如前。

【诊断】

颌骨囊肿可进行穿刺,取得囊液,呈草黄色,在显微镜下观察有胆固醇晶状体。在X线片上为边线清晰的圆形或卵圆形的低密度透射影,边缘整齐,周围可见明显的骨白线。

软组织囊肿一般根据临床表现的特点即可诊断,也可辅助B超检查确诊。

【治疗】

1. 颌骨囊肿　采用外科手术治疗,以彻底清除囊壁为原则,同时处理好囊肿摘除后的无效腔,以免妨碍伤口愈合。如伴有感染,使用抗菌药物控制炎症后再进行手术治疗,囊肿涉及的牙齿应尽量保留,如为死髓牙,可在术前做根管治疗。

2. 软组织囊肿　仍然以外科手术摘除为主要手段,对于舌下腺囊肿在清除囊肿的同时还应摘除舌下腺以达到根治舌下腺囊肿的目标。

(二)成釉细胞瘤

成釉细胞瘤(ameloblastoma)是口腔颌面部牙源性良性肿瘤中最常见的一种类型,约占牙源性肿瘤的60%以上,大多数发生在颌骨内,属于颌骨中心性肿瘤。肿瘤内主要含有成釉器样结构,因而大多数人认为成釉细胞瘤来源于成釉器或牙板上皮。成釉细胞瘤属于良性肿瘤,但其具有侵袭性,有零星报道其存在恶变倾向甚至远处转移。

【病理学特征】

肿瘤剖面常见有实性和囊性两部分,实性区呈白色或灰白色,囊腔内含有黄色或褐色液体。组织学上,典型的成釉细胞瘤由两类细胞成分组成,一种是瘤巢周边的立方或柱状细胞,细胞核呈栅栏样排列并远离基底膜,类似于成釉细胞;一种是瘤巢中央的排列疏松、呈多角形或星形细胞,类似于星网状层细胞。但成釉细胞瘤的组织结构和细胞形态变异较大,可有多种表现。

【临床表现】

多发生于青壮年,以下颌骨体部和下颌角多见,生长缓慢,初期无自觉症状,逐渐发展,体积增大,造成骨质膨隆而形成面部畸形。当肿瘤继续增大,外侧骨质变薄吸收,肿瘤可累及周围软组织。当肿瘤累及牙槽突时,可导致牙根吸收、牙齿松动、移位甚至脱落。肿瘤累及下颌神经管压迫下牙槽神经时,可导致下唇麻木。肿瘤造成骨质破坏过多时可能会发生病理性骨折。由于肿瘤侵犯可能会导致下颌骨运动功能障碍,从而影响患者咀嚼、吞咽、发音等功能。

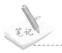

【影像学检查】

典型的成釉细胞瘤 X 线表现为：多房样结构。周边常不整齐或呈半月形切迹,在肿瘤内的牙根常有不同程度的吸收,呈锯齿状(图 16-10)。

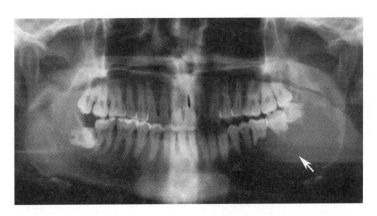

图 16-10　左侧下颌角成釉细胞瘤,可见肿瘤内牙齿的牙根有明显吸收

【诊断】

根据临床检查和影像学检查一般可以做出初步诊断。可在术中进行冰冻组织切片辅助进一步诊断,但完全确诊需要在术后行病理学切片检查。

【治疗】

主要为外科手术治疗。现行观点是对较大病变范围的成釉细胞瘤应行下颌骨节段性切除,然后同期或延期植骨重建。

(三) 口腔癌

在我国,口腔颌面部恶性肿瘤中,以口腔癌最为常见,肉瘤较少。口腔癌中,以鳞状细胞癌最多见,好发于口腔黏膜或颌面部皮肤的鳞状上皮,比例占到 80% 以上,多发生于 40~60 岁成年人,男性多于女性。

【临床表现】

1. **鳞癌**　发生部位以舌、颊、牙龈、腭、上颌窦为多见。在我国,舌癌是最常见的口腔癌,其次为颊癌或牙龈癌。

2. **舌癌**　常表现为溃疡型或浸润型,一般恶性程度比较高,生长快,浸润性强,常波及舌肌,致使舌运动受限。可蔓延至口底和下颌骨,使全舌固定,丧失语言功能,进食吞咽困难。当发生感染或侵及舌根时会发生剧烈疼痛。舌癌常发生早期的颈部淋巴结转移,且转移率较高。也可发生远处转移,常转移至肺部。

3. **牙龈癌**　中下颌牙龈癌较上颌牙龈癌多发,以溃疡型为主,早期可侵犯颌骨牙槽突,致使骨质破坏,牙齿松动。牙龈癌发生远处转移较为少见。

4. **颊癌**　常发生于磨牙区,成溃疡型或外生型生长,生长快,向深层浸润。穿过颊肌及皮肤可发生溃破。如若波及翼下颌韧带可导致开口困难。远处转移较为少见。

【诊断】

根据临床特点,需要对癌性溃疡和重型复发性阿弗他溃疡进行鉴别。辅助诊断方法是甲苯胺蓝染色法,确诊需通过活检进行病理组织切片检查。

【治疗】

外科手术和放射治疗是治疗口腔癌的主要治疗手段。根据患者病情选取综合治疗方案,在手术切除病灶的同期或延期进行颈淋巴结清扫。对于晚期和复发的口腔癌患者,化疗也是主要的治疗手段之一。肿瘤切除术后造成的组织缺损和面部畸形可采用修复重建外科技术进行功能性重建,对合适的患者也可以选择赝复体进行修复。

（四）多形性腺瘤

多形性腺瘤（pleomorphic adenoma）是唾液腺肿瘤中最为常见的类型。多形性腺瘤由肿瘤样上皮组织和黏液样或软骨样间质组成。细胞丰富型相对容易恶变，间质丰富型相对容易复发。好发于30~50岁，女性多于男性。

【病理学特征】

组织学上表现为组织结构多样性，包括腺上皮、肌上皮、黏液、黏液样组织和软骨样组织。因此称为多形性腺瘤，又称混合瘤。

【临床表现】

在大唾液腺中，最多见于腮腺，其次为下颌下腺。肿瘤界限清楚，质地中等偏硬，触诊呈结节状。肿瘤的活动度较好，生长缓慢，常无自觉症状，长大后可致面部畸形，但一般不会引起功能障碍。当肿瘤出现突然生长加速，并伴有疼痛、面神经麻痹等症状时应考虑恶变可能。

【治疗】

应以手术彻底切除。在肿瘤外正常组织处切除，减少复发率。腮腺肿瘤切除时要注意保护面神经，下颌下腺肿瘤应将下颌下腺一起摘除。

（五）黏液表皮样癌

黏液表皮样癌（mucoepidermoid carcinoma）是唾液腺恶性肿瘤中最常见者，任何年龄均可发生，中年及以上年龄为高发年龄段，女性多发于男性，最常发生于腮腺，下颌下腺少见，小涎腺常见发生于磨牙后腺。

【病理学特征】

临床表现和肿瘤的治疗与肿瘤细胞的分化程度密切相关。高分化者肉眼观与多形性腺瘤相似，低分化者与癌相似，无包膜、与周围组织界限不清、呈浸润性生长。

镜下观察，肿瘤实质由黏液细胞、表皮样细胞和中间细胞构成。高分化类型以黏液细胞和表皮样细胞为主，占总细胞的50%以上，中间细胞较少，并缺少异型性和核分裂象。低分化者以中间细胞和表皮细胞为主，黏液细胞较少，低于10%，肿瘤细胞异型性和核分裂象明显。

【临床表现】

临床表现与肿瘤细胞分化程度密切相关。高分化者的表现类似多形性腺瘤，为无痛性包块，生长缓慢，质地中等硬度，表面结节状，活动度较好，无面神经损伤症状。

低分化者生长快，可伴有疼痛，肿瘤边界不清，与周围组织粘连，可侵犯面神经导致面神经麻痹，颈部淋巴结转移常见，并可出现血性转移。

【治疗】

治疗以手术为主，高分化者应尽量保留面神经，如切除彻底，术后可不加放疗，亦可不必做选择性颈淋巴结清扫术。低分化者常需要加术后放疗，并考虑选择性行颈淋巴结清扫术。

（六）腺样囊性癌

腺样囊性癌（adenoid cystic carcinoma）是发生于唾液腺的一种常见的恶性肿瘤之一，好发于腮腺和腭部小腺体，其次为下颌下腺。可发生于任何年龄，以40~60岁居多。此肿瘤一般生长缓慢，患者常可带瘤生存多年。

【病理学特征】

肉眼观肿瘤呈结节状或圆形，质地中等硬度。光镜下观察，瘤细胞主要为导管内衬上皮细胞和变异肌上皮细胞，呈管状、筛状和实性结构排列。肿瘤间质有玻璃样变，常浸润神经，并沿神经扩散至相当远的距离，因此常无法确定其浸润范围。肿瘤细胞侵袭性强，局部淋巴结转移少见，可发生肺、骨、脑和肝等远处转移。

【临床表现】

腺样囊性癌可发生于任何唾液腺，但以腮腺和腭腺居多。肿瘤生长缓慢，病期较长，呈圆形或结节状,质地中等硬度。肿物呈浸润性生长,一般不活动,常因浸润周围神经导致相应的功能障碍,如疼痛、面瘫、舌麻木等,这些症状往往也是患者就医的主要原因。

【治疗】

治疗以手术切除为主,由于浸润范围不易确定,术中需配合冰冻组织切片检查,术后因有癌细胞残存常需配合放疗。一般不必选择颈淋巴清扫,舌根部腺样囊性癌发生淋巴结转移率较高,可考虑选择性颈淋巴结清扫术。

第四节　口腔相关技术

本节主要就口腔医学领域三项较新的技术——口腔种植技术、颌骨牵张成骨技术和手术导航技术,进行简单的阐述。这三项口腔技术是依托新型生物材料的研发以及对颌骨组织学与生物力学特点的深入认识,外加计算机辅助技术的基础上发展起来的。前期已通过大量的研究明确了其有效性,进而广泛应用于临床,为临床疾病的治疗提供了新的治疗手段,是转化医学的成功典型。

一、口腔种植学

口腔种植学(oral implantology)是 20 世纪中后期发展起来的一门新兴的口腔临床分支学科,主要是解决口腔内牙齿缺损或牙列缺损的临床问题。传统的口腔修复学中,固定义齿修复是以磨损、增加正常牙的负担为代价进行修复。局部可摘义齿修复往往给患者带来不适感。而口腔种植学的出现和发展,给临床修复牙列缺损及牙列缺失的患者提供了一个新的选择。随着口腔种植技术的不断发展和成熟,种植牙也逐步成为口腔修复首选的治疗方法。

口腔种植学离不开骨结合(osseointegration)理论,此理论提出于 20 世纪 60 年代中期,是指有生命力的骨组织与负重的种植体表面的直接接触或连接,是种植学依托的理论基础。但是不同于天然牙,在种植体和骨组织之间没有纤维结缔组织。

【治疗过程】

在骨结合的理论基础上,经过几十年的临床实践和研究,用于种植修复的种植体都是纯钛或钛合金材料的柱状或根型种植体。当完成患者选择以及治疗前的准备之后,口腔医生通过外科手术的方法将种植体按术前设计位置植入缺失牙下方的颌骨内,经过 3~4 个月,种植体和骨组织完成骨结合。当结合强度达到标准后,进行二期手术,暴露种植体同时处理种植体周围软组织。之后连接修复基台或直接在种植体水平制取上下颌牙列印模,将上下颌牙列形态转移至石膏模型,进行义齿的制作。最后将制作好的义齿直接戴入种植体,经过口内调整修改后完成种植修复。

不同于传统的口腔修复方式,口腔种植修复后使得义齿直接通过种植体固定于颌骨上,在行使功能时,义齿负载的合力通过种植体传导至颌骨。因此,种植体又俗称"人工牙根"。

【骨增量技术】

种植体植入成功的前提是有充足的骨量。种植体和周围骨组织的关系就像树和土壤,只有在骨量充足的前提下,植入的种植体才可能足够稳定,得以支撑修复后的义齿以及义齿在行使功能时所传导的合力。对于牙槽骨骨量不足的患者,可以通过骨增量技术增加牙槽骨的骨量来满足种植体植入的要求。在临床上应用最多的是骨增量技术有牙槽嵴劈开术、外置法植骨术和上颌窦提升术。

1. **牙槽嵴劈开术**　是将种植体植入位点的牙槽嵴从中间垂直劈开,形成完整的颊舌侧骨板,两骨板之间的缝隙以人工骨替代品填充,同期或延期植入种植体。

2. **外置法植骨术**　是直接将骨供区取得的游离骨块嵌贴于受区骨表面,以增加牙槽骨骨量。主要的供骨区有下颌骨正中联合处(颏部)、下颌骨升支及颊板区、髂骨及胫骨。

3. **上颌窦底提升术**　是针对上颌窦窦底黏膜过低,导致种植体植入后有可能会穿通进入上颌窦的患者,主要应用于上颌后牙的种植修复。上颌窦底提升术包括外提升和内提升两种方法,其基本原理是在上颌窦底黏膜下植入人工骨粉,抬高上颌窦窦底黏膜,为该区的种植体植入创造条件。

【外科导板定位技术】

种植体植入的位置和方向与后期能否成功修复且取得最佳效果息息相关。常规的种植体植入术是凭借术者的经验,根据术前对患者影像学资料的评估结果,直接植入术前设计位置。但这种操作往往存在不可计量的误差,由于对术者的经验要求较高,种植技术推广不易。如何将术前设计的方案精确地转移到患者口内是新技术发展的一个突破点。外科定位导板技术就是其中的一种手段。

影像学技术的发展使得术前评估不仅局限于二维影像学资料,更可以借助三维数据资料完成更为精确的评估和方案设计。CT 和 CBCT 是应用最多的影像学资料。基于患者的 CT 数据,术者在术前可以借助多种医学设计软件中的手术工具进行模拟手术,获取个性化的最佳治疗方案,再将虚拟手术的数据利用相应的 CAD/CAM 软件及三维打印技术,制作出个性化的种植导板。种植导板通过相应的器械可以控制种植备洞中钻头的方向、位置和深度,实现种植手术方案设计的精确化实施。

外科定位导板技术是数字化外科的一个体现。现在口腔颌面部很多手术均可以通过数字化软件进行虚拟手术,然后选择最佳的手术治疗方案,然后通过外科导板将手术设计方案转移至手术过程中直接指导手术。外科定位导板技术尤其适用于口腔颌面部复杂的手术,诸如正颌外科、颌骨修复重建、复杂的骨折复位手术等。

2017 年 9 月,世界上第一台自主式牙种植机器人问世,通过预先设计的种植修复方案,种植机器人将其精确的转移至患者身上,误差控制在 0.2~0.3mm 范围内,符合口腔种植成功的标准,这标志着数字化外科的又一个新的发展阶段。

二、颌骨牵张成骨技术

牵张成骨技术(distraction osteogenesis,DO)是由肢体长骨牵张成骨技术发展而来,指在一定的牵引力作用下,使截开的骨皮质和骨段之间产生张力,促使骨组织和周围软组织的同步再生。主要应用于解决颌面部骨组织及相应软组织量不足的相关疾病。其生物学机制现尚未完全清楚,主要依据的是苏联学者 Ilizarov 提出的"张应力法则",即对生物活体骨组织逐步施以持续的牵张力,可以刺激和保持组织再生和生长。20 世纪 90 年代,骨牵张技术首次被用于下颌骨的延长,由于其能够同期扩展颌骨周围的软组织,可以解决传统颌骨植骨术中常存在的软组织量不足的问题,因此迅速成为颌骨缺损治疗的常规方法之一,应用数量甚至超过了四肢长骨。相关的牵张器械研究也取得了很多成果,使这一技术在口腔领域中的应用日益普及。

【牵张器】

牵张器的组成包括固定装置和牵张装置两部分。固定装置需固定在截骨线两侧,并保证截骨线两侧骨断端的稳定性,根据支持方式不同又可分为牙支持式和骨支持式。牵张装置有螺杆和螺旋轨道组成,按照预定的速度和频率旋转螺杆,固定于牵张器上的骨段便会沿螺旋轨道移动。

牵张器的种类可分为外置式牵张器、内置式牵张器和个性化牵张器。随着适应证的扩大以及技术的发展,各种新型牵张器不断出现(图 16-11)。

【牵张成骨的模式】

牵张成骨的主要模式类型有三种,分别为单焦点牵张、双焦点牵张和三焦点牵张,其中单焦点和双焦点牵张应用最多。

1. 单焦点牵张(monofocal DO) 在颌骨进行线性骨切开后,将牵张器的两固位端分别连接固定截骨线的两侧,待 7~10d 后进行牵

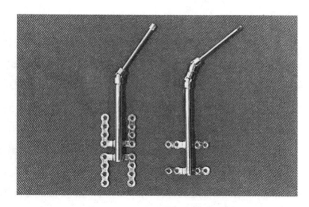

图 16-11 两种直线式骨牵张器

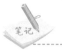

张,使颌骨延长。

2. 双焦点牵张(bifocal DO) 在骨缺损区的一侧进行线性骨切开,形成带有软组织及血供的一小骨段,称骨转移盘,再将牵张器的两固位端体分别固定于转移盘和骨切开线两端,7~10d后,通过牵张缓慢将转移盘骨块运送至与骨缺损区另一端,骨缺损区即得到修复。

3. 三焦点牵张(trifocal DO) 其原理与双焦点牵张相同,区别在于在骨缺损区两侧分别制备骨转移盘,通过牵张将两个转移盘向骨缺损区中间移动,修复骨缺损。此法适用于大段骨缺损的快速修复。

【牵张成骨的临床治疗过程】

从截骨后安放牵张器,到完成后拆除牵张器,临床上可分为3期:间歇期(latency period)、牵张期(distraction period)和稳定期(consolidation period)。

1. 间歇期 是指安放牵张期后5~7d后才可开始牵张。

2. 牵张期 是指按照固定的速度和频率进行牵张,直至达到设定的牵张幅度,牵张成骨的速度应该控制在1mm/d,每日至少2次牵张,每次0.5mm。

3. 稳定期 是指完成牵张后需要一定的时间让新生骨进一步钙化成熟,并发生改建,一般上颌骨的稳定期约2~3个月,下颌骨约为3~4个月。

【牵张成骨适应证】

1. 小下颌畸形 双侧颞下颌关节强直导致的小下颌畸形是该术式的最佳适应证,可延长下颌骨20mm以上。

2. 半侧颜面发育不全综合征 早期牵张成骨的应用可以大大减轻发育期患者的畸形程度,同时为发育完成后的进一步矫治创造有利的条件。

3. 上下颌牙弓重度狭窄 牙弓狭窄会造成严重的咬合畸形,需要进行牙弓宽度的增加,牵张成骨技术的应用弥补了正畸扩弓和拔牙代偿矫治的不足,治疗稳定性更好。

4. 下颌骨缺损的重建 对于因肿瘤切除、创伤等原因造成的下颌骨骨段的缺损,可以在缺损区采用牵张成骨技术,使牵张制备的骨块向缺损区移动,最终获得缺损区的愈合。

5. 垂直牵张成骨 此类方法的适应证主要是牙槽突萎缩导致高度不足而无法完成口腔牙列修复的病例。在牙槽突区进行垂直向的牵张成骨,可以使牙槽突高度增加,而无需进行游离骨移植,也避免了植骨术带来的软组织量不足、前庭沟变浅等问题。

三、手术导航技术

手术导航技术是计算机辅助外科的一种。计算机辅助外科是信息科学、医学工程学和生命科学等多学科交叉的产物,是基于影像学技术和计算机技术的发展而产生的。其主要原理是基于计算机对大量影像学数据信息的处理及控制能力,通过创建虚拟的手术环境为临床医生提供诊断、治疗上的辅助,使得诊断更加精确、治疗效果更加明确。

手术导航技术发展于立体定向手术技术,最早应用于神经外科。手术导航系统的组成主要包括两大部分,即虚拟现实技术和定位跟踪技术。虚拟现实技术能够使得临床医生在虚拟环境下完成手术过程,从而获得明确的术后医学模型图像;而定位跟踪技术则是连接现实手术区域、手术器械和医学图像模型的桥梁。

以单侧颧骨颧弓骨折复位内固定手术为例。我们的治疗目的就是通过手术将颧骨颧弓骨折的移位骨块尽可能地复位至原位。术前临床医生通过患者的CT数据进行三维重建获得患者的虚拟头颅模型。通过虚拟现实技术,我们对患者的虚拟头颅模型进行操作,将健侧的颧骨颧弓的骨块位置通过镜像的手段复制至骨折侧,这样我们就得到了手术中复位移位骨块的参照位置。将此数据导入至导航系统中,通过定位跟踪系统将手术区域和手术器械与导入的图像进行注册匹配,之后术中复位移位骨块时,我们就能即时地将现实中复位的位置与虚拟的复位位置进行比对,当两者一致时即达到了我们手术设计的目标,进而提高了骨折复位的精确度。

除此之外,手术导航技术还可应用于手术区病变、异物和解剖结构的定位、外科手术入路的引导、种植体植入、牵张器植入的位置方向的确定等。相信随着医工技术的进步,手术导航的应用范围和应用精度一定会有进一步的提升。

小　结

正如本章开头提到的,口腔健康是全身健康的重要组成部分,且直接或间接影响全身健康,是社会文明的重要标志。口腔疾病如龋病、牙周疾病等会破坏牙齿硬组织和牙齿周围支持组织,除影响咀嚼、言语、美观等功能外,还会引起社会交往困难和心理障碍。同时,有些微生物长期存在于口腔中,可导致或加重某些全身疾病如冠心病、糖尿病等危害全身健康,影响生命质量。此外,全身疾病对口腔健康的影响也不容忽视,一些全身疾病可能在口腔出现相应的表征。例如糖尿患者抗感染能力下降,常伴发牙周炎,拔牙伤口难以愈合。艾滋病患者早期可出现口腔病损,如口腔念珠菌病、毛状白斑、卡波西肉瘤等。因此,2007年世界卫生组织提出口腔疾病是一个严重的公共卫生问题,需要积极防治。口腔疾病的预防对于保障口腔健康而言尤为重要,现代社会的每一个人都应养成良好的口腔卫生习惯,包括正确的刷牙、定期口腔检查、减少和拒绝吸烟等,以降低罹患口腔疾病的风险。

口腔疾病是人类的常见病、多发病,且种类繁多。本章节重点介绍了几种临床常见的口腔疾病,包括以龋齿、牙髓炎等为代表的口腔牙体牙髓疾病,以牙周炎、扁平苔藓等为代表的牙周病和口腔黏膜病,以及口腔颌面部感染,颌面部损伤,口腔良、恶性肿瘤等口腔颌面外科疾病。这些疾病的临床表现与治疗原则不但体现了口腔医学的特殊性,也符合临床医学的一般治疗原则。另外,口腔疾病还包含牙列缺损、牙列缺失、牙列不齐、牙颌面畸形、颞下颌关节疾病、唾液腺疾病等很多内容,由于篇幅有限无法在此章节一一阐述,有兴趣的读者可参阅口腔相关专业书籍。

值得指出的是,数字化医学是近年来医学发展的重要趋势之一。相较于临床医学,口腔医学领域较早引入了数字化医学相关技术并开展了大量的临床实践,取得了很明显的成就。目前,医工结合、数字化设计、3D打印技术、导航外科技术等已经成为个性化牙列修复、牙列不齐的隐形矫治、牙颌面畸形个性化外科治疗、颌面功能性修复重建等多种治疗手段的标准化应用技术,大大提高了口腔治疗的精准性,造福了广大患者。

思考题

1. 如何理解口腔健康的定义?口腔疾病的防治有哪些有效手段和措施?
2. 常见的牙体牙髓疾病有哪些?彼此间有何种联系?
3. 口腔颌面部损伤有哪些特点?如何从口腔颌面部的解剖学基础来解释这些特点?

(田磊)

第十七章　耳鼻咽喉科疾病

本章介绍了耳、鼻、咽、喉的基本解剖及常见疾病的诊断及治疗。重点掌握耳鼻咽喉的基础解剖结构及常见病多发病的病因、临床表现及诊疗特点。耳鼻咽喉各结构由孔隙或自然腔道相互沟通，若因各种病因造成引流通道不畅，可引发其他部位炎症，如鼻窦窦口及咽鼓管咽口引流不畅，可引发急慢性鼻窦炎、急慢性中耳炎等疾病。因此掌握基本解剖结构是学习耳鼻咽喉疾病诊断及治疗的基础。

第一节　耳鼻咽喉解剖

一、耳的应用解剖学

耳分为外耳（external ear）、中耳（middle ear）、内耳（inner ear）三部分（图 17-1）：

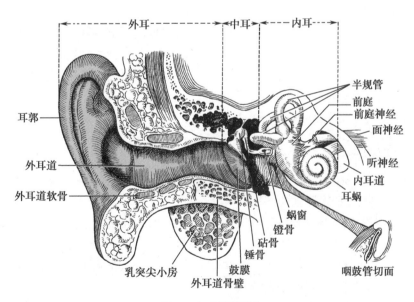

图 17-1　耳的解剖

1. **外耳**　包括耳郭和外耳道。

（1）耳郭：耳郭为弹性纤维软骨组织，外覆软骨膜和皮肤。

（2）外耳道：起自耳甲腔底，向内止于鼓膜，由软骨部和骨部组成。骨部约占其内的 2/3，软骨部约占其外 1/3，软骨部皮肤较厚，富有毛囊、皮脂腺和耵聍腺，耵聍腺可分泌耵聍。

（3）外耳的神经来源主要有：①下颌神经的耳颞支，分布于外耳道前壁，故牙痛可引起反射性耳痛；②迷走神经的耳支，分布于外耳道后壁，故刺激外耳道后壁皮肤，可引起反射性咳嗽。

（4）外耳的血管供应：由颞浅动脉、耳后动脉和上颌动脉供给。

（5）外耳的淋巴：引流至耳郭周围淋巴结。

2. 中耳　中耳介于外耳和内耳之间，是位于颞骨中的不规则含气腔和通道。包括：鼓室、咽鼓管、鼓窦、乳突。

（1）鼓室：①鼓室由外、内、前、后、顶、底六壁组成。其外壁：由骨部及膜部构成，膜部即鼓膜：介于鼓室与外耳道之间，为半透明的薄膜，鼓膜的前下方朝内倾斜，与外耳道底成 45°~50°。②鼓室内容包含鼓室肌肉、韧带及听小骨，包括锤骨、砧骨和镫骨，三者相互衔接而成听骨链，介于鼓膜和前庭窗之间，将鼓膜感受到的声波传入内耳。

（2）咽鼓管：是沟通鼓室与鼻咽的管道，成人全长约 35mm。开口分为中耳鼓室内的鼓室口及鼻咽部的咽口。成人咽鼓管鼓室口高于咽口约 2~2.5cm，小儿咽鼓管较成人短、平、直，且内径较宽，故小儿的咽部感染较易经此管侵入鼓室。

（3）鼓窦：为鼓室后上方的含气腔。

（4）乳突：鼓室及鼓窦的外扩部分，为大小不等、形状不一、相互连通的气房。

3. 内耳　又称迷路，埋藏于颞骨岩部，结构复杂精细，内含听觉和前庭器官。按其解剖和功能分为：前庭、半规管、耳蜗 3 个部分；从组织学上分：骨迷路、膜迷路。

（1）前庭：位于耳蜗和半规管之间，容纳椭圆囊及球囊。

（2）骨半规管：每侧有 3 个半规管，按其所在空间位置分别称外（水平）、上（垂直）、后（垂直）半规管。

（3）耳蜗：位于前庭的前部，形似蜗牛壳，主要由中央的蜗轴和周围的骨蜗管组成。

（4）膜迷路：由膜管和膜囊组成，可分为：椭圆囊、球囊、膜半规管及膜蜗管，各部相互连通。膜迷路内包含司平衡和听觉的结构。位于基底膜上的螺旋器又名 Corti 器，是由内、外毛细胞、支柱细胞和盖膜等组成，是听觉感受器的主要部分。

（5）内耳的血管迷路供血：主要是迷路动脉又称内听动脉，来自椎 - 基底动脉的小脑前下动脉，少数来自基底动脉或椎动脉。

（6）第Ⅷ对脑神经及其传导路径：第Ⅷ对脑神经于延髓和脑桥之间离开脑干，偕同面神经进入内耳道即分为前、后支。前支为蜗神经，后支为前庭神经。

4. 耳的主要生理功能　为司听觉与平衡觉。

二、鼻的应用解剖学

鼻由外鼻（external nose）、鼻腔（nasal cavity）、鼻窦（nasal sinuses）三部分构成。

1. 外鼻　由皮肤、骨和软骨构成。

（1）鼻尖、鼻翼及鼻前庭皮肤较厚，与其下的脂肪纤维组织及软骨膜连接紧密。鼻尖及鼻翼处皮肤含较多汗腺、皮脂腺。

（2）鼻骨成对，其上缘、外侧缘、下缘分别与额骨、上颌骨额突、鼻外侧软骨上缘连接，鼻骨后面的鼻骨嵴与额嵴、筛骨垂直板和鼻中隔软骨连接。

（3）外鼻软骨支架主要有鼻外侧软骨和大翼软骨组成，骨支架由鼻骨、额骨鼻突和上颌骨额突组成。

2. 鼻腔

（1）鼻腔：前起前鼻孔，后止于后鼻孔，与鼻咽部相通。鼻中隔分隔为左右两侧，每侧鼻腔包括鼻前庭及固有鼻腔两部分。鼻前庭前为前鼻孔。固有鼻腔，前为鼻内孔，后为后鼻孔。有内、外、顶、底四壁。

1）内壁：即鼻中隔，其前下部黏膜下血管丰富，由颈内动脉系统和颈外动脉系统的分支汇聚成血管丛。称为利特尔区（Little area）。是鼻出血的好发部位。

2）外壁：鼻腔外壁有突出于鼻腔的三个骨质鼻甲分别称上、中、下鼻甲。各鼻甲下方的空隙称为鼻道，即上、中、下鼻道（图 17-2）。上、中两鼻甲与鼻中隔之间的腔隙称嗅裂或嗅沟。

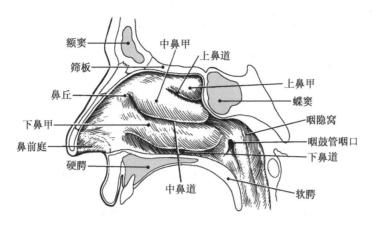

图 17-2　鼻腔外侧壁结构

3）顶壁：呈狭小的拱形，前部为额骨鼻突及鼻骨构成。

4）底壁：即硬腭的鼻腔面，与口腔相隔。

（2）鼻腔黏膜：按其组织学构造和生理功能的不同，分为嗅区黏膜和呼吸区黏膜两部分。

1）嗅区黏膜：分布于上鼻甲及部分中鼻甲内侧面及相对应的鼻中隔部分，为假复层无纤毛柱状上皮，由嗅细胞、支持细胞、基细胞组成。

2）呼吸区黏膜：除嗅区外，鼻腔各处均由呼吸区黏膜覆盖，该区黏膜属复层或假复层柱状纤毛上皮，其纤毛的运动主要由前向后朝鼻咽部。

3. 鼻窦　鼻窦为鼻腔周围颅骨含气空腔，按其所在颅骨命名为额窦、筛窦、上颌窦及蝶窦，共四对。临床上按其解剖部位及窦口所在位置，将鼻窦分为前、后两组，前组鼻窦包括上颌窦、前组筛窦和额窦，其窦口均在中鼻道。后组鼻窦包括后组筛窦和蝶窦，前者窦口在上鼻道，后者窦口在蝶筛隐窝。

4. 鼻及鼻窦的血管及神经

（1）动脉：主要来自颈内动脉的眼动脉及颈外动脉的上颌动脉。

（2）静脉：鼻腔下部静脉汇集成蝶腭静脉，进入上颌静脉，最后汇入颈外静脉。

（3）神经：①嗅神经由鼻腔嗅区黏膜内的嗅细胞神经纤维集合而成；②感觉神经主要来自三叉神经的第一支（眼神经）和第二支（上颌神经）的分支；③自主神经包括交感神经和副交感神经。

三、咽的应用解剖学

咽（pharynx）是呼吸道和消化道上端的共同通道，分为鼻咽（nasopharynx）、口咽（oropharynx）和喉咽（laryngopharynx）。

1. 鼻咽部（上咽）　在鼻腔的后方，颅底至软腭游离缘水平面以上的咽部称鼻咽，在顶壁与后壁交界处的淋巴组织称咽扁桃体、腺样体。后壁约在相当第一、二颈椎与口咽部后壁相连续，统称为咽后壁。鼻咽的左右两侧下鼻甲后端约 1cm 处有一漏斗状开口为咽鼓管咽口，此口的前、上、后缘有由咽鼓管软骨末端形成的唇状隆起称咽鼓管隆突，亦称咽鼓管圆枕。在咽鼓管隆突后上方有一深窝称咽隐窝，是鼻咽癌好发部位之一。

2. 口咽部（中咽）　为软腭游离缘平面至会厌上缘部分，后壁相当于第二、三颈椎的前面。腭舌弓和咽腭弓间的深窝称扁桃体窝，内有腭扁桃体，俗称扁桃体，为一卵圆形淋巴组织，左右各一，表面有 6~20 个内陷的扁桃体隐窝。隐窝深入扁桃体内成为管状或分支状盲管，深浅不一，常有食物残渣及细菌存留而形成感染的"病灶"。

3. 喉咽部（下咽）　自会厌软骨上缘以下部分，下止于环状软骨下缘平面，连通食管，前方为喉，两侧杓会厌皱襞的外下方各有一深窝为梨状窝。两梨状窝之间，环状软骨板后方有环后隙与食管入口相通,当吞咽时梨状窝呈漏斗形张开,食物经环后隙入食管。在舌根与会厌软骨之间的正中有舌会厌韧带相连接。韧带两侧为会厌谷,常为异物存留的部位。

四、喉的应用解剖学

喉(larynx)是呼吸的重要通道,下呼吸道的门户,上通喉咽,下连气管。位于颈前正中,舌骨之下,其上端是会厌上缘,下端为环状软骨下缘,在成人相当于第3~5颈椎平面。

喉的构成:软骨、肌肉、韧带、纤维结缔组织、黏膜。

1. **喉软骨**　软骨构成喉的支架,单个软骨为甲状软骨、环状软骨和会厌软骨,成对的软骨有构状软骨、小角软骨和楔状软骨,共计9块。

(1) 甲状软骨:喉部最大的软骨,由左右两块对称的四边形甲状软骨板在前方正中融合而成。

(2) 环状软骨:位于甲状软骨之下,第1气管环之上,形状如环。该软骨是喉气管中唯一完整的环形软骨,对保持喉气管的通畅至关重要。

(3) 会厌软骨:通常成叶片状,上宽下窄,稍卷曲,较硬。会厌软骨位于喉的上部,其表面覆盖黏膜,构成会厌。

(4) 构状软骨:位于环状软骨板上外缘,左右各一。其底部和环状软骨之间形成环构关节,带动声带内收或外展。

2. **喉韧带与膜**　位于喉的各软骨之间,喉和周围组织如舌骨、舌及气管之间均由纤维韧带组织互相连接。包括:甲状舌骨膜、喉弹性膜、舌骨会厌韧带、舌会厌韧带、环构后韧带、环甲关节韧带、环气管韧带。

3. **喉肌**　喉部肌肉分喉外肌和喉内肌。前者位于喉的外部,是喉与周围结构相连的肌肉,与喉的上、下运动及固定有关;后者位于喉的内部(环甲肌例外),主要与声带运动有关(表17-1)。

表 17-1　喉肌的分类

分类	名称	
喉外肌 (按功能分类)	升喉肌群	甲状舌骨肌
		下颌舌骨肌
		二腹肌
		茎突舌骨肌
	降喉肌群	胸骨甲状肌
		胸骨舌骨肌
		肩胛舌骨肌
喉内肌 (按功能分类)	声带外展肌	环构后肌
	声带内收肌	环构侧肌和构肌
	声带紧张肌	环甲肌
	声带松弛肌	甲构肌
	会厌活动肌	构会厌肌和甲状会厌肌

4. **喉黏膜**　大多为假复层柱状纤毛上皮,仅声带内侧、会厌舌面的大部以及构会厌襞为复层鳞状上皮。

会厌舌面、声门下区、构区及构会厌襞处有疏松的黏膜下层,炎症时容易发生肿胀,从而引起喉阻塞。在声带边缘黏膜上皮层和声韧带之间,有一潜在的间隙,称为Reinke间隙,过度发声或喉炎造成的水肿常发生于此。

5. **喉腔**　以声带为界分为声门上区、声门区和声门下区。

（1）声门上区：声带以上的喉腔成为声门上区，上通喉咽。①喉前庭位于喉入口和室带之间；②室带又称假声带，位于声带上方，和声带平行左右各一；③喉室位于室带和声带之间的腔隙。

（2）声门区：是两侧声带之间的区域，包括两侧声带前连合和后连合。

（3）声门下区：是声带以下的喉腔部分，其下界相当于环状软骨下缘，声门下区和气管相连。

6. 喉的血管

（1）动脉：①甲状腺上动脉的喉上动脉和环甲动脉分支；②甲状腺下动脉的喉下动脉分支。

（2）静脉：喉的静脉和同名动脉伴行，分别汇入甲状腺上、中、下静脉，最终汇入颈内静脉。

7. 喉的淋巴　

以声门区为界，分为声门上区组和声门下区组，分别汇入颈深上淋巴结、颈深下淋巴结。

8. 喉的神经　

为喉上神经和喉返神经，两者均为迷走神经分支。

（1）喉上神经　是迷走神经在结状神经节下缘发出的分支，下行约2cm到达舌骨大角平面处分为内、外两支。内支主要支配感觉，外支主要支配运动。

（2）喉返神经　是喉的主要运动神经。

9. 小儿喉部的解剖　

与成人有不同，其特点是：

（1）小儿喉部黏膜下组织较疏松，炎症时容易发生肿胀；

（2）小儿喉部的位置较成人高；

（3）小儿喉软骨尚未钙化，故较成人软，行小儿甲状软骨和环状软骨触诊时，其感觉不如成人明显。

10. 喉的生理功能　

呼吸功能、发声功能、保护下呼吸道功能、屏气功能。

第二节　常用功能检查

【耳鼻咽喉检查常用的检查工具】

常用的检查工具有：额镜、电耳镜、膝状镊、枪状镊、前鼻镜（图17-3），内镜系统：直达喉镜、鼻内镜、耳内镜（如图17-4）等。

【鼻及鼻窦的检查法】

1. 外鼻及鼻腔的检查法

（1）病史询问；

（2）外鼻检查法观察外鼻的形态、颜色、活动等，包括徒手检查法和鼻前庭检查法；

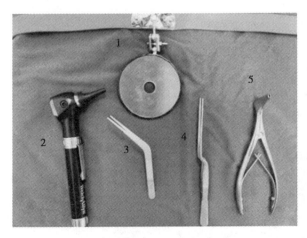

图17-3　耳鼻咽喉科常用检查工具

1.额镜；2.电耳镜；3.膝状镊；4.枪状镊；5.前鼻镜。

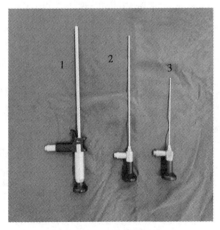

图17-4　耳鼻咽喉科常用内镜

1.直达喉镜；2.鼻内镜；3.耳内镜。

（3）鼻腔检查法前鼻镜检查法、后鼻镜检查法、鼻内镜检查。

2. **鼻窦检查法**　鼻窦位置深在而隐蔽,常规前鼻镜和后鼻镜检查,配合体位引流、上颌窦穿刺、X线、CT及MRI等,可直接或间接发现许多病变。①前鼻镜和后鼻镜检查法;②体位引流法;③上颌窦穿刺冲洗法;④鼻窦X线、CT及MRI等影像学检查法。

3. **鼻内镜检查法**　①硬质内镜检查法;②软质鼻内镜检查法。

4. **X线检查法**　常用拍片位置:①鼻颏位;②鼻额位或枕额位;③必要时尚可加拍侧位、视神经孔位、颅底位等片。

【咽的检查法】

1. **口咽检查法**　受检者端坐,放松,自然张口,用压舌板轻压舌前2/3处,观察:①口咽黏膜有无充血、溃疡或新生物;②软腭有无下塌或裂开,双侧运动是否对称;③悬雍垂是否过长、分叉。

注意双侧扁桃体及腭舌弓、腭咽弓有否充血、水肿、溃疡。扁桃体除观察形态外,须注意表面有无瘢痕,隐窝口是否有脓栓或干酪样物。观察咽后壁有无淋巴泡增生、肿胀和隆起。

2. **鼻咽检查法**　间接鼻咽镜检查:受检者正坐,头微前倾,用鼻呼吸。检查者左手持压舌板,压下舌前2/3,右手加温而不烫鼻咽镜(或称后鼻镜),镜面向上,由张口之一角送入,至于软腭与咽后壁之间,避免触及咽壁或舌根、引起恶心而影响检查。检查时,应转动镜面,以便得到鼻咽的全部图像。当镜面向上向前时,可见到软腭的背面、鼻中隔后缘、后鼻孔、各鼻道及鼻甲的后段;将镜面移向左右,可见咽鼓管咽口及其周围结构;镜面移向水平,可观察鼻咽顶部及腺样体;还可用鼻咽镜以及鼻咽触诊进行检查。

3. **喉咽检查**　间接喉镜检查。

4. **咽部影像学检查**　影像学检查对诊断咽部侧壁和后壁深部结构病变有重要意义。但X线片及常规体层片毒软组织分辨能力差,其诊断价值受到影响,CT和MRI检查已在临床得到广泛应用,由于其对骨骼、软组织的高分辨率,提高了对咽部病变的诊断水平。

【喉的检查法】

1. **喉的外部检查法**　主要是视诊和触诊。

（1）先观察喉的甲状软骨是否在颈部正中,两侧是否对称。

（2）然后进行喉部触诊,主要是触诊甲状软骨、环状软骨、环甲间隙,注意喉部有无肿胀、触痛、畸形,颈部有无肿大的淋巴结。

2. **间接喉镜检查法**　是喉部最常用而且是最简便的方法。所用器械:间接喉镜和额镜。

3. **纤维喉镜和电子喉镜检查法**　纤维喉镜在鼻腔、口咽及喉黏膜表面麻醉后,经鼻腔导入通过鼻咽、口咽到达喉咽,对喉咽及喉部进行检查。还可进行活检、息肉摘除、异物取出等手术。电子喉镜图像质量优于纤维喉镜,可锁定瞬间图像,电脑保存。

4. **其他喉部检查法**　直接喉镜检查法、动态喉镜检查法、喉的影像学检查法、嗓音声学测试、喉肌电图等。

【耳的检查法】

1. **耳的一般检查法**

（1）耳郭及耳周的检查:以望诊和触诊为主。注意有无以下异常:耳郭畸形、耳郭囊肿、耳郭炎性表现。采用徒手检查法。

（2）外耳道及鼓膜检查法徒手检查法和耳镜检查法。

2. **咽鼓管功能检查法**　主要用咽鼓管吹张法:吞咽试验法、波利策法、导管吹张法、鼓室滴药法、咽鼓管造影术、鼓室压力图测试、咽鼓管声测法等。

3. **听功能检查**　分为主观测听法和客观测听法。主观测听法包括语音检查法、表试验、音叉试验、纯音听阈及阈上功能测试等;客观测听法有声导抗测试、电反应测听及耳声发射检查等。

第三节 耳 部 疾 病

本节着重介绍耳部疾病,包括外耳道炎、中耳炎以及耳聋,均为耳部常见疾病。

一、外耳道炎

外耳道炎是外耳道皮肤局部或弥漫性炎症,主要表现为红、肿、热、痛,通过抗炎、抗感染等治疗,无特殊情况均可治愈。一般可分为两类:一类为局限性外耳道炎,表现为外耳道疖,另一类为外耳道皮肤的弥漫性炎症,又称弥漫性外耳道炎。

【流行病学】

外耳道炎的发病率为 10%,该病可影响所有年龄,但在 7~12 岁年龄组最多见,年龄 >50 岁者发病率下降。多由细菌感染所致,最常见致病菌为铜绿假单胞菌和金黄色葡萄球菌。

【病因及发病机制】

病因包括:特发性、局部外伤、化学刺激、过敏、高湿度环境、游泳或皮肤病等。一些危险因素可诱发感染或激发炎症及其后的感染过程。其次完整的外耳道皮肤和耵聍具有保护作用,皮肤的完整性遭到破坏,耵聍生成不足或将外耳道堵塞易导致感染。皮肤完整性受到损伤,这种损伤被认为是引发炎症过程的必要条件。随后可发生水肿,继而出现细菌的繁殖和过度生长。

【临床表现】

1. 症状

(1) 外耳道疖:为外耳道软骨部毛囊的局限性感染。早期剧烈跳动性耳痛、张口、咀嚼时加重,同时可放射至同侧头部。全身不适。体温或可微升,若疖肿较大阻塞外耳道时可有听力减退,疖肿破溃则症状减轻。

(2) 弥漫性外耳道炎:感染限于外耳道和耳甲的皮肤,可累及鼓膜。急性期表现为耳痛,灼热,可伴有少量分泌物。

(3) 坏死性外耳道炎:是一种特殊的弥漫性外耳道炎,常引起外耳道骨髓炎和广泛的进行性坏死,可导致颞骨和颅骨骨髓炎,并发多发性神经麻痹,其中以面神经麻痹最为常见,有"恶性外耳道炎"之称。

2. 体征

(1) 外耳道疖:外耳道软骨部可见局限性红肿,检查时耳郭牵引痛、耳屏压痛或咀嚼时疼痛。

(2) 弥漫性外耳道炎:外耳道皮肤弥漫性红肿,外耳道壁上可积聚分泌物,外耳道腔变窄,耳周淋巴结肿痛。检查时耳郭牵引痛、耳屏压痛。

【辅助检查】

1. 实验室检查 主要是耳分泌物培养。对常规治疗无效的患者建议进行耳分泌物细菌培养,其结果可指导全身使用抗生素的选择。

2. 影像学检查

(1) 硬性耳内镜:直观的外耳道形态改变。

(2) 电子计算机断层成像(CT):经适当的局部和口服抗生素治疗仍表现有持续性严重耳痛和耳闷胀感的患者,建议进行 CT 扫描。

(3) 磁共振(MRI):当怀疑有恶性或坏死性外耳道炎时(尤其是在糖尿病或免疫受损的患者),除 CT 扫描外可进行此项检查。

【诊断】

1. 病史 存在高湿、游泳、局部外伤、过敏、皮肤病等因素。

2. 体征 注意有无耳郭牵引痛、耳屏压痛或咀嚼时疼痛;注意是单发或多发疖肿,有无脓栓,是否已破溃溢脓;注意是否累及腮腺及乳突,疖肿在外耳道前壁者,可发生耳前肿胀,并可累及腮腺;后壁疖肿可引起耳后、乳突部肿胀。检查鼓膜及听力情况。

【治疗】

治疗的主要目的是控制疼痛、治疗感染和预防复发。

1. 应用抗生素控制感染。服用镇静、止痛剂。早期可局部热敷或做超短波透热等理疗。

2. 局部尚未化脓者可用 1%~3% 酚甘油或 10% 鱼石脂甘油滴耳。

3. 疖肿成熟破溃后,可用生理盐水冲洗外耳道脓液及分泌物。

4. 积极控制感染病灶,如化脓性中耳炎;诊治全身性疾病,如糖尿病等。

5. 对怀疑是坏死性外耳道炎者要及早做细菌培养和药敏试验,及早使用敏感抗生素,并纠正全身不良状况。

二、中耳炎

中耳炎性疾病分为大疱性鼓膜炎、分泌性中耳炎、急慢性化脓性中耳炎、中耳炎后遗症。中耳炎症可由病情发展,各种类型中耳炎相互转归,因此积极进行病因及对症治疗,控制病情发展,防止发生耳源性颅内并发症至关重要。

(一) 分泌性中耳炎

分泌性中耳炎(secretory otitis media)是以鼓室积液及听力下降为主要特征的中耳非化脓性炎性疾病。分泌性中耳炎可分为急性和慢性两种。慢性可因急性期未得到及时与恰当的治疗,或反复发作、迁延而致。本病冬、春季多见。小儿及成人均可发病,为小儿常见的致聋原因之一。

【病因】

主要病因有咽鼓管功能障碍、感染和免疫反应。

1. **咽鼓管功能障碍**　机械性阻塞,如腺样体肥大、肥厚性鼻炎、鼻咽部肿瘤或淋巴组织增生、长期鼻咽部填塞等。此外还有功能障碍,如小儿咽鼓管短平宽的特点易使鼻咽部感染扩散至中耳。腭帆张肌功能不良,如腭裂,也易患本病。

2. **感染**　本病常继发于急性上呼吸道感染。

3. **免疫反应**　可溶性免疫复合物对中耳黏膜的损害(Ⅲ型变态反应)可为慢性分泌性中耳炎的致病原因之一。Ⅰ型变态反应与分泌性中耳炎的关系尚不明确。复发性或慢性分泌性中耳炎可能与变应性鼻炎,慢性鼻咽炎引起的咽鼓管功能不良有关。

4. **气压损伤**　飞机、潜水的急速升降压也可引发此病。

【病理】

咽鼓管通过其软骨段管腔的开闭具有调节中耳气压,使之与外界大气压基本保持平衡的功能。咽鼓管功能不良时,外界空气不能进入中耳,中耳内气体被黏膜吸收,腔内形成负压,致使中耳黏膜肿胀,毛细血管通透性增加,鼓室内出现漏出液。

【临床表现】

1. **症状**　听力减退、自听过强、耳闷、耳胀满感、耳痛、耳鸣。常发生于感冒后,或不知不觉中发生。有时头位变动可觉听力改善。儿童常表现为听话迟钝或注意力不集中。

2. **体征**　鼓膜内陷,表现为光锥变短、分散或消失,锤骨短突明显外突,锤骨柄变水平,前后皱襞变明显。鼓膜呈粉红色或黄色、淡黄色油亮,透过鼓膜可看到液平面(图 17-5),慢性者鼓膜增厚混浊色发暗。鼓气耳镜检查可见鼓膜活动度受限。

【辅助检查】

1. **耳内镜**　了解外耳道及鼓膜情况。

2. **听力检查**　音叉及纯音测听多为传导性聋。声阻抗 - 导纳测试的鼓室导抗图呈现平坦型(B 型)或负压型(C 型),有助于诊断。

3. **CT** 可见中耳气腔有不同程度密度增高影。

【诊断】

根据临床症状和鼓膜粉红色或黄色油亮，积液呈发状线，以及鼓室导抗图，一般诊断不难。必要时可在无菌操作下诊断性鼓膜穿刺术确诊。

【治疗】

1. **病因治疗** 为保持鼻腔和咽鼓管通畅，可进行非手术或手术治疗。保持鼻腔通畅，可使用 1% 麻黄碱滴鼻剂，减轻鼻腔黏膜水肿，疗程 <1 周。腺样体肥大、鼻甲肥大等因素可引起咽鼓管咽口的部分甚至完全阻塞，从而引发分泌性中耳炎，因此为去除病因，常需要进行如下手术：如腺样体切除术、下鼻甲部分切除术或低温等离子消融术等。

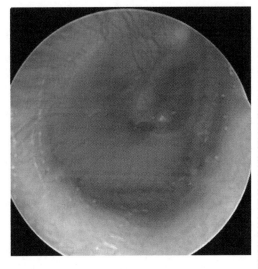

图 17-5 耳内镜下：分泌性中耳炎

2. **抗感染、抗变态反应性药物** 急性期可给予抗炎治疗，根据感染程度不同选用具体不同种类的抗生素，如青霉素、头孢类抗生素。如因过敏引起鼻甲黏膜及咽鼓管口黏膜水肿，导致咽鼓管口阻塞，可给予抗过敏药物，如二代抗组胺药物。糖皮质激素类药物可作为辅助用药。

3. **促进积液排出的药物** 稀化黏素类药物有助于纤毛排泄功能，降低咽鼓管表面张力和咽鼓管开放压力，促进分泌物排出。

4. **物理治疗** 局部分米波光波理疗可促进吸收。慢性期患者可行咽鼓管吹张，锻炼咽鼓管功能，如捏鼻鼓气法、波氏法、导管法等。

5. **鼓膜穿刺术、鼓膜置管术** 改善中耳通气状态，清除中耳积液。穿刺位置鼓膜前下象限，用 7 号针头进行无菌操作穿刺，抽吸积液。积液黏稠不易吸出者，进行鼓膜切开术，同穿刺位置作放射状或弧形切口，注意避免损伤鼓室内壁黏膜。若病情反复，迁延不愈，可行鼓膜置管术，利于引流。

（二）急性化脓性中耳炎

急性化脓性中耳炎（acute suppurative otitis media）是中耳黏膜的急性化脓性炎症。病变主要位于鼓室。好发于儿童、冬春季节多见，常继发于上呼吸道感染。

【病因】

本病主要致病菌为肺炎球菌、流感嗜血杆菌、溶血性链球菌、葡萄球菌、变形杆菌等。常见感染途径：

1. **咽鼓管途径** 最常见。①急性上呼吸道感染时，咽鼓管咽口及管腔黏膜充血、肿胀、纤毛运动障碍，致病菌乘虚侵入中耳；②急性传染病，可通过咽鼓管途径并发本病；③在污水中游泳或跳水、不适当的咽鼓管吹张、擤鼻或鼻腔治疗等，均可导致细菌循咽鼓管侵入中耳；④婴幼儿的咽鼓管短、宽而平直，如哺乳位置不当，平卧吮奶，乳汁或呕吐物可经咽鼓管流入中耳。

2. **外耳道鼓膜途径** 鼓膜外伤、鼓膜穿刺、鼓膜置管时，致病菌可由外耳道直接侵入中耳。

3. **血行感染** 极少见。

【临床表现】

1. **症状** 主要症状为耳痛（鼓膜穿孔前疼痛剧烈，穿孔流脓后疼痛减轻）、耳漏、听力减退、耳鸣，全身症状轻重不一，婴幼儿不能陈述病情，常表现为发热、哭闹不安、抓耳摇头，甚至出现呕吐、腹泻等胃肠道症状。

2. **体征** 早期鼓膜松弛部充血，其后鼓膜弥漫性充血，各标志不清，鼓膜向外膨出。鼓膜穿孔前，局部先出现小黄点。穿孔开始一般甚小，不易看清，彻底清洁外耳道后，方可见到鼓膜穿孔处有闪烁搏动的亮点，有脓液自该处涌出（图 17-6）。

【辅助检查】

1. **耳内镜** 早期鼓膜局部充血,继而呈现弥漫性充血水肿,正常鼓膜标志消失,炎症不能控制可出现鼓膜穿孔,破溃处可见脓液流出,细小穿孔不易发现,可呈现穿孔处有搏动亮点,称"灯塔征"。

2. **听力检查** 多为传导性聋。

3. **血常规** 白细胞、中性粒细胞增高,穿孔后血象逐渐趋于正常。

【诊断】

根据病史、临床表现、专科检查及血常规即可诊断。

【治疗】

治疗原则为控制感染、通畅引流及病因治疗。

1. **全身治疗** 及时尽早足量应用抗生素控制感染。

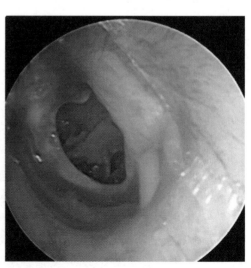

图 17-6 急性化脓性中耳炎鼓膜穿孔后表现

2. **局部治疗** 鼻用减充血剂减轻咽鼓管咽口肿胀,以利引流;鼓膜穿孔前可用 1% 酚甘油滴耳;穿孔后先冲洗耳道,后使用抗生素滴耳剂。

3. **理疗** 可进行紫外线或超短波等物理治疗,促进炎症吸收。

4. **病因治疗** 积极治疗鼻部及咽喉部疾病,有助于防止中耳炎复发。

(三) 慢性化脓性中耳炎

慢性化脓性中耳炎(chronic suppurative otitis media)是中耳黏膜、骨膜或深达骨质的慢性化脓性炎症,常与慢性乳突炎合并存在。本病极为常见。临床上以耳内反复流脓、鼓膜穿孔及听力减退为特点。可引起严重的颅内、外并发症而危及生命。

【病因】

多因急性化脓性中耳炎延误治疗或治疗不当、迁延为慢性;或为急性坏死型中耳炎的直接延续。鼻、咽部存在慢性病灶亦为一重要原因。一般在急性炎症开始后 6~8 周,中耳炎症仍然存在,统称为慢性。常见致病菌多为变形杆菌、金黄色葡萄球菌、铜绿假单胞菌,以革兰氏阴性杆菌较多。

【病理及临床表现】

根据病理及临床表现分为静止期和活动期:

1. **静止期** 炎性病为主要位于鼓室黏膜层。症状:除听力下降外无明显症状。上呼吸道感染后出现耳流脓,呈黏液性或黏液脓性,一般不臭。体征:鼓膜穿孔位于紧张部,多呈中央性穿孔,大小不一(图 17-7)。

2. **活动期** 组织破坏较广泛,病变深达骨质,听小骨、鼓窦周围组织可发生坏死;黏膜上皮破坏后,局部有肉芽组织或息肉形成。症状:耳流脓多为持续性,脓性间有血丝,常有臭味。体征:鼓膜紧张部大穿孔可累及鼓环或边缘性穿孔。鼓室内有肉芽或息肉,并可经穿孔突于外耳道。

【辅助检查】

1. **耳内镜** 了解外耳道及鼓膜、鼓室内情况。

2. **听力检查** 静止期多为轻度传导性聋;活动期多为较重的传导性聋。

3. **影像学检查** CT、MRI 了解骨质破坏情况。

图 17-7 慢性化脓性中耳炎静止期表现

【诊断】

根据病史、临床表现、检查及影像学检查即可诊断。

【治疗】

消除病因、控制感染、清除病灶、通畅引流,尽可能地恢复听力。

1. 病因治疗　及时治愈急性化脓性中耳炎,并促使鼓膜越好。积极治疗上呼吸道疾病。

2. 局部用药控制感染应尽量争取在获得稳定的干耳和良好通气的情况下行乳突根治术和／或鼓室成形术。对于中耳有肉芽或息肉,CT示乳突、上鼓室等疾病者应行乳突手术。

(四) 中耳胆脂瘤

胆脂瘤(cholesteatoma)非真性肿瘤,而为一位于中耳、乳突腔内的囊性结构。囊的内壁为复层鳞状上皮,囊内充满脱落上皮、角化物质及胆固醇结晶,囊外侧以一层厚薄不一的纤维组织与其邻近的骨壁或组织紧密相连。由于囊内含有胆固醇结晶,故称胆脂瘤。

【临床表现】

1. 症状　耳长期持续流脓,有特殊恶臭,豆渣样恶臭分泌物。

2. 体征　鼓膜松弛部或紧张部后上方有边缘性穿孔。从穿孔处可见鼓室内有灰白色鳞屑状或豆渣样物质,有恶臭味。

【辅助检查】

1. 耳内镜　了解外耳道及鼓膜、鼓室内情况。

2. 听力检查　一般有较重传导性聋,如病变波及耳蜗,耳聋呈混合性。

3. 影像学检查　CT、MRI了解骨质破坏情况。

【诊断】

根据病史、临床表现、专科检查及影像学检查即可诊断。

【治疗】

尽早手术,在清除病灶的同时尽量保留听力相关结构,预防并发症。

手术目的在于彻底清除胆脂瘤及有病变的骨质及黏膜,重建听力,力求干耳,防止耳源性颅内并发症。

三、耳聋

耳聋(hearing loss)是听觉传导的器质性或功能性病变导致不同程度听力损害的总称。

【分级】

目前国内外普遍采用的耳聋分级仍为国际标准化组织(ISO)1964年公布的标准,世界卫生组织(WHO)1980年亦推出类似标准。以500Hz、1 000Hz和2 000Hz的平均听阈为准,听力损失26~40dB为轻度聋,41~55dB、56~70dB、71~90dB和>91dB依次为中度聋、中重度聋、重度聋和极重度聋。

【分类】

按病变部位及性质可分为三类:

1. 传导性聋　外耳、中耳传音装置发生病变,音波传入内耳发生障碍,例如,耵聍栓塞、中耳炎等所致的耳聋。

2. 感音神经性聋　指耳蜗螺旋器病变不能将音波变为神经兴奋或神经及其中枢途径发生障碍不能将神经兴奋传入;或大脑皮质中枢病变不能分辩语言,统称感音神经性聋。如梅尼埃病、耳药物中毒、迷路为、噪声损伤、听神经瘤等。

3. 混合性聋　兼有传导聋与感音神经性聋双重成分。如长期慢性化脓性中耳炎、耳硬化症晚期等。

【特点】

1. 传导性聋　各频率的骨导听阈正常或接近正常,气导听阈提高,以低频为主,呈上升型曲线,骨气导差距大于 10dB。

2. 感音神经性聋 听力曲线呈渐降型或陡降型,高频听力损失较重,骨导曲线与气导曲线接近或互相吻合。

3. 混合性聋 骨导曲线下降,气导曲线又低于骨导曲线。

【病因】

1. 传导性聋

(1) 先天性:常见的有先天性畸形,如先天性外耳道闭锁或鼓膜、听骨、蜗窗、前庭窗发育不全等。

(2) 后天性:外耳道发生阻塞,如耵聍栓塞、异物、肿瘤、炎症等。中耳化脓或非化脓性炎症,或耳部外伤使听骨链受损,中耳良性、恶性肿瘤或耳硬化症等。

2. 感音神经性聋

(1) 先天性:常由于内耳听神经发育不全所致。

(2) 后天性:有下列几种原因。

1) 传染病源性聋:各种急性传染病、细菌性或病毒性感染,损伤内耳而引起轻重不同的感音神经性聋。

2) 药物中毒性聋:多见于氨基糖苷类抗生素,如庆大霉素、卡那霉素、多黏菌素、双氢链霉素、新霉素等,其他药物如奎宁、水杨酸、顺铂等都可导致感音神经性聋,耳药物中毒与机体的易感性有密切关系。药物中毒性聋为双侧性,多伴有耳鸣,前庭功能也可损害。中耳长期滴用此类药物亦可通过蜗窗膜渗入内耳,应予注意。

3) 老年性聋:多因老年血管硬化、骨质增生,使螺旋器毛细胞和螺旋神经节供血不足,发生退行病变,或中枢神经系统衰退,导致听力减退。

4) 外伤性聋:颅脑外伤及颞骨骨折损伤内耳结构,导致内耳出血,或因强烈震荡引起内耳损伤,均可导致感音神经性聋,有时伴耳鸣、眩晕。轻者可以恢复。耳部手术误伤内耳结构也可导致耳聋。

5) 突发性聋:是一种突然发生而原因不明的感音神经性聋。

6) 爆震性聋:由于突然发生的强大压力波和强脉冲噪声引起的听器急性损伤。鼓膜和耳蜗是听器最易受损伤的部位。当人员暴露于 90dB 以上噪声,即可发生耳蜗损伤,若强度超过 120dB 以上,则可引起永久性聋。鼓膜损伤与压力波强度有关,表现为鼓膜充血或鼓膜穿孔。

7) 噪声性聋:是由于长期遭受 85dB 以上噪声刺激所引起的一种缓慢进行的感音神经性聋。主要表现为耳鸣、耳聋,纯音测听表现为 4 000Hz 谷形切迹或高频衰减型。

【辅助检查】

1. 耳内镜 了解外耳道及鼓膜情况。

2. 听力测定 音叉、纯音听阈测听、声阻抗测听、听性脑干反应测听及耳蜗电图等了解听力情况。

3. 影像学检查 CT、MRI 了解中耳及内耳结构。

【诊断】

详细的病史;外耳道及鼓膜检查;进行音叉检查及纯音听阈测听,以查明耳聋的性质及程度。对儿童及不合作的成人,还可进行客观测听,如声阻抗测听、听性脑干反应测听及耳蜗电图等。

【治疗】

1. 传导性聋的治疗 早期积极治疗急、慢性化脓性中耳炎和分泌性中耳炎是防治传导性聋的基础。鼓室成形术对提高传导性聋的听力有一定效果,如能早期施行鼓室探查和鼓室成形术,可保存和恢复听力。对传导性聋较重者,也可配戴助听器,以提高听力。

2. 感音神经性聋的治疗 感音神经性聋的疗效目前尚不理想,因此,关键在预防,发病后及早治疗。

(1) 积极防治因急性传染病所引起的耳聋,做好传染病的预防、隔离和治疗工作。

(2) 对耳毒性药物的使用,要严格掌握适应证,如有中毒现象应立即停药,并用维生素和扩张血管的药物。

(3) 根据不同的原因和病理变化的不同阶段可采取不同药物综合治疗,如增进神经营养和改善耳蜗微循环的药物、各种血管扩张剂、促进代谢的生物制品等。

第四节　鼻　部　疾　病

本节着重介绍鼻部疾病,包括急慢性鼻炎、变应性鼻炎、鼻窦炎、鼻出血、上颌窦癌,均为鼻部常见疾病。着重掌握每种疾病的病因、临床表现、诊断以及治疗原则。

一、鼻炎

(一) 急性鼻炎

指鼻腔黏膜的急性感染性炎症,可经呼吸道传播,俗称"伤风"或"感冒"。具有传染性,四季均可发病,以秋、冬、春季节交替气候变化时期更为多见。

【病因】

病毒感染为首要病因,或在病毒感染的基础上继发细菌感染。最常见的是鼻病毒,其次是流感和副流感病毒、腺病毒、冠状病毒等。其后常继发链球菌、肺炎双球菌、葡萄球菌、流行性感冒杆菌等细菌感染。

【临床表现】

1. **症状**

(1) 前驱期鼻或鼻咽部干、痒。

(2) 卡他期打喷嚏,鼻塞、流清水样涕,可伴有发热、头痛等全身症状。

(3) 恢复期鼻涕转为黏液脓性,不易擤出。全身症状减轻。

2. **体征**　鼻内镜检查可见鼻腔黏膜充血、肿胀,鼻道内有多量水样或黏液脓性分泌物。

若无并发症,整个病程约 7~10d。若感染向邻近器官蔓延,可引起急性鼻窦炎、化脓性中耳炎、咽炎、喉炎、气管炎、支气管炎或肺炎等。

【诊断】

根据症状及体征即可诊断。

【治疗】

以支持和对症治疗为主,注意预防并发症。

1. **一般治疗**　注意休息,补充水分,清淡饮食。

2. **局部治疗**　血管收缩剂或鼻用糖皮质激素。

3. **对症处理**　初期发热、全身疼痛及头痛者可服阿司匹林,配合抗组胺药,维生素 C。咳嗽者,可用化痰、祛痰剂。

4. **抗生素类药物**　通常不用,仅在合并细菌感染或疑有并发症时使用。

(二) 慢性鼻炎

慢性鼻炎是鼻腔黏膜和黏膜下层的慢性炎症性疾病。临床表现以鼻腔黏膜肿胀、分泌物增多、无明确致病微生物感染、病程持续数月以上或反复发作为特征。

【病因及病理】

鼻腔黏膜或黏膜下的炎症。病因与急性鼻炎未治愈、化脓性鼻窦炎,鼻腔用药不当,空气污染,全身因素、烟酒嗜好等因素有关。临床上分为慢性单纯性鼻炎和慢性肥厚性鼻炎两种。

【临床表现】

1. **慢性单纯性鼻炎**

(1) 症状:间歇性或交替性鼻塞、黏性鼻涕、轻度嗅觉减退。

（2）鼻内镜检查：下鼻甲黏膜肿胀，表面光滑，慢性充血。用减充血剂后鼻腔黏膜收缩明显。

2. 慢性肥厚性鼻炎

（1）症状：持续性鼻塞、黏性鼻涕、不易擤出，嗅觉减退，鼻音重。

（2）鼻内镜检查：下鼻甲肥大，苍白，表面不光滑，严重者呈桑葚样改变。减充血剂收缩效果差。

【诊断】

根据症状和体征即可诊断。

【鉴别诊断】

慢性单纯性鼻炎与慢性肥厚性鼻炎的鉴别诊断见表17-2。

表 17-2　慢性单纯性鼻炎与慢性肥厚性鼻炎的鉴别诊断

类别	慢性单纯性鼻炎	慢性肥厚性鼻炎
病理特点	鼻黏膜深层血管慢性扩张，通透性增加，以下鼻甲的海绵状血窦最为明显	鼻黏膜、黏膜下层、甚至骨膜和骨的局限性或弥漫性增生肥厚为特点
鼻塞	间歇性、交替性鼻塞	持续性鼻塞
鼻涕	黏液性鼻涕	黏液性粘脓性
鼻黏膜	鼻黏膜肿胀光滑暗红，柔软有弹性	肥厚结节状桑葚状，硬实无弹性
对麻黄碱反应	黏膜收缩明显	黏膜收缩不明显
治疗	非手术治疗	手术治疗

【治疗】

去除病因，改善鼻腔通气。

1. 慢性单纯性鼻炎　应用糖皮质激素鼻喷剂，鼻塞严重时可用血管收缩剂。

2. 慢性肥厚性鼻炎　早期应用鼻用糖皮质激素、血管收缩剂、下鼻甲硬化剂注射、激光、冷冻、电凝固。晚期进行下鼻甲黏膜部分切除术、下鼻甲骨黏骨膜下切除术。

二、变应性鼻炎

变应性鼻炎（allergic rhinitis，AR）又称过敏性鼻炎，是易感个体接触变应原后发生在鼻黏膜的变态反应性疾病，主要由免疫球蛋白 E 介导。以鼻痒，喷嚏，鼻分泌物亢进，鼻黏膜肿胀等（鼻黏膜反应性增高）为其主要特点，并可引起各种并发症。

【病因及发病机制】

引起变应性鼻炎的变应原主要为吸入物，其次是食物、接触物。吸入变应原有：屋尘、螨、昆虫、羽毛、上皮、花粉、真菌等。食物中常见致敏原如：面粉、奶、虾、蛋、鱼、花生、大豆及某些蔬菜水果等。接触物有化妆品，油漆等。

变应性鼻炎属 IgE 介导的 I 型变态反应。当特异性抗原进入特应个体后，机体内产生相应的免疫球蛋白（IgE）抗体，并附于介质细胞的表面。机体处于致敏状态，当相同的抗原再次侵入该机体时，此抗原与介质细胞表面的 IgE "桥联"，并激发细胞膜产生一系列炎性变化，使介质脱颗粒。从被排出的颗粒中和细胞内释放出生物活性介质，如组胺、慢反应物质（SRS-A）、缓激肽等。这些介质引起毛细血管扩张，血管通透性增加，平滑肌收缩和腺体分泌增多等病理变化。鼻黏膜水肿、黏液腺及板状细胞增生，多核细胞和单核细胞浸润，大量嗜酸性细胞浸润，晚期血管扩张，管壁增厚，纤维组织增生，黏膜肥厚及息肉样变。

【分类与分度】

1. 按变应原种类分类

（1）季节性 AR：症状发作呈季节性。

（2）常年性 AR：症状发作于常年性。

2. 按症状发作时间分类

(1) 间歇性 AR:症状发作 <4d/ 周,或 < 连续 4 周。

(2) 持续性 AR:症状发作 ≥4d/ 周,且 ≥ 连续 4 周。

3. 按疾病严重程度分类

(1) 轻度 AR:症状轻微,对生活质量(包括睡眠、日常生活、工作和学习;下同)未产生明显影响。

(2) 中 - 重度 AR:症状较重或严重,对生活质量产生明显影响。

【临床表现】

1. 症状 变应性鼻炎的典型症状是鼻痒、阵发性喷嚏连续发作,大量清水涕和鼻塞等。部分有嗅觉减退,但多为暂时性。

(1) 喷嚏:每日数次阵发性发作,每次多于 3 个甚至数十个。多在晨起或夜晚或接触变应原后立即发作。

(2) 清涕:轻重程度不一,间歇性或持续性,单侧双侧或两侧交替,表现不一(为鼻黏膜水肿所致)。

(3) 鼻痒:大多数患者感鼻内发痒,花粉症患者还可伴有眼睛,软腭等处发痒(为鼻黏膜感觉神经末梢受刺激所引起的局部反应)。

(4) 嗅觉减退:部分患者在发作时有嗅觉减退,但多为暂时性。(发作时鼻黏膜水肿)

2. 体征 鼻黏膜苍白、水肿,鼻腔水样分泌物。鼻甲肿大(图 17-8)。1% 麻黄碱可使其缩小。

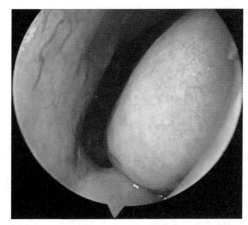

图 17-8 鼻内镜下:鼻腔黏膜苍白水肿,下鼻甲肿胀明显

【辅助检查】

1. 鼻内镜检查 鼻黏膜可为苍白、充血或浅蓝色,下鼻甲尤为明显。鼻腔可见水样分泌物。

2. 鼻腔黏膜激发试验

3. 皮肤点刺试验(skin prick test,SPT) 使用标准化变应原试剂,在前臂掌侧皮肤点刺,20min 后观察结果。每次试验均应进行阳性和阴性对照,阳性对照采用组胺,阴性对照采用变应原溶媒。按相应的标准化变应原试剂说明书判定结果。皮肤点刺试验应在停用抗组胺药物至少 7d 后进行。

4. 血清特异性 IgE 检测 可作为变应性鼻炎诊断的实验室指标之一。确诊变应性鼻炎需临床表现与皮肤点刺试验或血清特异性 IgE 检测结果相符。

【诊断】

根据常见的临床症状如喷嚏、清水样涕、鼻塞、鼻痒等,结合鼻内镜下鼻黏膜苍白、水肿,鼻腔水样分泌物等体征,以及皮肤点刺试验的结果,即可确诊。

【治疗】

1. 避免接触变应原

2. 药物治疗

(1) 抗组胺药:推荐口服或鼻用第 2 代或新型 H1 抗组胺药,可有效缓解鼻痒、喷嚏和流涕等症状。疗程一般不少于 2 周。适用于轻度间歇性和轻度持续性变应性鼻炎,与鼻用糖皮质激素联合治疗中 - 重度变应性鼻炎。

(2) 糖皮质激素:推荐鼻用糖皮质激素。可有效缓解鼻塞、流涕和喷嚏等症状。对中重度持续性患者疗程不少于 4 周。对其他药物治疗无反应或不能耐受鼻用药物的重症患者可采用口服糖皮质激素进行短期治疗。不推荐肌内及静脉注射。

(3) 抗白三烯药:对变应性鼻炎和哮喘有效。

（4）色酮类药：对缓解鼻部症状有一定效果，滴眼液对缓解眼部症状有效。

（5）鼻内减充血剂：对鼻充血引起的鼻塞症状有缓解作用，疗程控制在 7d 以内。

（6）鼻内抗胆碱能药物：可有效抑制流涕。

（7）中药：部分中药对缓解症状有效。儿童和老年人的治疗原则与成人相同，但应特别注意避免药物的不良反应。妊娠期患者应慎用各种药物。

3. 免疫治疗 变应原特异性免疫治疗常用皮下注射和舌下含服。疗程分为剂量累加阶段和剂量维持阶段，总疗程不少于 2 年。应采用标准化变应原疫苗，由具备资质的人员进行操作。

（1）适应证：主要用于常规药物治疗无效的成人和儿童（5 岁以上）、由尘螨导致的变应性鼻炎。

（2）禁忌证：①合并持续性哮喘；②患者正使用 β 受体阻断剂；③合并其他免疫性疾病；④5 岁以下儿童；⑤妊娠期妇女；⑥患者无法理解治疗的风险性和局限性。

4. 外科治疗 适应证：①经药物或免疫治疗鼻塞症状无改善，有明显体征，影响生活质量；②鼻腔有明显的解剖学变异，伴有功能障碍；③合并慢性鼻 - 鼻窦炎、鼻息肉，药物治疗无效。

三、鼻窦炎

（一）急性鼻 - 鼻窦炎

急性鼻 - 鼻窦炎（acute rhinosinusitis，ARS）是鼻窦黏膜的急性炎症。多在上呼吸道感染的基础上伴发。主要症状：鼻塞、流脓涕、头痛、重者伴有发热、全身不适。上颌窦、筛窦多见。症状持续 12 周以内。

【病因】

1. 全身因素 自身抵抗力降低，接触环境不洁是诱发本病的常见原因。此外，全身性疾病如贫血、糖尿病、上呼吸道感染等均可诱发本病。

2. 局部因素

（1）鼻腔疾病：堵塞窦口鼻道复合体，阻碍了鼻窦的引流和通气从而引发鼻窦炎；

（2）邻近器官的感染：如扁桃体炎、腺样体肥大、腺样体炎、上列第 2 双尖牙和第 1、2 磨牙的根尖感染、拔牙时损伤上颌窦等均可引起急性鼻 - 鼻窦炎；

（3）外界感染：鼻窦外伤造成骨折、异物进入窦腔、游泳感染、鼻腔填塞物留置时间过长、鼻窦气压性损伤均可引起鼻窦炎的急性发作。

【病理】

1. 急性卡他性鼻窦炎（acute catarrhal sinusitis） 又称黏膜卡他期，是鼻窦炎的起初阶段，病初黏膜短暂性的贫血，引起血管扩张和充血，上皮肿胀，纤毛运动缓慢，浆液性或黏液性分泌亢进。

2. 急性化脓性鼻窦炎（acute suppurative sinusitis） 又称黏膜化脓期，是鼻窦炎的进展阶段。此阶段黏膜上皮坏死，纤毛脱落，分泌物转为脓性。

3. 并发症期 炎症侵及骨质及扩散引起骨髓炎或眶内、颅内的感染。

【临床表现】

1. 症状

（1）全身症状：因为本病常继发于上呼吸道感染，故原症状会加重，出现发热、食欲减退、全身不适等。

（2）局部症状

1）鼻塞：最常见的症状之一，为间歇性或持续性。

2）流涕：黏脓性涕，擤之不尽感，牙源性上颌窦炎则有恶臭（厌氧菌或大肠杆菌感染所致）。

3）嗅觉减退：多为暂时性，以筛窦炎或蝶窦炎为明显。

4）鼻出血：上颌窦炎时涕中带血或自觉有腥臭味，多因溶血性链球菌感染所致。

5）局部痛和头痛：前组鼻窦炎疼痛在头颅表面，伴局部皮肤痛觉过敏；后组鼻窦炎疼痛多位于头

笔记

颅深部。

  6) 咽喉部症状:咽痒、咳嗽、咳痰及恶心,尤其是后组鼻窦炎。

  7) 耳部症状:耳鸣、眩晕、或听力下降可见于少数急性蝶窦炎患者。

  2. 体征

  (1) 局部红肿:多见于儿童,一般为受累鼻窦邻近部位的皮肤及软组织。

  (2) 局部压痛和叩痛:压迫受累鼻窦的窦壁或叩击其薄弱处可引起局部剧烈疼痛。

  (3) 鼻腔检查:急性上颌窦炎时,中下鼻甲黏膜充血肿胀;急性额窦炎时,中鼻甲前端明显红肿,或息肉样变;急性筛窦炎时,中鼻甲和筛泡充血、肿胀;急性蝶窦炎时,鼻腔后半部和后鼻孔处黏膜急性充血。若鼻腔充满大量脓液,多提示来自上颌窦;中鼻道或下鼻道可见脓液者,多为前组鼻窦炎;后组鼻窦炎可见上鼻道或嗅裂有脓液。

  (4) 咽喉部检查:咽、喉部黏膜及其淋巴组织常见充血水肿,前组鼻窦炎可见脓液自咽侧壁流下;后组鼻窦炎可见脓液经鼻咽顶沿咽后壁流下。

  (5) 一侧鼻腔可见脓性分泌物伴有恶臭者,多提示为牙源性上颌窦炎。

  3. 各个鼻窦炎引起的头痛有不同的特点

  (1) 急性上颌窦炎:疼痛位于尖牙窝处上颌窦前壁。晨起轻,午后重,可伴同侧面颊部或上颌磨牙痛。

  (2) 急性额窦炎:前额部周期性疼痛,晨起感头痛逐渐加重,中午最明显,午后减轻,晚间消失。

  (3) 急性筛窦炎:一般较轻,局限于内眦或鼻根部。晨起明显,午后减轻。

  (4) 急性蝶窦炎:颅底或眼球深处钝痛,可放射至头顶或耳后,亦可引起枕部痛,早晨轻午后重。

  【辅助检查】

  1. 鼻内镜检查 可以清楚地看到中鼻道脓性分泌物并可取分泌物培养(图 17-9)。

  2. 上颌窦穿刺 急性上颌窦炎时,全身症状较轻,并在抗生素的控制下进行穿刺,观察有无脓液,若抽出脓液予以细菌培养和药敏试验。

  3. 鼻窦 X 线和 CT 检查 X 线检查出现假阳性和假阴性的概率较高,较少使用。鼻窦 CT 可清楚显示鼻窦内的炎性病变(图 17-10)。目前首选高分辨鼻窦 CT 扫描。

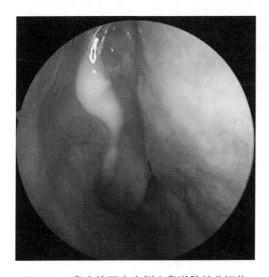
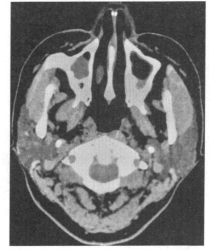

图 17-9 **鼻内镜下中右侧中鼻道脓性分泌物** 图 17-10 **鼻窦水平位 CT:双侧上颌窦炎**

  【诊断】

  详细询问病史,如发病时的状况,有无诱因,鼻塞的特点,鼻涕的量、性状,是否带血等;是否有头痛,头痛的部位、性质和特点。在详细了解病史之后,根据临床表现,结合鼻内镜检查和鼻窦 CT 多可确诊。

【治疗】

治疗原则及注意事项：去除病因，解除鼻腔鼻窦通气引流障碍，控制感染，防止并发症或病变迁延成慢性鼻窦炎。

1. 药物治疗

（1）抗生素：采用足量抗生素控制感染。

（2）局部糖皮质激素：与抗生素联合使用可以提高疗效，缩短病程。

（3）黏液促排剂：促进纤毛的活动，稀化黏液。

（4）鼻用减充血剂：疗程小于 7d。

2. 其他治疗

（1）上颌窦穿刺冲洗术：急性上颌窦炎宜在全身症状消退、局部急性炎症基本控制后施行。冲洗后可注入抗菌溶液，每周 1~2 次，直至痊愈。

（2）鼻窦置换疗法：适用于各鼻窦炎及急性炎症基本得到控制，而仍有多量脓涕及鼻阻塞者，以利鼻窦引流。

（3）鼻腔冲洗。

（二）慢性鼻 - 鼻窦炎

慢性鼻 - 鼻窦炎（chronic rhinosinusitis，CRS）是指鼻腔和鼻窦黏膜的慢性炎症，病程超过 12 周。

【病因与发病机制】

慢性鼻 - 鼻窦炎的病因和发病机制复杂。病原微生物（细菌、真菌）、变应原、先天性或获得性黏液纤毛功能异常、先天免疫或获得性免疫功能异常、鼻内解剖异常等因素可通过不同途径和方式引起鼻窦黏膜超过 12 周以上的炎症反应。通常不伴有细菌在鼻部的直接感染和繁殖。

1. 感染因素　细菌感染在慢性鼻 - 鼻窦炎发病中的作用机制及认识较复杂。

2. 多因素导致的非感染性黏膜炎症

（1）变态反应：是目前慢性鼻 - 鼻窦炎重要的致病因素，与嗜酸性粒细胞释放炎症因子有关。

（2）真菌：真菌感染不仅仅是一种感染，同时作为一种变应原，引起免疫学的炎症反应。

（3）细菌超抗原：指部分细菌、病毒、真菌所产生的外毒素，穿过鼻黏膜屏障作用在 T、B 淋巴细胞，引起本病的发生。

（4）细菌生物膜：指细菌在不利于其生长的环境下（如营养物质缺乏，特别是铁离子等金属离子缺乏）通过产生胞外多糖被膜多聚物，使其相互粘连形成的细菌群落。

3. 鼻腔鼻窦解剖学异常　鼻中隔偏曲、中鼻甲、下鼻甲、钩突、额隐窝的解剖异常引起的影响窦口鼻道复合体或各鼻窦引流障碍。

4. 其他因素　纤毛功能异常多有药物所致；长期留置胃管；放射性损伤。

【病理】

慢性鼻 - 鼻窦炎病理实质是黏膜的慢性炎症，由鼻窦黏膜上皮细胞和 T 淋巴细胞介导，通过细胞因子、趋化因子以及炎性介质对促炎细胞的激活，引起炎细胞浸润、腺体增生和黏蛋白分泌的异常、组织重塑等病理改变。

【临床表现】

1. 症状

（1）全身症状：轻重不等，时有时无。常表现为精神不振，易疲惫，头痛头晕，记忆力减退，注意力不集中等。

（2）局部症状：流脓涕、鼻塞、头痛、嗅觉减退或消失、视功能障碍等。

2. 体征　使用前鼻镜或鼻内镜检查中可见中鼻道、嗅裂的黏脓性分泌物、中鼻道黏膜水肿、充血或有鼻息肉。

【辅助检查】

1. **鼻内镜** 了解各鼻甲及鼻道情况,具体阳性体征见临床特征。

2. **影像学检查** CT影像学表现为窦口鼻道复合体和/或鼻窦的黏膜改变。

【诊断】

症状:鼻部症状持续超过12周。主要症状:鼻塞,黏性、脓性鼻涕。次要症状:头面部胀痛,嗅觉减退或丧失。诊断时以上述两种或两种以上相关症状为依据,其中主要症状中的鼻塞,黏性、脓性鼻涕必具其一。再结合患者的体征及影像学检查。

【治疗】

治疗原则:慢性鼻-鼻窦炎不伴息肉者首选药物治疗,无改善者可考虑手术治疗;伴鼻息肉或鼻腔解剖结构异常者首选手术治疗;围术期仍需药物治疗。

1. **局部治疗** 鼻内应用减充血剂和糖皮质激素,可改善鼻腔通气和引流,注意减充血剂的应用时间不超过7d。

2. **鼻腔冲洗** 生理盐水或高渗盐水(2%~3%)鼻腔冲洗。

3. **手术治疗** 慢性鼻-鼻窦炎有下列情况之一者可进行手术治疗:

(1) 影响窦口鼻道复合体或各鼻窦引流的明显解剖学异常。

(2) 影响窦口鼻道复合体或各鼻窦引流的鼻息肉。

(3) 经药物正规治疗后,症状改善不满意。

(4) 出现颅、眶等并发症。

四、鼻出血

鼻出血(epistaxis)是临床常见症状之一,鼻出血多为单侧,也可双侧;轻者表现为鼻涕中带血或倒吸血涕,重者可引起失血性休克;反复多次少量出血则可导致贫血。大多数出血可自止。出血部位大多数和在鼻中隔前下部的利特尔区(Little area),儿童鼻出血几乎全部发生在鼻腔前部;青年人虽以鼻腔前部出血多见,但也有少数严重的出血发生在鼻腔后部。中老年人的鼻出血,出血部位见于鼻腔后部,位于下鼻甲后端附近的鼻咽静脉丛(Woodruff's plexus),也可是鼻中隔后部动脉。

【病因】

1. **局部原因**

(1) 外伤:鼻内损伤和鼻外创伤。

(2) 炎症:①非特异性炎症:干燥性鼻炎、萎缩性鼻炎、急性鼻炎、急性上颌窦炎等,常为鼻出血的原因;②特异性感染:鼻结核、鼻白喉、鼻梅毒等,因黏膜溃烂,易致鼻出血。

(3) 肿瘤:鼻咽纤维血管瘤、鼻腔、鼻窦血管瘤等。

(4) 其他:鼻腔异物、鼻中隔疾病、萎缩性鼻炎。

2. **全身原因**

(1) 血液疾病:血小板量或质的异常、凝血机制的异常。

(2) 急性发热性传染病:如流行性感冒、鼻白喉、麻疹、疟疾、猩红热、伤寒及传染性肝炎等,多因高热,鼻黏膜严重充血、干燥,以致出血,出血部位多在鼻腔前段。

(3) 心血管疾病:高血压、血管硬化和充血性心力衰竭等。多因动脉压升高导致。

(4) 营养障碍或维生素缺乏:维生素C、K、P及微量元素钙等缺乏时,均易发生鼻出血。

(5) 化学药品及药物中毒:磷、汞、砷、苯等中毒,可破坏造血系统的功能引起鼻出血。长期服用水杨酸类药物,可致凝血酶原减少而易出血。

(6) 内分泌失调:代偿性月经、先兆性鼻出血常发生于青春发育期,多因血中雌激素含量减少,鼻黏膜血管扩张所致。

(7) 遗传性出血性毛细血管扩张症,肝、肾慢性疾病以及风湿热等,也可伴发鼻出血。

【临床表现】

鼻出血多发生于单侧,如发现两鼻孔皆有血液,常为一侧鼻腔的血液向后流,由后鼻孔反流到对侧。同时可伴有贫血、虚脱、出血性休克。同时要注意:

1. 休克时,鼻出血可因血压下降而自行停止,不可误认为已经止血。

2. 高血压鼻出血患者,可能因出血过多,血压下降,不可误认为血压正常。应注意患者有无休克前期症状如脉搏快而细弱、烦躁不安、面色苍白、口渴、出冷汗及胸闷等。

3. 要重视患者所诉出血量,不能片面依赖实验室检查。因在急性大出血后,其血红蛋白测定在短时间内仍可保持正常。

4. 有时大量血液被咽下,不可误认为出血量不多,以后可呕出多量咖啡色胃内容物。

【辅助检查】

1. **前鼻镜、鼻内镜** 了解出血部位。

2. **实验室检查** 血常规可根据血红蛋白水平判断出血量,有无贫血;凝血功能和血小板计数检查有助于鼻出血的诊断。

3. **影像学检查** 数字减影血管造影和 CT 血管造影寻找鼻腔后部顽固性出血的责任血管;MRI可用于遗传性出血性毛细血管扩张症患者颅内血管畸形的排查,有助于明确诊断。

【治疗】

治疗原则:对于长期反复少量鼻出血者应积极寻找病因,大量出血者需先立即止血,再找病因。

1. **一般处理** 患者取坐位或半卧位,嘱患者尽量勿将血液咽下,以免刺激胃部引起呕吐。休克者应取平卧低头位。

2. **局部止血方法** 按病因和病情不同区别对待,常用的止血方法有:

(1) 指压法:用手指压紧出血侧和鼻翼 10~15min,同时用冷水袋或湿毛巾敷前额和后颈,然后再进一步处理。

(2) 收敛法:用浸以 1%~2% 麻黄素液或 0.1% 肾上腺素液的棉片填入鼻腔内止血,然后寻找出血点。

(3) 烧灼法:适用于反复少量出血并有明确出血点者。在出血处进行表面麻醉后,用 30%~50%硝酸银或 30% 三氯醋酸烧灼出血点至出现腐蚀性白膜为止,注意不可使药物流到他处,也不要在鼻中隔两侧相对处同时烧灼,以免发生鼻中隔穿孔。射频、微波烧灼或 YAG 激光凝固法与药物烧灼相似。烧灼后可用油剂滴鼻以防局部干燥。

(4) 填塞法:此法是利用填塞物填塞鼻腔,压迫出血部位,使破裂的血管形成血栓而达到止血目的。目前有以下方法:

1) 前鼻孔填塞法:常用凡士林纱条经前鼻孔填塞鼻腔。填塞时,纱条远端固定,逐渐由后向前,由上向下,折叠填塞可避免纱条坠入鼻咽部或堵在鼻前庭,也可用碘仿纱条、抗生素油膏纱条。凡士林纱条填塞时间一般为 24~48h,如需延长时间需加用抗生素预防感染,一般不宜超过 3~5d,用碘仿纱条、抗生素油膏纱条可适当增加时间。

2) 后鼻孔填塞法:先将凡士林纱条做成与后鼻孔大小相似的锥形纱球,纱球两端系粗丝线两根,消毒备用。填塞时先收缩和表麻鼻腔黏膜,咽部亦喷有表面麻醉剂。用导尿管由前鼻孔沿鼻腔底部插入直达咽部,用镊子将导管从口腔拉出,导尿管尾端则留于前鼻孔外,再将纱球尖端丝线系于导尿管,此时将填塞物由口腔送入鼻咽部,填塞于后鼻孔。再将导尿管的鼻端向外拉紧。并引出纱球尖端丝线,纱球紧塞后鼻孔,随后进行前鼻孔填塞。尖端丝线系于小块纱布固定前鼻孔处。纱球底部丝线自口腔引出固定在口角旁,便于以后取出填塞物时作牵拉之用。填塞时间一般不超过 3d,最多不超过 5~6d。

3. **全身治疗**

(1) 止血、镇静、营养、抗休克。

(2) 寻找出血病因,进行病因治疗。

(3) 给予足够的维生素 C、K、P 等。

(4) 反复鼻腔填塞时间较长者,应加用抗生素预防感染。

4. 手术疗法 对鼻中隔前下方反复出血,可考虑鼻中隔黏膜下剥离术或划痕术,使该处形成瘢痕组织,闭塞血管而止血,若为鼻部外伤或手术等原因,致大血管破裂,填塞无效,则应根据出血部位不同,或施行颈外动脉结扎术、筛前动脉结扎术、筛后动脉结扎术等。

五、上颌窦恶性肿瘤

因解剖位置隐蔽,早期症状不明显,鼻窦的恶性肿瘤不易早期确诊。上颌窦恶性肿瘤(carcinoma of maxillary sinus)是鼻窦最常见的恶性肿瘤,以鳞癌最为多见。

【病因】

长期慢性炎症刺激,化脓性鼻窦炎;经常接触致癌物质,镍、砷、铬等;良性肿瘤恶变,鼻息肉、乳头状瘤反复复发;放射性物质,放疗;外伤,肉瘤患者常可追忆有外伤病史。

【临床表现】

早期,肿瘤较小,只限于窦腔的某一个部位,多无明显的临床表现。随着肿瘤的发展可出现以下临床表现:

1. 症状

(1) 单侧脓血鼻涕:晚期可有恶臭。

(2) 单侧面颊部疼痛或麻木感:肿瘤侵犯眶下神经所致,可为首发症状。

(3) 单侧鼻塞:呈进行性,肿瘤推压鼻腔外侧壁或破坏鼻腔外侧壁侵入鼻腔所致。

(4) 单侧上列磨牙疼痛或松动:肿瘤侵及牙槽所致。

肿瘤进一步发展,侵入邻近结构和器官,则引起以下临床表现:

(1) 面颊部隆起或进而发生瘘管或溃烂:是肿瘤侵犯颊部软组织所致。

(2) 眼部症状:溢泪、眼球向上移位、活动受限、复视、眶下缘变钝或饱满等,是肿瘤侵犯鼻泪管、眶底、眶内所致。视力很少受影响。

(3) 硬腭隆起:继而溃疡、牙槽变形、增厚和牙齿松动或脱落,是肿瘤向下侵犯硬腭和牙槽所致。

(4) 顽固性的神经痛和张口困难:肿瘤侵及翼腭窝和翼内肌所致。

(5) 颅底受累:颞部隆起、头痛、耳痛,内眦部隆起等,提示肿瘤已侵犯颞下窝抵达中颅窝底和前颅窝底。

(6) 颈淋巴结肿大:晚期发生,见于同侧颌下淋巴结。

2. 体征 可见鼻腔菜花状新生物,糜烂、渗血、硬腭下塌、面颊部隆起及眼部症状。

【辅助检查】

1. 前、后鼻镜 可见中鼻道发现肿物(菜花样、表面溃疡、易出血、基底广)。

2. 鼻内镜 可清楚观察肿瘤的原发部位、大小、外形以及中鼻道、嗅裂、蝶筛隐窝和鼻窦开口情况。

3. 活检及病理 肿瘤组织及鼻窦穿刺细胞涂片病理学检查是最终确诊的依据。

4. 影像学检查 鼻窦的 CT 或 MRI,可明确肿瘤大小和侵犯范围。

5. 手术探查 无法取活检或反复活检不确定者,可考虑鼻窦手术探查,术中快速冷冻切片病理学检查有利于确诊。

【诊断】

单侧进行性加重的症状及体征,结合影像学及病理,即可诊断。

【治疗】

根据肿瘤的病理、原发部位、侵犯范围及全身情况,选择手术、放射治疗、化疗和生物等治疗方案。对于肿瘤范围局限者,多采用以手术治疗为主的综合疗法。首次治疗是治疗成败的关键。对于晚期病例无法根治者,或术后复发者可采用单纯放疗,作为姑息治疗。

第五节 咽部疾病

本节着重介绍咽部疾病,包括咽炎、扁桃体炎以及鼻咽癌,均为咽部常见疾病。

一、咽炎

(一) 急性咽炎

急性咽炎(acute pharyngitis)为咽黏膜及黏膜下组织的急性炎症,多累及咽部淋巴组织,此病可单独发生,也可继发于急性鼻炎或急性扁桃体炎。

【病因】

病毒感染以柯萨奇病毒、腺病毒、副流行性感冒病毒引起者多见,病毒多通过飞沫和亲密接触而传染;细菌感染以链球菌、葡萄球菌和肺炎双球菌为主,其中以 A 组乙型链球菌引起者症状较重;环境因素如高温、粉尘、烟雾、刺激性气体等也可引起本病。

【病理】

可见咽黏膜充血,血管扩张及浆液渗出,使黏膜上皮及黏膜下水肿,并可有白细胞浸润。黏液腺分泌亢进,黏膜下淋巴组织受累,由于淋巴细胞的积聚,使淋巴滤泡肿大。如病情进一步发展,则可化脓,黏膜表面有白色点状渗出物。常有颈部淋巴结肿大。

【临床表现】

1. **症状** 起病较急,初起时咽部干燥、灼热,继有咽痛,疼痛可放射到耳部。全身症状一般较轻,轻者低热、全身酸痛乏力,重症者常有寒战高热、头痛。但因年龄、免疫力以及病毒、细菌毒力之不同而程度不一。一般病程在 1 周左右。

2. **体征** 口咽部黏膜急性充血,肿胀,淋巴滤泡肥大,表面可见黄白色点状渗出物。悬雍垂及软腭水肿,可伴有颈部淋巴结肿大。

【辅助检查】

喉镜、血常规、咽分泌物涂片及细菌培养。

【诊断】

根据病史、症状、体征可以做出诊断。

【治疗】

1. 全身症状较轻或无全身症状者,可采用局部治疗。治疗手段包括:①局部可用药含漱剂、口含片、喷雾剂及超声雾化吸入等;②局部物理治疗。

2. 对于感染较重,全身症状较明显者,应卧床休息,多饮水及进流质饮食,选用抗病毒药和抗生素。

(二) 慢性咽炎

慢性咽炎(chronic pharyngitis)为咽部黏膜、黏膜下及淋巴组织的弥漫性炎症,常为上呼吸道慢性炎症的一部分。有时病程很长,症状顽固不易治愈。

【病因】

1. **局部因素** 急性咽炎反复发作转为慢性;患有各种鼻病长期张口呼吸及鼻涕后流,经常刺激咽部;或受慢性扁桃体炎、烟等的影响;长期烟酒过度,或受粉尘、有害气体的刺激,都可引起本病。

2. **全身因素** 各种慢性病,如贫血、下呼吸道慢性炎症、消化不良、心血管疾病及免疫功能低下均可引发本病。

【病理】

1. **慢性单纯性咽炎** 咽黏膜层慢性充血,黏膜下结缔组织及淋巴组织增生。黏液腺肥大分泌亢进。

2. 慢性肥厚性咽炎　黏膜充血肥厚,黏膜下有广泛的结缔组织及淋巴组织增生形成咽后壁有颗粒状隆起,若咽侧索淋巴组织增生,该处呈条索状增厚。

3. 萎缩性咽炎与干燥性咽炎　腺体分泌减少,黏膜萎缩变薄,临床少见,病因不明。

【临床表现】

1. 症状　咽部可有各种不适感,如异物感、干燥、发痒、灼热、微痛等。分泌物或多或少,但黏稠,常附于咽后壁。由于分泌物的刺激,可引起刺激性咳嗽,有清咽动作,晨起用力清除分泌物时,甚或作呕。上述症状因人而异,轻重不一。全身症状一般多不明显。

2. 体征　慢性单纯性咽炎咽黏膜慢性充血,咽后壁散在淋巴滤泡;慢性肥厚性咽炎咽后壁淋巴滤泡增生明显,咽侧索肥厚呈条索状;萎缩性咽炎与干燥性咽炎咽黏膜干燥,萎缩变薄,常附有黏稠性分泌物或带臭味的黄褐色痂皮。

【辅助检查】

喉镜:间接喉镜、直达喉镜常用,对于不配合者可行电子鼻咽纤维喉镜,了解咽喉部情况。

【治疗】

1. 病因治疗　避免各种致病因素,对本病防治至关重要,包括戒除烟酒、改善工作环境、积极治疗鼻及鼻咽部慢性炎症等。

2. 局部对症治疗

(1) 慢性单纯性咽炎:可局部使用含漱剂、口含片、喷雾剂等。

(2) 慢性肥厚性咽炎:除上述各种疗法外可用药物(硝酸银)或电凝固法烧灼增生的淋巴滤泡,但烧灼范围不宜过广,也可用激光、低温等离子等治疗。

(3) 萎缩性咽炎与干燥性咽炎:可用 2% 碘甘油涂抹咽部。服用维生素 A、B_2、C、E,可促进黏膜上皮。

二、扁桃体炎

(一) 急性扁桃体炎

急性扁桃体炎(acute tonsillitis)是腭扁桃体的一种非特异性急性炎症,常伴有一定程度的咽黏膜及咽淋巴组织的急性炎症。常发生于儿童及青少年。

【病因】

主要致病菌为乙型溶血性链球菌。葡萄球菌、肺炎双球菌、腺病毒等也可引起本病。细菌和病毒混合感染也不少见。细菌可能是外界侵入的,也可能是隐藏于扁桃体隐窝内的细菌,当机体抵抗力下降时,细菌繁殖加强所致。有时则为急性传染病的前驱症状,如麻疹及猩红热等。急性扁桃体炎往往是在慢性扁桃体基础上反复急性发作。

【病理】

1. 急性卡他性扁桃体炎　多为病毒引起、病变较轻,炎症仅限于黏膜表面。

2. 急性滤泡性扁桃体炎　炎症侵及扁桃体实质内的淋巴滤泡,引起充血、肿胀甚至化脓,黏膜可见黄白色斑点。

3. 急性隐窝性扁桃体炎　扁桃体充血、肿胀。隐窝内渗出物自窝口排出。有时连成片状形似假膜,易于拭去。

【临床表现】

临床表现虽因其病理改变不同分为卡他性,隐窝性及滤泡性扁桃体炎等三型,但就诊断和治疗而言,可分为急性充血性扁桃体炎和急性化脓性扁桃体炎两种。

1. 症状

(1) 全身症状:起病急、恶寒、高热、可达 39~40℃,尤其是幼儿可因高热而抽搐、呕吐或昏睡、食欲缺乏、便秘及全身酸困等。

（2）局部症状：咽痛明显，吞咽时尤甚，剧烈者可放射至耳部，幼儿常因不能吞咽而哭闹不安。儿童若因扁桃体肥大影响呼吸时可妨碍其睡眠，夜间常惊醒不安。

2. 体征　急性病容，面颊赤红，口有臭味，舌被厚苔，颈部淋巴结，特别是下颌角处的淋巴结往往肿大，并且有触痛。根据局部检查可见到不同类型扁桃体炎有不同表现。

（1）急性充血性扁桃体炎：主要表现为扁桃体充血、肿胀、表面无脓性分泌物（图 17-11）。

（2）急性化脓性扁桃体炎：含急性隐窝性扁桃体炎和急性滤泡性扁桃体炎，表现为扁桃体及腭弓明显充血，扁桃体肿大（图 17-12）。

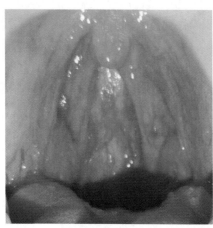 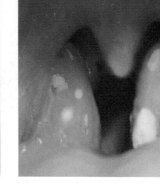

图 17-11　急性充血性扁桃体炎　　图 17-12　急性化脓性扁桃体炎

1）隐窝型：表现为隐窝口有黄白色脓点，有时渗出物可融合成膜状，不超出扁桃体范围，易于拭去而不遗留出血创面；

2）滤泡型：主要表现为扁桃体实质的淋巴滤泡充血、肿胀、化脓，扁桃体形成蛋白色小隆起。

【辅助检查】

血常规、尿常规、咽拭子涂片检查和细菌培养。

【诊断】

急性扁桃体炎一般都具有典型的临床表现。结合血、尿常规检查、血小板计数及咽拭子涂片检查和细菌培养，即可诊断。

【治疗】

1. 一般疗法　适当隔离，注意休息，多饮水等。

2. 全身治疗　抗生素、解热镇痛药或中成药等。

3. 局部治疗　漱口液、含片、喉喷剂等。

4. 手术治疗　反复发作的慢性扁桃体炎，在急性期不应行扁桃体切除术，宜在炎症消退 2~3 周后行扁桃体切除术。

（二）慢性扁桃体炎

慢性扁桃体炎（chronic tonsillitis）多由急性扁桃体炎反复发作或因隐窝引流不畅，而致扁桃体隐窝及其实质发生慢性炎症病变。

【病因及病理】

链球菌和葡萄球菌是本病的主要致病菌。按其病理变化，可分为三种类型。

1. 增生型　多见于儿童。扁桃体淋巴组织增生，淋巴滤泡增多，结缔组织增加，扁桃体慢性充血、肥大。

2. 纤维型　多见于成人。扁桃体淋巴组织萎缩，间质内纤维瘢痕组织增生，隐窝口阻塞，扁桃体变小而坚韧。

3. **隐窝型**　主要病变深居扁桃体隐窝内,淋巴滤泡呈慢性炎症,淋巴组织瘢痕化。

【临床表现】

1. **症状**　主要症状是反复发作的急性扁桃体炎。也有部分患者无明显急性发作史。表现为经常咽部不适、异物感、干、痒、刺激性咳嗽、口臭等症状。对于儿童,过度肥大的扁桃体可引起呼吸、吞咽、语言障碍,头痛,乏力,低热等症状。

2. **体征**　扁桃体慢性充血,表面不平,瘢痕,与周围组织有牵连,有时可见隐窝口封闭,呈黄白色小点,其上盖有菲薄黏膜或粘连物。隐窝开口处可见脓性分泌物或干酪样分泌物,挤压时分泌物外溢。腭舌弓及咽腭弓充血。下颌淋巴结肿大。

【辅助检查】

抗链球菌溶血素"O"、血沉、血清黏蛋白、心电图等。

【诊断】

根据病史、局部检查及实验室检查。一般依据是:

1. 有急性扁桃体炎反复发作史;

2. 扁桃体及腭舌弓慢性充血;

3. 扁桃体表面不平,有瘢痕或黄白点状物,挤压时有分泌物从隐窝口排出。

【治疗】

1. **保守治疗**　预防为主。酌情局部治疗及全身用药。

2. **手术治疗**　扁桃体切除术(tonsillectomy)。

适应证:

(1) 慢性扁桃体炎反复急性发作。

(2) 有扁桃体周围脓肿病史者。

(3) 扁桃体过度肥大,妨碍吞咽、呼吸,导致营养障碍者。

(4) 风湿热、肾炎、关节炎、风湿性心脏病等患者,疑扁桃体为病灶者。

(5) 因扁桃体、增殖体肥大,影响咽鼓管功能,造成慢性渗出性中耳炎,经保守治疗无效者。

(6) 白喉带菌者,经保守治疗无效者。

(7) 不明原因的长期低热,而扁桃体又有慢性炎症存在时。

(8) 各种扁桃体良性肿瘤,对恶性肿瘤则应慎重选择病例。

禁忌证:

(1) 急性扁桃体炎发作时,一般不施行手术,需炎症消退后 3~4 周方可手术。

(2) 血液病,高血压,代偿功能不全的心脏病,活动性肺结核等均不宜手术。

(3) 风湿热及肾炎等全身症状未控制时不宜手术。

(4) 在脊髓灰白质炎及流行性感冒,妇女月经期及月经前期暂时不宜手术。

(5) 患者家属中免疫球蛋白缺乏或自身免疫疾病的发病率高者。白细胞计数低于 3.0×10^9/L 以下者。手术方法用剥离法与挤切法两种。

三、鼻咽癌

鼻咽癌为我国高发肿瘤之一,以中国的南方较高,其中华南地区、两广、福建、湖南等地发病率高,鼻咽癌的发病年龄由 20 多岁开始,逐渐上升,发病年龄 40~50 岁为高发年龄组。男性发病率约为女性的 2~3 倍。

【病因】

1. **遗传因素**　本病具有种族和家族聚集现象。

2. **病毒因素**　Epstein-Barr 病毒(EBV)。

3. **环境因素**　鼻咽癌高发区的大米和饮水镍含量较高。镍可促进亚硝酸胺诱发鼻咽癌。多环烃类也与之有关。

【病理】

鼻咽癌多发生于鼻咽部咽隐窝及顶后壁。病灶以结节型居多,其次为溃疡型、菜花型及黏膜下型。98%属低分化鳞癌,高分化鳞癌、腺癌、未分化癌等较少见。

【临床表现】

由于鼻咽部位置隐蔽,早期症状不典型,临床上容易出现误诊误治。

1. **症状**

(1) 鼻部症状:早期可出现回吸性涕中带血或血涕,鼻塞。

(2) 耳部症状:肿瘤阻塞或压迫咽鼓管口,可引起病侧耳鸣,耳闷胀感,听力下降,鼓室积液,临床上易误诊为分泌性中耳炎。

(3) 颈部淋巴结肿大颈淋巴结转移:较常见,以颈淋巴结肿大为首发症状约占60%,呈进行性增大,质硬,不活动,无压痛,始为单侧,继之发展为双侧。

(4) 侵犯脑神经症状:发生在咽隐窝的肿瘤,经破裂孔引起颅内Ⅴ、Ⅵ脑神经损害,既而累及Ⅳ、Ⅲ、Ⅱ脑神经引起头痛、面麻木,眼球外展受限、眼睑下垂、视力减退。瘤体可直接侵犯或转移淋巴结压迫均可引起Ⅷ、Ⅸ、Ⅹ脑神经受累引起软腭麻痹,反呛、声嘶、伸舌偏斜等症状。

(5) 远处转移:晚期可发生肺、肝骨骼等远处转移引起相应的症状。

2. **体征** 鼻咽癌好发于鼻咽顶后壁及咽隐窝。常表现为小结节或肉芽肿样隆起,表面粗糙不平、易出血。早期症状不典型,仅表现为内黏膜充血或一侧咽隐窝饱满。

【辅助检查】

1. **电子纤维喉镜、鼻内镜** 可早期发现微小病变。

2. **EB病毒血清学检查** 可作为鼻咽癌诊断的辅助指标。

3. **影像学检查** CT、MRI有利于了解肿瘤侵犯的范围及颅底骨质破坏的程度。

【诊断】

回吸性血涕、单侧耳鸣与听力减退、不明原因的复视、不明原因的头痛、颈侧上部、乳突下方胸锁乳突肌、上段前缘处有进行性肿大的无痛性肿块。凡出现上述症状者必须仔细检查鼻咽部,发现可疑病变,及时取活检。颅底及鼻咽部CT、MRI检查、EB病毒检测。

【治疗】

1. **放射治疗** 是鼻咽鳞癌的首选治疗方法。^{60}Co或直线加速器高能放疗,放疗后5年生存率为50%左右。腺癌首选手术治疗。

2. **手术治疗**

(1) 放疗后3个月鼻咽部仍有残存灶或局部复发;

(2) 肿瘤对放射线不敏感;

(3) 放疗后仍有颈部残存转移灶。

第六节 喉 部 疾 病

本节着重介绍喉部疾病,包括急性会厌炎、喉炎以及喉癌,均为喉部常见疾病。急性会厌炎、急性喉炎均为耳鼻咽喉科急症,若治疗不及时,可导致喉阻塞窒息死亡可能,需引起重视。喉部常见良性肿瘤如喉乳头状瘤、喉血管瘤等。喉恶性肿瘤是头颈部常见肿瘤,在呼吸系统中仅次于肺癌。其病理类型多见鳞状细胞癌,其他病理类型少见。

一、急性会厌炎

急性会厌炎(acute epiglottitis)可引起喉阻塞而窒息死亡。成人、儿童均可患本病,全年都可发生,但以冬春季节多见。

【病因】

1. **感染**　为本病最主要的原因。致病菌有乙型流行性感冒杆菌、葡萄球菌、链球菌等,也可与病毒混合感染。

2. **变态反应**　对某种变应原发生反应,引起变态反应性炎症。

3. **其他**　异物、创伤、吸入有害气体、误咽化学物质及放射线损伤均可引起会厌的急性炎症。邻近器官的急性炎症,如急性扁桃体炎、口底炎等,有时也会侵及会厌。

【临床表现】

1. **症状**

(1) 全身症状:起病急,有畏寒发热,体温多在 38~39℃。

(2) 局部症状:突发严重咽喉痛,咽堵感,吞咽困难,吸气性喉喘鸣。会厌高度肿胀时可引起吸气性呼吸困难,甚至窒息。

2. **体征**　患者常呈急性病容,严重者可有呼吸困难。间接喉镜检查,可见会厌明显充血、肿胀、严重时会厌可呈球形。如会厌脓肿形成,红肿黏膜表面可见黄白色脓点。

【辅助检查】

喉镜检查、血常规对急性会厌炎的诊断有帮助。

【诊断】

对主诉有剧烈咽喉疼痛,吞咽时加重,检查口咽无明显异常,间接喉镜下可见充血、肿大的会厌即可诊断为急性会厌炎。

【治疗】

1. 全身治疗　应用足量有效的抗生素和糖皮质激素。

2. 雾化吸入　作用于局部病灶,抗炎效果更直接。

3. 如患者有呼吸困难,静脉使用抗生素和糖皮质激素后,呼吸困难无改善,应及时行气管切开。

4. 如会厌脓肿形成,可在喉镜下切开排脓。

5. 进食困难者予以静脉补液等支持疗法。

二、喉炎

(一) 急性喉炎

急性喉炎(acute laryngitis)常为上呼吸道感染的一部分,主要为喉部黏膜的急性卡他性炎症。好发于冬春季节,是常见的急性呼吸道感染性疾病。发生于儿童者病情多较严重。

【病因】

1. **感染**　感冒后出现,鼻腔、咽部急性炎症向下发展而来。

2. **用声过度**　说话过多、大声喊叫、长时间唱歌等。

3. **其他**　有害气体、灰尘、烟酒过度等。

【病理】

病理初期:黏膜充血,白细胞浸润,组织内渗出液积聚形成水肿;

晚期:炎症继续发展,渗出液可变成脓性分泌物成结成伪膜,上皮有损伤和脱落,也可形成溃疡。

【临床表现】

1. **症状**　①咽喉痒、痛、异物感;②声音嘶哑声音低沉→沙哑→失声;③可伴有急性上呼吸道感染症状。

2. **体征**　喉黏膜弥漫性充血肿胀,声带呈粉红色或深红色,有时可见点状或条状淤血,声带边缘肿胀、肥厚、两端呈梭形,发声时不能闭紧,表面常附有黏稠分泌物。但声带运动正常。

3. **小儿急性喉炎的特点**　起病急,多有发热、咳嗽、声嘶多不严重,犬吠样咳嗽,夜间症状加重;

不同程度的吸气性呼吸困难(四凹征);呼吸困难加重时可有烦躁不安、出汗、发绀,发展迅猛,可因呼吸衰竭而死亡。

【辅助检查】

间接喉镜、直达喉镜或纤维喉镜对急性喉炎的诊断有帮助。

【诊断】

结合患者病史、临床表现及检查可确诊。

【治疗】

1. 严格禁声,忌食油腻辛辣的食物,多饮开水。

2. 抗感染治疗可口服或注射抗生素。

3. 激素一般用于症状重、声带肿胀明显的病例,一般口服即可。

4. 药物雾化吸入。

(二)慢性喉炎

慢性喉炎是指喉部慢性非特异性炎症,临床上将其分为慢性单纯性喉炎、肥厚性喉炎和萎缩性喉炎。

【病因】

与反复或持续性对喉部的刺激有关,如用声过度的职业,鼻腔鼻窦部疾病引起的喉部的长期刺激,烟酒过度,反复上呼吸道感染,急性喉炎未治愈等。

【临床表现】

1. **症状** 声嘶,发声疲劳,咽喉部不适,干痛,咳嗽,经常有清咽的动作。

2. **体征** 喉部黏膜弥漫性充血,声带表面小血管扩张,有黏稠分泌物附着。严重者可见黏膜明显肿胀,增生。声带呈圆柱状或息肉样改变。

【辅助检查】

间接喉镜、直达喉镜或纤维喉镜。

【诊断】

结合患者病史、临床特征及检查可确诊。

【治疗】

1. 去除刺激因素,声带休息。

2. 雾化吸入。

3. 喉喷剂、含片等。

4. 中药及物理治疗。

三、喉癌

【流行病学】

喉癌是头颈部常见的恶性肿瘤。近年来喉癌发病率有明显增加的趋势,发病年龄以40~60岁最多,男性多于女性。喉癌的发病情况有种族和地区的差异。华北和东北地区的发病率远高于江南各省。

【病因】

吸烟(焦油中有致癌物质苯并芘);饮酒,声门上型癌可能与饮酒有关,当吸烟与饮酒共存时,可发生相加重叠致癌作用;空气污染,长期吸入生产性粉尘;病毒感染,HPV部分亚型;癌前病变,喉白斑病、成人型喉乳头状瘤。

【病理】

鳞癌约占96%~98%,其他病理类型少见。以声门型居多约占60%,多发生于声带的前2/3。声门上型次之,声门下型少见。声门上型一般分化较差,易转移,预后较差。

笔记

【临床表现】

1. 症状 根据发生部位,症状表现不一。

(1) 声门上型:早期无明显特异性症状。有时表现为喉部异物感,不适感。随着肿瘤的发展,可出现咽喉疼痛、咳嗽,吞咽时加重,侵及血管后可发生痰中带血,向下侵及声带时才出现声嘶、呼吸困难。还可出现颈部转移性肿块。

(2) 声门型:早期出现声嘶,逐渐加重,如肿瘤进一步增大,则阻塞声门,引起呼吸困难。不易出现颈淋巴转移。

(3) 声门下型:即位于声带以下,环状软骨下缘以上部位的癌肿,因位置隐蔽,早期症状不明显,向上侵及声带时可出现声嘶、肿物增大,阻塞声门下腔可出现呼吸困难。也可侵犯食管前壁常有气管前或气管旁淋巴结转移。

2. 体征 喉镜检查可见肿物呈菜花型、溃疡型、结节型及包块型。观察声带运动情况,仔细触摸颈部有无肿大淋巴结。

【辅助检查】

1. 喉镜检查 直观了解咽喉部。

2. 影像学检查 喉部 CT 或 MRI 可了解肿瘤的范围。胸部 X 线或 CT 除外肺部转移。颈部超声了解颈部淋巴结有无转移。

3. 病理检查

【诊断】

根据症状、检查和活检等,凡年龄超过 40 岁,有声嘶或咽喉部不适、异物感者,均需用喉镜仔细检查。对可疑病变,应在间接喉镜、直接喉镜或纤维喉镜下进行活检,喉 CT 及 MRI 检查可显示病变部位和范围。

【治疗】

临床治疗目前主要采取以手术治疗为主的多学科综合治疗。包括手术、放疗、化疗及免疫治疗。

1. 手术治疗 原则是在彻底清除癌肿的前提下,尽可能保留或重建喉的功能以提高患者生存质量。手术可分为:①部分喉切除术;②全喉切除术。

2. 放射治疗 适应证:①早期喉癌;②N_0 期颈部淋巴结治疗;③全身情况差,不宜手术者;④病变广泛波及咽喉的癌肿可先行术前放疗;⑤术后放疗在手术切口愈合后进行。

3. 联合放化疗、靶向治疗或姑息性化疗

4. 免疫学治疗

第七节　气管、支气管异物和食管异物

本节着重介绍支气管以及食管异物疾病。气管食管异物是耳鼻咽喉科常见急诊之一,若治疗不及时,可导致气道阻塞窒息死亡可能。多见于儿童,老年人。因咽反射迟钝,也可发生误吸。常见异物分为内源性及外源性两大类,前者如气道痰栓、血凝块等,后者如枣核、花生、弹珠、笔帽等。

一、气管、支气管异物

气管、支气管异物是耳鼻咽喉科常见急症之一。多发生于 5 岁以下儿童,1~3 岁占多数,若对某些异物误诊失治,将产生严重并发症,甚至危及生命,必须特别重视。

【病因】

儿童口含异物,哭闹笑嬉过程中突发呛咳;全麻、昏迷等状态的患者或老年人,易将口咽部异物吸入呼吸道;工作生活中的不良习惯,如制鞋工人将针、鞋钉、纽扣等衔于齿间,偶一不慎,或突然说话即将异物吸入;上呼吸道手术时器械零件脱落或切除组织滑脱吸入呼吸道。

异物位置:异物停留部位与异物的性质、形状及气管、支气管解剖特点有关,除较大而扁平异物可以嵌顿在声门区外,绝大多数细小异物都能进入气管、支气管内。

【临床表现】

1. 症状

(1) 气管异物:异物吸入气管经过喉部时会突然发生剧烈呛咳、声嘶及呼吸困难,活动性异物随气流移动,可出现阵发性呛咳。由于气管腔被异物所占,或声门下水肿而狭小,致呼吸困难,并可引起喘鸣。

(2) 支气管异物:右侧支气管异物较多见。早期症状与气管异物相同,经过一段时间憋气、呛咳,由于异物活动减少或暂时贴附于支气管壁,而症状趋于缓解。若为植物性异物,因含有游离脂酸刺激呼吸道黏膜,常引起支气管炎症,可出现发热、咳嗽、痰多等症状异物造成支气管不完全阻塞,可出现阻塞性肺气肿若完全阻塞可造成肺不张,还可引起肺炎、肺脓肿、气肿、皮下气肿。

2. 体征　注意有无呼吸困难及心衰的情况,胸部听诊时,活动的气管异物在咳嗽或呼气末期可有拍击音,支气管异物可有呼吸音减弱并能闻及啰音。

【辅助检查】

1. X线检查　金属等不透光异物,X线检查可确定异物位置大小及形状。

2. 支气管镜检查　是气管、支气管异物确诊的重要依据。

3. 肺部CT　对某些诊断困难的病例可有助于明确有无异物并确定其阻塞部位。

【诊断】

根据病史、症状、体格检查和X线检查,即可诊断。

【治疗】

1. 气管支气管异物的诊断确定后,须立即手术取出异物。硬质支气管镜下异物取出术是主要的治疗手段。

2. 直接喉镜下"守株待兔"法仅适用于部分活动的气管异物。

3. 纤维支气管镜异物取出术,适用于部分支气管深部的细小异物。

二、食管异物

食管异物(foreign body in esophagus)为食管的常见疾病,属耳鼻咽喉科急诊之一。异物嵌顿部位最常见于食管入口,其次为食管中段第2狭窄处。

【病因】

多见于老人及儿童。儿童多因口含玩具等引起误吞;进食时嬉笑哭闹,也易将大块食物吞下。成人一般因进食匆忙、注意力不集中所致。老年人常由于牙齿脱落或使用义齿、口腔黏膜感觉迟钝造成异物误咽。

【临床表现】

1. 吞咽疼痛　根据异物性质、部位、时间的不同而表现不同。

2. 吞咽困难　上段异物更明显。食管炎性肿胀,异物较大者可造成完全性梗阻,致使唾液及流质食物均不能咽下。

3. 呼吸道症状　较大异物压迫气管,可产生呼吸困难、咳嗽等症状。

【辅助检查】

1. 间接喉镜　用间接喉镜检查下咽部,如发现梨状窝有唾液存留,则需要行进一步检查。

2. 影像学检查　X线检查对不透射线异物可立即诊断。对透射线异物需咽下混有棉丝的硫酸钡作挂钡检查。对疑有食管穿孔者忌用钡剂造影,可改用少量碘油造影。疑有并发症或明确异物与颈部大血管等重要结构的关系时可行CT扫描。

3. 食管镜检查　一般情况用以上方法均可明确诊断。但有咽下痛等症状,X线检查为阴性时,为了除外异物存在,需要在局麻下做一次食管镜检查。发现异物则取出,反之可除外食管异物。

【诊断】

根据详细病史、症状及检查即可确诊。

【治疗】

1. 诊断一经确立,立即行食管镜下异物取出术 这是治疗食管异物可靠、有效的方法,而且越早越好,以免发生并发症。若异物存留时间长,局部有感染时,应先用1~2d抗生素和支持疗法再进行手术。

2. 颈侧切开异物取出术 适用于嵌顿于食管入口处的尖锐异物,食管镜取出失败者。

3. 开胸手术 经多次食管镜检查未能取出,或取出异物有可能造成严重损伤的,位于中、下段的异物。术后应禁食24~48h,并使用抗生素治疗。

小 结

耳由外耳、中耳、内耳构成,通过咽鼓管与鼻腔相连通;鼻由外鼻、鼻腔、鼻窦构成,通过鼻咽部向下与口咽、喉咽相连通。鼻腔鼻窦解剖结构异常(鼻中隔偏曲、鼻甲肥大等)或病变(鼻腔鼻窦肿瘤、腺样体肥大等)造成窦口或腔道开口阻塞,可继发急慢性鼻窦炎、中耳炎等疾病,病因治疗可通过功能性内镜手术开放通道,通畅引流,辅助抗炎抗水肿等治疗手段。急性喉炎、会厌炎、气道异物均为耳鼻咽喉科急症,有喉阻塞窒息死亡的可能,需要及时治疗干预,病因治疗结合抗感染、抗炎等治疗,必要时行气管切开术。耳鼻咽喉结构复杂,且相关交通,全面分析病因,才能正确有效的指导治疗。

思考题

1. 简述中耳炎的分类。
2. 简述慢性单纯性鼻炎和慢性肥厚性鼻炎的鉴别要点。
3. 简述鼻出血的局部病因。
4. 试述扁桃体切除术的适应证及禁忌证。
5. 简述喉癌的分型及特点。

(张华)

眼 部 疾 病　第十八章

眼接受环境中的光刺激,并将光冲动传送到大脑中枢而引起视觉,是人体重要的感觉器官。眼球结构特殊、功能复杂,使得眼病的检查、诊断及治疗方法与其他临床学科差别很大。通过本章的学习掌握眼科常用检查仪器和设备,熟悉眼科常见病,了解常见病的临床表现、诊断和治疗。

第一节　眼 部 解 剖

眼部解剖包括眼球、眼附属器、视路、视皮层以及眼的相关血管神经结构等。

一、眼球

眼球近似球形,包括眼球壁和眼球内容物。眼球壁分为三层,外层为纤维膜,包括角膜(cornea)和巩膜(sclera);中层为葡萄膜(uvea),由相互衔接的三部分组成,由前到后虹膜、睫状体和脉络膜;内层为视网膜(retina)。眼球内容物包括房水、晶状体和玻璃体三种透明物质,是光线进入眼内到达视网膜的通路,它们与角膜一并称为眼的屈光介质。

眼球向后通过视神经与颅内相连,视觉信息从视网膜光感受器传导到大脑枕叶视中枢的路径包括视神经、视交叉、视束、外侧膝状体、视放射和视皮质。

二、眼附属器

眼附属器包括眼眶、眼睑、结膜、眼外肌和泪器。

眼眶为四边锥形的骨窝,包绕于眼球外,保护眼球。眼睑位于眼部最前端,覆盖于眶缘及眼球表面,分上、下睑,其游离缘称睑缘,之间的裂隙为睑裂,睑缘处有排列整齐的睫毛,上下睑缘的内侧端各有一乳头状突起,其上有一小孔称泪点,是泪道的起始端。结膜是一层柔软光滑且富弹性的半透明黏膜,覆盖于眼球前部和眼睑的内面,分为相互延续的睑结膜、球结膜以及穹窿结膜三部分,形成以睑裂为开口的结膜囊。每眼有 6 条眼外肌,4 条直肌为上直肌、下直肌、内直肌和外直肌,2 条斜肌是上斜肌和下斜肌,共同协作完成眼球的复杂运动。

泪器包括泪腺和泪道两部分。泪腺位于眼眶外上方的泪腺窝内,产生的浆液构成泪膜的水样液层。泪道是泪液的排出通道,泪点是泪液引流的起点,通过泪小管与泪囊连接,向下与鼻泪管相接,开口于下鼻道(图 18-1)。

三、眼部血管和神经

眼球和眼附属器的血液供应全部来源于颈内动脉。眼部静脉包括视网膜中央静脉、涡静脉、睫状前静脉,收集眼部血液,大部分回流入海绵窦,一部分进入颈外静脉。眼部神经丰富,有 6 对脑神经和自主神经参与眼部运动、感觉以及血管和眼内肌的调节。

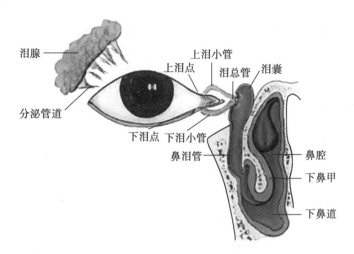

图 18-1　泪器示意图

第二节　眼部症状与功能检查

一、眼病常见症状

眼病症状常表现为视力障碍、感觉异常、外观异常。视力障碍可表现为：视力下降、视物变形、色觉异常、夜盲，复视，视野缺损，眼前黑影等；感觉异常可表现为：眼部刺痛、胀痛、痒、异物感、畏光等；外观异常可表现为结膜充血、出血、异常分泌物、眼睑和结膜肿胀、新生物、眼睑位置异常、眼球突出等。

二、视功能检查

视功能常用检查包括视力、视野、色觉、暗适应、立体视觉、对比敏感度等视觉心理物理学检查，视觉电生理检查常用于客观判断视功能。

（一）视力

视力是指视网膜黄斑区的视功能。分为远和近视力，视力≥1.0 为正常视力。视力的检查使用视力表，检查时注意两眼分别检查，先右后左，勿压迫眼球。

（二）视野

视野是指眼向正前方固视时所见的空间范围，相对于视力而言，它反映了周边视网膜的视敏度。同视力一样，视野对我们的工作及生活也有很大影响，视野窄小者不能驾车和从事较大范围活动的工作。视野的检查通过视野计完成。

（三）色觉

色觉是人类眼睛对颜色的感知度，色觉异常包括单色视、色弱和色盲；色觉异常会影响我们的就业和生活。色觉检查通过色盲本、色盲镜检查。

（四）暗适应

暗适应反映了光觉的敏锐度是否正常，可以对夜盲症状进行量化评价。暗适应不正常的患者夜间活动受影响；检查暗适应的方法有对比法和暗适应计。

（五）立体视觉

立体视觉也称深度觉，是感知物体立体形状及不同物体相互远近关系的能力。是外界物体经眼睛成像，神经传导，大脑皮层融合后形成的高级视功能。许多职业如绘画、雕塑、驾驶员、精细加工等要求有良好的立体视觉。可用同视机法和随机点立体图检查。

三、眼部专科检查设备

眼球结构的复杂性以及特殊性,催生出眼科使用的特殊的检查设备,并且更新换代非常迅速,常用的有以下设备:

1. **裂隙灯活体显微镜（slit-lamp biomicroscope）** 是眼科最常用的检查设备,包括照明系统和观察系统。在强光及放大系统的配合下可以清晰地观察眼部浅表组织,调节焦点和光源宽窄,形成光学切面,可查看深部眼组织及其前后位置,配合前置镜和裂隙透镜可以观察房角、后部玻璃体及视网膜。

2. **检眼镜** 分为直接和间接两种。直接检眼镜检查所见眼底为正像,放大约16倍,无立体感。间接检眼镜放大倍数为3~4倍,所见为全倒像,具有立体感,眼底所见范围比直接检眼镜大,能较全面地观察眼底情况。

【眼压计】

是测量眼球内容物对眼球壁压力的仪器,分为压陷式、压平式及非接触式眼压计。眼压的测量受眼球壁厚薄的影响。眼压测量对青光眼的诊断和随访非常重要。

【眼科影像学检查】

1. **眼底血管造影** 从肘正中静脉注入造影剂,通过具有特定滤光片的眼底照相机拍摄眼底血管及其灌注过程。有荧光素眼底血管造影（fundus fluorescence angiography,FFA）和吲哚菁绿血管造影（indocyanine green angiography,ICGA）两种,分别检查视网膜和脉络膜血流。

2. **眼超声检查** 包括A型超声、B型超声、超声活体显微镜以及彩色超声多普勒等检查。

3. **计算机体层成像与磁共振成像** 在眼部的应用非常广泛,适应证及禁忌证与全身检查相同。

4. **光学相干断层扫描（optical coherence tomography,OCT）** 是20世纪眼科最伟大的发明,也是近年眼科设备中更新最快的,从最初的时域OCT,到频域OCT,再到现在的血管成像OCT,OCT对组织结构的分层达到了和病理组织学分层相对应的关系。

第三节 眼睑泪器疾病

眼睑常见的疾病有炎症、位置与功能异常。因眼睑在面部的特殊位置和其保护眼球的功能,眼睑疾病的治疗必须注意其功能和美容作用。

一、睑腺炎

睑腺炎（hordeolum）是眼睑腺体的一种急性化脓性炎症,通常将睑腺炎称为麦粒肿。

【分类】

1. **外睑腺炎** 睫毛毛囊或其附属皮脂腺（Zeis腺）或变态汗腺（Moll腺）感染称为外睑腺炎。

2. **内睑腺炎** 睑板腺感染称为内睑腺炎。

【病因】

最常见为金黄色葡萄球菌感染引起。

【临床表现】

局部具有典型的急性炎症表现:红、肿、热、痛等,外睑腺炎局部红肿范围较弥散,触诊时可发现明显压痛的硬结,可伴有同侧耳前淋巴结肿大、压痛。内睑腺炎表现为睑板局限性硬结,疼痛明显,对应睑结膜面局限性充血、肿胀。

【诊断】

根据患者局部症状和体征,容易做出诊断。一般不需进行实验室检查。

【转归和治疗】

1. **转归** 睑腺炎发生2~3d后,硬结软化,局部出现脓点,不及时处理可自行破溃。睑腺炎破溃后炎症明显减轻,症状明显改善,1~2d 逐渐消退。部分不形成脓点,自行吸收消退。

2. 治疗 ①局部滴用抗生素滴眼剂,严重时可口服抗生素类药物;②当脓点形成后,应及时切开排脓;③切忌在脓肿形成前切开和挤压排脓,防止感染扩散。

二、倒睫与睑内翻

正常睫毛向前生长,上睑睫毛微向上弯曲。睑内翻(entropion)是指睑缘向眼球方向卷曲的位置异常。倒睫(trichiasis)是指睫毛向眼球方向生长。

【病因】

倒睫多与睑内翻伴随,引起睑内翻的各种原因,也可造成倒睫,如沙眼、睑缘炎、睑外伤或睑烧伤等导致睑缘部或眼睑瘢痕形成,引起睑内翻和倒睫。

【临床表现】

1. 症状 患眼疼痛、流泪和异物感。

2. 体征 肉眼或裂隙灯下可见睑缘向眼球方向卷曲,多少不一的睫毛倒向摩擦眼球,长期摩擦可导致结膜充血、角膜上皮损伤、浅层混浊、新生血管形成,严重者可导致角膜溃疡。

【诊断】

肉眼或裂隙灯下检查发现睑内翻和倒睫,即可诊断。

【治疗】

数量较少可用拔睫镊拔除,也可显微镜下切开倒睫部位除去毛囊,或应用电解倒睫器行电解破坏毛囊;倒睫较多,需行手术矫正。

三、慢性泪囊炎

慢性泪囊炎(chronic dacryocystitis)是最常见的泪囊病,多见于中老年女性,慢行泪囊炎属于泪囊内长期慢性炎症,对眼睛构成潜在威胁。

【病因】

鼻泪管狭窄或阻塞,泪液积聚于泪囊,利于细菌的生长和繁殖,造成感染,常见致病菌为肺炎链球菌和白念珠菌。

【临床表现】

主要症状为溢泪,溢脓。指挤压泪囊区,可见黏液或黏液脓性分泌物自泪小点溢出。

【诊断】

根据病史、体征以及泪道检查一般较易诊断。常用的诊断方法如下:

1. 泪道冲洗 冲洗液自上、下泪小点反流,同时有黏液脓性分泌物,可确诊。

2. 影像学检查 X 线碘油造影、CT 及 CT 泪囊造影等,可显示泪囊大小、泪道狭窄或阻塞的部位及程度。

【治疗】

慢性泪囊炎是眼部感染病灶,对眼球构成潜在威胁,所以一经发现应积极治疗,尤其在内眼手术前,必须首先治疗泪囊感染。慢性泪囊炎以手术治疗为主,经典术式为经内眦皮肤入路的泪囊鼻腔吻合术和经鼻腔内镜下泪囊鼻腔吻合术。随着泪道支架和泪道置管的发明和改进,简化了手术步骤,缩短了手术时间。

第四节 结膜眼表疾病

结膜(conjunctiva)位于眼球前部,暴露于空气中,容易受到各种致病因素的影响。

一、结膜炎

结膜炎是眼科最常见的疾病之一。常见的致病因素为微生物感染,如细菌、病毒、衣原体、偶见真菌、立克次体和寄生虫均可感染引起结膜炎。物理性刺激、化学性损伤和免疫因素等非微生物因素也可引起结膜炎症。

(一)细菌性结膜炎

正常情况下结膜囊内存有细菌,正常存在的细菌可减少和抑制其他致病菌的侵害。在局部防御能力下降或致病菌毒力强时,可发生感染。按发病速度分为:超急性(24h 内)、急性或亚急性(几小时或几天)、慢性(数天至数周)。

【病因】

常见致病菌为淋病奈瑟球菌、脑膜炎球菌、流行性感冒嗜血杆菌、肺炎链球菌、金黄色葡萄球菌等。

【临床表现】

1. 症状　患者眼部刺激感和充血,晨起睑缘有分泌物,早期分泌物呈浆液性,随病情进展变成黏脓性分泌物。偶有眼睑水肿,视力一般不受影响,角膜受累后形成斑点状上皮浑浊可引起视力下降。

2. 体征　乳头状增生、结膜充血、严重时混合充血、黏脓性分泌物,可有角膜点状损伤。

【诊断】

根据临床表现、分泌物涂片或结膜刮片等检查,可以诊断。实验室细菌培养和药敏试验,可明确病因诊断和指导用药。

【治疗】

去除病因,抗感染治疗。大部分结膜炎患者经局部用药能够见效,严重患者需行全身用药,控制感染。细菌性结膜炎通过接触传染,注意个人及集体卫生,隔离传染源能在一定程度上预防。

(二)病毒性结膜炎

病毒性结膜炎(viral conjunctivitis)是一种有自限性的结膜常见炎症。按病程分为:急性和慢性两类。急性者包括流行性角结膜炎、流行性出血性结膜炎、咽结膜热等。慢性病毒性结膜炎常见为水痘 - 带状疱疹病毒性睑结膜炎。

1. 流行性角膜结膜炎(epidemic keratoconjunctivitis)

【病因】

由腺病毒引起,潜伏期为 5~12d。通过接触传播,传染性较强。

【临床表现】

起病急、症状重、双眼发病。

(1)症状:急性发病,双眼同时或先后发病,出现眼红、疼痛、畏光、伴有水样分泌物。

(2)体征:急性期眼睑水肿,结膜充血水肿,大量滤泡形成,耳前淋巴结肿大,压痛明显;随病程进展角膜受累,严重则留下永久性损伤,影响视力。

【诊断】

根据症状和体征可以诊断,病毒培养、PCR 检测、血清学检查有助于病原学诊断。

【治疗和预防】

重在预防,防止感染传播。可以局部冷敷和使用血管收缩剂可减轻症状,急性期可使用干扰素滴眼液,阿昔洛韦或更昔洛韦滴眼液,出现角膜损伤时,可加用人工泪液和促进角膜上皮修复的药物。

2. 咽结膜热(pharyngoconjunctival fever)

【病因】

是由腺病毒引起的一种伴有上呼吸道感染和发热的急性滤泡性结膜炎,主要经呼吸道分泌物传播。多见于 4~9 岁儿童和青少年。

【临床表现】

眼部症状出现前多有全身病毒感染表现,眼部表现为睑结膜充血、滤泡形成,球结膜充血、一过性浅层点状角膜炎及上皮下混浊,耳前淋巴结肿大。病程 10d 左右,有自限性。

【诊断】

根据临床表现可以诊断。

【治疗和预防】

治疗以局部和全身抗病毒和减轻症状为主;发病期间勿去公共场所、泳池等,减少传播机会。

（三）免疫性结膜炎

免疫性结膜炎(immunologic conjunctivitis)是结膜对外界变应原的一种超敏免疫反应。常见的免疫性结膜炎有春季结膜炎和季节性过敏性结膜炎。

1. 春季角结膜炎(vernal keratoconjunctivitis,VKC) 是一种反复发作的双侧慢性眼表疾病,又名春季卡他性结膜炎。主要见于 20 岁以下男性,有环境和种族倾向。

【病因】

VKC 的确切病因尚不明确。Ⅰ型超敏反应(速发型超敏反应)和Ⅳ型超敏反应(迟发型超敏反应)均有参与。

【临床表现】

(1) 症状:眼部奇痒。其他症状还有疼痛、异物感、羞光、烧灼感、流泪和黏性分泌物增多。

(2) 临床分型:分为睑结膜型、角结膜缘型及混合型。

睑结膜型的特点是睑结膜呈粉红色,上睑结膜巨大乳头呈铺路石样排列。

角结膜缘型更常见于黑色人种,典型体征为角膜缘黄褐色或污红色胶样增生,以上方角膜缘明显。

混合型是睑结膜和角膜同时出现上述两型的典型体征。

【诊断】

根据患者眼部奇痒的症状和典型体征可诊断。实验室检查:结膜刮片和泪液检测可提示过敏。

【治疗】

春季角结膜炎是一种自限性疾病,治疗以减轻症状和抑制过敏为主。包括局部冷敷,居住于空调房间或移居寒冷地区;针对病因治疗包括:局部使用糖皮质激素、肥大细胞稳定剂、抗组胺药物,必要时加用免疫抑制剂。

2. 季节性过敏性结膜炎(seasonal allergic conjunctivitis) 是眼部过敏性疾病最常见的类型,又名枯草热性结膜炎。

【病因】

其致敏原主要是植物的花粉。

【临床表现】

特征性的表现为季节性发病(一般在春季),双眼发作,接触过敏源后急性起病,脱离过敏源后很快缓解或消失。

(1) 症状:眼痒、异物感、烧灼感、流泪、畏光及黏液性分泌物,高温环境下症状加重。

(2) 体征:结膜充血、睑结膜乳头增生,可有结膜水肿和眼睑水肿;多数患者同时有过敏性鼻炎表现和支气管哮喘病史。

【诊断】

根据季节性发作,发病过程和体征可诊断。

【治疗】

脱离变应原,局部冷敷,局部滴用抗过敏药物,必要时可加用糖皮质激素或非甾体类抗炎药;预后良好。

二、沙眼

沙眼(trochoma)是由沙眼衣原体感染所致的一种慢性传染性结膜角膜炎,曾是我国致盲首要病因。

【病因】

沙眼衣原体通过接触传播。

【临床表现】

一般起病缓慢,双眼发病,轻重不等;幼儿患沙眼一般隐匿发病,不留后遗症。成人沙眼表现为亚急性或急性发病,症状明显。为便于指导治疗,进行分期。

我国在 1979 年制定了适合我国国情的分期方见表 18-1。

表 18-1　我国 1979 年制定的沙眼分期方法

分期	临床表现
Ⅰ期(进行活动期)	上睑结膜乳头与滤泡并存,上穹窿结膜模糊不清,有角膜血管翳
Ⅱ期(退行期)	上睑结膜自瘢痕开始出现至大部分变为瘢痕。仅留少许活动病变
Ⅲ期(完全瘢痕)	上睑结膜活动性病变完全消失,代之以瘢痕,无传染性

【诊断】

沙眼诊断要至少符合以下 4 点中的 2 点:①上睑结膜 5 个以上滤泡;②典型的睑结膜瘢痕;③角膜缘滤泡或角膜缘滤泡发生瘢痕化改变;④广泛的角膜血管翳。

实验室病原学检查和细胞学检查可确诊。

【治疗】

包括全身和眼局部药物治疗及对并发症的治疗。衣原体对四环素、红霉素最敏感,其次是磺胺嘧啶和利福平等。局部滴用敏感抗生素滴眼液和眼膏。急性期或严重的沙眼应需全身应用。及时治疗并发症可以防止晚期沙眼瘢痕形成而致盲。

【预防及预后】

沙眼重在预防:良好的卫生习惯、改善环境的避免接触传染。沙眼是一种持续时间长的慢性疾病,及时有效的相应治疗可避免严重并发症。

三、翼状胬肉

翼状胬肉(pterygium)是一种结膜变性疾病,与结膜相连的纤维血管样组织向角膜表面生长,鼻侧多见,常引起散光导致视力下降。如果胬肉遮盖视轴区,会严重影响患者的视力。

【病因】

翼状胬肉的确切病因与发病机制不清,与紫外线、遗传、干眼和过敏均有关。

【临床表现】

1. 症状　一般无明显症状。病变接近角膜瞳孔区时可引起角膜散光或直接遮挡视轴,引起视力下降。

2. 体征　肉眼即可见睑裂区肥厚的球结膜及其下纤维血管组织呈三角形向角膜侵入,鼻侧多见,双眼多见。

【诊断和鉴别诊断】

翼状胬肉的直观改变即可诊断。需注意和假性胬肉、睑裂斑、结膜肿瘤鉴别。

【治疗】

以手术为主。手术方式有单纯胬肉切除或结膜下转移术,胬肉切除联合球结膜瓣转移或羊膜移植术,联合角膜缘干细胞移植、自体结膜移植、β 射线照射、局部使用丝裂霉素等,可以减少胬肉复发率。

四、眼干燥症

干眼(dry eye)又称角结膜干燥症,是指任何原因引起的泪液质或量或动力学异常导致的泪膜稳定性下降,并伴有眼部不适,和 / 或眼表组织损害,视功能障碍为特征的一大类疾病的总称。

【病因与分类】

干眼病因繁多,但发病机制不明。

根据泪液缺乏成分的不同,分为以下 5 种类型:水液缺乏型、黏蛋白缺乏型、脂质缺乏型、泪液动力学异常型和混合型。混合型指上述因素的两种或以上同时存在,是最常见的一种类型。

【临床表现】

1. **症状**　最常见的症状是干涩、异物、烧灼感,还可有畏光、视物模糊和视疲劳。

2. **体征**　裂隙灯下可见泪河变窄或不连续,球结膜增厚无光泽,血管扩张,分泌物呈微黄色粘丝,睑裂区结膜角膜上皮不同程度损伤染色阳性。部分患者以视物模糊,视力下降就诊,是由于泪膜不稳定引起。

3. **临床检查**　①泪河高度:泪河高度正常值为 0.3~0.5mm,≤0.2mm 则诊断为干眼。②泪液分泌试验(Schirmer 试验):正常值为 10~15mm/5min,<10mm/5min 为低分泌,反复多次检查泪液分泌量 <5mm/5min 提示为干眼。③泪膜破裂时间(BUT):正常值为 10~45s,<10s 为泪膜不稳定。④角膜结膜上皮染色:荧光素染色用于观察角膜上皮;丽丝胺绿染色可同时观察结膜和角膜上皮。⑤泪液渗透压测量被认为是诊断干眼的重要判断标准。泪液渗透压≥312mOsm/L 提示有干眼的可能。

【诊断】

根据症状、局部体征和临床检查,可以对绝大多数眼干燥症患者作出诊断。

【治疗】

治疗应先去除病因,根据不同类型眼干燥症给予相应治疗,补充泪液,减少蒸发,抗炎治疗。

第五节　角 膜 疾 病

角膜病是最主要的致盲眼病之一,角膜病变中角膜炎最常见。

一、角膜炎概述

内源性或外源性致病因素侵袭角膜组织引起炎症,称为角膜炎(keratitis)。

【病因】

致病因素包括病原体感染、免疫因素、营养不良和局部邻近组织炎症蔓延。

【分类】

按其致病因素角膜炎可分为感染性、免疫性、营养不良性、神经麻痹性及暴露性角膜炎等。其中感染性角膜炎最常见,又可根据致病微生物分为细菌性、病毒性、真菌性、棘阿米巴性、衣原体性等。

【病理】

不同角膜炎具有相似的病理变化过程,分为浸润期、溃疡期、溃疡消退期和愈合期 4 个阶段。在前 3 期经治疗可直接进入愈合期,遗留不同程度的视力影响。严重的角膜炎可引起虹膜睫状体炎,可为无菌性、反应性炎症,也可由病原体直接感染引起。

【临床表现】

1. **症状**　最常见症状为眼痛、畏光、流泪、眼睑痉挛等;不同程度的视力下降,若病变位于中央光学区,则视力下降更明显。结膜囊分泌物多见于化脓性角膜炎。

2. **体征**　典型体征为睫状充血、角膜上皮缺损、角膜浸润及溃疡形成;引起角膜炎的因素不同,角膜浸润及溃疡的形态、大小和部位也不同。裂隙灯活体显微镜检查在角膜病变中非常重要,使用不同裂隙可进行角膜炎范围和炎症浸润深度的检查。

3. **实验室检查**　角膜溃疡组织刮片行细菌、真菌、棘阿米巴鉴别和培养,行病原学检查,为选择敏感的抗菌药物提供可靠的依据。

4. **角膜共焦显微镜**　是一种无创性的检查手段,可对棘阿米巴和真菌性角膜炎行早期诊断,并在治疗过程中随访检查,观察疗效。

【治疗】

角膜炎的治疗原则是:控制感染,减轻炎症,促进溃疡愈合和减少瘢痕形成。

二、细菌性角膜炎

细菌性角膜炎是指由细菌感染导致的角膜上皮缺损和角膜基质坏死,又称为细菌性角膜溃疡(bacterial corneal ulcer)。严重者可致角膜溃疡穿孔、眼内感染,导致失明。

【病因】

常见致病菌为葡萄球菌、铜绿假单胞菌、肺炎链球菌和大肠杆菌等。由于抗生素和皮质类固醇激素的滥用,由克雷伯菌、棒状杆菌、沙雷菌、丙酸杆菌等条件致病菌引起的感染日渐增多。

【临床表现】

起病急骤,常有角膜外伤或戴角膜接触镜史。

1. **症状**　畏光、流泪、疼痛、视力障碍、眼睑痉挛等眼部刺激症状。

2. **体征**　眼睑及球结膜充血水肿,角膜溃疡,周围组织浸润水肿,溃疡表面和结膜囊多有脓性或黏液脓性分泌物。多有前房反应,前房积脓。

【诊断】

1. 病史及临床表现有助于诊断。

2. 病原学检查　涂片、细菌培养可查找致病菌。

【治疗】

局部使用敏感抗生素是治疗细菌性角膜炎最有效的途径。包括滴眼液、眼膏和结膜下注射等给药方法。局部使用胶原酶抑制剂抑制溃疡发展。口服维生素 C、维生素 B 有助于溃疡愈合。严重有穿孔危险者可行角膜移植。

三、真菌性角膜炎

真菌性角膜炎(fungal keratitis)是一种由致病真菌引起的感染性角膜炎症。真菌性角膜炎致盲率高。

【病因】

主要病原学因素为曲霉菌属、镰孢菌属、弯孢菌属(月状弯孢霉菌)和念珠菌属 4 大类。

【临床表现】

1. **多有植物(如树枝、稻草等)性角膜外伤史或长期使用激素和抗生素病史**

2. **症状**　起病缓慢,刺激症状较轻,伴视力障碍。

3. **体征**　角膜浸润灶灰白色,致密,表面粗糙无光泽,溃疡周围可见免疫环、"伪足"或卫星样浸润灶,前房积脓出现较早。

4. **实验室检查**　刮片和染色可快速鉴别。真菌培养及联合药敏试验对治疗有指导作用。免疫荧光染色、电子显微镜检查和 PCR 技术也用于真菌角膜炎的诊断。

5. **角膜共焦显微镜**　是真菌性角膜炎早期非侵入性检查手段。

【诊断】

1. 根据病史和角膜病灶特征可以初步诊断。

2. 实验室检查找到真菌和菌丝可以确诊。

【治疗】

局部使用抗真菌药物治疗。必要时行手术治疗,包括清创术、结膜瓣遮盖术和角膜移植术。

四、单纯疱疹病毒性角膜炎

单纯疱疹病毒性角膜炎(herpes simplex keratitis,HSK)是由单纯疱疹病毒(herpes simplex virus HSV)引起的角膜感染,是致盲性角膜病最主要的原因。反复发作,角膜混浊逐渐加重,最终可导致失明。

【病因】

HSV 感染分为原发感染和复发感染两种类型。原发感染后,HSV 潜伏在三叉神经节和膜组织,复发性 HSK 是由潜伏的 HSV 再活化复制引起。

【临床表现】

1. **原发性单纯疱疹病毒感染** 常见于幼儿,具有自限性。表现为全身发热、耳前淋巴结肿大、唇部或皮肤疱疹等,眼部很少受累。眼部原发感染主要表现为急性滤泡性结膜炎、假膜性结膜炎、眼睑皮肤疱疹,累及角膜者表现为点状或树枝状角膜炎为角膜上皮病变,且临床表现不典型。

2. **复发性单纯疱疹病毒感染** 根据典型临床表现分为以下 4 种类型。

(1) 上皮型角膜炎:早期表现为点状、簇状和排列成行的角膜上皮浸润,随着感染持续和扩大,上皮细胞坏死脱落融合形成树枝状角膜溃疡,溃疡范围进一步发展形成地图状角膜溃疡。

(2) 营养性角膜病变:是由于炎症破坏基底膜、泪膜不稳定和病毒引起角膜感觉神经受损引起,在 HSK 恢复期或静止期,出现反复的上皮或前基质层脱落,溃疡长期不愈合,甚至向深层发展引起角膜穿孔。

(3) 基质型角膜炎:多由树枝状或地图状角膜炎反复发作进展而成,最常见的是盘状角膜炎,表现为中央基质盘状水肿,后弹力层皱褶,伴有虹膜反应是可在盘状水肿区域出现角膜内皮沉着物;严重的基质型角膜炎可表现为角膜基质溶解坏死以及上皮广泛性缺损的坏死性基质型角膜炎。

(4) 角膜内皮炎:可见角膜中央或旁中央基质水肿,呈毛玻璃样外观,在水肿区的内皮面有角膜沉积物。

3. **实验室检查** 角膜上皮刮片可发现多核巨细胞,角膜病灶分离到单纯疱疹病毒,免疫荧光电镜、单克隆抗体组织化学染色发现病毒抗原,血清学测试病毒抗体等。

【诊断】

根据病史和体征可以诊断,实验室检查可辅助诊断。

【治疗】

HSK 的治疗目的是抑制病毒在角膜内的复制,减轻炎症反应引起的角膜损害。

1. **药物治疗** 局部及全身应用抗病毒药物。

2. **手术治疗** 穿透性角膜移植术是复明的有效手段。术后局部使用激素同时应局部和全身使用抗病毒药物以预防复发。

3. **减少复发** 口服敏感抗病毒药物,可降低 HSK 复发率。单纯疱疹病毒角膜炎容易复发。

五、棘阿米巴角膜炎

棘阿米巴角膜炎(acanthamoeba keratitis)由棘阿米巴原虫感染引起,是一种的严重威胁视功能的角膜炎。

【病因】

接触棘阿米巴污染的水源或角膜接触镜镜片和镜片清洁液而感染。

【临床表现】

多单眼发病,畏光、流泪、剧烈眼痛、伴视力减退,病程可长达数月,迁延不愈。感染初期,角膜呈树枝状角膜炎改变,后期出现基质混浊、盘状混浊,周围有卫星灶。

【诊断】

角膜组织刮片染色找到棘阿米巴原虫是诊断的基础,角膜共聚焦显微镜对棘阿米巴角膜炎的活体诊断有帮助。

【治疗】

药物治疗疗程长,常需联合用药;药物治疗无效或预后角膜白斑明显影响视功能者可行穿透性角膜移植。

第六节　白　内　障

白内障(cataract)是指晶状体混浊,或者晶状体颜色改变透明度降低所导致的视觉质量下降的退行性改变。白内障的发生与许多因素有关,如年龄、外伤、中毒、遗传等,但其基本的病理改变为晶状体蛋白变性,上皮细胞凋亡。白内障最明显最重要症状是视力下降,可有对比敏感度降低、屈光改变、单眼复视和多视、眩光、色觉敏感度下降和不同程度的视野缺损。

一、老年性白内障

老年性白内障(senile cataract)是最常见的白内障类型,也叫年龄相关性白内障(age-related cataract)。

【病因】

病因尚不明确。年龄、职业、性别、紫外线辐射、糖尿病、高血压和营养不良等均是白内障的危险因素。

【临床表现】

老年性白内障根据晶状体开始浑浊的部位分为3种类型:皮质性、核性以及后囊下白内障。

1. **皮质性白内障**　最常见的一种类型,典型病变分为四期。

(1)初发期:早期病变出现在晶状体的周边部,裂隙灯下见晶状体皮质中空泡和水隙形成,在晶状体周边前、后皮质形成尖端指向中央楔形羽毛状浑浊(图18-2)。

(2)膨胀期(未成熟期):晶状体混浊加重,不均匀,出现虹膜投影,晶状体纤维肿胀,渗透压改变,晶状体含水量增多,晶状体膨大,厚度增加,前房变浅,可诱发青光眼急性发作。

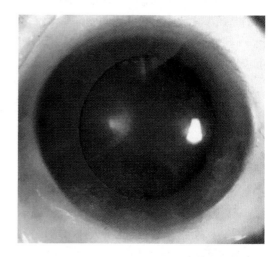

图18-2　初发期白内障晶状体周边出现楔形混浊

(3)成熟期:晶状体全部混浊,虹膜投影消失,晶状体内水分溢出,肿胀消退,体积变小,前房深度恢复正常,患者视力严重下降,眼底不能窥入。

(4)过熟期:此期晶状体纤维分解液化,囊膜变性皱缩,水分持续丢失,晶状体体积缩小,前房加深。此期如果晶状体核下沉,患者会出现视力突然提高。囊膜变形可使晶状体蛋白成分穿透至前房,阻塞房角导致继发性青光眼。

2. **核性白内障**　核性白内障随病程进展核的颜色逐渐加深而呈黄褐色、棕色、棕黑色甚至黑色,与核硬化并存。

3. **后囊下白内障**　以晶状体后囊膜下浅层皮质混浊为特点,由于混浊位于视轴,接近节点,所以很轻很小的病变就会出现明显视力障碍。

【诊断】

根据患者年龄、病史和典型的晶状体混浊形态,结合视力情况可以做出明确诊断。

【治疗】

白内障手术是各种白内障的主要治疗手段。

二、先天性白内障

先天性白内障(congenital cataract)是指晶状体混浊在出生后即存在或在出生后1年内逐渐形成的先天遗传或发育障碍导致的白内障,严重影响婴幼儿视力发育,是造成儿童失明和弱视的重要原因。根据混浊部位先天性白内障分为膜性、核性、绕核性、前极、后极、粉尘状、点状、盘状、珊瑚状、花冠状、硬核液化及全白内障等。

三、外伤性白内障

机械性眼外伤引起晶状体混浊称外伤性白内障,常常单眼发生。由于各种外伤的性质和程度有所不同,引起的晶状体混浊也有不同的特点。常见有:①眼部钝挫伤所致白内障;②眼球穿孔伤所致白内障;③眼球爆炸所致白内障;④电击伤所致白内障。

四、白内障的手术治疗

手术治疗是各种白内障的主要治疗手段。通常采用在手术显微镜下施行的白内障超声乳化术或白内障囊外摘除术联合人工晶状体植入术,可以获得满意效果。

第七节　青　光　眼

青光眼(glaucoma)是一组以特征性视神经萎缩和视野缺损为共同特征的疾病,病理性眼压升高是其主要危险因素。眼压是眼球内容物作用于眼球内壁的压力,统计学上我国人正常眼压为10~21mmHg。生理性眼压的稳定性有赖于房水生成量与排出量的动态平衡。

【分类】

临床上根据病因学、解剖学和发病机制将青光眼分为原发性、继发性和先天性3大类。

1. **原发性青光眼(primary glaucoma)**　发病机制尚未完全阐明,根据前房角状态分为开角型和闭角型青光眼。

2. **继发性青光眼**　有眼部其他疾病或全身疾病等明确病因引起的一类青光眼。

3. **先天性青光眼**　是眼球胚胎发育期房角结构发育不良或发育异常导致的一类青光眼。

【诊断】

青光眼最基本的检查项目包括眼压、房角、视野和视盘检查等。

1. **眼压**　眼压测量是青光眼诊断和判断治疗是否有效的重要指标。临床上使用的眼压计主要有Goldmann眼压计、Schiötz眼压计和非接触式眼压计测量。

2. **房角**　房角的开放或关闭是诊断开角型青光眼或闭角型青光眼的依据。可通过房角镜检查直接观察房角结构。超声生物显微镜和眼前节光学相干断层扫描仪可检测生理状态下虹膜形态和房角结构。

3. **视野**　青光眼的视野改变具有特征性,且与视神经的改变有特征性的关系。视野检查是青光眼的诊断和随访的重要依据。临床上常用的视野计包括Goldmann视野计和自动视野计。

4. **视盘**　青光眼视盘改变是诊断青光眼的客观依据。可通过共焦激光眼底扫描系统、光学相干断层成像仪、视神经分析、同步立体眼底照相仪等评价早期青光眼视盘改变,并进行定量检测和追踪观察。

一、原发性青光眼

原发性青光眼是青光眼的主要类型,根据眼压升高时前房角的状态——关闭或是开放,分为闭角型青光眼和开角型青光眼。

(一)原发性闭角型青光眼

原发性闭角型青光眼(primary angle-closure glaucoma,PACG)是由于周边虹膜堵塞小梁网,或与小梁网产生永久性粘连,房水外流受阻,引起眼压升高的一类青光眼。根据眼压升高的过程,分为急性闭角型青光眼和慢性闭角型青光眼。

1. 急性闭角型青光眼　急性闭角型青光眼(acute angle-closure glaucoma)是一种以眼压急剧升高并伴有相应症状和眼前段组织病理改变为特征的眼病,多见于50岁以上患者,女性多见。

【发病因素】

短眼轴、小角膜、浅前房、窄房角、且晶状体较厚的解剖变异是急性闭角型青光眼的解剖基础。随年龄增长,晶状体厚度增加导致瞳孔阻滞,房角进一步变窄,在情绪激动、暗室停留时间过长等导致瞳孔散大的诱因下,房角关闭,眼压短时间内急剧升高,青光眼发作。

【临床表现及分期】

(1)临床前期:急性闭角型青光眼为双侧性眼病,一眼急性发作,另一眼即使没有任何症状也诊断为急性闭角型青光眼临床前期。有一部分眼具有解剖变异,在一定诱因下,眼压升高,也可诊断为临床前期。

(2)先兆期:多在傍晚时分小发作,出现雾视、虹视,患侧头痛、鼻根部酸胀感,休息后自行缓解。可多次反复发作。

(3)急性发作期:剧烈头痛、眼痛、畏光、流泪、视力严重减退,可伴有恶心、呕吐等全身症状。球结膜混合性充血,角膜水肿,瞳孔中等散大,光反射消失,前房极浅,房角关闭。眼压常在50mmHg以上。经治疗眼压控制,视力好转,眼部遗留永久损伤,瞳孔中等散大、虹膜节段性萎缩、青光眼斑称为青光眼"三联征"。

(4)间歇期:指小发作后自行缓解,眼压恢复正常。

(5)慢性期:急性大发作或反复小发作后,眼压持续重度升高,出现青光眼性视盘凹陷和相应视野缺损。

(6)绝对期:长期高眼压,眼组织遭受严重损害,视力降至无光感。

【诊断】

大发作时的典型症状和体征,诊断较容易。对于可疑患者可行暗室试验、俯卧试验和房角检查,协助诊断。

【治疗】

(1)降低眼压:病理性眼压升高是青光眼的高危因素,青光眼的治疗主要是通过药物或手术降低眼压。

(2)视神经保护性治疗。

2. 慢性闭角型青光眼　慢性闭角型青光眼(chronic angle-closure glaucoma)亦有浅前房、房角狭窄等解剖变异,但其程度较急性闭角型青光眼为轻,房角粘连也是由点到面逐步发展,小梁的损害是渐进性的,眼压逐步上升。由于眼压缓慢升高,不易早期发现,视盘在高眼压下渐渐萎缩,形成凹陷,视野进行性损害,一经发现多为晚期。治疗也是控制眼压,营养保护视神经。

(二)原发性开角型青光眼

原发性开角型青光眼(primary open angle glaucoma,POAG)病因尚不明确,可能与遗传有关。眼前节无明显异常,前房深度正常,虹膜平坦,眼压升高而房角开放。

【临床表现】

1. 症状　多数患者可无任何自觉症状,常常直到晚期,视功能遭受严重受损时才发觉。

2. **眼压** 单次眼压不高不能排除原发性开角型青光眼,需行 24h 动态眼压监测,发现眼压高峰和眼压波动较大。

3. **眼前节** 眼前节多无明显异常。

4. **眼底** 视神经进行性萎缩,凹陷扩大,视网膜神经纤维层缺损。

5. **视野** 特征性青光眼视野缺损。早期为旁中心暗点,随病情进展,发展成弓形暗点,环形暗点,晚期可仅存颞侧视岛和管状视野。

【诊断】

患者多无自觉症状,主要根据眼压升高、房角开放、视盘损害和视野缺损等来诊断。

【治疗】

控制眼压,营养保护视神经。

二、继发性青光眼

继发性青光眼(secondary glaucoma)病因明确,是由于眼部或全身疾病,干扰或破坏了正常的房水循环,使房水流出通路受阻而引起眼压升高,视神经损害,视野缺损的一组青光眼。继发性青光眼除了眼压增高外,一般还存在原发病对眼组织的损伤,在诊断和治疗上往往比原发性青光眼更为复杂,预后也较差。常见的继发性青光眼有:

1. **青光眼睫状体炎综合征** 好发于中年男性,在眼压升高的同时或前后,出现羊脂状角膜后沉着物,而无其他炎症表现,可自行缓解,但易复发。

2. **糖皮质激素性青光眼** 局部或全身长期使用糖皮质激素可引起眼压升高,临床表现与原发性开角型青光眼相似,停用糖皮质激素后眼压可逐渐恢复正常。对临床上需要长期糖皮质激素治疗的患者,要注意监测眼压。

3. **虹膜睫状体炎继发性青光眼** 虹膜睫状体炎可引起瞳孔环状后粘连、瞳孔膜闭,房水循环受阻,眼压升高;也可因炎症累及小梁网、炎性物质堵塞小梁网或发生周边前粘连,房水外流通路受阻导致继发性青光眼。治疗以虹膜睫状体炎为主,同时控制眼压,必要时手术治疗。

三、先天性或发育性青光眼

先天性青光眼(congenital glaucoma)系胚胎期前房角发育异常引起的一类青光眼。包括婴幼儿型青光眼、青少年型青光眼和合并其他先天异常的青光眼

1. **婴幼儿型青光眼** 由于眼压增高,角膜上皮水肿刺激引起畏光、流泪、眼睑痉挛三大特征性症状,3 岁前眼压升高可导致眼球增大,表现为角膜大,前房深;3 岁后眼压开始升高,通常无角膜增大征,但会表现为进行性近视加重。

2. **青少年型青光眼** 表现与开角型青光眼相同,只是发病年龄的差异。治疗也与开角型青光眼相同。

第八节 葡萄膜炎

葡萄膜位于眼球壁的第二层,富含色素,血流丰富且缓慢,容易受到自身免疫、感染、毒素、肿瘤等因素的影响而致病,其中以各种因素所致的葡萄膜炎最常见。按解剖位置将葡萄膜炎分为前葡萄膜炎、中间葡萄膜炎、后葡萄膜炎和全葡萄膜炎。

一、前葡萄膜炎

前葡萄膜炎(anterior uveitis)是葡萄膜炎中最常见的类型,包括虹膜炎、睫状体炎和虹膜睫状体炎,可急性起病也可表现为慢性病程。

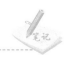

【病因】

虹膜睫状体炎病因不明,许多全身性疾病可伴发虹膜睫状体炎,如强直性脊柱炎、青年特发性关节炎、结核、梅毒等。

【临床表现】

1. **症状**　眼红、眼痛、畏光、流泪等症状与局部炎症程度成正比,是由睫状肌收缩痉挛,组织肿胀充血和毒素、炎症介质刺激引起。视力减退程度与炎症渗出导致的屈光间质混浊有关。

2. **体征**　瞳孔缩小、光反射迟钝、睫状充血、角膜后沉着物(KP)、前房细胞和前房闪辉、虹膜纹理不清,颜色晦暗,瞳孔后粘连等。

【诊断与鉴别诊断】

根据患者典型的症状和体征可诊断,但病因诊断困难。在症状和体征不典型时需与急性结膜炎和青光眼相鉴别,鉴别诊断见表18-2。

表 18-2　虹膜睫状体炎鉴别诊断

类别	急性结膜炎	虹膜睫状体炎	急性闭角型青光眼
视力	无变化	不同程度下降	下降明显,严重时可降至光感
结膜	结膜充血/混合充血	睫状体充血/混合充血	睫状体充血/混合充血
角膜	清,一般不受累	上皮清,内皮可见沉着物	上皮水肿,内皮色素性沉着物
瞳孔	大小正常,对光反射灵敏	小,对光反射迟钝	中等散大,固定
分泌物	黏液脓性分泌物	无	无
眼压	正常	正常、偏低或增高	高

【并发症】

虹膜睫状体炎反复发作或持续存在可引起角膜混浊、继发性青光眼、并发性白内障和眼球萎缩。

【治疗】

因虹膜睫状体炎病因诊断困难,治疗以控制炎症、缓解症状、预防并发症为主。

二、中间葡萄膜炎

中间葡萄膜炎(intermediate uveitis)是一组累及睫状体扁平部、玻璃体基底部、周边视网膜和脉络膜的炎症性和增殖性疾病。又称周边葡萄膜炎、睫状体平坦部葡萄膜炎。本病青少年多见,一般为双眼发病,病程较长,典型表现为睫状体平坦部雪堤样病变。

【病因】

中间葡萄膜炎的病因尚不完全清楚,已发现一些感染因素和疾病与其发生有关,但在多数患者找不到病因。

【临床表现】

1. **症状**　发病隐匿,多不能确定确切发病时间,轻者可无任何症状或仅出现飞蚊症,重者可有视物模糊、暂时性近视;黄斑受累或出现白内障时,可有明显视力下降,少数患者可出现眼红、眼痛等表现。

2. **体征**　玻璃体雪球状混浊、睫状体扁平部雪堤样改变,周边视网膜炎以及炎症病灶是最常见的改变,同时也可出现眼前段受累和后极部视网膜改变。

【治疗】

对于有活动性炎症者应积极治疗:可给予局部或全身应用激素,炎症难以控制时,可选用其他免疫抑制剂,药物治疗无效时,可行睫状体扁平部冷凝,激光光凝治疗,玻璃体腔内注射抗 VEGF 药物治疗等。

三、后葡萄膜炎

后葡萄膜炎(posterior uveitis)是指炎症累及脉络膜及脉络膜周围组织的一组炎症性疾病,包括脉络膜炎、视网膜炎、脉络膜视网膜炎、视网膜脉络膜炎、视网膜血管炎以及神经视网膜炎等。

【病因】

病因复杂。一般可分为两大类:①感染性因素:包括病毒、细菌、螺旋体、真菌和寄生虫感染;②非感染性因素:包括与全身疾病相关的后葡萄膜炎、单纯后葡萄膜炎及伪装综合征。

【临床表现】

视力下降、眼前浮游物、闪光感及视物变形、变小、变大等视功能改变;眼部表现为:玻璃体混浊,眼底局灶性或弥漫性渗出,严重时可出现视网膜水肿、血管扩张、色素紊乱等。

【治疗】

能够明确病因的,针对病因治疗,同时局部及全身营养支持治疗。

四、全葡萄膜炎

全葡萄膜炎(generalized uveitis,或 panuveitis)是指累及整个葡萄膜的炎症,常伴有视网膜和玻璃体的炎症。当感染因素引起的炎症主要发生于玻璃体或房水时,成为眼内炎。国内常见的全葡萄膜炎主要为 Vogt-小柳原田病,Behcet 病性全葡萄膜炎。

第九节 视 网 膜 病

视网膜结构复杂、功能精细,尤其是位于后极部的黄斑区,既是人眼视力最敏锐的地方,也是视网膜组织结构和功能活动最特殊的地方,脉络膜血流量大,容易受到致病因素的影响,且一旦受损对视功能的影响非常大。

一、视网膜动脉及静脉阻塞

视网膜的血液供应来自视网膜中央血管系统和脉络膜血管系统,其中视网膜血管系统供应视网膜的内五层。视网膜血管属于终末血管,尤其视网膜中央动脉,阻塞后引起视网膜急性缺血,短时间内视功能严重受损。

(一)视网膜动脉阻塞

视网膜动脉阻塞较静脉阻塞少见,但后果极为严重,如果得不到及时的救治将导致失明。视网膜动脉阻塞的表现与受累血管有关。

【病因】

视网膜动脉内各种原因所致的血栓形成、栓子栓塞和血管痉挛均可导致动脉阻塞。

【临床表现】

1. **视网膜中央动脉阻塞(central retinal artery occlusion,CRAO)** 患眼突发无痛性视力丧失,瞳孔散大,直接对光反射消失,间接对光反射存在,眼底可见视网膜弥漫性水肿,后极部尤为明显,中心凹呈樱桃红斑,动脉变细,血流呈节段状(图18-3)。数周后,视网膜水肿消退,中心凹樱桃红斑消失,遗留苍白的视盘和细窄的视网膜动脉。部分有睫状视网膜动脉患者,可保留部分中心视力。

2. **视网膜分支动脉阻塞(branch retinal artery occlusion,BRAO)** 视力不同程度下降,固定暗影。眼底可见阻塞支动脉变细,受累区视网膜灰白水肿。有时在阻塞的分支动脉内可见栓子(图18-4)。

【诊断】

根据眼部症状、体征、辅助检查可以诊断。

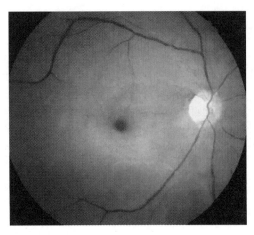
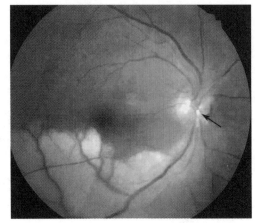

图 18-3　右眼 CRAO 彩色眼底照相

图 18-4　右眼 BRAO 彩色眼底照相

右眼颞下视网膜动脉阻塞,动脉内可见栓子(箭头),受累动脉供血区视网膜灰白水肿。

【治疗】

需争分夺秒行抢救性的治疗,包括降低眼压、使用血管扩张剂、抗凝剂等。

(二) 视网膜中央动脉慢性供血不足(眼缺血综合征)

由于颈动脉管腔阻塞供血不足引起。一过性黑矇,间歇性眼痛,严重时出现视力下降;眼底可见视网膜动脉变细,静脉略扩张,视网膜散在暗红色斑点状出血和微动脉瘤。如不及时治疗多数患者会继发新生血管性青光眼,导致视力丧失。主要针对全身病因治疗,局部以预防或治疗新生血管性青光眼为主。

(三) 视网膜静脉阻塞

视网膜静脉阻塞(retinal vein occlusion,RVO)是一种常见的视网膜血管病,分为视网膜中央静脉阻塞和视网膜分支静脉阻塞。

【病因】

各种原因引起的视网膜静脉血栓形成。

【临床表现】

1. 视网膜中央静脉阻塞(central retinal vein occlusion,CRVO)　由血管壁改变、血液流变学改变和血流动力学改变等引起血管内血栓形成,多为单眼发病,视力不同程度下降。眼底表现特点为各象限的视网膜静脉迂曲扩张,视网膜内出血呈火焰状,沿视网膜静脉分布,视盘和视网膜水肿,黄斑区尤为明显,久之多形成黄斑囊样水肿(图 18-5)。根据临床表现及预后分为非缺血型和缺血型。

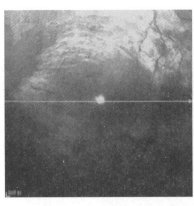
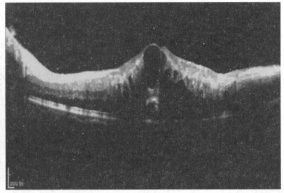

图 18-5　左眼 CRVO 黄斑囊样水肿 OCT 图像

黄斑囊样水肿,视网膜层间多个液性囊腔。

2. 视网膜分支静脉阻塞(branch retinal vein occlusion,BRVO) 视力改变是否下降与阻塞的分支静脉位置有关,位于鼻侧的分支静脉因远离黄斑区可无视力下降,而颞上支静脉阻塞容易累及黄斑区,造成视力不同程度的下降。阻塞支静脉迂曲扩张,受阻静脉迂曲扩张,受阻静脉引流区视网膜浅层出血、视网膜水肿及棉绒斑(图18-6)。

【诊断】

根据检眼镜检查、彩色眼底照相、FFA 及 OCT 可诊断。

【治疗】

目前尚无有效治疗药物,不宜使用止血剂、抗凝剂及血管扩张剂。累及黄斑出现黄斑区囊样水肿者,可行玻璃体腔注射抗 VEGF 药物减轻水肿保护视功能,缺血型者可行视网膜光凝,防止并发症。

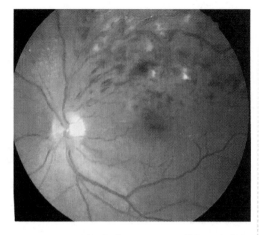

图 18-6 左眼视网膜颞上 BRVO 彩色眼底照相
左眼颞上视网膜分支静脉迂张,受阻静脉引流区视网膜水肿及棉绒斑。

二、糖尿病性视网膜病变

糖尿病性视网膜病变(diabetic retinopathy,DR)已成为最常见的视网膜血管疾病,是 50 岁以上人群主要致盲眼病之一。早期无自觉症状,病变发展到黄斑后始出现不同程度的视力减退。根据病变严重程度,可分为增生性糖尿病视网膜病变和非增生性糖尿病视网膜病变,其分级标准见表 18-3。

表 18-3 糖尿病性视网膜病变的国际临床分级标准

糖尿病性视网膜病变分期	散瞳眼底检查所见
无明显视网膜病变	无异常
轻度 NPDR[1]	仅有微动脉瘤
中度 NPDR	微动脉瘤及轻于重度 NPDR
重度 NPDR	下列任一改变,但无 PDR 表现:
	1. 任一象限中有多于 20 处视网膜内出血;
	2. 在 2 个以上象限有静脉串珠样改变;
	3. 在 1 个以上象限有显著的视网膜内微血管异常
PDR[2]	以下一种或多种改变:
	新生血管形成、玻璃体积血或视网膜前出血
糖尿病性黄斑水肿分级	
无明显黄斑水肿	后极部无明显视网膜增厚或硬性渗出
轻度黄斑水肿	后极部存在部分视网膜增厚或硬性渗出,但远离黄斑中心
中度黄斑水肿	视网膜增厚或硬性渗出接近黄斑但未涉及黄斑中心
重度黄斑水肿	视网膜增厚或硬性渗出涉及黄斑中心

1:NPDR——非增殖期 DR;2:PDR——增殖期 DR。

【治疗】

严格控制血糖,治疗高血压、高血脂,定期眼底检查。根据 DR 所处阶段采取适当治疗,包括视网膜激光光凝术,玻璃体腔抗 VEGF 治疗或糖皮质激素治疗,玻璃体切除手术。

三、高血压性视网膜病变

高血压是以体循环动脉压升高为特征的系统性疾病,眼底血管表现为视网膜动脉硬化。一般眼底改变分为4级,见表18-4。

表 18-4 高血压性视网膜病变分级

视网膜动脉硬化分级	眼底改变
1级	视网膜动脉变细、变窄,交叉处静脉断流
2级	视网膜动脉缩窄,反光增强,铜丝状、银丝状改变
3级	动脉硬化更加明显,伴棉絮斑、硬性渗出、出血及广泛微血管改变
4级	3级改变基础上出现视盘水肿、眼底出血

【治疗】

控制血压,改善循环。

四、黄斑病变

(一)年龄相关性黄斑变性

年龄相关性黄斑变性(age-related macular degeneration,ARMD)患者多为50岁以上,双眼先后或同时发病,视力呈进行性损害。该病是60岁以上老人视力不可逆损害的主要原因。双眼先后或同时发病。

【病因】

病因不明确。可能与遗传因素、黄斑长期慢性光损伤、代谢及营养因素等有关。

【临床表现】

根据病变特点年龄相关性黄斑变性分为:干性年龄相关性黄斑变性(萎缩性 ARMD)和湿性年龄相关性黄斑变性(渗出性或新生血管性 ARMD)。

1. **干性 ARMD** 早期可无任何症状,随病情发展,逐渐出现视力减退和视物变形;眼底可见后极部黄白斑点及玻璃膜疣,色素紊乱,晚期形成边界清楚的地图样萎缩;FFA 检查可见玻璃膜疣的点状强荧光和萎缩区窗样缺损的强荧光。

2. **湿性 ARMD** 早期即可出现视物变形、模糊、阅读困难和眼前固定黑影,晚期视功能损害严重。眼底检查可见黄斑部脉络膜新生血管,伴有出血、水肿、色素紊乱和黄白色渗出。FFA 和 ICGA 检查可见脉络膜新生血管。

【诊断】

FFA、ICGA、OCT 检查有助于明确诊断。

【治疗】

干性 ARMD 无特效治疗;湿性 ARMD 的治疗主要是去除或抑制黄斑区脉络新生血管,激光、光动力疗法具有一定价值,玻璃体腔注射抗 VEGF 药物成为湿性 ARMD 患者中的首选。

(二)中心性浆液性脉络膜视网膜病变

本病多见于健康状况良好的青壮年男性,单眼或双眼发病,通常表现为自限性疾病,但可复发。

【病因】

劳累、紧张、情绪波动及全身大剂量糖皮质激素使用为诱因。

【临床表现】

患眼视力下降,视物变形、中央暗区;眼底可见黄斑区圆形或椭圆形扁平浆液性脱离区(图 18-7),中央凹反射消失脱离区视网膜下可有细小黄白点。FFA 检查可见静脉期在视网膜浆液性脱离区内出现一个或数个荧光素渗漏点,呈喷射状上升或墨渍样弥散扩大,晚期视网膜下液处荧光素染色,可显示出浆液性脱离区轮廓(图 18-8)。OCT 检查,可见黄斑视网膜脱离区。

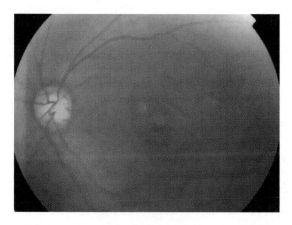

图 18-7　左眼中心性浆液性脉络膜视网膜病变眼底彩照

黄斑区圆形扁平浆液性脱离区。

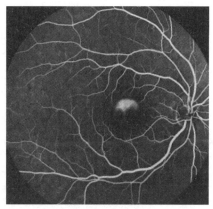

图 18-8　右眼中心性浆液性脉络膜视网膜病变眼底血管荧光造影

【诊断】

根据患者症状和典型眼底改变,联合 FFA 及 OCT 检查可确诊。

【治疗】

无特殊药物治疗,禁用糖皮质激素和血管扩张药。远离黄斑中心凹的渗漏点,可激光光凝渗漏点。

五、视网膜脱离

视网膜脱离(retinal detachment,RD)指视网膜神经上皮与色素上皮的分离。根据发病原因分为孔源性、牵拉性和渗出性三类。临床表现为视网膜脱离区域对应的视野缺损和视物遮挡,累及黄斑区,则视力明显下降。

1. 孔源性视网膜脱离　发生在视网膜裂孔的基础上,多见于高度近视眼和眼外伤者,治疗以手术封闭裂孔为原则。

2. 牵拉性视网膜脱离　是因玻璃体内及玻璃体视网膜交界面的纤维增生膜牵拉引起视网膜脱离,通常需要行玻璃体切除术去除纤维增殖膜对视网膜的牵拉,使网膜复位。

3. 渗出性视网膜脱离　因其他眼部疾病引起渗出、出血积聚于视网膜神经上皮层和色素上皮层之间,以治疗原发病为原则。

第十节　屈　光　不　正

当眼调节放松状态时,外界的平行光线(一般认为来自 5m 以外)经眼的屈光系统后恰好在视网膜黄斑中心凹聚焦,这种屈光状态称为正视(emmetropia)。若不能在视网膜黄斑中心凹聚焦,将不能产生清晰像,称为屈光不正(refractive error),包括近视、远视和散光。

一、屈光不正与老视

(一)近视

在调节放松状态下,外界平行光线经眼屈光系统后聚焦在视网膜之前的屈光状态称为近视(myopia)。按程度可分为轻度近视(-3.00D 以下)、中度近视(-3.00D~-6.00D)、高度近视(-6.00D 以上)。

近视患者远视力差,近视力好,看远喜欢眯眼;由于看近时不用或少用调节易引起外隐斜或外斜视。低、中度近视眼底改变一般无变化;高度近视可发生程度不等的眼底退行性改变,如豹纹状眼底、近视弧等。

(二) 远视

调节放松时,平行光线经过眼的屈光系统后聚焦在视网膜之后的屈光状态称为远视(hyperopia)。远视根据度数分类可分为:低度远视(+3.00D以下)、中度远视(+3.00~+5.00D)、高度远视(+5.00D以上)。典型的高度远视患者看远不清,看近更不清。容易出现视疲劳;由于过度使用调节会出现内斜,大于5.00D的远视往往伴有弱视。远视的临床症状与年龄有关,低中度远视在儿童和青少年可以没有任何症状,在成年人则会出现视疲劳和老视提前的现象。

(三) 散光

由于眼球在不同子午线上屈光力不同,平行光线经过该眼球屈光系统后不能形成一个焦点的屈光状态称为散光(astigmatism)。根据两条主子午线的相互位置关系可分为规则散光和不规则散光。根据两条主子午线聚焦与视网膜的关系分为单纯近视散光、单纯远视散光、复合近视散光、复合远视散光、混合散光5种类型。散光对视力的影响与散光度数和轴向有关。散光度数高或斜轴散光对视力影响大,逆规散光对视力的影响比顺规散光大。

(四) 老视

老视(presbyopia)是一种生理变化,与屈光状态无关。随年龄增长,晶状体逐渐硬化,弹性减弱,睫状肌功能逐渐减低,眼调节功能逐渐下降,出现视近困难,这种由于年龄增长所致的生理性调节减弱称为老视。临床表现为视近困难、阅读需要更强的照明、视近不能持久。

二、屈光检查方法

屈光检查的主要内容是验光,验光是一个动态的、多程序的临床诊断过程。完整的验光过程包括3个阶段:初始阶段、精确阶段和确认阶段。

1. **初始阶段** 具体为通过检查仪器获得客观的屈光状态信息。

2. **精确阶段** 又称为主觉验光,是对从初始阶段所获得的预测信息进行检验,使用的主要仪器为综合验光仪。

3. **确认阶段** 主要指试镜架测试,进行个性化调整以求达到配戴清晰、舒适和持久。

三、屈光不正矫治

矫正或治疗屈光不正的方法目前主要分3种类型:框架眼镜、角膜接触镜和屈光手术。

1. **框架眼镜** 通常由眼镜架和镜镜片组成。框架眼镜的球镜用于矫正球性屈光不正,即正球镜用于矫正单纯远视,负球镜用于矫正单纯近视;环曲面镜用于矫正散光。

2. **接触镜(contact lens)** 即隐形眼镜,矫正原理与框架眼镜基本相同,由于镜片与角膜直接接触,减少了框架眼镜所致的物像放大率的问题。

3. **屈光手术** 是以手术的方法改变眼的屈光状态,常用的手术方式为角膜屈光手术和眼内屈光手术。角膜屈光手术是通过手术的方法改变角膜前表面的形态,以矫正屈光不正。眼内屈光手术是在晶状体和前后房施行手术以改变眼的屈光状态,根据手术时是否保留晶状体分为屈光性晶状体置换术和有晶状体眼人工晶状体植入术两类。

第十一节 斜视与弱视

斜视与弱视为眼科常见病、多发病,斜视患病率为3%,弱视患病率为2%~4%。

一、斜视

斜视是一组与双眼视觉和双眼运动相关的疾病。根据眼球运动是否受限及各方向斜视角有无变化分为共同性斜视和非共同性斜视。根据眼球偏斜方向分为水平斜视、垂直斜视、旋转斜视和混合型斜视。水平斜视包括：内斜视、外斜视。

【斜视临床检查法】

1. **一般检查** 详细询问病史、检查视力、验光和望诊。

2. **斜视角检查**

（1）角膜映光法：配合遮盖-去遮盖试验和交替遮盖试验能够简便地判断斜视的性质和斜视度。

（2）三棱镜测试法：配合角膜映光法和遮盖试验，可以精确地测试出斜视偏斜度。

（3）同视机法：通过对各诊断眼位斜视角的定量检查，可以分析判断麻痹性斜视的受累肌肉，有助于诊断和手术设计。

3. **眼球运动功能检查** 包括单眼运动检查和双眼运动检查，双眼运动符合神经交互支配定律和配偶肌定律。

其他检查还包括娃娃头试验、牵拉试验用于区别共同性斜视和非共同性斜视；Parks 三步法用于鉴别斜肌麻痹。

4. **感觉功能检查** 斜视后双眼视功能受到破坏，可以产生复视、抑制和弱视、混淆视，应定量测定患者的立体视。

【斜视治疗的基本原则】

斜视治疗的主要目标是恢复双眼视觉功能，包括非手术治疗和手术治疗。儿童斜视治疗首先应消除斜视造成的知觉缺陷，包括脱抑制、治疗弱视；两眼视力平衡后，再运用非手术的或手术的方法矫正斜视。成人后天性斜视，先保守治疗、明确病因，病情稳定 6 个月后可行手术治疗。

（一）共同性内斜视

共同性内斜视（concomitant esotropia）是指眼位向鼻侧偏斜而眼球各方向运动不受限，各方向斜视角无变化。分为先天性、调节性和非调节性内斜视。先天性内斜视在出生后 6 个月内发病，斜视度数较大，无明显屈光不正，有时会合并下斜肌亢进和眼球震颤。调节性斜视是因远视未矫正，过度使用调节引起集合过强、融合性分开不足引起的内斜视，发病年龄在 2~5 岁，中度以上远视，戴镜后斜视可以得到控制。

（二）共同性外斜视

共同性外斜视（concomitant exotropia）较内斜视少，见且与屈光不正关系不大，缓慢发展，由间歇性斜视逐渐发展为恒定性外斜视。分为外展过强型外斜视、基本型外斜视、集合不足型外斜视和拟似外展过强型外斜视。临床上发病年龄不同，早期间歇性发作，后期斜视恒定，部分表现为交替性注视。

（三）共同性斜视的治疗

非手术治疗包括矫正屈光不正、弱视和正位视训练。

手术治疗，对于斜视角稳定，或经非手术治疗后仍有的偏斜可以手术矫正；对于交替性注视的患儿一经发现即应手术，增加取得双眼立体视的机会。

二、弱视

弱视是指单眼或双眼最佳矫正视力低于正常视力，而眼部检查无器质性病变。儿童视力是逐步发育成熟的，所以弱视的诊断标准与年龄有关。根据视力（最佳矫正视力）、眼部检查和电生理可以诊断；治疗以消除病因刺激视力发育为主。

第十二节　眼　外　伤

眼外伤(ocular trauma)是由于外来的机械性、物理性、化学性等因素造成的眼部结构和功能损害。根据外伤的致伤因素,可分为机械性和非机械性。

一、机械性眼外伤

机械性眼外伤包括挫伤、锐器伤和异物伤。

(一)眼挫伤

钝性力量作用于眼部造成的眼部损伤为眼挫伤,损伤程度与力的大小有关,由于力的传导,眼挫伤除力直接作用部位的损伤外,还可使眼内多种组织受到损伤。

1. **角膜挫伤**　角膜上皮挫伤可有明显疼痛、畏光、流泪,可涂抗生素眼膏和促进上皮修复眼药后包扎;角膜基质层损伤可出现基质水肿增厚混浊,滴用糖皮质激素眼液可促进水肿吸收。

2. **虹膜睫状体挫伤**　①前房积血:虹膜血管破裂可致前房出血,少时房水呈血性,多时前房可见血性液平甚至前房满灌血。治疗以半卧位休息,药物止血促进出血吸收为主,应注意眼压,必要时使用降眼压药物。②外伤性瞳孔散大:瞳孔括约肌受损,瞳孔散大,对光反射迟钝或消失。③虹膜根部离断:外伤使虹膜根部离断,出现 D 型瞳孔或双瞳孔。

3. **晶状体挫伤**　挫伤引起晶状休混浊,称为外伤性白内障;挫伤致晶状体悬韧带断裂,晶状体位置改变称为晶状体脱位,可以半脱位或晶状体全脱位。治疗以恢复视功能为主,所以视力影响不大时可以观察,必要时行晶状体手术。

4. **玻璃体积血**　外伤致睫状体、脉络膜或视网膜的血管破裂,出血进入玻璃体;出血量多时可使眼底无法观察。治疗:早期应用止血剂,出血停止后应用活血化瘀药物促进出血吸收,长期积血不吸收,可考虑行玻璃体手术。

5. **脉络膜挫伤**　力的传导可致脉络膜破裂,多位于后极部及视盘周围,呈凹面对向视盘的弧形。伤后早期,破裂处多被为出血掩盖,出血吸收后,显露出黄白色弧形裂伤。

6. **视网膜挫伤**　轻者表现为视网膜后极部一过性水肿,中心视力下降,称为视网膜震荡;重者可致视网膜外层组织变性坏死,中心视力严重受损不能恢复,称为视网膜挫伤。治疗以糖皮质激素、血管扩张剂和维生素、营养神经药物为主。

7. **眼球破裂**　严重的钝挫伤可使眼球破裂,破裂处多在角巩膜缘和直肌下,钝挫伤所致的眼球破裂往往伴有眼内组织结构的严重破坏和组织结构的脱出;治疗以保存眼球、抢救视力为目的,初期一般不要做初期眼球摘除术。

(二)眼球穿孔伤

眼球穿孔伤是指锐器或高速异物穿破眼球壁,使得眼内组织与外界相沟通,可伴有眼内组织的损伤或眼内容物脱出。治疗:伤后尽早缝合伤口,恢复眼球完整性,防治感染,必要时行二期手术。

二、非机械性眼外伤

非机械性眼外伤包括眼化学伤、物理性眼损伤。

眼化学伤(ocular chemical injury)是化学物品的溶液、粉尘或气体接触眼部所致。损伤程度与化学物质的性质和浓度有关。

1. **酸烧伤**　酸性物质有凝固组织蛋白作用,凝固的组织蛋白可以阻止酸性物质继续渗透,所以酸烧伤组织坏死一般限于接触面。

2. **碱烧伤**　多由生石灰、氨水等引起。碱能溶解脂肪和蛋白质,穿透力强,能持续向深部渗透,造成眼组织的广泛损伤。

根据酸碱烧伤后的组织反应,可分为轻、中、重三种不同程度的烧伤。

【临床表现】

根据烧伤后组织反应,分为轻、中、重三种程度见表 18-5。

表 18-5　化学烧伤分级

烧伤程度	致伤物质	临床表现	预后
轻度	弱酸、弱碱	结膜充血,角膜上皮脱落	不留瘢痕
中度	强酸、稀碱	结膜部分坏死 角膜上皮脱落、凝固	角膜斑翳
重度	强碱	结膜广泛坏死 角膜溶解	角膜穿孔 睑球粘连

【治疗】

1. **急救**　争分夺秒地彻底冲洗眼部,是处理酸碱烧伤最重要一步。立即就地取材,用大量清水反复冲洗结膜囊,翻转眼睑暴露结膜囊,彻底清洗化学物质,至少冲洗 30min。送至医院,可再次冲洗,注意检查结膜囊内是否有异物存留。

2. **后继治疗**　早期局部和全身应用抗生素控制感染,防止并发症;晚期主要针对并发症治疗。如矫正睑外翻、睑球粘连,进行角膜移植术,治疗继发性青光眼等。

小　结

人通过感觉器官从外界获得信息,其中 90% 的信息由人眼获得,视功能对生活、学习和工作能力的影响极大。任何原因造成的视功能损伤甚至丧失都会给个人、家庭和社会造成巨大的损失。眼睛是我们五官的重要组成部分,在保护视功能的同时,治疗手术中还要考虑其美容作用。眼球结构特殊,功能复杂,使得眼部疾病具有自身的特点,检查和治疗方法以及设备有其特殊性和专业性,眼科设备的更新发展在医疗设备领域非常快,要求我们要掌握基本的眼病和眼病检查方法,及时更新我们的知识。

思考题

1. 视网膜疾病可使用的检查设备有哪些?

2. 哪些全身病在眼部有特殊表现?

3. 简述学习眼部疾病的意义。

（李会琳）

皮肤是人体体表器官,直接影响到每个个体的外在形象及容貌,与个人自我认知和生活质量息息相关。皮肤相关疾病是研究皮肤、皮肤附属器及与之相关联的其他器官系统疾病的科学,其内容不仅包括正常皮肤及附属器的结构和功能,还涵盖了各种皮肤及附属器疾病的病因、临床表现、诊断、治疗,性传播疾病,皮肤美容相关技术等。

第一节　皮肤的基本结构与组织学

皮肤(skin)由表皮、真皮、皮下组织及皮肤附属器组成。皮肤附属器包括毛发、皮脂腺、小汗腺、顶泌汗腺、指(趾)甲。表皮与真皮之间由基底膜带连接。皮肤有丰富的血管、淋巴管、神经等(图 19-1)。

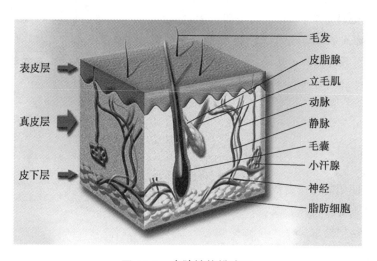

图 19-1　皮肤结构模式图

皮肤为人体最大的器官,总重量约占体重的 16%,皮肤的总面积成人约 1.5~2m²,新生儿约0.21m²。皮肤的厚度随年龄、部位的不同而异,不包括皮下组织约在 0.5~4mm 之间。表皮的厚度平均约 0.1mm,而真皮的厚度是表皮的 15~40 倍。眼睑、外阴、乳房的皮肤最薄,四肢伸侧的皮肤比屈侧厚,掌跖部的皮肤最厚,约为 3~4mm。

皮肤表面有许多皮沟(skin groove),是由真皮纤维束的排列和牵拉所致。皮沟将皮肤表面划分为细长较平行、略隆起的皮嵴(skin ridge)。较深的皮沟将皮肤表面划分成三角形或多边形微小区域,称为皮野(skin field)。掌跖及指(趾)曲侧的皮沟、皮嵴平行排列并构成特殊的涡纹状图样,称为指(趾)纹。指纹的形态受遗传因素决定,除同卵双生子外,个体之间均有差异。

一、表皮

表皮（epidermis）在组织学上属于复层鳞状上皮，主要由角质形成细胞、黑素细胞、朗格汉斯细胞和麦克尔细胞等构成（图 19-2）。

（一）角质形成细胞

角质形成细胞（keratinocyte）由外胚层分化而来，是表皮的主要构成细胞，其特征是在分化过程中形成角蛋白，角蛋白是角质形成细胞主要结构蛋白之一，构成细胞骨架中间丝，参与表皮分化、角化等生理病理过程。角质形成细胞之间与下层结构之间存在一些特殊的连接结构（如桥粒和半桥粒）。根据分化阶段和特点将角质形成细胞分为五层，有深至浅分别是基底层、棘层、颗粒层、透明层和角质层（图 19-3）：

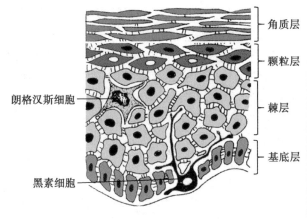

图 19-2　表皮各层模式图

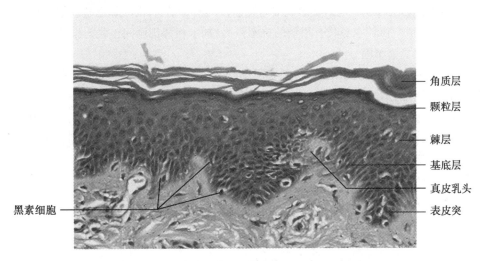

图 19-3　表皮组织结构

1. **基底层**（stratum basale）　位于表皮的最下层，仅为一层立方形或圆柱状细胞，长轴与基底膜带垂直；细胞质嗜碱性；胞核位置偏下，呈卵圆形；核仁明显；核分裂象较常见；细胞质内含有从黑素细胞获得的黑素颗粒。

2. **棘层**（stratum spinosum）　位于基底层上方，一般有 4~8 层多角形细胞，核大呈圆形，细胞间桥明显呈棘状，故称棘细胞。离基底层越远，棘细胞形态愈趋向扁平。

3. **颗粒层**（stratum granulosum）　位于棘层上方，一般为 1~3 层梭形细胞。细胞核和细胞器在该层内溶解，细胞内可见大量形态不规则的嗜碱性的透明角质颗粒。

4. **透明层**（stratum lucidum）　仅见于掌跖部位。光镜下角质层与颗粒层之间可见 2~3 层扁平、境界不清、无核、嗜酸性、紧密相连的细胞。

5. **角质层**（stratum corneum）　由 5~20 层已经死亡的扁平、无核细胞组成，胞内细胞器结构消失。

从基底层向角质层的移行过程是角质形成细胞分化成熟的过程。正常情况下，基底层细胞不断地增殖产生新的角质形成细胞。角质形成细胞增殖有一定的规律性，每日大约有 10% 的细胞进行核分裂活动，有次序地逐渐向上移动。由基底层移行至颗粒层最上层约需 14d，再移至角质层表面而脱落又需 14d,共约 28d,称为表皮通过时间或更替时间。

(二) 黑素细胞

约占基底层细胞的 10%。毛囊和黏膜等也有黑素细胞(melanocyte)。HE 染色可见黑素细胞位于基底层角质形成细胞之间,细胞质透明,胞核银染色及多巴染色显示有较多的树枝状突起,伸向邻近的角质形成细胞。黑素细胞与其邻近一定数量(10~36 个)的角质形成细胞紧密配合,向它们输送黑素颗粒,形成表皮黑素单元(epidermal melanin unit)。黑素能遮挡和反射紫外线,借以保护真皮和深部组织。

(三) 朗格汉斯细胞

朗格汉斯细胞(Langerhans cell)分布于表皮基底层以上的表皮和毛囊上皮中,约占表皮细胞的 3%~5%,其密度因部位、年龄和性别而异。HE 染色不着色,多巴染色阴性,氯化金染色显示树枝状突起,ATP 酶染色阳性。朗格汉斯细胞是表皮内活性免疫细胞。

(四) 麦克尔细胞

麦克尔细胞(Merkel cell)是一种具有短指状突起的细胞,位于基底层细胞之间。可能具有非神经末梢介导的感觉作用。

(五) 角质形成细胞间及其与真皮间的连接

1. **桥粒(desmosome)** 是角质形成细胞间连接的主要结构,由相邻细胞的细胞膜发生卵圆性致密增厚而共同构成。桥粒本身具有很强的抗牵张力,加上相邻细胞间由张力细丝构成的连续结构网,可使细胞间连接更为牢固。

2. **半桥粒(semidesmosome)** 是基底层细胞与下方基底膜带之间的主要连接结构,由角质形成细胞真皮侧胞膜的不规则突起与基底膜带相互嵌合而成。

3. **皮肤基底膜带(basement membrane zone,BMZ)** 位于表皮与真皮之间,用 PAS(过碘酸 - 雪夫)染色时,在真皮与表皮之间见一约 0.5~1.0μm 的紫红色均质带。基底膜带除了使表皮真皮紧密连接外,还具有渗透和屏障作用。

二、真皮

真皮(dermis)从上至下分为乳头层和网状层,但二层之间并无明确界限。乳头层为凸向表皮底部的乳头状隆起,与表皮突呈犬牙交错样相接,内含丰富的毛细血管和毛细淋巴管,还有游离神经末梢和囊状神经小体。网状层较厚,位于乳头层下方,有较大的血管、淋巴管、神经、皮肤附属器及较粗纤维。

三、皮下组织

皮下组织(subcutaneous tissue)位于真皮下方,其下与肌膜等组织相连,由疏松结缔组织及脂肪小叶组成。含有血管、淋巴管、神经、小汗腺和顶泌汗腺等。脂肪的厚度随所在部位、性别及营养状况不同而有所差异。

四、皮肤附属器

皮肤附属器(the skin appendages)有毛发、皮脂腺、小汗腺、顶泌汗腺和指(趾)甲。

第二节 感染性皮肤病

病毒、细菌和真菌等病原菌可以直接感染皮肤引起疾病,也可以在感染人体后引起皮肤变态反应性疾病。由于病原菌的种类不同,所引起皮肤疾病的临床表现也不相同。

一、病毒性皮肤病

病毒性皮肤病是由病毒感染所致的皮肤黏膜病变。由于病毒性质不同,引起的皮肤疾病的临床表现各异。

(一) 单纯疱疹

单纯疱疹(herpes simplex)是由单纯疱疹病毒感染所致的皮肤病。皮疹以簇集性小水疱为特征,能引起多种部位感染,但以口周、鼻腔、生殖器等处好发。单纯疱疹病毒(herpes simplex virus,HSV)为DNA病毒,可分为HSV-Ⅰ型和HSV-Ⅱ型。HSV-Ⅰ型主要引起生殖器以外部位皮肤黏膜和器官(如脑)的感染,HSV-Ⅱ型主要引起生殖器部位皮肤黏膜及新生儿的感染。两者之间存在交叉免疫。人是单纯疱疹病毒唯一的自然宿主,HSV经皮肤黏膜破损处进入机体,可潜伏于局部感觉神经节。原发感染中90%为隐性,约10%出现临床症状。正常人中有半数以上为HSV的携带者,可由口、鼻分泌物及粪便排出病毒而成为传染源。HSV不产生永久性免疫,故当各种原因引起机体抵抗力减低时,体内潜伏的HSV即活跃致病,本病有自限性,但可复发。反复发作的单纯疱疹患者可能存在细胞免疫缺陷。

【临床表现】

1. 皮肤单纯疱疹 任何部位均可发生,但好发于皮肤黏膜交界处,如唇缘、口角、鼻孔周围等。初起局部皮肤发痒、灼热或刺痛,继而在红斑基础上出现群集性米粒大小水疱,一般为1~2簇,疱液清,疱壁易破,约1~2周干燥结痂而愈,愈后不留瘢痕(图19-4)。原发感染者可伴发热、周身不适、局部淋巴结肿大。合并细菌感染者症状加重,出现脓疱,病程延长,愈后可有浅瘢痕。

2. 口腔单纯疱疹 任何年龄均可发病,但以儿童和青少年多见。好发于口腔、牙龈、舌、硬腭、软腭、咽等部位。表现为簇集性小水疱,很快破溃形成浅表溃疡,也可一开始便是红斑、浅溃疡,疼痛明显,可伴发热、头痛、局部淋巴结肿痛。

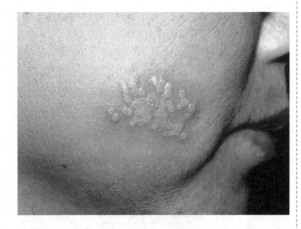

图 19-4　单纯疱疹

3. 生殖器疱疹 90%生殖器疱疹是由HSV-Ⅱ型引起,约10%是由HSV-Ⅰ型引起。好发部位为生殖器和会阴部,皮损为簇集或散在的小水疱,2~4d破溃形成糜烂或浅溃疡,后结痂自愈。

【诊断】

根据簇集性小水疱、好发于皮肤黏膜交界处、易于复发等临床特点,一般不难诊断。

【治疗】

本病有自限性。治疗原则为缩短病程,防止感染和并发症,减少复发。可用抗病毒药物,必要时可外用或口服抗生素类药物。

(二) 带状疱疹

带状疱疹(herpes zoster)是由潜伏在人体内的水痘-带状疱疹病毒再激活引起。病毒经呼吸道黏膜进入血液形成病毒血症,病毒可以潜伏于脊髓后跟神经节或脑神经感觉神经节内,呈隐性感染;某些诱因(如恶性肿瘤、外伤、疲劳等)导致患者机体抵抗力下降时,潜伏病毒被激活,沿感觉神经轴索下行,到达该神经支配区域的皮肤内复制,产生水疱,同时受侵犯的神经节发生炎症或坏死,产生神经痛。

【临床表现】

带状疱疹典型症状发生之前常有轻度全身症状,如低热、全身不适、食欲缺乏等。在即将出现皮疹的部位局部皮肤疼痛不适,在出现全身或局部前驱症状1~4d后,皮肤出现簇集的小水疱或丘疱疹。

疱液澄清或血疱,沿神经走向呈带状排列,基底常绕以红晕。一般不超过躯干中线(图19-5)。皮损多见于肋间神经或三叉神经第一分支区,亦可见于腰腹部、四肢及耳部等。局部淋巴结常肿痛。

【诊断】

根据群集小水疱,沿神经走向,单侧分布,有明显的神经痛,一般诊断不难。

【治疗】

原则为抗病毒、消炎、止痛、预防并发症。抗病毒治疗应尽早,如口服伐昔洛韦等。

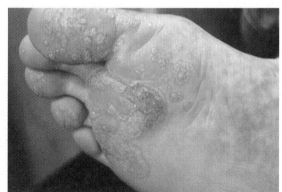

图 19-5　带状疱疹

（三）疣

疣(verruca)是由人乳头瘤病毒感染皮肤或黏膜上皮所引起的表皮良性赘生物。临床上常见有寻常疣、扁平疣、跖疣及尖锐湿疣。

1. **寻常疣**(verruca vulgaris)　寻常疣俗称刺瘊。皮疹为黄豆大或更大的灰褐色、棕色或正常皮色的丘疹,表面粗糙,角化过度,坚硬,呈乳头状。好发于手背、手指、足缘等处,亦可发生于身体其他部位(图19-6)。

2. **跖疣**(verruca plantaris)　是发生于足底的寻常疣。初起为角质小丘疹,逐渐增至黄豆大或更大,因在足底受压而形成角化性淡黄或褐黄色胼胝样斑块或扁平丘疹,表面粗糙不平,中央微凹,边缘绕以稍高的角质环(图19-7)。去除角质层后,其下方有疏松的角质软芯,可见毛细血管破裂出血而形成小黑点。患者可自觉疼痛,也可无任何症状。

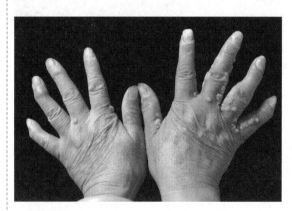

图 19-6　寻常疣

图 19-7　跖疣

3. **扁平疣**(verruca plana)　好发于青少年,多分布于面部、手背、颈、胸部和前臂及腿的屈侧。皮疹为帽针头至黄豆大小扁平光滑丘疹,呈圆形、椭圆形,正常肤色或淡褐色,如经搔抓,则可沿抓痕呈串珠状排列。皮疹数目较多,散在或密集分布。自觉症状轻微或无,病程呈慢性经过。

4. **尖锐湿疣**(condyloma acuminatum, CA)　又称生殖器疣(genital wart),主要通过性接触传染,是我国目前常见的性传播疾病之一,与生殖器癌的发生密切相关。

尖锐湿疣潜伏期约为1~8个月,平均3个月。好发部位外生殖器及肛门附近的皮肤黏膜区,男性多见于龟头、冠状沟、包皮系带、尿道口及阴茎部,女性多见于大小阴唇、阴道口、阴道、尿道、宫颈、会阴、阴阜、腹股沟等。形态初起为小而柔软淡红色顶端稍尖的赘生物,逐渐增大增多,互相融合形成各种不同的形态,表面凹凸不平,湿润柔软呈乳头状、菜花状及鸡冠状,根部多半有蒂,易发生糜烂、渗液,其间有脓性分泌物淤积,有恶臭(图 19-8)。

【诊断】

根据病史、临床表现和醋酸白试验可作出诊断。难以诊断者可以结合病理检查和病原学检查。

【治疗】

对皮损数目少的患者可选用电灼、冷冻、激光、刮除等治疗方法。也可用咪喹莫特和鬼臼毒素外涂治疗,或应用光动力治疗。

二、细菌性皮肤病

常见皮肤细菌感染包括由葡萄球菌引起的脓疱疮、毛囊炎、疖、痈,以及链球菌引起的丹毒及蜂窝织炎。

(一) 脓疱疮

脓疱疮(impetigo)俗称"黄水疮",由金黄色葡萄球菌和/或乙型溶血性链球菌感染引起。好发于儿童,传染性强,可暴发流行。夏秋季多见,面部、四肢等暴露部位易受累。

【临床表现】

皮损初期为点状红斑或小丘疹,迅速变为脓疱。疱壁薄,易破溃,周围绕有明显的红晕。疱壁破后露出红色糜烂面,脓液干燥后形成灰黄色厚痂,常因搔抓使相邻脓疱向周围扩散或融合(图 19-9)。易在学龄前及学龄期儿童中流行。严重者高热,伴有淋巴结炎及淋巴管炎,甚至引起败血症或急性肾小球肾炎。

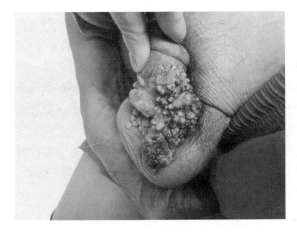

图 19-8　尖锐湿疣

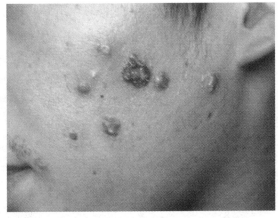

图 19-9　脓疱疮

【诊断】

根据典型皮损、发病季节、发病年龄、好发部位及细菌培养等不难诊断。

【治疗】

局部治疗原则为杀菌、消炎、收敛、干燥。

(二) 毛囊炎、疖和痈

是一组由细菌感染毛囊及其周围组织所致的炎症性疾病。毛囊炎(folliculitis)系局限于毛囊口的化脓性炎症;疖(furuncle)是毛囊和毛囊深部及周围组织的急性化脓性感染。多个相邻的毛囊及毛囊周围炎症融合即形成痈(carbuncle),位置较深,浸润范围广,可累及其周围和下部的结缔组织包括脂肪组织,形成明显的红肿、疼痛的硬块。病原菌多为凝固酶阳性的金黄色葡萄球菌,偶见表皮葡萄球菌、链球菌、假单胞菌、类大肠杆菌、铜绿假单胞菌等。

【临床表现】

1. **毛囊炎**　好发于头皮、颈部、胸背部及外阴或臀部。损害为毛囊性丘疹,开始为毛囊口小脓疱,中间有毛发穿过,周围有炎性红晕,脓疱干涸或破溃后形成黄痂,痂皮脱落后痊愈,不留瘢痕。

2. **疖** 疖好发于头面、发际、颈项部及臀部等。初发为圆锥形毛囊性炎性丘疹,基底明显浸润,以后增大形成坚硬结节,伴有红、肿、热、痛。数日后结节中央变软,顶部出现黄白色点状脓栓,脓栓脱落,排出血性脓液及坏死组织,以后炎症逐渐消退愈合。重者可伴有畏寒、发热及全身不适等。疖一般为单发,若数目较多,且反复发生,经久不愈,则称为疖病(furunculosis),多见于免疫力低下者。

3. **痈** 营养不良、糖尿病或严重的全身性皮肤病如剥脱性皮炎、天疱疮和长期使用糖皮质激素者易患痈。好发于颈、背、臀和大腿等处。初期为红、肿、热、痛的斑块,表面光滑,边缘局限,以后逐渐扩大,5~7d 后开始化脓,中心软化坏死,表面出现多个脓栓即脓头,脓栓脱落后留下多个带有脓性基底的深溃疡如蜂窝状。多数患者有较重的全身症状,如寒战、发热、全身不适、恶心、虚脱,也有因败血症而死亡者。

【诊断】

根据临床症状及病原学检查结果进行诊断。

【治疗】

治疗原则为抗感染和局部处理。部分患者需要系统用药,如青霉素等。

(三) 丹毒和蜂窝织炎

丹毒(erysipelas)是由溶血性链球菌感染引起的皮肤或黏膜、皮下组织内淋巴管及其周围组织的急性炎症。蜂窝织炎(cellulitis)是由溶血性链球菌和金黄色葡萄球菌所致的皮下疏松结缔组织的弥漫性急性化脓性感染。

【临床表现】

1. **丹毒** 起病较急,有全身不适、寒战、高热、头痛、恶心、呕吐等前驱症状,数小时后局部出现境界明显的水肿性红斑,表面紧张发亮,迅速向周围扩大,有时皮损表面可出现水疱,疱壁较厚,内容物清亮或浑浊,自觉灼热及疼痛,可伴淋巴管炎及淋巴结炎(图 19-10)。发生于面部者,红斑先从一侧开始,逐渐蔓延扩大,跨越鼻梁到达对侧面颊,形成蝶形红肿,附近淋巴结肿大疼痛,以后可扩散到头皮及下颌边缘而使整个面部红肿,可因眼睑明显肿胀而睁眼困难。发生于小腿者常有腹股沟淋巴结肿痛。

2. **蜂窝织炎** 好发于下肢、足背、颜面、外阴、肛周等部位。损害初起为境界不清的弥漫性浸润性斑块,迅速扩展至周围组织,局部发热疼痛。患部呈现弥漫性红肿,皮肤紧张而坚实,中央炎症显著,以后变软,溃破化脓,排出脓液及坏死组织(图 19-11)。

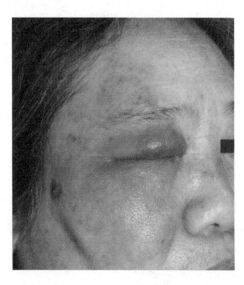

图 19-10 **丹毒**

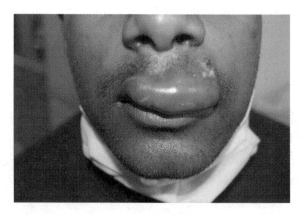

图 19-11 **蜂窝织炎**

【诊断】

根据起病急，常有外伤史，皮损为境界清楚的水肿性鲜红斑，自觉灼热及疼痛，伴发热等全身症状以及外周血白细胞总数及中性粒细胞常增高等不难诊断。

【治疗】

早期足量系统应用敏感抗生素。

三、真菌性皮肤病

浅部真菌主要指皮肤癣菌，包括毛癣菌属、小孢子菌属和表皮癣菌属。共同特点是亲角质蛋白，可侵犯人或动物的皮肤角质层、毛发、甲板，引起浅部真菌病，统称为皮肤癣菌病（dermatophytosis），简称癣（tinea），偶尔可引起皮下组织感染。浅部真菌病基本上是按发病部位命名，如头癣、体癣、股癣、手癣、足癣等，少数按皮损形态命名如叠瓦癣。真菌病的诊断主要靠临床表现和真菌学检查，其中以真菌直接镜检及培养有诊断价值，鉴定菌种需做培养，根据形态、生化等特性进行菌种鉴定。

（一）体癣和股癣

体癣（tinea corporis）是除头皮、毛发、掌跖、甲板以外的皮肤上的皮肤癣菌感染。致病真菌多为包括红色毛癣菌，初发为针头到绿豆大小丘疹、水疱或丘疱疹，从中心向外发展，中心炎症减轻，边缘由散在的丘疹、水疱、丘疱疹、痂和鳞屑连接成环状隆起，中心部可再次出现多层同心圆样损害（图 19-12）。瘙痒明显，搔抓后可引起局部湿疹样改变，易继发细菌感染。

股癣（tinea cruris）是发生于腹股沟、会阴、肛周和臀部皮肤的皮肤癣菌感染。致病菌大多为红色毛癣菌，初为丘疱疹，逐渐增多扩大，在上股部近腹股沟处形成弧形损害。由于皱褶两侧皮肤相互接触，常为鲜红色水肿性红斑，可沿腹股沟处播散。可扩展至股阴囊皱褶、肛周、臀间沟及臀部。

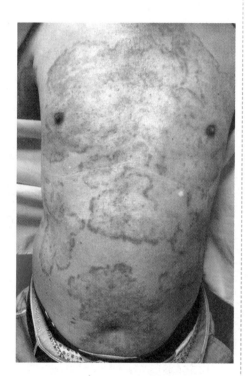

图 19-12　**体癣**

【诊断】

依据典型皮损、瘙痒明显，鳞屑真菌镜检和培养阳性即可确诊。

【治疗】

主要局部抗真菌治疗。外用抗真菌药，每日 1~2 次，连续 2~4 周。皮损广泛的病例可采用系统治疗，如口服伊曲康唑。

（二）手癣和足癣

皮肤癣菌感染手指屈面、指间及手掌侧皮肤称手癣（tinea manus）；感染足趾间、足底、足跟、足侧缘称足癣（tinea pedis）。

【病因】

手足癣的致病菌 90% 以上为红色毛癣菌，其次为絮状表皮癣菌、须癣毛癣菌等。

【临床表现】

手足癣的致病菌 90% 以上为红色毛癣菌，其次为絮状表皮癣菌、须癣毛癣菌等，手足癣有多种不同的临床表现。常表现为掌心、指侧或趾间、足底、足侧发生针头至绿豆大的深在性水疱，疱壁发亮、较厚、内容清澈，不易破裂，水疱融合成多房性水疱，撕去疱壁可露出蜂窝状基底及鲜红色的糜烂面，可继发细菌感染。也可表现为皮肤干燥、角质明显增厚、表面粗糙脱屑、纹理加深（图 19-13）。

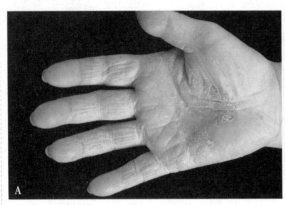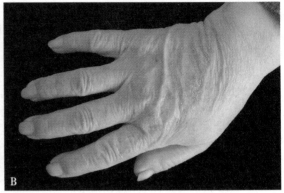

图 19-13 手癣
A:手掌;B:手背。

【诊断】

根据临床表现,结合真菌镜检和培养可确定诊断。

【治疗】

局部抗真菌治疗。

(三) 甲癣

甲癣(tinea unguium)指由皮肤癣菌引起的甲感染。

【临床表现】

真菌最初侵犯甲的表面、远端或侧缘,甲板增厚变脆,甲下碎屑堆积,最后甲结构完全丧失,甲母质和甲床呈乳头瘤样改变,其上覆盖不规则角化物(图 19-14)。病程缓慢,如不医治则终身不愈。有时可继发甲沟炎,使局部红肿化脓、疼痛。严重妨碍手指的精细动作。病变的甲外观还影响患者的社交和自信心,降低生活质量。

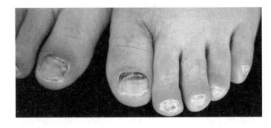

图 19-14 甲癣

【诊断】

指趾甲变形变色,甲屑镜检真菌阳性,多次培养为同一种或同几种真菌生长,甲病理或溶甲涂片查见真菌可以确诊。

【治疗】

外用和口服抗真菌治疗。

第三节 皮炎和湿疹

皮炎湿疹类疾病是皮肤科的常见病,约占皮科门诊的 20%~30%,病因复杂,容易反复。

一、接触性皮炎

接触性皮炎(contact dermatitis)是由于接触某种物质后在皮肤、黏膜接触部位发生的急性或慢性炎症反应。

【病因】

能引起接触性皮炎的物质很多,根据病因分为刺激性接触性皮炎和变应性接触性皮炎。刺激性接触性皮炎是指接触物本身具有强烈刺激性或毒性,任何人接触该物质均可发生皮炎,如接触强酸、强碱等化学物质所引起的皮炎。变应性接触性皮炎为典型的迟发型Ⅳ型超敏反应。接触物为致敏因子,本身并无刺激性或毒性,大多数人接触后不发病,仅有少数人在接触后经过一定的潜伏期,在接触部位的皮肤、黏膜发生变态反应性炎症。

【临床表现】

1. **急性接触性皮炎** 起病较急,在接触的部位发生境界清楚的红斑、丘疹、丘疱疹,严重时红肿明显,并出现水疱和大疱,疱壁紧张、内容清亮,水疱破后呈糜烂面,偶尔发生组织坏死(图19-15)。皮损发生部位与接触相关刺激物有关,例如:手部皮损常与接触洗涤剂或工作中的化学物质有关;头部皮损常与接触染发剂有关;面部皮损常与接触化妆品有关;皮损发生于接触部位,而非接触部位则皮肤正常。皮损形态与接触方式有关,患部常有灼痒或灼痛感,搔抓后可将致病物带到远隔皮损部位,产生性质类似的病变,少数严重病例可有全身反应。若病因不能及时发现,发生交叉过敏、多价过敏及治疗不当,皮炎则反复发作,或转化为慢性。

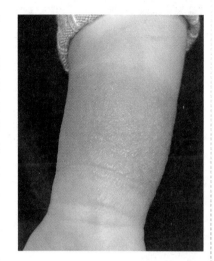

图 19-15 接触性皮炎

2. **亚急性和慢性接触性皮炎** 由于接触物的刺激性较弱、浓度较低,皮损开始可呈亚急性表现,为轻度红斑、丘疹,境界不清楚;或由于长期反复接触后发病,局部呈慢性湿疹样改变,皮损轻度增生及苔藓样变,如洗涤剂引起的手部接触性皮炎。

【诊断】

主要根据病史和皮损的特征,皮损常局限于接触部位,有一定形态,境界清楚,有特殊的接触史。去除接触物,适当处理后皮损很快消退。斑贴试验(patch test)是诊断接触性皮炎的最简单可靠的方法。

【治疗】

寻找病因,脱离接触物,积极对症处理。

二、湿疹

湿疹(eczema)是由多种内、外因素引起的表皮及真皮浅层炎症。临床上瘙痒剧烈,急性期以丘疱疹为主,有渗出倾向,慢性期以苔藓样变为主,易反复发作。病因尚不很清楚。一些患者的发病机制可能与迟发型超敏反应有关。

【临床表现】

根据病程和临床特点可分为急性、亚急性和慢性湿疹。

1. **急性湿疹(acute eczema)** 表现为原发性和多形性皮疹。常在红斑基础上有针头到粟粒大小的丘疹、丘疱疹,严重时有小水疱,常融合成片,境界不清楚。在损害周边,丘疱疹逐渐稀疏(图19-16)。皮疹分布对称,多见于面、耳、手、足、前臂、小腿外露部位,严重者可弥漫全身。自觉瘙痒较重。常因搔抓形成点状糜烂面,有明显浆液性渗出。如继发感染,则形成脓疱、脓液、脓痂、淋巴结肿大,甚至有发热等全身症状。

2. **亚急性湿疹(subacute eczema)** 经急性发作后,红肿及渗出减轻,但仍可有丘疹及少量丘疱疹,皮疹呈暗红色,可有少许鳞屑及轻度浸润。为亚急性表现。

3. **慢性湿疹(chronic eczema)** 由急性湿疹及亚急性湿疹迁延而成。患部皮肤肥厚,表面粗糙,呈苔藓样变,有色素沉着或色素减退(图19-17)。病情时轻时重,延续数月或更久。

【诊断】

根据急性期原发病的多形性、有渗出倾向、瘙痒剧烈、对称分布等特点,慢性期的苔藓样变等特征,不难诊断。

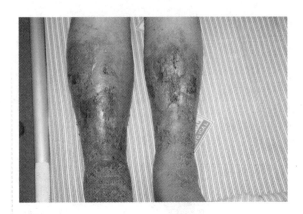

图 19-16　急性湿疹

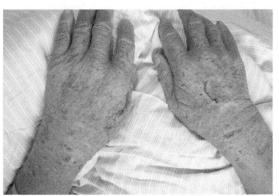

图 19-17　慢性湿疹

【治疗】

避免各种可疑的致病因素,内服药包括抗组胺药等,局部治疗可根据皮损形态特点,选用适当的剂型和药物。

第四节　荨麻疹与药疹

一、荨麻疹

荨麻疹(urticaria)是由于皮肤、黏膜小血管反应性扩张及渗透性增加而产生的一种局限性水肿反应,主要表现为边缘清楚的红色或苍白色的瘙痒性斑片——风团。

【病因】

荨麻疹的病因复杂,大多数患者不能找到确切原因。常见的病因有鱼虾、蟹、蛋类等食物,药物、感染、物理及精神因素等。某些全身性疾病如类风湿性关节炎、系统性红斑狼疮、恶性肿瘤等,亦可成为荨麻疹尤其是慢性荨麻疹的原因。

【临床表现】

根据病程,分为急性和慢性两类。

1. **急性荨麻疹**　起病常较急,皮肤突然发痒,很快出现大小不等的红色风团,呈圆形、椭圆形或不规则形。开始时孤立或散在,逐渐扩大,融合成片(图 19-18)。风团持续时间一般不超过24h,但此起彼伏,不断发生。病情重者可伴有心慌、烦躁、恶心、呕吐甚至血压降低等过敏性休克样症状。部分可因胃肠黏膜水肿出现腹痛,剧烈时颇似急腹症,亦可发生腹泻,出现里急后重及黏液稀便。累及气管、喉黏膜时,出现呼吸困难,甚至窒息。

2. **慢性荨麻疹**　皮损反复发作超过6周以上,且每周发作至少2次者称为慢性荨麻疹。全身症状一般较轻,风团时多时少,反复发生,常达数月或数年之久。有的有时间性,如晨起或临睡前加重,有的则无一定规律。大多数患者不能找到病因。

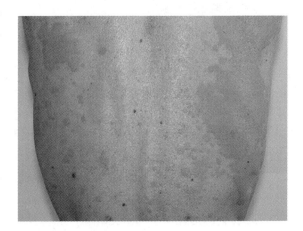

图 19-18　急性荨麻疹

【诊断】

根据迅速发生及消退的风团可以诊断。

【治疗】

抗组胺、降低血管通透性、对症处理为基本原则,积极寻找病因。

二、药疹

药疹(drug eruption)亦称药物性皮炎(dermatitis medicamentosa),是药物通过内服、注射、吸入、灌肠、栓剂,甚至通过破损皮肤等途径进入人体后,在皮肤黏膜上引起的炎症性反应,严重者尚可累及机体的其他系统。

【病因】

不同个体对药物反应的敏感性差异较大,其原因包括:遗传因素、过敏体质、某些酶缺陷、机体病理或生理状态的影响等。同一个体在不同时期,对药物的敏感性也不相同。

任何一种药物在一定条件下,都有引起药疹的可能;但不同种类的药物引起药疹的危险性是不同的。临床上易引起药疹的药物有:①抗生素:以青霉素类、磺胺类引起的药疹较多;②解热镇痛药:阿司匹林、氨基比林、对乙酰氨基酚、保泰松等,此类药物常与其他药物制成复方制剂,商品名复杂,使用时应多加注意;③镇静催眠药及抗癫痫药:如苯巴比妥、苯妥英钠、甲丙氨酯、卡马西平等;④异种血清制剂及疫苗:如破伤风抗毒素、狂犬病疫苗、蛇毒免疫血清等;⑤中草药:引发药疹并不少见。

【临床表现】

药疹的临床表现多种多样,一种药物对不同患者、或同一患者在不同时期可引起不同的皮疹和症状;而同一症状及皮疹也可由不同的药物诱发。常见的类型有:

1. **固定型药疹**　常由解热镇痛类、磺胺类或巴比妥类药物等引起。皮疹多见于口唇、口周、龟头等皮肤黏膜交界处。皮疹为圆形或类圆形的水肿性暗紫红色斑疹,直径约1~4cm,常为单发,边界清楚,绕以红晕,轻度瘙痒(图19-19)。如再用该药,常于数分钟或数小时后,在原药疹处出现同样皮疹。停药后约1周左右红斑可消退,遗留灰黑色色素沉着斑,不易消退。

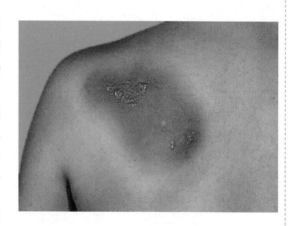

图 19-19　固定型药疹

2. **荨麻疹型药疹**　较常见。多由血清制品(如破伤风或狂犬病疫苗)、呋喃唑酮、青霉素等引起。临床表现与急性荨麻疹相似,但持续时间较长,同时可伴有血清病样症状,如发热、关节疼痛、淋巴结肿大、血管性水肿甚至蛋白尿等。若致敏药物排泄十分缓慢,或因生活或工作中不断接触微量致敏原,则可表现为慢性荨麻疹。

3. **大疱性表皮松解型药疹**(drug-induced bullosa epidermolysis)　又称中毒性表皮坏死症(toxic epidermal necrolysis,TEN),为重型药疹之一。多由磺胺类、巴比妥类、抗癫痫类(如苯妥英钠、卡马西平等)、解热镇痛类或抗生素等药物引起。起病急,全身中毒症状重。皮损为弥漫性紫红或暗红色斑片,触痛明显,有大小不等的松弛性水疱,尼氏征(+),大片表皮松解及糜烂,类似烧伤(图19-20)。

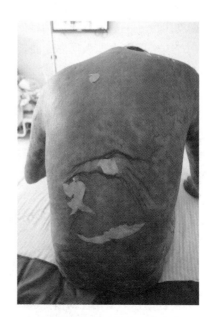

图 19-20　大疱性表皮松解型药疹

黏膜常受影响。重者可合并感染、肝肾功能紊乱、电解质紊乱、内脏出血、甚至死亡。

【诊断】

药疹的诊断可依据服药史、潜伏期和皮损表现进行诊断。

【治疗】

停用一切可疑致敏药物及结构相似药物，加速致敏药物的排出，注意药物的交叉过敏或多价过敏。重型药疹应及时抢救，防止病情加重，减少并发症及后遗症，加强护理，缩短病程，降低死亡率。

第五节 银 屑 病

银屑病(psoriasis)是免疫介导的多基因遗传性皮肤病，基本损害为红色丘疹或斑块上覆有多层银白色鳞屑。病程慢性。

【流行病学】

本病的发病率在世界各地差异较大，与种族、地理位置、环境等因素有关。自然人群的患病率为0.1%~3%，我国发病率为0.123%，现估计有300万人患病，发病年龄以15~45岁居多，男女患病率差别不大。

【发病机制】

银屑病的确切病因尚未清楚。目前认为，银屑病是遗传因素与环境因素等多种因素相互作用的多基因遗传性皮肤病。

【临床表现】

根据银屑病的临床特征，可分为寻常型、脓疱型、关节病型、红皮病型四种类型，寻常型占99%以上。

寻常型银屑病(psoriasis vulgaris)临床上多见。皮损初起为绿豆大小红色斑丘疹，渐融合成斑片，表面有厚层鳞屑，鳞屑呈银白色(图19-21)。刮除成层鳞屑，犹如轻刮蜡滴，故称为蜡滴现象；刮去鳞屑又可见淡红色发光半透明薄膜，称为薄膜现象；再轻轻刮去薄膜则出现小出血点，称点状出血现象，即 Auspitz 征，这是因为银屑病特殊的皮肤病理改变即真皮乳头顶部迂曲扩张的毛细血管被刮破所致。蜡滴现象、薄膜现象及点状出血现象为本病特征，具有诊断价值。

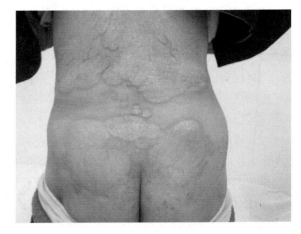

图 19-21 寻常型银屑病

皮损好发于头皮、四肢伸侧，尤其在肘膝伸侧及腰骶部，广泛对称分布。在疾病发展过程中，皮疹呈多种形态，如点滴状、钱币状、蛎壳状、花瓣状、疣状等。

【诊断】

寻常型银屑病依据皮疹特点、银白色鳞屑、薄膜现象及点状出血和特殊的病理改变可诊断。

【治疗】

目前对银屑病的各种治疗只能达到近期疗效，不能防止复发。针对不同病因、类型、病期给予相应治疗。

1. **外用药治疗** 根据皮损情况选择用药。常用药物有皮质类固醇制剂、维生素 D_3 衍生物等。

2. **内用药治疗** 根据类型和严重程度不同，可选择对症的中成药或氨甲蝶呤、维 A 酸、环孢素、生物制剂等。

3. 物理治疗

（1）UVB 光疗：窄谱 UVB（波长 310~312nm），用于中、重度银屑病。

（2）光化学疗法：即 PUVA 疗法，口服甲氧沙林后（8-MOP）后照射长波紫外线。

第六节 痤 疮

痤疮（acne）是一种青春期常见的毛囊皮脂腺的慢性炎症性疾病，表现为粉刺、丘疹、脓疱、结节、囊肿及瘢痕，好发于面、背、胸等富含皮脂腺的部位。

痤疮的发病主要与雄激素水平、皮脂分泌增多、毛囊口上皮角化亢进、痤疮丙酸杆菌感染及遗传等因素有关。

【临床表现】

多发于 15~30 岁的青年男女，损害主要发生于面部，尤其是前额、颊部，其次是胸部、背部及肩部，多对称分布，常伴有皮脂溢出。

皮损初始为粉刺（comedone），由毛囊漏斗过度角化而形成，分开放性及闭合性两种。开放粉刺亦称黑头粉刺（blackhead comedone），皮损针头大小，中央有明显扩大的毛孔，皮脂栓阻塞于毛囊口，表面因皮脂氧化而呈黑色，易挤出白色脂栓。闭合粉刺亦称白头粉刺（whitehead comedone），皮损白色或淡红色，针头大小，很难看到开口。

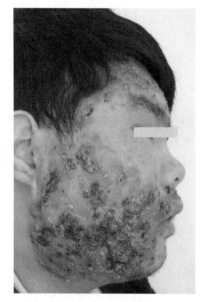

粉刺可发展为炎性丘疹、脓丘疹或脓疱、结节及囊肿等。炎性丘疹一般为米粒至绿豆大小，可因炎症较重或人为的抠剥继发化脓感染，中心有脓头或呈脓疱。深在损害则形成结节，紫红或暗红色，可高出皮面呈半球形，有的则仅能触及。部分深在损害液化明显而形成囊肿，正常皮色或暗红色，半球形高出皮面，触之有波动感（图 19-22）。

【诊断】

根据好发于青年男女，皮疹为散在性粉刺、丘疹、脓疱、结节及囊肿等，对称分布于颜面、前胸及背部等特点可以诊断。

图 19-22 痤疮

【治疗】

去脂、溶解角质、杀菌及消炎。可口服异维 A 酸、米诺环素、外用过氧苯甲酰等，部分严重患者可用光动力治疗。

第七节 白 癜 风

白癜风（vitiligo）是一种常见的后天性色素脱失性皮肤黏膜疾病，我国人群患病率约 0.1%~2%，无明显性别差异。病因目前还不完全清楚。

【临床表现】

白癜风在任何年龄均可发病，多见于青壮年。任何部位皮肤均可发生，但好发于易受光照及摩擦损伤部位，如颜面部、颈部、躯干部和四肢等（图 19-23）。口唇、阴唇、龟头及包皮内侧黏膜亦可累及。大部分白色色斑对称分布，亦有部分患者白斑沿神经节段分布。

皮损为局限性色素脱失斑，乳白色，大小可从甲盖至硬币，圆形、椭圆形或不规则形。白斑处毛发也可变白。在进展期，脱色斑向正常皮肤移行，发展较快，并有同形反应，即压力、摩擦、外伤后可形成继发白斑。

少数病例白斑相互融合成大片，泛发全身如地图状。在稳定期，白斑停止发展，境界清楚，边缘有色素沉着环。病程慢性迁延，可持续终身，亦有自行缓解的病例。

【诊断】

根据脱色斑为后天性、呈乳白色、周边有色素沉着带和无自觉症状，易于诊断。

【治疗】

一般病损面积小，发生在暴露部位，病期短者治疗效果较好。可以外用甲氧沙林、皮质类骨醇、盐酸氮芥等方法治疗。泛发性、进展期皮损可系统应用糖皮质激素。

窄波紫外线（308~311nm）和波长为308nm的准分子激光，可用于治疗白癜风。

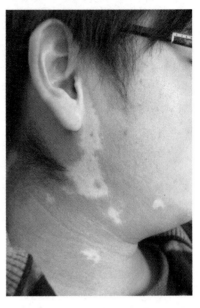

图 19-23　白癜风

第八节　性传播疾病

性传播疾病（sexually transmitted disease，STD）是由性接触、类似性行为及间接接触传播的一组传染性疾病。它们不仅在性器官上发生病变，还可以通过淋巴系统侵犯泌尿生殖器官所属的淋巴结，甚至通过血行播散侵犯全身重要的组织、器官。性传播疾病是目前国际上通用的病名，在我国简称为"性病"。

我国传染病防治相关法规规定的 STD 包括淋病、梅毒、尖锐湿疣、非淋菌性尿道炎\宫颈炎、生殖器疱疹、软下疳、性病性淋巴肉芽肿和艾滋病等 8 种疾病；而广义 STD 还包括生殖系统念珠菌病、阴道毛滴虫病、细菌性阴道病、阴虱病、疥疮、传染性软疣、乙型肝炎、阿米巴病和股癣等疾病。

【传播途径】

1. 性接触传播是主要的传播方式，占95%以上。其他还包括口交、肛交、手淫、接吻、触摸等机会感染的性行为。

2. 间接接触传播指通过接触被污染的衣物、公用物品或共用卫生器具等感染。

3. 其他传播方式为通过血液和血液制品、母婴垂直传播（胎盘、产道、母乳）、医源性、职业性、器官移植、人工受精等其他途径传播。

一、梅毒

梅毒（syphilis）是由梅毒螺旋体（treponema pallidum，TP）引起的性传播性疾病，它不仅侵犯皮肤和黏膜，而且可侵犯全身各个器官，产生多种多样的症状和体征。

【病因】

梅毒的病原体为梅毒螺旋体，也称苍白螺旋体，是小而纤细，末端尖的螺旋状微生物。长4~14μm，宽 0.2μm，有 8~14 个整齐规则、固定不变、折光性强的螺旋构成。

【传播途径】

人是梅毒的唯一传染源。传播途径常见以下几种方式：

1. **性接触传染**　约95%以上是通过性接触，由皮肤黏膜微小破损传染。未经治疗的患者，感染后1~2年内具有强传染性。随着时间延长，传染性越来越小，感染 2 年以上，一般传染性较弱。

2. **垂直传播**　梅毒孕妇，在妊娠期内梅毒螺旋体能通过胎盘及脐静脉感染胎儿，多发生在妊娠

4 个月以后,导致流产、早产和死胎或分娩先天性梅毒儿。病期越长对胎儿的传染性越小。

3. 其他途径 输血感染,少数患者可因接触带有梅毒螺旋体的内衣、被褥、毛巾、剃刀、文具、医疗器械而间接被感染。

【分类】

根据传染途径不同将梅毒分为:

1. 后天梅毒(获得性梅毒)

(1) 早期梅毒:感染在 2 年之内,梅毒螺旋体多,传染性强。包括一期梅毒(硬下疳)、二期梅毒、早期潜伏梅毒。

(2) 晚期梅毒(三期梅毒):感染在 2 年以上,梅毒螺旋体少,传染性不强,但对患者本人破坏很大。

2. 先天性梅毒 早期先天性梅毒:年龄在 2 岁以下者;晚期先天性梅毒:年龄大于 2 岁者。

【临床表现】

1. 获得性梅毒(后天梅毒)

(1) 一期梅毒(primary syphilis):主要症状为硬下疳(chancre)和硬化性淋巴结炎,一般无全身症状。从梅毒螺旋体进入人体后,经过大约 2~4 周的潜伏期,在螺旋体入侵的局部首先发生皮疹,称为初疮,因为触诊似软骨样硬度,故称硬下疳。典型硬下疳为直径约 1~2cm 圆形或椭圆形、边缘清楚、周边隆起的浅在溃疡、基底平坦、肉红色、表面有少量浆液分泌物、内含大量梅毒螺旋体、周围有炎性红晕、无痛性溃疡,一般不痛不痒(图 19-24)。未经治疗者在 3~8 周内可自然消退,不留瘢痕。硬下疳常发生在外生殖器,男性多见于阴茎、冠状沟、龟头包皮;女性好发于大小阴唇、子宫颈。常为单发,个别也可多发至 1~10 个。

硬下疳发生后 1~2 周梅毒血清试验开始转阳,7~8 周全部阳性,血清试验阴性并不能排除一期梅毒,特别是病情不足两周者。

(2) 二期梅毒(secondary syphilis):一期梅毒未经治疗或治疗不彻底,螺旋体由淋巴系统进入血液循环形成螺旋体菌血症,引起皮肤、黏膜、骨骼、内脏、心血管及神经损害,称二期梅毒。常发生于硬下疳消退后 3~4 周,偶可与硬下疳同时出现。

皮疹具有多形性,包括斑疹、斑丘疹、鳞屑性皮疹等。掌跖常见暗红色或淡褐色环状脱屑性斑疹,不痛不痒,具有特征性,有诊断意义(图 19-25)。外生殖器及肛周多为湿性丘疹及扁平湿疣等。扁平湿疣好发于肛周,初起为表面湿润的扁平丘疹,随后扩大或融合成扁平或分叶状的疣状损害,直径 1~3cm,基底宽而无蒂、呈暗红色炎性浸润,表面糜烂、渗液,内含大量螺旋体,传染性强。

(3) 三期梅毒(晚期梅毒)(tertiary or late syphilis):早期梅毒未经治疗或治疗不充分,经过一定潜伏期,一般为 3~4 年。除皮肤黏膜、骨出现梅毒损害外,还侵犯内脏,特别是心血管及中枢神经系统等重要器官,危及生命。树胶肿(gumma)又称梅毒性树胶肿(syphilitic gumma)是三期梅毒的标志,也是

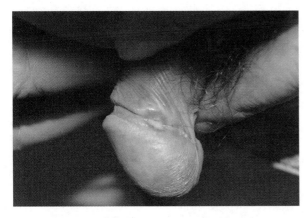

图 19-24 **一期梅毒(硬下疳)**

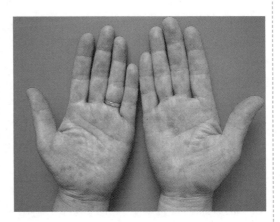

图 19-25 **二期梅毒**

破坏性最大的一种损害。初起为皮下深在结节,逐渐增大与皮肤粘连,表面呈暗红色的浸润斑块,中央逐渐软化、破溃呈穿凿性,溃疡为肾形或马蹄形,境界清楚,边缘锐利,基底暗红,有黏稠树胶状脓汁流出,外观酷似阿拉伯树胶,故名树胶肿,直径 2~10cm。

2. **先天性梅毒(congenital syphilis)(胎传梅毒)** 梅毒可由患病孕妇经胎盘传给胎儿,导致胎儿发生死亡、流产或分娩出先天梅毒儿。根据胎儿发病时间不同,先天梅毒分为早期先天梅毒、晚期先天梅毒和先天潜伏梅毒,其经过与后天梅毒相似,特点是不发生硬下疳(一期损害)。

【辅助检查】

1. **暗视野显微镜检查** 取病灶组织渗出物、淋巴结穿刺液。梅毒螺旋体菌体在暗视野显微镜下折光性强,菌体细长,两端尖直沿纵轴旋转伴轻度前后运动。

2. **梅毒血清学试验** 检查血清中的梅毒抗体,是梅毒的主要检查方法,分为非特异性试验和特异性试验,前者常用的有快速血浆反应素环状卡片试验(RPR),适用于大量人群中进行筛查,也可用于疗效观察、复发及再感染。后者是确诊试验。特异性比非特异性梅毒血清试验发生假阳性的比例低得多。

【治疗】

驱梅治疗,常用苄星青霉素治疗。青霉素过敏者,可用头孢曲松钠和四环素类、大环内酯类抗生素治疗。

二、淋病

淋病(gonorrhea)由淋病奈瑟菌感染引起,主要表现为泌尿生殖系统化脓性感染,也可导致眼、咽、直肠感染和播散性淋病奈瑟球菌感染等。

【病因】

病原菌为淋病奈瑟球菌,是一种革兰氏阴性双球菌,呈卵圆形或肾形,成对排列,直径约 0.6~0.8μm,常位于多形核白细胞的细胞质内,慢性期则在细胞外。生长适宜温度为 35~36℃,淋菌不耐热,干燥环境存活 1~2h,52℃只能存活 5min,100℃立即死亡。附着在衣裤和卧具上的淋菌最多只能生存 24h,一般消毒剂易将其杀死。

【传播途径】

人是淋病奈瑟球菌的唯一自然宿主,淋病奈瑟球菌通常寄居于黏膜表面的柱状上皮细胞内,主要通过性接触传播,亦可通过接触含淋病奈瑟球菌的分泌物或被污染的用具(如医裤、被褥、毛巾、浴盆、坐便器等)而被感染。

【临床表现】

潜伏期一般为 2~10d,平均 3~5d,主要发生在性活跃的中青年人群。

男性急性淋病:早期症状有尿频、尿急、尿痛,很快出现尿道口红肿,有稀薄黏液流出,24h 后病情加重,分泌物变为黄色脓性,且量增多(图 19-26)。可有尿道刺激症状,还可伴发腹股沟淋巴结炎、包皮炎、包皮龟头炎或嵌顿包茎。

女性急性淋病:症状较轻,好发于宫颈、尿道。淋菌性宫颈炎的分泌物初为黏液性、后转为脓性,体检可见宫颈口红肿、触痛、脓性分泌物。尿道炎表现为尿道口红肿,有压痛及脓性分泌物,主要症状为尿频、尿急、尿痛。

【诊断】

根据病史(性接触史、配偶感染史)、临床表现和实验室检查结果进行诊断。

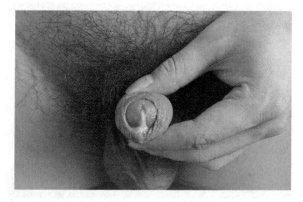

图 19-26 **男性急性淋病**

实验室检查:①直接涂片:多形核白细胞内可见革兰氏阴性双球菌;②淋病奈瑟球菌培养:可见典型菌落。

【治疗】

淋菌性尿道炎选用敏感抗生素,如头孢曲松钠治疗。

三、艾滋病

艾滋病是获得性免疫缺陷综合征(acquired immunodeficiency syndrome,AIDS)的简称,它是由人类免疫缺陷病毒(human immunodeficiency virus,HIV)感染引起的以严重免疫缺陷为主要特征的疾病。临床上以淋巴结肿大、厌食、慢性腹泻、体重减轻、发热、乏力等全身症状起病,逐渐发展为各种机会性感染、继发肿瘤等而死亡。艾滋病自发现以来,现已流行到世界各地,其传播速度快,病死率高,目前尚无有效治愈的方法。

【病因】

HIV属于RNA逆转录病毒,HIV进入人体血液后,可进入多种细胞,包括淋巴细胞、巨噬细胞、朗格汉斯细胞及中枢神经系统中的细胞。其主要靶细胞是表面有CD4+表位的辅助T淋巴细胞及其前体细胞。HIV在宿主细胞中复制,导致宿主细胞死亡,此过程周而复始。当CD4+T淋巴细胞数目减少,免疫功能缺陷,导致机体发生各种机会性感染和肿瘤。

【传播途径】

艾滋病患者及HIV感染者是本病的传染源。常见的传播途径有:

1. **性接触传播**　包括同性与异性之间的性接触。

2. **血液传播**　包括输血、输入血液制品;接受器官移植;与静脉药瘾者共用注射器或被HIV污染的针头刺伤皮肤等。

3. **母婴传播**　感染HIV的母亲通过胎盘、产道、产后母乳哺养时传染给新生儿。目前尚未发现HIV可以通过呼吸道、食物、汗液、泪液、昆虫叮咬、握手、共用游泳池等途径传播的证据。

【临床表现】

艾滋病临床表现十分复杂,HIV感染后,从无临床症状到严重病变,形成多系统、多样化表现。

1. **"窗口期"与潜伏期**

(1)"窗口期"(window period):是指从患者感染HIV到形成抗体所需的时间。窗口期的长短因感染的方式与病毒量的不同而不同,一般感染HIV后产生血清抗体的平均时间为4~8周。窗口期内患者也具有传染性。

(2)潜伏期(latent period):是指从感染HIV起,至出现艾滋病症状和体征的时间。一般2~15年,平均7~10年。

2. **HIV感染的临床分期**

(1)急性HIV感染期:通常发生在接触HIV后2~6周左右。主要表现为发热、乏力、肌痛、恶心、腹泻、咽痛、头痛;亦可出现皮疹,头面、躯干部的斑丘疹,或口腔、生殖器黏膜溃疡。

(2)无症状HIV感染期:患者无症状,仅少数有淋巴结肿大,CD4+T淋巴细胞正常,CD4+/CD8+比值正常,血清HIV抗体阳性,具有传染性。

(3)艾滋病:患者发热、乏力、盗汗、腹泻、伴体重下降,全身浅表淋巴结肿大,血清HIV抗体阳性,CD4+T淋巴细胞下降至200/mm^3。伴有各种机会性感染(如口腔念珠菌感染、卡氏肺囊虫肺炎、巨细胞病毒感染、肺结核等)和恶性肿瘤(如卡波西肉瘤、淋巴瘤等)。

【诊断】

HIV抗体阳性,又具有下述任何一项者,确诊为艾滋病患者:

1. 近期内(3~6个月)体重减轻10%以上,且持续发热38℃超过1个月以上;

2. 近期内(3~6个月)体重减轻10%以上,且持续腹泻(每日3~5次)超过1个月以上;

3. 卡氏肺囊虫肺炎；

4. 卡波西肉瘤；

5. 明确的真菌或其他条件致病菌感染。

【治疗】

目前尚无特效疗法，常用的方法有抗 HIV 治疗和免疫调节治疗。"鸡尾酒"式混合疗法，也称高效抗反转录病毒治疗法（highly active antiretroviral therapy，HAART）取得良好效果。

第九节　美肤技术

皮肤与其他器官一样，随着岁月的流逝会逐渐发生衰老性变化，呈现出相应的时光烙印，如眼角的鱼尾纹、眼睑下垂、前额皱纹、下颌出现皱襞、皮肤松弛等。与此同时，也有多种多样的美肤技术，根据不同的皮肤衰老情况进行合理应用，能满足不同人群表现各异的美容需求。

【化学剥脱法】

应用药品如苯酚、三氯醋酸等的腐蚀作用，直接使皮肤产生原发性刺激，出现角质层分离或组织蛋白凝固，导致表皮和真皮乳头层不同程度坏死、结痂、脱落，达到治疗某些皮肤病及美容的效果。适用于脂溢性角化、睑黄瘤、汗管瘤等。

【倒模面膜法】

应用中医经络学说进行穴位按摩、配合药物和发热材料倒膜粉释放热能，达到治疗某些面部疾病和皮肤保健作用。适用于痤疮、脂溢性皮炎、黄褐斑、色素沉着斑、毛孔粗大、细皱纹和一般皮肤保健等。

【磨削术】

磨削术（dermabrasion）利用电动磨削器或砂纸磨削来消除皮肤凹凸性病变，用于痤疮、水痘或炎症性皮肤病遗留的点状凹陷性瘢痕、雀斑、皮肤皱纹、表浅的皮肤良性肿瘤等。有放射性皮炎、着色性干皮病炎症性皮肤病及萎缩性瘢痕等不适宜做此手术。

【超声波美容术】

应用超声波作用于皮肤，加强其血液循环、新陈代谢、促进皮肤的通透性和治疗药物吸收，达到消除病变抗衰老作用。适用于色素沉着、皱纹、瘀斑、眼袋、黑眼圈、痤疮等。

【激光治疗】

激光（laser）的特点是单色性好、相干性强和功率高。在作用于组织时，可仅被细胞的某一分子或基团所吸收，因而有可能选择性的作用于与疾病发生相关的组织、细胞，使其发生破坏或功能改变而不影响周边组织。在皮肤科有各类激光器可用于激光手术、激光理疗和激光动力学等疗法。

1. CO_2 激光　CO_2 激光的波长为 10.6μm，属远红外线，输出功率 3~60W 不等。主要用原光束或聚焦后烧灼或切割病损组织。适应证有寻常疣、尖锐湿疣、跖疣、鸡眼、化脓性肉芽肿及良性肿瘤等。

2. 脉冲掺钕钇铝石榴石激光（Nd：YAG 1 064nm）和脉冲倍频掺钕钇铝石榴石激光（Nd：YAG 532nm）　Nd：YAG 激光波长为 1 064nm，属于近红外光谱，功率为 10~80W，在组织中以热效应为主，可穿透组织 3~6mm。而倍频 Nd：YAG 激光波长为 532nm。目前使用此类激光时大多采用了 Q 开关装置的设备，用于治疗雀斑、咖啡斑、雀斑样痣、太田痣、异物色素沉着、黑色文身等。

3. 闪光灯泵脉冲染料激光（flash lamp pumped pulsed dye laser，FPDL）　输出波长为585nm 或 595nm 的黄光，该波长位于氧合血红蛋白吸收光谱峰值区，可用以血管性疾病的治疗，如鲜红斑痣、毛细血管扩张、蜘蛛痣、静脉湖、化脓性肉芽肿等。

4. 掺铒钇铝石榴石激光（Er：YAG）激光／铒激光　铒激光波长为 2 940nm，属于电磁光谱的近红外部分。水是铒激光的靶色基，2 940nm 接近水的最大吸收波长。铒激光可实现对皮肤组织的精确剥脱，铒激光穿透较 CO_2 激光更为表浅，对邻近组织的损伤更小，因此形成瘢痕和色素异常的风险低于后者。临床上主要用于汗管瘤、脂溢性角化、皮角等良性增生性病变,也可用于治疗痤疮瘢痕、创伤或手术后瘢痕,光老化所致的浅表皱纹。

【强光治疗】

强光,也称强脉冲光(intense pulsed light,IPL),属于非相干光,而不是激光。强光是一种高强度光源(多用疝灯)所产生的光线,经过聚焦和滤光后形成的一种波长在 400~1 200nm 范围的光,再经过一种特制的滤光片将低于或高于某种波长的光滤去,最后输出相应波长的强脉冲光。具有高能量、波长相对集中、脉宽可调的特点。可用以"嫩肤",即消除细小皱纹、紧缩毛孔、去除毛细血管扩张、色素斑,也可以治疗痤疮。

【射频治疗】

射频(radiofrequency,RF)是一种处于 3kHz~300MHz 的电磁波能量。射频通过电热作用进行烧灼、切割、消融和电凝,可用以嫩肤和非侵袭性紧肤。

【光动力疗法】

光动力疗法(photo-dynamic therapy,PDT)光敏剂进入体内并在肿瘤组织中聚集,在特定波长的光照射下被激发,产生单态氧或其他自由基,造成组织坏死,对正常组织损伤降至最低。皮肤科最常用的光敏剂是 5- 氨基酮戊酸。适用于血管瘤、Bowen 病、基底细胞癌、尖锐湿疣等的治疗。

小　结

皮肤覆盖体表,是机体对外界防御的第一道防线,也是反映机体整体健康状况的一个窗口。皮肤具有屏障、吸收、感觉、分泌排泄等功能,同时还是一个重要免疫器官。目前可以命名的具有不同临床特点的皮肤及附属器疾病多达 2 000 多种,尚无统一的分类方法对其进行分类。本章选取有代表性的皮肤疾病并辅以临床照片,使读者能一目了然。

部分皮肤病缺乏有效的治疗方法,检查手段也需要进一步完善。互联网医疗给皮肤病诊疗模式带来了巨大的变化,在不久的将来,皮肤病的诊疗将有更大的进步。

思考题

1. 表皮的基本结构是什么?
2. 常见的过敏药物有哪些?
3. HIV 的传播途径是什么?
4. 如何预防性传播性疾病?

(王飞)

参 考 文 献

1. 万学红,卢雪峰.诊断学.8版.北京:人民卫生出版社,2013.

2. 吴孟超,吴在德,吴肇汉.外科学.8版.北京:人民卫生出版社,2013.

3. 赵玉沛,陈孝平.外科学.3版.北京:人民卫生出版社,2015.

4. 陆再英,钟南山.内科学.7版.北京:人民卫生出版社,2011.

5. 吴恩惠.医学影像诊断学.3版.北京:人民卫生出版社,2010.

6. 邹建中,张炼,朱辉.超声治疗技术与临床应用.重庆:重庆出版社,2012.

7. 夏恩兰.妇科内镜学.2版.北京:人民卫生出版社,2020.

8. 张镇西.生物医学光子学:诊断、治疗与监测.西安:西安交通大学出版社,2017.

9. 《原发性肝癌诊疗规范(2017年版)》编写专家委员会.原发性肝癌诊疗规范(2017年版).中国实用外科杂志,2017,37(7):705-720.

10. 道赫迪.现代外科疾病诊断与治疗.13版.李宗芳,王子明,黎一鸣,译.北京:人民卫生出版社,2015.

11. 那彦群,叶章群,孙颖浩,等.中国泌尿外科疾病诊断治疗指南(2014版).北京:人民卫生出版社,2013.

12. 邓家栋,杨崇礼,杨天楹,等.邓家栋临床血液学.上海:上海科学技术出版社,2001.

13. 中国成人血脂异常防治指南修订联合委员会.中国成人血脂异常防治指南(2016年修订版).中国循环杂志,2016,31(10):937-953.

14. 吉训明.脑血管病急诊介入治疗学.北京:人民卫生出版社,2013.

15. 赵继宗.血管神经外科学.北京:人民卫生出版社,2013.

16. 丰有吉,沈铿.妇产科学.2版.北京:人民卫生出版社,2011.

17. 王冠军,郝捷.肿瘤学概论.8版.北京:人民卫生出版社,2013.

18. 万德森.临床肿瘤学.4版.北京:科学出版社,2015.

19. 郑荣寿,孙可欣,张思维,等.2015年中国恶性肿瘤流行情况分析.中华肿瘤杂志,2019,41(1):19-28.

20. 王美青,何三纲.口腔解剖生理学.7版.北京:人民卫生出版社,2015.

21. 张志愿,俞光岩.口腔颌面外科学.7版.北京:人民卫生出版社,2013.

22. 田勇泉.耳鼻咽喉头颈外科学.8版.北京:人民卫生出版社,2014.

23. 崔浩,王宁利,徐国兴.眼科学.3版.北京:北京大学医学出版社,2013.

24. 张学军.皮肤性病学.8版.北京:人民卫生出版社,2013.

25. 朱学俊.皮肤病学与性病学.北京:北京医科大学出版社,2002.

26. WILLIAM D J,DIRK M E,TIMOTHY G B,et al. Andrews,Diseases of the Skin -Clinical Dermatology.12th ed. Elsevier Inc,2015.

27. ROSS D S,BURCH H B,COOPER D S,et al. 2016 American thyroid association guidelines for diagnosis and management of hyperthyroidism and other causes of thyrotoxicosis. Thyroid,2016,26(10):1343-1421.

28. REBECCA L S,KIMBERLY D M. Cancer Statistics,2019. CA Cancer J Clin,2019,0:1-28.

29. LI J,ZHANG S,ZHOU R,et al. Perspectives of traditional Chinese medicine in pancreas protection for acute pancreatitis. World J Gastroenterol,2017,23(20):3615-3623.

30. ALLUM W H,BLAZEBY J M,GRIFFIN S M,et al. The Association of Upper Gastrointestinal Surgeons of Great Britain and Ireland,the British Society of Gastroenterology and the British Association of Surgical Oncology. Guidelines for the management of oesophageal and gastric cancer. Gut,2011,60(11):1449-1472.

中英文名词对照索引